集中治療
999の謎

999 Wonders of Intensive Care

編集

田中竜馬
Pulmonary & Critical Care Medicine
Medical Director, Intensive Care Unit
Intermountain LDS Hospital, Utah, USA

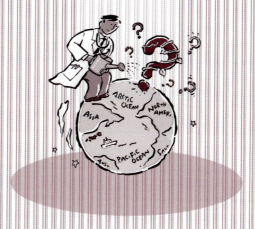

メディカル・サイエンス・インターナショナル

999 Wonders of Intensive Care
First Edition
Edited by Ryoma Tanaka

© 2015 by Medical Sciences International, Ltd., Tokyo
All rights reserved.
ISBN 978-4-89592-801-4

Printed and Bound in Japan

編者序文

医療者は一見「謎」のようにみえる疑問に日々遭遇します。

　重症患者を対象にする集中治療では，本で調べたり，ネット検索したりして，じっくり腰を据えて対応を検討するゆとりはなく，即座に判断を下さなければならないことも少なくありません。

「ショックでは体位を Trendelenburg 位にすべきか？」（2章）
「人工呼吸管理中に1回換気量が減少してしまったら？」（3章）
「気管切開後2日目にチューブが抜けてしまったら？」（10章）
といった謎にもすぐに対応できるよう準備しておきたいところです。

　さまざまな病態による重症患者を対象にするため，内科，外科，産婦人科，小児科，救急など，診療科を問わず，幅広い知識を要求されることも集中治療の特色です。

「血液培養の1セットだけから表皮ブドウ球菌が検出されたら？　黄色ブドウ球菌では？　カンジダ属だったら？」（5章）
「胸部X線でみえないような小さい気胸がある外傷患者に人工呼吸が必要な場合，胸腔チューブを入れるべきか？」（10章）
「小児患者に輸液を開始するときには1号液を使うべきか？」（12章）
「妊婦が心停止した場合に特有の処置とは？」（13章）
「低体温患者の死亡確認の前に行うべきことは？」（13章）
といった謎への判断が適切でなければ，重症患者がさらに重症化してしまうかもしれません。

　集中治療では重症疾患の治療を行っている間，血栓症や感染症の予防，栄養管理，鎮静などの補助的治療を行います。また，手技が必要になることも少なくありません。

「日本人でもルーチンに静脈血栓症予防が必要か？」（3章）
「胃内残量が 200 mL だったら経腸栄養を中止すべきか？」（9章）
「なぜ鎮静プロトコールが必要か？」（11章）
「左右の内頸静脈ではどちらのほうがラインを入れやすい？」（14章）
といった謎に答えられるでしょうか？

　生死にかかわる病態を扱う集中治療では，終末期医療や倫理についても理解しておく必要があります。

「生命維持治療の差し控えと中止は違うのか？」（15章）
「無益な治療を患者や家族が要求したらどうしたらよいか？」（15章）
といった謎に対して自分なりの答えがなければ，死に臨む患者やその家族との対話は難しくなります。

　本書は集中治療で遭遇するさまざまな「謎」から，「ぜひこれは知っておいてほし

い」と考える内容を厳選したものです．それぞれの謎に対して，各分野の専門家が病態生理やエビデンス，豊富な臨床経験の限りを尽くして回答していますので，「謎解き」というよりは「コツ」や「極意」，「匠の技」の伝承といったほうが適切なのかもしれません．

　それぞれの謎に対する答えは短く，当直の合間にでもすぐ読める分量にまとめていますが，読みやすさとお手軽さは同じではありません．短くても内容は骨太なので，読み進めるうちに付け焼き刃でないまとまった知識と考え方が身につくのを実感できるでしょう．また，熱心な読者のため代表的な文献を参考として添付していますので，それぞれの謎についてさらに知識を深めることも可能です．

　「本当に999問もあるの？」と思われた方，ご心配無用です．兄貴分の「感染症999の謎」をスタイルを踏襲して（？），本書には999問を超える数の謎が掲載されています．各執筆者による原稿が力のこもった良問揃いだったため，編集担当の私が999問に絞りきれなかったのが原因ですが，おかげで期待を上回る充実した内容に仕上がっています．

　「感染症999の謎」同様に，本書の謎はA，B，Cにランク分けしてあります．集中治療初心者の学生や研修医は，まずAで基本知識を身につけ，少し自信がついてくればBでさらに理解を深め，トリビア的な知識まで仕入れて回診や飲み会のネタにしたい人はCまで読むという使い方もできますし，興味のある章をAからCまで通して読むことで体系的に知識を身につけることもできます．

　同じ謎を別々の執筆者が重複して扱っているところもありますが，それぞれの考え方を対比させるため編者の判断であえて残してあります．呼吸器科医と外科医，感染症医と集中治療医，成人と小児の間で考え方がどう違うのか，あるいはどのように類似しているのかも読み比べるとさらに理解がふくらむのではないでしょうか．

　集中治療というと，ICUという限られた場所で，普段お目にかからないような摩訶不思議な特効薬や特殊な器械を使って，急変の対応に追われながら医療を行っているようなイメージがあるかもしれません．しかし，集中治療はICUでのみ行うわけではありません．重症患者がいるところではその場に応じた集中治療が必要になり，集中治療の専門家でなくても急性期の対応をしなければならないことが多々あります．また，特殊なことをするのが集中治療ではありません．普段から行っている医療をより徹底して行う重要性が本書から伝わると信じています．

　急変に対応するばかりが集中治療でもありません．
「ICUで『急変』は起こるのか？」（1章）
にあるように，集中治療で最も重要なのは，適切にモニタリングして，適時に介入することで，重症患者がさらに重症化するのを未然に防ぐことです．

それぞれの場所で，普段の知識を最大限に活かして，急変を未然に防ぐような集中治療を行うのに，本書が一助になれば幸いです．

2015年1月

田中 竜馬

執筆者一覧 (執筆順)

内野滋彦	東京慈恵会医科大学麻酔科准教授 / 集中治療部診療医長
則末泰博	東京ベイ・浦安市川医療センター呼吸器内科・集中治療科部長
山口大介	防衛省航空自衛隊航空機動衛生隊 2 等空佐
水野 篤	聖路加国際病院心血管センター
澤野充明	慶應義塾大学医学部循環器内科
猪原 拓	慶應義塾大学医学部循環器内科
香坂 俊	慶應義塾大学医学部循環器内科特任講師
大庭祐二	Associate Professor, Department of Pulmonary and Critical Care Medicine, University of Missouri, Columbia, Missouri, USA
田中竜馬	Pulmonary & Critical Care Medicine Medical Director, Intensive Care Unit Intermountain LDS Hospital, Utah, USA
柴垣有吾	聖マリアンナ医科大学腎臓・高血圧内科准教授
長浜正彦	聖路加国際病院腎臓内科医長
荒谷紗絵	聖路加国際病院腎臓内科
長谷川正宇	聖路加国際病院腎臓内科
廣瀬知人	聖路加国際病院腎臓内科
藤丸拓也	聖路加国際病院腎臓内科
山下徹志	東京大学医学部腎臓・内分泌内科
土井研人	東京大学医学部附属病院集中治療部特任講師
岩田健太郎	神戸大学大学院医学系研究科・医学部 微生物感染症学講座感染治療学分野教授
山本舜悟	神戸大学大学院医学系研究科・医学部 微生物感染症学講座感染治療学分野
大場雄一郎	大阪府立急性期・総合医療センター総合内科医長 / 部長代理
篠浦 丞	沖縄県病院事業局 / 沖縄県立中部病院
河合 真	Research Fellow, Division of Sleep Medicine, Department of Psychiatry, Stanford University, Stanford, California, USA
千原 大	Clinical Fellow, Department of Lymphoma and Myeloma, University of Texas, MD Anderson Cancer Center, Texas, USA
大木康弘	Assistant Professor, Department of Lymphoma and Myeloma, University of Texas, MD Anderson Cancer Center, Texas, USA
江木盛時	神戸大学附属病院麻酔科講師

執筆者一覧

松島一英	Department of Surgery, University of Southern California California, USA
宮田 真	General Surgeon, Department of Surgery, Hemet Valley Medical Center, Hemet, California, USA
古川力丸	日本大学医学部救急医学系救急集中治療医学分野
志馬伸朗	独立行政法人国立病院機構京都医療センター救命救急部長/救命救急センター長
笠井正志	長野県立こども病院小児集中治療科
小泉 沢	宮城県立こども病院集中治療科
井手健太郎	Research fellow, The Hospital for Sick Children, Toronto, Ontario, Canada 国立成育医療研究センター集中治療科
舩越 拓	東京ベイ・浦安市川医療センター救急科医長
嘉村洋志	東京ベイ・浦安市川医療センター救急科副医長
志賀 隆	東京ベイ・浦安市川医療センター救急科部長
岡田唯男	鉄蕉会亀田ファミリークリニック館山院長（家庭医診療科）
水谷佳敬	長崎医療センター産婦人科
岸本暢将	聖路加国際病院 Immuno-Rheumatology Center 医長
土師陽一郎	大同病院 膠原病リウマチ内科部長
吾妻 壯	神戸女学院大学人間科学部心理・行動科学科教授
武居哲洋	横浜市立みなと赤十字病院集中治療部部長
藤澤美智子	横浜市立みなと赤十字病院集中治療部
金城紀与史	沖縄県立中部病院内科副部長（総合内科）

目次

1 集中治療の原則 ——————————————————— 1
2 心血管系 ————————————————————— 27
3 呼吸器系 ————————————————————— 109
4 腎・電解質 ———————————————————— 165
5 感染症 ————————————————————— 197
6 消化器系 ————————————————————— 267
7 神経系 ————————————————————— 309
8 血液・腫瘍 ———————————————————— 339
9 内分泌・栄養 ——————————————————— 365
10 外科 —————————————————————— 381
11 鎮静・鎮痛・せん妄 ————————————————— 423
12 小児集中治療 ——————————————————— 451
13 その他 ————————————————————— 511
14 手技 —————————————————————— 545
15 終末期・倫理 ——————————————————— 575

索引 和文索引 ——————————————————— 597
　　　 欧文索引 ——————————————————— 619

本書を読むにあたって

1. 本書では，編者および執筆者が，問題の難易度によって，以下のように，A，B，Cの3つのランクに分類した．
   A：誰もが知っていなければならない質問
   B：専門医向け
   C：トリビア的な内容の質問
2. 本書の専門用語は，原則として編者が検討し決定した用語に従った．適宜，日本集中治療医学会機関誌編集・用語委員会編『集中治療医学会雑誌 用語集』を参照した．
3. 本書では，原則として，薬剤名のカナ表記は独立行政法人 医薬品医療機器総合機構の医薬品医療機器情報提供ホームページに従い記述し，日本で未承認の薬剤については例外を除き，原語表記とした．

注意

本書に記載した情報に関しては，正確を期し，一般臨床で広く受け入れられている方法を記載するよう注意を払った．しかしながら，編者・著者ならびに出版社は，本書の情報を用いた結果生じたいかなる不都合に対しても責任を負うものではない．本書の内容の特定な状況への適用に関しての責任は，医師各自のうちにある．

　編者・著者ならびに出版社は，本書に記載した薬物の選択，用量については，出版時の最新の推奨，および臨床状況に基づいていることを確認するよう努力を払っている．しかし，医学は日進月歩で進んでおり，政府の規制は変わり，薬物療法や薬物反応に関する情報は常に変化している．読者は，薬物の使用にあたっては個々の薬物の添付文書を参照し，適応，用量，付加された注意・警告に関する変化を常に確認することを怠ってはならない．これは，推奨された薬物が新しいものであったり，汎用されるものではない場合に，特に重要である．

1 集中治療の原則

内野滋彦，則末泰博

集中治療，ICU

内野滋彦

A 集中治療って，面白いのか？

最初の質問は簡単なものから始めよう。答えはもちろん Yes である。理由はいろいろあるが，一つは，やはり関与する疾患が多岐にわたる点だろう。同じ病気ばかりみていて飽きてしまうということは，まず起こりえない。もう一つは，当たり前のことだが，患者が必ず重症である点である。もし，医師の本分(の少なくとも一つ)が人の命を救うことであれば，集中治療は，その本分を遺憾なく発揮できる専門分野である。

もう一つ，個人的に集中治療が好きな理由はスピードである。座って考える時間があるが，その結果が比較的早く出る。時間の進み方が救急のように早すぎず，一般病棟のように遅すぎない。自分には，このスピードがちょうどいい。

読者諸兄のほうが，もっとよい回答ができるのではないだろうか。だとしたら申しわけない。愚問であった。

A で，その集中治療とは何か？

「集中治療とは？」に対する答えとして，「内科系・外科系を問わず，呼吸・循環・代謝など包括的に患者の生理・病態生理を把握・診断して，各種の急性臓器不全に対し，総合的・集中的に治療を実践して回復させること」とした，日本集中治療医学会の作成した定義がよく引用される。この定義のポイントは，

- 疾患を問わない
- 全臓器の不全を対象とする
- 病態を包括的に把握して診断/治療を行う

の3点だろう。この定義に基本的に異論はないが，さらに追加するとすれば，一つは安全な医療の提供への関与だろうか。ICU 内の安全だけでなく，最近は病棟患者の安全も集中治療の範疇に含まれるようになっている(rapid response system などはその典型例)。もう一つは，終末期医療に対する理解と実践である。死亡率の高い患者群を扱っている以上，この部分が欠如すると医療の暴走につながってしまう。

目の前の患者に全力を尽くしつつも，目の前にいない患者も考慮し，治療以外の要素も考慮する学問，それが集中治療であると考える。

Finfer S, Vincent JL. Critical care—an all-encompassing specialty. N Engl J Med 2013 ; 369 : 669-70.　PMID : 23944305

A ICUという場所はどのようなところか？

簡単にいってしまえば，集中治療を必要とする患者（次問参照）に対し，集中治療を実践（前問参照）する場所，である。それ以外の要素としては，

- 自分の家族の命が危険な状態にある人が面会に来る場所
- 患者の数に比べて，非常に多くの医療者が協力して医療を行う場所
- ちゃんと対応しないとアラームが鳴りっぱなしになる場所

などがある。

B どのような患者をICUに入室させるべきか？

生命にかかわるほどの重篤な急性臓器不全を呈した，もしくは，それが起こる可能性のある患者，というのが一般的な回答であろう。しかし，どれくらい重篤か，もしくはどれくらいの頻度で重篤になる可能性があるか，には明確な定義は存在しない。北米および西欧州で行われた研究においても，ICU入室患者の死亡率は15％（米国，ドイツ）から30％（英国）と幅が大きく，この事実は，国によってICUの入室基準が大きく異なることを示している。普遍的なICU入室基準は，（今のところ）存在しない。

Wunsch H, Angus DC, Harrison DA, et al. Variation in critical care services across North America and Western Europe. Crit Care Med 2008 ; 36 : 2787-93.　PMID : 18766102

B どのような患者をICUから退室させるべきか？

この質問の答え自体は簡単である。ICUの入室理由となった病態が改善した患者，である。問題は，どの程度改善したら，についての定義がないことである。SCCM★が作成したICUの入退室基準についてのほぼ唯一のガイドライン（15年以上前のもので，その後アップデートされていない）では，「生理学的状態が安定化し，ICUでのモニタリングの必要性がなくなったとき」と記載されている。退室に関しても，普遍的な基準は（今のところ）存在しない。

Guidelines for intensive care unit admission, discharge, and triage. Task Force of the American College of Critical Care Medicine, Society of Critical Care Medicine. Crit Care Med 1999 ; 27 : 633-8.　PMID : 10199547

★— SCCM　米国集中治療医学会（Society of Critical Care Medicine）

B ICU入退室の判断を誤ると何が起こるのか？

入室判断を誤ると，病棟でのさらなる状態の悪化が起こるか，もしくは不必要なICU入室によるコスト増，ICUスタッフの労働量増加，および他患者の入室困難が起こる。退室判断を誤ると，病棟での再重症化が起こるか，もしくは不必要なICU在室によるコスト増，ICUスタッフの労働量増加，および他患者の入室困難が起こる。どれも望ましくない状態であり，できる限り避ける必要がある。普遍的な入退室基準が存在しないにもかかわらず，判断を間違えると患者予後が悪くなる可能性があるということだ。

しかも，現実はさらに複雑である。ICUのベッドが不足してくると，病棟で発生した重症患者のICU入室が遅れたり，予定外のICU退室が起こったりするが，必ずしも，

これらの患者の予後が悪いとする研究ばかりではなく，影響しないとするものも数多く存在する．病院のシステムや患者層の違いか，入退室の習慣の違いか，ほかに理由があるのかはわからないが，正しい入退室の判断をすることが，非常に難しいということはわかる．現状では，症例ごとで判断するしかない．

Wagner J, Gabler NB, Ratcliffe SJ, et al. Outcomes among patients discharged from busy intensive care units. Ann Intern Med 2013 ; 159 : 447-55. PMID : 24081285

 closed ICU とは何か？

ICU の医師の配置についての最も有名な研究は，Pronovost らが 2002 年の「JAMA」に発表したものであるが，そのなかで，彼らは ICU の医師の配置を以下の四つに分類している．

(1) closed ICU（集中治療医が主治医）
(2) mandatory critical care consultation（集中治療医は主治医ではないが，すべての患者の治療に関与する）
(3) elective critical care consultation（主治医が依頼したときだけ集中治療医が関与する）
(4) no critical care physician（ICU に集中治療医がいない）

現在も，この分類は広く利用されていることから，closed ICU とはすべての ICU の患者管理の責任を集中治療医が主治医となり担うところ，と定義するのが妥当であろう．

Pronovost PJ, Angus DC, Dorman T, et al. Physician staffing patterns and clinical outcomes in critically ill patients : a systematic review. JAMA 2002 ; 288 : 2151-62. PMID : 12413375

 closed ICU のほうがいいのか？

上記の研究において，Pronovost らは，この分類を用いて過去の研究のメタ解析を行ったが，実際には(1)と(2)を区別することが困難であったため，(1)と(2)をまとめて high intensity，(3)と(4)をまとめて low intensity と呼び，多変量解析において，high intensity が病院死亡率を 29％ 減少させることを示した．つまり，この研究は closed ICU の有用性を示した研究として有名であるが，実際はそうではなく，high intensity の医師配置の有用性を示したものである．また，米国の約 10 万症例を対象とした観察研究では，そもそも集中治療医の関与が患者予後を悪化させる可能性が示唆されている．この結果を再現した研究はほかにはなく，結果に疑問がもたれているとはいえ，内科系国際雑誌としてはトップクラスの『Annals of Internal Medicine』に発表されたという事実を忘れてはならない．closed ICU や集中治療医の重要性を声高に唱えていると，しっぺ返しを食らうかもしれないので注意されたい．

Levy MM, Rapoport J, Lemeshow S, et al. Association between critical care physician management and patient mortality in the intensive care unit. Ann Intern Med 2008 ; 148 : 801-9. PMID : 18519926

適正な ICU ベッド数はどれくらいか？

答えは，不明である．まず前記のとおり，ICU の入室適応というものがはっきりしていない．ICU を必要とする患者数が不明なので，適正な ICU のベッド数も当然不明で

ある。さらに，多くの国において高齢化が進んでおり，ICUを必要とする重症症例は，今後，増加することが予測されており，未来のICU設計のためには過去のデータは役に立たない可能性が高い。

では，平均的なICUベッド数というのは，どれくらいだろうか。ある研究によると，欧州の平均は人口10万人あたり11.5ベッドで，急性期病床数の2〜3％程度がICUベッドであった。適正かどうかはさておき，先進国の標準はこのあたりかもしれない。ちなみに米国は，ICUのベッド数が急性期病床数に比べて極端に多い（約10％）ことが知られている。

Rhodes A, Ferdinande P, Flaatten H, et al. The variability of critical care bed numbers in Europe. Intensive Care Med 2012 ; 38 : 1647-53. PMID : 22777516

日本のICUは適正利用されているのか？

非常に重要かつ興味深い疑問であるが，そもそも適正利用とは何かを考えてみる必要がある。いくつか思いつくままに項目を挙げてみる。

(1) 必要なICUのベッド数（全病床数における割合など）
(2) 入室の適応と患者重症度
(3) 集中治療専従医／専門医の配置
(4) 看護師の配置（看護師：患者の比）
(5) コメディカルの配置（臨床工学技士，薬剤師，理学療法士など）

字数の関係で，このすべてに答えることはできないが（詳細は下記の文献参照），前記の質問と関連して，日本のICUのベッド数について考えてみよう。2005年の「医療施設（静態・動態）調査」に基づいて筆者が計算した数字だが，日本のICUのベッド数は人口10万人あたり4.3床，急性期病床数の0.6％となり，欧州の平均値に比べて1/3程度しかない。さらに，入室適応（術後症例が多い）や集中治療医の配置（人数が少ない）などを含めると，日本のICUは適正利用されていないと考えるのが妥当であろう。

内野滋彦. わが国の集中治療室は適正利用されているのか. 日集中医誌 2010 ; 17 : 141-4.

集中治療専門医

内野滋彦

集中治療医とは何か？

日本集中治療医学会によると，「種々の臓器不全や多臓器不全を有する重症患者の全身管理とケア，また臓器不全を伴った患者の生命維持法について高度な知識と技術を有する専門医師」とされている。個人的に，この定義にはいくつか異論がある。

- 診断について言及されていない。診断は主治医任せ，集中治療医は全身管理だけしていればいい，と思われかねない
- 安全について言及されていない。特別な治療を提供することよりも，当たり前の治療を安全に提供することのほうが重要である
- 生命維持が困難もしくは無意味となった状況に対する対応について言及されていな

い。集中治療医は「イケイケドンドン」が仕事ではない

きれいな文章にするのは難しいが，集中治療医とは，「種々の臓器不全を有する重症患者の病態を的確に把握し，適切な治療を安全に提供し，状況によっては治療継続の意義についても判断できる能力を有する専門医師」ではないかと思う。

Bellomo R. The avoidable death of a boy and the relentless pursuit for evidence. Intensive Care Med 2013；39：1847-8. PMID：23856951

Ⓑ 集中治療医に必要な資質は何か？

勤勉さ，コミュニケーション能力，決断力，手技のうまさ，診断能力，患者中心に考えられる，などたくさんの資質が必要だが，これらすべてを備えた人はほとんどいないのではないだろうか。筆者が集中治療医に最も必要な資質だと思うのは，繊細さだ。

- あらゆる情報を収集するよう努める（細かい情報も漏らさない）
- それら一つひとつの情報に気を配り，検討する
- 何となくとかルーチンで処理せず，ささいな変化に対しても疑問をもって考える

Franklinによる"100 thoughts"の39番目にも，"the best critical care doctors are those who pay attention to detail. Some smart critical care doctors have never learned that."との記載がある。まったく同感である。

Franklin C. 100 thoughts for the critical care practitioner in the new millennium. Crit Care Med 2000；28：3050-2. PMID：10966294

Ⓐ 集中治療医はICUの中だけで働いていればいいのか？

もし，重症患者が自分の目の前にだけ存在して，その患者が病態の初期からICUで管理されているのであれば，ICUの中だけで働いていればいいだろう。しかし実際は，重症患者はICU以外のところ（病棟や救急外来）にもいるし，その診療は集中治療医以外によって行われる。残念ながら，ICU入室前の診療は必ずしも適切ではないことが複数の研究によって示されている。この事実は，集中治療医はICUの中にだけとどまっていればいいわけではないことを示す。その典型例がrapid response systemである。

Garry DA, McKechnie SR, Culliford DJ, et al ; PREVENT group. A prospective multicentre observational study of adverse iatrogenic events and substandard care preceding intensive care unit admission (PREVENT). Anaesthesia 2014；69：137-42. PMID：24443852

Ⓑ 集中治療専門医になるにはどうすればいいか？

集中治療医の専門医制度は国によって異なるが，四つのタイプに分類されることが多い（日本の専門医制度は近年中に大幅に変更される予定であり，かつ，その後も改訂が行われる可能性が高いため，ここでは言及しない）。

(1) supra–specialty
(2) single sub–specialty
(3) multiple sub–specialty

(4) primary specialty

(1)は，内科/外科/麻酔科/救急などの専門医を取得後に，共通した集中治療プログラムをもっているタイプで，欧州に多い。(2)は，麻酔科専門医取得者だけが集中治療プログラムに進むタイプで，これも欧州で多く採用されている。(3)は，何らかの専門医を取得後に，それぞれの専門分野が別々の集中治療プログラムをもっているタイプで，米国が典型的である。(4)は，研修医終了後に集中治療プログラムにダイレクトに進むもので，オーストラリア，ニュージーランド，スペイン，英国，スイスで採用されている。

具体的なプログラムとしては，欧州集中治療医学会が作成したCoBaTrICE★が最も有名である。日本においても，今後，採用される可能性が十分にある。

CoBaTrICE Collaboration, Bion JF, Barrett H. Development of core competencies for an international training programme in intensive care medicine. Intensive Care Med 2006 ; 32 : 1371-83. PMID : 16841214

★― CoBaTrICE　Competency-Based Training in Intensive Care Medicine in Europe

集中治療専門医になってからの知識のアップデートはどうすればいいか？

Franklinによる"100 thoughts"の95番目をそのまま引用する。

"As you gain experience in the ICU, you will learn answers to more questions. That is the good news. The bad news is that you will also learn there are a greater number of questions that do not have answers and that the number of those questions that do not have answers never stops growing. Think of it as an infinite jigsaw puzzle where the best you can do is fit an occasional piece."

知識をアップデートするには，単に国際雑誌に発表された文献を読む以外にも，まとめられた二次情報を使用したり，インターネットを利用したりするなどたくさんの方法があり，どれが優れているというものではない。それよりも，自分がもつ疑問がどんどん増え続けていることを自覚し，その疑問を解決する努力を生涯怠らないこと，つまりは勉強し続けることが重要である。

Franklin C. 100 thoughts for the critical care practitioner in the new millennium. Crit Care Med 2000 ; 28 : 3050-2. PMID : 10966294

日本にはどれくらいの集中治療専門医がいるのか？　そしてどれくらい必要か？

2013年度の時点で，日本集中治療医学会が認定している集中治療専門医の数は，1,116人である。2011年の「医療施設(静態・動態)調査」によると，日本には特定集中治療室管理料の算定対称となるICUが822あり，単純計算上は各施設に1人以上の集中治療専門医がいることになる。しかし，現実には，これらの施設に均等に集中治療専門医が配置されているわけではなく，また，夜勤帯もカバーするためには，各施設に数名の集中治療専門医が必要になる。さらに，これまでの集中治療専門医は，救急や麻酔などのほかの専門を同時に取得している医師が多く，集中治療専門医

のみを取得している医師は，全体の5％程度であることから，専門医がすべてICUで勤務しているとは考えにくい．専門医制度の改革とともに，ICUで働く「真」の集中治療医が増加することが期待されるが，現状では，まだまだ不足しているといわざるをえないだろう．

永松聡一郎，幸部吉郎，山下和人ほか．集中治療専門医のバックグラウンドとサブスペシャルティ．日集中医誌 2012；19：97-8．

チーム医療，コメディカル　　　　　　　　　　　　　内野滋彦

A　ICUでは，医師以外にどのような専門をもつ人が働いているのか？

日本語ではチーム医療，英語ではmultidisciplinary teamと呼ばれるが，その名のとおり，ICUでは非常に多くの専門家が働いており，順不同で羅列すると，看護師，看護助手，臨床工学技士，薬剤師，理学療法士，栄養士，クラーク，清掃員，などである．ただし，これらの職種が単に同じICUで働いているという事実だけでは，チーム医療が実践されていることを意味しない．ICU患者には，毎日の診療に180ものステップがあるといわれており，1人の人間が対処する限界を超えている．チーム医療の重要性は明白であるが，"a team of experts is not always an expert team" であることもまた明白である．

Brindley PG. I. Improving teamwork in anaesthesia and critical care : many lessons still to learn. Br J Anaesth 2014；112：399-401．　PMID：24535505

B　チーム医療における集中治療医の役割とは何か？

ICUでの診療に多くの職種が参加し，専門分化が進むと，集中治療医の仕事はどんどん減少していく．たとえば，米国にはnurse practitionerやphysician assistantという職種が存在し，処方や手技ですら集中治療医独自の役割ではない．日本もそういう方向に向かう可能性があることを考えると，残るのは，診断とそれに基づく治療方針の決定が，集中治療医独自の役割となる．集中治療医のリーダーシップをとる能力値が，ほかの職種に比べて高いかどうかはわからないが，治療方針を決定する立場として，実際にはそういう役割になるだろう．

Garland A, Gershengorn HB. Staffing in ICUs : physicians and alternative staffing models. Chest 2013；143：214-21．　PMID：23276844

C　ICUにおけるコメディカルの有益性について，どのような根拠があるか？

ICUにおける集中治療医の存在意義が不明確なのと同様，コメディカルの意義も不明確である．ただしこの場合，不明確とはRCT★がないという意味だ．観察研究では，集中治療医の有効性についての研究が最も多いが，看護師や薬剤師，理学療法士などについても，ICU患者の予後を改善するとした研究は少なからず存在する（臨床工学技士は，日本以外にはあまりない職種のため，研究はほとんどない）．

　チーム医療について検討した研究もある．ペンシルバニア州の112の病院（107,324症例）を対象とした観察研究で，ICUでmultidisciplinary careが行われている病院では，退院時死亡率が，そうでない病院に比べ，オッズ比0.84と有意に低値であった．かつ，集中治療医が配置されている（high-intensity）病院では，予後はさ

らに改善した(オッズ比 0.78)。RCTではなく、コメディカル/チーム医療の有効性を証明したとはいえないが、うれしい結果である。

Kim MM, Barnato AE, Angus DC, et al. The effect of multidisciplinary care teams on intensive care unit mortality. Arch Intern Med 2010 ; 170 : 369-76.　PMID：20177041

★— RCT　無作為化比較試験(randomized controlled trial)

Ⓑ 医師とコメディカルの間に上下関係はあるのか？

ない。当たり前のことで、時間の無駄なので、次の質問に移りたいところだが、残念ながら一部の医師は、この当たり前のことを理解していない。たぶん、日本にはまだ「お医者様」という概念が残っているということと、チーム医療におけるリーダーとなることが多いため、勘違いしてしまうのだろう。繰り返すが、上下関係はない。

Ⓒ スタッフ間での情報共有はどうすればいいか？

主治医が1人で診療するのに比べ、チーム医療の欠点は、多人数が関与するために、情報の共有が必須となることである。予防可能と判定された医療事故の大きな原因の一つは、医療者間の情報共有の不備であることが示されており、ICUにおいては、情報共有は特に重要である。

　下記の参照文献は、ICUにおけるチーム医療と患者予後について検討した研究のシステマティックレビューだが、そのなかの team communication の欄に、以下の記載があるので参照されたい。最も重要なことは、自分たちがチームで患者のために働いていると意識することだろう。そこが、すべての始まりだ。

- information transferred accurately during written / verbal handoff
- information disseminated on newly admitted patients
- information distributed on patient treatment plans
- appropriate information requests during patient emergencies
- directed verbal and non-verbal communications
- team members acknowledge communications (closed loop)
- clear and direct requests made for team member assistance
- junior team members show speaking-up behaviors

Reader TW, Flin R, Mearns K, et al. Developing a team performance framework for the intensive care unit. Crit Care Med 2009 ; 37 : 1787-93.　PMID：19325474

診察・診断・診療の進め方　　　則末泰博

Ⓑ 患者を"eyeballする"とはどういう意味か？

eyeballは、名詞では「目玉」という意味であるが、動詞では「みる」という意味がある。医療の分野で"Can you eyeball the patient?"という使われ方が多く、「その患者が大丈夫かちょっとみておいてくれない？」という意味である。いわゆる正式な評価(assessment)の前段階の「ぱっと見の評価」である。集中治療医が、ICUで初めてみる患者を短時間でeyeballするときは、疾患のタイプ、緊急性、そして重症度を

判断することが目的となる．そのためには，意識状態や呼吸様式などの「ぱっと見」に加えて，無意識に以下の三つの項目を確認することが多い．eyeballは，慣れれば数秒でできるようになる．

(1) **モニター**：心拍数，血圧，酸素飽和度，呼吸数，人工呼吸器の設定など
(2) **薬剤**：シリンジポンプにつながっている昇圧薬の種類，投与量など
(3) **ライン，チューブ類**：末梢ライン，中心静脈ライン，動脈カテーテル，気管チューブ，チェストチューブなど

Ⓑ 一般病床に入院する患者の入院時評価と，ICUに入室する患者の入室時評価における相違点は何か？

患者が重症であるという点と，ICUが集中的かつ侵襲的な治療を行うための場所であるという点から，ICU入室時評価は，一般病床へ患者を入室させる場合と比べて，より明確に意識しなければならない点がいくつかある．

- 入室しようとしている患者が，ICUにおける侵襲的治療によって恩恵を受けることができるcritically illの患者なのか，侵襲的治療が害になる可能性のあるterminally ill(悪性腫瘍，肝硬変やCOPD[★1]の末期患者など)の患者なのかを判断する．ただし，DNR[★2]オーダーは，あくまでも心肺停止時に適応されるものであり，"no treatment"オーダーではないことに注意する．DNR患者であっても，ICUへの入室が必要な患者は多くいる
- ABC[★3]の評価をし，安定させる
- 患者本人から病歴を聴取できないことが多く，家族からの情報が重要になる
- 診断がつく前でも，外したら致命傷になる疾患の可能性があれば，エンピリック(経験的)に治療を開始する
- 臓器やproblemの優先順位を明確にする

Zhang B, Nilsson ME, Prigerson HG. Factors important to patients' quality of life at the end of life. Arch Intern Med 2012；172：1133-42. PMID：22777380
Deutschman CS, Neligan PJ. Evidence-Based Practice of Critical Care. Philadelphia：Saunders / Elsevier, 2010：718.
Garrard C, Foëx P, Westaby S. Principles And Practice of Critical Care. Cambridge：Wiley-Blackwell, 1997：866.

★1— COPD　慢性閉塞性肺疾患(chronic obstructive pulmonary disease)
★2— DNR　蘇生措置拒否(do not resuscitate)
★3— ABC　気道確保(airway)–呼吸(breathing)–循環(circulation)

Ⓐ ICUで病歴をとる意義はあるか？

病歴聴取の重要性は集中治療以外の領域と何ら変わらない．特に，術後患者以外の，診断が確定していない患者については，本人または家族からの病歴聴取は必須である．挿管されていても，鎮静から覚醒させた後のうなずき，首振りによるYes / No questionや筆談で十分に病歴聴取が可能なことが多い．鑑別診断を絞るためだけではなく，緊急の検査や治療的介入の必要性が病歴によって明らかになることがある．たとえば，両側肺炎による呼吸不全で挿管された若い患者のHIV[★]のリスク因子に関する病歴，初回のけいれん重積発作で挿管された患者の最近の性格や行動の変化など

のヘルペス脳炎を疑わせる病歴，脳梗塞で入室した患者の先行する胸背部痛や頸部痛などの動脈解離を疑わせる病歴などである。

Linden PK. Approach to the immunocompromised host with infection in the intensive care unit. Infect Dis Clin North Am 2009 ; 23 : 535-56.　PMID : 19665082
Vincent JL. Textbook of Critical Care, 6th ed. Philadelphia : Saunders / Elsevier, 2011 : 1698

★── HIV　ヒト免疫不全ウイルス（human immunodeficiency virus）

A ICUで身体所見をとる意義はあるか？

身体所見の重要性は集中治療以外と何ら変わらない。身体所見の感度や特異度を，さまざまな検査やモニターと比較して軽視することは，明らかに間違いである。身体所見は，低侵襲であるうえに，全体像を短時間でスキャンすることができるため，どこに焦点を絞り，どのような検査をオーダーするかを判断する助けとなる。以下に，ICUで患者が急変したときに有用な身体所見の例を挙げる。

(1) 神経

以下のような身体所見が新たに認められたときは，緊急の頭部CTや脳波をオーダーするための判断材料となる。

- 瞳孔不同：昏睡の理由が薬剤や代謝性ではなく，頭蓋内出血や脳浮腫などの器質性の異常であることを示唆する
- 共同偏視：非けいれん性てんかん発作などの機能的異常，または脳卒中などの器質的な病変が生じている可能性を示唆する
- 両側眼球の正中偏位：両側外転神経麻痺であり，脳圧亢進を示唆する
- 痛刺激に対して片側の四肢を動かさない：脳卒中などの器質的な病変の可能性を示唆する

(2) 循環

血行動態については，身体所見に頼らなくても，エコーやその他のモニターにより詳細な情報が得られることが多い。しかし，循環動態が破綻した理由として考えてもいなかった原因を疑い，さらなる検査を施行するためのヒントとなることがしばしばある。

- 新たな心雑音とショック：虚血性心疾患直後の患者の乳頭筋断裂，心室中隔穿孔，感染性心内膜炎患者の弁破壊の進行，人工弁置換術後の血栓，stuck valve，弁周囲のリークによる弁機能不全などの可能性を考える
- 進行する腹部の膨隆・緊満とショック：腹部コンパートメント症候群，腸管虚血，腹腔内感染による敗血症などの可能性を考える
- 片側の呼吸音・胸郭運動の消失とショック：緊張性気胸の可能性を考える
- 鼠径部や臀部の皮下出血とショック：大腿動脈や大腿静脈の穿刺を最近行った患者では，後腹膜出血の可能性を考える
- 皮膚の発赤や膨疹とショック：アナフィラキシーショックを考える

(3) 呼吸

急激な酸素化の悪化をきたした場合に，有効な情報となる。

- 片側の呼吸音の減弱・消失：気胸，片肺挿管，気管支鏡による分泌物吸引を必要とするような無気肺の可能性を考える

McGee S. Evidence-Based Physical Diagnosis, 3rd ed. Philadelphia : Elsevier / Saunders, 2012 : 719.
Tokuda Y, Nakazato N, Stein GH. Pupillary evaluation for differential diagnosis of coma. Postgrad Med J 2003 ; 79 : 49-51.　PMID : 12566553

Ⓑ 朝に受け持ち患者をみるときに，夜間のイベント（overnight event）を知るために有用な方法とは何か？

当直の医師から申し送りを受けるだけではなく，夜間に患者を受け持っていた看護師に「夜間に何かありましたか？」と聞くことがきわめて有用であり，効率がよい情報収集の手段の一つある。看護師は医師と比べて患者といる時間が長く，ささいな変化にも気づきやすい。このことから，近年では看護師による鎮静，鎮痛薬の調節，昇圧薬の調節，人工呼吸器との非同調のモニターや報告など，ICUにおける看護師の役割が拡大してきており，医師以上に患者の状態を把握していることが多い。重要な情報を教えてもらうためにも，差し入れやお土産などを忘れずに，ICU看護師との良好な関係を築いておくことが必要である。

Randen I, Lerdal A, Bjørk IT. Nurses' perceptions of unpleasant symptoms and signs in ventilated and sedated patients. Nurs Crit Care 2013 ; 18 : 176-86.　PMID : 23782111
Mansouri P, Javadpour S, Zand F, et al. Implementation of a protocol for integrated management of pain, agitation, and delirium can improve clinical outcomes in the intensive care unit : a randomized clinical trial. J Crit Care 2013 ; 28 : 918-22.　PMID : 24011845

Ⓒ 毎日の検査は必要か？

挿管されている患者に，胸部X線写真をルーチンで毎日施行する場合と，臨床的な変化が認められたときのみに施行する場合とを比較した研究では，死亡率，ICU滞在日数，人工呼吸器装着期間に，有意差は認められていない。一方で，毎日ルーチンに血液検査をされた患者は，必要となる輸血の量が有意に多かったことが示されている。また，外傷患者においては，近年，血液検査の頻度が増えているにもかかわらず，死亡率は改善していないことが報告されている。すべての検査は，施行する目的を意識したうえでオーダーされるべきである。

Ganapathy A, Adhikari NK, Spiegelman J, et al. Routine chest x-rays in intensive care units : a systematic review and meta-analysis. Crit Care 2012 ; 16 : R68.　PMID : 22541022
Ranasinghe T, Freeman WD. 'ICU vampirism'—time for judicious blood draws in critically ill patients. Br J Haematol 2014 ; 164 : 302-3.　PMID : 24138554
Branco BC, Inaba K, Doughty R, et al. The increasing burden of phlebotomy in the development of anaemia and need for blood transfusion amongst trauma patients. Injury 2012 ; 43 : 78-83. PMID : 21196005

Ⓐ ICUにおける assessment / plan で犯しがちな過ちとは何か？

症状や検査値異常などの所見や症状（manifestation）に対する治療のみを行い，原疾患の検索と治療を忘れることは，ICUでしばしばみられる過ちである。たとえば，けいれんはあくまでも症状であり，その裏には新規の脳梗塞，静脈洞血栓症，ヘルペス脳炎，髄膜炎などの原疾患が隠れていることがある。洞性頻脈という症状に対しては，β遮断薬を投与するのではなく，痛み，不安，出血，脱水，心不全，発熱，敗血症，甲状腺機能亢進などの原因の検索を行い，その治療をすべきである。

回診

則末泰博

B 多職種回診は役に立つのか？

医師だけではなく，看護師，薬剤師，臨床工学技士，理学療法士，ソーシャルワーカーなど，ほかの職種のメンバーと一緒に回診することを多職種回診（multidisciplinary round）という．治療にかかわる人々が同時に治療方針を共有し，さまざまな角度から議論することができるため，直感的には有用である印象を受けるが実際にはどうなのであろうか？　ほとんどが後向き研究（retrospective study）や観察研究（observational study）であるが，以下のような報告が認められる：

- 多職種回診は医師のみの回診に比べ，有意に看護師の満足度が高い
- 多職種回診を行った患者のほうが，医師のみの回診を行った患者に比べ，30日死亡率および病院内死亡率が低い傾向がある
- 多職種回診では，患者の希望やゴールがより頻繁に議論される

Yoo EJ, Edwards JD, Dean ML, et al. Multidisciplinary critical care and intensivist staffing : results of a statewide survey and association with mortality. J Intensive Care Med 2014. [Epub ahead of print] PMID : 24825859
Ventura Ribal MR, Portillo Jáurena E, Verdaguer Cot M, et al. [Joint clinical rounds in the ICU and satisfaction of the professionals]. [Article in Spanish] Enferm Intensiva 2002 ; 13 : 68-77. PMID : 12356377
Kim MM, Barnato AE, Angus DC, et al. The effect of multidisciplinary care teams on intensive care unit mortality. Arch Intern Med 2010 ; 170 : 369-76. PMID : 20177041

C 回診中にICUに入室した患者の予後は悪くなるのか？

Afessaらは，ICUの回診中に患者が入室してきた場合，その患者の死亡率は有意に高くなることを報告した．研修病院やアカデミックな病院におけるICU回診は，治療方針決定の場というだけではなく，研修医に対する教育という意味合いも強い．回診には，指導医を含めた主要メンバーが参加しており，新入院があったとしても中断されないことがよくある．回診中に入室した患者に対する入院時評価や治療的介入は，必然的に手薄になり，結果として死亡率が高くなった可能性が考えられる．その考察を裏づけるように，回診中に入院があった場合でも，回診しているチームとは独立して行動し，患者を入院させる指導医クラスの集中治療医が常駐している施設では，回診中に入院した患者の死亡率は，その他の時間帯に入院した患者の死亡率と比べて，有意差はないことが報告されている．

Afessa B, Gajic O, Morales IJ, et al. Association between ICU admission during morning rounds and mortality. Chest 2009 ; 136 : 1489-95. PMID : 19505985
Latham HE, Pinion A, Chug L, et al. Medical ICU admissions during weekday rounds are not associated with mortality : a single-center analysis. Am J Med Qual 2013 [Epub ahead of print] PMID : 24018942

A system-basedプレゼンテーションとproblem-basedプレゼンテーションとは何か？

ICUにおけるsystem-basedプレゼンテーションとは，神経系，循環器系，呼吸器系，

消化器肝臓系，腎泌尿器系，血液系，内分泌系，感染などの「臓器系(system)」ごとに，患者の状態や治療方針を議論していくプレゼンテーションのスタイルである。利点は，「肝酵素が上昇していたことに気がつかなかった」などの見落としが少なくなり，複雑な病態の患者のプレゼンテーションに適している。欠点は，それぞれの臓器の「状態」を報告するだけにとどまり，重要なproblemや原疾患が議論されないことが多くなることである。

problem–basedプレゼンテーションとは，「肺炎」や「敗血症性ショック」などのproblemごとに，議論をしていくプレゼンテーションのスタイルである。利点は，重要なproblemから議論していくことができるため，problemの優先順位が明確となり，重要ではないことは省略できるという点である。病態が単純な患者のプレゼンテーションや，退院時サマリーに有用なことが多い。欠点は，目立つproblemのみに気をとられて，ほかの重要なproblemを見逃してしまう可能性があることである。

この両者の利点を活かし，欠点を補う方法として，problemをsystemごとに挙げて，プレゼンテーションしていくというスタイルを用いる施設もある。

McMahon MC, Stryjewski GR. Pediatrics : A Competency-Based Companion. Philadelphia : Saunders / Elsevier, 2011 : 815

Ⓑ ベッドサイド回診で患者や家族はどう感じるか？

カンファレンスルームでの議論に比べ，得られる情報量が多く，研修医の教育にも有用であると考えられていることから，ベッドサイド回診を行うことは，米国のICUでは一般的である。しかし，ベッドサイドで医療者が病態や治療方針について話し合っている様子を，患者本人や家族はどのようにみているのであろうか？ 文化的な背景が大きくかかわってくるため，そのまま日本の患者に適応することはできないが，米国では，ベッドサイド回診をしたほうが，患者およびその家族の満足度が高いという報告がされている，。いずれにしても，回診中のベッドサイドマナーや態度が重要であることは，間違いないであろう。

Lehmann LS, Brancati FL, Chen MC, et al. The effect of bedside case presentations on patients' perceptions of their medical care. N Engl J Med 1997 ; 336 : 1150-5.　PMID : 9099660
Landry MA, Lafrenaye S, Roy MC, et al. A randomized, controlled trial of bedside versus conference-room case presentation in a pediatric intensive care unit. Pediatrics 2007 ; 120 : 275-80.　PMID : 17671052

Ⓑ バンドルとは何か？

集中治療領域では，近年，care bundle(ケアバンドル)というコンセプトが普及してきている。バンドルとは，もともと「束」という意味である。エビデンスに基づいた予防や治療のための複数の介入を，グループ化してまとめて行うことで，今まで明らかにされているエビデンスと実際の現場での診療のギャップを少なくし，医療の質の均一化およびアウトカムの改善を図ることを目的としている。evidence–based practice protocolとほぼ同義である。ケアバンドルの代表的な例として，VAP[*1]予防バンドル，鎮痛・鎮静バンドル，敗血症バンドル，DVT[*2]予防バンドルなどがある。5章(206ページ)も参照。

Berenholtz SM, Dorman T, Ngo K, et al. Qualitative review of intensive care unit quality indicators. J Crit Care 2002 ; 17 : 1-12.　PMID : 12040543

Fulbrook P, Mooney S. Care bundles in critical care : a practical approach to evidence-based practice. Nurs Crit Car 2003 ; 8 : 249-55.　PMID : 14725390

★1 — VAP　人工呼吸器関連肺炎(ventilator-associated pneumonia)
★2 — DVT　深部静脈血栓(deep vein thrombosis)

Ⓑ チェックリストは有用か？

医療者が診療現場で犯すエラーは，過失によるエラーと，省略によるエラーに分けられる．省略によるエラーは多くの場合，大切であると理解していても，忘れてしまうことによって起こる．たとえば，DVT予防，ストレス潰瘍予防，栄養の早期開始，不必要なライン類の抜去，コードステータスや治療ゴールの確認などである．ICUにおける毎日の回診やカルテ記載のときに，チェックリストを用いてこれらの事項を確認することで，省略によるエラーが減少し，エビデンスに基づいた重要事項へのコンプライアンスが，有意に向上することが示されている．

Byrnes MC, Schuerer DJ, Schallom ME, et al. Implementation of a mandatory checklist of protocols and objectives improves compliance with a wide range of evidence-based intensive care unit practices. Crit Care Med 2009 ; 37 : 2775-81.　PMID : 19581803
Borchard A, Schwappach DL, Barbir A, et al. A systematic review of the effectiveness, compliance, and critical factors for implementation of safety checklists in surgery. Ann Surg 2012 ; 256 : 925-33. PMID : 22968074
Centofanti JE, Duan EH, Hoad NC, et al. Use of a daily goals checklist for morning ICU rounds : a mixed-methods study. Crit Care Med 2014 ; 42 : 1797-803.　PMID : 24674928

Ⓒ FAST-HUGとは何か？

米国では，「毎朝ICUに来たら，まずすべての患者にFAST-HUGをしなければいけない」と指導医がレジデントを教育する場面がときどきみられる．FAST-HUGを直訳すると「素早くhugする」であるが，これは語呂合わせを用いたチェックリストの一つである．このチェックリストは，重要であるが，忘れられやすい以下の項目を扱っている：

F — Feeding(栄養)
A — Analgesia(疼痛管理)
S — Sedation(鎮静)
T — Thromboembolic prophylaxis(深部静脈血栓症予防)
H — Head of elevation(頭部挙上)
U — Ulcer prophylaxis(ストレス潰瘍予防)
G — Glycemic control(血糖コントロール)

■ カルテ・記録　　　　　　　　　　　　　　　　　　則末泰博

Ⓑ 標準的なICUのプログレスノートとはどのようなものか？

ICUのプログレスノートで統一化されたものはなく，各施設で独自のテンプレートがある．しかし，米国ではそれらのテンプレートに含まれる項目は，施設が異なってもだいたい同じであり，以下のようなものである．

- 患者の1行サマリー
- 24時間のイベント
- in/outバランス，ライン類やチューブ類の挿入部位と挿入時期
- バイタルサイン，身体所見
- バイタルサイン以外のモニター値（肺動脈カテーテル，ICP★モニター，人工呼吸器によって得られる値など）
- 検査および画像
- 現在投与されている薬剤
- problem, assessment/plan（system-baseまたはproblem-base）

★—ICP　頭蓋内圧（intracranial pressure）

Ⓑ サインアウトシートとは何か？

米国では，医師の長時間労働による弊害に焦点が当てられてきている．その結果，研修医の労働時間を短縮し，当直ではなくシフト制へ移行せざるをえなくなった．そのため，医師が交替する頻度が高くなり，診療の連続性（continuity）をどのように保つかが，大きな課題となっている．そのような状況のなかで，申し送り（sing-out）の方法を標準化し，医師が交替する過程で起こるミスを少なくすることを目的に用いられているのが，紙や電子カルテを媒体としたサインアウトシートである．申し送りをする医師は，サインアウトシートのなかに患者の重要な情報，チェックしてほしい検査値とその時刻，起こりうる事象，それらの事象に対する対応などを記し，引き継ぐ医師に口頭で説明をしながら，サインアウトシートを渡す．サインアウトを標準化する努力によって，引き継ぎ時の診療の連続性が改善することが報告されている．

Lee LH, Levine JA, Schultz HJ. Utility of a standardized sign-out card for new medical interns. J Gen Intern Med 1996；11：753-5.　PMID：9016423
Van Eaton EG, Horvath KD, Lober WB, et al. A randomized, controlled trial evaluating the impact of a computerized rounding and sign-out system on continuity of care and resident work hours. J Am Coll Surg 2005；200：538-45.　PMID：15804467
Petersen LA, Orav EJ, Teich JM, et al. Using a computerized sign-out program to improve continuity of inpatient care and prevent adverse events. Jt Comm J Qual Improv 1998；24：77-87.　PMID：9547682
Emlet LL, Al-Khafaji A, Kim YH, et al. Trial of shift scheduling with standardized sign-out to improve continuity of care in intensive care units. Crit Care Med 2012；40：3129-34.　PMID：23034459

Ⓐ インフォームド・コンセントが必要な検査や手技はどのようなものか？

日常診療におけるインフォームド・コンセントの目的には，少なくとも倫理的側面と法的側面がある．倫理的側面としては，現在の病状，行おうとしている検査や治療，ほかの選択肢などについて患者に説明し，同意を得ることで，患者-医師間の信頼関係を築き，さらに医療者側のパターナリズムにより，患者の自由意志が無視されるリスクを減少させる，という効果が期待されている．法的には，訴訟を回避したり，裁判を有利に進めたりする材料になる可能性があるという側面がある．

　それでは，インフォームド・コンセントが必要な検査や手技は，どのようなものであろうか？　どの医療行為に同意書が必要になるかを記した公式なガイドラインや法律は存在しない．インフォームド・コンセントを，「証拠として書面に残す必要度」

と「治療法の利点と欠点を詳細に説明して，治療法の選択過程に患者を積極的に参加させる必要度」の二つの側面から考える方法を紹介する（図1-1）。

　医学的介入または非介入によって生じるリスクが高ければ高いほど，書面によるインフォームド・コンセントが必要になり，患者にとって最善の治療法である確信度が低ければ低いほど，各治療法の利点と欠点を詳細に説明したうえで，患者自身を治療法の選択過程に参加させる必要があると考えられる。ICUで行われる中心静脈カテーテル留置や気管挿管などの手技も，この図に基づいて考えることができる。同じ手技でも，手技が及ぼすアウトカム，患者の状態によって，それぞれの必要度が変わってくることが理解できる。

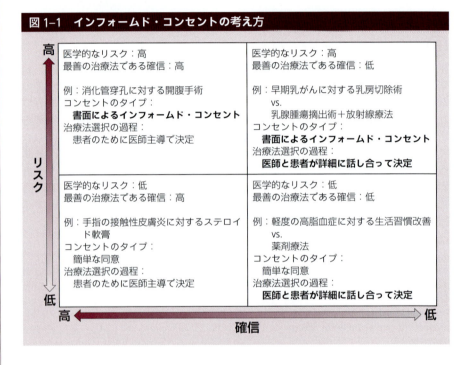

図1-1　インフォームド・コンセントの考え方

Kakar H, Gambhir RS, Singh S, et al. Informed consent : corner stone in ethical medical and dental practice. J Family Med Prim Care 2014 ; 3 : 68-71.　PMID：24791241
星野一正．民主化の法理＝医療の場合(46)乳癌手術をめぐる裁判判決―バイオエシックス研究の貴重な資料．時の法令 1998；1576：66-73.
Whitney SN, McGuire AL, McCullough LB. A typology of shared decision making, informed consent, and simple consent. Ann Intern Med 2004 ; 140 : 54-9.　PMID：14706973

Ⓐ 手技記録を書く意義と含めるべき内容は何か？

手術室で行う手技に対する麻酔記録や手術記録も，ベッドサイドで行う低侵襲の手技に対する手技記録も，その意義はほぼ同様であり，主に医学的側面，法的側面，経営的側面が考えられる。

　医学的側面としては，特に術者以外の医師にとって，その後の治療方針の決定，急変時の対応をするにあたって，最近行われた手技の記録が不可欠な場合がある。簡単

な例を挙げると，当直中にカバーしている患者の気管切開チューブが，誤って抜けてしまった場合などである．気管切開チューブの事故抜管に対する対応は，術後何日経過しているかによって異なってくる．しかし，もしも手技記録が残されていないと，いつ手技が行われたかという簡単な情報すら，効率的に得ることができない場合があり，患者の安全にかかわる．

　法的側面としては，訴訟に対する対策である．いかに上手に手技や手術を行ったとしても，必ず一定の割合で合併症は発生する．後に，その手技に関係した訴訟があった場合，手技記録が残されていれば，正しい適応に対して正しい手技が行われたことを証明する材料になる．

　経営的側面としては，医療保険を申請するために手技記録が必要な場合があり，「治療のやり損」を防ぐ目的がある．

　上記の理由以外に，専門医資格を習得するための記録，という意義も医師にとっては重要である．

　各手技に共通して，手技記録に最低限含めるべき項目は以下のとおりである：

患者名，性別，カルテ番号，生年月日，手技（手術）日時，術者，アシスタント名，術前診断，術後診断，麻酔形式，使用した薬剤の種類と量，出血量，手技の記録と所見，合併症

Iyer P, Levin BJ. Medical Legal Aspects of Medical Records, 2nd ed. Tucson : Lawyers & Judges Publishing Company, Inc, 2010.
Adams J. Emergency medicine clinical essentials, 2nd ed.（http://www.clinicalkey.com/dura/browse/bookChapter/3-s2.0-C20090339100）Philadelphia : Saunders / Elsevier, 2012.　閲覧日：2014/8/6

A　インシデントレポートやアクシデントレポートを書く意義は何か？

インシデントとは，何かのミス（よくない出来事）のことであり，その出来事のせいで実際に患者に悪影響が生じた場合は，アクシデントとなる．実際のアクシデントが発生した場合はもちろんであるが，たとえインシデントでとどまったとしても，必ずレポートを書く必要がある．その理由を説明する前に，インシデントレポートやアクシデントレポートに対する誤解について説明する必要がある．

　一般的に，これらのレポートは，ミスに対するペナルティとしての「反省文」のように受け取られている．しかし，これらのレポートは，個人にすべての責任を帰結させる反省文とはまったく異なるものであり，再発防止予防のためのシステム改善，医療者の保護という目的をもっている．また，これらの目的のためには，ミスが発覚した時点で，できるだけすみやかにレポートが作成されることが重要である．ミスを犯した本人が，何らかの理由ですみやかにレポートを作成できない場合は，本人以外であっても，レポートを作成すべきである．レポートの必要性を端的に表した例を紹介する．

症例 1
　　ICUの薬品戸棚に，既存の薬品と名前が紛らわしい別の薬品が保管されることになった．看護師Aは，この薬品を取り違えて患者に投与したが，帰宅するまで気がつかず，次のシフト中に看護師Bがそのことを発見した．しかし看護師Bは，自分が犯したミスではないため，インシデントレポートを作成せず，主任への報告の

みを行った。主任は，看護師Aの次回の勤務日である翌々日に，看護師A本人にレポートを書かせることにした。しかし，レポートが作成される前に，看護師Cが同じミスを犯し，今度は投与量が多かったために，患者は重症になった。

症例2
　研修医が，C型肝炎陽性の患者の中心静脈を針糸で固定中に，誤って自分の指を刺してしまった。しかし，研修医は大丈夫だろうと思って誰にもいわなかった。その数年後に，その研修医がC型肝炎に感染していることが発覚した。しかし，インシデントレポートがなかったため，労災申請ができなかった。

Sullivan GH. Incident reports are a must. Rn 2003 ; 66 : 71-4.　PMID : 14685999
小泉 明，ナンシーWディッキー，黒川 清ほか．患者の安全に関するセミナー：ディスカッション．日医雑誌 2000 ; 124 : 883-9.

A　訴訟で不利にならないためのカルテとはどのようなものか？

はじめに理解しておかなければならないことは，訴訟で不利にならないためのカルテ記載というのは，あくまでも訴訟が起こってしまった場合の「二次予防」である，ということである。どのような人が医療訴訟を起こすかというと，大部分が「怒った」人たちである。つまり，毎日少しずつでも，ベッドサイドでしっかりとコミュニケーションをとるなど，患者や患者家族との信頼関係を築くことが，最も効果的な医療訴訟への「一次予防」であることを認識しておくことは重要である。しかし，不幸にも訴訟が起こってしまった場合には，記載されたカルテの内容が重要になってくる。普段からのカルテ記載が重要であることは，いうまでもないが，ここでは，訴訟のリスクが高そうな事象が生じたときに，特に注意すべき事柄を以下に記す。

(1) 時刻（分単位による時間軸で），場所，人，事象，その後の対応をできるだけ詳細に記載する
(2) 意図的に事実を隠蔽，歪曲，ねつ造しない
(3) inflammatory description（炎症性の記述）をしない

(1) 記録内容がどれくらい詳細であるかは，その記録の信頼性が判断されるための指標の一つである。記録が詳細であれば，たとえ過誤による事象であったとしても，その後の判断や対応に妥当性があったことを証明できる可能性が高い。しかし，もし詳細な記録がなかった場合は，その後の対応に対する妥当性まで疑われる可能性がある。また，その事象にかかわった人々，報告を受けた人々を明らかにすることで，医師や看護師個人の責任が追及されることを防ぎ，病院全体として対処すべき事例であるということを，明確にすることができる
(2) 過誤が明らかにならないように，事実を隠蔽，歪曲，ねつ造する誘惑にかられることがあるかもしれない。しかし，のちにカルテ内容と証言や事実との整合性がとれず，それが意図的であったことが発覚した場合，その行為自体が犯罪として裁かれるだけではなく，その他のすべてのカルテ記載の信憑性，証言の信憑性が疑われるという最悪の事態をまねくことになる
(3) inflammatory description（炎症性の記述）とは，カルテの文章から，書き手の感情や善悪の判断が読みとれてしまう文章のことである。たとえば，「明らかに急性腹症であったため，一般外科にコンサルトしたにもかかわらず，経過観察とい

う方針となった」，「ご家族に説明しようと試みたが，長男は敵意をむき出しにしながら，合併症の原因について責めるような口調で質問してきた」などのような記述である．家族や法定に開示された場合，このような記述が，さらに新たな問題やリスクを生み出すことは，想像に難くないだろう．記述は，クールに客観的な事実の記載に徹するのが，原則である．

Sullivan GH. Incident reports are a must. Rn 2003 ; 66 : 71-4. PMID : 14685999
小泉 明, ナンシー Wディッキー, 黒川 清ほか. 患者の安全に関するセミナー：ディスカッション. 日医雑誌 2000 ; 124 : 883-99.

重症度，予後予測，データベース　　　　　内野滋彦

B ICUにおける重症度スコアにはどのようなものがあるか？

ICU患者の重症度を判断するためのスコアには，大きく分けて3通りある．一つは，ICU入室時の状態から病態の重症度を評価して，死亡率を予測するもの，一つは，臓器不全の有無および重症度を評価するもの，そしてもう一つは，看護師の仕事量から重症度を評価するものである．このうち，最初のものが一般的にはICUの重症度スコアと呼ばれ，APACHE[★1], SAPS[★2], MPM[★3]の3系統が知られている．

どのスコアも，時代とともにアップデートされており，現在はAPACHE Ⅳ，SAPS 3，MPM Ⅲが最新版となっている．ただし，MPMは当初から使用頻度が低く，APACHE Ⅳは，その計算方法が一般には開示されておらず，SAPS 3はすべてのスコアで唯一，ICU入室前の情報を必要とするため，どのスコアの最新版も文献などではあまりみかけない．より一般的に使用されているものは，APACHE Ⅱ，APACEH Ⅲ，SAPS Ⅱである．ただし，どのスコアも20年以上前に作成されたもので，その予測死亡率の精度は高いとはいえない．

詳細について知りたい方には，下記のレビューがお勧めである．

Vincent JL, Moreno R. Clinical review : scoring systems in the critically ill. Crit Care 2010 ; 14 : 207. PMID : 20392287

★1— APACHE　Acute Physiology and Chronic Health Evaluation
★2— SAPS　simplified acute physiology score
★3— MPM　mortality probability model

C 重症度スコアで患者予後は推測できるのか？

ICUでの重症度スコアに限らず，一般的に疾患の重症度分類やスコアが個々の症例の予後を正確に推測することは非常に難しい．スコアは，あくまで統計学的に独立した予後予測因子となったものを，臨床で使用できる範囲の数だけ使用して計算したもので，多くの場合，患者群がスコア作成のもとになった患者群と似ている場合にのみ，その患者群全体の死亡率を比較的正確に予測できる（患者個人の予後予測はできない）．しかも患者群は，地域や施設によって異なるため，地域ごとや施設ごとでの補正が必要になる．SAPS 3は，ICUの重症度スコアのなかでは唯一，地域（というか大陸）ごとの補正値を提示している点でもユニークである．

Nassar AP Junior, Malbouisson LM, Moreno R. Evaluation of simplified acute physiology score 3 performance: a systematic review of external validation studies. Crit Care 2014 ; 18 : R117.

PMID : 24906651

B ICU患者データベースとはどのようなものか？

集中治療先進国(ご存じない方のためにいっておくが，日本は集中治療後進国である)では，以前から国レベルでの多施設ICU患者データベースを作成・維持しており，医療におけるデータベースのなかでは，早くから成功したものの一つである。代表的なものとしては，オーストラリア・ニュージーランドのANZICS–CORE[★1]，英国(スコットランドを除く)のICNARC[★2]があり，ともに20年以上の歴史をもつ。

収集される情報は，入退室/入退院/病名などの患者台帳的なもの，重症度スコア算出のためのICU入室後24時間のバイタルサインや血液検査結果，そしてICU在室中に行われた治療内容や合併症などである。具体的な収集項目は，各データベースによって異なるが，大まかには，この3種類に分けることができる。

Black N. High-quality clinical databases : breaking down barriers. Lancet 1999 ; 353 : 1205-6. PMID : 10217078

★1— ANZICS-CORE　Australian and New Zealand Intensive Care Society Centre for Outcome and Resource Evaluation
★2— ICNARC　Intensive Care National Audit & Research Centre

日本にはICU患者データベースはあるか？

集中治療後進国とはいえ存在する。日本集中治療医学会のICU機能評価委員会により作成されたもので，JIPAD[★1]という名前である。他国のデータベース同様，上記の3種類の情報を収集する(患者台帳，重症度スコア，治療内容)。特徴としては，データベース作成時点からコンピュータを利用したデータ収集を中心としている点が挙げられる。それにより，DPC[★2]など，ほかのデータベースとの結合が容易となり，膨大かつ詳細な臨床情報を得られるようになることが期待されている。

2014年8月現在で，まだ本格活動には至っていないが，近々開始予定である。より詳細な活動状況や収集項目，参加法などは下記のホームページを参照されたい。

JIPADホームページ. (www.jsicm.org/jipad/)　閲覧日：2014/10/1

★1— JIPAD　日本ICU患者データベース(Japanese intensive care patient database)
★2— DPC　診断群分類包括評価(diagnosis-procedure combination)

C ICU患者データベースがあると何ができるか？

ICUにおけるデータベース，特にそれが国レベルで収集されたものである場合，それは非常にパワフルなツールであり，多くのことが可能となる。

まず，その国の集中治療の状況を把握することができ，かつそれを他国と比較することが可能になる。それにより，その国の特徴/利点/欠点が明確となり，集中治療の改善や発展につながる。そのような情報は，医療資源の配分などの政策決定にも役立つ。

同様な比較は施設レベルでも行える。自施設を同じ国内の他施設と比較することにより，その特徴/利点/欠点が明確となる。

臨床研究の基礎となる疫学情報を提供することができる。さらに，データ数が十分であれば，データベースの解析そのものが有益な研究となりうる。たとえば，

ANZICSは，敗血症の予後が時代とともに改善していることを，自分たちのデータベースを用いて示し，その結果を「JAMA」に発表している。

Kaukonen KM, Bailey M, Suzuki S, et al. Mortality related to severe sepsis and septic shock among critically ill patients in Australia and New Zealand, 2000-2012. JAMA 2014 ; 311 : 1308-16. PMID : 24638143.

EBM，ガイドライン

内野滋彦

A ICUにEBM★1は必要か？

答えは当然Yesである．というのが少し難しく感じるのは，たとえば，「目の前に死にそうな患者がいる。定義上はDIC★2である。死亡率の改善が認められる根拠がないという理由で，抗DIC薬を投与すべきではないのか」，というような状況がICUでは多いからだろう。循環器学や腫瘍学のように，高いエビデンスレベルの研究が多く行われ，有効とされる治療法も多く存在する分野とは異なり，集中治療では，「有効かもしれない」治療法はたくさんあるものの，高いエビデンスレベルでその有効性が示されているものはほとんどない。研究をすれば，ネガティブになるのが当たり前といっても，それほどいいすぎではない。ICUでは，エビデンスに乏しい状況での判断を毎日要求される。

では，どうするか？ 有効性が不明確で有害性も否定できない場合，その有効性と有害性（と場合によってはコスト）を天秤にかける必要がある。有効性が不明確だから，その治療法は選択すべきではない，でもないし，明らかに有害でなければ死にそうな患者に対して何をやってもいい，でもない。もちろん，判断には経験や教えが影響する。しかし，そのもとになるものはエビデンスである。エビデンスに基づいた医療がICUに必要か？ やはり，答えは当然Yesである。

Diringer MN. Evidence-based medicine : what do you do when there's no evidence? Crit Care Med 2003 ; 31 : 659-60. PMID : 12576991.

★1— EBM　evidence based medicine
★2— DIC　播種性血管内凝固(disseminated intravascular coagulation)

A 新しい薬に対してどのような態度をとるべきか？

新薬は，既存の薬剤が抱える問題，もしくは既存の薬剤では解決できない問題を解決する（少なくとも減らす）ためにつくられる。以前に比べ，新薬の承認プロセスは厳しくなっており，既存薬剤に対する新薬の有効性は，質の高いエビデンスに基づいている場合が多い。しかし，新薬を臨床で使用する場合に，気をつけなければならない点は少なくない。

まず，既存の薬剤に比べ高額であることが多い。これは発売までに要したコストが高いため仕方がない。にもかかわらず，臨床使用期間が短いため，その有用性および安全性が既存薬剤に比べて不明確である。副作用が少ない，効果が高いという理由でもてはやされても，結果として，既存薬剤と同程度ということがのちになって判明することもまれではないし，既存薬剤にはない副作用が後でみつかることもある。さらには，承認プロセスに問題があったりして，発売後に承認が取り消されることも起こ

りうる。また，全然別の話として，人は新しいものが好きであること，および製薬会社は新薬を売る努力を惜しまないということについても，その重要性を強調しておきたい。

端的にいってしまえば，明確な有効性が示されている（ごくまれな）場合を除き，「新薬は原則として使用しない」としてかまわないのではないか。製薬会社以外が作成したエビデンスが増え，その新薬のポジションが明確になってから使い始めればよい。製薬会社の宣伝に飛びつき，結果的にコストが高いだけで既存薬剤と同程度だった，もしくは効果がなかった，最悪の場合は有害だったことにのちに気がつくよりも，よっぽどましである。

Muscedere J. Which antibiotic for hospital-acquired pneumonia caused by MRSA? BMJ 2014；348：g1469. PMID：24525051

Ⓑ 集中治療医にとって重要なガイドラインにはどのようなものがあるか？

集中治療に関連する疾患や病態は多岐にわたるため，関連するガイドラインも非常に多く，重要なものを列挙することは困難である。その代わりとして，集中治療の各学会が，これまでに発表したガイドラインのリストを見ることができるホームページを紹介する。ただし，これらは集中治療関連のガイドラインであり，集中治療に関連する疾患や病態それぞれについてのものは含まれていない点には，注意が必要である。つまり，集中治療医が認識しておく必要のあるガイドラインは，少なくとも下記のリストの数倍になるということだ。

Society of Critical Care Medicine.（www.learnicu.org/pages/guidelines.aspx） 閲覧日：2014/10/1
European Society of Intensive Care Medicine.（www.esicm.org/publication/guidelines） 閲覧日：2014/10/1
日本集中治療医学会.（www.jsicm.org/guide.html, www.jsicm.org/kouryou.html） 閲覧日：2014/10/1

Ⓐ ガイドラインにはどのような問題があるのか？

たくさんある。

- ガイドラインは当然専門家が作るべきと思われがちだが，専門家には経済的なCOI[*1]がある場合が多く，intellectual COI（自分の研究結果が正しいと考えやすい）は必ずある。非専門家がつくる場合もあるが，その正確性には必ず疑問が呈される
- 多くの人が関与して時間をかけて作成されるため，手間がかかり，作成後のアップデートは困難となる。作成時間が長いため，その間に新しい研究結果が発表されて，内容が変更されることも珍しくない
- 読者の負担が大きい。とてもよいガイドラインができたとしても，分量が多く，それを読むのが大変である
- まだ読むだけましで，本当にガイドラインに従って臨床をやってほしい人たち，つまりは普段勉強してない人たちは，ガイドラインも読まないし，存在すら知らないことも珍しくない
- 専門家は，ガイドラインの推奨のもととなる研究を知っており，その解釈が異なる場合には推奨に従わない。たとえば，まともな集中治療医なら，敗血症の患者のCVP[*2]を8～12 mmHgに保とうとはしない

- 同じことについて，ガイドラインがたくさんありすぎる場合がある．たとえば，国や学会によって異なるガイドラインを作成したりする．その場合，どれもだいたい同じ内容で，一部違う内容になる
- そもそもガイドラインというものが本当に有意義なのか，患者の予後改善につながるのかは証明されていない．ガイドラインを読むか読まないかで，医療者を無作為に2群に分けて患者予後を検討するようなRCTは，きっと永久に行われないだろう

Imberger G. Clinical guidelines and the question of uncertainty. Br J Anaesth 2013；111：700-2. PMID：24108728

★1─COI　利益相反（conflict of Interest）
★2─CVP　中心静脈圧（central venous pressure）

Ⓑ ガイドラインはどのように使用すればいいか？

ガイドラインを使用するときには，上記の問題が存在することを認識すべきである．それを踏まえ，実際の使用方法としては，まずどのような方法でエビデンスレビューがされたのかを確認するところから始めよう．それがちゃんと行われていなかったり，参照文献の数が極端に少なかったりするようなら，読む価値がないので捨ててかまわない．次に推奨をざっと読む．自分の専門分野であれば，推奨文を読めば，その根拠となる研究を推測できることは少なくない．どうしてこんなことを推奨できるのだろうと思ったら，その参照文献を確認する．知らない文献が参照されていて勉強になることも多いが，参照文献を読んでも納得できなければ，その推奨は無視する．同じ根拠でも，人によってその評価が異なるのは当然のことである．つまり，自分の専門分野のガイドラインは，専門家と呼ばれている人たちが，根拠をどう評価したかを確認するためのものである．

ただし，自分の専門外で，臨床にあまり影響がないジャンルのガイドラインであれば，知らない文献が多いので，各推奨のもととなった参照文献の確認が困難なため，推奨文だけ斜め読みすることも個人的には多い．

これは番外編だが，明らかに間違っていると思われることをいう医者がいたら，「あのガイドラインにはこう書いてありますよね」と，さもガイドラインに書いてあることは真実であるかのように振る舞い，黙らせるという使い方もある．ガイドラインすら読んでいないのに専門家面しているヤツには，反論する能力はない．

Pronovost PJ. Enhancing physicians' use of clinical guidelines. JAMA 2013；310：2501-2. PMID：24310916

その他

内野滋彦

コンサルトされたときに気をつけるべきことは何か？

集中治療医の場合，患者を十分に把握して，必要であればICUに収容する．コンサルトを受けたときは，これが基本であるが，もう一つ意識しておくべきことがある．

それは，コンサルトしてきた人は困っているという点である．「軽症だからICU適応ではない．では，さようなら」といってしまうと，手に負えないと思って連絡して

きた人は，困ってしまう。助言をする，場合によっては適応外と思いながらもICUに収容するなど，何らかの手助けをしてあげることが，その医師だけでなく患者のためになる。さらには，今回親切に対応することによって，次に，また困ったときに相談してくれる。逆に親切に対応しなければ，次は聞いてこない。次の患者はICU適応かもしれないのに，である。

ちょっと意味は違うが，「情けは人のためならず」だ。

C コンサルトしたときに気をつけるべきことは何か？

患者について適切な情報提供をする。何が知りたいかを明確にする。次もまたお世話になるので，感謝の意を述べる。これは基本であるが，もう一つ意識しておくべきことがある。

それは，相手が専門医としてまともかどうかを判断することだ。患者のためにコンサルトしているので，提供された情報が無意味（場合によっては有害）なものであっては困る。しかし，その判断をするためには，ある程度の知識が必要である。専門医だけに任せず，自分でも勉強しよう。

B ベッドサイドモニターのアラームには，どのように対応すればいいか？

ICUでは，アラームがとてもよく鳴る。そして，その多くは誤報であることが知られている。その結果，多くの人がアラームを無視するようになる。「オオカミが来たぞー症候群」，"crying wolf syndrome"，より一般的には "alarm fatigue" と呼ばれる現象である。しかし，アラームを鳴らしっぱなしにしておくことには多くの問題がある。

- 本当に患者に有害なことが起こっていても，それに気がつかない
- 同じ音が鳴るので，ほかの患者のアラームに気がつかない
- 「オオカミが来たぞー症候群」がより重篤化する（より容易にアラームを無視するようになる）
- ほかのスタッフの「オオカミが来たぞー症候群」を重篤化させる
- アラームというノイズが，患者にもスタッフにもストレスになる
- うるさいのでアラームを完全にオフにしてしまう

つまり，アラームを鳴らしっぱなしにしておくことは，アラームが鳴っている患者にとって有害で，ICUにいる全患者にとって有害で，自分にとって有害で，ほかのスタッフにとって有害で，未来の患者全員にとって有害である。消音，原因の除去，設定変更をこまめに行うことが多くの人にとって有益となる。

Schmid F, Goepfert MS, Reuter DA. Patient monitoring alarms in the ICU and in the operating room. Crit Care 2013；17：216． PMID：23510435

B セントラルモニターは，どのように使用すればよいか？

ICUにおいて，知っている人にとっては常識でも，知らない人は全然知らないものの一つがセントラルモニターの使い方である。セントラルモニターには，バイタルサインのトレンド表示，不整脈のリコール，過去の波形レビュー，心電図のキャリパー機能など，驚くほど多くのことが可能であり，患者管理において有用な情報が詰まっている。ICUで働くからには，セントラルモニターを使いこなせるようにならないとい

けない．ちゃんと「木」を見ないと，「森」の見方を間違える（後述）．セントラルモニターの機能は熟知すべし．

絶対値と相対変化のどちらが重要か？

答えは簡単．初診時（比較しようがない）を除き，相対変化である．白血球数が同じ15,000と高値であっても，20,000が15,000に減少すれば，たぶんよいことだし，10,000が15,000に増加したら，患者の状態が悪化しているかもしれない．また，8,000と基準値であっても，普段の値が3,000であれば明らかな増加である．コンピュータ上で血液検査結果をみると，異常値が赤や青で表示されていたりするが，基準値であっても相対変化をみないと解釈を誤る．

Franklin C. 100 thoughts for the critical care practitioner in the new millennium. Crit Care Med 2000；28：3050-2. PMID：10966294

「木」と「森」のどちらが重要か？

ご存知のとおり，「木を見て森を見ず」とは，物事の一部分や細部に気をとられて，全体を見失うことを意味することわざである．集中治療において，「木」とは一つの検査値や症状や薬剤など，「森」とは患者の全体像を意味する（ことにする）．

　患者が全体として改善傾向にあるのに，一部の検査異常を問題視して余計なことをする必要はない．たとえば，具合はよさそうなのに，なぜか乳酸値が高い．多くの場合，何もしなくても，しばらくすると乳酸は正常化する．

　逆に，患者が全体として改善傾向にあっても，見落としてはいけないことは多い．たとえば，肺炎による呼吸不全で入室した患者に対し，培養を採取して抗菌薬を投与し，気道確保して人工呼吸管理を行い，バイタルなどの状態が落ち着いたからそれでよし，ではない．DVT予防，ストレス潰瘍予防，鎮痛鎮静，栄養などなど，たくさんの要素を考慮する必要がある．

　集中治療では，「木」も「森」も重要である．

Franklin C. 100 thoughts for the critical care practitioner in the new millennium. Crit Care Med 2000；28：3050-2. PMID：10966294

ICUで「急変」は起こるのか？

起こらない．正確には，ほとんど起こらない．起こるとしたら，予防しようのない状況で発生した脳卒中くらいではないかと思う．もし「急変」が起こったら，何かが不十分であったと考えたほうがよい．前兆を見逃したか，悪化を見逃したか，悪化しつつある状況に対する対処を間違えたか，きっとそのどれかだから．

　ICUには非常に多くの情報がある．患者から得られる情報（症状，みた感じの印象，診察所見），バイタルサインとそのトレンド，血液検査とそのトレンド，血液ガスとそのトレンド，看護師からの情報などなど．それをいかに処理して，いかに未来を予測して，いかに先手を打つかが集中治療医の腕の見せ所である．腕のよい集中治療医が当直している夜は概して「平和」であり，その逆も真である．

集中治療医は患者を治せるのか？

患者を治すのは患者自身であり，医療者ではない．傷も病気も，患者が自分で治すのであって，医療者はそれを手助けしているのにすぎない．形態の異常を正したり，免

疫によって駆逐できないがんや膿瘍を切除したりする外科医は，少し治している感じがするが，手術の侵襲というトレードオフがあり，それから回復するかどうかを決めるのは，やはり患者である。

　特に集中治療医は，この点を肝に銘じておく必要がある．ICUで重症患者管理をしていると，たくさんの機械とたくさんの薬を使って，何かすごいことをしているような気がしてしまうかもしれないが，それは間違いである．患者が自分を治している間，必要十分なサポートを安全に提供する，そのためにどうしたらいいかを考えるのが集中治療である．

Dijkema LM, Dieperink W, van Meurs M, et al. Preventable mortality evaluation in the ICU. Crit Care 2012；16：309． PMID：22546292

A　ars longa，vita brevis とはどういう意味か？

ヒポクラテス（紀元前460～紀元前370年頃）の警句．英語では"art is long, life is short"，日本語では，「芸術は長く，人生は短い」と訳されることが多いが，この"art"は本来は医学もしくは医術を意味しているようである．この警句はさらに，「機会は一瞬であり，経験は当てにならず，判断は難しい」と続く．医学の難しさを端的に表したよい言葉だと思う．この章で複数回引用してきたFranklinによる"100 thoughts"にも，「今日の集中治療の驚くほど適確な描写」と記載されている．集中治療医に限らず，すべての医療者は，いつもこの警句を念頭におくべきだろう．

　集中治療は，ほかの専門と比べて明確な根拠といえるものが少ないが，だからこそ，日々進歩しているともいえる．そこの君，こんな本を読んでいる暇があったら勉強しなさい．

Franklin C. 100 thoughts for the critical care practitioner in the new millennium. Crit Care Med 2000；28：3050-2． PMID：10966294

2 心血管系

山口大介, 水野 篤, 澤野充明, 猪原 拓, 香坂 俊

ショック総論

山口大介

A 病態ごとにショックを分類し, 血行動態に関する特徴, 予後について述べよ。

ショックとは, 単に血圧の低下を指すのではなく, さまざまな病理性科学的機序により全身の組織灌流が低下し, 組織への酸素供給の低下を生じ, 酸素需給バランスの破綻の結果, 組織低酸素, 臓器障害を引き起こす病態生理的な過程を示す。ショックの分類(表2-1)は, 循環血液量減少性(hypovolemic), 心原性(cardiogenic), 不均衡性(distributive), 閉塞性(obstructive)の四つに分類される(一部には, 心原性に閉塞性ショックを包含し, 三つに分類にすることもある)。

循環血液量減少性ショック
循環血液量の減少から前負荷が低下し, CO[★1]が低下する。これの代償としてSVR[★2]は上昇するが, PCWP[★3]は低下する

心原性ショック
ポンプ失調を原因としてCOの低下と代償的SVRの上昇を認める。PCWPの上昇が特徴的である

不均衡性ショック
敗血症やアナフィラキシーがこれに該当する。血管拡張がショックの本態でありSVRは著しく低下する。典型例では代償的にCOは上昇する。PCWPは低下〜正常である

閉塞性ショック
肺塞栓や心タンポナーデのように, 心臓もしくは肺循環における血流路の閉塞機序により前負荷が低下しCOが低下する。PCWPは閉塞部位により異なり, 緊張性気胸・肺塞栓では低下し, 心タンポナーデでは上昇することが多い

ショックにおける予後(30日死亡率)は不良であり, 心原性ショックが最も高く60〜90%, 敗血症性ショックでは35〜60%である。出血性ショックは, 出血機序により予後はさまざまである。

Vincent JL, De Backer D. Circulatory Shock. N Engl J Med 2013 ; 369 : 1726-34.　PMID：24171518
Gaieski D. Shock in adults : Types, presentation, and diagnostic approach. UpToDate. (www.uptodate.com/contents/shock-in-adults-types-presentation-and-diagnostic-approach?source=search_result&search=shock&selectedTitle=1%7E150)　閲覧日：2014/8/16

★1 — CO　心拍出量(cardiac output)
★2 — SVR　体血管抵抗(systemic vascular resistance)
★3 — PCWP　肺毛細管楔入圧(pulmonary capillary wedge pressure)

表2-1 ショック分類

	心拍出量	全身血管抵抗	平均動脈圧	肺動脈楔入圧	中心静脈圧
循環血液量減少性	↑	↑	⇌ or ↓	↓↓↓	↓↓↓
心原性	↓↓	↑↑↑	⇌ or ↓	↑↑	↑↑
閉塞性	↓	↑	⇌ or ↓	↑↑	↑↑
不均衡性	↑↑	↓↓↓	⇌ or ↓	⇌ or ↓	⇌ or ↓

A ショックにおけるVIPルールとは何か？

VIPルールとは，ショックの蘇生における重要な要素の語呂合わせである。それぞれ，Vはventilate（組織の酸素化と肺高血圧の回避のために適切な換気と酸素吸入を行うこと），Iはinfuse（組織灌流の維持と適切な心拍出量の維持のために輸液を行うこと），Pはpump（適切な輸液不可にもかかわらず，低血圧が遷延する場合に，灌流圧の維持のために心血管作動薬を投与すること）を示している。

Weil MH, Shubin H. The "VIP" approach to the bedside management of shock. JAMA 1969 ; 207 : 337-40. PMID : 5818156
Finfer SR, Vincent JL, Backer DD. Circulatory Shock. N Engl J Med 2013 ; 369 : 1726-34. PMID : 24171518

B cryptic shockとは何か？ またどのように診断すべきか？

cryptic shock（神秘的なショック）とは，一見は血行動態が正常のパラメータを呈しているものの，低灌流に基づく臓器虚血と，それに伴う高乳酸血症を呈した状態であり，別名"normotensive shock（血圧が保たれたショック）"と呼ばれる。敗血症患者において，cryptic shockは死亡の高リスク群である。これらの患者を見分けるためには，初期蘇生によって血圧が正常化しても低灌流および全身の組織低酸素を示す生化学的な論拠（乳酸値，中心静脈血酸素飽和度など）を認知することが必要である。

ともすると，臨床医は収縮期圧でショックの有無を評価しがちであり，特に，初期輸液蘇生後に血行動態の安定化が得られると，その後の組織低酸素の評価（特に血清乳酸値の測定）の遵守率は低下する傾向にある。しかし，EGDT[★1]もしくはELGT[★2]のように定量化された蘇生プロトコールを遵守することで，cryptic shockに対する治療予後をovert shock（明白なショック＝血圧が低下しているショック）と同等に維持することができる。

Puskarich MA, Trzeciak S, Shapiro NI, et al. Outcomes of patients undergoing early sepsis resuscitation for cryptic shock compared with overt shock. Resuscitation 2011 ; 82 : 1289-93. PMID : 21752522

★1— EGDT　early goal-directed therapy
★2— ELGT　early lactate guided therapy

B 各種ショックにおいて PAC[*1] は推奨されるか？

PACの有用性については，ARDS[*2] 患者，高リスク外科手術後患者，重症敗血症患者，うっ血性心不全患者など，さまざまなICU入室患者に対しての研究があるが，いずれもPAC使用群は非使用群と比較して，予後を改善しえなかった。一方で，有害事象（不整脈，肺血栓塞栓症など）が増加する可能性があるという報告が相次いだのは，周知のとおりである（詳細は文献参照）。それでは，PACはもはや過去の遺物であり，葬り去るべきなのか。

これに対して，いくつかの反論が存在する。まず留意すべきは，PACはモニタリングツールであり，治療デバイスではないことである。PACは，正確に血行動態パラメータを獲得し，それを用いて適切なGDT[*3] に則って治療を行うことで，初めて予後を改善するのであり，ルーチンに使用しても予後は改善しない。第2に，現時点ではハードエンドポイント（＝予後）のみの評価しか行われておらず，PACガイドの治療プロトコールによるソフトエンドポイント（＝効果，例：ショックからの離脱，臓器不全からの改善，血管収縮薬の減量など）に関する評価が存在しない。効果に関する研究も必要である。第3に，安全性については，有害事象の発生はあくまで予後に影響を与えない一過性のものであり，術者の知識量や経験に依存する可能性が大きいかもしれない。第4に，有用性の評価としては，最近汎用されている $ScvO_2$[*4] モニター，経肺熱希釈法，その他の動的指標など，複数の非侵襲的パラメータとPACとの比較試験などが必要である。

肺動脈カテーテルは，完全に否定しうるものではなく，依然として議論の余地があるのかもしれない。

Rajaram SS, Desai NK, Kalra A, et al. Pulmonary artery catheters for adult patients in intensive care. Cochrane Database Syst Rev 2013 ; 2: CD003408.　PMID：23450539
Chatterjee K. The Swan-Ganz catheters : past, present, and future. A viewpoint. Circulation 2009 ; 119 : 147-52.　PMID：19124674

★1— PAC　肺動脈カテーテル（pulmonary artery catheter）
★2— ARDS　急性呼吸促迫症候群（acute respiratory distress syndrome）
★3— GDT　goal-directed therapy
★4— $ScvO_2$　中心静脈血酸素飽和度（central venous oxygen saturation）

A $S\bar{v}O_2$[*1] や $ScvO_2$ の測定意義は何か？

$S\bar{v}O_2$ もしくは $ScvO_2$ は，組織における酸素の需給バランスの増悪を示す指標である。ショック治療の最大目標は，組織酸素代謝失調（dysoxia）を改善することにあり，VO_2[*2] を評価することで，酸素供給不足によるdysoxiaを知ることができる。VO_2 は，以下の式で表される。

$$VO_2 = CO \times 13.4 \times Hb^{*3} \times (SaO_2^{*4} - S\bar{v}O_2)$$

酸素供給を規定する因子は，CO，Hb，SaO_2，$S\bar{v}O_2$ の4要素であるが，特に（SaO_2－$S\bar{v}O_2$）は末梢組織での酸素抽出を示し，酸素需給バランスが増悪した際に開大することにより，dysoxiaを回避する。ショックの治療過程では，経時的に $S\bar{v}O_2$ を評価し，ショックの原因治療およびほかの3要素の是正を図り，その過程で $S\bar{v}O_2$（$ScvO_2$）の正常化を目標にすることで，患者の状態および治療目標到達度の把握が容易になる。

Marino PL. The ICU Book, 4th ed. Philadelphia : Wolters Kluwer Health / Lippincott William & Wilkins, 2014.

★1 ― $S\bar{v}O_2$　混合静脈血酸素飽和度(mixed venous oxygen saturation)
★2 ― VO_2　酸素消費量(oxygen consumption)
★3 ― Hb　血中ヘモグロビン(hemoglobin)濃度
★4 ― SaO_2　動脈血酸素飽和度(arterial oxygen saturation)

Ⓑ 各種ショックにおける輸液蘇生の意義，必要性について述べよ．

輸液蘇生は，多くの病態におけるショックの基本的かつ不可欠な診療である．循環血液量減少性ショック，不均衡性ショックはもちろんのこと，仮に心原性ショックをきたしている低左心機能の患者であっても，ショックにより低下した組織灌流や酸素需給バランスを改善するために，フランク-スターリング(Frank-Starling)の法則に則り，肺の輸液負荷による忍容性を評価しながら，1回心拍出量が維持できるように左室拡張末期容量を適切に維持するために輸液を行うことが求められる．

理想的な輸液として，適切かつ持続的に循環血液量を増加させる，化学的組成が可能な限り細胞外液に近い，代謝産物が組織に蓄積することなく完全に代謝・排泄される，全身に影響のある有害な代謝産物が生成されない，患者予後を改善する点で費用対効果に優れている，などが考えられる．輸液の投与速度，輸液の種類については，病態ごとに最新のエビデンスにより定められるべきである．

Myburgh JA, Mythen MG. Resuscitation fluids. N Engl J Med 2013 ; 369 : 1243-51.　PMID : 24066745
Vincent JL, De Backer D. Circulatory Shock. N Engl J Med 2013 ; 369 : 1726-34.　PMID : 24171518

Ⓐ 輸液反応性の指標について述べよ．

輸液反応性の指標はフランク-スターリングの法則に基づき，前負荷もしくは1回拍出量(あるいはそれから派生したもの)の変化率を評価することで示される．長年，前負荷を示す PCWP や CVP★などが，輸液反応性の指標として用いられてきた．このように切り取った1点のみの時間における生体情報の数値によるものを，「静的指標(static parameter)」と呼ぶ．他方，1回心拍出量や脈圧などが呼吸(胸腔内圧の変動)，体位(静脈還流の変動)，輸液負荷などによりどう変化するか(変化率)を示すものを，「動的指標(dynamic parameter)」と呼ぶ(表 2-2)．静的指標の限界，動的指標の有用性についての研究が多く報告され，動的指標に関するさまざまな医療デバイスの開発・普及とともに，動的指標が次第に多用されるようになってきている．

Monnet X, Teboul JL. Assessment of volume responsiveness during mechanical ventilation : recent advances. Crit Care 2013 ; 17 : 217.　PMID : 23510457

★― CVP　中心静脈圧(central venous pressure)

Ⓐ 輸液管理の指標として CVP は適切か？

もはや CVP の測定は，輸液管理の指標から外すべきだろう．SSCG★1 2012 作成委員会は，「CVP のような静的指標が輸液蘇生評価の代用としての限界は承知しつつも，CVP の測定は現時点で最も実施可能な輸液蘇生指標である」からという理由で，SSCG 2012 では依然として，初期蘇生の目標として CVP 8～12 mmHg を推奨して

表 2-2 静的指標と動的指標

静的指標	動的指標
CVP，PCWP GEDV[★1]，ITBV[★2] 心エコー検査（4腔の径の評価等）	SVV[★3]，PPV[★4] SPV[★5]，PLR[★6] 輸液負荷試験

[★1] — GEDV　心臓拡張末期容量（global end-diastolic volume）
[★2] — ITBV　胸腔内血液量（intrathoracic blood volume）
[★3] — SVV　1回心拍出量変動（stroke volume variation）
[★4] — PPV　脈圧変動（pulse pressure variation）
[★5] — SPV　収縮期血圧変動（systolic pressure variation）
[★6] — PLR　受動的下肢挙上（passive leg raising）

いる。しかし，CVPの輸液反応性の指標に関するメタ解析では，CVPのAUC[★2]（＝AUROC[★3]）は0.56であり，診断制度はきわめて低く，CVPと心係数との相関係数もわずか0.18でしかなく，この2変数間に線形関係が存在しないことを示している。あまつさえ，このメタ解析の著者は"should be abandoned（葬り去るべき）"とまで書いている。

Marik PE, Cavallazzi R. Does the central venous pressure predict fluid responsiveness? An updated meta-analysis and a plea for some common sense. Crit Care Med 2013；41：1774-81. PMID：23774337
Dellinger RP, Levy MM, Rhodes A, et al；Surviving Sepsis Campaign Guidelines Committee including the Pediatric Subgroup. Surviving sepsis campaign：international guidelines for management of severe sepsis and septic shock：2012. Crit Care Med 2013；41：580-637. PMID：23353941

[★1] — SSCG　Surviving Sepsis Campaign Guideline
[★2] — AUC　曲線下面積（area under curve）
[★3] — ROC　受信者動作特定曲線（receiver operating characteristic curve）

A 輸液反応性の指標としての動的指標の限界・欠点について述べよ。

動的指標は静的指標に比べ，輸液反応性の指標として有用性に優れているとする研究が多く，SVV[★1]，PPV[★2]，PLR[★3]のAUROCがいずれも0.8を超えるという報告もあり，その有用性が注目されている。一方で，ICUで汎用されているSVV，PPVを正しく測定するためには，自発呼吸を伴わない調節呼吸であること，大きな1回換気量〔≧8 mL/kg（PBW[★4]）〕が必要なこと，不整脈を認めない洞調律の維持が必要なことなど，実臨床とは乖離した患者の条件が必要になる。エビデンスに基づいて，鎮静中断や自発呼吸温存，肺保護戦略（低1回換気量）などが多く行われ，頻脈性上室性不整脈がしばしばみられる現在のICUの診療下において，評価しうる症例は限定的である。一方，PLRについては，自発呼吸下，不整脈下でも評価可能であるが，腹部コンパートメント症候群や妊婦，高度肥満患者など腹圧が上昇している患者では，下肢からの静脈還流が障害されており，評価不能である。

Marik PE, Cavallazzi R, Vasu T, et al. Dynamic changes in arterial waveform derived variables and fluid responsiveness in mechanically ventilated patients：a systematic review of the literature. Crit Care Med 2009；37：2642-7. PMID：19602972

★1 ─ SVV　1回心拍出量変動(stroke volume variation)
★2 ─ PPV　脈圧変動(pulse pressure variation)
★3 ─ PLR　受動的下肢挙上(passive leg raising)
★4 ─ PBW　予測体重(predicted body weight)

Ⓑ 受動的下肢挙上(PLR)について述べよ．

PLRは，下肢を挙上することで下肢にプールされた血液が心臓に還流し，フランク-スターリングの法則に基づいて，前負荷上昇に伴って1回心拍出量が増加するという生理学的機序を利用したものである．方法として，下肢をまっすぐに45度で挙上し，心拍出量，脈圧の呼吸性変動などが増加するか否かを測定，評価するものである．たとえば，1回心拍出量が基線より15％以上増加した場合に「輸液反応性がある」と判断する．

急速輸液負荷を行いPLRの輸液反応性を検証した研究では，心拍出量変動を用いたPLRの検査感度は89.4％，特異度は91.5％，AUROCは0.95と，検査としてきわめて優れていることを示した．PLRは，非侵襲的かつきわめて簡便であるのみならず，SVVやPPVと異なり，自発呼吸下や不整脈下でも評価できるという点で優れた輸液反応性評価の動的指標であるといえる．

Thiel SW, Kollef MH, Isakow W. Non-invasive stroke volume measurement and passive leg raising predict volume responsiveness in medical ICU patients : an observational cohort study. Crit Care 2009 ; 13 : R111.　PMID：19586543
Cavallaro F, Sandroni C, Marano C, et al. Diagnostic accuracy of passive leg raising for prediction of fluid responsiveness in adults : systematic review and meta-analysis of clinical studies. Intensive Care Med 2010 ; 36 : 1475-83.　PMID：20502865

Ⓐ 各種ショックで輸液蘇生を行う場合に，晶質液とアルブミンのどちらを用いるべきか？

最近，この分野が熱い．2004年にSAFE★1研究が発表されてから，数年のインターバルを経て，再び議論が盛り上がってきている．

アルブミンやHES★2製剤などの膠質液は，輸液負荷効率(volume expansion effect)の高さや膠質浸透圧の維持などの理論的背景に従い投与されるが，重症患者では，血管透過性の亢進からアルブミンの移動などを生じることから，血管内と間質の水の移動は理論どおりではない．その結果，アルブミンの有効性について疑問が投げかけられ，さまざまな研究が行われてきた．

残念ながら，現時点では，晶質液に比べてアルブミンが有意に生命予後を改善するという質の高いエビデンスは得られていない．ただし，母集団を重症敗血症(特に敗血症性ショック)に限定した場合(サブ解析など)には，有益もしくはその傾向があるといってよいだろう．また，一部の研究で，血行動態の改善(平均血圧の上昇，脈拍の減少，血管収縮薬の減量や中止など)の二次エンドポイントについては，改善を認めている．

アルブミン研究の特徴として，各研究間で研究デザインの相違が強く〔例：アルブミンの投与法(晶質液との併用か単独投与か)，製剤の種類(4％か20％か)，投与目標(投与量か血清アルブミン濃度目標値か)，投与期間(あらかじめ設定された期間かICU入室中全期間か)，など〕，研究相互間の比較検討を難しくさせており，まだまだ

議論としても未成熟であると考える。
　FACTT[★3]を起点とした，集中治療患者における過剰な輸液は避けるのが望ましいという最近の知見を背景に，より少ない輸液総量で血行動態と臓器障害を改善しうるために，いかなる輸液を用いればよいか，との観点から，蘇生輸液としてのアルブミンの再検討が行われている。明らかな知見を得るためには，先を見据える必要があると考える。

Finfer S, Bellomo R, Boyce N, et al. A comparison of albumin and saline for fluid resuscitation in the intensive care unit. N Engl J Med 2004 ; 350 : 2247-56.　PMID : 15163774
SAFE Study Investigators, Finfer S, McEvoy S, et al. Impact of albumin compared to saline on organ function and mortality of patients with severe sepsis. Intensive Care Med 2011 ; 37 : 86-96.　PMID : 20924555
Delaney AP, Dan A, McCaffrey J, et al. The role of albumin as a resuscitation fluid for patients with sepsis : a systematic review and meta-analysis. Crit Care Med 2011 ; 39 : 386-91.　PMID : 21248514
Caironi P, Tognoni G, Masson S, et al. Albumin replacement in patients with severe sepsis or septic shock. N Engl J Med 2014 ; 370 : 1412-21.　PMID : 24635772
Annane D, Siami S, Jaber S, et al. Effects of fluid resuscitation with colloids vs crystalloids on mortality in critically ill patients presenting with hypovolemic shock : the CRISTAL randomized trial. JAMA 2013 ; 310 : 1809-17.　PMID : 24108515

★1― SAFE　Saline versus Albumin Fluid Evaluation
★2― HES　ヒドロキシエチルデンプン（hydroxyethyl starch）
★3― FACTT　Fluid and Catheter Treatment Trial

C HES製剤の特徴について述べよ。

HES製剤の重要な要素として「分子量」と「置換度」が挙げられる。HESとは，トウモロコシやジャガイモから生成されたデンプン〔スターチ（strach）とはデンプンのこと〕由来のアミノペクチンを，加水分解したあとにヒドロキシエチル化して合成される糖複合体（分子量 70〜700 kDa*）である。膠質液の理論上の特徴として，分子量が大きいほど毛細血管から漏出しにくく，腎臓で排泄されにくいため，長時間血管内に蓄積し，循環血液量増加作用の持続が期待できる。
　一方，デンプンのままの形では，生体内でアミラーゼによりすみやかに代謝・分解されてしまうため，ヒドロキシエチル化することで代謝・分解を遅らせ，分子量が大きいまま生体内で存在しうるようになる。グルコース単位あたりのヒドロキシエチル化したデンプン比率を，置換率という。つまり，置換率が高いほど長時間にわたり，血液量増加作用が期待できる。
　この分子量と置換率が製剤の特徴を決めるものであり，HES製剤を使用する際やHES製剤に関する文献を読む際には，その分子量・置換率を把握することが不可欠である。置換率 0.7 をヘタスターチ，0.6 をヘキサスターチ，0.5 をペンタスターチ，0.4 をテトラスターチと呼び，0.7 を第1世代，0.5〜0.6 を第2世代，0.4 を第3世代と呼ぶ。ちなみに，HES製剤は略して記載されることがある。

（例）70/0.55/4（分子量/置換率/製剤濃度）
⇒分子量 70 kDa で，置換率 0.55 のヒドロキシエチル化された 4％ペンタスターチ製剤（第2世代。日本で用いられているヘスパンダー®やサリンヘス®）を示す

後述するように，HES製剤は，晶質液に比べて有意に腎傷害や腎代替療法の導入率を上げ，生命予後を増悪させることが複数の研究で示されており，より低い分子量，より低い置換率のHES製剤が使用されるようになってきている。

＊―注　kDa〔キロダルトン(kilo Dalton)〕は，本来は分子量を表す単位ではなく，原子質量単位であるが，慣習的に分子量に用いられているので本問でもそのように表記した。

A 敗血症の輸液蘇生において HES 製剤は有用か？

HES製剤による輸液蘇生は，晶質液に比べ総輸液量は少なくて済むが，生命予後は増悪する傾向にあり，腎代替療法導入率は有意に高く，現時点で敗血症の輸液蘇生においてHES製剤の使用を支持する根拠はない。高分子量，高置換率のHES製剤のみならず，残念ながら有害事象を減らすべく開発された低分子量・低置換率のHES製剤(第3世代)でも同様である。SSCGでは，いずれも第3世代のHES製剤を用いた4編の研究報告(VISEP[★1]，CRYSTMAS[★2]，6S[★3]，CHEST[★4])を引用して，「重症敗血症および敗血症性ショックにおいてHES製剤を輸液蘇生に使用すべきではない」と明記されている。また，130/0.38〜0.45の第3世代HES製剤に関するシステマティックレビューでも，晶質液(生理食塩液，乳酸リンゲル液)および膠質液(アルブミン製剤)を対照群として検討した場合に，HES群において，腎代替療法，赤血球輸血，重篤な有害事象(大出血や重篤なアレルギー)が有意に上昇したと報告されており(全死亡，急性腎傷害などは有意差なし)，「HES製剤は，敗血症患者に対して，総合的な臨床上の利益を与える可能性は低い」と結論づけられている。

★1― VISEP　Efficacy of Volume Substitution and Insulin Therapy in Severe Sepsis
★2― CRYSTMAS　Crystalloids Morbidity Associated with Severe Sepsis
★3― 6S　Scandinavian Starch for Severe Sepsis / Septic Shock
★4― CHEST　Crystalloid versus HydroxyEthyl Starch Trial

B クロール(Cl)制限輸液療法はどのような効果をもたらすのか？

現時点では，二つの研究から腎機能と予後への悪影響を及ぼす可能性が高い，といえるだろう。第1に，前向き単施設オープンラベル前後比較研究においてCl制限群〔生理食塩液，4％ゼラチン溶液(Cl 120 mEq/L)，4％アルブミン溶液(Cl 128 mEq/L)などの使用禁止〕では，非制限群に比べ，急性腎傷害発症率および腎代替療法導入率が有意に減少すると報告された(死亡率，ICU滞在日数に有意差なし)。Cl負荷による腎傷害発症の機序として，Clの尿細管における再吸収が腎血管の収縮をきたすことが原因と考えられている。第2に，術後患者22,851人を対象にした後ろ向きコホート研究において，高クロール血症群(血清Cl濃度＞110 mEq/Lと定義)は，有意に病院滞在日数および30日死亡率と相関することが報告された。後者の研究では，母集団の22％が高クロール血症であった。生理食塩液よりも低張な細胞外液を汎用する日本においては，自ずと高クロール血症は回避されている印象があるが，「重要でありながら，まったく目立たないClという存在を意識しながら輸液管理を行う」，という輸液療法のあり方に一石を投じるものと考える。

Yunos NM, Bellomo R, Hegarty C, et al. Association between a chloride-liberal vs chloride-restrictive intravenous fluid administration strategy and kidney injury in critically ill adults. JAMA 2012 ; 308 : 1566-72.　PMID : 23073953
McCluskey SA, Karkouti K, Wijeysundera D, et al. Hyperchloremia after noncardiac surgery is

independently associated with increased morbidity and mortality : a propensity-matched cohort study. Anesth Analg 2013 ; 117 : 412-21. PMID : 23757473

A 集中治療患者におけるドパミンの功罪について述べよ。

功罪の「罪」については，後述（次問参照）する催不整脈作用，死亡率との関連以外に，主要臓器の血流量を減少させ，消化管粘膜の虚血を生じること，下垂体や副腎などに抑制的に作用し，内分泌環境を撹乱および阻害すること，好中球やT細胞リンパ球の機能を低下させ，免疫能を低下させること，化学受容体を傷害して反応性を低下させ，自発呼吸のドライブを低下させることなどが考えられる。これらは，いずれも近年注目されている組織低酸素の改善，経腸栄養の促進，自発呼吸の温存など，集中治療にはきわめて不可欠な要素である。それでは「功」は？ 残念ながら現状では何もないかもしれない。

Holmes CL, Walley KR. Bad medicine : low-dose dopamine in the ICU. Chest 2003 ; 123 : 1266-75. PMID : 12684320

A ドパミンが生命予後に及ぼす影響について述べよ。

少なくとも，ドパミンの使用を積極的に推奨する根拠は一切なく，その使用は有害でしかないかもしれない。ドパミンは，数ある血管作動薬のうち，ノルアドレナリンとの比較研究が多く報告されており，メタ解析も複数行われている。これらの研究結果から，次のことがいえるだろう。

- 各種ショックにおけるドパミン投与は，ノルアドレナリン投与に比べ，死亡リスクが有意に高いかもしれない（ただし，この結果を示した1編のメタ解析以外には，死亡率に有意差がないという研究が大半であることから，解釈には慎重を要する）
- 各種ショックのうち，特に，敗血症性ショックと心原性ショックでは，死亡リスクを増大させるかもしれない
- 頻脈性不整脈の発現頻度は，ドパミン投与群で有意に高いだろう。特に，上室性不整脈の発現頻度は確定的に上昇するだろう

こうした背景を受けて，SSCG 2012では，「心筋傷害の患者での使用は有益かもしれない」として，「ノルアドレナリンの代替薬として，ドパミンは頻脈性不整脈の低リスクの患者，もしくは絶対的あるいは相対的徐脈の患者など，きわめて限定された症例以外に用いない」と限定的な推奨になっている〔Grade 2C（十分に検討された観察研究，弱い推奨）〕。また，AHA[1]のSTEMI[2]のガイドラインでも，それまでドパミンが心原性ショックの第1選択薬であったのに姿を消し，「ドパミン使用はリスクを増大させるかもしれない」という記述に変更されている。

De Backer D, Biston P, Devriendt J, et al. Comparison of dopamine and norepinephrine in the treatment of shock. N Engl J Med 2010 ; 362 : 779-89. PMID : 20200382
De Backer D, Aldecoa C, Njimi H, et al. Dopamine versus norepinephrine in the treatment of septic shock : a meta-analysis. Crit Care Med 2012 ; 40 : 725-30. PMID : 22036860
Patel GP, Grahe JS, Sperry M, et al. Efficacy and safety of dopamine versus norepinephrine in the management of septic shock. Shock. 2010 ; 33 : 375-80. PMID : 19851126

★1— AHA 米国心臓協会（American Heart Association）
★2— STEMI ST上昇心筋梗塞（ST-segment elevation myocardial infarction）

A 腎保護用量の低用量ドパミンを支持するエビデンスはあるのか？

ドパミンにおける最も根本的な誤解は，「腎保護作用を有する」というものではないだろうか。1963年にドパミンによる利尿作用の報告があってから40年以上の長きにわたり，乏尿患者の治療として「腎保護用量ドパミン(renal dose dopamine)」として，低用量(5 μg/kg/分)のドパミンが「愛用」されてきた。低用量ドパミンは，α作用よりもβ作用，もしくはドパミン受容体作用が優位で，腎血管収縮ではなく，腎血流量を増大させることで腎不全への伸展のリスクがある乏尿患者を救出しうる，と考えられてきたからである。しかし，Bellomoらの研究(2 μg/kg/分のドパミンを用いた多施設プラセボ対照化二重盲検試験)により，低用量のドパミンは腎傷害患者の腎保護作用を認めない，と報告された。

重症患者では，ドパミンの体内クリアランスが変容しているために，腎保護用量とされる用量と血漿ドパミン濃度に関連性がないこと，ドパミン受容体のダウンレギュレーションと履歴現象(hysteresis)により，低用量ドパミンの利尿効果は経時的に減弱してしまうこと，重症患者では，レニン-アンジオテンシン系が活性化しており，ドパミン受容体効果を打ち消してしまうこと，重症患者で認められる腎髄質の組織低酸素の原因は血流量減少ではなく，髄質の酸素消費量の増大が原因であり，ドパミンは酸素消費量をさらに増大させてしまうこと，多くの乏尿患者にとって，利尿をきたし尿量が増えることは予後とは相関せず，輸液蘇生なきドパミンによる尿量増加はそもそも有害であること，などが考えられている。

Bellomo R, Chapman M, Finfer S, et al. Low-dose dopamine in patients with early renal dysfunction : a placebo-controlled randomised trial. Australian and New Zealand Intensive Care Society (ANZICS) Clinical Trials Group. Lancet 2000 ; 356 : 2139-43.　PMID : 11191541
Holmes CL, Walley KR. Bad medicine : low-dose dopamine in the ICU. Chest 2003 ; 123 : 1266-75. PMID : 12684320

B ナロキソンは，ショック患者の血行動態や生命予後を改善させるか？

動物実験において，ナロキソンがオピオイド受容体の一つであるδ受容体への拮抗作用によりショック時の循環機能を改善すると報告されて以来，1980年代にナロキソンの抗ショック作用に関してさまざまな臨床研究が行われた(ただし，ほとんどが観察研究であり，かつ小規模なものである)。しかし，この数多くの研究に対するメタ解析では，ナロキソン投与群は投与の前後比較やプラセボ群との比較においてMAP★を有意に上昇させるものの，死亡率の低下，心拍数の増加，昇圧薬の減量などに寄与せず，またナロキソン関連の有害事象(肺水腫，高血圧，けいれんなど)の増加を認めた。血行動態の一部は改善するものの生命予後は改善しえず，有害事象の発生を認めることから，現時点では「抗ショック作用を期待して使用すべきではない」といえる。

Boeuf B, Poirier V, Gauvin F, et al. Naloxone for shock. Cochrane Database Syst Rev 2003 ; (4) : CD004443.　PMID : 14584016

★― MAP　平均動脈圧(mean arterial pressure)

Ⓑ メチレンブルーは各種ショックに有効か？

メチレンブルーは，メトヘモグロビン血症の治療薬として用いられてきたが，一酸化窒素（血管内皮由来弛緩因子）の受容体であるグアニル酸シクラーゼの阻害作用を有し，血管平滑筋弛緩作用を抑制することから，各種ショックに対する有効性を評価する研究が複数なされている．たとえば，アドレナリンとメチレンブルーの動物を用いた比較実験において，アドレナリン－メチレンブルー併用群はアドレナリン単独群に比べて，より高い血行動態の改善，脳虚血予防効果を示したように，アドレナリン不応性やバソプレシン不応性のショックなど，通常の治療で改善しないショックに用いることが考慮される．しかし，そのほとんどが観察研究であり，数少ないRCT★はいずれも検出力不足である．残念ながら現時点において，メチレンブルーがすべてのショックの病態において生命予後を改善したという有効性を証明するエビデンスが不足している．日本では医薬品として販売されておらず，試薬のメチレンブルーを用いて施設ごとに院内で製造されているのが実情である．

Zheng F, Barthel G, Collange O, et al. Methylene blue and epinephrine : a synergetic association for anaphylactic shock treatment. Crit Care Med 2013 ; 41 : 195-204. PMID : 23222265
Lo JC, Darracq MA, Clark RF, et al. A review of methylene blue treatment for cardiovascular collapse. J Emerg Med 2014 ; 46 : 670-9. PMID : 24508113

★── RCT　無作為化比較試験（randomized control trial）

Ⓐ ショックに対し Trendelenburg 位は有効か？

Trendelenburg位はICUでもしばしば用いられているショックの回避法であるが，血液量減少性ショック〔hypovolemic shock（この言葉には，狭義の循環血液量減少性ショックに加え，敗血症やアナフィラキシーのような相対的循環血液量減少，つまり不均衡性ショックも含まれる）〕に対して，Trendelenburg位の有効性（動脈圧の上昇や心拍出量の増加，組織循環の改善など）を支持する根拠は存在しない．少数ながら，こうした循環指標の改善を示す研究も散見されるが，心拍出量などの増加は一過性であり，さらにいずれも検出力不足であるため，根拠としては不十分である．限定的な効果に反して，肺うっ血，肺容量の減少，頭蓋内圧亢進，眼圧上昇などの有害事象を引き起こす可能性があり，Trendelenburg位は低血圧の患者に対して推奨すべきものではない．しかしこの乏しいエビデンスにもかかわらず，米国の調査では看護師の大半が低血圧患者に対してTrendelenburg位をルーチンで実施するとの報告もあり，この神秘的な古来より行われてきた習慣について，新しい知見を理解させ，行動を改めさせるのは難しいのかもしれない．

Johnson S, Henderson SO. Myth : the Trendelenburg position improves circulation in cases of shock. CJEM 2004 ; 6 : 48-9. PMID : 17433146
Halm MA. Trendelenburg position : "put to bed" or angled toward use in your unit? Am J Crit Care 2012 ; 21 : 449-52. PMID : 23117908

心原性ショック

山口大介

A 心原性ショックにおける薬物療法について述べよ。

驚くことに，最新のACCF[★1]/AHAのSTEMIに関するガイドラインの心原性ショックの項では，これまで当たり前と考えられてきた強心薬などの薬物療法の記載は存在しない。治療法として，再灌流療法，血栓溶解療法，機械的補助（IABP[★2]やLVAD[★3]）のみの記載である。さらに，ドパミンは不整脈を惹起し虚血を増悪させる，と明記されており，参考文献として，その根拠となった研究（SOAP[★4] II研究）が引用されている。最新のACCF/AHAの心不全に関するガイドラインの心原性ショックの項では，機械的補助や再灌流療法，心移植など根本的治療までの臓器虚血の回避目的の「一時的治療」，「橋渡し（bridge use）」であるとしており，いかなる強心薬も予後を改善しないと付記されている。もはや，強心薬などの薬物療法はきわめて限定的でしかない。

Yancy CW, Jessup M, Bozkurt B, et al. 2013 ACCF/AHA guideline for the management of heart failure : a report of the American College of Cardiology Foundation/American Heart Association Task Force on Practice Guidelines. J Am Coll Cardiol 2013 ; 62 : e147-239.　PMID : 23747642
American College of Emergency Physicians ; Society for Cardiovascular Angiography and Interventions, O'Gara PT, Kushner FG, et al. 2013 ACCF/AHA guideline for the management of ST-elevation myocardial infarction : a report of the American College of Cardiology Foundation/American Heart Association Task Force on Practice Guidelines. J Am Coll Cardiol 2013 ; 61 : e78-140.　PMID : 23256914

★1— ACCF　米国心臓病学会財団（American College of Cardiology Foundation）
★2— IABP　大動脈内バルーンパンピング（intra-aortic balloon pumping）
★3— LVAD　左室補助装置（left ventricular assist device）
★4— SOAP　Sepsis Occurrence in Acutely ill Patients

B 心原性ショックを伴う急性心筋梗塞において，IABPは予後を改善しうるか？

IABPの適応については，ACCF/AHAのSTEMIガイドラインでは，「薬物療法ですみやかに血行動態が安定しない症例」，ESC[★1]急性心筋梗塞ガイドラインでは，「Killip分類class 4の心原性ショックを伴う症例」と定められてきた。しかしこれらはいずれも観察研究に基づいて推奨されているものであった。2012年に，IABPが登場して35年目に，初めて「IABPは血行再建術を予定しているショックを伴う急性心筋梗塞の予後を改善しうるか」というRCT（IABP-shock II試験）が施行されたが，IABP群は非挿入群に比べ生命予後改善（30日全死亡）において有意差を認めず，むしろIABP群で出血性合併症や末梢の虚血が多い傾向であったとの結果がもたらされた。そしてその後の長期観察でも，生命予後（12か月全死亡）の改善には寄与しなかった。またこの研究に先立って行われた重症心不全患者における血行再建術前のIABP挿入が予後改善につながるかどうかを検証した研究（BCIS-1[★2]）においても，主要心血管イベントに有意差がなく，生命予後（6か月死亡率）に有意差がつかなかったという結果をあわせて，臨床医はIABPの適応について臨機応変（ad hoc）に再考すべきかもしれない。なお，最新のESCの再灌流療法に関するガイドラインでは，機械的合併症の心原性ショックを伴う急性心筋梗塞に対してはclass IIa，その他の心原性ショックに対して

のルーチンの挿入は class Ⅲ となっている。

Thiele H, Zeymer U, Neumann FJ, et al. Intraaortic balloon support for myocardial infarction with cardiogenic shock. N Engl J Med 2012；367：1287-96. PMID：22920912

Authors/Task Force members, Windecker S, Kolh P, et al. 2014 ESC/EACTS Guidelines on myocardial revascularization：The Task Force on Myocardial Revascularization of the European Society of Cardiology（ESC）and the European Association for Cardio-Thoracic Surgery（EACTS）Developed with the special contribution of the European Association of Percutaneous Cardiovascular Interventions（EAPCI）. Eur Heart J 2014；35：2541-619. PMID：25173339

★1― ESC　欧州心臓病学会（European Society of Cardiology）
★2― BCIS-1　Balloon pump-assisted Coronary Intervention Study

Ⓑ vasoplegic shock について述べよ。

人工心肺を用いた術後患者の 5～8％に血管拡張性ショック（不均衡性ショック）を認める。この病態は，LVAD を装着した患者でも認める。高リスク群として，左室低駆出率，長時間の大動脈クランプ，術前に ACE★阻害薬を服用，高齢男性などが挙げられる。正確な血管拡張の機序は不明であるが，体外循環による虚血再灌流障害や，手術侵襲などによる炎症性反応，エンドトキシンの放出のほかに，バソプレシンの相対的低下や一酸化窒素（NO）の産生過剰などが考えられている。多くの症例で，低用量のノルアドレナリン投与に反応するが，vasoplegic shock 患者に血中バソプレシン濃度の低下を認めることから，ノルアドレナリン不応症例に対するバソプレシン投与や，NO 産生過剰に対してグアニル酸シクラーゼ阻害薬であるメチレンブルー投与の有用性を検討した研究も，複数存在している。現時点で確定的な治療法はなく，あくまで低全身血管抵抗に対する種々の血管収縮薬による対症療法的な治療にとどまる。

Argenziano M, Chen JM, Choudhri AF, et al. Management of vasodilatory shock after cardiac surgery：identification of predisposing factors and use of a novel pressor agent. J Thorac Cardiovasc Surg 1998；116：973-80. PMID：9832689

★― ACE　アンジオテンシン変換酵素（angiotensin converting enzyme）

Ⓑ Beck の三徴の心タンポナーデにおける感度，特異度はどれくらいか？

Beck の三徴とは，心タンポナーデにおける代表的な身体所見を示し，「血圧低下，頸静脈怒張，心音低下」とされる。典型的な心タンポナーデでは，心嚢液貯留による心腔の圧迫に伴い，心臓への流入が制限され，その結果，血圧頸静脈の怒張，肝うっ血に伴う肝腫脹，奇脈など，右房圧の上昇に随伴する症状を認める。しかし，心タンポナーデの全症例のうち約 20％において，このような徴候を認めない，いわゆる "low-pressure cardiac tamponade" の病態をとりうる。

　そもそも心タンポナーデの成立要因は，心嚢内圧と右房圧の圧格差（心嚢内圧＞右房圧）である。典型的な心タンポナーデでは，著しい心嚢内圧の上昇と右房圧の上昇を伴い，その結果，頸静脈の怒張を呈するが，外傷性出血や過剰な利尿薬の使用，透析による除水など，循環血液量が著しく減少した状態では，たとえば心嚢内圧 7 mmHg，右房圧 4 mmHg のように両者ともに低圧でも，心嚢内圧が右房圧を凌駕してさえいれば心タンポナーデは成立するのである。なお心エコー検査では典型的な心タンポナーデと同一の所見を呈し，治療も心嚢穿刺により心拍出量は増加する点で

同一である。low-pressure cardiac tamponadeでは右心カテーテル所見や身体所見による診断は困難かつ不適切であることに留意すべきである。

Sagristà-Sauleda J, Angel J, Sambola A, et al. Low-pressure cardiac tamponade : clinical and hemodynamic profile. Circulation 2006 ; 114 : 945-52.　PMID : 16923755

敗血症性ショック

山口大介

A　SSCG 2012で改訂された敗血症の診断基準について述べよ。

SSCG 2008までは，ACCP[★1] / SCCM[★2] Consensus Conferenceによる「敗血症と多臓器不全の定義(definitions for sepsis and organ failure)」により，敗血症は「感染症により惹起されたSIRS[★3]」と定義されてきた。しかし，敗血症にはSIRSの病態のほかにCARS[★4]の病態も含まれるため，炎症反応のみを強調したこの定義では，敗血症の病態を正確に反映していない。SSCG 2012からは，SCCM / ESICM[★5] / ACCP / ATS[★6] / SIS[★7] International Sepsis Definition Conferenceの診断基準(新基準)が採用され，敗血症は「感染症に伴う低血圧，臓器低灌流，臓器障害などの所見を有するもの」へと変遷した。新基準を表2-3に挙げる。低血圧，臓器低灌流，臓器障害を示す全22項目のうちの「いくつかを満たす」と定められている。

Levy MM, Fink MP, Marshall JC, et al. 2001 SCCM/ESICM/ACCP/ATS/SIS International Sepsis Definitions Conference. Crit Care Med 2003 ; 31 : 1250-6.　PMID : 12682500
Dellinger RP, Levy MM, Rhodes A, et al ; Surviving Sepsis Campaign Guidelines Committee including the Pediatric Subgroup. Surviving sepsis campaign : international guidelines for management of severe sepsis and septic shock : 2012. Crit Care Med 2013 ; 41 : 580-637.　PMID : 23353941

★1― ACCP　米国胸部疾患学会議(American College of Chest Physician)
★2― SCCM　米国集中治療医学会(Society of Critical Care Medicine)
★3― SIRS　全身性炎症反応症候群(systemic inflammatory response syndrome)
★4― CARS　代償性抗炎症反応症候群(compensatory anti-inflammatory response syndrome)
★5― ESICM　欧州集中治療医学会(European Society of Intensive Care Medicine)
★6― ATS　米国胸部学会(American Thoracic Society)
★7― SIS　米国外科感染症学会(Surgical Infection Society)

B　新しい敗血症の診断基準により，敗血症の感度・特異度は向上したか？

SSCG 2012では，それまで使用されてきた1991年のACCP / SCCMのSIRSを機軸とした診断基準(旧基準)から，2001年のSCCM / ESICM / ACCP / ATS / SISによる診断基準(新基準)へ変更となった。しかしSSCG 2012には，その理由も根拠も，敗血症診断の有用性についても一切言及されていない。果たして新基準は敗血症の診断能力を向上させたのか？

　2012年に，960人のICU患者を集めた観察研究において，両基準ともに感度は高かったものの特異度は低かった(旧基準に比べ，新基準では感度が上昇したものの，特異度は低下する傾向にあった)。それぞれのAUROCは，旧基準 0.778，新基準 0.776であり，有意差を認めなかった。著者は，「両診断基準とも診断能力としては最善とはいいがたい(suboptimal)」と結論づけている。

Zhao H, Heard SO, Mullen MT, et al. An evaluation of the diagnostic accuracy of the 1991 American College of Chest Physicians/Society of Critical Care Medicine and the 2001 Society of Critical Care

表2-3 敗血症の診断基準

感染症の存在が証明もしくは疑われかつ以下の項目のうちのいくつかを満たす

全身所見

発熱（＞38.3℃）

低体温（深部体温＜36℃）

心拍数＞90回/分，もしくは＞年齢平均＋2 SD[★1]

頻呼吸

精神状態の変容

著明な浮腫または24時間以内で20 mL/kg以上の体液バランス過剰

糖尿病の既往がない患者における高血糖（血糖値＞140 mg/dL）

炎症所見

白血球増加（白血球数＞12,000/μL）

白血球減少（白血球数＜4,000/μL）

白血球数基準で幼若白血球＞10％

血清CRP[★2]値＞基準値＋2 SD

血清プロカルシトニン値＞基準値＋2 SD

循環所見

血圧低下（収縮期血圧＜90 mmHg，平均動脈圧＜70 mmHg，収縮期血圧の低下＞40 mmHgのいずれか）

臓器障害所見

低酸素血症（PaO_2[★3]/FiO_2[★4]＜300）

急性の乏尿（適切な輸液蘇生にもかかわらず，尿量＜0.5 mL/kg/時が少なくとも2時間持続）

血清クレアチニン値の増加＞0.5 mg/dL

凝固異常（PT-INR[★5]＞1.5またはAPTT[★6]＞60秒）

イレウス（腸管蠕動音消失）

血小板減少(血小板数＜10万/mL)
高ビリルビン血症〔総ビリルビン値＞4 mg/dL(または 70 μmol/L)〕
組織灌流所見
高乳酸血症(血清乳酸値＞1 mmol/L)
毛細血管再灌流低下または斑状の皮膚

(Dellinger RP, Levy MM, Rhodes A, et al ; Surviving Sepsis Campaign Guidelines Committee including the Pediatric Subgroup. Surviving sepsis campaign : international guidelines for management of severe sepsis and septic shock : 2012. Crit Care Med, 41(2), 580-637, 2013 Feb, Wolters Kluwer Health. PMID：23353941より)

★1— SD 　標準偏差(standard deviation)
★2— CRP 　C反応性蛋白(C-reactive protein)
★3— PaO_2 　動脈血酸素分圧(partial pressure of oxygen in arterial blood)
★4— FiO_2 　吸入酸素濃度(fraction of inspired oxygen)
★5— PT-INR 　プロトロンビン時間国際標準化比(prothrombin time-international normalized ratio)
★6— APTT 　活性化部分トロンボプラスチン時間(activated partial thromboplastin time)

Medicine/European Society of Intensive Care Medicine/American College of Chest Physicians/American Thoracic Society/Surgical Infection Society sepsis definition. Crit Care Med 2012 ; 40 : 1700-6. PMID：22610176

A 重症敗血症・敗血症性ショックの定義および診断基準について述べよ。

SSCG 2012 では，重症敗血症とは「敗血症に関連した低血圧，臓器障害を伴う場合」と定義し，臓器障害を表 2-4，低血圧を表 2-5 のように定めている。敗血症の新基準に用いられている各臓器傷害の指標となる数値と，この重症敗血症の定義の数値が，ビリルビン値，PaO_2★1/FiO_2★2 比などのいくつかの項目で異なっていることに注意が必要である。なお，この重症敗血症の診断基準については，出典となる原著に「MODS★3 や SOFA★4 スコアを参考に定義を定めた」と記されており，数値を定めた根拠の違いにより乖離がもたらされていると考える。

Levy MM, Fink MP, Marshall JC, et al. 2001 SCCM/ESICM/ACCP/ATS/SIS International Sepsis Definitions Conference. Crit Care Med 2003 ; 31 : 1250-6. PMID：12682500
Dellinger RP, Levy MM, Rhodes A, et al ; Surviving Sepsis Campaign Guidelines Committee including the Pediatric Subgroup. Surviving sepsis campaign : international guidelines for management of severe sepsis and septic shock : 2012. Crit Care Med 2013 ; 41 : 580-637. PMID：23353941

★1— PaO_2 　動脈血酸素分圧(partial pressure of oxygen in arterial blood)
★2— FiO_2 　吸入酸素濃度(fraction of inspired oxygen)
★3— MODS 　multiple organ dysfunction score
★4— SOFA 　sequential organ failure assessment

A 敗血症性ショックにおける蘇生目標の MAP≧65 mmHg の意義と根拠は何か？

敗血症性ショックにおける初期蘇生目標値として，「MAP≧65 mmHg」と定められ

表 2-4　重症敗血症・敗血症性ショックの定義

重症敗血症＝敗血症に関連した低血圧，臓器障害を伴う場合（感染に関連して以下の項目のいずれかが考慮される場合）

敗血症に起因する低血圧
乳酸値＞基準上限値
適切な輸液蘇生にもかかわらず尿量＜0.5 mL/kg/時が 2 時間以上持続
肺炎が感染源でない場合の急性肺障害（PaO_2/FiO_2＜250）
肺炎が感染源である場合の急性肺障害（PaO_2/FiO_2＜200）
血清クレアチニン値＞2.0 mg/dL
ビリルビン値＞2 mg/dL
血小板数＜10万/μL
凝固異常（PT-INR＞1.5）

(Dellinger RP, Levy MM, Rhodes A, et al ; Surviving Sepsis Campaign Guidelines Committee including the Pediatric Subgroup. Surviving sepsis campaign : international guidelines for management of severe sepsis and septic shock : 2012. Crit Care Med, 41(2), 580-637, 2013 Feb, Wolters Kluwer Health.　PMID：23353941 より)

表 2-5　低血圧の定義

その他の低血圧の要因がなく，適切な輸液負荷にもかかわらず以下のいずれかの状態を呈する場合
収縮期血圧≦90 mmHg（小児では年齢別基準値の 2 SD 以下）
平均動脈圧≦60 mmHg または収縮期血圧が平常時より 40 mmHg 低下

(Dellinger RP, Levy MM, Rhodes A, et al ; Surviving Sepsis Campaign Guidelines Committee including the Pediatric Subgroup. Surviving sepsis campaign : international guidelines for management of severe sepsis and septic shock : 2012. Crit Care Med, 41(2), 580-637, 2013 Feb, Wolters Kluwer Health.　PMID：23353941 より)

ている．しかし，これは LeDoux らが 2000 年に報告した，わずか 10 人の敗血症性ショック患者において，輸液蘇生後にノルアドレナリンを用いて MAP を 65，75，85 mmHg のそれぞれに維持した際に，65 mmHg とそれ以上でも，全身の酸素代謝や局所の組織灌流などの指標に有意変化を認めなかったという，いわば小規模な観察研究に基づいて長年推奨されてきたものである．これに対して，2014 年に 776 人の敗血症性ショックの患者について，目標 MAP を 65～70 mmHg（低目標群）と 80～85 mmHg（高目標群）に維持した場合の予後の改善を評価した多施設 RCT

(SEPSISPAM★研究)が発表された。両群間で28日および90日死亡率に有意差を認めず，重大な有害事象も有意差を認めなかった。ただし，心房細動の発生率は高目標群で有意に高率に発症したのに対し，サブグループ解析において慢性高血圧患者では高目標群のほうが有意に腎代替療法の導入率が低かった。

さて，この結果をどう解釈するか。やはり65 mmHgという値の正当性は揺るがないのかもしれない。そして患者の平時の血圧に応じて目標血圧を増減してもよい，といえるのかもしれない。

LeDoux D, Astiz ME, Carpati CM, et al. Effects of perfusion pressure on tissue perfusion in septic shock. Crit Care Med 2000 ; 28 : 2729-32. PMID : 10966242

Asfar P, Meziani F, Hamel JF, et al. High versus low blood-pressure target in patients with septic shock. N Engl J Med 2014 ; 370 : 1583-93. PMID : 24635770

★── SEPSISPAM Sepsis and Mean Arterial Pressure

Ⓑ 重症敗血症・敗血症性ショックにおける不全臓器数と予後との関連性について述べよ。

不全臓器数が増えれば，予後も不良となることは連想しうるが，どのような根拠が存在するのか？

1例として，スペインの多施設ICUにおける2002年に3か月間で行われた疫学調査（前向き観察研究）による不全臓器数と死亡率の関連性を図2-1に示す。この調査結果では，重症敗血症・敗血症性ショックの診断時点での不全臓器数が院内死亡率とほぼ直線的に比例しているが，米国，フランス，ブラジルなど諸国における敗血症の疫学調査でもこの研究結果とほぼ類似しており，それらの研究の多くが「SOFAスコアや不全臓器数は死亡と関連した独立したリスク因子」であることを報告している。

いずれの研究も調査年次は古く，SSCG 2012とは定義，診断基準，蘇生やマネジメントの方法が異なることに留意が必要であるが，現時点であっても，これらの疫学調査の結果を踏まえて，重症敗血症，敗血症性と診断した時点での不全臓器数をすみやかに認知しておおむねの予後予測をし，不全臓器数が多い症例に対する万全の蘇生やマネジメントを提供することが必要だろう。

Angus DC, Linde-Zwirble WT, Lidicker J, et al. Epidemiology of severe sepsis in the United States : analysis of incidence, outcome, and associated costs of care. Crit Care Med 2001 ; 29 : 1303-10. PMID : 11445675

Blanco J, Muriel-Bombín A, Sagredo V, et al. Incidence, organ dysfunction and mortality in severe sepsis : a Spanish multicentre study. Crit Care 2008 ; 12 : R158. PMID : 19091069

Ⓐ 敗血症性ショックの初期蘇生目標について述べよ。

SSCG 2012では，初期蘇生目標として，初期輸液後も低血圧が遷延する患者または血清乳酸値≧4 mmol/Lを伴う患者において，最初の6時間以内に

(A) CVP 8〜12 cmH$_2$O
(B) MAP≧65 mmHg
(C) 尿量≧0.5 mL/kg/時
(D) ScvO$_2$（上大静脈血）≧70％もしくはSv̄O$_2$≧65％

以上の項目すべてを満たすことと定めている。また組織低酸素の指標としての乳酸値

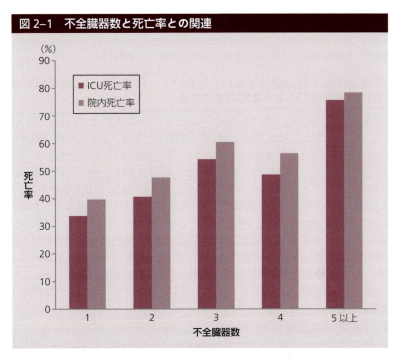

図 2-1 不全臓器数と死亡率との関連

(Blanco J, Muriel-Bombín A, Sagredo V, et al. Incidence, organ dysfunction and mortality in severe sepsis : a Spanish multicentre study. Crit Care 2008 ; 12 : R158. PMID : 19091069より改変)

が高い患者では，乳酸値の正常化を蘇生の目標にするとしている。

ただし，これらの目標が真の治療指標たりうるか（CVPは，輸液反応性の指標か？ MAP "65 mmHg" の数値的根拠は何か？ $ScvO_2$モニタリングは必要か？）などという点については，議論の余地があることの認識が必要である。

Dellinger RP, Levy MM, Rhodes A, et al ; Surviving Sepsis Campaign Guidelines Committee including the Pediatric Subgroup. Surviving sepsis campaign : international guidelines for management of severe sepsis and septic shock : 2012. Crit Care Med 2013 ; 41 : 580-637. PMID : 23353941

Ⓐ 重症敗血症・敗血症性ショックにおいて，蘇生初期の乳酸値のレベルは予後に影響するか？

SSCG 2012では，組織低灌流を血清乳酸値≧4 mmol/Lと定義し，すみやかに蘇生を開始するように勧告している。蘇生初期の血清乳酸値が4 mmol/L以上の場合には，予後不良との関連性を疑うべくもないが，それよりも微細な，たとえば基準範囲内の乳酸値の上昇はどうか。

敗血症性ショック患者を蘇生初期の乳酸値で分類して，28日死亡率と乳酸値との関連性を調べた研究において，わずかな乳酸値の上昇（研究デザインとして1.4〜2.3 mmol/L）でも，それ以下の群（1.4 mmol/L未満）に比べて死亡率は有意に高く，臓器障害を高率に発症したと報告された。このようにわずかな乳酸値の上昇であっても，敗血症性ショックにおける予後を推測する有効な指標であり，早期介入の必要性

を示唆するといえる。

Wacharasint P, Nakada TA, Boyd JH, et al. Normal-range blood lactate concentration in septic shock is prognostic and predictive. Shock 2012；38：4-10. PMID：22552014

Ⓑ 重症敗血症・敗血症性ショックにおいて，$S\bar{v}O_2$（$ScvO_2$）が高値である場合は臨床的にどのように解釈すべきか？

EGDTの発表以降，SSCGで蘇生目標の一つとして$S\bar{v}O_2>70\%$（$ScvO_2>65\%$）が推奨されている。しかし，$S\bar{v}O_2$（$ScvO_2$）が高値であることは，必ずしも臨床的に良好な状態のみを意味するものではない。表2-6に$S\bar{v}O_2$（$ScvO_2$）の値と解釈について示すように，重症敗血症・敗血症性ショックでは，臓器におけるO_2ER★が低下し，酸素利用障害をきたすことがあり，この場合には，$S\bar{v}O_2$（$ScvO_2$）の増大をきたす。また，重症敗血症・敗血症性ショック患者で，EGDTプロトコールにおける$ScvO_2$値と予後（院内死亡）との関連性を調べた研究では，プロトコール中（＜6時間）の最大$ScvO_2$値が低値群（＜70％）のみならず高値群（90〜100％）でも有意に院内死亡率の上昇を認めるのが興味深い（図2-2）。また，この研究では，救急外来における最初の$ScvO_2$値において，高値群のみが予後不良の予測因子であることが示されている。このように，明らかに基準範囲内を超える$S\bar{v}O_2$（$ScvO_2$）高値については，その意義を十分に把握する必要がある。

Pope JV, Jones AE, Gaieski DF, et al ; Emergency Medicine Shock Research Network（EMShockNet）Investigators. Multicenter study of central venous oxygen saturation（$ScvO_2$）as a predictor of mortality in patients with sepsis. Ann Emerg Med 2010；55：40-6. PMID：19854541

★── O_2ER　酸素摂取率（oxygen extraction ratio）

Ⓐ なぜ，収縮期血圧でなくMAPを重視して循環管理をすべきなのか？

MAPを重視すべき理由はいくつか存在する。第1に，我々が患者を管理する際には，常に三つの血圧数値（収縮期血圧，拡張期血圧，MAP）を評価しているが，これらそれぞれの臨床的意義は，

収縮期血圧
左室後負荷と動脈性出血リスクに関与
拡張期血圧
冠血流量の決定因子
MAP
心臓以外の臓器灌流の決定因子

となる。重症敗血症・敗血症性ショックにおいて，低血圧の管理目標は，低灌流・臓器障害の回避であり，臓器灌流を維持する指標として，理論的にMAPが重視されるのは当然である。第2に，臨床現場での測定の普遍性である。収縮期血圧は，観血的動脈圧ラインの圧回路のトラブル，動脈硬化の程度，挿入部位などに影響を受けやすいが，MAPは，比較的普遍的に数値が提供される。第3に，予後指標としての有用性である。敗血症患者における収縮期血圧とMAPの比較において，収縮期血圧は死亡率と相関する血圧閾値を見いだすことができなかったのに対し，MAP＜60 mmHgのエピソードは，死亡リスクと強く相関していた。同時に，MAPは腎代替療法の導

表2-6 Venous oximetryと臨床的な解釈について

$S\bar{v}O_2$($ScvO_2$)の低下

(1) 酸素消費の増大
- ストレス(SIRS)
- 感染症
- 疼痛
- 高体温
- シバリング

(2) 酸素運搬の低下
- 溶存酸素量↓(貧血, 低酸素)
- 心拍出量↓

$S\bar{v}O_2$($ScvO_2$)の上昇

(3) 酸素運搬の増大
- 溶存酸素量↑
- 心拍出量↑

(4) 酸素消費の低下
- 麻酔下
- 鎮静下
- 人工呼吸管理下
- 低体温
- 組織における酸素利用傷害

図2-2 $ScvO_2$の値と死亡率の関係

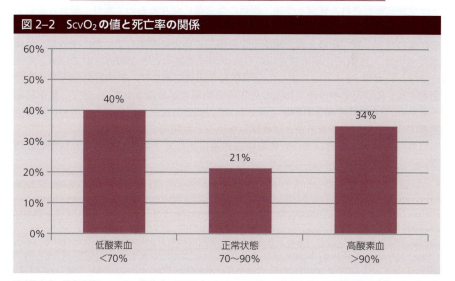

低酸素血 <70%: 40%
正常状態 70〜90%: 21%
高酸素血 >90%: 34%

重症敗血症・敗血症性ショックの患者で, EGDTプロトコールに則って治療を行う6時間以内の最大$ScvO_2$値と院内死亡率との関係を示したグラフ. 正常群に比べて低酸素血群および高酸素血群では, 有意に死亡率の上昇を認めた.

〔Pope JV, Jones AE, Gaieski DF, et al ; Emergency Medicine Shock Research Network (EMShockNet) Investigators. Multicenter study of central venous oxygen saturation ($ScvO_2$) as a predictor of mortality in patients with sepsis. Ann Emerg Med, 55, 40-6, 2010 Jan. Elsevier. PMID:19854541より改変〕

入予測因子として優れていた。このように，MAPは臨床の現場で実用性があり，かつ有用性に優れているから用いられるのである。

　なお，興味深いこととして，プロトコールに準拠した初期蘇生(EGDT)を検証するために行われたProCESS★研究では，三つの治療群に分類し，そのうち一つの治療群は，(MAPではなく)収縮期血圧と身体的・他覚的所見による輸液指標(過剰輸液判断)でプロトコール化されている。治療群間で，初期輸液量，血管作動薬投与量などに違いは認めるものの，予後には有意差を認めていない。この研究の結果を踏まえても，MAPは，今後も臨床現場の血圧評価の主軸には違いないが，MAPのあり方をふと考えさせられる研究ではある。

Dünser MW, Takala J, Ulmer H, et al. Arterial blood pressure during early sepsis and outcome. Intensive Care Med 2009 ; 35 : 1225-33.　PMID : 19189077
ProCESS Investigators, Yealy DM, Kellum JA, et al. A randomized trial of protocol-based care for early septic shock. N Engl J Med 2014 ; 370 : 1683-93.　PMID : 24635773
内野滋彦. 収縮期血圧と平均血圧 "血圧90" って何？ INTENSIVIST 2011 ; 3 : 280-1.

★── ProCESS　Protocolized Care for Early Septic Shock

Ⓑ 重症敗血症において，高体温と低体温のどちらが予後不良か？

敗血症の診断基準には，全身所見の項に発熱(38.3℃)と並んで低体温(深部体温＜36℃)が記載されている〔同様にSIRS基準(旧基準)にも発熱と低体温が併記されていた〕。感染症といえば発熱のイメージが強いが，予後としては一体どちらが不良なのか？

　日本から，体温についての二つの報告がなされている。一つはSepsis Registryのデータから解析された体温と予後，患者の重症度に関するものであり，重症敗血症では，低体温(この研究でのデザインでは36.5℃以下)は敗血症性ショック発症の有無にかかわらず，死亡率の上昇と臓器不全の増加に有意に関連していた。そして，低体温の出現は，28日死亡率の独立したリスク因子であることが報告されている。もう一つは，日韓の25のICUにおける発熱患者の研究において，敗血症に起因する発熱患者では，ICU入室中の最高体温と死亡率の相関を認めなかった(一方で，薬剤による解熱は，28日死亡率を有意に上昇させた)。過去の複数の研究でも，同様に敗血症患者における発熱が予後不良とは相関しないことが報告されている。

　これらの結果を総合して，低体温は高体温に比べて予後不良であるといえるだろう。

Kushimoto S, Gando S, Saitoh D, et al ; JAAM Sepsis Registry Study Group. The impact of body temperature abnormalities on the disease severity and outcome in patients with severe sepsis : an analysis from a multicenter, prospective survey of severe sepsis. Crit Care 2013 ; 17 : R271.　PMID : 24220071
Lee BH, Inui D, Suh GY, et al ; Fever and Antipyretic in Critically ill patients Evaluation (FACE) Study Group. Association of body temperature and antipyretic treatments with mortality of critically ill patients with and without sepsis : multi-centered prospective observational study. Crit Care 2012 ; 16 : R33.　PMID : 22373120
Laupland KB, Shahpori R, Kirkpatrick AW, et al. Occurrence and outcome of fever in critically ill adults. Crit Care Med 2008 ; 36 : 1531-5.　PMID : 18434882

SSC★バンドルの1例を述べよ。またSSCG 2012でどのような変更を受けたか？

バンドルとは，敗血症診療に携わるすべての医療者が共通の認識をもって実践することで，敗血症診療のパフォーマンスを改善させることを主眼に，ガイドラインのキーとなる推奨を抽出し，組織の実情に応じて作成されるものである。バンドルの遵守は敗血症診療を改善し，死亡率の低下に関連したという報告が複数なされている。SSCG 2008までは，ショックからの蘇生に関する「蘇生バンドル」と，ショック離脱後の敗血症のマネジメントに関する「管理バンドル」の二つのバンドルが例示されていたが，SSCG 2012からは，蘇生バンドルのみとなった。表2-7にその1例を示す。

Levy MM, Dellinger RP, Townsend SR, et al. The Surviving Sepsis Campaign : results of an international guideline-based performance improvement program targeting severe sepsis. Crit Care Med 2010 ; 38 : 367-74.　PMID：20035219

Barochia AV, Cui X, Vitberg D, et al. Bundled care for septic shock : an analysis of clinical trials. Crit Care Med 2010 ; 38 : 668-78.　PMID：20029343

★── SSC　Surviving Sepsis Campaign

表2-7　SSCバンドル2012

3時間以内に達成すべき項目

1) 乳酸値を測定する
2) 抗菌薬投与前に血液培養を採取する
3) 広域抗菌薬の投与を開始する
4) 低血圧や乳酸値4 mmol/L以上を認めた場合には晶質液30 mL/kgの投与を開始する

6時間以内に達成すべき項目

5) （初期の輸液蘇生に反応しない低血圧の場合）平均動脈圧≧65 mmHgを維持するように昇圧薬を投与する
6) 輸液蘇生に反応しない低血圧（敗血症性ショック）あるいは初期乳酸値≧4 mmo/Lを認めていた場合，中心静脈圧，中心静脈血酸素飽和度を測定する
7) 初期乳酸値が上昇していた場合には再度測定する

（Dellinger RP, Levy MM, Rhodes A, et al ; Surviving Sepsis Campaign Guidelines Committee including the Pediatric Subgroup. Surviving sepsis campaign : international guidelines for management of severe sepsis and septic shock : 2012. Crit Care Med, 41, 580-637, 2013 Feb, Wolters Kluwer Health. PMID：23353941より）

SSCバンドルの遵守率の向上は予後を改善させるか？

SSCGでは，ガイドライン中の重要な推奨をバンドルとして抽出し，バンドルを遵守することで，敗血症診療による予後の改善につながるように教育している。2005～2008年までの米国，欧州などの165施設，15,000人超の解析にて，蘇生バンドルの遵守率は10.9％から31.3％へ，管理バンドルの遵守率は18.4％から36.1％へ上昇し，それに伴い院内死亡に関する調整オッズ比は2年間で5.4％低下したという。2004～2010年までの米国（ユタ州およびアイダホ州）の11病院4,329人の解析にて，バンドルの全項目の遵守率は4.9％から73.4％へ上昇し，院内死亡率は21.2％から8.7％に低下した（ただし，一つ以上のバンドル項目を遵守しなかった群でも，院内死亡率は21.7％から9.7％に低下している！）。ロジスティック解析では，バンドルに記された項目の多くが死亡率の改善に寄与することが判明している。

疫学調査では，全世界で敗血症患者発生数は増加している一方，死亡率は改善している。バンドルの遵守率の低さと死亡率の改善から考えると，バンドルの全項目を遵守する必要はないかもしれない。また，施設ごとの実情に応じてバンドルを変更してもよいだろう。しかし，バンドルの遵守は予後を改善しうると考え，なるべく遵守するほうがよいだろう。

Levy MM, Dellinger RP, Townsend SR, et al. The Surviving Sepsis Campaign : results of an international guideline-based performance improvement program targeting severe sepsis. Crit Care Med 2010 ; 38 : 367-74.　PMID : 20035219
Miller RR 3rd, Dong L, Nelson NC, et al. Multicenter implementation of a severe sepsis and septic shock treatment bundle. Am J Respir Crit Care Med 2013 ; 188 : 77-82.　PMID : 23631750

 重症敗血症と敗血症診療ガイドラインとの関係の喩えとして用いられるギリシャ神話上の怪獣は何か？

ケルベロスである。ケルベロスは，三つ首で竜の尾と蛇のたてがみをもつ巨大な犬や獅子の姿で描かれることが多い。SSCG 2004が発表されたあとの「Critical Care Medicine」は，棍棒を持ったヘラクレスがケルベロスと戦っている画を掲載し，「棍棒（敗血症バンドル）で武装したヘラクレス（臨床医）が，三つ首（低血圧＋低灌流＋臓器障害）のケルベロス（重症敗血症）を退治している」として，敗血症バンドルが臨床医の敗血症診療を変え，予後を改善するだろうというSSCG 2004編纂委員の意図を著した。

Levy MM, Pronovost PJ, Dellinger RP, et al. Sepsis change bundles : converting guidelines into meaningful change in behavior and clinical outcome. Crit Care Med 2004 ; 32 : S595-7.　PMID : 15542969

 EGDTとは何か？　また，それを支持する根拠は何か？

EGDTとは，Riversらによって提唱された重症敗血症・敗血症性ショックに対するプロトコール化された治療戦略である。その特徴として，今日のSSCGでも初期蘇生目標でもあるCVP，MAP，$ScvO_2$を各段階での到達目標とし，ショックを認知後6時間以内に目標に到達するよう敗血症治療の指向性を定めた（goal-directed）。このプロトコールの斬新さは，輸液反応性の指標としてCVPを，低血圧改善の指標としてMAP，組織低酸素改善の指標として$ScvO_2$を用い，「低血圧，臓器低灌流，臓器障害」

を迅速に改善することで，敗血症診療の治療成績の向上を図ったものである．このプロトコールは，2004から今日の2012に至るまで，SSCGの根底に流れている．
　一方，2014年に入り，EGDTを検証する複数の研究が発表され，EGDTのプロトコールやCVP，$ScvO_2$を指標として用いなくても，早期の敗血症認知と治療介入（抗菌薬投与，輸液蘇生，昇圧薬投与）が行われていれば，経験のある医師の裁量はEGDTに劣らないことが示されており，救急外来で診断された敗血症性ショック患者において，プロトコールに準拠した初期蘇生は予後を改善しないと結論づけられている．さらに類似した研究が行われており，今後プロトコールに準拠した初期蘇生について，確定的な知見がもたらされるだろう．

Rivers E, Nguyen B, Havstad S, et al ; Early Goal-Directed Therapy Collaborative Group. Early goal-directed therapy in the treatment of severe sepsis and septic shock. N Engl J Med 2001 ; 345 : 1368-77.　PMID : 11794169
ProCESS Investigators, Yealy DM, Kellum JA, et al. A randomized trial of protocol-based care for early septic shock. N Engl J Med 2014 ; 370 : 1683-93.　PMID : 24635773
ARISE Investigators ; ANZICS Clinical Trials Group, Peake SL, Delaney A, et al. Goal-directed resuscitation for patients with early septic shock. N Engl J Med 2014 ; 371 : 1496-506.　PMID : 25272316

ELGTについて述べよ．

ELGTは，乳酸値を治療指標として，乳酸値の正常化を目標に敗血症診療を行うものである．重症敗血症・敗血症性ショックの患者において，EGDTのプロトコールに準じ，CVP，MAPを正常化したあとに，中心静脈血酸素飽和度の代用として乳酸値を用い，組織低酸素の改善を図るものである．蘇生開始時の乳酸値レベルを基準に，一定時間ごとに定められた減少率を達成するように敗血症診療を行ったところ，生命予後や，その他の二次エンドポイント（人工呼吸器装着時間，ICU滞在日数など）を有意に改善したという報告がなされた．早期の乳酸値の正常化は，敗血症診療の指標になりうるといえる．この研究を受けて，SSCG 2012では，初期蘇生目標に新たに「乳酸値の正常化」が盛り込まれている．

Jansen TC, van Bommel J, Schoonderbeek FJ, et al ; LACTATE study group. Early lactate-guided therapy in intensive care unit patients : a multicenter, open-label, randomized controlled trial. Am J Respir Crit Care Med 2010 ; 182 : 752-61.　PMID : 20463176
Jones AE, Shapiro NI, Trzeciak S, et al ; Emergency Medicine Shock Research Network (EMShockNet) Investigators. Lactate clearance vs central venous oxygen saturation as goals of early sepsis therapy : a randomized clinical trial. JAMA 2010 ; 303 : 739-46.　PMID : 20179283

敗血症性ショックにおいて，輸液蘇生前でも昇圧薬（血管作動薬）の使用は容認されるか？

EGDTのプロトコールでは，敗血症性ショックにおける血管作動薬の適応は，「適切な輸液蘇生を行っても低血圧が遷延する場合」であり，輸液蘇生の到達目標まで必要十分な輸液負荷を行うことが原則である．一方で，SSCGの本文中には，早期の昇圧薬使用を容認する記述も存在する．実際の臨床の現場でも，昇圧薬を輸液負荷が完了する前から使用しているのが実情であろう．
　残念ながら，現時点でこうした早期の昇圧薬使用を支持する十分な根拠は存在しない．初期輸液蘇生の重要性についての研究が存在している一方で，これを定めた

EGDTについては厳格なプロトコール遵守ではなく，臨床現場の医師の裁量を評価する結果が示された．過剰輸液に対して警鐘を鳴らす研究も報告されており，輸液蘇生の到達目標や輸液反応性の適切な指標についても議論されているなかで，明確な昇圧薬の開始時期は定まっていない．

Dellinger RP, Levy MM, Rhodes A, et al ; Surviving Sepsis Campaign Guidelines Committee including the Pediatric Subgroup. Surviving sepsis campaign : international guidelines for management of severe sepsis and septic shock : 2012. Crit Care Med 2013；41：580-637． PMID：23353941
Boyd JH, Forbes J, Nakada TA, et al. Fluid resuscitation in septic shock : a positive fluid balance and elevated central venous pressure are associated with increased mortality. Crit Care Med 2011；39：259-65． PMID：20975548

A 敗血症性ショックにおいてバソプレシンの使用は推奨されるか？

バソプレシンは，我々の敗血症診療のなかに着実に入り込んできている印象があるにもかかわらず，SSCG 2012での推奨度は，UG[★1,*]となっている．それでは，バソプレシンの使用は確定的な根拠は存在しないのか？

敗血症性ショックが遷延すると，バソプレシンは相対的に欠乏した状態となり，このような場合に，少量のバソプレシン投与は血圧を効果的に上昇させ，そのほかのカテコールアミン投与量を減少させることができる．2008年に，Russellらにより VASST[★2]が報告され，低用量（5 µg/分）のノルアドレナリンに反応しない敗血症性ショック患者に対し，ノルアドレナリンを増量する群と，バソプレシンを追加投与する群で比較したところ，2群間で生命予後も安全性も有意差を認めなかった．これが，SSCGにおけるバソプレシン投与に関する唯一の根拠となっており，この結果を受けて「根拠なし」となっている．

バソプレシンとステロイドの併用の有効性に関する報告（55ページ参照）や，ノルアドレナリンとバソプレシンの併用によるサイトカイン産生抑制に関する報告など，興味深い研究が集積されてきており（ただし大半の研究が同一著者によるものである），今後のさらなる報告に期待したい．

Russell JA, Walley KR, Singer J, et al. Vasopressin versus norepinephrine infusion in patients with septic shock. N Engl J Med 2008；358：877-87． PMID：18305265
Russell JA, Walley KR, Gordon AC, et al ; Dieter Ayers for the Vasopressin and Septic Shock Trial Investigators. Interaction of vasopressin infusion, corticosteroid treatment, and mortality of septic shock. Crit Care Med 2009；37：811-8． PMID：19237882
Russell JA, Fjell C, Hsu JL, et al. Vasopressin compared with norepinephrine augments the decline of plasma cytokine levels in septic shock. Am J Respir Crit Care Med 2013；188：356-64． PMID：23796235

★1― UG　ungraded
★2― VASST　Vasopressin and Septic Shock Trial

＊―注　エビデンスをもたない識者の意見としての推奨．

A 敗血症性ショックにおけるバソプレシンの至適投与量について述べよ．

SSCGでは，「0.03〜0.04単位/分以上のバソプレシンは，ほかの昇圧薬で十分なMAPを達成できなかった場合以外では，差し控えるべきである（UG）」と定められている．

高用量（0.67単位/分）と低用量（0.33単位/分）を比較した二つの研究で，高用量群は高いMAPを，少ない心拍数，低いCVP，少ないノルアドレナリン投与量で実現する一方で，心係数の低下，組織循環の減少（肝酵素・ビリルビン上昇，血清乳酸値高値），血小板減少などの有害事象をもたらす可能性があることが報告されている。VASSTの研究デザインでは，0.01単位/分から開始し，0.03単位/分まで滴定すると定められた（なお，VASSTではバソプレシン併用群とノルアドレナリン単独群とでは，2群間で有害事象に有意差を認めていない）。組織灌流圧としてのMAPに対する効果と，組織循環を維持する安全性の両立を考えたとき，質の高い根拠に基づくものではないものの，上記の報告を踏まえてSSCGで明記されている0.03～0.04単位/分という値が，一つの閾値として妥当であると考える。

Luckner G, Mayr VD, Jochberger S, et al. Comparison of two dose regimens of arginine vasopressin in advanced vasodilatory shock. Crit Care Med 2007 ; 35 : 2280-5.　PMID：17944015
Torgersen C, Dünser MW, Wenzel V, et al. Comparing two different arginine vasopressin doses in advanced vasodilatory shock : a randomized, controlled, open-label trial. Intensive Care Med 2010 ; 36 : 57-65.　PMID：19756505
Russell JA, Walley KR, Singer J, et al. Vasopressin versus norepinephrine infusion in patients with septic shock. N Engl J Med 2008 ; 358 : 877-87.　PMID：18305265

A 敗血症性ショックにおいて，アドレナリンはどのように使用すべきか？

SSCG 2012では，ノルアドレナリンで効果が不十分なときに，ノルアドレナリンに次ぐ「代替薬」に加え，ノルアドレナリンの「併用薬」として推奨された。SSCG 2004では，アドレナリンに関する推奨はなく，SSCG 2008では代替薬のみの推奨であったから，次第に推奨される範囲が増大してきている。この背景には，「ノルアドレナリン＋ドブタミン投与群」vs.「アドレナリン単独投与群」の比較研究の結果（効果，安全性ともに，両群間で有意差なし）によるところが，大きいだろう。アドレナリンが常に議論になるのは，重要臓器の局所血流量を減少させ，高乳酸血症を引き起こすためであるが，これが生命予後の増悪につながるという明確な根拠はない。ただし，SSCG 2012から，初期蘇生の達成目標に乳酸値の正常化が推奨されるようになったため，「アドレナリン使用時は，乳酸値の正常化を蘇生の目標にしてはならない」と明示されている。

Annane D, Vignon P, Renault A, et al. Norepinephrine plus dobutamine versus epinephrine alone for management of septic shock : a randomised trial. Lancet 2007 ; 370 : 676-84.　PMID：17720019
Dellinger RP, Levy MM, Rhodes A, et al ; Surviving Sepsis Campaign Guidelines Committee including the Pediatric Subgroup. Surviving sepsis campaign : international guidelines for management of severe sepsis and septic shock : 2012. Crit Care Med 2013 ; 41 : 580-637.　PMID：23353941

A 敗血症性ショックにおいてフェニレフリンの使用は容認されるか？

フェニレフリンは，純粋なα_1受容体刺激薬であり（ノルアドレナリンは軽微なβ_1受容体刺激作用を有する），種々の交感神経刺激薬のなかで，最も頻脈性不整脈を生じない利点がある。一方で，後負荷増大による1回心拍出量減少をまねく可能性があり，また臓器の局所血流量減少をまねき，組織低酸素を助長する可能性がある。これに対しノルアドレナリンとのRCTが行われ，心血行動態，酸素運搬，臓器の局所血流量や組織低酸素の程度などに関して，ノルアドレナリンと有意差を認めなかった。

このRCTの結果を受けて，SSCGではノルアドレナリン関連の不整脈発生時，高心拍出にもかかわらず低血圧が遷延するとき，複数の血管収縮薬やバソプレシン投与でもMAPの維持が困難であるとき，に限定して使用することが推奨されている。

Morelli A, Ertmer C, Rehberg S, et al. Phenylephrine versus norepinephrine for initial hemodynamic support of patients with septic shock : a randomized, controlled trial. Crit Care 2008 ; 12 : R143. PMID : 19017409
Dellinger RP, Levy MM, Rhodes A, et al ; Surviving Sepsis Campaign Guidelines Committee including the Pediatric Subgroup. Surviving sepsis campaign : international guidelines for management of severe sepsis and septic shock : 2012. Crit Care Med 2013 ; 41 : 580-637. PMID : 23353941

A 敗血症性ショックにおいて，ステロイドは生命予後を改善させるか？

敗血症性ショックにおけるステロイドの是非は，依然として決定的な論拠が得られたとはいいがたい状況にある。2002年にAnnaneらによって，相対的副腎不全を呈している敗血症性ショック患者に対して，ヒドロコルチゾンの補充療法が有効と報告されSSCG 2004で推奨されるも，2008年のCORTICUS★研究では，予後を改善しないという相反した結果が報告された（ただし，この二者間の研究において，対象患者の重症度，ステロイド投与時期などに相違を認めるため解釈上注意を払う必要がある）。

　CORTICUS研究以降は，大きな知見が得られていないことに加え，その後発表された二つのシステマティックレビューにおいて，予後の改善について相反した結果が報告されていること，一方で，両レビューともに高リスク患者では死亡率が低下する傾向を認め，ショック離脱率も優位に高かったことから，SSCG 2012では，輸液蘇生，昇圧薬不応性の敗血症性ショックに限定して弱い推奨（Grade 2C）となっている。

Annane D, Sébille V, Charpentier C, et al. Effect of treatment with low doses of hydrocortisone and fludrocortisone on mortality in patients with septic shock. JAMA 2002 ; 288 : 862-71. PMID : 12186604
Sprung CL, Annane D, Keh D, et al ; CORTICUS Study Group. Hydrocortisone therapy for patients with septic shock. N Engl J Med 2008 ; 358 : 111-24. PMID : 18184957
Annane D, Bellissant E, Bollaert PE, et al. Corticosteroids in the treatment of severe sepsis and septic shock in adults : a systematic review. JAMA 2009 ; 301 : 2362-75. PMID : 19509383
Sligl WI, Milner DA Jr, Sundar S, et al. Safety and efficacy of corticosteroids for the treatment of septic shock : A systematic review and meta-analysis. Clin Infect Dis 2009 ; 49 : 93-101. PMID : 19489712

★— CORTICUS　Corticosteroid Therapy of Septic Shock

B 敗血症性ショックにおけるステロイドは，どのような投与法が推奨されるか？

SSCG 2012では「繰り返しのボーラス投与よりも持続投与が望ましい（Grade 2C）」と推奨されている。敗血症性ショックにおける低用量ステロイド投与に関する研究（前問参照）において，ステロイド投与群で高血糖，高ナトリウム血症が有意に高率に発生したという結果が示された。これを受けて，敗血症性ショック患者を対象にした持続投与群（ヒドロコルチゾン200 mgを24時間かけて持続投与）とボーラス投与群を比較した前向き観察研究が行われ，ボーラス投与群は有意に血糖値が高く，血糖値の変動も著しかったという結果が示された。予後との関連性は証明されておらず，血糖管理もやや緩和されてきているなかではあるが，この研究結果を受けて推奨されて

いるのである。

Weber-Carstens S, Deja M, Bercker S, et al. Impact of bolus application of low-dose hydrocortisone on glycemic control in septic shock patients. Intensive Care Med 2007 ; 33 : 730-3. PMID : 17325831

A バソプレシンとステロイドの併用は生命予後を改善させるか？

現時点で，エビデンスレベルは高いとはいいがたいが，併用療法は生命予後を改善するかもしれない。VASSTのサブ解析において，バソプレシンとステロイドの併用群は，ノルアドレナリンとステロイドの併用群に比べ，有意に28日死亡率を改善することが示された。この研究において，ステロイドを併用していない患者に限定すると，バソプレシン投与群はノルアドレナリン投与群に比べて死亡率が逆に上昇していたこと，そしてステロイド併用群では，非併用群に比べて血漿バソプレシン濃度が有意に高かったことは興味深い。

現在，バソプレシンがノルアドレナリンの代用として昇圧薬の第1選択薬たりうるか，そして，バソプレシンとステロイドの相互作用が存在するかを評価する2 by 2の試験（VANISH★）が行われている。併用療法については，さらなる報告を待ちたい。

Russell JA, Walley KR, Gordon AC, et al ; Dieter Ayers for the Vasopressin and Septic Shock Trial Investigators. Interaction of vasopressin infusion, corticosteroid treatment, and mortality of septic shock. Crit Care Med 2009 ; 37 : 811-8. PMID : 19237882

Gordon AC, Mason AJ, Perkins GD, et al. Protocol for a randomised controlled trial of VAsopressin versus Noradrenaline as Initial therapy in Septic sHock（VANISH）. BMJ Open 2014 ; 4 : e005866. PMID : 24993769

★── VANISH　VAsopressin versus Noradrenaline as Initial therapy in Septic sHock

B 敗血症性ショックにおいて，短時間作用型β遮断薬投与による心拍数管理は予後を改善するか？

敗血症で最も遭遇する不整脈が頻脈性心房細動であり，これに対し，短時間作用型β遮断薬をルーチンで使用する臨床医も多いかもしれない。それでは，心房細動が治療対象ではない短時間作用型β遮断薬による心拍数管理は，重篤な敗血症性ショック患者に対して，血行動態，生命予後の改善に寄与するのか？　高用量のノルアドレナリンを必要とする重篤な敗血症性ショック患者で頻脈（心拍数≧95回/分）を呈している患者を対象にphase 2のオープンラベルのRCTが行われ，エスモロールの持続投与を行った患者では，一次アウトカムとして心拍数を目標の心拍数（80～94回/分）に減じることができた。また，二次アウトカムとして，有害事象の発生なく心拍出量の増加，血清乳酸値の低下，ノルアドレナリン投与量や輸液量の減量をすることができ，28日死亡率を有意に改善せしめた。

β遮断薬が敗血症の予後を改善させるのは，過去のドパミンをめぐる研究からも反面教師的に容易に想起しうるが，それでは，敗血症診療のどの時点から，どのくらいの心拍数を閾値として治療介入すべきかは不明である。まだ議論の余地は多いが，交感神経活性をいかに管理するか，投げかけられた意義は大きい。

Morelli A, Ertmer C, Westphal M, et al. Effect of heart rate control with esmolol on hemodynamic and clinical outcomes in patients with septic shock : a randomized clinical trial. JAMA 2013 ; 310 : 1683-91.　PMID : 24108526

Ⓑ SSCG 2012で新たに言及されたseleniumとは何か？

seleniumとは，スーパーオキシドやヒドロキシラジカルを分解するグルタチオンペルオキシターゼの構成成分であり，抗酸化作用を発揮する抗酸化物質である。ESPEN[★1]の経静脈栄養のガイドラインでも，"essential component（必須成分）"と記載されている。重症患者は酸化ストレスに曝されており，酸化ストレスにより血管透過性亢進，虚血，組織傷害が進行するため，抗酸化物質（グルタミン，seleniumなど）による重症患者の予後への影響を調べる研究が，数多くなされてきた。

セレンは必須微量元素であり，健常人が摂取する平均的な食事に含有されるために，サプリメント（dietary supplement）として摂取する必要はない。しかし重症患者においては，長期経静脈栄養などによる摂取不足でseleniumの血中濃度が低下するため，これに対する補充療法として，さらに抗酸化作用をも期待して投与されてきた。

重症敗血症患者に対するselenium投与について，これまでに複数のRCTが行われているが，その投与経路，投与量，投与法などは定まっていない。研究結果も，生命予後を改善せず炎症性マーカーも改善しないというものから，新規発症の感染症発症率を低減，死亡率を低下させる傾向などさまざまであり，現時点ではいずれもエビデンスの質は低い。このような結果を受けて，SSCG2012では「重症敗血症の治療としてseleniumの投与を推奨しない（Grade 2C）」となっている。

なお，欧米では，経静脈栄養における微量元素剤に含有されており，selenium単体としても静注製剤が使用可能である（OTC[★2]としても，ドラッグストアで販売されている）が，日本で使用可能な微量元素剤にはseleniumは含有されていないため，小児での長期経静脈栄養などでは欠乏しやすく，各施設でselenium製剤を独自に調合，作成し，投与している施設もある。

Dellinger RP, Levy MM, Rhodes A, et al ; Surviving Sepsis Campaign Guidelines Committee including the Pediatric Subgroup. Surviving sepsis campaign : international guidelines for management of severe sepsis and septic shock : 2012. Crit Care Med 2013 ; 41 : 580-637.　PMID : 23353941
Singer P, Berger MM, Van den Berghe G, et al. ESPEN Guidelines on Parenteral Nutrition : intensive care. Clin Nutr 2009 ; 28 : 387-400.　PMID : 19505748
Angstwurm MW, Engelmann L, Zimmermann T, et al. Selenium in Intensive Care (SIC) : results of a prospective randomized, placebo-controlled, multiple-center study in patients with severe systemic inflammatory response syndrome, sepsis, and septic shock. Crit Care Med 2007 ; 35 : 118-26. PMID : 17095947
Andrews PJ, Avenell A, Noble DW, et al. Randomised trial of glutamine, selenium, or both, to supplement parenteral nutrition for critically ill patients. BMJ 2011 ; 342 : d1542.　PMID : 21415104
Valenta J, Brodska H, Drabek T, et al. High-dose selenium substitution in sepsis : a prospective randomized clinical trial. Intensive Care Med 2011 ; 37 : 808-15.　PMID : 21347869

★1— ESPEN　欧州臨床栄養代謝学会議（European Society for Clinical Nutrition and Metabolism）
★2— OTC　一般用医薬品（over the counter）

Ⓐ 重症敗血症においてPMX-DHP[★1, *]は有効か？

PMX-DHPは，Japan-madeで世界に発信されている医療器具であり，グラム陰性桿菌による重篤な感染症において，エンドトキシンを吸着する血液灌流療法である。残念ながら現時点では，重症敗血症におけるPMX-DHPが，生命予後を改善するという

根拠はない。最近，EUPHAS★2 トライアルをはじめとして，欧米でも議論されるようになってきているが，腹部手術後の二次的腹腔内感染症例において，PMX-DHPが部分的な生理的指標（MAP，心係数，昇圧薬投与）や重症度スコア（SOFAスコア）を改善したという報告以外に，生命予後を改善したという明確な根拠を得られるに至っていない（EUPHAS研究では，研究内容に問題点が複数報告され結果に疑義を生じているため，その結果を根拠として用いるには不適切であろう）。現在，フランス，米国などで，さらに新しいPMX-DHPの研究が進行中であり，その結果をもって根拠が確定的になると考える。

Vincent JL, Laterre PF, Cohen J, et al. A pilot-controlled study of a polymyxin B-immobilized hemoperfusion cartridge in patients with severe sepsis secondary to intra-abdominal infection. Shock 2005 ; 23 : 400-5.　PMID : 15834304
Cruz DN, Antonelli M, Fumagalli R, et al. Early use of polymyxin B hemoperfusion in abdominal septic shock : The EUPHAS randomized controlled trial. JAMA 2009 ; 301 : 2445-52.　PMID : 19531784

★1 ― PMX-DHP　polymyxin B-immobilized fiber column-direct hemoperfusion
★2 ― EUPHAS　Early Use of Polymyxin B Hemoperfusion in Abdominal Sepsis

＊ 一注　ポリミキシンB固定化カラムによる直接血液灌流。

活性化プロテインCはなぜ市場から消えたのか？

活性化プロテインCの歴史は，そのままSSCGの変節の歴史でもある。抗凝固作用，抗炎症作用，線溶系促進作用などを有する活性化プロテインCは，2001年にPROWESS★1 研究（重症敗血症患者を対象にした第Ⅲ相試験）で，死亡率を有意に減少せしめたという報告（しかし，APC投与群で重篤な出血事象が有意に高い）のあと，SSCG 2004に取り上げられて推奨され，爆発的に売り上げが伸びた。活性化プロテインCの製薬会社はSSCGのメインスポンサーとなり，以後，SSCGで幅を利かせるようになった（この会社は，SSCGのウェブサイトも運用していた！）。その後の二つの研究では，予後の改善を認めないばかりか出血などの有害事象の発生率が高く，早期の研究中止を余儀なくされたにもかかわらず，SSCG 2008では，敗血症バンドルに活性化プロテインCの使用を載せるに至った（推奨度はGrade 2Cに下げられた）。そして，PROWESS-SHOCK★2 でも有意差を見いだすことができず，手厳しい糾弾を受けるとともにとうとう市場撤退を余儀なくされたのである。そしてこの経緯はSSCG 2012に自己反省のように掲載されている。

Bernard GR, Vincent JL, Laterre PF, et al. Efficacy and safety of recombinant human activated protein C for severe sepsis. N Engl J Med 2001 ; 344 : 699-709.　PMID : 11236773
Abraham E, Laterre PF, Garg R, et al. Drotrecogin alfa (activated) for adults with severe sepsis and a low risk of death. N Engl J Med 2005 ; 353 : 1332-41.　PMID : 16192478
Ranieri VM, Thompson BT, Barie PS, et al. Drotrecogin alfa (activated) in adults with septic shock. N Engl J Med 2012 ; 366 : 2055-64.　PMID : 22616830
Eichacker PQ, Natanson C, Danner RL. Surviving sepsis―practice guidelines, marketing campaigns, and Eli Lilly. N Engl J Med 2006 ; 355 : 1640-2.　PMID : 17050887

★1 ― PROWESS　Prospective Recombinant Human Activated Protein C Worldwide Evaluation in Severe Sepsis
★2 ― PROWESS-SHOCK　Prospective Recombinant Human Activated Protein C Worldwide Evaluation in Severe Sepsis and Septic Shock

C World Sepsis Day とは何か？

Global Sepsis Alliance は，先進国で増加し続ける敗血症罹患率を減少に転じるための国際共同行動として，敗血症に関する知識の全世界的な普及に努めることとし，毎年9月13日を World Sepsis Day（世界敗血症デー）と定め，World Sepsis Declaration（世界敗血症宣言）を発表した。このなかで五つの Global Goal（全世界的な敗血症に関する目標）を発表し，さらに2020年までの到達目標を掲げた。そして World Sepsis Day には，医療者のみならず一般市民も社会的な問題として敗血症に取り組む重要性を認知しうるように，啓発活動としてセミナーやイベントが開催されている。日本でも日本集中治療医学会などが中心となって，2014年9月13日に敗血症啓発イベントが開催された。

Global Sepsis Alliance. (globalsepsisalliance.com)　閲覧日：2014/7/31
World Sepsis Day. (www.world-sepsis-day.org)　閲覧日：2014/7/31

B 重症敗血症において迅速導入（rapid sequence induction）を行う際に etomidate を用いる場合の注意点は何か？

etomidate は，挿管に必要な鎮静深度に到達する作用時間が短く，かつ血圧の低下を生じにくいため，重症患者における緊急挿管時の迅速導入の鎮静薬として多用されている。しかし，etomidate は，ステロイドの合成酵素である11βヒドロキシラーゼを用量依存的に阻害するために，可逆的な副腎不全に注意する必要がある。ケタミンが，緊急挿管時の etomidate の代替薬として使用可能か否かを検討した研究において，挿管難易度も，死亡率，臓器障害（SOFA スコア）も有意差を認めないという結果から，ケタミンは代替薬として有効であるとされた。なお，日本では etomidate は認可されておらず，ケタミンが2007年から麻薬指定となり，使用に面倒を伴うようになってしまっている。

Jabre P, Combes X, Lapostolle F, et al. Etomidate versus ketamine for rapid sequence intubation in acutely ill patients : a multicentre randomised controlled trial. Lancet 2009 ; 374 : 293-300. PMID : 19573904

C 医師は，一般市民に比べて重症敗血症で死亡する可能性は低いのか？

この命題に対して，「医師は一般市民に比べて医学的知識を有し，より高い疾患認知率，より容易な医療へのアクセスが可能であることから，重症敗血症への進展率や90日死亡率は低いだろう」という仮説が正しいことを証明するために，台湾で2001〜2008年にかけて，同国医師約3万人と地理的・社会経済的な背景をマッチさせた後向きコホート研究が行われた。その結果，医師のほうが有意に重症敗血症発症率は低く（3.25 vs.3.90/1,000人年，$P<0.001$），90日死亡の調整オッズ比も有意に低かった（0.82；95%CI 0.71〜0.95）。

さて，この研究が行われた頃は，まだ全世界的に医師の敗血症認知率が低く，それを改善すべく，そのあとに SSCG や World Sepsis Day など，さまざまな努力が行われてきたのは周知のとおりである。敗血症を巡る環境が一変した今，この仮説は，いかなる変貌を遂げているだろうか？

Shen HN, Lu CL, Li CY. Do physicians have lower risk of severe sepsis and associated mortality? A matched cohort study. Crit Care Med 2014 ; 42 : 816-23.　PMID : 24231761

Ⓑ 敗血症・SIRS において N–アセチルシステインは有用か？

N–アセチルシステインは臨床的にアセトアミノフェン中毒の解毒剤として用いられるが，その抗酸化作用・抗炎症作用・微小循環改善効果を有しており，特に，フリーラジカルスカベンジャーとしての抗酸化作用が臓器傷害を回避する可能性があり，急性腎傷害・急性肺傷害・敗血症・SIRS などに対して臓器不全や予後の改善に関する研究が複数行われてきた（ただし，いずれも *N*–アセチルシステインの有用性を認めていない）．

　敗血症および SIRS における *N*–アセチルシステインの経静脈投与の臨床的効果を検証したメタ解析では，*N*–アセチルシステイン投与群は，プラセボ群に比べて生命予後は改善せず，人工呼吸器装着期間，入院日数，新たな臓器不全なども改善しえなかった．また，発症後 24 時間以降の晩期投与では，心血管系に対して有害である可能性が示唆された．このメタ解析では，「予後改善効果がないだけでなく有害である可能性もあり，ルーチンで使用すべきではない」と結論づけられている．

Szakmany T, Hauser B, Radermacher P. *N*-acetylcysteine for sepsis and systemic inflammatory response in adults. Cochrane Database Syst Rev 2012 ; 9 : CD006616.　PMID : 22972094

アナフィラキシー　　　　　　　　　　　　　　　　　　　　　　　　　山口大介

Ⓐ アナフィラキシーの診断基準について述べよ．

表 2–8 に，米国国立アレルギー感染症研究所（National Institute of Allergy and Infectious Diseases）および食物アレルギーアナフィラキシーネットワークによる診断基準を示す．このような診断基準が定められた理由として，さまざまな臨床徴候を示すアナフィラキシーを，取りこぼすことなく臨床医に認知させ，可及的すみやかに最も確実な治療（＝アドレナリン投与）をさせることにある．なお，この診断基準について，214 の救急外来において後向きコホート研究で検証されたところ，感度 96.7％，特異度 82.4％，陽性適中率 68.6％，陰性適中率 98.4％であった．

Sampson HA, Muñoz-Furlong A, Campbell R, et al. Second symposium on the definition and management of anaphylaxis : summary report-Second National Institute of Allergy and Infectious Disease/Food Allergy and Anaphylaxis Network symposium. J Allergy Clin Immunol 2006 ; 117 : 391.　PMID : 16461139
Campbell RL, Hagan JB, Manivannan V, et al. Evaluation of national institute of allergy and infectious diseases/food allergy and anaphylaxis network criteria for the diagnosis of anaphylaxis in emergency department patients. J Allergy Clin Immunol 2012 ; 129 : 748-52.　PMID : 22051698

Ⓐ アナフィラキシーショックとアナフィラキシー様反応の違いを述べよ．

アナフィラキシー（anaphylaxis）は，IgEを介した即時型反応（Ⅰ型アレルギー）であり，アナフィラキシー様反応（anaphylactoid reaction）は，IgE を介さない過敏反応である．アナフィラキシーでは，抗原が体内に入ってくると，以前に抗原感作された肥満細胞表面の IgE と抗原が結合し，肥満細胞からケミカルメディエータ（ヒスタミンなど）を放出することで発症するのに対し，アナフィラキシー様反応では，抗原感作

表2-8 アナフィラキシー診断基準

診断基準1

数分から数時間以内の急性発症で，皮膚病変か粘膜病変のいずれか，あるいは両方を呈するもので以下のうち一つ以上を有するもの

A. 呼吸器症状(例：呼吸苦・気管支れん縮による喘鳴聴取，低酸素)

B. 血圧低下もしくは臓器不全症状(例：筋緊張低下，虚脱，失神，失禁)

診断基準2

アレルゲンの可能性が高いものに曝露後，数分から数時間以内に発生するもので以下のうち二つ以上を有するもの

A. 皮膚粘膜病変(例：全身性蕁麻疹，瘙痒感・皮膚紅潮，口唇・舌・口蓋垂の腫脹)

B. 呼吸器症状(例：呼吸苦・気管支れん縮による喘鳴聴取，低酸素)

C. 血圧低下もしくは臓器不全症状(例：筋緊張低下，虚脱，失神，失禁)

D. 持続する消化器症状(例：痙性の腹痛，嘔吐)

診断基準3

既知のアレルゲンに曝露後，数分から数時間以内の血圧低下

A. 乳児および小児：年齢相当の低収縮期血圧もしくはその患児における収縮期血圧の30％以上の低下

B. 成人：収縮期血圧＜90 mmHgもしくはその患者における収縮期血圧の30％以上の低下

(Sampson HA, Muñoz-Furlong A, Campbell R, et al. Second symposium on the definition and management of anaphylaxis : summary report-Second National Institute of Allergy and Infectious Disease/Food Allergy and Anaphylaxis Network symposium. J Allergy Clin Immunol, 117, 391, 2006 Feb. Elsevier.　PMID：16461139より改変)

なしに，肥満細胞からケミカルメディエータが放出されて発症する。アナフィラキシー様反応のケミカルメディエータの放出には，肥満細胞に対する原因物質の直接刺激，補体の活性化により産生されたアナフィラトキシンの刺激による脱顆粒化，アラキドン酸カスケードの賦活化，などが考えられている。両者の臨床像の相違を表2-9に示す。

　臨床の現場では，両者とも，肥満細胞による脱顆粒が最終作用機序で同一の症状を発現するため，鑑別は困難であるが，治療法に相違はないことは幸いである。ただし，発症の予防という観点ではアレルゲンを把握しうるアナフィラキシーと異なり，アナフィラキシー様反応では過去に曝露歴がない原因物質でも発症したり，逆に発症の既往がある原因物質でも2回目の曝露で発症しないなど，臨床的な規則性をもたないために予防や予測が困難である。

　ただしWAO[★2]は，初療の時点ではIgEの関与の有無は不明であることから，IgEの如何にかかわらず「重症かつ致命的な全身性過敏性反応」に対して，共通して

"anaphylaxis"という用語を共通して使用し，"anaphylactoid"という用語は，使用すべきではないと提唱している．そして，IgEなどの免疫複合体が関与した機序のものを allergic anaphylaxis，そうでないものを non-allergic anaphylaxis と呼ぶべきとしている．

Executive summary of disease management of drug hypersensitivity : a practice parameter. Joint Task Force on Practice Parameters, the American Academy of Allergy, Asthma and Immunology, the American Academy of Allergy, Asthma and Immunology, and the Joint Council of Allergy, Asthma and Immunology. Ann Allergy Asthma Immunol 1999 ; 83 : 665-700. PMID : 10616910
Joint Task Force on Practice Parameters ; American Academy of Allergy, Asthma and Immunology ; American College of Allergy, Asthma and Immunology, et al. Drug allergy : an updated practice parameter. Ann Allergy Asthma Immunol 2010 ; 105 : 259-273. PMID : 20934625
Johansson SG, Bieber T, Dahl R, et al. Revised nomenclature for allergy for global use : Report of the Nomenclature Review Committee of the World Allergy Organization, October 2003. J Allergy Clin Immunol 2004 ; 113 : 832-6. PMID : 15131563

★1 ─ IgE　免疫グロブリン E(immunoglobulin E)
★2 ─ WAO　世界アレルギー機構(World Allergy Organization)

表 2-9　アナフィラキシーか？　それともアナフィラキシー様反応か？

	アナフィラキシー	アナフィラキシー様反応
感作は必要か？	Yes	No
初回の曝露で反応は生じるか？	No	Yes
反応を引き起こすのに必要な量はどれくらいか？	非常に少なくてよい（量に依存しない）	通常はアナフィラキシーよりも多い量が必要
皮膚テストで予測可能か？	Yes	No

A　アナフィラキシーにおける最適なアドレナリンの投与経路は何か？

アナフィラキシーでは，アドレナリンの筋注がすべての治療の第1選択である．そして，自己注射として用いるエピペン®は，大腿外側面に対する筋注を最適に行えるように設計されている．筋注が選択されるのは，安全性とすみやかかつ最大のアドレナリン血中濃度が得られるからである．それでは静注はどうか．
　静注については，アドレナリンのもつ催不整脈作用などの有害事象を考慮し，筋注や皮下注が無効もしくは効果が低いとき，適切な輸液蘇生を行っても，低血圧の遷延や循環虚脱，心停止をきたすときに限定されるべきである．また，手術中や搬送中など既に静脈ラインが確保されている状況や，大腿外側に筋注を行うのが困難な状況において，経静脈投与が許容される．アドレナリンを経静脈投与する際には，心血行動

態を持続的にモニタリングできる環境(ER★，ICUなど)での投与が推奨される。なお，経静脈投与における至適投与量は確立されていない。

　ヒトでのアナフィラキシーショック治療において，適切な輸液蘇生と併用したアドレナリンの持続少量投与が有効であることを示した小規模研究結果から，持続少量投与は最も安全で効果的な静注での投与法であるかもしれない。

Lieberman P, Nicklas RA, Oppenheimer J, et al. The diagnosis and management of anaphylaxis practice parameter : 2010 update. J Allergy Clin Immunol 2010 ; 126 : 477-80.　PMID : 20692689
Sampson HA, Muñoz-Furlong A, Campbell R, et al. Second symposium on the definition and management of anaphylaxis : summary report-Second National Institute of Allergy and Infectious Disease/Food Allergy and Anaphylaxis Network symposium. J Allergy Clin Immunol 2006 ; 117 : 391.　PMID : 16461139
Simons FE, Roberts JR, Gu X, et al. Epinephrine absorption in children with a history of anaphylaxis. J Allergy Clin Immunol 1998 ; 101 : 33-7.　PMID : 9449498
Simons FE, Gu X, Simons KJ. Epinephrine absorption in adults : intra-muscular versus subcutaneous injection. J Allergy Clin Immunol 2001 ; 108 : 871-3.　PMID : 11692118
Hepner DL, Castells MC. Anaphylaxis during the perioperative period. Anesth Analg 2003 ; 97 : 1381-95.　PMID : 14570656
Brown SG, Blackman KE, Stenlake V, et al. Insect sting anaphylaxis ; prospective evaluation of treatment with intravenous adrenaline and volume resuscitation. Emerg Med J 2004 ; 21 : 149-54.　PMID : 14988337

★― ER　救急室(emergency room)

C エピペン®を使用する使用基準・根拠は何か？

日本小児アレルギー学会は，一般(非医療者)向けエピペン®の適応を，表2-10のように，「エピペン®が処方されている患者でアナフィラキシーショックを疑う場合，消化器症状・呼吸器症状・全身(=循環)症状の一つでもあれば使用すべき」と定めている。また，財団法人日本学校保健会は，「食物アレルギーによるアナフィラキシー学校対応マニュアル 小・中学校編」のなかで，「初期症状(原因食物を摂取して口の中がしびれる，違和感，口唇の浮腫，気分不快，吐き気，嘔吐，腹痛，じん麻疹，咳こみなど)のうちに，ショック症状が進行する前に自己注射することが望まれる」と，消化器症状・呼吸器症状発現時に投与するように勧告している。これは"The diagnosis and management of anaphylaxis practice parameter : 2010 Update"で，「アナフィラキシーを疑う状況であれば，たとえば，皮膚症状のみの1臓器症状でも，エピネフリン(=アドレナリン)投与の適応になる(下線は筆者が加えた)」と記されているのとは若干異なり，疾患の認知力や投与の安全性に鑑み，専門的な医療知識を有しない者のアドレナリン投与に配慮したものになっている。

　エピペン®の注射は法的には医療行為であり，医師法第17条の解釈の範囲内で医師および「医師でない『本人と家族』」は容認される。一方で，「アナフィラキシーの救命の現場に居合わせた教職員(医師ではない『本人と家族以外の第三者』)が，『エピペン®』を自ら注射できない状況にある児童生徒に代わって注射することは，反復継続する意図がないものと認められるため，医師法違反にならない」と考えられている(この「反復継続する意図の有無」は，一般人のAED★使用と同様の法的解釈である)。また，医師法以外の刑事・民事の責任についても，人命救助の観点からやむをえず行った行為であると認められる場合には，関係法令の規定により，その責任が問われ

ないものと考えられる。

日本小児アレルギー学会 アナフィラキシー対応ワーキンググループ. 一般向けエピペン®の適応. (www.jspaci.jp/modules/membership/index.php?page=article&storyid=63) 閲覧日：2014/12/8
日本小児アレルギー学会監. 日本小児アレルギー学会 食物アレルギー委員会編. 食物アレルギーによるアナフィラキシー 学校対応マニュアル 小・中学校編. (www.jspaci.jp/modules/gcontents/index.php?content_id=3) 閲覧日：2015/1/8
財団法人日本学校保健会. 文部科学省スポーツ・青少年局学校健康教育課監. 学校のアレルギー疾患に対する取り組みガイドライン. (www.gakkohoken.jp/uploads/books/photos/v00051v4d80367d6506f.pdf) 閲覧日：2014/12/8

★— AED　自動体外式除細動器（automated external defibrillator）

表 2-10　一般向けエピペン®の適応

エピペン®が処方されている患者でアナフィラキシーを疑う場合，下記の症状が一つでもあれば使用すべきである

消化器の症状	●繰り返し吐き続ける ●持続する強い（がまんできない）お腹の痛み
呼吸器の症状	●喉や胸が締めつけられる ●声がかすれる ●イヌが吠えるような咳 ●持続する強い咳込み ●ゼーゼーする呼吸 ●息がしにくい
全身の症状	●唇や爪が青白い ●脈を触れにくい/不規則 ●意識がもうろうとしている ●ぐったりしている ●尿や便を漏らす

〔日本小児アレルギー学会. 一般向けエピペン®の適応. (http://www.jspaci.jp/common/fckeditor/editor/filemanager/connectors/php/transfer.php?file=/uid000003_E382A8E38394E3839AE383B3E981A9E5BF9C3133303732342E70707478)より〕

C エピペン®の針の太さと長さはどれくらいか？

エピペン®は，成人用（アドレナリン含有量 0.3 mg）と小児用（同 0.15 mg）が販売されている。針の太さは，衣服の上からでも穿刺が可能なように 22 G である。日常臨床の感覚では，22 G を皮膚に垂直に突き立てる疼痛は相当なものでないだろうか。

　同様に，衣服の上から筋層に到達するように，成人用の長さは約 1.5 cm である。しかし，米国における CT を用いた研究では，何と半数近くの女性において，エピペン®の針が適切に筋層まで到達しない可能性を示唆している。日本人とは明らかに異なる肥満度の高さや体型が結果に与える影響を吟味しなければならないが，アナフィラキシーという致死的病態から離脱するために，この太さと長さの針を，いかに安全

に確実に適切に使用するかの教育と練習を行う必要がある。

Simons FE. Anaphylaxis : Recent advances in assessment and treatment. J Allergy Clin Immunol 2009 ; 124 : 625-36. PMID : 19815109
Song TT, Nelson MR, Chang JH, et al. Adequacy of the epinephrine autoinjector needle length in delivering epinephrine to the intramuscular tissues. Ann Allergy Asthma Immunol 2005 ; 94 : 539-42. PMID : 15945556

 ショックを伴わないアナフィラキシーにアドレナリン投与の適応はあるか？

アナフィラキシーに対して，アドレナリン投与の絶対禁忌は存在しない。ショックの有無にかかわらずすべてのアナフィラキシーがアドレナリン投与の適応である。

アナフィラキシーの診断基準の一つとして，短時間で発症する皮膚および粘膜症状のいずれかもしくは両方に加え，(1) 呼吸障害（呼吸苦，気管支れん縮に伴う喘鳴聴取，低酸素血症），(2) 血圧低下かそれに関連する症状（脱力，虚脱，失神，不穏など），のいずれかを認めるものとされる。この診断基準に従えば，呼吸循環症状を伴わず皮膚症状（皮膚瘙痒感や膨疹など）など１臓器のみの障害ではアナフィラキシーとは診断されないものの，"The diagnosis and management of anaphylaxis practice parameter : 2010 Update" では，「たとえば，皮膚症状のみの１臓器症状の発現でも，<u>アナフィラキシーを疑う状況であれば，エピネフリン（＝アドレナリン）投与の適応となる（下線部筆者）</u>」と記されている。

Lieberman P, Nicklas RA, Oppenheimer J, et al. The diagnosis and management of anaphylaxis practice parameter : 2010 update. J Allergy Clin Immunol 2010 ; 126 : 477-80. PMID : 20692689
Sampson HA, Muñoz-Furlong A, Campbell R, et al. Second symposium on the definition and management of anaphylaxis : summary report-Second National Institute of Allergy and Infectious Disease/Food Allergy and Anaphylaxis Network symposium. J Allergy Clin Immunol 2006 ; 117 : 391. PMID : 16461139

 エピペン®は，なぜ大腿前外側に筋注するように定められているのか？

投与部位の決定は，血中濃度の可及的すみやかな立ち上がりとCmax★，安全性の評価による。

大腿前外側に対する筋注は，三角筋（上腕筋）に対する筋注や皮下注に比べ，小児・成人ともに，アドレナリンの最高血中濃度到達時間が短く，血中濃度も高いと報告されている。ただし現時点で，ヒトに関して，大腿外側面に対する筋注により予後が改善したというデータや，逆に，大腿外側以外の部位への筋注や皮下注は効果がないというデータも存在しない。ちなみに，エピペン®も被服などで露出させにくい大腿前外側に過不足なく筋注できるように針の長さ・太さが設計されている。

Simons FE. Anaphylaxis : Recent advances in assessment and treatment. J Allergy Clin Immunol 2009 ; 124 : 625-36. PMID : 19815109

★― Cmax　最大血中濃度（maximum drug concentration）

 アナフィラキシーにおけるステロイド投与の意義は何か？

Cochrane Databaseのシステマティックレビューにおいて，アナフィラキシー治療に

おけるステロイド投与については，いかなる推奨もできないと，断じられている。
　そもそもステロイドは，肥満細胞の脱顆粒に対して抑制作用をもたず，ケミカルメディエータの放出を抑制することができないため，初回のアナフィラキシーに対して，ステロイドは無効である。一方，即時型反応から2〜8時間後に好酸球，好塩基球，リンパ球などによる炎症反応が起こり，好酸球由来のケミカルメディエータが粘膜傷害を引き起こす。ステロイドはこの好酸球を中心とした遅延反応に抑制的に作用する。ゆえに，ステロイドは初回のアナフィラキシーに続く肥満細胞を介さない（好中球由来の）炎症性変化，つまり遅延反応（二相性反応および遷延性アナフィラキシーなど）に対して，予防もしくは頻度を減じる効果があるとされている。
　しかし，遅延反応に対するステロイドを支持する根拠は乏しく，用量依存性にステロイド投与が二相性反応を抑制するという報告がある一方，ステロイドは二相性反応を抑制しえない，という報告も散見される。

Choo KJ, Simons FE, Sheikh A. Glucocorticoids for the treatment of anaphylaxis. Cochrane Database Syst Rev 2012；4：CD007596.　PMID：22513951
Ellis AK, Day JH. Incidence and characteristics of biphasic anaphylaxis：a prospective evaluation of 103 patients. Ann Allergy Asthma Immunol 2007；98：64-9.　PMID：17225722

C アナフィラキシーにおいて H_1 ブロッカー（抗ヒスタミン薬）を支持する根拠はあるか？

H_1ブロッカーについては，一切RCTが行われていないためにエビデンスレベルの高い根拠は存在しない。RCTが行われていない理由としては，アナフィラキシーが，きわめて重篤かつ緊急性の高い疾患ゆえに，無作為化が不可能であるからであるが，RCTが存在しないことが，さまざまなガイドラインや識者の意見（expert opinion）間における推奨の乖離を生じている（Cochraneのシステマティックレビューでは，「臨床における推奨は不可能である」としている）。米国国立アレルギー感染症研究所のガイドラインでは，「血圧の上昇や気道の改善には寄与しないために第2選択薬とすべき」としながらも，「蕁麻疹や血管性浮腫，皮膚瘙痒感に有用」として使用を推奨している。一方で，英国のガイドラインやUpToDateなどでは，「H_1ブロッカーなどに過度の依存をすべきではない」と否定的な見解を示している。この状況は，H_2ブロッカーも同様である（なお，H_2ブロッカーは，アナフィラキシーばかりか，蕁麻疹に対してもRCTは存在していない）。

Sheikh A, ten Broek Vm, Brown SG, et al. H_1-antihistamines for the treatment of anaphylaxis with and without shock. Cochrane Database Syst Rev 2007；(1)：CD006160.　PMID：17253584
Nurmatov UB, Rhatigan E, Simons FE, et al. H_2-antihistamines for the treatment of anaphylaxis with and without shock：a systematic review. Ann Allergy Asthma Immunol 2014；112：126-31. PMID：24468252

C 造影剤アレルギーの病態生理を説明せよ。

造影剤アレルギーに関する誤解の最たるものは，「造影剤アレルギーがアナフィラキシーである」という認識である。米国放射線医学会（American College of Radiology）の造影剤マニュアルでも用語の取り扱いとして，"allergy"ではなく"allergy-like"であるとしている。病態生理については不明な部分も多いが，「即時型過敏性反応〔immediate hypersensitivity reactions（IHRs）〕」と表現されるように，アナフィラキ

シーとは異なり大部分はIgEを介さないものである。造影剤投与量と注入速度に依存し、造影剤の肥満細胞への直接刺激によるセロトニン放出と、それに引き続く血小板凝集抑制がなされることによって生じると考えられている（ただし、最近では造影剤特異性IgEを介した機序も存在すると考えられるようになった）。リスク因子として、IHRsの既往、喘息やアトピー性皮膚炎の既往、β遮断薬、NSAIDs★内服中などがある。造影剤の種類によって発現頻度は異なり、IHRsと最も関連性の高い要素は、製剤の浸透圧である。イオン性よりは非イオン性、高浸透圧よりは低浸透圧や等浸透圧のほうが、発現頻度は低い。ゆえに、高リスク群では、非イオン性低浸透圧、等浸透圧を使用すべきである。

ACR Committee on Drugs and Contrast Media. ACR Manual on Contrast Media, version 9. American College of Radiology, 2013.
Brockow K, Christiansen C, Kanny G, et al ; ENDA ; EAACI interest group on drug hypersensitivity. Management of hypersensitivity reactions to iodinated contrast media. Allergy 2005 ; 60 : 150-8. PMID : 15647034

★──NSAIDs　非ステロイド性抗炎症薬(nonsteroidal anti-inflammatory drugs)

Ⓑ 二相性反応は、初回のアナフィラキシー発症からどのくらいの時間を注意して観察すればよいか？

二相性反応の発現時間に関する質の高いエビデンスは存在しない。

　二相性反応(biphasic reaction)は、初回反応が完全に治まってから、再び抗原曝露なしに1～72時間以内にアナフィラキシーが再発するものである。二相性反応に対する研究は複数報告されているが、そのほとんどが後向きのchart reviewであり、また定義や診断基準が報告ごとに異なる〔例：重篤な呼吸循環症状を呈するもののみを二相性反応と認知するものから、皮膚症状を含む1臓器以上の症状があればよい（アナフィラキシーの診断基準どおり）とするものまで〕ために、発現頻度や発症時間を正確に読み取ることは難しく、発現頻度は1～23％と幅が広く、発現時間の平均値は3.5～33時間と定まらない。比較的大規模な研究として、Ellisらの前向き研究では、アナフィラキシーを発症した症例103例のうち二つ以上の臓器症状を認めたものを二相性反応としたところ、19.4％(13症例)に二相性反応を認め、発現時間の中間値は8.8時間であった。症例の集積結果から、「二相性反応は初回反応後8～10時間は経過観察の必要があるが、症例によっては24時間以上の経過観察が必要」という、結局はあいまいな記載に終始しているのが実際である。

　このため、二相性反応のリスク因子を把握して、発症を予測することが試みられている。有意なリスク因子として、初期治療に反応が不良であった、複数回のアドレナリン投与が必要であった、アドレナリン投与が遅れた、致死的な初回反応（例：喉頭浮腫・血圧低下）を呈した、アレルゲンを経口摂取した、などが挙げられているが、いずれもエビデンスの質としては低い。こうしたリスク因子を有する患者は、二相性反応の発現を念頭において、通常より長時間の経過観察を心掛けることが推奨されている。

Tole JW, Lieberman P. Biphasic anaphylaxis : review of incidence, clinical predictors, and observation recommendations. Immunol Allergy Clin North Am 2007 ; 27 : 309-26, viii.　PMID : 17493505
Grunau BE, Li J, Yi TW, et al. Incidence of clinically important biphasic reactions in emergency department patients with allergic reactions or anaphylaxis. Ann Emerg Med 2014 ; 63 : 736-44.

PMID：24239340
Ellis AK, Day JH. Incidence and characteristics of biphasic anaphylaxis : a prospective evaluation of 103 patients. Ann Allergy Asthma Immunol 2007 ; 98 : 64-9.　PMID：17225722
Anne K. Ellis Biphasic Anaphylaxis : A Review of the Incidence, Characteristics and Predictors. Open Allergy J 2010 ; 3 : 24-8.（benthamopen.com/toallj/articles/V003/24TOALLJ.pdf）　閲覧日：2014/12/8
Kemp SF. The post-anaphylaxis dilemma : how long is long enough to observe a patient after resolution of symptoms? Curr Allergy Asthma Rep 2008 ; 8 : 45-8.　PMID：18377774

Ⓑ 食物依存性運動誘発性アナフィラキシーについて述べよ。

食物依存性運動誘発性アナフィラキシー（food-dependent exercise-induced anaphylaxis）は，ある特定の食物を摂取後数時間以内の運動によってのみ生じるアナフィラキシーを示す。原因となる食物摂取と接種後短時間での運動の組み合わせによってのみ発症し，食物摂取もしくは運動のどちらか一方のみでは発症しない。

　ジョギング，テニス，ダンス，各種球技など，負荷量の大きい運動が主な誘発となるが，歩行など負荷量の小さい運動でも発症することがある。また，アスピリン（NSAIDs）を内服している場合では，ごく軽い運動もしくは運動をしなくても発症することが知られている。原因となる食物としては，小麦やほかの穀物類，ナッツ，甲殻類が多いが，そのほかにも，牛乳，果物などが挙げられる。その他の誘発因子として，先に記したNSAIDsのほかに，アルコール，女性の排卵周期，気象（高温多湿や寒冷刺激），花粉症の時期などが挙げられる。運動により胃粘膜や腸管において抗原の透過性が亢進し，血中に抗原が移行しやすくなるために発症すると考えられている。同様に，アスピリンも消化管粘膜の透過性を更新させるために発症を誘発する。

　診断として，一般の食物関連アレルギーと同様に，病歴，血中特異的IgE，皮膚試験，運動誘発試験などを行うが，いずれも一般の食物関連アレルギーもしくは運動誘発性アレルギーにおけるこれらの検査ほど感度が高くないために，有用性も高くない。症状として，全身倦怠感，身体のほてりや熱感，膨疹などを認め，その後も運動を継続すると，血管性浮腫，消化器症状，喉頭浮腫，気管支れん縮，血圧低下や循環虚脱を呈するようになる。

　治療は通常のアナフィラキシーに対するものに準じる。予防の基本として，食事摂取後数時間程度は運動しないことを順守させる。また根拠は乏しいものの，有効性がある患者においては，食直前のクロモグリク酸（インタール®），運動前の抗ヒスタミン薬を考慮する。また運動時にエピペン®を携行するように指導する。

Beaudouin E, Renaudin JM, Morisset M, et al. Food-dependent exercise-induced anaphylaxis—update and current data. Eur Ann Allergy Clin Immunol 2006 ; 38 : 45-51.　PMID：16711535
Aihara Y, Takahashi Y, Kotoyori T, et al. Frequency of food-dependent, exercise-induced anaphylaxis in Japanese junior-high-school students. J Allergy Clin Immunol 2001 ; 108 : 1035-9.　PMID：11742285

Ⓒ アナフィラキシーという病態は誰がいつ発見したか？

アナフィラキシーは，フランスの生理学者シャルル・ロベール・リシェ〔Charles Robert Richet（1850～1935年）〕とポール・ポワチエ〔Paul J. Portier（1866～1962年）〕により発見された。リシェは，この研究業績などにより1913年にノーベル生理学賞を受賞し，「アレルギー研究の父」と呼ばれるに至った。

　リシェらは，イソギンチャクから毒素を抽出，イヌにこの毒素を高用量注射したと

ころイヌは死亡したが，それ以下の中等量では，イヌは死亡せずに 3，4 週間後に回復した。ところが，この回復したイヌに対して，きわめて少量の毒素を再度注射すると，イヌは嘔吐，下血，失神，意識障害，呼吸困難を呈して死亡した。一方，毒素を初めて投与したイヌでは，同じ用量を投与しても，くしゃみやかゆみ程度の軽微な症状しか認めなかった。

　これらの事象から，リシェは，(1) 反復して同一の薬剤を投与することが重要，(2) 2度目の注射で生じる変化はきわめてすみやかであり，完全な意識障害を呈するに至る(症状は定型的である)，(3) これらの反応が生じるためには，3～4 週間の投与間隔を空けることが必要である，という三つの事象を発見した。そして，この結果から，抗原注射による免疫記憶と感受性の増強という，現在のアナフィラキシーの概念を提示した(1913年11月のノーベル賞授賞式記念講演より)。

The Official Web Site of the Nobel Prize. Nobel Lecture．(www.nobelprize.org/nobel_prizes/medicine/laureates/1913/richet-lecture.html)　閲覧日：2014/7/26

閉塞性ショック，外傷，その他　　　　　　　　　山口大介

B　肺塞栓の重症度分類について述べよ*。

肺塞栓の重症度分類は，世界的に統一されていない。最新のガイドラインにおいて，米国では，従来のように RVD★ とショック／低血圧などの臨床的指標により，「広汎型(massive)」，「亜広汎型(submassive)」，「非広汎型(non-massive)」という3段階に分類している。一方，ESC は，こうした用語が誤解をまねきやすいとして，早期死亡率(30日もしくは院内死亡)のリスクで階層化し，高度(high：早期死亡率＞15％)，中等度(intermediate：同 3～15％)，低度(low：同＜1％)と表現した(表 2–11)。また従来の重症度の規定因子に加え，心筋損傷の有無(臨床的には心筋トロポニンの上昇)を追加した。

　この混乱は我々の身近なところでも存在し，AHA のガイドラインや UpToDate などでは依然として，massive，submassive などという用語を使用している一方で，たとえば，2014年に発表された「亜広汎型」肺塞栓の血栓溶解療法に関する研究(筆頭著者はドイツ人，研究グループは ESC 学会員が中心)では，"submassive" という用語は，1語たりとも用いられておらず，"intermediate-risk" という用語で統一されている。また，患者の選定基準に心筋トロポニンの上昇(＝心筋損傷)が含まれている。

Jaff MR, McMurtry MS, Archer SL, et al ; American Heart Association Council on Cardiopulmonary, Critical Care, Perioperative and Resuscitation ; American Heart Association Council on Peripheral Vascular Disease ; American Heart Association Council on Arteriosclerosis, Thrombosis and Vascular Biology. Management of massive and submassive pulmonary embolism, iliofemoral deep vein thrombosis, and chronic thromboembolic pulmonary hypertension : a scientific statement from the American Heart Association. Circulation 2011 ; 123 : 1788-830.　PMID : 21422387
Konstantinides SV, Torbicki A, Agnelli G, et al ; Task Force for the Diagnosis and Management of Acute Pulmonary Embolism of the European Society of Cardiology. 2014 ESC guidelines on the diagnosis and management of acute pulmonary embolism. Eur Heart J 2014 ; 35 : 3033-69, 3069a-3069k.　PMID : 25173341

★── RVD　右室機能障害(right ventricular dysfunction)

＊―注　本問では各項目の根拠となる研究の記述に忠実に，両方の重症度分類を混在して併記することを了承いただきたい．

表 2-11　欧州心臓病学会が提唱する肺塞栓の重症度分類と定義

肺塞栓関連 早期死亡率		ショック 低血圧	RVD	心筋損傷	適応となる治療
高度＞15%		＋	（＋）＊	（＋）＊	血栓溶解療法 もしくは血栓摘除術
非高度	中等度 3〜15%	−	＋	＋	入院治療
		−	＋	−	
		−	−	＋	
	低度 ＜1%	−	−	−	早期退院/外来治療

＊―注　ショック/低血圧を認めている場合には，RVDや心筋障害の所見は不要．

Ⓑ　肺塞栓症において低血圧・ショックを呈する病態生理を説明せよ．

病態生理を図2-3に模式的に記す．右室に対する圧負荷が低血圧/ショックに対する直接原因である．塞栓で肺血管の完全閉塞が生じても肺動脈圧は30〜50％しか上昇せず，肺塞栓由来の血管収縮因子による血管れん縮と相まって肺動脈圧の著しい上昇が生じる．この急激な肺血管抵抗の上昇は右室の拡張を惹起し，フランク−スターリングの法則に従い右室の収縮力が低下する．一方で，右室壁の伸展刺激や心筋細胞の伸長，右室収縮期の延長は，神経体液性因子を活性化し，心筋収縮力の増強，頻脈をもたらす．この代償的な右室拍出量の増加は，閉塞した肺血管床の血流を改善し，神経体液性因子による全身血管抵抗の増大とともに一時的に体血圧を回復させる．しかしこの代償も長くは続かず，急激な発症により虚血プレコンディショニングされていない右室壁は，次第に酸素需給バランスの不均衡から虚血に陥り収縮力は低下し，右→左の肺循環血流量は次第に減少，左室前負荷も低下する．さらには右室収縮期の延長は左室の拡張早期にかかるため，拡張早期に右室壁は左室側へ突出し左室の充満を障害する結果，左室前負荷の低下と相まって左室心拍出が減少し血圧の低下をもたらし，右室冠動脈灌流は減少し右室の虚血はいっそう増悪する．そして，この負のスパイラルに陥り，ショック，死へと進展するのである．

Authors/Task Force Members, Konstantinides SV, Torbicki A, et al. 2014 ESC Guidelines on the diagnosis and management of acute pulmonary embolism : The Task Force for the Diagnosis and Management of Acute Pulmonary Embolism of the European Society of Cardiology (ESC) Endorsed by the European Respiratory Society (ERS). Eur Heart J 2014 ; 35 : 3033-73.　PMID : 25173341

Ⓑ　心筋トロポニンは，肺塞栓の予後予測・重症度評価のマーカーとして有用か？

肺塞栓は一次性の右心不全をきたす代表疾患であり，また広汎型肺塞栓では冠動脈疾

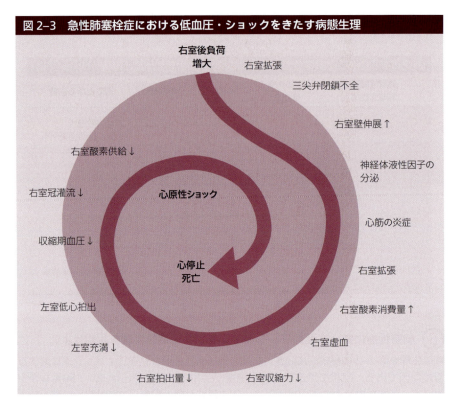

図 2-3 急性肺塞栓症における低血圧・ショックをきたす病態生理

〔2014 ESC Guidelines on the diagnosis and management of acute pulmonary embolism : The Task Force for the Diagnosis and Management of Acute Pulmonary Embolism of the European Society of Cardiology (ESC) Endorsed by the European Respiratory Society (ERS). Eur Heart J, 2014, 35(43), 3033-73. With permission of Oxford University Press (UK) ©European Society of Cardiology, www.escardio.org/guidelines〕

患の存在なしに貫壁性の心筋梗塞をきたすことが，剖検結果から報告されている。一方で，トロポニンの上昇は，単に右室の圧負荷や虚血を表すのみならず，右心機能不全の有無にかかわらず（右心機能不全を認めない症例でも）半数弱の症例で心筋トロポニンが上昇することが知られており，トロポニンの予後予測の指標としての有用性に関する研究が多数存在する。メタ解析において，トロポニンの上昇がいかなる重症度でも（非広汎型でも），短期死亡および有害事象（肺塞栓関連死亡，ショック，血栓溶解療法・気管挿管・カテコールアミン投与などが必要，心肺蘇生の実施，肺塞栓の再発など）に関与することが報告されている。心筋トロポニンは，心筋虚血のマーカーであるだけでなく，肺塞栓においてもきわめて重要なマーカーであり，肺塞栓と診断した場合には経時的に複数回測定することが要求される。

Becattini C, Vedovati MC, Agnelli G. Prognostic value of troponins in acute pulmonary embolism : a meta-analysis. Circulation 2007 ; 116 : 427-33.　PMID : 17606843

Ⓑ 亜広汎型肺塞栓症に血栓溶解療法の適応はあるか？

Cochrane Database のシステマティックレビュー（2009年）で，「肺塞栓症に対する血栓溶解療法は，ヘパリン単独と比べて予後の改善を認めない」という結論と同時に，

「さらなる二重盲検試験において，亜広汎型と広汎型におけるサブグループ解析が必要」と記述されているように，亜広汎型肺塞栓に対する血栓溶解療法の有益性が定まっていなかったため，肺塞栓全般に対する血栓溶解療法の有益性も評価されない状況にあった。

2014年に，亜広汎型肺塞栓に対する大規模なプラセボ対照化多施設二重盲検試験が行われた。血栓溶解群〔tenecteplase（体重により投与量増減）ボーラス単回投与＋ヘパリン〕と対照群（ヘパリン単独）で比較され，一次エンドポイントの死亡もしくは血行動態の破綻は有意に低下したものの，安全性評価として大出血や脳卒中が有意に高率に発症した。

しかし，一言で亜広汎型といっても，そのRVDや随伴する症状の程度はさまざまであり，高度肺高血圧，著しい低酸素血症，DVT[★1]の残留，右室右房に浮遊の血栓（thrombus-in-transit），PFO[★2]などにより，さらに重症度や生命予後は異なる。また，血栓溶解療法も，薬剤の種類，量（年齢や脳血管リスクなどで変更すべきか），使用薬剤，投与法（ボーラス投与か，点滴静注か，カテーテルを用いた血栓に対する直接投与か）などの因子により，有効性や合併症が報告ごとに異なる。ゆえに，亜広汎型肺塞栓に対する血栓溶解療法の適応は，いまだ議論すべき状況と考える。

Dong BR, Hao Q, Yue J, et al. Thrombolytic therapy for pulmonary embolism. Cochrane Database Syst Rev 2009 : CD004437. PMID : 19588357
Meyer G, Vicaut E, Danays T, et al ; PEITHO Investigators. Fibrinolysis for patients with intermediate-risk pulmonary embolism. N Engl J Med 2014 ; 370 : 1402-11. PMID : 24716681

★1— DVT 深部静脈血栓症（deep vein thrombosis）
★2— PFO 卵円孔開存（patent foramen ovale）

A 肺血栓塞栓症診断における最適なモダリティは何か？

最適なモダリティは重症度によって異なる。肺塞栓症の診断に用いる検査は10年前と大きく変遷し，その首座はCT血管造影（angiography）となった。ただし，重症度により第1選択となる検査は異なる。ショック，低血圧を呈する高リスク群では，まずCT血管造影の撮影となる。ただし，患者の状態があまりにも危機的である場合や，CT血管造影がすみやかに撮影できない状況であれば，心エコー検査で右心負荷像をベッドサイドで評価する。CT血管造影で確定的，もしくは右心負荷像を認める場合には，すみやかに治療（血栓溶解療法）開始となる。ショックや低血圧を認めない場合（中または低リスク群）では，まず確率論的診断にて肺塞栓の確からしさを評価し，肺塞栓の有病率が高いと判断される症例では，高リスク群と同様にCT血管造影検査を，有病率が低いと考えられる症例ではD-ダイマーを評価し，基準範囲内では肺塞栓の否定を，高値の場合にはCT血管造影で肺塞栓の有無を検索する。肺塞栓はきわめて重症度，緊急度が高い疾患であり，動的診断が要求されるために，常に致死的リスクと有病率を評価しつつ検査を行う必要がある。

Konstantinides SV, Torbicki A, Agnelli G, et al ; Task Force for the Diagnosis and Management of Acute Pulmonary Embolism of the European Society of Cardiology. 2014 ESC guidelines on the diagnosis and management of acute pulmonary embolism. Eur Heart J 2014 ; 35 : 3033-69, 3069a-3069k. PMID : 25173341

⑬ McConnell徴候は肺塞栓症の診断に有用か？

肺塞栓症診断の最もprimitiveな誤用は，McConnell徴候の有無をもって肺塞栓の診断を行うことである。肺塞栓診断のモダリティとして心エコー検査は一律に有用ではなく，あくまで重症度評価としての右心機能不全の有無の検索に対して，心エコーが推奨されているのである。右心機能不全の所見（右室拡張，右室壁運動異常，三尖弁逆流）は，肺塞栓全体の30〜40％に認める。一方，McConnell徴候とは，右室自由壁の運動低下と心尖部の正常〜代償性過収縮の壁運動を指す（俗にいう左室短軸像における"D-shape"である）。しかし，McConnell徴候は，臨床的に肺塞栓症を疑う患者群のうちで感度はわずか19％であり，陰性的中率も40〜50％でしかないことが報告されている（陽性的中率は，McConnell自身の報告を含めておおむね70％であるが，一部には約40％とも報告される）。ゆえに，McConnell徴候については，肺塞栓を診断するうえで不適切な検査指標であるといえるだろう。

Kurzyna M, Torbicki A, Pruszczyk P, et al. Disturbed right ventricular ejection pattern as a new Doppler echocardiographic sign of acute pulmonary embolism. Am J Cardiol 2002；90：507-11. PMID：12208411

Authors/Task Force Members, Konstantinides SV, Torbicki A, et al. 2014 ESC Guidelines on the diagnosis and management of acute pulmonary embolism：The Task Force for the Diagnosis and Management of Acute Pulmonary Embolism of the European Society of Cardiology (ESC) Endorsed by the European Respiratory Society (ERS). Eur Heart J 2014；35：3033-73． PMID：25173341

⑬ 妊婦における肺塞栓症治療において，抗凝固薬を使用するうえでの注意点は何か？

非妊婦との大きな相違点は，ワルファリンやフォンダパリヌクスを用いてはいけない点にある。ワルファリンは，妊娠初期に催奇形性があり，胎盤通過性を有するために出産前は使用しない。フォンダパリヌクスには，安全性に関するデータが存在していない。低分子ヘパリンの皮下注が最も推奨される治療であり，未分画ヘパリンの皮下注もしくは静注よりも効果（死亡率低下，再発予防，血栓サイズの縮小）および安全性（出血性合併症の頻度減少）に優れている（これは一般成人を対象にした研究を根拠としていることに注意）。ただし，低分子ヘパリンは腎排泄性であるために，クレアチニンクリアランスが30 mL/分以下である場合には，未分画ヘパリンを使用する。なお，ヘパリンは胎盤通過性を有しない。また，母乳への移行性も存在しない。

Bates SM, Greer IA, Middeldorp S, et al；American College of Chest Physicians. VTE, thrombophilia, antithrombotic therapy, and pregnancy：Antithrombotic Therapy and Prevention of Thrombosis, 9th ed：American College of Chest Physicians Evidence-Based Clinical Practice Guidelines. Chest 2012；141：e691S． PMID：22315276

ⓒ 上肢の深部静脈血栓症の原因は何か？

DVTといえば下肢の血栓を思い浮かべるのが普通である。しかし，全DVTの3〜5％が上肢に発症する。UEDVT[★1]の70〜80％が経静脈カテーテル関連（二次性）であり，残りが解剖学的異常により機械的圧迫から生じたもの（二次性，特発性）である。カテーテル関連のUEDVTは，胆がん患者でより高率に生じやすく，カテーテルの径やルーメン数（例：鎖骨下静脈から刺入している透析用ブラッドアクセスカテーテル）に

依存し，カテーテル感染症や位置異常，過凝固状態，ホルモン治療なども誘因となる。CVC[★2]より PICC[★3]でより発生率が高い。一方，一次性の UEDVT は，SVC[★4]症候群，胸郭出口症候群（胸郭出口における鎖骨下静脈圧迫），上肢の筋肉運動に起因した静脈圧迫による血栓性静脈炎（うち腋窩静脈に起こるものを Paget-Schroetter 症候群と称する）などに起因する。なお，UEDVT による肺塞栓症の発生率は 1～8％と低い。

Kucher N. Clinical Practice. Deep-Vein Thrombosis of the Upper Extremities. N Engl J Med 2011 ; 364 : 861-9. PMID : 21366477
Muñoz FJ, Mismetti P, Poggio R, et al. Clinical outcome of patients with upper-extremity deep vein thrombosis : results from the RIETE Registry. Chest 2008 ; 133 : 143-8. PMID : 17925416

★1— UEDVT　upper extremity deep vein thrombosis
★2— CVC　中心静脈カテーテル（central vein catheter）
★3— PICC　末梢から挿入する中心静脈カテーテル（peripherally inserted central catheter）
★4— SVC　上大静脈（superior vena cava）

Ⓑ 外傷における出血に対し，トラネキサム酸は有効か？

トラネキサム酸は，プラスミノゲンのフィブリンへの吸着を阻止することで，抗線溶作用を発揮する。外傷患者において，線維素溶解の増加が死亡率の上昇に寄与することが先行研究で知られており，トラネキサム酸が止血効果を高め，外傷の予後を改善することが示唆された。これを検証した研究（CRASH[★]-2研究）では，外傷後にトラネキサム酸 1g を 10 分かけて負荷投与し，そのあとに 1g を 8 時間かけて投与するというプロトコールで，40 か国 20,000 人余に対し，プラセボ対照化無作為化二重盲検試験が実施された。その結果，トラネキサム酸は出血関連死亡のリスクを有意に改善した（全死亡も有意に低下せしめた）。このトラネキサム酸による予後改善は，投与開始時刻が早ければ早いほど予後が良好であるという結果を示した（晩期投与では，プラセボ群よりも死亡率が上昇）。ゆえに，出血を呈する外傷患者では，受傷後可及的すみやかにトラネキサム酸を投与することで，予後の改善が期待できる。

CRASH-2 trial collaborators, Shakur H, Roberts I, et al. Effects of tranexamic acid on death, vascular occlusive events, and blood transfusion in trauma patients with significant haemorrhage（CRASH-2）: a randomised, placebo-controlled trial. Lancet 2010 ; 376 : 23-32. PMID : 20554319
CRASH-2 collaborators, Roberts I, Shakur H, et al. The importance of early treatment with tranexamic acid in bleeding trauma patients : an exploratory analysis of the CRASH-2 randomised controlled trial. Lancet 2011 ; 377 : 1096-101. PMID : 21439633

★— CRASH　Clinical Randomisation of an Antifibrinolytic in Significant Haemorrhage

Ⓑ 腹部鈍的外傷における FAST[★1] の注意点を述べよ。

FAST は JATEC™[★2] や ACEP[★3] のガイドラインでも示されているように，無侵襲でベッドサイドで繰り返し施行でき絶対禁忌がないために，外傷初療では第 1 選択のモダリティとなっている。しかし，留意すべきは腹部鈍的外傷における FAST の感度の低さである。そして，FAST が確定診断の検査法たりえないことに注意を払うべきである。FAST の診断能力については，高いエビデンスレベルの根拠は存在せず，サンプル数の少ない観察研究しかないが，そのなかで FAST は特異度は高いものの感度はおおむね 5 割以下であり，特に血行動態が安定している患者ではさらに過小診断となり，CT との正診率に有意差を生じると報告されている。FAST のみで治療方針（出血

源のコントロール)を決定するのは，CT検査に行くことができないほどに血行動態が不安定な症例に限定し，血行動態が安定している症例では，腹腔内出血の見逃しを避けるべく，ほかのモダリティ(特に造影CT検査)を組み合わせることが重要である。一方，FASTを行うことでCTの撮影機会を減じることができるか，という検討においては，現時点の研究から得られるエビデンスレベルは低く，結論を見いだすことができない。

Natarajan B, Gupta PK, Cemaj S, et al. FAST scan : is it worth doing in hemodynamically stable blunt trauma patients? Surgery 2010 ; 148 : 695-700.　PMID : 20800865
Smith ZA, Wood D. Emergency focussed assessment with sonography in trauma (FAST) and haemodynamic stability. Emerg Med J 2014 ; 31 : 273-7.　PMID : 23407380
Stengel D, Bauwens K, Sehouli J, et al. Emergency ultrasound-based algorithms for diagnosing blunt abdominal trauma. Cochrane Database Syst Rev 2005 ; (2) : CD004446.　PMID : 15846717

★1― FAST　focused assessment sonography for trauma。外傷検索のための超音波検査
★2― JATEC　Japan Advanced Trauma Evaluation and Care
★3― ACEP　米国救急医学会(American College of Emergency Physician)

Ⓑ 外傷における hypotensive resuscitation について述べよ。

hypotensive resuscitationは，delayed fluid resuscitationや controlled hypotensionという表現で言い換えられるように，JATEC™やATLS★で教育されるような「外傷性出血性ショックに対する晶質液を用いた急速かつ大量の初期輸液蘇生を行う」治療プロトコールと相違し，出血がコントロールされるまで低血圧を容認し，初期輸液蘇生を制限する外傷初期診療である。この概念が導かれた背景には，適切な止血がなされる前の晶質液による急速な輸液蘇生(fluid resuscitation)は効果がないばかりか，有害であるという複数のエビデンスが存在するからである。hypotensive resuscitationを具体的に示すと，病院前から輸液を開始するのではなく，手術室入室まで輸液を行わない(delayed fluid resuscitation)，あるいは MAP 50 mmHgを目標に輸液(controlled hypotension)という介入法である。

　しかし，現時点でのエビデンスは若年の穿通性外傷に限定され，高齢者，重症度の高い患者，鈍的外傷，頭部外傷合併例などに対するエビデンスは存在しない。また，外傷性出血性ショックに対する輸液蘇生についての「適切な開始時期はいつか(early vs. delayed)」「適切な投与量はどれくらいか(larger vs. smaller)」という疑問に対して，どちらともに有意性を見いだせていない。

Bickell WH, Wall MJ Jr, Pepe PE, et al. Immediate versus delayed fluid resuscitation for hypotensive patients with penetrating torso injuries. N Engl J Med 1994 ; 331 : 1105-9.　PMID : 7935634
Morrison CA, Carrick MM, Norman MA, et al. Hypotensive resuscitation strategy reduces transfusion requirements and severe postoperative coagulopathy in trauma patients with hemorrhagic shock : preliminary results of a randomized controlled trial. J Trauma 2011 ; 70 : 652-63.　PMID : 21610356
Kwan I, Bunn F, Chinnock P, et al. Timing and volume of fluid administration for patients with bleeding. Cochrane Database Syst Rev 2014 ; 3 : CD002245.　PMID : 24599652

★― ATLS　Advanced Trauma Life Support

Ⓑ 外傷における死の三徴とは何か？

外傷における死の三徴（lethal triad）とは，「凝固異常，アシドーシス，低体温」を指す。1997年に行われた10単位以上の大量赤血球輸血を必要とした外傷患者を母集団とした研究における多変量解析の結果，生命危機的な凝固障害を呈するリスク因子として，(1) pH＜7.10のアシデミア（酸血症），(2) 34℃未満の低体温，(3) ISS★＞25の重症外傷，(4) 収縮期血圧＜70 mmHgの低血圧，であるとされた。特に，アシデミアと低体温は重篤な凝固異常との相関関係が強いことから，「凝固異常，アシドーシス，低体温」はきわめて危険な要素として認知すべきである。外傷性凝固異常に対する積極的な新鮮凍結血漿の投与や，トラネキサム酸による線溶系阻害など，外傷治療は大きく様変わりしているが，最新のガイドラインにおいても，この「死の三徴」については言及されている。

Cosgriff N, Moore EE, Sauaia A, et al. Predicting life-threatening coagulopathy in the massively transfused trauma patient : hypothermia and acidoses revisited. J Trauma 1997 ; 42 : 857-61. PMID : 9191667

Spahn DR, Bouillon B, Cerny V, et al. Management of bleeding and coagulopathy following major trauma : an updated European guideline. Crit Care 2013 ; 17 : R76. PMID : 23601765

★── ISS　外傷重傷度スコア（injury severity scale）

Ⓑ 急性副腎不全患者を適切に認知するためには，どのようにすればよいか？

急性副腎不全の基本的な臨床徴候はショックである。またその随伴症状は，消化器症状，脱力，疲労，発熱，意識レベルの変容などが挙げられる。急性副腎不全のほとんどが慢性副腎不全の急性増悪であるため，既に下垂体機能低下症，原発性副腎機能低下症，ステロイド長期服用などが判明している場合には容易に認知し適切な対応がとりうるが，そうでない場合（既往歴が不明，重症疾患に続発する副腎出血または血栓症など）には，診断に苦慮することが多く，結果的に初療を誤り，予後不良の結果に至る可能性が高い。

　輸液蘇生に反応しないショックに遭遇した場合には，常に急性副腎不全を意識して診療する必要がある。特に，(1) 消化器症状（悪心・嘔吐・腹痛），(2) 電解質異常（低ナトリウム血症，高カリウム血症），(3) 低血糖，(4) 高窒素血症，(5) 血算の異常（好酸球増加），を認めた場合には，取り急ぎ，コルチゾール，レニン活性，ACTH測定の採血および採尿を行ったあとに，確定診断がつく前に動的診断学的に治療と診断を兼ねて，低血糖補正，生理食塩液投与，ステロイド投与を行う。さらに副腎不全では電解質異常（高カリウム血症）に伴う心電図変化（テント上T，QRS・QT延長などの心室内伝導障害），心室性不整脈を伴うことが多く，診断の一助または治療介入の重症度・緊急度評価の指標になりうる。

★── ACTH　副腎皮質刺激ホルモン（adrenocorticotropic hormone）

Ⓒ 世界で初めて人体に対する電気的除細動に成功した人物は誰か？

クロード・ベック〔Claude Beck（1894〜1971年）〕である。Beckは，米国の心臓血管外科の創始者であり，多くの術式を開発したのに加え，日本では，心タンポナーデ

における臨床徴候（血圧低下，静脈圧の上昇，頸静脈の怒張）を「Beckの三徴」と呼ぶことで，その名が知られている。Beckが執刀した14歳の患者の先天性心疾患手術において，閉胸時に突然心停止（心室細動）となり，開胸下心臓マッサージを45分間行うも無効であったため，Beckのアイデアで友人のRandが作成した除細動器を用いて，開胸下に除細動を施行したところ，患者は完全に回復したというエピソードが残っている（Beck自身が「JAMA」の前身である雑誌に報告している）。

Beck CS, Pritchard WH, Feil HS. Ventricular fibrillation of long duration abolished by electric shock. J Am Med Assoc 1947 ; 135 : 985. PMID : 20272528

虚血性心疾患

水野 篤，香坂 俊

A PCI★患者で抗血小板薬を1剤でも中止するとどのくらい危険なのか？

アスピリンやクロピドグレルなどの抗血小板薬は，循環器内科医にとって二人三脚の相手といってもいいほど重要な薬剤である。特に，インターベンションを行ったあとは，最低でも1年間*2剤の抗血小板薬を使い続けることが，重要であることが知られている。

しかし，現実の医療の場でこの2剤をやむを得ず中断しなくてはならなくなるケースは多い。たとえば，手術をしなくてはならない，出血傾向が気になる，薬を飲み忘れたなど理由はさまざまだ。そして，具体的なこの「かなり」の程度だが，欧州の大規模な観察研究では，2年間で半数以上という数値が出ている（57.3%）。であるから，主治医の立場としては，こうしたケースで患者が中止によって被るリスクにも，思いをめぐらせなくてはならない。

この同じ研究から，抗血小板薬を1剤でも中断しなくてはならなかった患者の心血管イベントのリスクの上昇は，**1.5倍**程度であることがわかっている。つまり中断によって，その期間は，普通の患者の1.5倍程度は新たな心筋梗塞などが起きやすくなるということである。このくらいならまだよいが，この数値は特にPCI 30日以内の期間の中断で高くなり，**7倍**にも至る。日々の臨床の場では，こうしたリスクを勘案し，投薬中断の指示を出す必要があるだろう。

Mehran R, Baber U, Steg PG, et al. Cessation of dual antiplatelet treatment and cardiac events after percutaneous coronary intervention（PARIS）: 2 year results from a prospective observational study. Lancet 2013 ; 382 ; 1714-22. PMID : 24004642

★— PCI　経皮的冠動脈インターベンション（percutaneous coronary intervention）

*一注　最近の第2世代のステントでは，6か月でもよいという研究成果も出始めてはいる（82ページ参照）。

A PCIとバイパス手術の住み分けはどう考えればいいのか？

複雑な冠動脈疾患患者にバイパス（CABG★1）か，PCIか，という問題は，90年代のBARI★2試験を皮切りに，いろいろな側面から検討がなされているが，その数は多く決定打もないため，さながら不整脈のリエントリ回路のように，外科医と内科医の頭を悩ませてきた。

最近行われたSYNTAX★3試験のサブ解析の結果が，この問題に対して一つの解答

を提示している．この試験のプロトコールでは，リスク層別の有力なツールとして，SYNTAXスコアが提唱されている．このスコアは，CABGかPCIか悩むような3枝病変もしくは左主管部病変患者で，その**病変複雑性**がSYNTAXスコアにして0～22の間であれば，おそらくはPCIとCABGは同程度に有効であり，22以上であれば，その点数が高ければ高いほど，CABGのほうがPCIよりも予後改善に有用となる，というものである．

　SYNTAX試験は完全なものではなく，このスコアは本試験のサブ解析から導き出されたものである．しかし，CABGにするか，PCIにするか，という問題が，単に左主管部病変だから，あるいは3枝病変だから，という時代から，その中身（複雑性や病変の広がり）を論じるところまできた，ということを示したという点で画期的であるといえる．

SYNTAX SCORE.（www.syntaxscore.com/）　閲覧日：2014/12/12
Serruys PW, Morice MC, Kappetein AP, et al ; SYNTAX Investigators. Percutaneous coronary intervention versus coronary-artery bypass grafting for severe coronary artery disease. N Engl J Med 2009 ; 360 : 961-72.　PMID：19228612

★1─ CABG　冠動脈バイパス術（coronary artery bypass graft）
★2─ BARI　Bypass Angioplasty Revascularization Investigation
★3─ SYNTAX　Synergy Between Percutaneous Coronary Intervention With TAXUS and Cardiac Surgery

A　なぜ，急性心筋梗塞を診断するには，CK★でなく，トロポニンでなくてはならないのか？

　トロポニンが，CKと比べて，急性心筋梗塞に対する感度，特異度ともに格段に優れているからである．CKは，心筋梗塞後の感度はそこそこであるものの，特異度が65％と著しく低い．

　トロポニンの登場によって急性心筋梗塞の診断は飛躍的に改善した．トロポニンTは，急性心筋梗塞の診断において，感度が84％，特異度が81％であり，トロポニンIは（腎障害の影響を受けにくいことから），トロポニンTよりもさらに特異性が増しており，急性心筋梗塞の診断において感度が90％，特異度が95％である．また，CK-MBは心筋虚血が生じてから4～6時間程度で上昇し36時間程度で正常化するのに対して，トロポニンは4～6時間程度上昇後に異常値が10日間程度持続する．

　なお急性心筋梗塞でなくても，トロポニンの透過性が更新して値が上昇するケースがままある（顕著なのは腎不全や敗血症）．こうした状況でのトロポニンの上昇はトロポニン血症（troponemia）などと揶揄されるが，ホンモノの梗塞との鑑別は，臨床症状の有無や，その後数時間してからの採血データで変化しているかどうかなどで検証することが一般的である．

Ebell MH, Flewelling D, Flynn CA. A systematic review of troponin T and I for diagnosing acute myocardial infarction. J Fam Pract 2000 ; 49 : 550-6.　PMID：10923557
Saenger AK, Jaffe AS. Requiem for a heavyweight : the demise of creatine kinase-MB. Circulation 2008 ; 118 : 2200-6.　PMID：19015414

★─ CK　クレアチンキナーゼ（creatine kinase）

A 糖尿病をもつ多枝病変の安定型狭心症患者では，PCIよりもCABGのほうが成績良好か？

これは，欧米においては厳然たる事実であり*，PCIよりもCABGのほうが成績良好であることがBARI，CARDia[★1]，そしてFREEDOM[★2]といった試験により明らかとされている。

このなかで最も新しく，かつ大規模なFREEDOM研究では，糖尿病をもつ多枝病変の安定型狭心症患者をPCIあるいはCABGの二つの再灌流療法群に無作為化割り付けを行い，5年間の経過を追った。主要評価項目である全死亡および非致死的心筋梗塞，非致死的脳梗塞の複合エンドポイントについては，5年間でPCI群では26.6％，CABG群では18.7％（$P=0.005$）に生じ，CABG群に軍配が上がっている。今後ステントの性能を中心として，PCIがさらなる進化を遂げる可能性は秘めているものの，現時点でのベストエビデンスは，CABG群が成績良好であることを指し示している。

Farkouh ME, Domanski M, Sleeper LA, et al ; FREEDOM Trial Investigators. Strategies for multivessel revascularization in patients with diabetes. N Engl J Med 2012 ; 367 : 2375-84.　PMID : 23121323

★1— CARDia　Coronary Artery Revascularisation in Diabetes
★2— FREEDOM　Future REvascularization Evaluation in patients with Diabetes mellitus : optimal management of Multivessel disease

＊—注　日本の糖尿病患者の予後は，欧米よりも若干よいのであるが，欧米のデータから類推するしかない。

A 冠動脈疾患は女性に少ないのか？

冠動脈疾患は，男性に比して女性には少ない。世界的にもこの傾向は共通している。閉経前の女性はエストロゲンによる冠動脈保護効果によって，冠動脈疾患の頻度は低くなるものと考えられているのである。しかし，頻度こそ低いが，冠動脈疾患を有する女性は男性と比較して見過ごされている例が多いことが，近年問題視されている（女性は非典型的な胸痛を呈することが多く，心電図でも非特異的な所見が多いため）。余談ではあるが，男性でも肝硬変患者には冠動脈疾患は少ない。これは，血中のエストロゲンが肝内で分解されず，相対的にエストロゲン濃度が高い状態が維持されるためといわれている。また閉経後の女性は，エストロゲン濃度の低下により高血圧や脂質異常症の発症率が上昇し，その結果として冠動脈疾患の発症率は男性と同様に年齢とともに上昇する。

A クロピドグレルを中断しなければならないとき，術前休薬は何日ぐらいが適当か？

外科手術など術中・術後の出血が問題となる侵襲的処置を行う前に，抗血小板療法を施行中の患者では休薬が必要となる（ことがある）。一般的にクロピドグレルは，術前の休薬期間が最低5～7日程度と定められており，それより短い期間では出血のリスクが2～5倍になるとされる。

しかし，冒頭のPARISレジストリのところでも取り上げたが，個々の患者の抗血小板薬を使用している状況のバランスを熟慮しなければならない。出血を避けることだけを考えていては，心血管イベントのリスクが徒に高くなってしまう。なのでたとえば，低侵襲な歯科処置や内視鏡処置などでは，抗血小板薬を継続したまま実施する

ことが最近では多くなっている。

Dweck MR, Cruden NL. Noncardiac surgery in patients with coronary artery stents. Arch Intern Med 2012 ; 172 : 1054-5.　PMID : 22733370

A 心筋血流シンチグラフィーは，どのように虚血を評価しているか？

心筋血流シンチグラフィー（シンチ）は，運動あるいは薬剤での負荷を与え，負荷前後に放射性同位体（アイソトープ）の心筋への取り込み量に差があるかをみることで虚血の判定を下している。負荷前後でのアイソトープの取り込み量の差が認められるときに心筋虚血が存在すると判定する。

　冠動脈疾患の診断能は，感度が 80 ～ 90 ％程度，特異度が 80 ～ 95 ％程度と非常に優れている。そしてシンチの最大の利点は，カテーテルでの冠動脈造影や，CT での冠動脈造影のようには造影剤を使用しないため，腎機能障害のある患者にも安全に使用できることである。欠点として，シンチは相対的な血流量の「差」をみていることから，すべての冠動脈において血流量が低下している 3 枝病変や，2 枝の差を捉えづらい左主幹部病変での虚血検出力が弱いことが指摘されている。

　また，虚血領域の範囲の定量化も重要である。通常（世界的には），虚血領域が軽度（10 ％未満）である場合には，再灌流療法（CABG や PCI）を施行せず，まず薬物療法で様子をみることとなっている。低リスクの安定型虚血性心疾患(stable ischemic heart disease：安定狭心症の新しい呼称)では，薬物療法のみで経過をみても，長期的な死亡率に違いはないことを，COURAGE★試験や BARI 2D 試験が証明している。

Boden WE, O'Rourke RA, Teo KK, et al ; COURAGE Trial Research Group. Optimal medical therapy with or without PCI for stable coronary disease. N Engl J Med 2007 ; 356 : 1503-16.　PMID : 17387127
BARI 2D Study Group, Frye RL, August P, et al. A randomized trial of therapies for type 2 diabetes and coronary artery disease. N Engl J Med 2009 ; 360 : 2503-15.　PMID : 19502645

★— COURAGE　Clinical Outcomes Utilizing Revascularization and Aggressive Drug Evaluation

B ACS[1] の PCI の最適のタイミングはいつか？

2013 年現在，虚血性心疾患に対する PCI の適応は大まかに図 2-4 のようになっている。

　このうちの NSTEMI / UA であるが，その緊急 PCI の適応については，ここ 10 年間大きな議論を呼んできている。2015 年現在のスタンスは，基本的に TIMI[2] スコアや GRACE[3] スコアなどの定量的なリスク評価システムを使い，そのリスクが高ければ早めに PCI を考えるし，そうでなければやらない，ということになっている。ただ，ここでいう早めにというのは 12 ～ 24 時間以内であり，STEMI とは若干ニュアンスが異なることに注意を要する。

[1]— ACS　急性冠症候群（acute coronary syndrome）
[2]— TIMI　Thrombolysis in Myocardial Infarction
[3]— GRACE　Global Registry of Acute Coronary Events

B プラスグレルはどう使えばよいか？

プラスグレル（エフィエント®）は，クロピドグレルに次ぐ二つ目の抗血小板薬である（ADP[1] 受容体阻害薬）。

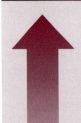

図 2-4　虚血性心疾患に対するカテーテル治療

● STEMI[★1]
基本的に，緊急 PCI は早ければ早いほどよい。発症から 12 時間以内であれば，ほぼ適応となり，なるべくならば door-to-balloon time（来院から再灌流までの時間）が 90 分以内で。12 時間を経てしまった症例に関しては，状態によって判断。なお，48〜72 時間を経てしまった症例に関しては，欧米のガイドラインでは，PCI の適応はないとされている

● NSTEMI[★2] / UA[★3]
緊急 PCI の適応はリスクによる（後述）

● SIHD[★4]
症状が安定していれば，基本的に PCI 適応はない（至適薬物療法を行う）。ただし，虚血の領域が大きいなど，リスクが高いと判断される場合は，PCI や CABG が考慮される

★1— STEMI　ST 上昇心筋梗塞（ST-segment elevation myocardial infarction）
★2— NSTEMI　非 ST 上昇心筋梗塞（non-ST-segment elevation myocardial infarction）
★3— UA　不安定狭心症（unstable angina）
★4— SIHD　安定虚血性心疾患（stable ischemic heart disease）

　このプラスグレルであるが，トリトンという，どこか愛嬌のある名称の臨床試験（TRITON[★2]-TIMI 38）でその効果が実証され，ACC[★3] / AHA のガイドラインでも，STEMI，NSTEMI / UA を含めた ACS では，Class I の適応としている。ただ，そのなかで重要なこととして，脳虚血（TIA[★4] や脳梗塞）の既往がある患者には Class Ⅲ，つまり禁忌になることが挙げられる。これは偏に，プラスグレルがクロピドグレルよりもいくぶん強い薬剤という位置づけになるため，脳出血などの出血性合併症の頻度が高くなるためである（その分，抗血栓効果は高いのであるが）。
　また，日本においては primary PCI（急性冠動脈症候群に対して，すぐに PCI を行う）を施行することが非常に多いため問題となることは少ないが，保存療法を選択する場合には，非適応であることも記憶しておくべきところであろう。つまり，盲目的に最初に投与すべきではない。
　日本人のデータとしては，PRASFIT-ACS[★5] という試験がある。N を少なめに設定し安全性の検証のために行われた試験であるが，その結果として認可された投与量は，欧米の約 1/2 から 1/3 である。今後，このあたりは検証されていくべきであろう。

Hira RS, Kennedy K, Jneid H, et al. Frequency and practice-level variation in inappropriate and nonrecommended prasugrel prescribing : Insights from the ncdr pinnacle registry. J Am Coll Cardiol 2014 ; 63 : 2876-7.　PMID : 24814485
Sherwood MW, Wiviott SD, Peng SA, et al. Early clopidogrel versus prasugrel use among contemporary STEMI and NSTEMI patients in the US : insights from the National Cardiovascular Data Registry. J Am Heart Assoc 2014 ; 3 : e000849.　PMID : 24732921

★1— ADP　アデノシン二リン酸（adenosine diphosphate）
★2— TRITON　Trial to Assess Improvement in Therapeutic Outcomes by Optimizing Platelet Inhibition with Prasugrel
★3— ACC　米国心臓病学会（American College of Cardiology）
★4— TIA　一過性脳虚血発作（transient ischemic attack）
★5— PRASFIT-ACS　Prasugrel Compared with Clopidogrel for Japanese Patients with ACS

Undergoing PCI

Ⓑ 糖尿病がCAD★同等とはどういうことか？

これは，少し昔のHaffnerらによる，非糖尿病心筋梗塞患者と糖尿病患者の死亡率が同等であるという報告に起因する(この報告で用いられたangina equivalentという表現の翻訳)。これらの報告以降，糖尿病だけはCADの特別なリスク因子で，一時期は，アスピリンの予防投与まで推奨された時代があった(現在はリスクを定量化し，同意により使用するようになっている)。

　ところが現在は，むしろ同等であるという表現はあまり使用されなくなってきている。これは，一次予防，二次予防の方法が確立してきたことによるのと，画像診断や手技の発達によりCADそのもの全体の予後が改善してきたことによる。さらに治療面においても，糖尿病がある時点ではアスピリンではなく，むしろスタチンを使用することを推奨する方向に動いている。

Stone NJ, Robinson JG, Lichtenstein AH, et al ; American College of Cardiology/American Heart Association Task Force on Practice Guidelines. 2013 ACC/AHA guideline on the treatment of blood cholesterol to reduce atherosclerotic cardiovascular risk in adults : a report of the American College of Cardiology/American Heart Association Task Force on Practice Guidelines. Circulation 2014 ; 129 (Suppl 2) : S1-45.　PMID : 24222016

★── CAD　冠動脈疾患(coronary artery disease)

Ⓑ 冠動脈が正常なのに急性冠症候群とは，どういうことか？

ACSのうち約10％程度は，冠動脈造影でも有意狭窄を認めない。キレイな冠動脈造影の結果をみて，「ハテ，これはなんだったのか？」と頭をひねることもあるだろう。こうした事象は，女性のほうが男性よりも多く，おおよそ2倍の数である。

　これが「何だったのか」ということであるが，正常な冠動脈のACSのメカニズムの主体は「内腔狭窄をきたさない」プラーク破綻と考えられている。この内腔狭窄をきたさないプラーク破綻というのは，プラークが破裂して一度は閉塞(あるいはそれに近い状態となった)したものの，そのあとで体内の線溶系の働きによって溶かされたというケースである。

　こうした症例では，血管内超音波などで観察すると，破裂した跡だけが残っていて(血栓は掃除されてなくなっている)，造影検査での見かけ上の狭窄率は25％以下となっている。しかし，その後の心血管イベントのリスクはやはり高く，ACSに準じた薬物療法を行うことが慣例的である。

Bugiardini R, Bairey Merz CN. Angina with "normal" coronary arteries : A changing philosophy. JAMA 2005 ; 293 : 477-84.　PMID : 15671433
Rossini R, Capodanno D, Lettieri C, et al. Long-term outcomes of patients with acute coronary syndrome and nonobstructive coronary artery disease. Am J Cardiol 2013 ; 112 : 150-5.　PMID : 23602693

Ⓑ FFRとは何か？

fractional flow reserveの略で，血流予備量比とも呼ばれる。最大充血という末梢血管抵抗をなくしたと仮定した状態(アデノシンやパパベリンを使用し，最大限に血管拡張を図る)で，冠動脈狭窄病変の近位部(Pa)と遠位部(Pd)の冠動脈内の圧を測定し，

FFR＝Pd÷Paの式から算出される。

　このFFRは血流量の比をそのまま表すと考えられており，この数値が低いということが，その狭窄によってフローが落ちている，つまり具体的にその先の心筋が虚血に陥っているということになる．数値として0.75〜0.80より低い場合，PCIやCABGによって予後を改善させることができることがわかっており，逆に0.80以上の場合はdeferといってあえて血行再建をしない方策をとることも許される．

Pijls NH, Van Gelder B, Van der Voort P, et al. Fractional flow reserve. A useful index to evaluate the influence of an epicardial coronary stenosis on myocardial blood flow. Circulation 1995；92：3183-93. PMID：7586302
De Bruyne B, Pijls NH, Kalesan B, et al；FAME 2 Trial Investigators. Fractional flow reserve-guided pci versus medical therapy in stable coronary disease. N Engl J Med 2012；367：991-1001. PMID：22924638

Ⓑ ICUベッドサイドでのACT★の使い方について述べよ．

ACTは，未分画ヘパリン投与患者において，透析やカテーテル中にモニタリングを行う方法として日常臨床で行われている．検査室に検体を出すことなく，その場で数値が出るので重宝される．ただ，低分子ヘパリン，そして新しい抗凝固薬は，ACTではモニタリングできない．また，機械間誤差もあり，施設間での絶対値の比較などは不可能である．

Bommer J, Schwab M. Bedside testing with the new coaguchek pro activated clotting time assay in dialysis. Artif Organs 2002；26：387-90. PMID：11952512
Bittl JA. The truth about activated clotting time measurements. Catheter Cardiovasc Interv 2005；65：338-9. PMID：15864807
Doherty TM, Shavelle RM, French WJ. Reproducibility and variability of activated clotting time measurements in the cardiac catheterization laboratory. Catheter Cardiovasc Interv 2005；65：330-7. PMID：15864806

★― ACT　賦活凝固時間（activated clotting time）

Ⓑ プラスグレルやクロピドグレルの適切な使用期間はどれくらいか？

これらの薬剤の使用は，アスピリンを加えてDAPT★といわれている．DAPTの使用によって，出血のリスクは1.5〜2倍程度高くなるとされているが，金属ステント内の血栓予防から考えると，6か月〜1年間の継続が絶対に必要とされている．しかし最近は，3か月などの早期中断も第2世代以降のステント（Xience™やResolute™といった薄いプラットフォームを使った薬物溶出性ステント）では可能であるというデータが出てきており，さらにアジア人は血栓傾向が欧米人よりも低いため，日本でも今後はどんどん使用期間が短くなっていくものと考えられている．最近1か月での休薬も可能という試験も組まれており，要注目の分野である．

Levine GN, Bates ER, Blankenship JC, et al；American College of Cardiology Foundation；American Heart Association Task Force on Practice Guidelines；Society for Cardiovascular Angiography and Interventions. 2011 ACCF/AHA/SCAI Guideline for Percutaneous Coronary Intervention. A report of the American College of Cardiology Foundation/American Heart Association Task Force on Practice Guidelines and the Society for Cardiovascular Angiography and Interventions. J Am Coll Cardiol 2011；58：e44-122. PMID：22070834

Task Force on Myocardial Revascularization of the European Society of Cardiology (ESC) and the European Association for Cardio-Thoracic Surgery (EACTS) ; European Association for Percutaneous Cardiovascular Interventions (EAPCI), Kolh P, Wijns W, et al. Guidelines on myocardial revascularization. Eur J Cardiothorac Surg 2010；38 Suppl：S1-52　PMID：20850034
Feres F, Costa RA, Abizaid A, et al ; OPTIMIZE Trial Investigators. Three vs twelve months of dual antiplatelet therapy after zotarolimus-eluting stents：the OPTIMIZE randomized trial. JAMA 2013；310：2510-22.　PMID：24177257
Loh JP, Torguson R, Pendyala LK, et al. Impact of early versus late clopidogrel discontinuation on stent thrombosis following percutaneous coronary intervention with first— and second-generation drug-eluting stents. Am J Cardiol 2014；113：1968-76.　PMID：24767975

★── DAPT　抗血小板薬2剤併用療法(dual antiplatelet therapy)

 いろいろとある冠動脈ステントの構造は，現在，どんなものになっているか？

現在，日常臨床で最も汎用されている冠動脈ステントは，DES★であり，このDESは，主に三つの構造物からつくられている．金属部分の「プラットフォーム」，薬剤の塗布および溶出のコントロールのために用いる「ポリマー」，塗布されている「薬剤」の三つである．
　まず「薬剤」に関しては，第1世代と呼ばれるCypher™とTaxus™ステントでは，「シロリムス」と「タクロリムス」が用いられていたが，現在のXience™やNobori®で使われている薬剤の主流は，「エベロリムス」や「バイオリムス」となる．続いて「ポリマー」については，生体適合性の高いものが開発されつつあり，現在，主流となっているのは，生体に吸収されるタイプのものである．特にNobori®は，生体吸収ポリマーを使用し，かつステントの外側のみにポリマーと薬剤がコーティングされているため，内皮細胞に対する障害が少ないと期待されている．
　最後に，ステンレスやコバルトクロムなどによってつくられている金属「プラットフォーム」に関しては，ここも生体吸収性(bioabsorbable)の「生体吸収ステント」が開発されつつある．まだ硬く，さらにrecoilに対する問題点はあるものの，今後順次導入され試されていく．

★── DES　薬剤溶出性ステント(drug-eluting stent)

 これからはステントではなくバルーンにクスリを塗ることになる，というのは本当か？

DESの登場により，BMS★¹時代の再狭窄の問題が劇的に改善した．このコンセプトをバルーンに持ち込んだのが，DEB★²である．このDEB，かなり良好な成績を収めており，日本でも2014年から導入されたが，ここで一つ疑問が生じる．そもそもバルーンで不十分だったから，ステントが導入されたのではなかったのか？　であれば，DEBはどんなときに必要なのか？
　DEBが必要な状況とは，ステント再狭窄である．BMSはもちろんだが，DESにおいても留置したあと，一定の確率でステント再狭窄が起こる．その際，これまではバルーンを用いて拡張させるだけか，ステントの中に再度DESを留置するかの，いずれかの方法が一般的であった．しかし，バルーンで拡張させるだけでは，すぐに再狭窄してしまうし，BMSやDESの中に再度DESを留置すると，ステントの内腔は，ま

すます狭くなってしまう。このような状況で威力を発揮するのが、DEBであろうと考えられている。実際に、BMSのステント再狭窄に対して、DESを留置した場合と、DEBで治療した場合の比較を行った臨床研究が発表されているが、その後のステント再狭窄の割合は、ほぼ同等であった。今後はステント再狭窄のみならず、血管径が細くてステントを留置できない症例など、さまざまな状況に応用が期待されている。

Alfonso F, Pérez-Vizcayno MJ, Cárdenas A[, et al. A randomized comparison of drug-eluting balloon versus everolimus-eluting stent in patients with bare-metal stent-in-stent restenosis : the RIBS V Clinical Trial (Restenosis Intra-stent of Bare Metal Stents : paclitaxel-eluting balloon vs. everolimus-eluting stent). J Am Coll Cardiol 2014 ; 63 : 1378-86.　PMID : 24412457

★1— BMS　金属ステント(bare metal stent)
★2— DEB　薬剤溶出バルーン(drug eluting balloon)

糖尿病の意義は米国人と日本人で違うのか？

日本では、動脈硬化のリスクの一つとして、高血圧や脂質異常症などと同等に扱われている印象の糖尿病だが、米国では動脈硬化疾患の「悪の枢軸」として恐れられており、先に述べた"angina equivalent"などの言葉はその表れである。この糖尿病に対する海外との感覚の違いは、臨床研究でも証明されている。PCIを受けた患者において、糖尿病を合併していない患者の長期予後は日本人と米国人でほぼ同じであるのに対して、糖尿病を合併している患者の予後は明らかに米国人のほうが悪いというものであった（調整ハザード比で1.6倍程度）。もちろん、一次予防および二次予防としての糖尿病コントロールが重要であるということには変わりはないが、こうした人種間の違いというものは存在する。

Kohsaka S, Goto M, Nagai T, et al. Impact of diabetes among revascularized patients in Japan and the U.S. Diabetes Care 2012 ; 35 : 654-9.　PMID : 22301120

不安定プラークの色調の違いで何がわかるか？

血管内視鏡の進歩により血管内の観察が容易となり、血管内に存在するプラークの色調を観察することができるようになった。プラークは、その色調により白色プラークと黄色プラークに大別される。安定狭心症や陳旧性心筋梗塞の責任病変においては白色プラークが観察されることが多く（白色プラークは安定プラーク）、一方で急性冠症候群の責任病変を観察すると破綻した黄色プラークを高頻度に認める〔黄色プラークは不安定(vulnerable)プラーク〕。ただ、この血管内視鏡の普及は思ったほど進んでおらず（侵襲性が高く、時間もかかるため）、臨床の場では文字どおりトリビア的な活用にとどまっている。

冠動脈にも解離は起こることがあるのか？

動脈解離といえば、Stanford AやBという大動脈解離をつい連想してしまうが、冠動脈を含め、全身どこの動脈でも解離する可能性がある。そのなかで、日々カテーテルを扱っている循環器内科医がよく遭遇するのが、医原性の冠動脈解離である。自然に解離が生じることもあるが（分娩など）、冠動脈解離の原因の圧倒的多数はカテーテル操作によるものである。つまり、カテーテルの先端が冠動脈の壁に当たった(wedgeした)状態で、精一杯で造影剤を注入した場合や、カニュレーションするときに乱暴に操作したりした場合に生じることが多い。またPCIの際に、ガイドワイヤを無理に

進めようとしても冠動脈は解離する。

　ひとたび冠動脈が解離してしまうと，末梢への流れが悪くなり，ST変化をきたし，患者は胸痛を訴えるようになる。そうなると，解離してしまった部分をステントで押さえ込むしか方法がなくなってしまう（あるいは緊急バイパス手術）。そうならないためにも，普段から慎重なカテーテルやガイドワイヤの操作を心掛けることが重要である。

■ 心不全・心原性ショック　　　澤野充明，香坂 俊

Ⓐ　心腎連関とは何か？

「心臓が悪くなれば腎臓も悪くなり，腎臓が悪くなれば心臓も悪くなる」ことをキャッチーに現した概念である。慢性腎臓病を有する患者の約50％は，心血管イベントによって死亡することが知られており，逆に，腎機能がしっかりしている心不全患者は，ほとんど心血管イベントを経験することがない。これは，特に日本人患者で顕著である（エビデンスなし，著者の印象）。

　心腎連関の病態には，交感神経系の過活動，酸化的ストレスと血管内皮障害，レニン–アンジオテンシン系の過活動，エリスロポエチンと心腎貧血症候群などが複雑に絡み合っている。Roncoらは，CRS★を臨床家にわかりやすくすべく，五つの病態パターンに分類した（表2–12）。臨床で使われることはあまりないが，病態生理の整理には役に立つだろう。

Coresh J, Astor BC, Greene T, et al. Prevalence of chronic kidney disease and decreased kidney function in the adult US population : Third National Health and Nutrition Examination Survey. Am J Kidney Dis 2003 ; 41 : 1-12.　PMID : 12500213
Ronco C, Haapio M, House AA, et al. Cardiorenal syndrome. J Am Coll Cardiol 2008 ; 52 : 1527-39.　PMID : 19007588

★── CRS　心腎症候群（cardiorenal syndrome）

表2–12　RoncoらによるCRSの分類

1型	急激な心機能の低下（心原性ショックや非代償性心不全）が急性腎障害をもたらす
2型	慢性心不全が緩徐に進行する慢性腎臓病をもたらす
3型	急性腎障害（急性腎虚血や糸球体腎炎）が急激な心機能異常（急性心不全，不整脈，虚血）をもたらす
4型	慢性腎臓病（慢性糸球体疾患）が心機能の低下や心筋症，心血管イベント発症率の上昇をもたらす
5型	敗血症などの全身性疾患が心疾患および腎疾患をもたらす

A EF[★1]が正常な心不全とはどのようなものか？

「EFの保たれた心不全」の意で"heart failure with preserved ejection fraction (HFpEF)"と表現されており，これと対比して"heart failure with reduced ejection fraction(HFrEF)"という言葉が存在する。それぞれを「ヘフペフ」，「ヘフレフ」という。これらは単純にEFで境界をつくっているが，そのカットオフ値は研究によってやや異なるが，大部分は40〜50％程度に設定されている。HFpEF患者の特徴は高齢女性に多く，高血圧型の急性心不全(CS[★2]でいうと，1：発症時収縮期血圧が140 mmHg以上)を発症することが多いことである。

HFpEFは左室の収縮障害が原因ではなく，心臓のみならず，「全身」の血管コンプライアンスの低下が問題と考えられている。また，HFpEFはしばしば生命予後がよいと勘違いされるが，実際にはHFrEFと大差がない。HFrEFの生命予後を改善させる治療薬として，RAAS[★3]阻害薬やβ遮断薬が確立した地位を築いている一方，HFpEFに対しての有効な薬剤は，残念ながら2015年現在，存在しない(それでもRAAS阻害薬やβ遮断薬はほとんどのケースで投与するのだが…)。

Marti CN, Gheorghiade M, Kalogeropoulos AP, et al. Endothelial dysfunction, arterial stiffness, and heart failure. J Am Coll Cardiol 2012；60：1455-69. PMDI：22999723

★1— EF　駆出分画(ejection fraction)
★2— CS　クリニカルシナリオ(clinical scenario)
★3— RAAS　レニン-アンジオテンシン-アルドステロン系(renin-angiotensin-aldosterone system)

A 心原性ショックに使い勝手のよいカテコールアミンは何か？

短期的な血圧の上昇を目的とするには，末梢血管抵抗を上昇させるノルアドレナリンが最適と考えられる。ノルアドレナリンは，不整脈を誘発するリスクがドパミンやドブタミンよりも低く使用しやすい。また，敗血症性ショック患者のRCTを総覧してみても，ドパミンは不整脈の発症率が高いことから，ノルアドレナリンの使用が，最新のガイドライン(SSCG 2012)でも推奨されている。

問題点としては，投与時に中心静脈カテーテルを必要とすることであり，挿入されるまでの橋渡しとして，末梢からドパミンを投与することをたまにみかける。

Surviving Sepsis Campaign. (www.surivingsepsis.org/Guidelines)　閲覧日：2014/12/12

A 適切な血管拡張薬の使い方について述べよ。

日本で最も一般的に頻用されている血管拡張薬は，硝酸薬とカルシウム拮抗薬である。これらの薬剤は，ほかの降圧薬と比較して副作用が少なく，短時間で作用して排泄され，静注薬も存在する。長期的予後を改善する効果を示している薬剤ではないものの，高血圧クリーゼや急性心不全(CS1)でしっかりと降圧したい状況など，救急外来やICUでは大いに役立つ。

その二つのうちでまず使用しやすいのは，ニトログリセリンである。末梢静脈ラインから投与でき，半減期も短いことから使い勝手がいい。その欠点は耐性化であり，48時間以上継続して使用していると，効果が低減してくる。経静脈でニトログリセリンを投与する場合には，この事象を見越して，内服での降圧も同時に考慮しておくことが重要である。また，頻回にみかける副作用は頭痛である。余談であるが，欧米

ではニトロプルシドという選択肢もあるが，日本ではシアン中毒のリスクもあって敬遠されているためお目にかかることは非常にまれである。

残ったカルシウム拮抗薬は，末梢動脈の平滑筋に主に作用するジヒドロピリジン系にあたるニカルジピンが重宝される。拮抗が難しいため経静脈で使用する場合には，急激にボーラス投与せず，緩徐に持続静注することが重要である。また急激に降圧を行った場合，反射性頻脈を生じることがあり，特に心臓虚血のある患者では問題となる。

上記の薬剤を使用しづらい妊娠高血圧では，メチルドパの内服が第1選択となる。ただし，胎児への影響が少ないことが立証されているものの，内服薬しかなく降圧作用発現まで3〜6時間程度かかるため，緊急時には使用できないことが難点である。

Elliott WJ. Clinical features in the management of selected hypertensive emergencies. Prog Cardiovasc Dis 2006 ; 48 : 316-25. PMID：16627047

Ⓑ 心不全患者の低ナトリウム血症にはどう対応するか？

低ナトリウム血症が予後を予測する因子としては適切であることは，どのようなタイプの心不全でもはっきりしている。低ナトリウム患者は，どうしてもNa値が正常の患者よりも予後が悪くなってしまうのである。

しかし，低ナトリウム血症に対する「介入」が予後を改善させるか，ということに関しては，議論の余地が大いにある。つまり，「Naそのものが予後不良の原因なのか？」といえば，おそらくそれはNoである。むしろNaの低値は表面的な問題で，水分のバランスを維持する機能だとか，腎機能の予備能がどれだけあるかとか，そういうところが根源的な問題として存在する。そして，Na値を追っかけただけでは，なかなか患者の予後の改善には至らない。

そのことを示す好例として，EVEREST★試験が挙げられる。この試験では，トルバプタン（サムスカ®）というNa改善効果ももつ薬剤を使用したが，心不全改善効果は認められなかった。

まとめると，Naというわかりやすい「値」の上下を追いかけるのではなく，心不全治療の原則に立ち返り，患者の体液のバランス（dry or wet）やアウトプット（warm or cold）に応じた治療を行うことが寛容であるということになる。やはり心不全は，検査値ではなく，ベッドサイドでみなくてはならない。

Bavishi C, Ather S, Bambhroliya A, et al. Prognostic significance of hyponatremia among ambulatory patients with heart failure and preserved and reduced ejection fractions. Am J Cardiol 2014 ; 113 : 1834-8. PMID：24837261

★── EVEREST　Efficacy of Vasopressin Antagonism in Heart Failure Outcome Study With Tolvaptan

Ⓐ 治療しなくてはならないとき低ナトリウム血症は生理食塩液を投与すべきか？

低ナトリウム血症に対して生理食塩液を使用すべき症例は，実はそれほど多くない。低ナトリウム血症患者の重症度評価では，血漿ナトリウム濃度が120 mEq/L未満を重症と定義されているが，慢性低ナトリウム血症で血漿ナトリウム濃度が115 mEq/L未満でなければてんかん発作のリスクは低いことが知られている。このなかで，生理食塩液による緊急補正を要する症例は，意識障害やてんかん発作を伴う重度な神経障

害をきたした患者や，症状は軽度でも急激な低ナトリウム血症をきたした超急性・急性低ナトリウム血症患者である。

　生理食塩液投与にあたって最も注意すべきことは，急速補正による浸透圧性脱髄症候群の発生である（かつては CPM★ と呼ばれていたが，現在では，脱髄現象が橋に限局した現象ではないことから，名称が変更されている）。よって，Na の補正は 24 時間で 8 mEq/L を超える補正は行うべきではなく，おおよそ 6 〜 8 mEq/L を数時間かけて補正すれば症状の改善が認められることが多い。

Verbalis JG, Goldsmith SR, Greenberg A, et al. Diagnosis, evaluation, and treatment of hyponatremia : expert panel recommendations. Am J Med 2013 ; 126(Suppl 1) : S1-42.　PMID：24074529
Sterns RH. Overview of the treatment of hyponatremia in adults. UpToDate.（www.uptodate.com/contents/overview-of-the-treatment-of-hyponatremia-in-adults）　閲覧日：2014/12/4

★── CPM　橋中心髄鞘崩壊症（central pontine myelinolysis）

Ⓑ　集中治療の現場での BNP★ 判定について述べよ。

BNP は，その名も BNP 試験による呼吸困難患者でのカットオフ値が非常に有名であるが（急性心不全の rule in には＞400 pg/mL，rule out には＜100 pg/mL），3 割ほどの患者は 100 〜 400 のグレーゾーンにあてはまり，さらに救急外来以上に集中治療現場における BNP の意義は（よく考えると）非常に難しい。

　臨床における BNP での使用上のポイントとしては，単独の値としてではなく，さまざまな臨床症状や徴候とあわせて判断すべきということになる。残念ながら，集中治療の現場での心不全の確定診断や除外に，近道は存在しない。

Kelder JC, Cowie MR, McDonagh TA, et al. Quantifying the added value of bnp in suspected heart failure in general practice : an individual patient data meta-analysis. Heart 2011 ; 97 : 959-63.　PMID：21478382
McMurray JJ, Adamopoulos S, Anker SD, et al ; ESC Committee for Practice Guidelines. ESC guidelines for the diagnosis and treatment of acute and chronic heart failure 2012 : The Task Force for the Diagnosis and Treatment of Acute and Chronic Heart Failure 2012 of the European Society of Cardiology. Developed in collaboration with the Heart Failure Association（HFA）of the ESC. Eur J Heart Fail 2012 ; 14 : 803-69.　PMID：22828712
Papanikolaou J, Makris D, Mpaka M, et al. New insights into the mechanisms involved in B-type natriuretic peptide elevation and its prognostic value in septic patients. Crit Care 2014 ; 18 : R94.　PMID：24887309
Vander Werf BD, Watt J, Joseph B, et al. Can plasma B-type natriuretic peptide levels predict need for mechanical ventilation after injury? Am J Surg 2010 ; 200 : 845-50 ; discussion 850.　PMID：21146031

★── BNP　脳性ナトリウム利尿ペプチド（brain natriuretic peptide）

Ⓑ　心拍出量が足りないと腎不全になるのか？

非常に根源的，かつ難解な質問であるが，無理やり答えると，一部は Yes で，一部は No ということになってしまう。

　腎不全においては，腎前性，腎性，腎後性の要素があるが，このうち腎前性においては，心拍出量の持続的な減少は，腎血流量の減少により腎機能障害に寄与すると考えられている。しかし，この関係は直接的な関係ではなく，むしろ，CVP★ で代表されるうっ血所見のほうが腎機能障害との関連があると最近は考えられている。心不全

患者における腎機能の悪化は，アウトプットの低下よりもうっ血（静脈圧）の上昇により強く相関することが示されたからである．うっ血の場合は，利尿薬で腎機能が改善するのは実臨床でも経験すると思う．

Smilde TD, Damman K, van der Harst P, et al. Differential associations between renal function and "modifiable" risk factors in patients with chronic heart failure. Clin Res Cardiol 2009；98：121-9. PMID：18979056
Damman K, van Deursen VM, Navis G, et al. Increased central venous pressure is associated with impaired renal function and mortality in a broad spectrum of patients with cardiovascular disease. J Am Coll Cardiol 2009；53：582-8. PMID：19215832

★— CVP　中心静脈圧（central venous pressure）

B　左室機能低下症例での左室形成手術について述べよ．

心臓手術において，左室機能低下自体が予後不良のリスク因子であることはいうまでもない．では，その左室機能低下自体に，手術によるアプローチをすべきか否かというと，そうでもない．過去に，拡張型心筋症における左室縮小術のなかでも有名なBatista手術やDor手術などが行われてきた．
　しかし，そのRCTの結果（STICH★試験）からは，積極適応となったとはいいがたく，各症例ごとに外科医の判断や技量に依存しているのが現状である．現状ではよほど特殊な理由がない限り，左室の形成術は行われなくなっている．

Kirmani BH, Mazhar K, Fabri BM, et al. Comparison of the EuroSCORE Ⅱ and Society of Thoracic Surgeons 2008 risk tools. Eur J Cardiothorac Surg 2013；44：999-1005；discussion 1005. PMID：23462818
Jones RH, Velazquez EJ, Michler RE, et al. Coronary bypass surgery with or without surgical ventricular reconstruction. N Engl J Med 2009；360：1705-17. PMID：19329820

★— STICH　Surgical Treatment for Ischemic Heart Failure

C　トルバプタンは米国では使われていないというのは本当か？

先にも述べたとおり，トルバプタンの心不全に対する効果を検証するために行われたRCTであるEVEREST試験では，長期的なトルバプタン投与群とプラセボ群で，予後に有意差は認められなかった．欧米では，この結果をもって，心不全に対してトルバプタンを使用することには否定的な状況だが，日本では，昨今，好んで用いられるようになっている．筆者（香坂）としては，なぜこの薬剤が日本の現場でこれほど重宝されているのか，理解に苦しむのだが（国内企業が開発した薬物である影響だろうか？），その根本には，おそらくneutral（中立的）な結果に終わった臨床試験に対する考え方の違いがあるのではないかと思っている．「害がないから使う」のか「益がないから使わない」のか，このあたりはもはや社会の価値観の問題であろう．一ついえるのは，心不全患者は，高齢化に伴い増え続けており，国民皆保険制度とはいえカバーできる医療費には限界があるということである．

Konstam MA, Gheorghiade M, Burnett JC Jr, et al. Effects of oral tolvaptan in patients hospitalized for worsening heart failure：the EVEREST Outcome Trial. JAMA 2007；297：1319-31　PMID：17384437

心不全入院中の減塩食はよくないというのは本当か？

急性心不全にて入院した場合，水分制限と減塩食をルーチンでオーダーしていないだろうか？　そんな「常識」にアンチテーゼを唱える研究が最近，話題を集めている。まとめると，75人の急性心不全患者を無作為に水分塩分制限群（水分 800 mL，塩分2 gまで）と対照群（水分および塩分制限なし）に分けて比較し，その結果は，入院3日目の体重減少および臨床的うっ血スコアの改善に有意差はなく，水分塩分制限群において喉の乾きが強いだけであった。また，30日における再入院率も有意差がなかった。もちろん，この研究結果だけで，水分塩分制限がまったく不要ということにはならないが，「ルーチンでの制限」は見直されるべきと考えられる。

Aliti GB, Rabelo ER, Rabelo ER, et al. Aggressive fluid and sodium restriction in acute decompensated heart failure : a randomized clinical trial. JAMA Intern Med 2013 ; 173 : 1058-64. PMID : 23689381

心不全で肺動脈カテーテルをどうしても使わなくてはならないときはあるか？

肺動脈カテーテルに関しては，ICU入室患者，心不全患者，周術期管理，どれにおいても，ルーチンでの使用は推奨されないデータが揃っている。しかし，原因不明の呼吸困難などでの診断，もしくは肺高血圧症の診断の場合，もしくはシャント疾患が疑われるような場合には，必要となることもある。複合的な病態が組み合わさっているケース（例：膵炎＋心不全，敗血症＋心不全）などもよい適応である。

Binanay C, Califf RM, Hasselblad V, et al. Evaluation study of congestive heart failure and pulmonary artery catheterization effectiveness : the ESCAPE trial. JAMA 2005 ; 294 : 1625-33.　PMID : 16204662
Shah MR, Hasselblad V, Stevenson LW, et al. Impact of the pulmonary artery catheter in critically ill patients : Meta-analysis of randomized clinical trials. JAMA 2005 ; 294 : 1664-70.　PMID : 16204666

MRAとは何か？

ミネラルコルチコイド受容体拮抗薬（mineralocorticoid receptor antagonists）のことで，日常診療で用いられている薬物としては，スピロノラクトンとエプレレノンが挙げられる。これらの薬剤は，さきほどから再三述べてきたトルバプタムとは好対照をなすものであり，カリウム保持性利尿薬でありながら，利尿薬としての効果は期待されず（利尿薬としての投与量よりも，はるかに少ない量を心不全では用いる），レニン−アンジオテンシン系の最終段階のステップをブロックする薬剤として用いられ，そのうえで明確な予後改善効果が証明されており，RALES[★1]，EPHESUS[★2]や，EMPHASIS-HF[★3]がそれにあたる。これらの試験の結果から，2013年の米国AHA/ACCガイドラインでは，MRAはNYHA[★4]心機能分類2〜4度かつ左室収縮能が35％以下の心不全患者に対してclass Ⅰの適応とされている。

Pitt B, Zannad F, Remme WJ, et al. The effect of spironolactone on morbidity and mortality in patients with severe heart failure. Randomized Aldactone Evaluation Study Investigators. N Engl J Med 1999 ; 341 : 709-17.　PMID : 10471456
Pitt B, Remme W, Zannad F, et al. Eplerenone, a selective aldosterone blocker, in patients with left

ventricular dysfunction after myocardial infarction. N Engl J Med 2003 ; 348 : 1309-21. PMID : 12668699
Zannad F, McMurray JJ, Krum H, et al. Eplerenone in patients with systolic heart failure and mild symptoms. N Engl J Med 2011 ; 364 : 11-21. PMID : 21073363
Yancy CW, Jessup M, Bozkurt B, et al ; American College of Cardiology Foundation ; American Heart Association Task Force on Practice Guidelines. 2013 ACCF/AHA guideline for the management of heart failure : a report of the American College of Cardiology Foundation/American Heart Association Task Force on Practice Guidelines. J Am Coll Cardiol 2013 ; 62 : e147-239. PMID : 23747642

★1── RALES　Randomized Aldactone Evaluation Study
★2── EPHESUS　Eplerenone Post-Acute Myocardial Infarction Heart Failure Efficacy and Survival Study
★3── EMPHASIS-HF　Eplerenone in Mild Patients Hospitalization and Survival Study in Heart Failure
★4── NYHA　ニューヨーク心臓協会(New York Heart Association)

不整脈疾患

澤野充明，香坂 俊

VT[★1]の鑑別について述べよ。

VTは，幅の広いQRS頻拍を特徴とする不整脈である．その基準は，120m秒以上というものであり，そのうえ，さらに脈ありと脈なしのVTに大別される(これは意識障害の有無で自明なことも多いが)．

　さて，このVTとSVT[★2]の鑑別についてであるが，これは脈ありのVTのケースの場合に考える必要性が出てくる問題である．最もよく使用される方法が，Brugada基準であるが，これは，

(1) 前胸部誘導(V1～6)においてRS波形を認めないこと
(2) 前胸部誘導における一つ以上の誘導でRS間隔が100m秒より長いこと
(3) 房室解離(P波とQRS波が独立していること)
(4) V1, 2およびV6において，VTの形態学的基準を満たすこと

という四つの基準を用いるものである．このうち一つでも満たせばVTで，高い精度をもつ(感度98.7％，特異度96.5％)．だが，やや煩雑であることから，R波がピークを迎えるまでの時間を測定しこれが50m秒以上であればVTらしいと判定する簡便法もあることを付記しておく．

Pava LF, Perafán P, Badiel M, et al. R-wave peak time at DII : a new criterion for differentiating between wide complex QRS tachycardias. Heart rhythm 2010 ; 7 : 922-6. PMID : 20215043
Blomström-Lundqvist C, Scheinman MM, Aliot EM, et al ; European Society of Cardiology Committee, NASPE-Heart Rhythm Society. ACC/AHA/ESC guidelines for the management of patients with supraventricular arrhythmias— executive summary. A report of the American college of cardiology/American heart association task force on practice guidelines and the European society of cardiology committee for practice guidelines (writing committee to develop guidelines for the management of patients with supraventricular arrhythmias) developed in collaboration with NASPE-Heart Rhythm Society. J Am Coll Cardiol 2003 ; 42 : 1493-531. PMID : 14563598

★1 — VT　心室頻拍（ventricular tachycardia）
★2 — SVT　上室性頻拍（supraventricular tachycardia）

A 心房細動のリズムコントロールとレートコントロールについて述べよ。

心房細動のデメリットは，一つは塞栓症リスクの増大，もう一つは頻脈をきたすことで血行動態の破綻やQOL★1を低下させることである。前者に対しては，CHADS2★2などでリスクの判断を行い，ワルファリンやNOAC★3などの抗凝固薬を使用することでリスクを低減できる。後者に対しては，レートコントロールを行うことが第1選択である。

　血行動態の破綻やQOLの低下が，1回レートコントロールをやってみて遷延しない限りは，（一昔前のスタンダード治療であった）リズムコントロールを行う必要はない。むしろ有害となることもある。48時間以上持続している心房細動であれば，左房内に血栓を形成している可能性があり，これを人為的に洞調律へ戻してしまうと，かえって塞栓症を惹起する可能性があるからである。また，抗不整脈薬の使用による多数の副作用も問題となる。集中治療患者に対するRCTは存在しないが，多臓器不全に陥っている患者に対して抗不整脈薬を使用した場合，こうした有害事象が増えることが予想されることからも，やはり「まずはレートコントロール」を行うことが最重要と考えられる。

Wyse DG, Waldo AL, DiMarco JP, et al. A comparison of rate control and rhythm control in patients with atrial fibrillation. N Engl J Med 2002 ; 347 : 1825-33.　PMID : 12466506
Van Gelder IC, Hagens VE, Bosker HA, et al. A comparison of rate control and rhythm control in patients with recurrent persistent atrial fibrillation. N Engl J Med 2002 ; 347 : 1834-40.　PMID : 12466507

★1 — QOL　生活の質（quality of life）
★2 — CHADS2　congestive heart failure, hypertension, age≧75 years, diabetes mellitus, prior stroke or TIA or thromboembolism
★3 — NOAC　novel oral anticoagulant

A ICD★1の一次予防の適応について述べよ。

3か月以上の至適薬物療法にのっていることを大前提として，EF 30％未満の虚血性心筋症患者は，予防的ICD植え込みの適応となる（EF 35％未満の非虚血性心筋症患者も同様）。ICDの虚血性心筋症患者における有効性は，MADIT★2 ⅠやMADIT Ⅱ，MUSTT★3，非虚血性心筋症患者における有効性は，SCD-HeFT★4試験などのRCTで示されている。このほかに，

- 弁膜症やその他の心筋症があり，かつ電気生理学的検査で持続性心室頻拍や心室細動が認められる患者
- 先天性QT延長症候群
- 肥大型心筋症
- Brugada症候群
- 不整脈源性右室心筋症の高リスク群

などもICDの一次予防適応である。このあたり，だいぶ日米で温度差があり，ガイドライン遵守の姿勢を強く打ち出す米国では，年間20万件程度が植え込まれ，これに

対し日本は現実的に年間6,000件程度である。

Moss AJ, Hall WJ, Cannom DS, et al. Improved survival with an implanted defibrillator in patients with coronary disease at high risk for ventricular arrhythmia. Multicenter Automatic Defibrillator Implantation Trial Investigators. N Engl J Med 1996；335：1933-40.　PMID：8960472
Moss AJ, Zareba W, Hall WJ, et al. Prophylactic implantation of a defibrillator in patients with myocardial infarction and reduced ejection fraction. N Engl J Med　2002；346：877-83.　PMID：11907286
Buxton AE, Lee KL, Fisher JD, et al. A randomized study of the prevention of sudden death in patients with coronary artery disease. Multicenter Unsustained Tachycardia Trial Investigators. N Engl J Med 1999；341：1882-90.　PMID：10601507
Bardy GH, Lee KL, Mark DB, et al；Sudden Cardiac Death in Heart Failure Trial（SCD-HeFT）Investigators. Amiodarone or an implantable cardioverter-defibrillator for congestive heart failure. N Engl J Med 2005；352：225-37.　PMID：15659722

★1 ― ICD　植え込み型除細動器（implantable cardioverter-defibrillator）
★2 ― MADIT　Multicenter Automatic Defibrillator Implantation Trial
★3 ― MUSTT　Multicenter Unsustained Tachycardia Trial
★4 ― SCD-HeFT　Sudden Cardiac Death in Heart Failure Trial

Ⓑ VTでアブレーションするときはどんなときか？

アブレーションは，高周波電流をカテーテルの先に流すことによって，その先端付近の心筋を焼灼してしまう手技だが，種々の上室性不整脈の治療に主体的に用いられるようになっている。その成績であるが，心房細動を除くマクロリエントリ型頻拍には絶大な威力を発揮し，その奏効率は95％を超えるといわれている。

　そして，これを心室性不整脈に対しても使っていこうという動きが最近著しい。この分野では，SMASH-VT★をはじめとしたさまざまなRCTが行われている。しかし，VTに対するアブレーションは，どんなに手練れの術者が行ったとしても，まだ，「完治」というところには至っていない（つまり，VTアブレーションを行ってICDなしで経過観察できるというところまでは，まだほど遠い）。

　しかし，ICD作動回数を減らすということだけでも，患者サイドにとっては大いに意義がある。さらには，心外膜も含めたsubstrate based ablation strategiesのようなアブレーションテクニックの向上により，さらなる成績の向上が期待されている。この手技を行う場合は，アブレーションカテーテルを心嚢に潜り込ませる必要があるが，Brugada症候群の治療にきわめて有効である。集中治療の現場でもこうした選択肢があることは，知っておく必要があろう。

★ ― SMASH-VT　Substrate Mapping and Ablation in Sinus Rhythm to Halt Ventricular Tachycardia

Ⓑ 心房細動アブレーションの適応とはどのようなものか？

心房細動におけるアブレーションの適応（ここでは，リズムコントロールのための肺静脈隔離術のみを取り上げる）は，難治性（薬物療法に抵抗性）の症状を伴う発作性心房細動である（Class I）。つまり，

　（1）症状が存在し，患者がそのことで困っている
　（2）そして，薬を使ってみてもコントロールできない

というとこで初めて適応になるのである。また，よく誤解されるのだが，抗凝固療法を使用できないような患者には施行すべきではない(Class Ⅲ)。つまり，アブレーションが成功しても，抗凝固を止めることは(普通は)しないので，そのことをアブレーションをすることの理由にしてはいけないのである。

January CT, Wann LS, Alpert JS, et al. 2014 AHA/ACC/HRS Guideline for the Management of Patients With Atrial Fibrillation : A Report of the American College of Cardiology/American Heart Association Task Force on Practice Guidelines and the Heart Rhythm Society. Circulation 2014 ; 130 (23) : e199-267.　PMID : 24682347

Ⓑ 心房細動の経過中に心不全を合併する割合はどのくらいか？

だいたい心房細動の期間が10年以上続くと，心不全を併発する確率は約10％程度である。さらに，心房細動患者の死亡原因の約15％は心不全が占めている。

逆に，心不全患者の2割ぐらいが5年程度で心房細動を発症し，そのリスクは心不全の重症度(NYHA心機能分類やEF)の悪化に伴いさらに上昇する。

心房細動や心不全の発症者はおおむね高齢者であることを考えると驚くにはあたらないかもしれないが，集中治療の現場では，二つが併存していると治療方針に混乱をきたすことも少なくない。5人に1人程度は両方を合併しているのだということをしかと認識し，冷静に対処することが必要であろう。

Conen D, Chae CU, Glynn RJ, et al. Risk of death and cardiovascular events in initially healthy women with new-onset atrial fibrillation. JAMA 2011 ; 305 : 2080-7.　PMID : 21610240
Wang TJ, Larson MG, Levy D, et al. Temporal relations of atrial fibrillation and congestive heart failure and their joint influence on mortality : the Framingham Heart Study. Circulation 2003 ; 107 : 2920-5.　PMID : 12771006
Tsang TS, Gersh BJ, Appleton CP, et al. Left ventricular diastolic dysfunction as a predictor of the first diagnosed nonvalvular atrial fibrillation in 840 elderly men and women. J Am Coll Cardiol 2002 ; 40 : 1636-44.　PMID : 12427417

Ⓑ 心房細動のレートコントロールのやり方は具体的にどうするか？

心房細動におけるレートコントロールは，目的としては症状緩和が主体となる。基本的に房室結節を抑制するようなβ遮断薬，カルシウム拮抗薬，ジゴキシンといった薬物を使用するが，欧米では，静注薬の種類も多彩なβ遮断薬が多用される傾向にあり，日本ではカルシウム拮抗薬が広く用いられている。いずれも，低心機能患者では注意を払う必要がある。ジゴキシンは，これも個人的な意見であるが，集中治療の現場では，おそらくプラセボに近い効果しかないのではないか，補助的に用いるにとどめたほうがよいのではないか，と考えている。

ほかに，難治性の心房細動の場合には，房室結節アブレーションとペースメーカという方法もとられることがある(「ジャンクションを切る」ので「ジャンギリ」などと呼ばれる方法)。ただ，長期的に1％程度，突然死の可能性が控えているので，慎重に考慮する必要がある。

Wyse DG, Waldo AL, DiMarco JP, et al. A comparison of rate control and rhythm control in patients with atrial fibrillation. N Engl J Med 2002 ; 347 : 1825-33.　PMID : 12466506
Curtis AB, Kutalek SP, Prior M, et al. Prevalence and characteristics of escape rhythms after radiofrequency ablation of the atrioventricular junction : results from the registry for AV junction ablation and pacing in atrial fibrillation. Ablate and Pace Trial Investigators. Am Heart J 2000 ; 139 :

122-5．PMID：10618572

 ICDのリードは心室だけでよいのか，それとも心房リードも用意したほうがよいのか？

ICDは，本来の目的からすると，心室だけに除細動をかけるだけで事足りるので，心房のリードは必要ない．しかし，心房リードを追加することで，発生した不整脈の詳細が明らかにできることがあり（上室性か？　心室性か？　など），不適切作動を減少させたりできる可能性が指摘されていた．

　最近，米国のビッグデータ（循環器手技の国家的なレジストリであるNCDR®★）から，この議論に関して一つの答えが示された．その結果は，心房リードを追加してもしなくても，1年後死亡率および心不全を含めた再入院率に有意差は認められない，というものであり，それでいてシングルリードのほうが合併症は少なかった．この結果から，現時点ではICDを挿入する場合，心房リードも追加するという「一手間」は，必要ないと考えられている．

Peterson PN, Varosy PD, Heidenreich PA, et al. Association of single- vs dual-chamber ICDs with mortality, readmissions, and complications among patients receiving an ICD for primary prevention. JAMA 2013 15；309：2025-34．PMID：23677314

★— NCDR　National Cardiovascular Data Registry

 aVR誘導はVTの鑑別に役に立つか？

wide QRSの頻拍をみた場合に，心室性頻拍と変行伝導を伴った上質性頻拍を鑑別する必要がある．そのBrugada基準は前に紹介したが（91ページ参照），このほかにパッとaVR誘導に注目すると鑑別に役立つことがある．aVR誘導は心臓を右上から見ている誘導になるため，心室性頻拍だと興奮がaVR誘導に向かってくることになり，上室性頻拍だと遠ざかっていくことになる．すると結果として，「上室性だと下向き，心室性だと上向き」ということで鑑別できる（図2–5）．

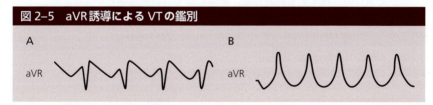

図2–5　aVR誘導によるVTの鑑別

AとBは両方ともwide QRS頻拍であるが，AのaVR誘導のベクトルは下を向いており（上室性の可能性が高い），Bは上を向いている（心室性の可能性が高い）．

 ICEとは何か？

ICEとはintra cardiac echocardiographyの略で，カテーテルの先端に超音波装置が内蔵されたものである．日本で使用されているICEには2種類あるが，いずれも8 Fr程度の太さで，大腿静脈から挿入される．心房細動に対するアブレーション治療の際に必要なBrockenbrough手技（カテーテルを右房から左房に通す手技）を安全に施行するために用いたり，近年，盛んになっているSHD★に対するカテーテル治療の際に用

いられている。

★── SHD　構造的心疾患(structural heart disease)

 ICD の誤作動確率はどのくらいか？

ICD 挿入が致死的不整脈による死亡率を低下させることは明白だが，不適切な作動が，しばしば問題となる．不適切作動の頻度は，報告によって異なるが，MADIT Ⅱ の報告では ICD 挿入患者の 11.5％が不適切作動を経験し，そして不適切作動はすべての作動のうちの実に 1/3 を占めていたとされている．

不適切作動の誘因として，最も頻度の高いものは心房細動であり（心室でセンスしてしまい，VT や VF★ と間違える），そのほかに，上室性頻拍やセンシング異常も誘因として挙げられている．また，この報告では不適切作動が有意に全死亡の増加に寄与していたとされており，不適切作動の軽減の重要性が強調されている．

Daubert JP, Zareba W, Cannom DS, et al. Inappropriate implantable cardioverter-defibrillator shocks in MADIT Ⅱ : frequency, mechanisms, predictors, and survival impact. J Am Coll Cardiol 2008 ; 51 : 1357-65.　PMID : 18387436

★── VF　心室細動(ventricular fibrillation)

 ICD の設定を変えただけで長生きできるというのは本当か？

最近の研究から，ICD の設定を変更するだけで，不適切作動を軽減し，予後を改善できるのではないかという結果が出ている．MADIT-RIT★1 という試験だが，この結果によると，ICD の「不整脈であると認識する閾値を上昇させる」，あるいは「不整脈であると認識してからショックをかけるまでの時間を長くする（結果的に ATP★2 がかかる時間が長くなる）」ことで，不適切な作動を大幅に軽減することができた．そして，驚くべきことに，不適切な作動が軽減したことにより，観察期間中の全死亡も有意に減少した．設定を少し変えるだけ，予後まで改善することができる可能性があるという，まさに ICD の「基本」を見直した，非常に重要な研究成果といえる．

Moss AJ, Schuger C, Beck CA, et al. Reduction in inappropriate therapy and mortality through ICD programming. N Engl J Med 2012 ; 367 : 2275-83.　PMID : 23131066

★1── RIT　Reduce Inappropriate Therapy
★2── ATP　抗頻拍ペーシング(antitachycardia pacing)

 QT 間隔を計るのは難しいか？

QT 間隔の計測には，T 波の傾斜から基線に接線を引き，基線との交点を求める接線法（図 2-6）と，T 波の終末点を QT 時間とする T-END 法がある．いずれも目視では誤差が多く，特に T-END 法では U 波の存在，基線の揺れにより大きな誤差になるので，何回か訓練して身につける必要があるが，循環器専門医でも間違えることがある．なおデジタル化処理では，心電図波形を微分し T 波の接線を求めて QT 時間を得るという方法をとっているが，これもやはり人間の眼での確認が必要である．

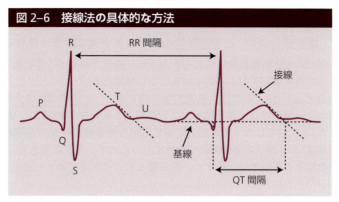

図 2-6 接線法の具体的な方法

(香坂 俊. 循環器で必要なことはすべて心電図で学んだ. 週刊医学界新聞；2956 より作成)

C 不整脈疾患が「心筋症」とはどういうことか？

現在，欧米の心筋症ガイドラインには，チャネル病(channelopathy)の概念が導入されている。channelopathyとはイオンチャネルの異常であるが，そのイオンチャネルも心筋の一部であることは変わりないので，channelopathyと心筋症(cardiomyopathy)を一緒くたに扱おうという考え方である。たとえば，QT延長症候群，肥大型心筋症，拡張型心筋症，拘束型心筋症など，すべて遺伝子検査が治療の判断を左右しうる疾患である。そのための本人や家族に対するコンサルトの考え方などは，どんどん共有していくべきであろう。

Ackerman MJ, Priori SG, Willems S, et al. HRS/EHRA expert consensus statement on the state of genetic testing for the channelopathies and cardiomyopathies : this document was developed as a partnership between the Heart Rhythm Society (HRS) and the European Heart Rhythm Association (EHRA). Europace 2011 ; 13 : 1077-109.　PMID : 21810866

弁膜症と左室流出路狭窄

猪原 拓，香坂 俊

B 弁膜症に対するカテーテル治療はどのように行われていくか？

2013年にカテーテルによる大動脈弁置換(留置)術(TAVR[1]またはTAVI[2])が日本でも保険適用され，積極的に施行されるようになった。さらに今後は，僧帽弁閉鎖不全におけるedge to edge repairをカテーテルに施行できる僧帽弁クリップ(mitral clip)や，Fallot四徴症における肺動脈弁置換のカテーテル留置術などが行えるようになってくると予想されている。

そうした状況のなかで最も重要なのは，外科医と内科医の合意形成であるとされている。そのためのキーワードがハートチームであり，ガイドラインでは，日本人は不得手とされる「建設的な議論」や「リスク評価」が要求されている。現在，施設ごとにさまざまな形式でカンファレンスが開かれているが，まだまだこれから成熟が必要な分野である。

★1─TAVR　経カテーテル大動脈弁置換術(transcatheter aortic valve replacement)

★2─ TAVI　経カテーテル大動脈弁植え込み術（transcatheter aortic valve implantation）

A なぜ，重症慢性 AR★1 と重症慢性 MR★2 の手術適応基準は異なるか？

どちらも心臓に対して容量負荷をもたらす逆流性弁膜症であるが，手術適応となる基準は異なる。ここでは，そのキーポイントについて触れる。

一つ目のポイントは，ARでは，原因疾患が何であろうと治療指針に大きな違いはないのに対して，僧帽弁は，弁そのものに問題のある器質性 MR（逸脱，リウマチ性，心内膜炎など）と，弁ではなくその周辺組織に問題がある機能性 MR（虚血性あるいは非虚血性心筋症）の 2 通りで治療指針が大きく分けられていることである。僧帽弁は，左室や左房の変形の影響を受けやすく，逆流量もその変形度によって変化してくるためである。

二つ目のポイントは，心不全症状がある（NYHA心機能分類 3 〜 4度）場合，ARでは左室駆出率にかかわらず手術を考慮するが，MRでは左室駆出率が 30% 未満の低い症例では，手術で生命予後を改善できない可能性が指摘されている。

最後に，ARに対してもMRに対しても心不全症状がある（NYHA心機能分類 3 〜 4度）場合とない場合（心機能分類 1 〜 2度）の手術成績を比較した場合は，圧倒的に後者がよい。よって，双方とも早期発見と介入のタイミングを逃さないというところが，きわめて重要であることが強調される。

Chaliki HP, Mohty D, Avierinos JF, et al. Outcomes after aortic valve replacement in patients with severe aortic regurgitation and markedly reduced left ventricular function. Circulation 2002 ; 106 : 2687-93.　PMID：12438294
Wu AH, Aaronson KD, Bolling SF, et al. Impact of mitral valve annuloplasty on mortality risk in patients with mitral regurgitation and left ventricular systolic dysfunction. J Am Coll Cardiol 2005 ; 45 : 381-7.　PMID：15680716

★1─ AR　大動脈弁逆流症（aortic regurgitation）
★2─ MR　僧帽弁逆流症（mitral regurgitation）

A HOCM★1 患者の突然死リスク因子は何か？

スポーツ競技のアスリートが試合中に突然倒れ，亡き人となるニュースはたびたびみかけ，亡くなったあとに初めて HOCM とわかることも少なくない。

このように HOCM 患者では，若年者で過度の運動負荷が加わることによる突然死発症が問題となる。突然死の最大のリスク因子には（感覚的にアタリマエだが），過去の心停止の既往と持続性心室頻拍の既往が挙げられる。これら二つの要因（便宜的にメジャーリスク因子と呼ぶ）のいずれかが存在すれば，年間 11% もの突然死リスクがあり，必然的に ICD の適応となる。ここまでは非常にわかりやすい。

そして，その他のリスク因子としては，

- 突然死の家族歴
- 「非」持続性心室頻拍
- 運動負荷時の 25 mmHg 以上の収縮期血圧上昇不良
- 説明のつかない失神
- 30 mm 以上の心室壁肥厚
- 拡張した左室や左室瘤の形成

- ●心臓MRI[*2]における広範囲の遅延造影効果

などが挙げられる．ほかに冠動脈疾患の合併が認められる場合にも，年間4％の突然死リスクがある．これらのマイナーリスク因子の難しいところは，当てはまったからといって，ICDの適応に該当するわけではないことであり，さらに必要以上に患者の不安を与えることを避けなければならないところにある．そのため，複合的なアプローチができるように，HOCMなどの重症心筋症の管理はセンター化が世界的には進んでいる．

★1— HOCM　肥大型閉塞性心筋症（hypertrophic obstructive cardiomyopathy）
★2— MRI　磁気共鳴画像法（magnetic resonance imaging）

吸い込み血流を使った僧帽弁逆流評価とは？

これまで，僧帽弁逆流評価は，逆流血流のジェットの「長さ」や「幅」や「面積」など，見た目そのままで評価する方法をとってきたが，いずれも半定量法（あるいは大雑把）といわざるをえないものだった．そこに最近，僧帽弁逆流の定量評価に際して，吸い込み血流を用いたPISA★法が導入された．その内容は，以下のようなものである．現在は，このPISAを使うことが，中等度以上の逆流では標準となっている．

(1) まず，左室内の血液が逆流口に向かって集まるとき，流速は四方八方から加速し，逆流口に向かって同じ流速の半球を形成する．これがPISAである．お風呂の栓を抜いたときの栓に向かってできる渦巻きをみていると考えてもらえると，ちょうどよいかもしれない
(2) このとき，カラーDoppler法の折り返し現象を用いて（計測可能領域を越えると色が反転する），PISA半球表面の血流速度を知ることができる
(3) すると，PISA半球上の単位時間あたりの面流量は，半球表面積と折り返し速度の積で表される．このあたりでややこしくなるが，つまり色が反転したところの境界線を使って，その単位時間あたりの逆流量を計算する

★— PISA　proximal isovelocity surfacea area

心筋梗塞を人為的に起こすためのアルコール注入量はどれくらいか？

薬剤抵抗性のHOCMに伴う流出路狭窄に対する治療法として，PTSMA★がある．主に，前下行枝から分岐している中隔枝に選択的にエタノールを注入し，肥大心筋を焼灼（人為的に心筋梗塞をつくり出す）し，薄くすることで，左室流出路圧格差を軽減する治療法である．注入されるアルコールの量は，焼灼範囲によっても異なるが，約2 mL程度が一般的である．

★— PTSMA　経皮的中隔心筋焼灼術（percutaneous transluminal septal myocardial ablation）

心肺蘇生

香坂 俊

 ACLS★で使用する薬剤は何か？

VF／VT患者では，まず電気的除細動を行い，それでもVF／VTが持続していれば，1

回目のアドレナリン1mgを投与する（バソプレシン40単位のボーラス投与で代用することも可能）。そのあとに，2回目の電気的除細動を行っても，なお心拍再開が得られない場合には，アミオダロンの使用を考慮する。現行のACLSガイドラインで使用を推奨される薬剤は，この2剤のみである。なお，アミオダロンの初期量は300 mg，2回目の投与は150 mgである。

かつては，徐脈性不整脈に対してアトロピン0.5 mg静注が推奨されていたが，反応不良である場合や，あったとしても一過性の反応が多いことから，投与しつつも経皮的ペーシング，さらには経静脈的ペーシングを行えるよう準備を整えることが重要と考えられるようになっている。

Neumar RW, Otto CW, Link MS, et al. Part 8 : adult advanced cardiovascular life support : 2010 American Heart Association Guidelines for Cardiopulmonary Resuscitation and Emergency Cardiovascular Care. Circulation 2010 ; 122 (Suppl 3) : S729-67. PMID : 20956224

★— ACLS　二次救命処置(advanced cardiovascular life support)

B 最近，蘇生時のプロトコールはどのように変更されているか？

院外心肺停止の蘇生率は年々向上している。しかし，まだ低い域にとどまっており，日本では救急搬送された547,153例の解析結果から2.1〜4.3％（目撃者がいた場合の1か月後の生存退院率）という数値が挙げられている。

この蘇生率向上のために試みられていることはいくつかあり，なかでも蘇生プロトコールの簡便化はその最たるものである。具体的には，気道の確保よりも適切な心臓マッサージを重視する姿勢へと移っている（ABC★1からCAB★2へ）。

この，ACLSのCABプロトコールの導入により，心臓マッサージの「質」は，まさに生命予後に直結する位置を占めるようになり，**「絶え間ない心マ」**は，救急蘇生にかかわる医療者の合言葉となっている。

Kitamura T, Iwami T, Kawamura T, et al. Nationwide improvements in survival from out-of-hospital cardiac arrest in Japan. Circulation 2012 ; 126 : 2834-43. PMID : 23035209

★1— ABC　気道確保(airway)−呼吸(breathing)−循環(circulation)
★2— CAB　胸骨圧迫(chest compressions)−気道確保(airway)−呼吸(breathing)

その他
猪原 拓，香坂 俊

A スパズムを誘発する方法を述べよ。

冠動脈れん縮（スパズム）の確定診断には，症状，心電図変化，そして血管造影上で90％以上の狭窄出現という「三種の神器」が必須となる。そのため，スパズムが疑われる患者に対して冠動脈造影検査を行う際に，診断目的でアセチルコリンやエルゴノビン*の経冠動脈的投与，あるいは過換気負荷を行うことで誘発を試みる（過換気による誘発法は簡便かつ有効であるが，患者の積極的な協力が必須である）。いずれの方法でも，冠動脈閉塞にまで至るれん縮が生じた場合には，一時的に重度な心筋虚血が誘発されることがたまにある致死的不整脈（VFやVT）や徐脈性不整脈（房室ブロックなど）の発生率は約2〜3％とされている。

Nakao K, Ohgushi M, Yoshimura M, et al. Hyperventilation as a specific test for diagnosis of coronary artery spasm. Am J Cardiol 1997 ; 80 : 545-9.　PMID：9294979

Takagi Y, Yasuda S, Takahashi J, et al. Clinical implications of provocation tests for coronary artery spasm : safety, arrhythmic complications, and prognostic impact : multicentre registry study of the Japanese Coronary Spasm Association. Eur Heart J 2013 ; 34 : 258-67.　PMID：22782943

＊一注　アセチルコリンは神経伝達物質の一種で，副交感神経有意となった際，体内で多く分泌される。エルゴノビンは，産科領域で頻用される子宮の平滑筋や動脈を収縮させる作用をもつ薬剤である。

A 右室の形はなぜ左室と異なるのか？

右室と左室の形態は大きく異なる。心臓の発生過程で，心室は心室中隔の形成によって単心室から左右の心室へと仕切られる。この時点では，左右の心室に大きな構造的違いはない。しかし，生後間もなく，胎児循環から正常な循環へと循環様式が変化すると，右室圧は低下し，左室圧は上昇する。この結果として，左室壁は求心性肥大をきたすのに対して，右室壁は薄いままとなる。また，左室は楕円体であるのに対し，右室は左室の外側右半周分にへばりついた，正面から見れば三角形，心尖部から見れば半月の複雑な三次元構造をとることになるわけである。

Voelkel NF, Quaife RA, Leinwand LA, et al. Right ventricular function and failure : report of a National Heart, Lung, and Blood Institute working group on cellular and molecular mechanisms of right heart failure. Circulation 2006 ; 114 : 1883-91.　PMID：17060398

A Stanford A型の急性大動脈解離では，1時間手術が遅れると死亡リスクはどの程度上昇するか？

発症から48時間以内のStanford A型の急性大動脈解離では，1時間手術が遅れるとともに死亡リスクが1％上昇する。Stanford A型の場合，解離腔が心臓方向へと進展すれば，心タンポナーデや急性心筋梗塞（ほぼ全例が右冠動脈）を起こし，腕頭動脈，左鎖骨下動脈などの主要血管方向へと進展すれば，脳梗塞を起こす。短期的な成績としては結果的に手術を行った患者では院内死亡率が26％であるのに対して，内科的治療のみの患者では58％という報告もある。

Hagan PG, Nienaber CA, Isselbacher EM, et al. The International Registry of Acute Aortic Dissection (IRAD) : new insights into an old disease. JAMA 2000 ; 283 : 897-903.　PMID：10685714

A 先天性心疾患が最近増えているような気がするが，本当か？

小児心臓血管外科手術の成績向上とともに，従来は若年で死亡していた先天性心疾患患者の生命予後は大幅に改善し，その多くが成人している。また，戦後の画像診断技術の向上もあり，無症候の先天性心疾患がより多く発見されていると考えられる。日本では，1967年に約16万人（成人は5万人程度）程度であった先天性心疾患患者が，1997年には約62万人（成人は31万人），さらに年間あたり9,000人ずつ成人先天性心疾患患者は増加傾向を示し，2007年時点でも41万人もの成人先天性心疾患患者が存在したといわれている。しかし，そのような患者を専門でみられる（小児専門でない）循環器専門医が不足していることが現在問題となっている。

Shiina Y, Toyoda T, Kawasoe Y, et al. Prevalence of adult patients with congenital heart disease in Japan. Int J Cardiol 2011 ; 146 : 13-6.　PMID：19493578

A　CP★はどのように診断したらよいか？

CPとは，心膜の炎症を契機に心膜が線維化し，さらに石灰化をまねき，心嚢の伸展が抑制される病態を指す．原因疾患としては，特発性あるいはウイルス感染を契機としている場合が半数を占め，心臓外科手術後が30％程度，放射療法後（Hodgkinリンパ腫治療後や乳がん治療後）のものが15％程度，残りが結核性や化膿性心膜炎後や外傷，悪性腫瘍関連などで占められる．これらのリスク因子がないか，問診をとることから診断は始まる．

CPの診断を確定する場合，CPと同様に心膜の伸展障害をきたす心タンポナーデとの鑑別を要する（CPであれば，心外膜の剥離術も考慮しなければならないので，これは重要である）．両者に共通する点は，(1) 左室拡張不全を伴うこと，(2) 左室拡張期圧，肺静脈圧，CVPの上昇，(3) 肺動脈圧が35～50 mmHg程度と高値，などが挙げられる．

相違点を順番にみていくと，まず，簡単な所見としては，心タンポナーデでは心嚢腔内への液体貯留を認めることが多い．急性の心タンポナーデであると，貯留量がわずかでも，心タンポナーデをきたすことがあるので，液体貯留がないからといってCPと診断できるわけではないことに注意を要する．

次に，吸気時と呼気時の左室流入波形ないし，経三尖弁右室流入波形についてであるが，心タンポナーデでは，心外膜自体の変性はないことから，圧変化が心嚢腔にも直接的に影響が出るが，CPの場合は心外膜が硬化しており呼吸性変動が心嚢腔に伝達しない．

最後に心タンポナーデでは，右房圧，左室拡張期圧そして右室拡張期圧がすべて一致する時点が生じるが，CPでは，吸気時にも右房圧は一定であり，肺動脈圧が低下する．これらの所見から，心タンポナーデとCPを鑑別していく．

Bansal R, Perez L, Razzouk A, et al. Pericardial constriction after cardiac transplantation. J Heart Lung Transplant 2010 ; 29 : 371-7.　PMID : 19804990

★— CP　収縮性心膜炎（constrictive pericarditis）

A　急性心外膜炎（心膜炎）での心電図所見はどのようなものか？

典型的な心電図所見は，肢誘導および胸部誘導の全誘導に認められるST上昇（凹型）とPR部分の低下である（図2-7）．急性心外膜炎（心膜炎）の心電図所見が広範囲に及び，その原因となると考えられている．心膜は，心臓外部を取り囲む嚢状の構造物であり，内腔は心嚢と呼ばれる．心嚢は，心臓全体を一つの空間で取り囲んでいることから，炎症が生じると全体へと波及しやすい構造となっている．

Spodick DH. Acute pericarditis : current concepts and practice. JAMA 2003 ; 289 : 1150-3.　PMID : 12622586

A　高血圧クリーゼは数値で判断できるか？

高血圧クリーゼでは，収縮期血圧が180 mmHg以上，拡張期血圧が120 mmHg以上に上昇していることが多いが，明確な閾値は設定されていない．高血圧クリーゼは，血圧が急激に高くなることで臓器障害が生じる病態の総称であるからである．臓器障害は，心血管障害，腎障害，脳神経障害，出血性疾患，婦人科疾患などが挙げられる．

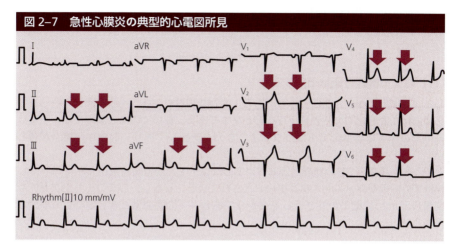

図2-7 急性心膜炎の典型的心電図所見

矢印部に示されるように，広範囲なST上昇が認められる。

また，もともと高血圧症をもっている患者が，高血圧クリーゼを発症する場合も多いが，そうでないケースもある。

　高血圧クリーゼを発症した場合は，すみやかに血圧を低下させることが重要であるが，過度な降圧もリスクと考えられている。これは，圧の低下によって灌流障害が生じて，逆に臓器の虚血状態をつくってしまう可能性もあるためとされている。病態によって降圧目標が異なるが，MAPをはじめの1時間でおおよそ10〜20％，さらに次の23時間で5〜15％程度低下させると適切であろうと考えられている。例外としては，脳梗塞の急性期と急性大動脈解離の急性期が挙げられ，一般的には急激な降圧は行わない。これに対して急性大動脈解離では，初期の血圧値がいくつであろうと，治療開始から20分を目安に血圧値を100〜120 mmHg程度まで低下させることが推奨されている。

Elliott WJ. Clinical features in the management of selected hypertensive emergencies. Prog Cardiovasc Dis 2006 ; 48 : 316-25.　PMID：16627047

Ⓑ スパズムは日本人だけの問題か？

スパズムは，世界的にはまれな病態とされているが，日本では1980年台から研究が進んでおり，比較的広く認知されている。ガイドラインが設定され，診断法まで確立されているのは特筆に値するだろう。その診断の確定法として，アセチルコリン試験（カテーテルにより冠動脈に直接注入。主に東日本で行われている）およびエルゴノビン試験（西日本中心）が積極的に用いられている。最近，欧州でこうした負荷試験を導入した結果も発表され始めている。

　ただ，治療に関しては，実は不明瞭なことが多い。症状を抑えるためなら，カルシウム拮抗薬や硝酸薬，さらにスタチンなどが用いられるが，失神や突然死をきたすよう重症例での薬物療法やICDの意義がハッキリとしていない。今後の検討が必要だろう。

JCS Joint Working Group. Guidelines for diagnosis and treatment of patients with vasospastic angina（coronary spastic angina）（JCS 2008）: digest version. Circ J 2010 ; 74 : 1745-62.　PMID：

20671373
Kinlay S. Coronary artery spasm as a cause of angina. Circulation 2014 ; 129 : 1717-9. PMID : 24573350

Ⓑ 右室の機能評価はどうするか？

心エコーで行うケースがほとんどである．明確な規準も存在し，心尖部から右心を中心においた四腔像での評価を行うことが基本である．書いてみると簡単だが，右室は楕円形の左室に半月形にへばりつくようなカタチをしており，なかなか描出が難しい．

そうした事情で，右心機能評価において心エコーでの検者間格差が大きく，近年は，MRIでの評価がゴールドスタンダードとされている．しかし，心エコーも三次元的な容量（volume）評価での巻き返しをはかっており，その簡便化と検者間格差の解消が待たれる．

Rudski LG, Lai WW, Afilalo J, et al. Guidelines for the echocardiographic assessment of the right heart in adults : a report from the American Society of Echocardiography endorsed by the European Association of Echocardiography, a registered branch of the European Society of Cardiology, and the Canadian Society of Echocardiography. J Am Soc Echocardiogr 2010 ; 23 : 685-713 ; quiz 786-8. PMID : 20620859
van der Zwaan HB, Geleijnse ML, McGhie JS, et al. Right ventricular quantification in clinical practice : two-dimensional vs. three-dimensional echocardiography compared with cardiac magnetic resonance imaging. Eur J Echocardiogr 2011 ; 12 : 656-64. PMID : 21810828

Ⓑ 心内膜炎での膿瘍は普通の膿瘍と何が違うか？

心内膜炎における弁周囲膿瘍は，心内膜炎全体の3〜4割でみられることが知られている．頻度は大動脈弁のほうが僧帽弁周囲より多く，特に大動脈弁二尖弁に合併した心内膜炎の際に頻度が高い．

さて，膿瘍があったらCT（あるいはMRI）でみえるだろう，と考えるのが常識かと思われるが，心内膜炎に関してはそうはいかない．経食道超音波で評価するのである．その折に，弁周囲のエコーフリースペースがあればわかりやすいが，大動脈壁が単に分厚くなっているだけでも，膿瘍とみなすことも覚えておきたい（そして，多くのケースで手術の適応となる）．10 mm以上というのが一つのカットオフである．

Daniel WG, Mügge A, Martin RP, et al. Improvement in the diagnosis of abscesses associated with endocarditis by transesophageal echocardiography. N Engl J Med 1991 ; 324 : 795-800. PMID : 1997851

Ⓑ acute aortic syndromeとは何か？

急性大動脈症候群（acute aortic syndrome）とは，大動脈の致死的な疾患としてよく知られている大動脈解離に加えて，IMH[★1]とPAU[★2]を加えた概念である．救急外来で遭遇するパターン（臨床像）は，三つとも非常に似ており，そこで区別せずに対応するためにも，便利な用語である〔ちょうど急性冠症候群（acute coronary syndrome）のように〕．

これらの疾患を加えた背景には，見逃された場合に解離と同様に非常に予後が不良であることが知られているためである．さらに，大動脈破裂のリスクは，後者二つのほうが高いとされている．画像をみたときに，解離ではない，けれども大動脈に

IMHやPAUを疑わせるような所見を見いだした場合は，外科的な処置を含め，解離とほぼ同様の対応をとる必要が生じる。

Vilacosta I, Román JA. Acute aortic syndrome. Heart 2001；85：365-8. PMID：11250953
Sheikh AS, Ali K, Mazhar S. Acute aortic syndrome. Circulation 2013；128：1122-7. PMID：24002714

★1 ― IMH　大動脈壁内血腫（intramural hematoma）
★2 ― PAU　大動脈壁潰瘍（penetrating atheromatous ulcer）

Ⓑ 心臓腫瘍と血栓はどのように見分けるか？

心臓腫瘍と血栓は，治療法の違いもあるため，鑑別は重要である。心エコーやCTでの評価は，基本的には，その腫瘤（mass）の解剖学的な場所，形態を基本に考えて鑑別を行う（血栓は動いていないところに，腫瘍はよく動いているところに発生する）。最近のモダリティの進歩により，CTエネルギー値違いやPET★/MRIを用いたり，造影剤を追加することで，積極的に鑑別することができるようになっている。また，Doppler心エコーで組織内に血流を検出できれば，ほぼ腫瘍組織であることが断定できる。

Bruce CJ. Cardiac tumours：diagnosis and management. Heart 2011；97：151-60. PMID：21163893
Hong YJ, Hur J, Kim YJ, et al. The usefulness of delayed contrast-enhanced cardiovascular magnetic resonance imaging in differentiating cardiac tumors from thrombi in stroke patients. Int J Cardiovasc Imaging 2011；Suppl 1：89-95. PMID：22002687
Hong YJ, Hur J, Kim YJ, et al. Dual-energy cardiac computed tomography for differentiating cardiac myxoma from thrombus. Int J Cardiovasc Imaging 2014；Suppl 2：121-8. PMID：25011535

★ ― PET　陽電子放射断層撮影法（positron emission tomography）

Ⓑ PFOはいつ閉じるか？

胎生期には必ずあるPFOだが，自然のままでも2歳までに3/4は閉鎖し，残り1/4だけが残存する。そして，80歳以上にもなれば，PFOの開存率は1/5に減少しているので，成人になってからも何割かは自然閉鎖していくものと考えられている。

　近年は，カテーテルによるPFO閉鎖が可能となっており，原因不明の奇異性脳梗塞（を繰り返す）ような病態では，PFOが開存していたら閉じることもある。しかし，分別なく閉じていくことはRCTの結果からも否定的であり，この手技はかなり症例を選ぶといえるだろう。

Hara H, Virmani R, Ladich E, et al. Patent foramen ovale：Current pathology, pathophysiology, and clinical status. J Am Coll Cardiol 2005；46：1768-76. PMID：16256883
Kwong JS, Lam YY, Yu CM. Percutaneous closure of patent foramen ovale for cryptogenic stroke：a meta-analysis of randomized controlled trials. Int J Cardiol 2013；168：4132-8. PMID：23890879

Ⓒ 右室の正常なEFはいくつくらいか？

右室は妙なカタチをしており，左室のようにEFが画一的に測定できるわけではないが，最近，MRIの撮像技術の進歩によって，EFを再現性をもって計算できるようになった。そのMRIの検討において，右室の正常なEFはどの程度かというと，おおむね60～70％程度のようである。超音波検査でそれを再現しようという試みもなさ

れているが，どうしても三次元で捉えきれず，MRIと比較して過小評価する傾向にあり（特に2Dではその傾向は強い），平均で55％程度，正常下限として45％と報告されている。参考程度に覚えておこう。

Maceira AM, Prasad SK, Khan M, et al. Reference right ventricular systolic and diastolic function normalized to age, gender and body surface area from steady-state free precession cardiovascular magnetic resonance. Eur Heart J 2006 ; 27 : 2879-88.　PMID : 17088316
Rudski LG, Lai WW, Afilalo J, et al. Guidelines for the echocardiographic assessment of the right heart in adults : a report from the American Society of Echocardiography endorsed by the European Association of Echocardiography, a registered branch of the European Society of Cardiology, and the Canadian Society of Echocardiography. J Am Soc Echocardiogr 2010 ; 23 : 685-713 ; quiz 786-8.　PMID : 20620859

 ### Takotsubo心筋症のTakotsuboとは何のことか？

世界に普及している日本語はいろいろとあるが，循環器分野において，"Takotsubo" つまり「蛸壺」ほど世界に浸透している日本語があるだろうか（ライバルはTakayasuかKawasakiだろう）。

「たこつぼ心筋症」は，タコが有名な瀬戸内海に面する広島市民病院に当時勤務されていた佐藤光先生が発見し，命名した病態である。この「たこつぼ心筋症」は，東日本大震災後に有名になったように，多くは精神的なストレスを契機として発症し，特徴的な心尖部の瘤化を認める疾患である。ほとんどの症例では，壁運動異常は自然に軽快するが，時に不整脈や心破裂など重篤な合併症を併発することがあり，教科書に書かれているほど予後良好ではない。心尖部に多くアドレナリン受容体（adrenergic receptor）が分布しており，そのため，ストレスを契機に交感神経系のスイッチがドカッと入ると，心尖部だけ麻痺状態になるのがその成因といわれている。

佐藤 光, 立石博信, 内田俊明ほか. 多枝spasmにより特異な左室造影「ツボ型」を示したstunned myocardium. In : 児玉和久, 土師一夫, 堀 正二. 臨床からみた心筋細胞障害. 東京 : 科学評論社, 1990 : 56-64.

 ### 急性心筋梗塞疑いでの観察ユニットの使い方について述べよ。

急性心筋梗塞，あるいは急性冠動脈症候群の疑いがある患者のための観察ユニット（chest pain observation unit：数床のモニターベッドを集めた部屋）が存在する。たとえば，典型的な症状はあるが，来院時の心電図やバイオマーカーではハッキリとした診断が下せないというケースでどうするか？　安全なのは4〜6時間様子をみて，もう1回検査をやりましょうという方法で，そのための小部屋である。

この方法で，低リスクから中等度リスクの患者をうまくトリアージできることがわかっており，高リスク患者のみを即入院とすることが，米国あたりでは一般的になっている。また，バイオマーカー，特にトロポニンの感度が上がるにつれ，その観察期間を，今では2時間程度で十分とする考えもあり，最近，徐々にユニットの使い方も簡便化している。

Getchell WS, Larsen G. Chest-pain observation units. N Engl J Med 1999 ; 340 : 1596-7.　PMID : 10336367
Than M, Cullen L, Reid CM, et al. A 2-h diagnostic protocol to assess patients with chest pain symptoms in the Asia-Pacific region (ASPECT) : a prospective observational validation study. Lancet 2011 ; 377 : 1077-84.　PMID : 21435709

C VA★1 での臨床研究はアテになるか？

VAは，退官した軍人（veteran）のために存在する，米国の各地に存在する病院のネットワークを指す．米国では珍しく税金の支援を受けた利潤を追求しない病院なので，比較的のんびりしており，臨床研究などアカデミックな活動に時間を費やすためにVAに就職する人も多い．しかし，VAのネットワークで行われた臨床研究は，デザインやコンセプトはしっかりしているものの，手技の成功率が悪かったりして，あとで結果がひっくり返ることも多い．たとえば，不安定狭心症に対して早期インターベンションが有効であったとするVANQWISH★2試験は，あとに続くFRISC Ⅱ★3試験やICTUS★4試験で否定されている（VAでのCABG症例の成績が悪すぎた）．ほかにも，安定狭心症でPCIかそのまま至適薬物療法かを無作為化したCOURAGE試験でも，VAの施設だけを別に解析すると，反対の結果が出るといったことがいわれている．

Boden WE, O'Rourke RA, Crawford MH, et al. Outcomes in patients with acute non-Q-wave myocardial infarction randomly assigned to an invasive as compared with a conservative management strategy. Veterans Affairs Non-Q-Wave Infarction Strategies in Hospital(VANQWISH) Trial Investigators. N Engl J Med 1998 ; 338 : 1785-92.　PMID : 9632444
Chaitman BR, Hartigan PM, Booth DC, et al. Do major cardiovascular outcomes in patients with stable ischemic heart disease in the clinical outcomes utilizing revascularization and aggressive drug evaluation trial differ by healthcare system? Circ Cardiovasc Qual Outcomes 2010 ; 3 : 476-83. PMID : 20664026

★1 ─ VA　米国退役軍人病院（veterans administration hospital）
★2 ─ VANQWISH　Veterans Affairs Non-Q-Wave Infarction Strategies in Hospital
★3 ─ FRISC Ⅱ　Fragmin and Fast Revascularization during Instability in Coronary Artery Disease
★4 ─ ICTUS　Invasive Versus Conservative Treatment in Unstable Coronary Syndromes

3 呼吸器系

大庭祐二，田中竜馬

パルスオキシメータ

大庭祐二

B 偽低酸素血症(pseudohypoxemia)とは何か？

白血球や血小板が白血病などにより異常に増加している際に，血液ガス測定においてPaO_2[★1]が実際の値よりも低い値で表示される状態。白血球窃盗(leukocyte larceny)とも呼ばれる。白血球数だと 50,000/μL 以上のときに起こる。これは採血後に迅速に血液ガスを測定しないと，増加している白血球などが，サンプル内の酸素を消費することにより起こる。SpO_2[★2]と PaO_2 が乖離していることが pseudohypoxemia を疑うヒントになる。シアン化カリウムやフッ化ナトリウムの添加で白血球などの酸素消費を抑えることにより，この現象が予防できる。しかし，実際の診療では，この予防法は広く受け入れられていない。採血後にサンプルを氷で冷やし，できる限り迅速に血液ガス値を測定することにより，この現象を最低限に抑えることが推奨されている。

Horr S, Roberson R, Hollingsworth JW. Pseudohypoxemia in a patient with chronic lymphocytic leukemia. Respir Care 2013 ; 58 : e31-3. PMID : 22781215

★1— PaO_2　動脈血酸素分圧(partial pressure of oxygen in arterial blood)
★2— SpO_2　経皮的酸素飽和度(percutaneous oxygen saturation)

A SpO_2 と SaO_2[★]の違いを述べよ。

血液ガス分析によって動脈血酸素飽和度を求めた数値を SaO_2 と呼び，パルスオキシメータを使用して測定した動脈血酸素飽和度を SpO_2 と呼ぶ。ICUにおいては，両者の乖離がみられることがあり，SaO_2 を 90％以上に保つには，SpO_2 で 94％以上の酸素化を保つことが必要という報告もある。

Van de Louw A, Cracco C, Cerf C, et al. Accuracy of pulse oximetry in the intensive care unit. Intensive Care Med 2001 ; 27 : 1606-13. PMID : 11685301

★— SaO_2　動脈血酸素飽和度(arterial oxygen saturation)

A パルスオキシメータ測定値の誤差をきたす原因を述べよ。

一酸化炭素ヘモグロビン，メトヘモグロビン血症の場合，パルスオキシメータは，それらを酸素化ヘモグロビンと区別できないため，SaO_2 を過大評価してしまう。また，青，緑，黒系のマニキュアは SaO_2 過小評価の原因となることがある。さらに，ショックなどの低灌流状態や不穏などによる患者の動きなどで，動脈血の脈信号を感知しき

れずに SaO_2 を過小評価することがある。

Jubran A. Pulse oximetry. Crit Care 1999 ; 3 : R11-7. PMID：11094477

A パルスオキシメータの測定はマニキュアの色に影響されるのか？

黒，青，緑のマニキュアで SpO_2 の測定値が3〜6%ほど低くなることが報告されている。赤色のマニキュアは SpO_2 の値にそれほど大きく影響を与えない。プローブを指の側面に回すことで，これらの誤差を避けることができる。新世代のパルスオキシメータは，マニキュアの色による測定誤差が少ないとされている。

Hakverdioğlu Yönt G, Akin Korhan E, Dizer B. The effect of nail polish on pulse oximetry readings. Intensive Crit Care Nurs 2014 ; 30 : 111-5. PMID：24054173

C 赤色光と赤外光を使って酸素飽和度を測定するパルスオキシメータを世界で初めて開発したのは誰か？

日本光電工業株式会社の青柳卓雄，岸道男によって1974年に発明され，1975年，旭川医科大学の手術部長だった外科医 中島進により患者への使用が報告された。しかし，日本国内では普及せず，米国で再開発されて臨床上広く使われるようになった。その後，逆輸入により日本でも広く使われるようになり，現在に至っている。

Severinghaus JW. Takuo Aoyagi : discovery of pulse oximetry. Anesth Analg 2007 ; 105 (6 Suppl) : S1-4. PMID：18048890

C パルスオキシメータが組み込まれたゲームがあるというのは本当か？

2009年に任天堂から発表された「Wiiバイタリティセンサー」は，パルスオキシメータをゲームに活用しようとした。たとえば，パルスオキシメータを使い，呼吸に連動して空飛ぶ主人公をコントロールして，通路をうまく通り抜けるというゲームのアイデアが出されている。これは，パルスオキシメータ血液の酸素量をみることで，呼吸のリズムを検知するものである。2014年7月の時点で，ゲームの仕上がりが不十分だという判断から，発売はペンディング状態になっている。

Satoru Iwata Announces Wii Vitality Sensor.（www.1up.com/news/satoru-iwata-announces-wii-vitality） 閲覧日：2014/7/6

血液ガス，その他

大庭祐二

B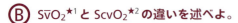

$S\bar{v}O_2$ は，上大静脈血・下大静脈血・冠静脈血の三者が混合された右心室内・肺動脈血の酸素飽和度を指す。一般に上大静脈血で測定される $ScvO_2$ は，心房や冠静脈洞からの静脈血が混合しないため，$S\bar{v}O_2$ より通常5%ほど高い。$ScvO_2$ は中心静脈カテーテルで測定できるため，肺動脈カテーテル〔pulmonary artery catheter（Swan-Ganzカテーテル）〕を必要とする $S\bar{v}O_2$ に比べて簡単に測定できる。早期敗血症における $ScvO_2$ の低下は，予後の悪さと関連している。一般的に敗血症では，$ScvO_2$ で70%，$S\bar{v}O_2$ だと65%を目標に血行動態の管理を行うことが推奨されている。

Kopterides P, Mavrou I, Kostadima E. Central or mixed venous oxygen saturation? Chest 2005 ; 128 : 1073-4.　PMID：16100219
ProCESS Investigators, Yealy DM, Kellum JA, et al. A randomized trial of protocol-based care for early septic shock. N Engl J Med 2014 ; 370 : 1683-93.　PMID：24635773

★1 ― $S\bar{v}O_2$　混合静脈血酸素飽和度 (mixed venous oxygen saturation)
★2 ― $ScvO_2$　中心静脈血酸素飽和度 (central venous oxygen saturation)

A 血液ガス上での急性と慢性呼吸性アシドーシスの見分け方を述べよ。

急性呼吸性アシドーシスでは，$PaCO_2$★が 40 mmHg から 10 mmHg 増加するごとに，pH は 0.08 ずつ減少するが，慢性呼吸性アシドーシスでは 0.03 しか減少しない。

Ibsen L. Fluids, Electrolytes, and Acid-Base Status in Critical Illness. (pedsccm.org/FILE-CABINET/Practical/Akron_pdfs/8FLUIDS.PDF)　閲覧日：2014/4/3

★ ― $PaCO_2$　動脈血二酸化炭素分圧 (partial pressure of carbon dioxide in arterial blood)

COPD / 急性喘息

大庭祐二

B COPD★1 や喘息の患者の人工呼吸管理中に，内因性 PEEP★2 をどのように認識するか？

流量波形を観察し，呼気の終末が開始点のレベルまで戻っているかどうかで判定する。もし呼気が終わっていないのに，次の吸気が始まると空気のとらえこみ (air trapping) の原因となる。

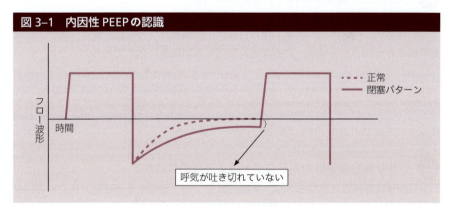

図 3-1　内因性 PEEP の認識

Reddy VG. Auto-PEEP : how to detect and how to prevent-a review. Middle East J Anesthesiol 2005 ; 18 : 293-312.　PMID：16438005

★1 ― COPD　慢性閉塞性肺疾患 (chronic obstructive pulmonary disease)
★2 ― PEEP　呼気終末陽圧 (positive end-expiratory pressure)

B COPDや喘息の患者の人工呼吸管理中は，内因性PEEPにどのように対応するか？

呼気停止ボタンを押して，内因性PEEPを測定する。外因性PEEPが臨界点を超えないように配慮し，外因性PEEPを内因性PEEPの75〜85％を目安に設定する。外因性PEEPをかけることにより，呼気終末の空気のとらえこみを減少させ，またVO_2★の減少や吸気時の末梢気道が開通することにより，酸素化の改善などが期待できる。

Reddy RM, Guntupalli KK. Review of ventilatory techniques to optimize mechanical ventilation in acute exacerbation of chronic obstructive pulmonary disease. Int J Chron Obstruct Pulmon Dis 2007；2：441-52. PMID：18268918

★— VO_2 酸素消費量(oxygen consumption)

A COPD急性増悪時のNPPV★の有効性を述べよ。

NPPVは，重篤なCOPDの急性増悪，特に二酸化炭素が貯留している例において，死亡率，挿管必要性，治療失敗例，病院滞在日数の有意な減少がメタ解析で示されている。

Ram FS, Picot J, Lightowler J, et al. Non-invasive positive pressure ventilation for treatment of respiratory failure due to exacerbations of chronic obstructive pulmonary disease. Cochrane Database Syst Rev 2004：CD004104. PMID：15266518

★— NPPV 非侵襲的陽圧換気(non-invasive positive pressure ventilation)

A COPD急性増悪時のNPPVの禁忌は何か？

一般的な禁忌は，心臓や呼吸停止，分泌物過多などで気道の通気性を確保できない，重度意識障害，顔面手術，外傷，または変形，誤嚥のリスクが高い場合，長期的な機械的換気が予測される場合，食道吻合術後間もない場合，などである。

Organized jointly by the American Thoracic Society, the European Respiratory Society, the European Society of Intensive Care Medicine, and the Société de Réanimation de Langue Française, and approved by ATS Board of Directors, December 2000. International Consensus Conferences in Intensive Care Medicine：noninvasive positive pressure ventilation in acute respiratory failure. Am J Respir Crit Care Med 2001；163：283-91. PMID：11208659

A COPD急性増悪時のステロイドはどの程度有効か？

COPD急性増悪時のステロイドは，入院日数を1〜2日短縮する程度で死亡率の減少を証明した研究はない。投与日数は5〜14日で，一般に経口のプレドニゾロン30〜40 mg/日で十分である。投与量の漸減は必ずしも必要ではない。

Niewoehner DE, Erbland ML, Deupree RH, et al. Effect of systemic glucocorticoids on exacerbations of chronic obstructive pulmonary disease. Department of Veterans Affairs Cooperative Study Group. N Engl J Med 1999；340：1941-7. PMID：10379017

B ステロイド治療による不穏はどのくらい早く起こりうるか？

ステロイド治療による不穏などの精神症状の発生率は用量依存であるとされているが

（プレドニゾロン40 mg/日で1.3%，41〜80 mg/日で4.6%，≧80 mg/日で18.4%），症状発現までの期間と用量とは関係ないとされている。症状発現は二峰性で，中央値で投与開始後3〜4日後と11日後が最も多いという報告があるが，早いときは投与後数時間後に精神症状がみられることもある。

Dubovsky AN, Arvikar S, Stern TA, et al. The neuropsychiatric complications of glucocorticoid use : steroid psychosis revisited. Psychosomatics 2012 ; 53 : 103-15.　PMID : 22424158

 COPD急性増悪時の抗菌薬はどの程度有効なのか？

中等度〜重度のCOPD急性増悪の場合で，喀痰の増加，色の変化，呼吸困難の増強の三つのうち二つがある場合（Winnipegクライテリア），抗菌薬の投与は治療失敗率を有意に減少させる。COPD急性増悪で人工呼吸器が必要になった患者の場合は，死亡率を減少させるというデータもある。

Nouira S, Marghli S, Belghith M, et al. Once daily oral ofloxacin in chronic obstructive pulmonary disease exacerbation requiring mechanical ventilation : a randomised placebo-controlled trial. Lancet 2001 ; 358 : 2020-5.　PMID : 11755608

 人工呼吸器患者の死腔換気（V_D/V_T）が60%以上になると何を意味するか？

$$\frac{V_D^{\star 1}}{V_T^{\star 2}} = \frac{P_ACO_2^{\star 3} - P_ECO_2^{\star 4}}{P_ACO_2}$$

死腔換気は上記の式で求めることができ，正常は20〜40%である。死腔換気が60%を超えると，長期の自発呼吸は一般に困難であり，人工呼吸器離脱や抜管は困難であると考えられる。

Fitzgerald LM, Huber GL. Weaning the patient from mechanical ventilation. Heart Lung 1976 ; 5 : 228-34.　PMID : 1063115

★1 ― V_D　死腔換気量（dead space ventilation）
★2 ― V_T　1回換気量（tidal volume）
★3 ― P_ACO_2　肺胞二酸化炭素分圧（partial pressure of dioxide in alveolar gas）
★4 ― P_ECO_2　呼気二酸化炭素分圧（partial pressure of carbon dioxide in expired gas）

COPD/喘息患者のdynamic hyperinflationとは何か？

動的肺過膨張（dynamic hyperinflation）とは，喘息やCOPD患者において気道閉塞により呼気の時間が延長するために，呼気が終了する前に人工呼吸器による強制換気が始まることにより，空気のとらえこみが起こり，肺が次第に過膨張していくことである。1回換気量がさらに減少すると，自発呼吸が残っている場合，分時換気量を一定以上に保とうとするので，呼吸回数が増えることにより呼気時間が短くなり，動的肺過膨張や内因性PEEPがさらに悪化する。

Romand JA, Suter PM. Dynamic hyperinflation and intrinsic PEEP during mechanical ventilation. Eur J Anaesthesiol 1994 ; 11 : 25-8.　PMID : 8143710

Ⓑ COPDの感染症による急性増悪のうちウイルス性のものの頻度はどれくらいか？

COPDの急性増悪の原因の多くは呼吸器感染によるものであるが，そのうちウイルス性によるものは30〜40％とされ，ライノウイルス（rhinovirus）によるものが最も多い。一方で，無症状のCOPD患者にPCR★検査をすると，15％程度でウイルスが同定されるので，PCRが陽性であっても必ずしもウイルス感染とは限らない。

Mohan A, Chandra S, Agarwal D, et al. Prevalence of viral infection detected by PCR and RT-PCR in patients with acute exacerbation of COPD : a systematic review. Respirology 2010；15：536-42. PMID：20415983

★— PCR　ポリメラーゼ連鎖反応（polymerase chain reaction）

Ⓐ 急性喘息のpermissive hypercapniaとは何か？

喘息などの閉塞性疾患の急性増悪時における呼吸器管理では，気道内圧が上昇するために，十分な換気を行うことが困難になることがある。人工呼吸器による圧外傷を避けるためにある程度の低換気を許容することを，高二酸化炭素許容（permissive hypercapnia）と呼ぶ。pHが7.15〜7.2以上に保たれる程度の$PaCO_2$の上昇が許容されることが多い。
　一方で，$PaCO_2$の上昇は脳圧を増加させたり，けいれんの閾値を下げたりすることがあるので，脳圧亢進をきたすような脳疾患やけいれんのある患者の場合は，要注意もしくは禁忌とされる。

Rogovik A, Goldman R. Permissive hypercapnia. Emerg Med Clin North Am 2008；26：941-52. PMID：19059093

Ⓑ 急性喘息時に$PaCO_2$が正常な場合は何を示唆するか？

喘息急性増悪時は通常，過呼吸になるので$PaCO_2$は低下することが多い。よって喘息急性増悪時に$PaCO_2$が正常な場合は，重篤な気管支閉塞をきたしていることを意味し，喘息による急性呼吸不全が逼迫していることを示唆する。

Shah R, Saltoun CA. Chapter 14：Acute severe asthma (status asthmaticus). Allergy Asthma Proc 2012；33 Suppl 1: S47-50.　PMID：22794687

Ⓑ 急性喘息時に喘鳴がないときの意義は何か？

軽症の喘息発作時は，喘鳴は呼気終末に聴取されるが，重症度が進むにつれて呼気と吸気の両方に聴取されるようになり，さらに悪化すると吸気のみに聴取されるが，最重症時には，呼吸流量の低下により喘鳴が聴取されなくなる。これは，呼吸筋疲労や重篤な気管支閉塞を示唆する。

Morris MJ. Asthma Clinical Presentation. (emedicine.medscape.com/article/296301-clinical)　閲覧日：2014/6/23

Ⓑ 急性喘息時のヘリオックスの有用性について述べよ。

ヘリウムは粘度が低く気流の乱れを防ぐことができるため，ヘリウムと酸素の混合ガスであるヘリオックス（heliox）は，上気道閉塞性疾患などで閉塞症状の緩和などに使

用されることが多いが，喘息においては，成人も小児も臨床的に重要なアウトカムが改善されるというデータはない。一方で，酸素との混合ガスは特に大きな問題となる副作用がないので，一般的な治療に反応しない COPD や喘息の急性増悪に使用されることがある。通常，効果発現時間は 4 ～ 5 分なのですみやかな効果判定ができる。

Berkenbosch JW, Grueber RE, Graff GR, et al. Patterns of helium-oxygen (heliox) usage in the critical care environment. J Intensive Care Med 2004 ; 19 : 335-44.　PMID : 15523119

Ⓐ 急性喘息時にマグネシウムは有効か？

喘息発作で急性呼吸不全をきたしかけている症例や，1 時間の慣習的な治療に反応しない喘息患者には，1 回静注でマグネシウムの投与が推奨される（2 g を 20 分で投与）。マグネシウムは，急性喘息において気道拡張作用があり，メタ解析でも呼吸機能を改善し，喘息入院を減少させるなど，その有用性が示唆されている。

National Asthma Education and Prevention Program. Expert Panel Report 3 (EPR-3) : Guidelines for the Diagnosis and Management of Asthma-Summary Report 2007. J Allergy Clin Immunol 2007 ; 120 : S94-138.　PMID : 17983880

Ⓐ 急性喘息時に持続性吸入治療は有効か？

喘息発作で最も重症なケースにおいて，短時間作用型 β_2 刺激薬の持続吸入の安全性と有効性が報告されている。メタ解析において間欠的な投与と比較して，持続吸入（サルブタモール 10 ～ 20 mg/時）は呼吸機能の改善と喘息発作による入院を減少させることが示唆されている。持続吸入には特別な吸入器が必要とされる。

Camargo CA Jr., Spooner CH, Rowe BH. Continuous versus intermittent beta-agonists in the treatment of acute asthma. Cochrane Database Syst Rev 2003 : CD001115.　PMID : 14583926

Ⓑ サルブタモール大量吸入使用時に起こる重篤な代謝性アシドーシスの副作用について述べよ。

多量のサルブタモールを短期間に投与すると，高度の乳酸アシドーシスを起こすことが報告されている。サルブタモールが乳酸アシドーシスを起こす機序は詳しく解明されていないが，β 受容体への刺激によるグリコーゲンの分解とピルビン酸の増加による B 型の乳酸アシドーシスではないかと推測されている。この代謝性アシドーシスは通常，24 時間以内に特別な治療なしに改善する。

Rodrigo GJ, Rodrigo C. Elevated plasma lactate level associated with high dose inhaled albuterol therapy in acute severe asthma. Emerg Med J 2005 ; 22 : 404-8.　PMID : 15911945

Ⓐ プロポフォールが喘息に与える影響は何か？

プロポフォールには気管支拡張作用があり，喘息やその他の閉塞性肺疾患には一般的に好ましい影響を与えるが，まれに喉頭浮腫や気管支れん縮などのアナフィラキシー反応を起こすこともあるので注意が必要である。プロポフォールには，大豆油や卵黄レシチンが含まれている。

You BC, Jang AS, Han JS, et al. A case of propofol-induced oropharyngeal angioedema and bronchospasm. Allergy Asthma Immunol Res 2012 ; 4 : 46-8.　PMID : 22211170

A モルヒネが喘息に与える影響は何か？

モルヒネはヒスタミンの放出をきたし，気管支れん縮や低血圧をきたすことがあるので，喘息患者には注意が必要。もし，オピオイドが必要なときには，ヒスタミンの放出がより少ないフェンタニルが好ましいが，大量投与ではやはり気管支れん縮や胸郭の硬直をきたすことがあるので注意が必要である。

Phipps P, Garrard CS. The pulmonary physician in critical care. 12：Acute severe asthma in the intensive care unit. Thorax 2003；58：81-8. PMID：12511728

C asthmaという言葉の由来は何か？

asthma（喘息）の語はギリシア語 άσθμα に由来し，あえぎ呼吸の意味である。紀元前400年ころにヒポクラテスが初めて喘息という用語を使用し，気候や環境要因などと関連しているということを指摘したとされている。

Marketos SG, Ballas CN. Bronchial asthma in the medical literature of Greek antiquity. J Asthma 1982；19：263-9. PMID：6757243

喀血

大庭祐二

B 大量喀血患者の人工呼吸管理について述べよ。

大量喀血の治療に特異的な人工呼吸器の設定はないが，喀血が片側性の場合は通常の挿管チューブを出血していない側の主気管支に選択的に挿入して，血液が病側の肺から流れ込まないように管理する方法が考慮される。この際に病側の肺は換気されない。その他の方法として，ダブルルーメンチューブを同様の理由で使用することもある。

Santana-Cabrera L, Arroyo MF, Rodriguez AU, et al. Double-lumen endobronchial tube in the emergency management of massive hemoptysis. J Emerg Trauma Shock 2010；3：305. PMID：20930994

C 喀血時に体位はどうすべきか？

片側病変の場合は通常，$\dot{V}/\dot{Q}$★適合の最適化による酸素化の改善を目的として健側を下にするが，喀血の場合だけは，患側からの出血が健側の流れ込まないように，患側を下にすることが推奨されている。

Jean-Baptiste E. Clinical assessment and management of massive hemoptysis. Crit Care Med 2000；28：1642-7. PMID：10834728

★—$\dot{V}/\dot{Q}$　換気血流比

B 喀血時の気管支鏡の役割は何か？

喀血時の気管支鏡の役割は，たいていの場合，出血が肺全体的なものなのか局所的なものなのかを判断する診断的な意義が大きい。局所的なもので気管支内病変があれば，気管支鏡によるレーザー，アルゴン，凍結プローブなどが有効なことがあるが，頻度的にはまれである。局所的なもので気管支鏡で到達できない末梢病変では，冷水

の肺洗浄が試みられることもある。局所的なもので保存的療法に反応しない場合は，全身状態や予備肺機能などを考慮して，肺切除や気管支動脈塞栓術が考慮される。出血がびまん性肺胞出血などの両側性の場合は，ヘモジデリン沈着マクロファージや感染症などを検索するために，肺胞洗浄液の検査などが診断の役に立つ。

Sakr L, Dutau H. Massive hemoptysis : an update on the role of bronchoscopy in diagnosis and management. Respiration 2010 ; 80 : 38-58. PMID：20090288

Ⓑ 大量喀血時におけるBAE★の適応は何か？

内科的な保存的治療に反応しない大量喀血で，予備肺機能が肺葉切除などの外科的治療に耐えられないほど低下している場合などが最もよい適応となる。出血の責任血管を確定するのに出血の速度が1 mL/分以上でないと困難なことが多い。

Sopko DR, Smith TP. Bronchial artery embolization for hemoptysis. Semin Intervent Radiol 2011 ; 28 : 48-62. PMID：22379276

★—BAE 気管支動脈塞栓術（bronchial artery embolization）

Ⓒ BAEの合併症は何か？

5％の頻度で前脊髄動脈は気管支動脈より枝分かれしているので，BAEで下半身の対麻痺をきたすことがある。熟練した術者では，頻度は1％以下であるといわれている。そのほかに，気管支壁の壊死などの報告もある。

Uflacker R, Kaemmerer A, Neves C, et al. Management of massive hemoptysis by bronchial artery embolization. Radiology 1983 ; 146 : 627-34. PMID：6828674

カプノグラフィー

大庭祐二

Ⓒ カプノグラフィーの語源は何か？

capnographyはcapno（kapnos）とgraphy（graphos）の2語よりなっており，kapnos＝煙，graphos＝データの記述や記録を意味するので，直訳すると"record the smoke"，つまり煙を感知するという意味になる。

Spigel J. end-tidal carbon dioxide : the most vital of vital signs. Anesthesiology news special edition october 2013. (anesthesiologynews.com/download/Capnography_ANSE13_WM.pdf) 閲覧日：2014/6/23

Ⓐ カプノグラフィーのそれぞれの層の意味を説明せよ。

- 第Ⅰ層：基線（respiratory baseline）
 死腔からのガスで，通常，二酸化炭素レベルは0
- 第Ⅱ層：呼気による立ち上がり（expiratory upstroke）
 死腔のガスが呼気により肺胞内からのガスと混合し，二酸化炭素レベルの急峻な立ち上がりがみられる層
- 第Ⅲ層：呼気プラトー（expiratory plateau）
 主に肺胞内のガスが検知されている層。図3-2のD点は最大呼気終末二酸化炭素濃度（peak end tidal CO_2 level）と呼ばれ，呼気終末の二酸化炭素レベルで通常35

～45 mmHg である
- **第Ⅳ層：吸気による下り行程（inspiratory downstroke）**
吸気により二酸化炭素が0に近いガスを取り込むため，二酸化炭素レベルは急激に基線に戻る層

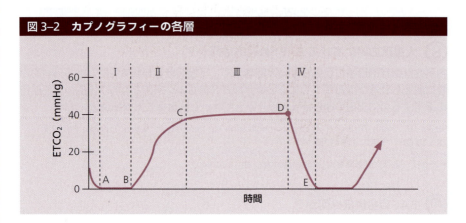

図 3-2　カプノグラフィーの各層

Ortega R, Connor C, Kim S, et al. Monitoring ventilation with capnography. N Engl J Med 2012 ; 367 : e27.　PMID : 23134404

B　図 3-3 のようなカプノグラフィーの波形の異常は何を意味するか？

プラトー層の消失を伴う $ETCO_2$★の漸減は，気管チューブのカフ部周辺のエアリークを示唆する。波形は完全には消失しないことが多い。

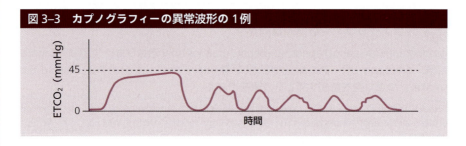

図 3-3　カプノグラフィーの異常波形の1例

Zwerneman K. End-tidal carbon dioxide monitoring : a VITAL sign worth watching. Crit Care Nurs Clin North Am 2006 ; 18 : 217-25, xi.　PMID : 16728308

★― $ETCO_2$　呼気終末二酸化炭素（end-tidal carbon dioxide）

B　図 3-4 のようなカプノグラフィーの波形の異常は何を意味するか？

気管チューブが気管内にあるときは正常の波形がみられるが，食道挿管の際には二酸化炭素の排出がなくなるので波形の急激な消失がみられる。急激な正常波形の消失は，事故抜管，挿管チューブや人工呼吸器異常による換気の消失，または心停止などの緊急処置を必要とする状況を示唆する。

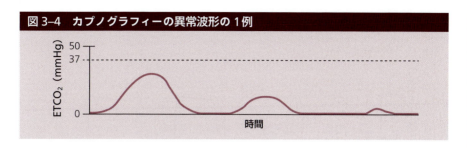

図 3-4 カプノグラフィーの異常波形の1例

Zwerneman K. End-tidal carbon dioxide monitoring : a VITAL sign worth watching. Crit Care Nurs Clin North Am 2006 ; 18 : 217-25, xi. PMID : 16728308

B 閉塞性疾患では，カプノグラフィーはどのような波形異常を示すか？

図 3-5に示されているように，喘息などの閉塞性疾患では，波形がサメの背びれのような図形（シャークフィン）になる。さらなる閉塞の悪化で波形の高さが低くなり，完全閉塞では波形がほぼ消失する。

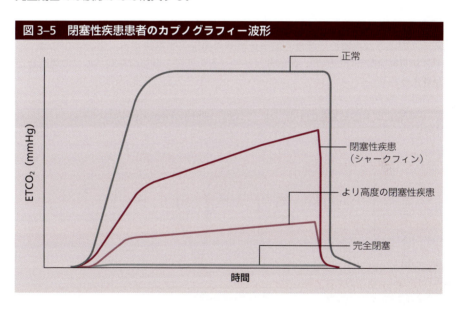

図 3-5 閉塞性疾患患者のカプノグラフィー波形

Zwerneman K. End-tidal carbon dioxide monitoring : a VITAL sign worth watching. Crit Care Nurs Clin North Am 2006 ; 18 : 217-25, xi. PMID : 16728308

A カプノグラフィーの心肺蘇生時の有用性を述べよ。

心肺蘇生が成功して心拍が再開すると，図 3-6のように $ETCO_2$ の突然の増加が観察される。2010年に AHA★が発表した心肺蘇生と救急心血管治療のためのガイドラインでは，心肺蘇生時のカプノグラフィーの使用はクラス1レベルの推奨である。心肺蘇生が成功する例では，蘇生開始20分間の平均 $ETCO_2$ レベルは 18 〜 19 mmHg だったが，失敗例では 5 〜 6 mmHg と成功例に比べて低かったことが報告されている。

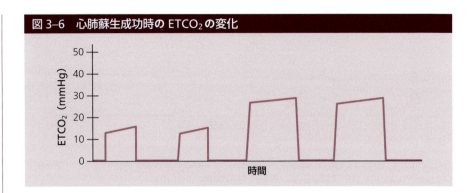

図 3-6　心肺蘇生成功時の $ETCO_2$ の変化

Field JM, Hazinski MF, Sayre MR, et al. Part 1：executive summary：2010 American Heart Association Guidelines for Cardiopulmonary Resuscitation and Emergency Cardiovascular Care. Circulation 2010；122：S640-56.　PMID：20956217

★── AHA　米国心臓協会（American Heart Association）

Ⓑ　図 3-7 のようなカプノグラフィーの基線の上昇は何を意味するか？

図 3-7 のような基線の上昇は，二酸化炭素の再吸入を意味する。原因としては，不十分な吸気流量や呼気時間，呼吸器サーキットの死腔の増加や呼気バルブの異常などが考えられる。

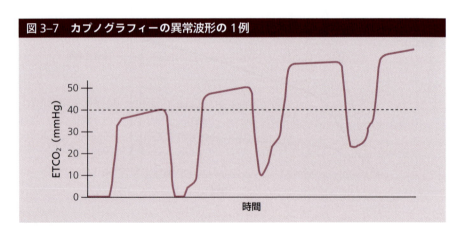

図 3-7　カプノグラフィーの異常波形の 1 例

Zwerneman K. End-tidal carbon dioxide monitoring：a VITAL sign worth watching. Crit Care Nurs Clin North Am 2006；18：217-25, xi.　PMID：16728308

Ⓐ　カプノグラフィーにおける $ETCO_2$ 上昇の鑑別診断を述べよ。

$ETCO_2$ 上昇の原因は，$PaCO_2$ 上昇の原因と同様に，肺胞低換気，発熱などの代謝亢進による二酸化炭素産生の増加などが挙げられる。術中では，炭酸水素ナトリウムの投与，二酸化炭素による気腹，もしくは四肢でのターニケットや大動脈遮断解除などでもみられる。

Schmitz BD, Shapiro BA. Capnography. Respir Care Clin N Am 1995；1：107-17. PMID：9390853

Ⓐ カプノグラフィーにおける ETCO₂ 低下の鑑別診断を述べよ。

過換気では ETCO₂ が低下するが，波形は正常で $PaCO_2-ETCO_2$ 較差も一定である。心肺停止や肺塞栓のような死腔換気が増加した場合には，$PaCO_2-ETCO_2$ 較差の増加を伴う ETCO₂ の低下がみられる。挿管チューブの回りにリークがある際にも，$PaCO_2-ETCO_2$ 較差の増加を伴う ETCO₂ の低下がみられる。

Schmitz BD, Shapiro BA. Capnography. Respir Care Clin N Am 1995；1：107-17. PMID：9390853

Ⓑ カプノグラフィーの第Ⅲ層の凹みは何を意味するか？

第Ⅲ層の呼気プラトーに凹みがみられるとき（図 3-8）には，人工呼吸器と同期していない自発呼吸でみられることがある。また，横隔膜のれん縮や不十分な吸気流量でもみられる。筋弛緩薬が投与されている患者においては，自発呼吸の発現を意味し，不十分な筋弛緩を示唆する。

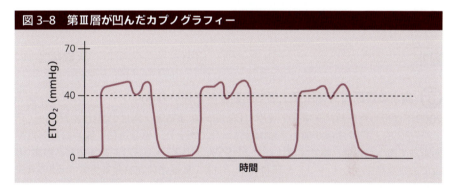

図 3-8　第Ⅲ層が凹んだカプノグラフィー

Zwerneman K. End-tidal carbon dioxide monitoring：a VITAL sign worth watching. Crit Care Nurs Clin North Am 2006；18：217-25, xi. PMID：16728308

Ⓑ 図 3-9 のようなカプノグラフィーの波状波形は何を意味するか？

図 3-9 のようなカプノグラフィーの波状波形は心原性オシレーション（cardiogenic oscillation）と呼ばれ，心臓の拍動が肺を揺らすことにより起こるとされている。通常，大きな問題にはならないが，不規則な呼吸や自発呼吸の発現と誤認され，不必要な処置を施される原因ともなる。また，ETCO₂ の平均測定値が実際より低くなることもあり，注意が必要である。低圧の PEEP をかけることにより，このような心原性波形が消え，鑑別に有用であるという報告もある。

Ward KR, Yealy DM. End-tidal carbon dioxide monitoring in emergency medicine, Part 1：Basic principles. Acad Emerg Med 1998；5：628-36. PMID：9660292
Marks R, Sidi A. Elimination of cardiogenic oscillations in the capnograph by applying low positive end-expiratory pressure（PEEP）. J Clin Monit Comput 2000；16：177-81. PMID：12578101

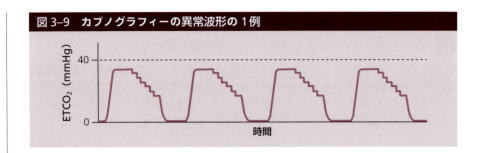

図3-9 カプノグラフィーの異常波形の1例

B 下肢挙上とETCO₂の上昇の臨床的意義は何か？

下肢挙上に伴う$ETCO_2$の5％以上の増加は，輸液負荷による心係数の15％以上の増加を71％の感度，100％の特異度で予測することが臨床研究で示唆されている。よって輸液への反応性を予測するのに役立つ。

Monnet X, Bataille A, Magalhaes E, et al. End-tidal carbon dioxide is better than arterial pressure for predicting volume responsiveness by the passive leg raising test. Intensive Care Med 2013 ; 39 : 93-100.　PMID : 22990869

胸水　　　　　　　　　　　　　　　　　　　　　　　　　　　大庭祐二

B 胸水の診断で身体所見上最も診断確率が高いのは何か？

2009年に行われたシステマティック・レビューによると，陽性尤度比 8.7（95％CI★ 2.2～33.8）と打診濁音が最も正確な身体所見であった。ちなみに，胸水の除外に最も有効であったのは，陰性尤度比が0.21（95％CI 0.12～0.37）であった声音振盪（患者に大きな声で「ひと〜つ」と言わせて，両手で振盪音の左右差を比較する）の減少もしくは消失であった。

Wong CL, Holroyd-Leduc J, Straus SE. Does this patient have a pleural effusion? JAMA 2009 ; 301 : 309-17.　PMID : 19155458

★── CI　信頼区間（confidence interval）

C 人工呼吸器患者の両側性胸水は除去すべきか？

人工呼吸器患者の両側性胸水は，全身性炎症に伴う輸液による水分量過多によることが多く，多くの場合は，滲出性（transudate）か軽度の漏出性（exudate）のことが多い。胸水貯留による肺容量の制限は，胸郭自体が拡張するためにそれほど大きくない。ある程度の胸水が貯留したときにドレナージチューブで排液すると，酸素化が48時間ほど改善することがよく観察されるが，それ以外のアウトカム，たとえば人工呼吸器時間短縮などを改善をすることは証明されていない。一方で，肺炎などに伴う膿胸の場合などは，感染症のコントロールのために排液が必要となることが多い。

Maslove DM, Chen BT, Wang H, et al. The diagnosis and management of pleural effusions in the ICU. J Intensive Care Med 2013 ; 28 : 24-36.　PMID : 22080544

A 胸水の Light 基準とは何か？

胸水は Light の診断基準によって漏出性と滲出性の2種類に分類される。

1）胸水の蛋白量 / 血清の蛋白≧0.5
2）胸水 LDH★ / 血清 LDH≧0.6 を超える
3）胸水の LDH が血清 LDH の基準値上限の 2/3 以上

上記のうち一つ以上を満たす場合に滲出性胸水と呼ぶ。

Light RW. Pleural effusions. Med Clin North Am 2011 ; 95 : 1055-70.　PMID : 22032427

★─ LDH　乳酸デヒドロゲナーゼ（lactate dehydrogenase）

B 利尿薬が投与されている場合の胸水の鑑別法は何か？

心不全時などに投与される利尿薬により，胸水中の蛋白質の濃度が滲出性のレベルにまで上昇することがあるが，この場合，血清と胸水のアルブミン濃度の差が 1.2 g/dL 以上の場合を漏出性胸水の基準とすることで，鑑別が容易になる。

Romero-Candeira S, Fernández C, Martín C, et al. Influence of diuretics on the concentration of proteins and other components of pleural transudates in patients with heart failure. Am J Med 2001 ; 110 : 681-6.　PMID : 11403751

A 肺炎に伴う胸水の胸腔チューブによるドレナージの適応について述べよ。

肺炎に伴う胸水で以下の所見がある場合は，通常，胸腔チューブなどによる胸水の排液の適応となる。

- 胸郭の半分以上を占める多量の胸水
- 胸水の被包化（loculation）
- 臓側胸膜の肥厚
- グラム染色で細菌が観察される
- 胸水の細菌培養が陽性
- 胸水の pH が 7.2 未満（血液ガス測定器による計測）もしくはグルコースが 60 mg/dL 未満

Colice GL, Curtis A, Deslauriers J, et al. Medical and surgical treatment of parapneumonic effusions : an evidence-based guideline. Chest 2000 ; 118 : 1158-71.　PMID : 11035692

B 胸水の被包化の定義は何か？

胸水の被包化とは，胸水が胸膜の癒着などのために胸腔内部で局所に閉じ込められ，自由な移動が認めらない場合と定義される。CT 所見上，被包化されていない胸水は三日月状〔肺に接する部分が凹面（concave）〕であるが，被包化されている場合，両凸レンズ状（bi-convex）になることが多い。非重力依存領域（胸腔前部，側部など）に局在する胸水も被包化を示唆する。

Knisely BL, Kuhlman JE. Radiographic and computed tomography (CT) imaging of complex pleural disease. Crit Rev Diagn Imaging 1997 ; 38 : 1-58.　PMID : 9063620

膿胸に特徴的な CT 所見は何と呼ばれるか？

図 3-10 のように，壁側胸膜と臓側胸膜の肥厚と造影剤によるコントラスト増強が胸水を囲んでみられる場合は，split pleura sign と呼ばれ，膿胸を肺膿瘍から区別するのに有用とされる。このサインは膿胸に特異的なものではなく，タルクによる胸膜癒着術後，中皮腫，血胸，肺葉切除術後などでも観察される。

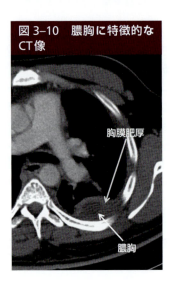

図 3-10 膿胸に特徴的な CT 像

胸膜肥厚
膿胸

Stark DD, Federle MP, Goodman PC, et al. Differentiating lung abscess and empyema : radiography and computed tomography. AJR Am J Roentgenol 1983 ; 141 : 163-7. PMID : 6602513

膿胸に t-PA★1 ＋ DNase★2 は有効か？

膿胸患者への t-PA ＋ DNase の胸腔内投与によって胸水ドレナージ効果が改善し，外科的処置の必要性が減少し，入院期間が短縮するということが報告されている。一方で，t-PA もしくはその他の血栓溶解剤だけの投与のみでは効果がないとされる。

Rahman NM, Maskell NA, West A, et al. Intrapleural use of tissue plasminogen activator and DNase in pleural infection. N Engl J Med 2011 ; 365 : 518-26. PMID : 21830966
Tokuda Y, Matsushima D, Stein GH, et al. Intrapleural fibrinolytic agents for empyema and complicated parapneumonic effusions : a meta-analysis. Chest 2006 ; 129 : 783-90. PMID : 16537882

★1— t-PA 組織プラスミノゲン活性化因子（tissue plasminogen activator）
★2— DNase ドルナーゼ アルファ（dornase alfa）

気胸

　大庭祐二

A 肋骨横隔膜角の deep sulcus sign とは何か？

立位，座位の胸部単純 X 線写真では気胸は肺尖部にみられることが通常であるが，臥位の場合，空気が肺底かつ前部に集まり，肋骨横隔膜角が深くなり透過性が亢進するという，深い切れ込みがみられるようになる。

Gordon R. The deep sulcus sign. Radiology 1980；136：25-7．PMID：7384513

B 自然気胸の治療に酸素治療はどの程度有効か？

BTS★のガイドラインでは，機械的な脱気をしない場合には，高流量の酸素投与（10 L/分）が推奨されている（推奨グレード B）。これは，1970年代に行われた患者数10人を対象にした研究で，酸素投与（16 L/分）を受けたほうが気胸の改善が4倍ほど早くなったというデータに基づいたもので，それほど強いエビデンスではない。ちなみにこの研究では，酸素投与の効果は気胸が30％以上と，より大きな肺の虚脱のみられる患者でより有効であった。酸素が有効とされる理由は，酸素投与で胸膜の毛細管血管の酸素濃度が上昇するため，窒素の濃度が減少し，胸腔と胸膜の窒素の濃度差が増加することにより，胸腔のガスの吸収を促進するためと考えられている。また，胸腔への空気の漏出が続いている場合には，胸腔に窒素に比べてより吸収されやすい酸素を送り込むことで，胸腔のガスの吸収を促進するとも考えられている。

MacDuff A, Arnold A, Harvey J. BTS Pleural Disease Guideline Group. Management of spontaneous pneumothorax：British Thoracic Society Pleural Disease Guideline 2010. Thorax 2010；65：ii18-31. PMID：20696690

★— BTS　英国胸部学会（British Thoracic Society）

A 気胸の患者において，胸腔内の空気はどのくらいの速さで自然吸収されていくか？

自然に胸腔内のガスが吸収される割合は1日1.25％である。したがって，15％の気胸の場合，肺が完全に拡張するまでに12日かかると予測される。

Kircher LT Jr, Swartzel RL. Spontaneous pneumothorax and its treatment. J Am Med Assoc 1954；155：24-9．PMID：13151882

A 気胸の外科的治療の適応について述べよ。

同側の2度目の気胸；胸腔チューブ挿入後72時間経過しても空気の漏出が継続している，もしくは肺の拡張が不十分である；両側の気胸；血胸を合併している；胸部CT上明らかな気腫性ブレブが観察される場合；などに外科的治療が考慮される。

Santillán-Doherty P, Argote-Greene LM, Guzman-Sanchez M. Thoracoscopic management of primary spontaneous pneumothorax. Am Surg 2006；72：145-9．PMID：16536245

静脈血栓塞栓症

大庭祐二

A 肺塞栓の Wells クライテリアとは何か？

1. 下腿に浮腫や触診痛など深部静脈血栓症の症状がある（3ポイント）
2. ほかの診断が PE★の可能性より低い（3ポイント）
3. 心拍数が 100 回/分（1.5 ポイント）
4. 3 日以上の臥床もしくは 4 週間以内に手術の既往（1.5 ポイント）
5. 深部静脈血栓症や肺塞栓症の既往（1.5 ポイント）
6. 喀血（1.0 ポイント）
7. 悪性腫瘍（1.0 ポイント）

以上を合計して，6ポイントより高ければ PE の高リスク，2〜6点は中等度のリスク，2点未満は低リスクとされる。

PE の簡便診断法（modified Wells criteria）では，上記のポイントが 4 ポイントより高ければ可能性があり，以下なら可能性が低いとされる。

Wells PS, Anderson DR, Rodger M, et al. Derivation of a simple clinical model to categorize patients probability of pulmonary embolism : increasing the models utility with the SimpliRED D-dimer. Thromb Haemost 2000 ; 83 : 416-20.　PMID：10744147

★— PE　肺塞栓症（pulmonary embolism）

B 肺塞栓の診断に D-ダイマーはいつ有効か？

上記の Wells クライテリアなどで，肺塞栓の臨床的な可能性が低いときは，D-ダイマーが陰性であれば肺梗塞の可能性はかなり低く，一般に肺梗塞は除外してよいと考えられている。D-ダイマーの検査においては，赤血球凝集反応法よりもより感受性が高いとされる定量的 ELISA★か，半定量的ラテックス凝集反応が推奨される。

Gibson NS, Sohne M, Gerdes VE, et al. The importance of clinical probability assessment in interpreting a normal d-dimer in patients with suspected pulmonary embolism. Chest 2008 ; 134 : 789-93.　PMID：18641091

★— ELISA　酵素免疫測定法（enzyme-linked immunosorbent assay）

A 肺塞栓に最も多い胸部 X 線所見は何か？

心肥大や無気肺が最も多い異常所見である。胸部 X 線が正常であった頻度は，ある研究で 12％ であった。最も多い異常所見は肺梗塞がなくてもみられるものが多く，非特異的である。

Elliott CG, Goldhaber SZ, Visani L, et al. Chest radiographs in acute pulmonary embolism. Results from the International Cooperative Pulmonary Embolism Registry. Chest 2000 ; 118 : 33-8.　PMID：10893356

B 肺塞栓における血栓溶解療法の適応について述べよ。

広く受け入れられている適応は，低血圧が持続し，出血のリスクが低い場合である。

これは血栓溶解療法が死亡率を減少させるという確固としたデータがなく，出血が起きた場合に重篤になる可能性があるからとされる。

Kearon C, Akl EA, Comerota AJ, et al. Antithrombotic therapy for VTE disease : Antithrombotic Therapy and Prevention of Thrombosis, 9th ed : American College of Chest Physicians Evidence-Based Clinical Practice Guidelines. Chest 2012 ; 141 : e419S-94S. PMID : 22315268

C 日本人にはなぜ静脈血栓塞栓症が少ないのか？

日本での2000年の調査では年間4,000例で，これは欧米と比較して1/8～1/5の頻度とされている。一方で，股関節・膝関節置換術や大腿骨骨折などの整形外科手術後では，日本でも欧米と変わらない頻度で静脈血栓塞栓症が発生していることが報告されているが，表3-1のように日本人はプロテインS欠損症を除いては遺伝性血栓性素因（hereditary thrombophilia）の頻度が欧米人に比べて低いからと考えられている。

静脈血栓塞栓症例での遺伝性血栓性素因（表3-2）を検査すると，欧米では第V因子Leiden変異（Factor V Leiden），日本ではプロテインS欠損症の頻度が最も高いと報告されている。近年，非医療者間では「エコノミークラス症候群」として知られ，静脈血栓塞栓症の認識が高まってきたためか，以前より日本でも報告例が増えてきた。そのため，以前に考えられていたより，日本人の発生頻度は高いということが確認され始めている。

表3-1 健常人における遺伝性血栓性素因の頻度

	凝固促進活性の亢進		凝固制御因子の先天性欠損症		
	第V因子 Leiden変異 F5 R506Q	プロトロンビン遺伝子突然変異 F2 G20210A	アンチトロンビン欠損症	プロテインS 欠損症	プロテインC 欠損症
欧米人	8.8～15%	1.7～3%	0.02～0.15%	0.03～0.13%	0.2～0.4%
日本人	0%	0%	0～0.15%	0.9～2.02%	0.5～0.13%

（Roberts LN, Patel RK, Arya R. Venous thromboembolism and ethnicity. Br J Haematol 2009 ; 146 : 369-83. PMID : 19552721より改変）

表3-2 静脈血栓塞栓症例における遺伝性血栓性素因の頻度

	凝固促進活性の亢進		凝固制御因子の先天性欠損症		
	第V因子 Leiden変異 F5 R506Q	プロトロンビン遺伝子突然変異 F2 G20210A	アンチトロンビン欠損症	プロテインS 欠損症	プロテインC 欠損症
欧米人	20%	6.2%	1～3%	1～5%	3～5%
日本人	0%	0%	1.77～8%	17～22.4%	7.96～10%

（Roberts LN, Patel RK, Arya R. Venous thromboembolism and ethnicity. Br J Haematol 2009 ; 146 : 369-83. PMID : 19552721より改変）

Roberts LN, Patel RK, Arya R. Venous thromboembolism and ethnicity. Br J Haematol 2009 ; 146 :

369-83. PMID：19552721
Kim HJ, Seo JY, Lee KO, et al. Distinct frequencies and mutation spectrums of genetic thrombophilia in Korea in comparison with other Asian countries both in patients with thromboembolism and in the general population. Haematologica 2014；99：561-9. PMID：24162787

Ⓐ 日本人のICU患者にルーチンの静脈血栓症の予防は必要か？

股関節・膝関節置換術や大腿骨骨折などの整形外科手術後では，日本でも欧米と変わらない頻度で静脈血栓塞栓症が発生していることが報告されている。日本循環器学会ほか，9学会による『肺血栓塞栓症および深部静脈血栓症の診断，治療，予防に関するガイドライン（2009年改訂版）』を参照。

循環器病の診断と治療に関するガイドライン（2008年度合同研究班報告）．肺血栓塞栓症および深部静脈血栓症の診断，治療，予防に関するガイドライン（2009年改訂版）．（www.niph.go.jp/topics/shinbujyoumyaku.pdf） 閲覧日：2014/6/23

Ⓒ 日本の著名人で静脈血栓塞栓症と診断を受けたといわれる人は誰か？

サッカー選手の高原直泰，横綱の玉の海など。

中野 赳．肺塞栓症を追って．J Jpn Coll Angiol 2006；46：121–36．（www.jc-angiology.org/journal/pdf/2006/121.pdf） 閲覧日：2014/6/23

Ⓑ 無気肺は術後発熱の原因になるか？　またそのエビデンスを述べよ。

Mavrosらは，998人の患者を含む八つの臨床研究をもとに系統的な文献のレビューを行った結果，術後無気肺は発熱と関係があるという確固としたデータはないと結論づけた。

Mavros MN, Velmahos GC, Falagas ME. Atelectasis as a cause of postoperative fever：where is the clinical evidence? Chest 2011；140：418-24. PMID：21527508

肺高血圧
大庭祐二

Ⓑ 急性右心不全では，肺血圧はいくらぐらいまで上昇するか？

右心は急性の場合，平均肺血圧で40 mmHg以上の上昇にはほんの短期間しか耐えられないため，平均肺血圧がそれ以上のときは，少なくとも慢性肺高血圧が基礎疾患として存在すると一般に考えられている。

Tsapenko MV, Tsapenko AV, Comfere TB, et al. Arterial pulmonary hypertension in noncardiac intensive care unit. Vasc Health Risk Manag 2008；4：1043-60. PMID：19183752

Ⓒ PFO*の頻度とICUにおける臨床的意義を述べよ。

一般成人においてPFOの頻度は10〜20％といわれ，通常は無症状であるが，人工呼吸器管理を受けているような低酸素血症の患者において，敗血症などでショックをきたした場合，低酸素による肺高血圧のため右心圧が左心圧を超え，そのためにPFOを介して右→左シャントが起こることにより，治療抵抗性の重篤な低酸素血症を起こすことがある。

Rosselló Ferrer A, Rodríguez Fernández A, Riera Sagrera M, et al. Patent foramen ovale and mechanical ventilation. Rev Esp Cardiol 2010 ; 63 : 877-8.　PMID：20609328

★— PFO　卵円孔開存（patent foramen ovale）

Ⓒ PVOD★とは何か？

1934年にJ Hora医師らにより初めて報告され，1960年代にPVODと命名された肺高血圧をきたす疾患で，臨床的に特発性肺高血圧症の約5〜20％を占めるといわれている。原因は不明。胸部画像上肺水腫の所見がみられ，肺動脈楔入圧は正常だが肺動脈高血圧があるときに疑う。診断には，外科的に得られる組織検査が必要であるが，生前診断は困難とされている。予後は悪く，有効な治療は肺移植のみとされている。

Dai Z, Matsui Y. Pulmonary veno-occlusive disease : an 80-year-old mystery. Respiration 2014 ; 88 : 148-57.　PMID：24853728

★— PVOD　肺静脈閉塞症（pulmonary veno-occlusive disease）

Ⓑ 透析患者の肺高血圧症の関係と治療を述べよ。

透析患者における肺高血圧症の頻度は17〜50％とされている。心臓肺基礎疾患以外に血液透析自体も肺高血圧症に寄与していると考えられている。そのメカニズムとして，動静脈瘻による心拍出量の増加，血管作動性物質の不均衡による肺血管内皮機能異常や血管の緊張異常，または血液透析中に発生する微小気泡による血管収縮や硬化が原因とされている。治療法として，腎移植のほかに，高心拍出量がみられる場合に，動静脈瘻を閉鎖することで肺動脈圧を減少させる方法が知られている。

Kosmadakis G, Aguilera D, Carceles O, et al. Pulmonary hypertension in dialysis patients. Ren Fail 2013 ; 35 : 514-20.　PMID：23405977

Ⓑ 心エコーによる肺血圧の測定の誤差はどの程度か？

右心カテーテルとドップラー超音波による肺動脈圧の測定の誤差を，65人の患者で調べたところ，10 mmHg以上の誤差がある頻度は48％，20 mmHg以上の誤差がある頻度は28％であった。誤差の95％一致限界（100回測定すると95回はこの誤差範囲におさまる）は−40.0〜＋38.8 mmHgと報告されている。

Fisher MR, Forfia PR, Chamera E, et al. Accuracy of Doppler echocardiography in the hemodynamic assessment of pulmonary hypertension. Am J Respir Crit Care Med 2009 ; 179 : 615-21.　PMID：19164700

その他

大庭祐二

Ⓑ 女性はTRALI★にどう関与するか？

TRALIは輸血に伴う死亡の原因として最も多く，輸血製剤中に含まれるドナー由来の抗白血球同種抗体などが主な原因とされている。抗白血球抗体が陽性となるリスクの高い経産婦ドナーの排除は，輸血関連急性肺障害の予防対策として有効であることが証明されている。欧米では，血漿製剤のドナーのほとんどを男性に制限することによ

リ，輸血関連急性肺障害の予防に多大な効果を上げている。

Triulzi DJ, Kleinman S, Kakaiya RM, et al. The effect of previous pregnancy and transfusion on HLA alloimmunization in blood donors : implications for a transfusion-related acute lung injury risk reduction strategy. Transfusion 2009 ; 49 : 1825-35.　PMID : 19453983

★— TRALI　輸血関連急性肺傷害(transfusion-related acute lung injury)

C ICUにおいて，治療抵抗性のしゃっくりに経験的に有効とされる治療は何か？

生理食塩液2 mLを5分間かけてネブライザーで投与。この投与による喉頭刺激がしゃっくりに有効と考えられている。またはペパーミント水を経口投与。ペパーミントは下部食道括約筋を弛緩させることが治療に役立つとされる。

Twycross RG, Wilcock A. Symptom Management in Advanced Cancer, 3rd ed. Abingdon : Radcliffe Medical Press, 2001.

C オンディーヌの呪いとは何か？

睡眠時に呼吸不全を起こす先天性中枢性肺胞低換気症候群の別名。水の精であるオンディーヌが不誠実な夫にかけた，眠ると死ぬという呪い。

Haddad GG. Congenital central hypoventilation syndrome (Ondine curse). In : Kliegman RM, Behrman RE, Jenson HB, et al. Nelson Textbook of Pediatrics, 18th ed. Philadelphia : Saunders / Elsevier, 2007 : 1372-3.

急性呼吸不全

田中竜馬

A 肺が悪くなくても呼吸不全になるか？

「呼吸＝肺」と考えがちだが，必ずしもそうではなく，肺が正常でも呼吸不全になることがある。

　薬剤や頭蓋内疾患により呼吸中枢が抑制されると呼吸不全になる。重度の後側弯症のような胸郭異常や，筋ジストロフィーのような筋肉の疾患，Guillain-Barré症候群や重症筋無力症のような神経疾患，上気道閉塞のような気道疾患でも，肺への空気の出入りが制限されるため(肺胞低換気)，呼吸不全が起こる。これらの場合，$PaCO_2$が上昇するのが特徴的で，II型呼吸不全と呼ばれることもある。誤嚥や無気肺などの肺の疾患を合併していなければ，A–aDO_2★は正常である。

　一方で，PaO_2が低下しているが，$PaCO_2$は正常あるいは低下しているものを，I型呼吸不全と呼ぶことがある。I型呼吸不全は，肺に問題があることを意味する。

★— A–aDO_2　肺胞動脈血酸素分圧較差(alveolar-arterial oxygen difference)

A 低酸素血症の原因を機序によって分類せよ。

低酸素血症の機序を五つに分類すると：

(1) シャント

(2) $\dot{V}/\dot{Q}$ ミスマッチ
(3) 拡散能低下
(4) 肺胞低換気
(5) 吸入酸素分圧低下

となる．(1)は，血液が酸素化されずに体循環に入ることで起こる．シャントの部位によって大きく心臓(ASD[★1], VSD[★2], PFOなど)と肺(肺水腫，特にARDS[★3], AVM[★4])に分けられる．酸素を投与しても低酸素血症が改善しないのが特徴である．(2)は，$\dot{V}$(換気量)と$\dot{Q}$(血流量)がうまく釣り合っていないことで起こる．$\dot{V}/\dot{Q} = 1$が理想的だが，$\dot{V}/\dot{Q}$が1よりも高いところと低いところができると，低酸素血症をきたす．(3)は，酸素が肺胞から肺毛細血管の血液に移動するのに時間がかかることによって起こる．典型的な例である肺線維症では，間質の肥厚のために肺胞と肺毛細血管の酸素が平衡に達するのに時間がかかり，労作時(赤血球の通過時間が短縮する)の低酸素血症を起こす．(1)〜(3)は，A–aDO_2が上昇するのが特徴である．

(4)の肺胞低換気では，肺胞内のP_ACO_2が上昇してP_AO_2[★5]の低下をきたし，そのためにPaO_2は低下する．血液ガス分析で$PaCO_2$(P_ACO_2と等しい)が上昇するのが特徴である．

気圧が低下する高地や，F_IO_2[★6]が低下する閉鎖した空間では，P_IO_2[★7]が低下する(5)．状況から明らかなので臨床的に問題になることは少ない．

(4)と(5)では A–aDO_2 は正常である．

★1 — ASD　心房中隔欠損(atrial septal defect)
★2 — VSD　心室中隔欠損(ventricular septal defect)
★3 — ARDS　急性呼吸促迫症候群(acute respiratory distress syndrome)
★4 — AVM　動静脈奇形(arteriovenous malformation)
★5 — P_AO_2　肺胞酸素分圧(partial pressure of oxygen in alveolar gas)
★6 — F_IO_2　吸入酸素濃度(fraction of inspired oxygen)
★7 — P_IO_2　吸入酸素分圧(partial pressure of oxygen in inspired gas)

B 妊婦での正常な血液ガスについて述べよ．

正常血液ガスというと「pH 7.4，$PaCO_2$ 40 mmHg」と考えるかもしれないが，妊娠中は必ずしもこのとおりではない．プロゲステロンによる呼吸刺激のために分時換気量が増大して，正常でも$PaCO_2$ 27〜32 mmHg，pH 7.45程度の呼吸性アルカローシスを呈する．代償的にHCO_3^-は，18〜21 mEq程度に低下する．呼吸器症状を呈する妊婦患者の血液ガス分析で$PaCO_2$が正常であれば，呼吸筋疲労が進行していると考えて，人工呼吸器導入も視野に入れる必要がある．

妊娠以外に，普段から呼吸性アルカローシスになる状態として肝不全がある．肝臓によるプロゲステロン代謝が低下するために，妊娠中と同様に血中プロゲステロンが上昇するのが原因だと考えられている．肝不全患者に呼吸器症状があり，血液ガス分析で$PaCO_2$が正常な場合も，妊婦と同様に重度の呼吸不全の可能性を考慮する．

C 肥満，妊婦で気管挿管時に低酸素になりやすいのはなぜか？

呼気終末で肺に残っている空気の量をFRC★と呼ぶ．気管挿管前に酸素を前投与すると，FRCの空気が酸素と置き換わるために，気管挿管手技の間に無呼吸になっても酸

素飽和度はすぐには低下しない。FRC がリザーバーの役割を果たすわけである。
　肥満の患者や妊婦では，横隔膜が腹腔内臓器によって押し上げられることで FRC が減少しているため，無呼吸になると酸素飽和度が低下しやすい。酸素消費量が増大していることも，酸素飽和度の低下の原因になる。これらの患者の気管挿管は，あまり時間をかけずに素早く行うことが必要である。

★— FRC　機能的残気量（functional residual capacity）

tripod position とは？

呼吸苦を訴える患者が，両腕を伸ばして手を膝の上に置いて前屈みの座位をとることがある。これを tripod position と呼ぶ。頭を頂点として，両腕と背中がちょうど三脚の形になっているためにこのように呼ばれる。学校教育でおなじみの三角座りのことではない。
　三角座りには呼吸生理学的メリットはないが，tripod position は両腕が固定されるので，本来は腕を動かすのに用いられる大胸筋が，前胸部を持ち上げる呼吸補助筋として作用することで吸気を助ける。tripod position をとっている患者には，重度の換気不全（気道閉塞や呼吸筋疲労）あるいは換気量増大があるため，人工呼吸器を含めた換気補助の導入を考慮する。

人工呼吸
田中竜馬

呼吸・循環生理で用いられるオーム（Ohm）の法則を発見した Ohm の職業は何か？

呼吸生理や循環生理ではオームの法則を使うことが多い。呼吸では

　　圧較差＝流量×気道抵抗

循環では，

　　圧較差＝心拍出量×血管抵抗

として用いる。
　人工呼吸器で気道抵抗がわかったり，最近使われることの少なくなった肺動脈カテーテルを用いて血管抵抗が調べられるのは，この式のおかげである。体循環，肺循環は，それぞれ，

　　平均動脈圧－右房圧＝心拍出量×体血管抵抗
　　平均肺動脈圧－左房圧＝心拍出量×肺血管抵抗

の式で示され，肺動脈カテーテルで右房圧（＝中心静脈圧）と左房圧（＝肺動脈楔入圧）を測定できるため，体血管抵抗と肺血管抵抗を計算することができる。
　この式を発明した Georg Simon Ohm（1789〜1854年）はドイツの数学者かつ物理学者で，オームの法則は電気回路の法則として発表された。

A プラトー圧とは何か？

人工呼吸器での吸気圧は，

　　吸気圧＝吸気流量×気道抵抗＋1回換気量/コンプライアンス

という運動方程式で表される．これに PEEP を加えると

　　気道内圧＝吸気流量×気道抵抗＋1回換気量/コンプライアンス＋PEEP

となる．しかし，この圧がすべて肺胞にかかるわけではない．式の右辺のうち

　　吸気流量×気道抵抗

は，空気を気道に通すのに消費される（オームの法則）ため，実際に肺胞にかかるのは，残りの

　　1回換気量/コンプライアンス＋PEEP

である．この圧のことをプラトー圧と呼ぶ（図 3–11）．人工呼吸器による肺への圧傷害のリスクを考えるときには，最高気道内圧（ピーク圧）ではなくこのプラトー圧を用いる．一般に，プラトー圧を 30 cmH$_2$O に保つことが推奨されている．

　プラトー圧を測定するには，人工呼吸器で吸気終末に流量をいったん 0 にする．そうすると上の式において吸気流量＝ 0 となるので，気道抵抗が何であれ，

　　気道内圧＝1回換気量/コンプライアンス＋PEEP

となり，プラトー圧が測定できる．このように，吸気終末で空気の流れを止める操作のことを吸気ポーズと呼ぶ．

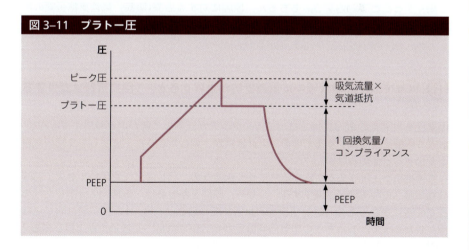

図 3–11　プラトー圧

A VCV*で人工呼吸管理中に気道抵抗が上昇すると，肺傷害のリスクは高くなるか？

VCV では 1 回換気量を設定するので，気道抵抗またはコンプライアンスに変化があ

れば，必ず気道内圧が変化する。
　気道分泌物や気管支れん縮，または気管チューブの折れ曲がりなどで気道抵抗が上昇すると，ピーク圧が上昇する。しかし，これらの気道の問題では，吸気終末の肺胞内圧であるプラトー圧は上昇せず，必ずしも圧傷害のリスクは高くならない。気道抵抗が上昇したときには，ピーク圧とプラトー圧の差が大きくなるのが特徴である。
　一方で，肺炎や肺水腫，肺胞出血のような肺疾患によりコンプライアンスが低下すると，ピーク圧が上昇し，それと同程度だけプラトー圧も上昇する。この場合は，ピーク圧とプラトー圧の差に変化がないのが特徴である。プラトー圧が上昇すれば，圧傷害のリスクは高まる。

★— VCV　従量式換気（volume controlled ventilation）

A　人工呼吸管理中に1回換気量が減少したときに考えることは何か？

1回換気量が減少するのは，PCV★のような圧制御モードでだけと考えるかもしれないが，VCVでも1回換気量が減少することがある。
　VCVで1回換気量が減少するには，二つの原因がある。一つは，人工呼吸器回路からのリーク（漏れ）がある場合で，呼気の1回換気量が減少する。もう一つは気道内圧が高くなりすぎてアラームが鳴っている場合で，人工呼吸器はアラームで設定した圧までしかかけないので，1回換気量は減少する。
　PCVで1回換気量が減少する原因には，上記のリークに加えて(1)コンプライアンスの低下，(2)気道抵抗の上昇，(3)吸気努力の低下がある。(1)と(3)は，食道カテーテルなどで胸腔内圧を測定しなければ区別はつかず，ともに吸気圧設定を高くすることで対処する。(2)は，元の吸気時間設定が長い場合には，1回換気量が減少しないことがあるが，減少した場合には，吸気時間設定を長くするか，あるいは吸気圧設定を高くすることで対処する。もちろん，原因に対する治療（吸痰，気管支拡張薬の投与）も必要になる。

★— PCV　従圧式換気（pressure controlled ventilation）

B　PCVで人工呼吸管理中に気道抵抗が上昇すると，1回換気量は減少するか？

吸気圧を設定するPCVでは，コンプライアンスが低下して肺が広がりにくくなれば，必ず1回換気量は減少するものの，気道抵抗が上昇したときに，必ずしも1回換気量が変化するとは限らない。
　気道抵抗が上昇すると空気が流れにくくなるため，同じ吸気圧を用いても人工呼吸器から肺への吸気流量は減少する。しかし，時間をかければ，最終的には同じだけの圧が肺胞にかかるため，コンプライアンスが変わらなければ，1回換気量は同じになる。したがって，もともとの吸気時間設定が十分長ければ，気道抵抗が上昇しても1回換気量は変わらない。一方で，元の吸気時間が短ければ，肺の圧が上がり切る前に吸気が終わるために，1回換気量は減少する。
　PCVでは，気道分泌物などで気道抵抗が変化したときに，必ずしも1回換気量が変化するとは限らないために，注意深い観察が必要である。

A VILI★とは何か？

人工呼吸器を要する急性呼吸不全では，必ずしも肺傷害の程度が一様ではなく，比較的正常な肺胞と虚脱した肺胞が混在している．そこに人工呼吸器で陽圧換気を行うと，前者の肺胞は広がりやすく，後者は広がりにくいため，その間で歪みが生じることでVILI★が起こる．さらに，虚脱した肺胞では，吸気で広がり，呼気で虚脱することを繰り返すことによって肺傷害（atelectrauma）も起こる．

　人工呼吸器は原疾患をよくするわけではなく，原疾患が治療によって改善するまでの時間稼ぎなので，人工呼吸器による肺傷害を最小限に抑えるよう設定する．過大な1回換気量や圧によって起こる容量傷害（volutrauma）や圧傷害（barotrauma）を避けるために，1回換気量を制限し，プラトー圧が高くならないようにモニタリングする．atelectraumaを避けるために適切なPEEPを用いる．

Slutsky AS, Ranieri VM. Ventilator-induced lung injury. N Engl J Med 2013；369：2126-36. Erratum in：N Engl J Med. 2014；370：1668-9.　PMID：24283226

★— VILI　人工呼吸器関連肺傷害（ventilator-induced lung injury）

C プラトー圧≦30 cmH₂Oは常に安全か？　プラトー圧＞30 cmH₂Oだと常に危険か？

人工呼吸管理中は，プラトー圧≦30 cmH$_2$Oだと安全だと考えられているのだが，著しく胸腔内圧が低い場合や，著しく高い場合には常に正しいわけではない．

　吸気終末の最も肺が大きくなっているときに肺を広げる圧は，厳密にはプラトー圧ではなく，プラトー圧と肺の外側の圧，すなわち胸腔内圧との差になる．これをTPP★と呼ぶ．たとえば，患者の吸気努力によって胸腔内圧が陰圧になっていれば，プラトー圧が30 cmH$_2$O以下であってもTPPはそれを上回ることになり，必ずしも安全とはいい切れない．

　逆に，胸郭が広がりにくいために，胸腔内圧が陽圧になっていれば，プラトー圧が30 cmH$_2$Oを超えていてもTPPはそれよりも低くなるため，必ずしも危険とはいい切れない．原因として腹部コンパートメント症候群や重度の肥満がある．

　人工呼吸器で測定される圧からだけではTPPはわからないため，胸腔内圧を測定する方法として，食道カテーテルの使用が提唱されているが，まだ確立しているとはいえず，普及していない．

Akoumianaki E, Maggiore SM, Valenza F, et al. The application of esophageal pressure measurement in patients with respiratory failure. Am J Respir Crit Care Med 2014；189：520-31.　PMID：24467647

★— TPP　肺内外圧差（transpulmonary pressure）

B 腹部コンパートメント症候群による呼吸への影響とは？

腹部コンパートメント症候群とは，外傷や腹腔内出血，急性膵炎，またはその治療のために腹腔内圧が上昇することで起こる臓器不全である．下大静脈を圧迫して静脈還流を減少させることで低血圧の原因となり，腎静脈を圧迫することで乏尿性腎不全を起こす．

上昇した腹腔内圧によって横隔膜は頭側に押し上げられ，胸腔が広がりにくくなるため，ARDSや肺炎などの合併がない正常の肺であってもコンプライアンスは低下する。人工呼吸器による測定では，ピーク圧とプラトー圧がともに上昇するのが特徴的だが，肺合併症がなければTPPは高くない。外科的減圧によって腹腔内圧が低下すれば，気道内圧も低下する。

World Society of the Abdominal Compartment Syndromeホームページ．（www.wsacs.org）　閲覧日：2014/7/10

C　トランペット奏者のピーク圧はどれくらいか？

演奏中のトランペット奏者の気道内圧は150 cmH$_2$Oにも達する。人工呼吸管理中に安全だと考えられているプラトー圧の30 cmH$_2$Oをはるかに超える圧がかかっていることになるが，演奏中に気胸を起こしたという話を聞かないのはなぜだろうか？
　トランペット奏者は，受動的に150 cmH$_2$Oの圧を受けているわけではなく，自ら呼気筋を収縮させて胸腔内圧を上昇させることによって，気道内圧を上げている。したがって，圧外傷の真の指標であるTPPはそれほど高くなっていないため，圧傷害が起こらないのである。

Bouhuys A. Physiology and musical instruments. Nature 1969；221：1199-204.　PMID：5773830

B　人工呼吸器の設定を変えていないのにPaCO$_2$が上昇する原因は何か？

人工呼吸器で1回換気量と呼吸回数を設定すれば，分時換気量が決まりPaCO$_2$も一定になるはずだが，設定を変更しなくても血液ガス分析でPaCO$_2$が上昇することがある。
　原因の一つにCO$_2$産生の増加がある。発熱や敗血症，過剰な栄養投与などによって体内のCO$_2$産生が増えれば，PaCO$_2$が上昇する。
　もう一つの原因に死腔の増加がある。同じ分時換気量であっても，死腔が増えれば肺胞換気量が減少するので，PaCO$_2$は上昇する。典型的な例に肺塞栓がある。人工呼吸器を装着していない患者が肺塞栓を起こしたときには，代償的に換気量が増えるためにPaCO$_2$は低下することが多い。しかし，人工呼吸器を装着している場合には，分時換気量が一定に保たれていればPaCO$_2$は上昇する。なお，死腔が増加すればETCO$_2$は低下する。

A　F$_I$O$_2$を変更してから血液ガス分析まで何分待つべきか？

F$_I$O$_2$を変更した後にPaO$_2$が平衡に達するには，10～15分しかかからないので，その後であれば血液ガス分析はいつでもよい。
　PEEPを変更した場合は，若干話が複雑になる。PEEPを上げるとPaO$_2$が平衡に達するのに60分以上かかる一方で，PEEPを下げたときには，PaO$_2$は5分で平衡に達するが，肺メカニクスの変化は60分経っても続いているというデータがある。

Sasse SA, Jaffe MB, Chen PA, et al. Arterial oxygenation time after an F$_I$O$_2$ increase in mechanically ventilated patients. Am J Respir Crit Care Med 1995；152：148-52.　PMID：7599814
Chiumello D, Coppola S, Froio S, et al. Time to reach a new steady state after changes of positive end expiratory pressure. Intensive Care Med 2013；39：1377-85.　PMID：23740279

血液ガスの単位は mmHg？ Torr？ それとも kPa？

日本では血液ガスのPO_2[*1]やPCO_2[*2]の単位にTorrやmmHgを使うが，ヨーロッパの文献を読むと，kPaで書かれていることが多い．大気圧は水銀(Hg)を760 mmの高さまで押し上げる圧に相当するという意味で，

1気圧＝760 mmHg

となる．これを発見したイタリアの物理学者であり数学者でもあるEvangelista Torricelli(1608～1647年)の名前から，mmHgはTorrと表示されることも多い．

一方で，kPaはフランスの数学者であり物理学者でもあり，思想家で哲学者で宗教家のBlaise Pascal(1623～1662年)に由来しており，Torrとの関係は，

1 kPa＝7.5 Torr＝7.5 mmHg

となるので，$PaCO_2$＝45 mmHgは6 kPaと等しくなる．

天気予報で気圧の単位としてよく使われるhPaは，kPaの10分の1で1 hPa＝0.1 kPaとなる．ちなみに，hPa以前に天気予報で使われていたmbarはhPaと同じで，1 mbar＝1 hPaという関係である．

[*1]— PO_2　酸素分圧(partial pressure of oxygen)
[*2]— PCO_2　二酸化炭素分圧(partial pressure of carbon dioxide)

哺乳類の正常な1回換気量とはどれくらいか？

VCVでは，1回換気量を直接設定し，PCVでは，1回換気量の目標に応じて吸気圧を設定する．いずれの場合にも，人工呼吸管理には1回換気量の目安が必要である．それでは正常な1回換気量とはどれくらいだろうか．ヒトを含む哺乳類の研究によると，哺乳類の1回換気量はおよそ6 mL/kgになっている．ARDSの人工呼吸管理では，「1回換気量を小さく制限している」と考えがちだが，実際には普段どおりの大きさに保っていることになる．

なお，1回換気量を設定するときの体重には，実体重ではなく理想体重を用いる．理想体重は次の式で求められる．

男性：50＋0.91［身長(cm)－152.4］(kg)
女性：45.5＋0.91［身長(cm)－152.4］(kg)

Tenney SM, Remmers JE. Comparative quantitative morphology of the mammalian lung : diffusing area. Nature 1963 ; 197 : 54-6.　PMID : 13980583

ARDS以外の呼吸管理で1回換気量を6 mL/kgにするメリットはあるか？

6 mL/kgが必ずしも小さいわけではなく，普段の1回換気量であることは既に述べた．それでは，ARDS以外でも1回換気量を6 mL/kgにするメリットはあるだろうか？

中等度以上の呼吸器合併症のリスクがある患者を対象に，手術中の人工呼吸管理において，低い1回換気量に，PEEPの使用と30分おきのリクルートメント手技を合わせた効果を検証したRCT★(患者数400人)では，この方法で手術後の合併症が有意に減少することを示した．また，ICUと手術室の患者を対象にした20の研究(RCT 15，観察研究 5)を含むメタ解析では，低い1回換気量を使ったほうが，肺傷害の発症と

死亡率が低下することを示した。

　まだ結論が出ているとはいえないが，ARDS以外でも1回換気量を減少させるメリットがあるかもしれない。

Futier E, Constantin JM, Paugam-Burtz C, et al ; IMPROVE Study Group. A trial of intraoperative low-tidal-volume ventilation in abdominal surgery. N Engl J Med 2013 ; 369 : 428-37.　PMID : 23902482

Serpa Neto A, Cardoso SO, Manetta JA, et al. Association between use of lung-protective ventilation with lower tidal volumes and clinical outcomes among patients without acute respiratory distress syndrome : a meta-analysis. JAMA 2012 ; 308 : 1651-9.　PMID : 23093163

★― RCT　無作為化比較試験(randomized controlled trial)

 無重力でのFRCはどうなるか？

FRCは，呼気終末において，肺が縮まろうとする力と胸壁が広がろうとする力が釣り合っているときの肺の大きさを示す。正常のFRCは，体重1 kgあたり30 mL程度である。

　立位あるいは座位では，腹腔内臓器が重力に従って尾側へ下がり，胸壁を広げようとするが，無重力状態においては，これがなくなるために胸壁の広がりは小さくなり，FRCは減少する。実際に無重力でのFRCを測定した研究があり，15%程度減少することが示されている。

　ICUにおいて無重力状態で診療することはないものの，患者を仰臥位で寝かしたままにしておくと，無重力状態にいるのと同様の理由でFRCは減少してしまう。また，腹部コンパートメント症候群のために腹腔内圧が上昇している場合は，FRCを大きくするために頭側を高くするようにベッドを傾けることがある。

Prisk GK. The lung in space. Clin Chest Med 2005 ; 26 : 415-38.　PMID : 16140136

 時定数について述べよ。

人工呼吸管理中の呼気の長さを知る指標として時定数(time constant)を使うことがある。

　　　時定数＝コンプライアンス×気道抵抗

という式で表され，コンプライアンスの単位 mL/cmH_2O と気道抵抗の単位 $cmH_2O/L/秒$ がうまい具合に相殺されて，単位は秒になる。呼気には時定数の約5倍の時間がかかる。

　ARDSのようにコンプライアンスが低い場合には，時定数が小さくなるので呼気時間が短くなり，閉塞性肺疾患のように気道抵抗が高い場合には，呼気時間が長くなる。呼気時間が短いARDSでは，呼吸回数を多くしてもよいが，閉塞性肺疾患では，呼吸回数を少なくしなければ，息を吐ききるための時間が確保できなくなるため，auto-PEEPの原因となる。

 PRVC★とはどのようなモードか？

従圧式モードのPCVでは，吸気圧を設定するので圧は保証されるが，その代わりに1回換気量がいくらになるかは，患者の肺コンプライアンスと呼吸努力次第になる。

そのような欠点を補うのが，PRVCと呼ばれるモードである．このモードは，各人工呼吸器メーカーによって異なる名前で呼ばれており，AutoFlowやVC＋という名もある．

　PCVでは，1回換気量に応じて医療者が吸気圧を調節しなければならないが，PRVCでは，人工呼吸器が，目標1回換気量になるように自動的に吸気圧を調節する．こういうと，PCVの利点を活かしながら，1回換気量も保証される万能モードのように聞こえるかもしれないが，呼吸苦から患者の吸気努力が大きくなっているときには，人工呼吸器は吸気圧を下げてしまうため，かえって呼吸筋疲労を増悪させる可能性があることに注意する．

★── PRVC　pressure regulated volume control

A　PSV★におけるターミネーションクライテリアについて述べよ．

PSVでは，人工呼吸器は設定された一定の陽圧で患者の吸気努力の間だけ吸気を手助けする．ここで，人工呼吸器が患者の吸気努力の終わりを判断するのが，ターミネーションクライテリアである．ターミネーションクライテリアは，最大吸気流量に対する割合（％）で設定する．たとえば，25％と設定すれば，最大吸気流量を100％として，流量が25％にまで低下したところを吸気の終わりと判断する（図3-12）．

　最近の人工呼吸器では，ターミネーションクライテリアを設定できるようになっている．たいていの場合，25％という設定でいいのだが，COPDのような閉塞性肺疾患がある場合には，吸気流量がなかなか下がらないため，高めに設定する必要がある．

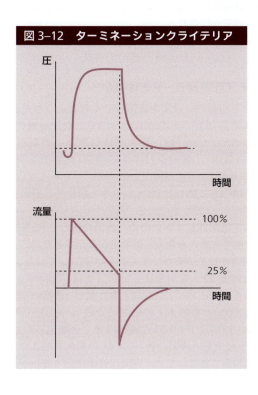

図3-12　ターミネーションクライテリア

逆に，ARDSの回復期や肺線維症などの拘束性肺疾患がある場合には，吸気流量の下がりが早いため，ターミネーションクライテリアは低めに設定する。

Chiumello D, Polli F, Tallarini F, et al. Effect of different cycling-off criteria and positive end-expiratory pressure during pressure support ventilation in patients with chronic obstructive pulmonary disease. Crit Care Med 2007 ; 35 : 2547-52.　PMID : 17893630
Chiumello D, Pelosi P, Taccone P, et al. Effect of different inspiratory rise time and cycling off criteria during pressure support ventilation in patients recovering from acute lung injury. Crit Care Med 2003 ; 31 : 2604-10.　PMID : 14605531

★— PSV　プレッシャーサポート換気(pressure support ventilation)

 ventilator-induced diaphragmatic dysfunction(VIDD)とは何か？

今から20〜30年前の人工呼吸管理では，呼吸不全による呼吸筋疲労から回復させるために，自発呼吸のない状態で調節呼吸にして，完全に呼吸筋を休ませるという考え方があったが，現在では，このような方法が，横隔膜の構造と機能に悪影響を及ぼすことがわかってきている。

　脳死状態の臓器移植ドナー 14人(人工呼吸器装着時間18〜69時間)の横隔膜からの生検と，肺の良性腫瘍の切除術を受ける患者8人(人工呼吸器装着時間2〜3時間)からの生検とを比較すると，脳死患者の横隔膜筋線維には，著明な萎縮があることがわかった。一方で，大胸筋からの生検には，両群に明らかな差はなかった。このことから，呼吸筋を使わずに，完全に人工呼吸器に依存した状態が続くと，VIDDと呼ばれる横隔膜の機能不全につながると考えられている。どのようなメカニズムで起こるのか，予防のために呼吸筋にどれくらいの負荷をかけるのがよいのかなど，まだ不明な点が多く，今後の研究が待たれる。

Levine S, Nguyen T, Taylor N, et al. Rapid disuse atrophy of diaphragm fibers in mechanically ventilated humans. N Engl J Med 2008 ; 358 : 1327-35.　PMID : 18367735

 「かしこい」人工呼吸器モードとは何か？

患者の状態に合わせて自動的に設定を調節してくれるような人工呼吸器のモードをclose-loopシステムと呼ぶが，そのうちの一つに，Dräger社の人工呼吸器にあるSmartCare®がある。SmartCare®は，基本的にはPSVなのだが，患者の基礎疾患(COPDや神経疾患の有無)，気道デバイスの種類(気管チューブまたは気管切開チューブ)，加湿器の種類(加温加湿器またはHME[*1])をあらかじめ入力すれば，1回換気量と呼吸回数，$ETCO_2$に応じてPS[*2]レベルを自動的に調節するという「かしこい」モードである。

　酸素化に関する設定調節はしないものの，換気に応じてPSを調整し，設定が十分に低くなると離脱可能であることを人工呼吸器が表示するため，人工呼吸器からの離脱を早めることが期待されているが，まだ効果は確立していない。24時間以上人工呼吸器を要したICU患者92人を対象にしたRCTでは，SmartCare®とプロトコールに基づいた呼吸療法士によるPSVでの離脱とを比較し，最初のSBT[*3]までの期間(1.0日 vs. 4.0日，$P<0.0001$)，抜管までの期間(3.0日 vs. 4.0日，$P=0.02$)，抜管成功までの期間(4.0日 vs. 5.0日，$P=0.01$)が短縮することを示した。

　人工呼吸器は，1回換気量と呼吸回数，$ETCO_2$の変化をモニタリングできるが，その変化の理由までは判断できないため，呼吸以外の原因で変化が起こったときに，不

適切な調節(例：鎮静で呼吸回数が下がったときに PS を下げる。不穏で呼吸回数が上がったときに PS を上げる)をする可能性があることには，注意が必要である。

Burns KE, Lellouche F, Lessard MR. Automating the weaning process with advanced closed-loop systems. Intensive Care Med 2008；34：1757-65. PMID：18521570
Burns KE, Meade MO, Lessard MR, et al. Wean earlier and automatically with new technology (the WEAN study). A multicenter, pilot randomized controlled trial. Am J Respir Crit Care Med 2013；187：1203-11. PMID：23525929

★1— HME　人工鼻(heat and moisture exchange filter)
★2— PS　プレッシャーサポート(pressure support)
★3— SBT　自発呼吸トライアル(spontaneous breathing trial)

 NAVA とは何か？

人工呼吸器は，直接患者の肺の中をモニタリングできるわけではないので，人工呼吸器が患者の吸気努力を感知するためには，

患者の吸気努力→胸腔内陰圧→人工呼吸器回路内での圧または流量の変化→人工呼吸器による吸気努力の感知

という一連の手続きが必要になる。しかし，この方法では，閉塞性肺疾患のように auto-PEEP があるときには患者の吸気努力を見逃しやすく(ミストリガー)，逆に心拍などの吸気努力以外による変化を吸気と捉えてしまうことがある(オートトリガー)。
　このような問題を解決するために考えられたのが，NAVA★という方法である。NAVA は，吸気筋(主に横隔膜)が収縮した結果として起こる人工呼吸器回路内での圧や流量ではなく，食道に留置したカテーテルで横隔膜の活動電位そのものを感知するため，より正確に患者の吸気努力を感知できると考えられている。まだ一般的に広く使われてはいないが，今後が期待できる方法である。

Kacmarek RM. Proportional assist ventilation and neurally adjusted ventilatory assist. Respir Care 2011；56：140-8；discussion 149-52. PMID：21333175
Terzi N, Piquilloud L, Rozé H, et al. Clinical review：Update on neurally adjusted ventilatory assist-report of a round-table conference. Crit Care 2012；16：225. PMID：22715815

★— NAVA　neurally adjusted ventilatory assist

 ATC★ とは何か？

人工呼吸管理中に，「気管チューブの抵抗に打ち勝つだけの吸気圧を使いたい」という状況がある。たとえば，人工呼吸器離脱の評価のために SBT をするときがそれに当たる。そのために用いるのが ATC(または TC)と呼ばれる機能である。
　PSV では，患者の吸気努力にかかわらず，常に一定の陽圧が加えられるのに対して，ATC では，気管チューブの抵抗(チューブの長さと内径で決まる)と吸気流量から必要な陽圧を人工呼吸器が計算して，その圧が加えられる。
　気管チューブの抵抗分のみの陽圧を加えることから，ATC を用いることによって SBT の正確性が高まることが期待されているが，これまでの研究では，PSV と比べて優れているという結果は出ていない。

Cohen J, Shapiro M, Grozovski E, et al. Prediction of extubation outcome：a randomised, controlled trial with automatic tube compensation vs. pressure support ventilation. Crit Care 2009；13：R21.

PMID：19236688
El-Beleidy AS, Khattab AA, El-Sherbini SA. Automatic tube compensation versus pressure support ventilation and extubation outcome in children：a randomized controlled study. ISRN Pediatr 2013；871376. PMID：23533800

★— ATC　自動チューブ補正（automatic tube compensation）

B　APRV[★1]を用いるメリット（と考えられている根拠）は何か？

重度の低酸素血症があるARDSに対して，APRVという人工呼吸器モードを使うことがある．APRVをごく単純に説明すると，

APRV＝CPAP[★2]＋release

となる．高いCPAPで虚脱した肺胞をリクルートして酸素化を保ちつつ，自発呼吸だけでは足りない換気を補うために，ごく短い時間だけ圧をrelease（開放）する．CPAPに相当する高い圧をP high，release時の気道内圧をP lowと呼ぶ．時間の設定では，P highが持続する時間をT high，releaseの時間をT lowと呼ぶ（図3-13）．

APRVでは，高い圧がかかっている時間が長いため，通常の人工呼吸器モードを使った場合に比べて平均気道内圧は高くなり，肺がリクルートされやすいと考えられている．自発呼吸を温存するために，鎮静が少なくて済む可能性がある．また，人工呼吸による陽圧呼吸と異なり，陰圧呼吸（自発呼吸）を用いるため，背側の肺が広がりやすいとも考えられている．

理論的なメリットはあるものの，現時点では，APRVがARDSの生存予後を改善することを示したRCTはない．

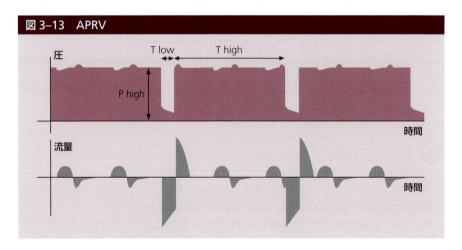

図3-13　APRV

Habashi NM. Other approaches to open-lung ventilation：airway pressure release ventilation. Crit Care Med 2005；33：S228-40.　PMID：15753733

★1— APRV　airway pressure release ventilation
★2— CPAP　持続性気道内陽圧（continuous positive airway pressure）

C APRVでPaCO$_2$を下げるためにT highを短くしたところ，逆に上昇した。原因と対処を述べよ。

ARPVでT highを短くすれば，それだけreleaseの頻度が増えるため，換気が増えてPaCO$_2$は低下しそうであるが，逆に上昇することがある。これはT highを短くしたために，平均気道内圧が低下して，肺が虚脱してしまうためだと考えられる。このような場合の対処としては，平均気道内圧を上げて肺をリクルートするために，T highを逆に延ばすか，あるいはP highを上げるようにする。

Andrews P, Habashi N. Airway pressure release ventilation. Curr Probl Surg 2013 ; 50 : 462-70. PMID : 24156844

A 気管挿管された患者が首を上または下に動かすと，気管チューブはどのように動くか？

固定位置を変えていないにもかかわらず，胸部X線でみえる気管チューブの位置が，日によって上がったり下がったりすることがある。これは，気管チューブが勝手に伸び縮みしているからではもちろんなく，頸部の伸展・屈曲によって，チューブの位置が変わるためである。

頸部を伸展すると，引っ張り上げられてチューブの位置は浅くなり，屈曲すると押し下げられてチューブの位置は深くなる。「チューブ先は鼻の向きと同じ方向に動く」と考えると，覚えやすい。胸部X線をみてチューブの固定位置を変える場合は，このような要素も加味する。

A 人工呼吸管理中の口腔ケアの意義は何か？

健康なときとは異なり，入院患者，特に重症患者では，口腔内常在菌がグラム陰性桿菌(gram-negative bacillus)や黄色ブドウ球菌(*Staphylococcus aureus*)に置きかわることが知られている。これらの菌の誤嚥が，VAP★の重要なメカニズムになっていると考えられているため，気管挿管された患者では，口腔内を清潔に保つために口腔ケアが重要になる。

一方で，口腔ケアの最適な方法はまだよくわかっていない。口腔ケアにはクロルヘキシジンが使われることが多いが，最近のメタ解析は，クロルヘキシジンの使用が死亡率を上昇させる可能性を示唆している。歯ブラシを使って口腔ケアをすべきかについてもメタ解析が行われたが，VAPの頻度を減らすというエビデンスはみられなかった。

Klompas M, Speck K, Howell MD, et al. Reappraisal of routine oral care with chlorhexidine gluconate for patients receiving mechanical ventilation : systematic review and meta-analysis. JAMA Intern Med 2014 ; 174 : 751-61.　PMID : 24663255
Price R, MacLennan G, Glen J ; SuDDICU Collaboration. Selective digestive or oropharyngeal decontamination and topical oropharyngeal chlorhexidine for prevention of death in general intensive care : systematic review and network meta-analysis. BMJ 2014 ; 348 : g2197.　PMID : 24687313
Alhazzani W, Smith O, Muscedere J, et al. Toothbrushing for critically ill mechanically ventilated patients : a systematic review and meta-analysis of randomized trials evaluating ventilator-associated pneumonia. Crit Care Med 2013 ; 41 : 646-55.　PMID : 23263588

★— VAP　人工呼吸器関連肺炎(ventilator-associated pneumonia)

Ⓑ ARDSの人工呼吸管理にHMEが適さないのはなぜか？

通常の呼吸では，空気が上気道を通る間に加湿されるが，気管挿管されていると上気道での加湿が行われないため，人工呼吸管理中には吸入気を加湿する必要がある。加湿の方法としては，加温加湿器とHMEの2種類がある。

　ARDSの肺では，死腔率が上昇している一方で，肺保護のために1回換気量を理想体重あたり6 mL/kgに制限しなければならない。したがって，HMEによってさらに50～100 mLの死腔が加わると肺胞換気量を保つのが難しくなるため，加温加湿器を用いて加湿することが望ましい。

　そのほかに，HMEが使えない状況として，気道分泌物が多い，自発呼吸の分時換気量が多い（＞10 L/分），リークのために呼気の1回換気量が吸気の1回換気量の70％以下，低体温（＜32℃），がある。なお，ネブライザー治療を行う場合には，いったんHMEは取り除く。

Prat G, Renault A, Tonnelier JM, et al. Influence of the humidification device during acute respiratory distress syndrome. Intensive Care Med 2003 ; 29 : 2211-5.　PMID : 12904858
American Association for Respiratory Care, Restrepo RD, Walsh BK. Humidification during invasive and noninvasive mechanical ventilation : 2012. Respir Care 2012 ; 57 : 782-8.　PMID : 22546299

Ⓑ 気管支鏡に適した気管チューブのサイズはどれくらいか？

気管挿管された患者に診断あるいは治療目的で気管支鏡を挿入することがあるが，気管チューブが細すぎると内腔と気管支鏡の間に隙間がなくなり，手技の最中に換気ができなくなる恐れがある。呼気に空気が出ていかなければ，空気のとらえこみから肺傷害を起こすリスクがある。

　成人用の気管支鏡の外径は約5 mmなので，気管支鏡を入れても換気をできるようにするには，内径が7.5 mm以上の気管チューブを用いることが望ましい。もし，挿管困難などで細い径の気管チューブを用いる場合，外径の小さい小児用の気管支鏡を使うこともできるが，その場合は，吸引のためのチャンネルも細くなるので吸引の効果が弱まる。

Ernst A. Introduction to Bronchoscopy. New York : Cambridge University Press, 2009.

Ⓒ 人工呼吸器装着患者の気胸には，必ず胸腔チューブを入れるべきか？

気胸患者に人工呼吸器で陽圧呼吸を行うと，緊張性気胸を起こす危険性がある。そのためBTSのガイドラインは，人工呼吸器を要する患者の気胸には，全例で胸腔チューブを挿入することを推奨している。

　外傷患者にみられることの多い，胸部X線ではみえないがCTでみつかるような潜在性気胸（occult pneumothorax）のある患者に人工呼吸器が必要な場合に，胸腔チューブを入れるべきかどうかには，まだ議論が残っている。人工呼吸器を要するoccult pneumothoraxのある外傷患者90人を，経過観察する群と，すぐに胸腔チューブを挿入する群に無作為に分けて比較したRCTでは，手術だけのために人工呼吸器を要する患者は，ドレーンなしで安全に経過観察できるが，1週間以上ICUでの治療を要するような患者では，最終的に1/3が胸腔チューブを要するという結果を示している。経過観察して必要に応じて胸腔チューブを入れるという方法をとる場

合，24時間いつでも緊急に手技を行える態勢が必要になる。

Havelock T, Teoh R, Laws D, et al ; BTS Pleural Disease Guideline Group. Pleural procedures and thoracic ultrasound : British Thoracic Society Pleural Disease Guideline 2010. Thorax 2010 ; 65 : ii61-76.　PMID：20696688

Kirkpatrick AW, Rizoli S, Ouellet JF, et al ; Canadian Trauma Trials Collaborative and the Research Committee of the Trauma Association of Canada. Occult pneumothoraces in critical care : a prospective multicenter randomized controlled trial of pleural drainage for mechanically ventilated trauma patients with occult pneumothoraces. J Trauma Acute Care Surg 2013 ; 74 : 747-54 ; discussion 754-5.　PMID：23425731

 哺乳類のなかで絶対に気胸にならない動物は何か？

ヒトを含めて，哺乳類には臓側胸膜と壁側胸膜があり，その間には胸膜腔という空間がある。臓側胸膜と壁側胸膜はごく少量の胸水を介して密着しているが，何らかの原因により空気あるいは水がこの空間に溜まったのが，気胸または胸水である。

　ゾウは，哺乳類のなかで唯一，胸膜腔が結合組織で埋まっていることが知られている。そのために，ゾウが気胸あるいは胸水をきたすことはない。ゾウの胸膜腔が，このPSCT★と呼ばれる粗な結合組織で埋まっている理由はわかっていないが，呼吸生理で有名なJohn West医師は，ゾウが水面からシュノーケルのように鼻先だけを出して水中を泳いだり，あるいは地上で水を吸い上げたりするときに，胸腔内圧が大きく変わって胸膜にある血管が損傷されてしまうのを防いでいる，という仮説を述べている。

West JB. Why doesn't the elephant have a pleural space? News Physiol Sci 2002 ; 17 : 47-50.　PMID：11909991

Fowler ME, Mikota SK. Biology, Medicine, and Surgery of Elephants. Hoboken : Wiley-Blackwell, 2006.

★─ PSCT　pleural space connective tissue

ARDS

田中竜馬

 ARDSのベルリン定義について述べよ。

ARDSの診断基準は，まずAECC★1にて1994年に定められたが，さまざまな問題点が指摘されていたため，それらを補うために2012年にベルリン定義が提唱された。ベルリン定義もAECC定義と同様に4項目からなるが，発症と画像診断の定義がより明確で，肺動脈カテーテルを要せず，酸素化の評価にPEEP≧5 cmH$_2$Oという条件をつけている。またAECC定義にあったALI★2という概念は，混乱をまねきやすいとして削除され，重症度が軽症，中等症，重症に分類された（表3-3）。

Bernard GR, Artigas A, Brigham KL, et al. The American-European Consensus Conference on ARDS. Definitions, mechanisms, relevant outcomes, and clinical trial coordination. Am J Respir Crit Care Med 1994 ; 149 : 818-24.　PMID：7509706

ARDS Definition Task Force, Ranieri VM, Rubenfeld GD, Thompson BT, et al. Acute respiratory distress syndrome : the Berlin Definition. JAMA 2012 ; 307 : 2526-33.　PMID：22797452

★1─ AECC　American-European Consensus Conference（米国胸部疾患学会議と欧州集中治療医学会の合同会議）

表3-3 ARDS分類

AECC定義

発症	急性	
画像	両側浸潤影	
肺動脈楔入圧	18 mmHg以下, あるいは臨床的に左房圧上昇の所見なし	
	ALI	**ARDS**
酸素化	P/F≦300 mmHg	P/F≦200 mmHg
	(PEEPにかかわらず)	

ベルリン定義

発症	ARDSの原因から1週間以内		
画像	両側浸潤影 (胸水, 虚脱, 結節影では説明がつかない)		
肺水腫の原因	心不全, 循環血液量過多では説明がつかない呼吸不全 (ARDSの原因が不明なら, 心エコーなどの客観的心機能評価が必要)		
	軽症	**中等症**	**重症**
酸素化	200<P/F≦300	100<P/F≦200	P/F≦100
	(PEEPまたはCPAP≧5 cmH$_2$Oにて)		

★2— ALI　急性肺傷害(acute lung injury)

ARDSの原因は何か？

ARDSとは，肺へのさまざまな種類の傷害が引き起こす共通の最終経路であり，発症すると，その原因にかかわらず，類似した臨床経過，病理所見を呈する．現在60以上の疾患がARDSを引き起こすことが報告されているが，頻度が高いのは，敗血症，肺炎，誤嚥である(表3-4)．

ARDSは，肺が直接傷害されて起こるものと，肺以外で起こった病態によって間接的に傷害されて起こるものに分けることがある．直接傷害と間接傷害では，病態生理，病理所見，画像所見，治療に対する反応に違いがあるという報告がある一方，両者で死亡率には差がないとするメタ解析もある．

Rocco PR, Zin WA. Pulmonary and extrapulmonary acute respiratory distress syndrome : are they different? Curr Opin Crit Care 2005 ; 11 : 10-7.　PMID : 15659940
Agarwal R, Srinivas R, Nath A, et al. Is the mortality higher in the pulmonary vs the extrapulmonary ARDS? A meta analysis. Chest 2008 ; 133 : 1463-73.　PMID : 17989150

ARDSの病態生理を述べよ．

ARDSの主な病態生理には，(1)シャント，(2)肺コンプライアンス低下，(3)肺血管抵抗上昇，がある．

表 3-4 ARDS の原因

	直接傷害	間接傷害
頻度の高いもの	肺炎（細菌，真菌，ウイルス，非定型）	敗血症
	胃内容物の誤嚥	胸部以外の重度の外傷や熱傷（特にショックと大量輸血を伴う場合）
頻度の低いもの	重度の胸部外傷	心肺バイパス術
	脂肪塞栓	大量輸血（通常15単位以上）
	溺水	薬物中毒（アヘン剤，パラアルデヒド，パラコートなど）
	吸入傷害（煙，酸素，塩素，ホスゲンなど）	急性膵炎
	再灌流肺水腫（肺移植や肺塞栓摘出術後）	TRALI DIC★

★── DIC　播種性血管内凝固（disseminated intravascular coagulation）

　ARDS 患者の胸部 CT からわかるとおり，肺は均一に傷害されるわけでなく，重力のかかる背側で傷害の程度は強く，虚脱した肺胞が増える。虚脱した肺胞は，血流があっても換気が行われないシャントになるため，酸素投与に反応しない低酸素血症の原因となる。人工呼吸器では，虚脱した肺胞を広げるために PEEP を使う。
　肺メカニクスの観点からは，ARDS の肺はコンプライアンスが低下しており，FRC が減少している。肺が広がりにくいので，人工呼吸器では高い吸気圧が必要になる。
　ARDS は肺血管にも影響し，さまざまな機序により肺血管抵抗を上昇させる。

A　ARDS とうっ血性心不全による肺水腫の違いは何か？

心不全も ARDS も，ともに肺水腫を起こすが，病態が異なる。前者は，静水圧上昇による心原性肺水腫なのに対して，後者は血管透過性亢進による非心原性肺水腫をきたす。これをスターリング（Starling）の平衡を用いて説明すると，次のようになる。
　毛細血管内皮細胞を経由する水の移動を示す式が，スターリングの水分平衡である。

$$Qf = Kf\,[(Pc - Pi) - \sigma(\Pi c - \Pi i)]\,*$$

　正常では，$Pc > Pi$，$\Pi c > \Pi i$ であるため，静水圧は血管内から間質へ水を移動させるように，膠質浸透圧は間質から血管内へ水を移動させるように働く。正常では，わずかに水が血管内から間質へ移動しているが，リンパによって吸収されるため，間質に溜まることはない。
　心原性肺水腫では Pc が高くなることで，非心原性肺水腫では，Kf が高くなり σ が低くなることで，毛細血管から間質への水の移動が増える。

＊注── Qf＝水の漏出量，Kf＝毛細血管濾過係数（膜の液体に対する透過性），Pc＝毛細血管静水圧，Pi＝間質静水圧，σ＝反射係数（膜の溶質に対する通りにくさ。σ＝0 では溶質が膜を自由に通過でき，σ＝1 ではまったく通過できない），Πc＝血漿膠質浸透圧，Πi＝間質膠質浸透圧

ⓑ ARDSにはアルブミンを投与すべきか？

血漿膠質浸透圧を高めることで肺水腫を軽減することを目的として，ARDSに対する膠質液の投与（単独あるいは利尿薬との併用）が研究されてきた。

SAFE★ trial（患者数 6,997人）では，ICU患者に対する輸液蘇生に晶質液（生理食塩液）を投与する群と膠質液（アルブミン）を投与する群を比較したが，両群間の死亡率と人工呼吸器日数に有意差はなかった。ARDS患者だけのサブグループ（患者数 127人）でも，アルブミンは死亡率を低下させなかった。現時点では，ARDS患者に対して晶質液の代わりに膠質液を投与する根拠はない。

Finfer S, Bellomo R, Boyce N, et al. A comparison of albumin and saline for fluid resuscitation in the intensive care unit. N Engl J Med 2004 ; 350 : 2247-56.　PMID：15163774

★── SAFE　Saline versus Albumin Fluid Evaluation

ⓑ ARDSにはルーチンでフロセミドを投与すべきか？

非心原性肺水腫であるARDSでは，心原性肺水腫と異なり，静水圧上昇が肺水腫の原因になっているのではない。しかし，スターリングの平衡からは，血管透過性上昇による肺水腫でも，静水圧を低くできれば，血管からの水分の漏出を減少させられることになる。

ARDSネットワークによって行われたRCTのFACTT★（患者数 1,000人）では，通常の輸液を行う群と，輸液を制限してプロトコールに基づいて利尿薬を使用する群を比較したところ，死亡率は変わらないものの，人工呼吸を要する日数は有意に短縮した（14.6日 vs. 12.1日）。この結果から，血行動態の安定したARDSでは，輸液量制限と利尿薬投与を行うことが推奨されている。

この研究では，血行動態が不安定な場合には，両群ともに積極的に輸液を行っており，やみくもに利尿薬を投与すればよいというものではないことに注意を要する。

National Heart, Lung, and Blood Institute Acute Respiratory Distress Syndrome (ARDS) Clinical Trials Network. Wiedemann HP, Wheeler AP, Bernard GR, et al. Comparison of two fluid-management strategies in acute lung injury. N Engl J Med 2006 ; 354 : 2564-75.　PMID：16714767

★── FACTT　Fluid and Catheter Treatment Trial

Ⓐ 最適なPEEPはどれくらいか？

ARDSの人工呼吸管理において，PEEPが重要であることには疑問はないが，どれくらいのPEEPを使うのが最適かについては，まだ意見の一致がない。高いPEEPと低いPEEPを比較した三つのRCTおよびそれらを含むメタ解析では，両群の死亡率に有意差はなかった。このメタ解析では，$PaO_2/FiO_2 \leq 200$ mmHgのサブグループで高PEEP群の死亡率が低下するという結果になったが，サブグループ解析の結果であり，解釈には注意が必要である。

そのほかに，最適なPEEPの設定の仕方として提唱されているのには，stress indexを用いる方法や，食道カテーテルで測定した胸腔内圧を用いる方法などがある。

Briel M, Meade M, Mercat A, et al. Higher vs lower positive end-expiratory pressure in patients with

acute lung injury and acute respiratory distress syndrome : systematic review and meta-analysis. JAMA 2010 ; 303 : 865-73. PMID : 20197533
Grasso S, Stripoli T, De Michele M, et al. ARDSnet ventilatory protocol and alveolar hyperinflation : role of positive end-expiratory pressure. Am J Respir Crit Care Med 2007 ; 176 : 761-7. PMID : 17656676
Talmor D, Sarge T, Malhotra A, et al. Mechanical ventilation guided by esophageal pressure in acute lung injury. N Engl J Med 2008 ; 359 : 2095-104. PMID : 19001507

C ARDSの死亡率は低下しているのか？

ARDSネットワークによる歴代のRCTの結果からは，ARDSの死亡率は低下を続けており，最近では20〜25％程度であることが示されているが，一方で，観察研究を集計した結果によると，AECC定義が定められた1994年以降の死亡率は減少しておらず，44％と高いままである。米国のMayo Clinicにおける2001〜2008年の8年間のコホート研究でも，ICU患者全体の死亡率が有意に減少している一方で，ARDS患者の死亡率には変化がないことが示されている。

Phua J, Badia JR, Adhikari NK, et al. Has mortality from acute respiratory distress syndrome decreased over time? : A systematic review. Am J Respir Crit Care Med 2009 ; 179 : 220-7. PMID : 19011152
Spragg RG, Bernard GR, Checkley W, et al. Beyond mortality : future clinical research in acute lung injury. Am J Respir Crit Care Med 2010 ; 181 : 1121-7. PMID : 20224063
Li G, Malinchoc M, Cartin-Ceba R, et al. Eight-year trend of acute respiratory distress syndrome : a population-based study in Olmsted County, Minnesota. Am J Respir Crit Care Med 2011 ; 183 : 59-66. PMID : 20693377

B いつARDSに筋弛緩を使うべきか？

酸素化の悪い重症ARDSに対する救済的治療として，筋弛緩薬が用いられることがある。筋弛緩薬は，呼吸筋をはじめとする筋肉による酸素消費を減らすことで，混合静脈血酸素分圧と動脈血酸素分圧を上昇させる。また，自発呼吸がなくなることで，患者−人工呼吸器非同調が起こらなくなる。しかし，筋弛緩には長期にわたる筋力低下をきたすリスクがあるため，一般に使用は最小限にとどめることが推奨されている。

2010年に発表されたRCTのACURASYS studyでは，重症ARDS（$PaO_2/FiO_2<150$）の患者340人を，早期に48時間にわたって筋弛緩薬（cisatracurium）を持続投与する群と，プラセボ群に分けて比較したところ，cisatracurium群で90日死亡率が有意に低下した（ハザード比0.68，95％CI 0.45〜0.98）。死亡率低下の機序は明らかではないが，cisatracurium群で圧傷害の頻度が低下している（5.1％ vs. 11.7％，$P=0.03$）ことから，早期ARDSに筋弛緩を行うことで，VILIを減らしている可能性がある。このRCTでは，筋力低下の程度に両群間で差はなかった。

日本では，cisatracuriumが販売されておらず，ほかの筋弛緩薬でも同様の効果が得られるのかは不明ではあるが，重症ARDSに対する治療法の一つとして考慮することができる。

Papazian L, Forel JM, Gacouin A, et al ; ACURASYS Study Investigators. Neuromuscular blockers in early acute respiratory distress syndrome. N Engl J Med 2010 ; 363 : 1107-16. PMID : 20843245

B ARDSに対する腹臥位換気のエビデンスはあるか？

腹臥位換気とは，文字どおり腹臥位にして人工呼吸管理を行うことで，背側の虚脱し

た肺胞のリクルートメントを促進する一方で，虚脱していない比較的正常な腹側の肺胞の過膨張を抑える効果が期待されている。

2013年に発表されたPROSEVA★ study（患者数 466人）は，腹臥位換気が重症ARDSの28日死亡率を著明に低下させることを示した（16.0% vs. 32.8%）。それ以前の研究では，腹臥位換気は酸素化を改善するものの，死亡率は低下させないという結果だったのに対して，PROSEVA studyで，近年の臨床研究ではまれにみる大幅な死亡率の低下を示した原因は明らかではないものの，PROSEVA studyに参加したのが，既に5年以上のARDSに対する腹臥位換気の経験がある施設に限られたこととも，関係しているかもしれない。PROSEVA studyが発表された「New England Journal of Medicine」のウェブサイトでは，実際の腹臥位換気の様子を動画で見ることができるので，そちらも参照されたい。

特別な医療器具を要しないことを考えると，重症ARDSに対する治療として考慮すべき一手である。

Guérin C, Reignier J, Richard JC, et al ; PROSEVA Study Group. Prone positioning in severe acute respiratory distress syndrome. N Engl J Med 2013 ; 368 : 2159-68.　PMID : 23688302
Sud S, Friedrich JO, Taccone P, et al. Prone ventilation reduces mortality in patients with acute respiratory failure and severe hypoxemia : systematic review and meta-analysis. Intensive Care Med 2010 ; 36 : 585-99.　PMID : 20130832

★— PROSEVA　Prone Positioning in Severe ARDS Patients

Ⓑ ARDSにはリクルートメント手技を行うべきか？

虚脱した肺胞を開くのを目的に，リクルートメント手技を行うことがある。虚脱した肺胞を開くのに必要な圧よりも，いったん開いた肺胞を開いたまま維持するのに必要な圧のほうが低いため，短時間（数十秒〜数分）に高い気道内圧を使って肺胞を開けば，低い気道内圧に戻しても肺胞を開いたままに維持できる，というのがその根拠である。

リクルートメント手技を行うことによる死亡率の低下は証明されておらず，四つのRCTを含むメタ解析では，酸素化は有意に改善するものの，その効果は一時的であるとしている。一方，一過性の低血圧（12%）や低酸素血症（9%）のほかに，圧傷害（1%）や不整脈（1%）といった深刻な合併症が起こることも示している。

気管吸引や気管支鏡などの手技，または人工呼吸器回路を一時的に外した場合など，気道内圧の低下によって肺胞が急速に虚脱して低酸素血症になったと考えられる場合には，効果があるかもしれないが，ルーチンで行うべきではない。

Fan E, Wilcox ME, Brower RG, et al. Recruitment maneuvers for acute lung injury : a systematic review. Am J Respir Crit Care Med 2008 ; 178 : 1156-63.　PMID : 18776154

Ⓑ ARDSに HFOV[★1] は有効か？

HFOVとは，高い平均気道内圧で肺リクルートメントを行いながら，死腔よりも小さい1回換気量を使うことで肺傷害のリスクを抑える，という目的で使われる換気法で，重症ARDSに対する救済的治療として使われてきた。「高頻度」という名のとおり，呼吸回数は3〜8 Hz（1 Hz＝60回/分）に設定する。

効果を期待されたHFOVであるが，2013年に発表されたOSCILLATE[★2] trialとOSCAR[★3] studyという二つのRCTでは，ARDSの死亡率を低下させず，むしろ上昇

させる可能性が示唆されたため，現時点ではルーチンでの使用は推奨されない。

Ferguson ND, Cook DJ, Guyatt GH, et al ; OSCILLATE Trial Investigators ; Canadian Critical Care Trials Group. High-frequency oscillation in early acute respiratory distress syndrome. N Engl J Med 2013 ; 368 : 795-805. PMID : 23339639

Young D, Lamb SE, Shah S, et al ; OSCAR Study Group. High-frequency oscillation for acute respiratory distress syndrome. N Engl J Med 2013 ; 368 : 806-13. PMID : 23339638

★1— HFOV　高頻度振動換気（high frequency oscillation ventilation）
★2— OSCILLATE　Oscillation for Acute Respiratory Distress Syndrome Treated Early
★3— OSCAR　Oscillation in ARDS

C 重症ARDSに対応できるように，すべてのICUでECMO[★1]を行うべきか？

重度のARDSに対する救済治療として，ECMOの効果が期待されている。

　重度の呼吸不全患者を，ECMOが可能な施設で治療する群と，通常治療を行う群に分けた英国でのRCTのCESAR[★2]と，その後に同国で行われた観察試験では，ECMO施設で治療した群で有意に死亡率が低下しており，ECMOが有効なようにみえる。しかし，これらの研究を詳しくみると，ECMO施設に送られた患者は，肺保護戦略に基づく人工呼吸管理を含めた厳密なプロトコールで治療された結果，必ずしもすべての患者がECMOを要していない。一方で，ECMO施設に送られなかった通常治療群では，人工呼吸管理を含めた治療は担当医師に委ねられ，必ずしも標準的治療が施されているわけではない。

　これらの研究は，ECMOを含めた質の高い集約的治療によって，ARDSの死亡率を下げられることを示しているが，ECMOを行う施設を増やすことを支持するものではない。上記二つの研究を行った英国では，現在，ECMOを行うのを5施設のみに制限している。

Peek GJ, Mugford M, Tiruvoipati R, et al ; CESAR trial collaboration. Efficacy and economic assessment of conventional ventilatory support versus extracorporeal membrane oxygenation for severe adult respiratory failure (CESAR) : a multicentre randomised controlled trial. Lancet 2009 ; 374 : 1351-63. PMID：19762075

Noah MA, Peek GJ, Finney SJ, et al. Referral to an extracorporeal membrane oxygenation center and mortality among patients with severe 2009 influenza A (H1N1). JAMA 2011 ; 306 : 1659-68. PMID：21976615

★1— ECMO　体外膜型肺（extracorporeal membrane oxygenation）
★2— CESAR　Conventional Ventilation or ECMO for Severe Adult Respiratory failure

A ARDSにステロイドは有効か？

Meduriらによる小規模クロスオーバー試験（患者数16人）によって，発症から1週間経過したARDS患者に対するメチルプレドニゾロンの長期投与が，ARDS患者の死亡率を低下させることが示されたため，ARDSへのステロイドの効果が期待された。

　しかし，発症から1週間以上経過したARDS患者を，メチルプレドニゾロン群とプラセボ群に分けて比較したARDSネットワークによるRCT（患者数180人）では，死亡率は60日でも180日でも両群間に有意差はなく（それぞれ29.2% vs. 28.6%，31.5% vs. 31.9%，P値はともに1.0），発症から14日以上経過した患者だけをみると，死亡率は60日でも180日でもメチルプレドニゾロン群で有意に高くなる結果と

なった（それぞれ 35% vs. 8%；$P=0.02$，44% vs. 12%；$P=0.01$）。

28日間のうち ventilator free days（人工呼吸器非装着日数）は，メチルプレドニゾロン群で有意に多くなったが（11.2日 vs. 6.8日，$P<0.001$），再挿管が必要な患者数も，メチルプレドニゾロン群のほうが有意に多かった（20人 vs. 6人，$P=0.008$）。メチルプレドニゾロン群で再挿管が必要になった20人のうち9人に神経筋合併症があり，ステロイドによる影響も懸念される。

以上の結果から，遷延する ARDS に対するルーチンでのステロイド投与は推奨されない。

Meduri GU, Headley AS, Golden E, et al. Effect of prolonged methylprednisolone therapy in unresolving acute respiratory distress syndrome : a randomized controlled trial. JAMA 1998；280：159-65. PMID：9669790
Steinberg KP, Hudson LD, Goodman RB, et al；National Heart, Lung, and Blood Institute Acute Respiratory Distress Syndrome (ARDS) Clinical Trials Network. Efficacy and safety of corticosteroids for persistent acute respiratory distress syndrome. N Engl J Med 2006；354：1671-84. PMID：16625008

Ⓑ ARDS に β_2 刺激薬は有効か？

β_2 刺激薬には，肺胞での肺水腫再吸収を促進する作用があることから，HAPE[★1] の予防に使用されている。血管透過性亢進による肺水腫を病態とする ARDS でも，治療効果が期待されたが，吸入薬の効果を検証した ARDS ネットワークの RCT（患者数282人）では ventilator free days の改善はなく（14.4日 vs. 16.6日，$P=0.087$），静注投与の効果を検証した BALTI[★2]-2（患者数326人）では，β_2 刺激薬群で28日死亡率の上昇〔34% vs. 23%；リスク比（RR）1.47，95%CI 1.03〜2.08〕がみられたため，研究は途中で中断された。したがって，ARDS 患者にルーチンで β_2 刺激薬を投与する根拠はない。

National Heart, Lung, and Blood Institute Acute Respiratory Distress Syndrome (ARDS) Clinical Trials Network. Matthay MA, Brower RG, Carson S, et al. Randomized, placebo-controlled clinical trial of an aerosolized β_2-agonist for treatment of acute lung injury. Am J Respir Crit Care Med 2011；184：561-8. PMID：21562125
Gao Smith F, Perkins GD, Gates S, et al；BALTI-2 study investigators. Effect of intravenous β_2 agonist treatment on clinical outcomes in acute respiratory distress syndrome (BALTI-2) : a multicentre, randomised controlled trial. Lancet 2012；379：229-35. PMID：22166903

★1 ─ HAPE　高地肺水腫（high altitude pulmonary edema）
★2 ─ BALTI　β-agonist Lung Injury Trial

Ⓑ ARDS に NO は有効か？

血管拡張作用のある一酸化窒素（NO）を吸入投与すると，換気の多い肺胞へ選択的に血流を増やすため，V/Q ミスマッチと肺高血圧を改善して，ARDS の死亡率を低下させることが期待された。しかし，これまでの RCT とメタ解析からは，酸素化を改善するものの死亡率の低下は示されておらず，一方で，腎不全のリスクが増すことが指摘されている。P/F[★] 比＜100 mmHg の重症 ARDS 患者のみを対象にしたメタ解析においても，やはり死亡率の低下は示されなかった。

非常に高価な治療であることと，腎不全のリスクがあることから，ARDS に対して

NOをルーチンで投与する根拠は薄い。現時点において進行中の臨床研究はないため，NOに関しては，しばらく新たなデータが出ることもない。

Adhikari NK, Dellinger RP, Lundin S, et al. Inhaled nitric oxide does not reduce mortality in patients with acute respiratory distress syndrome regardless of severity : systematic review and meta-analysis. Crit Care Med 2014 ; 42 : 404-12.　PMID : 24132038
Afshari A, Brok J, Møller AM, et al. Inhaled nitric oxide for acute respiratory distress syndrome (ARDS) and acute lung injury in children and adults. Cochrane Database Syst Rev 2010 ; (7) : CD002787.　PMID : 20614430

★— P/F比　PaO_2/FiO_2

B ARDSの死亡率を低下させる薬剤はあるのか？

これまでに挙げた以外にも，シベレスタットやlisofyline，ケトコナゾール，プロスタグランジンE_1，N-アセチルシステイン，procysteine，イブプロフェンなど，さまざまな薬剤の効果がRCTで検証されてきており，最近では，抗炎症作用によるARDSに対する効果が期待されたスタチンが，大規模RCTで検証されたが，いずれもARDSの死亡率を下げる効果が認められなかった。

日本でのみ販売されているシベレスタットについては，北米，ヨーロッパ，ニュージーランドで効果を検証するRCTが行われたが，28日死亡率に改善はなく，28日以降の長期死亡率ではむしろ悪化傾向がみられたため，途中解析の時点で中断されている。

現時点では，ARDSに対する特効薬は存在せず，ARDSの原因となる疾患の診断・治療を最優先すべきである。

Zeiher BG, Artigas A, Vincent JL, et al ; STRIVE Study Group. Neutrophil elastase inhibition in acute lung injury : results of the STRIVE study. Crit Care Med 2004 ; 32 : 1695-702.　PMID : 15286546
National Heart, Lung, and Blood Institute ARDS Clinical Trials Network, Truwit JD, Bernard GR, Steingrub J, et al. Rosuvastatin for sepsis-associated acute respiratory distress syndrome. N Engl J Med 2014 ; 370 : 2191-200.　PMID : 24835849

C ICUでの使用が減りつつある肺動脈カテーテルであるが，その発明によりノーベル賞を受賞したのは誰か？

初めて人体に肺動脈カテーテルを挿入したベルリンの医師Werner Forssmann（1904～1979年）は，自らの上腕からカテーテルを挿入し，右房にまで到達させられることを示した。Forssmannは，さらに敗血症患者の治療に用いようと試みたが，ベルリンの医学界に受け入れられず，資格を剥奪される結果となった。ニューヨークのAndré Frédéric Cournand（1895～1988年）とDickinson W.Richards（1895～1973年）は，Forssmannの考えをさらに発展させ，カテーテルを肺動脈まで進めて心疾患の診断に利用するのに成功した。ForssmannとCournand，Richardsの3人は，1956年にノーベル生理学医学賞を受賞している。1970年にはHarold James Swan（1922年～）とWilliam Ganz（1919～2009年）がカテーテルにバルーンを付けることで，透視がなくても肺動脈にまでカテーテルを進める方法を発表した。

肺動脈カテーテルは，集中治療領域において熱狂的に受け入れられたが，使用することによって予後が改善するというエビデンスはないままであった。1996年に発表されたICU患者を対象にした大規模観察研究（患者数 5,735人）は，肺動脈カテーテ

ルを使用した患者の30日死亡率はむしろ上昇し，医療費が増加することを示した．

　2006年に発表されたRCTのFACTT（患者数1,000人）は，ALI患者を肺動脈カテーテル群と中心静脈カテーテル群に分けて，厳密なプロトコールに基づいた治療を行ったが，60日死亡率，ventilator free days，ICU滞在日数に両群間で有意差はなかった．このことから，ARDS患者に対するルーチンでの肺動脈カテーテルの使用は推奨されない．

Connors AF Jr, Speroff T, Dawson NV, et al. The effectiveness of right heart catheterization in the initial care of critically ill patients. SUPPORT Investigators. JAMA 1996；276：889-97． PMID：8782638

National Heart, Lung, and Blood Institute Acute Respiratory Distress Syndrome (ARDS) Clinical Trials Network. Wheeler AP, Bernard GR, Thompson BT, et al. Pulmonary-artery versus central venous catheter to guide treatment of acute lung injury. N Engl J Med 2006；354：2213-24． PMID：16714768

NPPV

田中竜馬

A NPPVの適応について述べよ．

NPPVとは，気管挿管を用いない人工呼吸なので，

　　「NPPVの適応」＝「人工呼吸の適応」－「気管挿管の適応」

と考える．したがって，上気道閉塞や意識障害があったり，気道分泌物を出せないといった気管挿管が必要な患者は，適応とはならない．

　現在のところ，高いエビデンスレベルでNPPVの使用が推奨されているのは，(1) COPD急性増悪，(2)心原性肺水腫，(3)免疫不全患者の急性呼吸不全，(4)COPD患者の人工呼吸器からの早期離脱，である．特に(1)，(2)では第一選択と考え，積極的にNPPVを使用する．

　よい適応であっても，NPPV開始後の経過は緊密に観察しなければならない．開始してから1〜2時間以内に，身体所見と血液ガス分析を含めた呼吸状態が改善しないようであれば，気管挿管へ切り替える．

Liesching T, Kwok H, Hill NS. Acute applications of noninvasive positive pressure ventilation. Chest 2003；124：699-713． PMID：12907562

A NPPVの禁忌は何か？

前問からわかるとおり，気管挿管が必要な患者はNPPVの禁忌となる．そのほかに，マスクが合わない患者，全身状態が不安定な患者もNPPVは禁忌であり，気管挿管を要する．

　意識障害がある場合は，気道保護ができないために一般に気管挿管の適応と考えられるが，例外としてCOPD急性増悪などで高二酸化炭素血症による意識レベルの低下がある場合は，換気補助により意識状態が急速に回復する可能性があるので，NPPVを用いてもよい．ただし，ほかの場合と同様に，1〜2時間以内に改善がなければ気管挿管に切り替える．

　NPPVの禁忌について表3-5にまとめた．

表3-5 NPPVの禁忌

気道保護が必要
- 意識障害
- 上気道閉塞
- 過剰な気道分泌物

マスクが合わない
- 顔面の熱傷，外傷，手術，奇形

全身状態が不安定
- 呼吸停止または心停止
- ショック

その他
- 非協力的または不穏
- 最近の上気道または上部消化管の手術

A CPAPとbi-level PAP★1はどのようにして使い分けるか？

NPPVのモードには大きく分けて，常に一定の陽圧をかけるCPAPと，吸気と呼気で異なる二相性の陽圧をかけるbi-level PAPの2種類がある。心原性肺水腫のように低酸素血症が主な問題の場合にはCPAPを，COPD急性増悪のように高二酸化炭素血症がある場合には，換気を補助するbi-level PAPを用いる。心原性肺水腫でも，呼吸筋疲労やCOPDの合併により$PaCO_2$が上昇している場合には，bi-level PAPを用いてよい。

NPPV専用器でbi-level PAPを行う場合には，IPAP★2とEPAP★3の差がPS圧に相当する。たとえば，IPAP 12 cmH_2O，EPAP 5 cmH_2Oなら，7 cmH_2Oの圧で換気を補助するわけである。一方，ICU用人工呼吸器を用いる場合には，CPAP（EPAPに相当）とPSの圧を設定する。

★1— bi-level PAP　二相性陽圧呼吸（bi-level positive airway pressure）
★2— IPAP　吸気気道陽圧（inspiratory positive airway pressure）
★3— EPAP　呼気気道陽圧（expiratory positive airway pressure）

B COPD患者へのbi-level PAPにおけるEPAPの意義は何か？

COPD急性増悪では，高二酸化炭素血症が問題になる一方で，低酸素血症の程度はそれほど強くない。この場合のEPAPは，急性肺水腫のときとは役割が異なる。

COPD急性増悪の患者は，息を吐き切れずにauto-PEEPを起こしている。仮に10 cmH_2Oのauto-PEEPがあったとすると，患者は肺の中を陰圧にして息を吸い始めるため，10 cmH_2Oの圧を陰圧にするために余分な吸気努力をしなければならないことになる。そこにNPPVを用いてEPAPを6 cmH_2Oに設定したとすると，息を吸い始めるのには，10 cmH_2Oと6 cmH_2Oの差の分の4 cmH_2Oだけの吸気努力をすればよいことになる。

COPD急性増悪では，auto-PEEPに打ち勝つだけの仕事をするのに，全呼吸仕事量

の約50%を費やすとされているが，EPAPを用いることにより，この分の呼吸仕事量を減らせる．しかし，EPAPをauto-PEEPよりも高く設定してしまうと，肺の過膨張を助長して逆効果になるため，この目的でbi-level PAPを用いる場合には，EPAPの設定を4～6 cmH$_2$Oにする．

C NPPV使用中の患者を鎮静してもよいか？

NPPVによる治療成功には患者の協力が欠かせず，不穏で協力が得られないような場合は，相対的禁忌と考えられている．NPPV患者に対する鎮静・鎮痛薬の投与に関するエビデンスは限られており，医師・施設間の診療法の差も大きい．

小規模研究ではあるが，NPPVに耐えられない患者に対してレミフェンタニルが効果的である可能性があることが報告されている．一方，デクスメデトミジンには呼吸抑制作用がないため，NPPV患者に対する効果が期待されたが，最近発表された小規模RCTでは，NPPV治療に耐える率も気管挿管を要する率も，プラセボ群と有意差はなかった．

現在のところ，NPPVでの鎮静・鎮痛薬の使用に関するガイドラインはなく，安全性も不明である．もし鎮静薬を使う場合には，気道が開存し，適切な換気量が維持されていることを緊密に観察しながら，低用量から使用するのが妥当だと考える．

Rocco M, Conti G, Alessandri E, et al. Rescue treatment for noninvasive ventilation failure due to interface intolerance with remifentanil analgosedation : a pilot study. Intensive Care Med 2010 ; 36 : 2060-5.　PMID : 20848080
Devlin JW, Al-Qadheeb NS, Chi A, et al. Efficacy and safety of early dexmedetomidine during noninvasive ventilation for patients with acute respiratory failure : a randomized, double-blind, placebo-controlled pilot study. Chest 2014 ; 145 : 1204-12.　PMID : 24577019
Devlin JW, Nava S, Fong JJ, et al. Survey of sedation practices during noninvasive positive-pressure ventilation to treat acute respiratory failure. Crit Care Med 2007 ; 35 : 2298-302.　PMID : 17717491

B NPPV使用中の患者に気管支鏡を行うことは可能か？

NPPV装着中の患者に診断目的に気管支鏡が必要になったり，既にガス交換が悪い患者で気管支鏡を行うことで，さらに悪化することが懸念されたりすることがある．このような場合には，NPPVを使用した状態での気管支鏡が有効である．

小規模のRCTでは，低酸素血症がある患者に気管支鏡をするときにNPPV(CPAP)を用いると，酸素投与だけの場合に比べて，手技後の酸素化の悪化を防いで，人工呼吸器を要するような呼吸不全を減少させることが示されている．

最近では，NPPVのマスクに付ける気管支鏡用のアダプターも販売されており，特別な器具を用いなくても，NPPV使用中に気管支鏡が行えるようになっている．

Maitre B, Jaber S, Maggiore SM, et al. Continuous positive airway pressure during fiberoptic bronchoscopy in hypoxemic patients. A randomized double-blind study using a new device. Am J Respir Crit Care Med 2000 ; 162 : 1063-7.　PMID : 10988131
Antonelli M, Conti G, Rocco M, et al. Noninvasive positive-pressure ventilation vs. conventional oxygen supplementation in hypoxemic patients undergoing diagnostic bronchoscopy. Chest 2002 ; 121 : 1149-54.　PMID : 11948045

人工呼吸器離脱

田中竜馬

 SBTの方法を述べよ。

SBTとは，人工呼吸器から離脱できるかどうかを評価するために，人工呼吸器を外すか，またはそれに近い状態にして呼吸を評価することである。

　方法としては，人工呼吸器を気管チューブから外して，代わりにTピースと呼ばれる吹き流しの酸素の管に接続するやり方と，人工呼吸器をつないだまま設定を最低限にするやり方がある。最低限の人工呼吸器設定には，コンセンサスがあるわけではないが，一般にCPAP≦5 cmH$_2$O，PS圧≦5～7 cmH$_2$O程度と考えられる。

　SBTは30～120分行い，その間，呼吸状態が安定しているかどうか評価する。SBTに耐えられれば，人工呼吸器から離脱できることを意味するが，必ずしも抜管可能であるとは限らない。気管チューブが必要かどうかは，意識障害がないか，痰を排出できるか，上気道閉塞がないかを合わせて判断する。

MacIntyre NR, Cook DJ, Ely EW Jr, et al ; American College of Chest Physicians ; American Association for Respiratory Care ; American College of Critical Care Medicine. Evidence-based guidelines for weaning and discontinuing ventilatory support : a collective task force facilitated by the American College of Chest Physicians ; the American Association for Respiratory Care ; and the American College of Critical Care Medicine. Chest 2001 ; 120 : 375S-95S.　PMID : 11742959
Esteban A, Alía I, Tobin MJ, et al. Effect of spontaneous breathing trial duration on outcome of attempts to discontinue mechanical ventilation. Spanish Lung Failure Collaborative Group. Am J Respir Crit Care Med 1999 ; 159 : 512-8.　PMID : 9927366

 RSBI*とは何か？

人工呼吸器から離脱できるかどうかを調べる指標の一つにRSBIがある。これはSBT中の呼吸回数(回/分)を1回換気量(L)で割ったもので，たとえば，呼吸回数30回/分，1回換気量500 mL (0.5 L)であれば，RSBI＝60回/分/Lとなる。

　RSBI＜105であれば，人工呼吸器離脱に成功する可能性が高く，RSBI≧105であれば，失敗する可能性が高いとされたが，メタ解析によると，RSBI＜105を陽性だとすると，人工呼吸器離脱に成功する陽性尤度比は1.66～2.1，RSBIが陰性(≧105)で人工呼吸器離脱に失敗する陰性尤度比は0.11であり，人工呼吸器離脱の判断の決定打となるような方法ではないことが示されている。

　さらに，RSBIとSBTの両方を用いて人工呼吸器離脱できるか判断した群と，SBTだけを用いた群を比較したRCTでは，RSBIを使うことで人工呼吸器離脱までの日数が1日延びることを示した。

　以上から，人工呼吸器離脱の判断にはRSBIを使わず，SBTのみでよいと考えられる。

Meade M, Guyatt G, Cook D, et al. Predicting success in weaning from mechanical ventilation. Chest 2001 ; 120 : 400S-24S.　PMID : 11742961
Tanios MA, Nevins ML, Hendra KP, et al. A randomized, controlled trial of the role of weaning predictors in clinical decision making. Crit Care Med 2006 ; 34 : 2530-5.　PMID : 16878032

★── RSBI　rapid shallow breathing index

 「ウィーニング」にはSIMV*を用いるべきか？

SIMVが導入された当初は，呼吸回数設定を徐々に下げることによって，呼吸仕事量

を人工呼吸器から患者へと移行でき，人工呼吸器離脱がスムーズに行われることが期待された．しかし，人工呼吸器離脱の方法を検証した二つのRCTでは，SIMVを用いることで，人工呼吸器離脱までの日数が延長することを示した．

　また，SIMVで人工呼吸器離脱を行う場合，呼吸回数設定を減らしたときの患者の呼吸仕事量の負担を予測することは容易ではない．患者にとっては，いつ人工呼吸器による換気がくるかわからないため，呼吸回数設定が減るにつれて，常に自力で呼吸するように努力をするようになり，呼吸仕事量が急速に増えるためである．

　現時点では，人工呼吸器設定を徐々に下げる「ウィーニング」は必要ではなく，1日1回のSBTで離脱可能かどうか調べる方法が最善であると考えられている．

Brochard L, Rauss A, Benito S, et al. Comparison of three methods of gradual withdrawal from ventilatory support during weaning from mechanical ventilation. Am J Respir Crit Care Med 1994 ; 150 : 896-903.　PMID：7921460
Esteban A, Frutos F, Tobin MJ, et al. A comparison of four methods of weaning patients from mechanical ventilation. Spanish Lung Failure Collaborative Group. N Engl J Med 1995 ; 332 : 345-50.　PMID：7823995

★—SIMV　同期式間欠的強制換気(synchronized intermittent mandatory ventilation)

C 人工呼吸器離脱困難の定義について述べよ．

2007年に，ERS[★1]，ATS[★2]，ESICM[★3]，SCCM[★4]，SRLF[★5]の5学会による会議で，人工呼吸器離脱を(1)simple weaning，(2)difficult weaning，(3)prolonged weaningの3通りに分類することが提唱された．

　simple weaningとは，1回目のSBTでの人工呼吸器からの離脱で，1回目のSBTで離脱できなければ，difficult weaningまたはprolonged weaningに分類されることになる．difficult weaningとは，SBTが最大3回，あるいは1回目のSBTから最大7日間での人工呼吸器離脱，prolonged weaningとは，SBTが4回以上あるいは1回目のSBTから7日超での人工呼吸器離脱を指す．

　その後のコホート研究(23か国，患者数2,714人)によると，それぞれの頻度はsimple weaning 55％，difficult weaning 39％，prolonged weaning 6％であった．simple weaningとdifficult weaningの間にICU死亡率(7％ vs. 7％)，ICU滞在日数(中央値6日 vs. 9日)に有意差はなかったが，prolonged weaning群のICU死亡率(13％)とICU滞在日数(中央値18日)は，ほかの2群に比べて有意に高いという結果になった．

Boles JM, Bion J, Connors A, et al. Weaning from mechanical ventilation. Eur Respir J 2007 ; 29 : 1033-56.　PMID：17470624
Peñuelas O, Frutos-Vivar F, Fernández C, et al. Ventila Group. Characteristics and outcomes of ventilated patients according to time to liberation from mechanical ventilation. Am J Respir Crit Care Med 2011 ; 184 : 430-7.　PMID：21616997

★1—ERS　欧州呼吸器学会(European Respiratory Society)
★2—ATS　米国胸部学会(American Thoracic Society)
★3—ESICM　欧州集中治療医学会(European Society of Intensive Care Medicine)
★4—SCCM　米国集中治療医学会(Society of Critical Care Medicine)
★5—SRLF　Société de Réanimation de Langue Française

A 人工呼吸器からの離脱が困難なときに考えるべきことは何か？

人工呼吸器離脱困難の症例では，呼吸状態はもちろんのこと，虚血性心疾患や心不全などの血行動態や，鎮静薬などの薬剤による中枢神経抑制，critical illness polyneuropathy や critical illness myopathy による末梢神経や筋肉の障害，低リン血症や低マグネシウム血症，低カルシウム血症などの電解質異常による呼吸筋力低下，甲状腺機能低下症などの内分泌疾患，など多岐にわたる原因が関与することがある。また，患者側の要因だけでなく，人工呼吸器設定が不適切であったり，死腔が大きく呼吸余力の少ない患者に HME を使ったりと，医療者側の原因によって人工呼吸器からの離脱が遅れることもある。

B 抜管前にはステロイドをルーチンで投与すべきか？

喉頭浮腫による抜管後呼吸不全を予防するために，ステロイドを投与することがある。抜管前のステロイドの効果を検証した RCT（患者数 761 人）では，抜管 12 時間前からメチルプレドニゾロン 20 mg を 4 時間おきに 4 回投与した群をプラセボ群と比較したところ，喉頭浮腫（3.1% vs. 22%，$P<0.0001$），再挿管（3.7% vs. 7.6%，$P=0.02$），喉頭浮腫による再挿管（0.3% vs. 4.1%，$P=0.005$）の頻度が低下することを示した。この結果から，抜管予定が 12 時間前からわかっていれば，ステロイドを投与するメリットがあると考えられる。しかし，人工呼吸器離脱のために SBT を行って，その結果によって離脱するかどうか決定する場合には，12 時間という投与期間は実用的とはいえず，ルーチンでの投与は難しい。

François B, Bellissant E, Gissot V, et al. Association des Réanimateurs du Centre-Ouest (ARCO). 12-h pretreatment with methylprednisolone versus placebo for prevention of postextubation laryngeal oedema : a randomised double-blind trial. Lancet 2007 ; 369 : 1083-9. PMID : 17398307

B カフリークテストとは何か？

カフリークテストとは，気管挿管患者の気管チューブのカフから空気を抜き，カフ周囲に漏れ（リーク）があるか評価する方法で，喉頭浮腫などの上気道閉塞が疑われる場合に行う。人工呼吸器の吸気の 1 回換気量と呼気の 1 回換気量を比較してリークを評価するが，研究によって人工呼吸器設定（1 回換気量）やリークの評価方法（定量 vs. 定性，リーク量 vs. リーク率）がまちまちで，また再挿管予防に対する効果は明らかではない。

現時点では，ルーチンでカフリークテストを行う根拠は薄く，喉頭浮腫のリスクが高いと思われる症例では，内視鏡による観察や，再挿管の準備をしたうえでの抜管，またはチューブエクスチェンジャーを留置したままの抜管，などを考慮する。

Zhou T, Zhang HP, Chen WW, et al. Cuff-leak test for predicting postextubation airway complications : a systematic review. J Evid Based Med 2011 ; 4 : 242-54. PMID : 23672755
Argalious MY. The cuff leak test : does it "leak" any information? Respir Care 2012 ; 57 : 2136-7. PMID : 23233500

C 気管チューブによる抵抗について述べよ。

SBT を行うときに，気管チューブによる抵抗に対する呼吸仕事量を補うために PSV を使うことが多く，人工呼吸器離脱についてのガイドラインでも 5 ～ 7 cmH$_2$O 程度の

低いPS圧を使ってもよいとしている。しかし，気管チューブのほうが，抜管後の患者自身の気道よりも抵抗が高いという明確な根拠があるわけではない。

抜管前後の呼吸仕事量を比較した小規模の観察試験では，成人患者で通常の径(7～8 mm)の気管チューブを用いる場合，抜管前よりも抜管後のほうが，むしろ呼吸仕事量が増大しており，抜管後のほうが気道抵抗が高い可能性が示唆されている。したがって，気管チューブの抵抗を補うためとして，SBTにあまりに高いPS圧を用いると，患者の呼吸筋力を過大評価してしまう恐れがある。

Mehta S, Nelson DL, Klinger JR, et al. Prediction of post-extubation work of breathing. Crit Care Med 2000；28：1341-6. PMID：10834676
Ishaaya AM, Nathan SD, Belman MJ. Work of breathing after extubation. Chest 1995；107：204-9. PMID：7813279

Ⓑ 抜管後すぐにNPPVを導入することで抜管後呼吸不全を予防できるか？

まだ人工呼吸器は必要(SBTに失敗)だが，気管チューブは不要(上気道閉塞はなく，分泌物を喀出できる)な患者では，早期に抜管してNPPVを導入することで，人工呼吸器関連肺炎を減らすことが期待される。

主にCOPDの患者を対象にしたメタ解析(16のRCT，患者総数994人)は，抜管後すぐにNPPVを導入することによって，死亡率(RR 0.53，95%CI 0.36～0.80)，VAP(RR 0.25，95%CI 0.15～0.43)，再挿管(RR 0.65，95%CI 0.44～0.97)，気管切開(RR 0.19，95%CI 0.08～0.45)が減ることを示した。死亡率の低下は，COPD患者のみを対象としたRCTでより顕著であった(RR 0.36，95%CI 0.24～0.56)。

また，SBTには成功したものの$PaCO_2$上昇があり，抜管後呼吸不全のリスクが高いと考えられるCOPDや結核後遺症などの患者も，抜管直後からNPPVを使用することで再挿管率が低下する。

このように，抜管直後からNPPVを導入することは，主にCOPD患者の抜管後呼吸不全の予防に効果的だと考えられるが，ルーチンですべての人工呼吸患者に使用しても効果はない。SBTに成功した患者を抜管してルーチンにNPPVを開始する群と，通常治療を行う群を比べたRCTでは，抜管後呼吸不全の頻度に差はなかった。

Burns KE, Meade MO, Premji A, et al. Noninvasive positive-pressure ventilation as a weaning strategy for intubated adults with respiratory failure. Cochrane Database Syst Rev 2013；12：CD004127. PMID：24323843
Ferrer M, Sellarés J, Valencia M, et al. Non-invasive ventilation after extubation in hypercapnic patients with chronic respiratory disorders：randomised controlled trial. Lancet 2009；374：1082-8. PMID：19682735
Su CL, Chiang LL, Yang SH, et al. Preventive use of noninvasive ventilation after extubation：a prospective, multicenter randomized controlled trial. Respir Care 2012；57：204-10. PMID：21762554

Ⓒ 既に抜管後呼吸不全を起こしてからNPPVを導入すると再挿管を防げるか？

NPPVは抜管後呼吸不全を予防するのであれば，抜管後に呼吸不全を起こしてから導入しても再挿管を予防できそうに思える。

これまでに二つのRCT(患者数はそれぞれ221人，81人)で，抜管後呼吸不全の患者に対するNPPVの効果が検証されているが，両方ともNPPV群と標準治療群(酸素，

薬剤，呼吸理学療法）の間で再挿管率に有意差はない（48％ vs. 48％，72％ vs. 69％）という結果になった．さらに，一方のRCTは，NPPV群で有意に再挿管までの時間が延長し（12時間 vs. 2.5時間，$P=0.02$），死亡率が上昇する（25％ vs. 14％，$P=0.048$）ことを示した．このことから，既に抜管後呼吸不全を起こした患者に対するNPPV開始は，一般的には無効であると考えられる．

　上記の二つのRCTでは，COPD患者の率が低かった（ともに10％程度）のに対して，COPDなど普段から高二酸化炭素血症のある患者のみを対象とした研究では，急性呼吸不全に対する人工呼吸管理の後で抜管後呼吸不全を起こした場合，NPPVの導入によって，およそ半数が再挿管を避けられている．このことから，COPD患者では，抜管後呼吸不全に対するNPPVが有効な可能性があるものの，注意深く観察し，改善傾向がない場合には，いたずらに再挿管を遅らせないようにする必要がある．

Keenan SP, Powers C, McCormack DG, et al. Noninvasive positive-pressure ventilation for postextubation respiratory distress : a randomized controlled trial. JAMA 2002 ; 287 : 3238-44. PMID : 12076220
Esteban A, Frutos-Vivar F, Ferguson ND, et al. Noninvasive positive-pressure ventilation for respiratory failure after extubation. N Engl J Med 2004 ; 350 : 2452-60.　PMID : 15190137
Girault C, Bubenheim M, Abroug F, et al ; VENISE Trial Group. Noninvasive ventilation and weaning in patients with chronic hypercapnic respiratory failure : a randomized multicenter trial. Am J Respir Crit Care Med 2011 ; 184 : 672-9.　PMID : 21680944

その他　　　　　　　　　　　　　　　　　　　　　　　　　　　　　　　　田中竜馬

Ⓑ 肝肺症候群とportopulmonary hypertensionについて述べよ．

肝硬変が原因で起こる低酸素血症に，肝肺症候群（hepatopulmonary syndrome）とportopulmonary hypertensionがある．

　肝肺症候群では，肺血管が拡張することで肺血流が増え，血液が十分に酸素化されないために低酸素血症が起こる．機序としてはシャントに近いものの，シャントとは異なり酸素を投与すれば酸素化は改善する．拡張した血管は肺底部に多いため，重力により肺底部の血流が増加する座位や立位で，臥位のときよりも呼吸苦と低酸素血症が増悪する．これらをそれぞれ扁平呼吸（platypnea），orthodeoxiaと呼ぶ．治療は酸素投与と肝移植である．

　また，門脈圧亢進のある肝硬変患者に肺高血圧症が起こることがあり，portopulmoary hypertensionと呼ぶ．機序は明らかになっていないが，門脈圧亢進のない肝硬変患者に起こることはない．治療は原発性肺高血圧症に準じる．肝移植も有効である．

Rodríguez-Roisin R, Krowka MJ. Hepatopulmonary syndrome-a liver-induced lung vascular disorder. N Engl J Med 2008 ; 358 : 2378-87.　PMID : 18509123
Fritz JS, Fallon MB, Kawut SM. Pulmonary vascular complications of liver disease. Am J Respir Crit Care Med 2013 ; 187 : 133-43.　PMID : 23155142

Ⓑ Ludwig anginaとは何か？

anginaと名がついているが心臓疾患ではなく，口腔底の蜂窩織炎である．第2または第3大臼歯の感染から直接波及し両側口腔底に広がる．リンパは経由せずリンパ節

腫脹はない。膿瘍を形成することは多くないため，外科的治療が必要なことは少ない。レンサ球菌をはじめとする複数の口腔常在菌が主な原因菌だが，免疫抑制患者ではグラム陰性桿菌によることもある。

集中治療とのかかわりは，舌の腫大による上気道閉塞である。病状が進行したり，呼吸困難の訴えが出現した場合には気管挿管を行う。舌の圧排が困難なことが多いので，喉頭鏡ではなく気管支鏡下での気管挿管を考慮する。声門上からの気道確保ができない場合に備えて，輪状甲状膜切開の準備も同時にしておく。

Marple BF. Ludwig angina : a review of current airway management. Arch Otolaryngol Head Neck Surg 1999 ; 125 : 596-9.　PMID : 10326823

高圧酸素療法の機序について述べよ。

高圧酸素療法とは，UHMS[★1]により「1.4気圧以上の環境で100%の酸素を吸入する治療」と定義されている。集中治療において高圧酸素療法の適応となる代表的な疾患には，一酸化炭素中毒や空気塞栓，壊死性筋膜炎，ガス壊疽などがある。

高圧酸素療法は，血清に溶解する酸素量を増やすことによって酸素含有量を増やす。

酸素含有量＝Hb[★2]に結合する酸素量＋血清に溶解する酸素量

と示される。

Hbに結合する酸素量＝1.35×Hb×酸素飽和度/100（mL/dL）

なので，仮にHbを14 g/dL，酸素飽和度が98%とすると，18.5 mL/dLになるのに対して，

血清に溶解する酸素量＝0.003×PaO_2（mL/dL）

なので，PaO_2＝100 mmHgでも0.3 mL/dLと無視できるほど低い。

ここで，3気圧（760×3 mmHg）で100%酸素を吸入して，PaO_2が2,000 mmHgになったとすると，

血清に溶解する酸素量＝6 mL/dL

と増えるため，酸素含有量は有意に増加することになる。

高圧酸素療法は，このように血液中の酸素含有量を増やすことによって，酸素供給量を増やしたり，窒素の吸収を促進したりする効果がある。空気塞栓の場合には，気圧を上げることで血管内の気泡を小さくする効果もある。また，高圧酸素療法には免疫調整作用がある可能性も示唆されている。

Weaver LK. Hyperbaric oxygen in the critically ill. Crit Care Med 2011 ; 39 : 1784-91.　PMID : 21460713

★1— UHMS　Undersea and Hyperbaric Medical Society
★2— Hb　ヘモグロビン（hemoglobin）

空気塞栓について述べよ。

空気塞栓は，外傷や脳外科手術によって，あるいは静脈カテーテルから外気が血管内

に入ることで起こる。人工呼吸器による圧傷害でも起こることが報告されている。静脈に入った空気は右心を経由し，右室流出路や肺動脈，肺微小血管に塞栓を起こし，ショックの原因となる。肺微小血管の空気は内皮細胞を傷害し，ARDS様の肺傷害の原因となる。空気塞栓が肺でフィルターできる量を超えると，空気は動脈系にも入り，脳，脊髄，心臓などさまざまな臓器に虚血症状を引き起こす。PFOなどによる右→左シャントがあると，静脈の空気は直接動脈に入ることになり，同様の虚血症状をきたす。中心静脈カテーテル挿入直後に突然ショック，呼吸不全，意識障害を起こしたような場合には，空気塞栓の可能性を考慮する。特異的な検査はなく，臨床的に診断する。

　空気が右室流出路を閉塞するのを防ぐため，空気塞栓では，左側を下にした側臥位でTrendelenburg位にすることが教科書などに書かれているが，それほど明確なエビデンスがあるわけではない。治療には高濃度酸素を投与するが，これは血液中の酸素分圧を高める（窒素分圧を下げる）ことで，気胞との間に窒素分圧の較差をつくり，気胞を吸収されやすくするのを目的としている。高圧酸素療法には，酸素分圧を高くするだけでなく，気泡を小さくする作用がある。

Ⓐ 脂肪塞栓について述べよ。

脂肪塞栓は，長管骨や骨盤の骨折や手術により，骨髄の脂肪が血管内に入ることで起こる。症状は原因の直後ではなく，12〜72時間の「潜伏期間」をおいて出現する。肺に塞栓を起こすとARDS様の症状をきたす。肺を通過した微小塞栓や，右→左シャントを通過した塞栓により，中枢神経症状（意識障害）が起こる。20〜50％の患者には，前胸部や頸部，腋窩，結膜の点状出血が出現する。血液検査では，血小板減少と貧血があることが多いが，特異的な検査はなく，臨床的に診断する。

　治療は対症療法で，呼吸管理はARDSに準じる。ステロイドの有効性は不明である。

Ⓑ 羊水塞栓について述べよ。

羊水塞栓は分娩8,000〜80,000件あたりに1例というまれな疾患であるが，母胎の死亡率は20％程度，胎児の死亡率は20％以上と高く，生存しても脳低酸素症による神経障害が残ることが多い。帝王切開，前置胎盤，鉗子分娩，多産婦，頸管裂傷などとの相関が指摘されているものの，リスク因子は明らかになっておらず，どの患者に起こるか予測することはできない。

　症状には急性発症のショック，呼吸不全，意識障害，DICがある。機序は明らかではない。循環では初期には右心不全が起こり，1時間以上経ってから左心不全も合併する。呼吸ではARDS様の呼吸不全をきたし，人工呼吸器を要する。30〜60分でおよそ半数の患者にDICが起こり，出血の原因となる。神経症状にはけいれん（20％）や昏睡がある。特異的な検査はなく臨床的に診断する。

　治療は対症療法で，呼吸管理はARDSに準じる。特異的治療はない。

Conde-Agudelo A, Romero R. Amniotic fluid embolism : an evidence-based review. Am J Obstet Gynecol 2009 ; 201 : 445. e1-13.　PMID : 19879393

4 腎・電解質

柴垣有吾，長浜正彦，荒谷紗絵，長谷川正宇，廣瀬知人，
藤丸拓也，山下徹志，土井研人

酸塩基・電解質異常症

柴垣有吾

A 急性代謝性アシドーシスに対するアルカリ投与の適応について述べよ．

乳酸アシドーシスによるカテコールアミン不応性低血圧を伴う急性高度代謝性アシドーシス（pH＜7.2）．

アルカリ投与においては，あらかじめ末梢循環不全や換気障害の合併を除外し，それらが存在する場合には，同時あるいは事前に是正すべきである．

急性代謝性アシドーシスの治療適応は，(1) 進行の速い代謝性アシドーシス（≒乳酸アシドーシス），(2) 有症候性代謝性アシドーシス（≒カテコールアミン不応性循環不全），(3) 内因性にアルカリ産生が望めない場合（≒腎不全）であり，そのほかの適応は少ない．

アルカリ〔炭酸水素イオン（HCO_3^-）〕投与の根拠は，これが末梢組織におけるプロトンの増加を緩衝し，生じた CO_2 が末梢組織から肺に運搬され，呼気中に排泄されることが前提となっている．よって，末梢組織から肺への運搬が低下している病態（末梢循環不全）や換気障害があると，アルカリ投与は有効でないばかりか，末梢組織の CO_2 蓄積，ひいては細胞内アシドーシスの悪化（paradoxical intracellular acidosis と呼ばれる）をもたらし，有害でさえある．

末梢循環不全や換気障害は，それぞれ静脈血ガスや動脈血ガスの PCO_2★ 上昇で診断し，治療（輸液，輸血，強心薬投与，人工呼吸管理）を行う．

★― PCO_2　二酸化炭素分圧（partial pressure of carbon dioxide）

A 代謝性アルカローシスの原因として多いのは何か？

代謝性アルカローシスの原因として日常臨床で多いのは，医原性（薬剤性）である．特に，ループ利尿薬とサイアザイド系利尿薬が重要である．これらが原因で代謝性アルカローシスになる状況では，高度な高尿酸血症や低カリウム血症を合併しやすいので，これらの異常にも注目すると，異常に気づきやすいと思われる．

そのほかに，重要だが気づかれにくい原因として，アルカリの投与がある．炭酸水素ナトリウムやメイロンなどの明らかなアルカリはわかりやすいが，アルカリと認識されていない薬剤として，胃薬や下剤として使用されるカルシウム塩（炭酸カルシウムなど），マグネシウム塩（酸化マグネシウムなど），輸血製剤（抗凝固薬としてクエン酸塩が入っている）が重要である．GFR★高度減少症例に，このような薬剤を漫然と使用することで，代謝性アルカローシスの合併を引き起こす．

★― GFR　糸球体濾過量(glomerular filtration rate)

A 血液ガス分析以外に代謝性酸塩基平衡異常を察知するパラメータはあるか？

酸塩基平衡異常は，血液ガス分析を行わないとわからないため，日常臨床でその存在を疑うこと自体が難しい。しかし，血清ナトリウムイオン(Na^+)－血清クロールイオン(Cl^-)の値は，酸塩基平衡異常を察知するうえで重要なパラメーターになる。

$Na^+－Cl^-$は，AG[★1]とHCO_3^-の和であり，その基準値は12＋24＝36 mEq/Lと考えられる。高AG性代謝性アシドーシスが存在する場合でも，AGの増加分だけ，HCO_3^-が減少するため，その和は一定のままである。よって，低アルブミン血症などによってAGの基準値が減少しない限り（血清アルブミン値が1 g/dL減少するごとに，AGは2.5 mEq/L減少），$Na^+－Cl^->36$ mEq/LによってHCO_3^-の増加，つまり，代謝性アルカローシス（あるいは呼吸性アシドーシスに対する腎性代償）の存在が疑われる。逆に，$Na^+－Cl^-≦36$ mEq/Lであれば，代謝性アシドーシスの存在（あるいは呼吸性アルカローシスに対する腎性代償）が疑われる。

実地臨床では，その値の絶対値以上に，その相対的変化を観察することが重要である。特に，利尿薬やカルシウム製剤，マグネシウム製剤を使用する場合は，$Na^+－Cl^-$をフォローし，その値が高くなりすぎないか気をつける（高くなったら，過剰投与を疑う）べきである。また，CKD[★2]患者で$Na^+－Cl^-$の減少を認めた場合は，代謝性アシドーシスの存在を疑い，血液ガス分析を行うべきである。

★1― AG　アニオンギャップ(anion gap)
★2― CKD　慢性腎臓病(chronic kidney disease)

B 静脈血ガス分析の有用性はあるか？

静脈血ガス分析は，動脈血ガス分析に比べて合併症や患者負担が少なく（つまり，医師の精神的負担も少ない），よい代用となる。実際，通常は動脈血ガスに比べ，静脈血ガスは，pHで0.04程度低く，PCO_2，HCO_3^-はそれぞれ6 mmHg，1.5 mEq/L程度高い。

しかし，その有用性はそれだけにとどまらない。静脈血ガス分析において，PCO_2が高値（≧50 mmHg）であった場合，その原因は$PaCO_2$[★1]の高値（低換気）だけでなく，$PvCO_2$[★2]の高値（末梢循環不良や高度心不全）の可能性を示唆している。この場合，動脈血ガスを測定することで，前者と後者を区別することが可能となる。

Halperin ML, Kamel KS. Some observations on the clinical approach to metabolic acidosis. J Am Soc Nephrol 2010 ; 21 : 894-7. PMID : 20488948

★1― $PaCO_2$　動脈血二酸化炭素分圧(partial pressure of carbon dioxide in arterial blood)
★2― $PvCO_2$　静脈血二酸化炭素分圧(partial pressure of carbon dioxide in venous blood)

B 高血圧・体液過剰を伴わない代謝性アルカローシスの治療は，体液量(volume)改善と，クロール（およびカリウム）の供給のどちらが適切か？

高血圧・体液過剰を伴わない（アルドステロン作用過剰）以外の代謝性アルカローシスは，クロール(Cl)依存性代謝性アルカローシスと呼ばれ，Cl^-の欠乏が，その形成，維持で重要である。よって，その治療はNaClやK^+の欠乏を伴う場合には，塩化カリウム投与を主体とすべきである。特に，K^+欠乏や低カリウム血症の治療に使用さ

れるカリウム製剤として，塩化カリウム製剤でなく，リン酸カリウムや，アスパラギン酸カリウムなど，アルカリ性の製剤が使用されることが多いが，これらは，代謝性アルカローシスや K^+ 欠乏の是正効果が，かなり落ちることを認識すべきである（問題は経口の徐放性塩化カリウム製剤が大きくて飲みにくく，粉砕できないために，特に高齢者への投与が難しいことであり，この場合は経静脈投与が検討される）。また，肝不全用アミノ酸製剤も，製剤中の Cl^- 濃度が Na^+ 濃度よりはるかに高く，代謝性アルカローシス是正に利用可能である。嘔吐や経鼻胃管からの排液が多い患者では，プロトンポンプ阻害薬投与による胃酸（HCl）喪失抑制を図る。

　一方，高血圧や体液過剰を伴う場合には，アルドステロン拮抗薬やアセタゾラミドなどの利尿薬投与，透析療法などが検討される。

Kassirer JP, Berkman PM, Lawrenz DR, et al. The critical role of chloride in the correction of hypokalemic alkalosis in man. Am J Med 1965 ; 38 : 172-9.　PMID：14256714

C　代謝性アルカローシスの臨床的な問題は何か？

代謝性アシドーシスの臨床的問題は，よく理解されている（?）と思われるが，代謝性アルカローシスの臨床的問題を理解している医師は少ない印象がある。代謝性アルカローシスによりアルカリ血症が高度になると，低カリウム血症や Ca^{2+} の減少による不整脈や筋異常（脱力，テタニー，けいれんなど）が惹起される。また，動脈収縮を惹起するため，冠動脈や脳動脈の血流量を減少させ，狭心症やけいれんなどを誘発する可能性が指摘されている。しかし，意外に知られていない（あるいは認識されていない）のが，代償反応としての低換気による $PaCO_2$ 上昇（CO_2 ナルコーシス）や，それに伴う低酸素血症である。代償反応は，有害とは考えられないことが多い気がするが，代償反応により $PaCO_2$ 95 mmHg，PaO_2★ 61 mmHg となった例も報告されている。

Huber L, Gennari FJ. Severe metabolic alkalosis in a hemodialysis patient. Am J Kidney Dis 2011 ; 58 : 144-9.　PMID：21621890

★— PaO_2　動脈血酸素分圧（partial pressure of oxygen in arterial blood）

A　なぜ入院患者は低ナトリウム血症になりやすいのか？

低ナトリウム血症の原因は，低張な intake（経口摂取／投与，経静脈投与）に対して，それに見合った低張な output（主に尿）がないことによって起こる。

　後者の原因として，抗利尿ホルモンの分泌亢進がある。抗利尿ホルモンの分泌刺激は，通常は高浸透圧（張度）によるものであるが，入院患者では非浸透圧刺激による分泌亢進が多く，低ナトリウム血症の素因となっている。その刺激には，体液量欠乏，非代償性心不全，高度炎症（IL★-6などのサイトカイン血症），高度ストレス，嘔吐，種々の薬剤など，入院患者ではきわめてありふれたものが原因なことが多い。また，入院患者に多い腎機能低下でも，尿希釈能低下や尿量低下によって十分な低張尿がつくれないことで，低ナトリウム血症となりやすい環境が形成される。

　また，食欲不振患者には，輸液が処方されることが多いが，実は食欲（塩分摂取量）は低下していても，飲水は保たれている患者が多く，多くの輸液製剤が低張なため，過剰な低張液が投与されやすい。さらに，食欲不振による尿中溶質量が減少することで，希釈尿を多量につくることが困難となり，これも低張尿を十分につくれない原因となる。

★──IL　インターロイキン（interleukin）

Ⓐ 低ナトリウム血症の積極的治療を至急行うかをどう決めるのか？

低ナトリウム血症の緊急対応は，中枢神経症状（中等度：意識朦朧・悪心・頭痛，重度：昏睡・嘔吐・けいれん）がある場合にほぼ限られる．この場合，高張（約3％）食塩液によって，6時間程度で血清Na^+が6 mEq/L程度増加するまで，あるいは症状が軽快するまでのどちらか早いほうを目標とし，1日の補正は10 mEq/L程度までに抑える．逆に，どんなに低ナトリウム血症が高度（100〜110 mEq/L台前後）であっても，ほとんど症状がなければ，治療よりも原因検索を優先し，高張食塩液による急激な治療は避け，1日の補正も6 mEq/L程度までに抑えるべきである．

Spasovski G, Vanholder R, Allolio B, et al. Clinical practice guideline on diagnosis and treatment of hyponatraemia. Eur J Endocrinol 2014 ; 170 : G1-47.　PMID : 24569125

Ⓐ 高ナトリウム血症が起こりやすい臨床的状況は何か？

基本的に，生理的あるいは病的に喪失する体液は低張（細胞外液よりも低張）であるため，飲水や低張輸液がなければ，我々は必然的に高ナトリウム血症となる．よって，高ナトリウム血症は，そのほとんどで意識障害があり，飲水ができない患者に起こる．逆にいえば，飲水行動のない意識障害患者においては，低張輸液をしないと高ナトリウム血症を起こすリスクが高い．

特に，低張な体液喪失が亢進している場合に，高ナトリウム血症の頻度が高い．具体的には，高熱，多量の下痢・嘔吐（消化液ドレナージ），浸透圧利尿〔高血糖や高窒素血症，高カロリー輸液による糖・窒素（N）の過剰負荷〕などである．逆に，人工呼吸管理の場合は，100％加湿気により低張液供給が気道経由でなされ，不感蒸散が少ないため，高ナトリウム血症は生じにくい．

Ⓑ 軽度の低ナトリウム血症は無害か？

血清Na^+が130 mEq/L前後程度の軽度の低ナトリウム血症も，CKD患者や心不全患者においては生命予後を悪化させる．また，認知機能障害や歩行障害による転倒のリスク因子となることが知られているが，高齢者などでは，転倒は骨折に至ることで長期臥床を余儀なくされ，廃用症候群によるADL★の高度低下や誤嚥性肺炎などの合併など，非常に深刻な問題に発展しうる点で重要な問題である．

塩分制限をしている場合は，明らかな体液過剰がなければ，その解除を検討すべきである．高齢者によく使用される経口の栄養補助剤は塩分含有量が少なく，適宜，塩を足すことなども検討される．血圧が低めであったり，体液量がやや減少している場合，少量のミネラルコルチコイド製剤（フロリネフ®）などの投与が有効な場合もあるが，浮腫や高血圧の出現に注意が必要である．

Kovesdy CP, Lott EH, Lu JL, et al. Hyponatremia, hypernatremia, and mortality in patients with chronic kidney disease with and without congestive heart failure. Circulation 2012 ; 125 : 677-84. PMID : 22223429
Schrier RW. Does 'asymptomatic hyponatremia' exist? Nat Rev Nephrol 2010 ; 6 : 185.　PMID : 20348927

★──ADL　日常生活動作（activities of daily living）

Ⓑ **高度低ナトリウム血症の初期治療においてODS★を避けるためには，どのようなパラメータに気をつけるべきか？**

高度慢性低ナトリウム血症の治療における急激な低ナトリウム血症の是正は，ODSによる重篤な中枢神経障害をきたす可能性があり，避けなければいけない課題である。

　急激な補正は，多くの場合，低張な尿〔(尿Na^+＋尿K^+)濃度≪(血清Na^+＋血清K^+)濃度〕が多量に出ることによる。よって，尿張度の測定は，低ナトリウム血症の治療過程でモニタリングすべき重要な項目である。しかし，実際には夜間・休日などに尿生化学を緊急で測定できない施設も多い。そのような場合には，単純に尿量をモニタリングすべきである。尿量が非常に多い場合，基本的に尿は低張である(高張な多尿はまずない)。よって，急激に尿量が増加する(100 mL/時以上)場合などは，低張な多尿となって，急激なNa^+濃度の是正が起こる可能性が高い。

★── ODS　浸透圧性脱髄症候群(osmotic demyelinating syndrome)

Ⓑ **ナトリウム濃度異常症では，臨床的体液量評価の問題はあるか？**

低ナトリウム血症では，体液過剰があっても，細胞内により多く貯留している傾向があり，細胞外液貯留所見(浮腫，高血圧など)に乏しいことがある。よって，臨床的には体液過剰がない，あるいは欠乏していると判断しているのに，多量の低張尿が排出され，体重減少傾向となって，低血圧を恐れて無駄に輸液負荷してしまうことも多い。

　逆に，高ナトリウム血症では，体液量欠乏が強くても，細胞内液欠乏が中心で細胞外液量は比較的保たれるため，血圧低下や頻脈などの細胞外液量欠乏所見に乏しく，脱水症を見逃す原因ともなる。

Chung HM, Kluge R, Schrier RW, et al. Clinical assessment of extracellular fluid volume in hyponatremia. Am J Med 1987 ; 83 : 905-8.　PMID : 3674097

カリウム代謝異常

柴垣有吾

Ⓐ **低カリウム血症の鑑別を迅速に行うためにはどうすればよいか？**

低カリウム血症の鑑別では，まず，血液ガス分析を行うことが迅速な診断につながる。酸塩基平衡異常のない低カリウム血症は，細胞内移行〔インスリン過剰，refeeding症候群(171ページ参照)など〕を原因とすることが多い。代謝性アシドーシス合併例で鑑別すべき疾患は，高度下痢症やⅠ型あるいはⅡ型尿細管性アシドーシス，トルエン中毒程度と少ない。代謝性アルカローシス合併例は，鑑別すべき疾患が非常に多い。この場合，高血圧の有無でおおまかな鑑別を行う。高血圧がある場合はレニン活性を測定し，レニン高値では，高血圧クリーゼ，腎血管性高血圧，レニン産生腫瘍を，レニン低値の場合は，アルドステロン高値であれば原発性アルドステロン症，アルドステロン低値の場合は偽性アルドステロン症(グリチルリチン投与，Cushing症候群など)を疑う。

　また，低カリウム血症では，必ず一度は血清Mg^{2+}をチェックする。低マグネシウム血症自体が低カリウム血症の原因となり，また，この是正を行わないと，低カリウ

ム血症の是正も難しい。

A 高度高カリウム血症の臨床所見として，臨床的に最も重要なのは何か？

高度高カリウム血症の臨床所見としては，心伝導系異常が最も重要である。なかでも，教科書的には，T波増高やサインカーブが重要とされる。しかし，臨床的には，P波消失，つまり洞調律の消失による房室接合部調律（30〜40回/分台の徐脈）に遭遇する頻度が最も高く，重要な所見であると思われる。逆に，徐脈患者では，常に高カリウム血症の可能性を念頭におくことが重要となる。高カリウム血症は，低カリウム血症に比較して，脱力，麻痺などの骨格筋症状に乏しいことが多いが，まれに，麻痺などで診断される高カリウム血症を認めることもある。

A 高カリウム血症の急性対応は，GI★療法のみで十分か？

高カリウム血症の急性期治療としてのGI療法は，最も効果的かつ必要十分であり，約1 mEq/L程度の濃度低下が得られる。低下後に高カリウム血症が残っていても，1 mEq/L高い状態で生きていた人は，それだけ下がれば，高カリウム血症が致命的となる可能性は低い。さらに，効果があっても，K^+の体外排泄がすぐに望めない場合には，GI療法は持続投与で行うべきである。

　GI療法の効果が望めない唯一の臨床的状況は，内因性のK^+産生増加（細胞破壊）であり，具体的には，高度内出血（消化管，体腔内，内臓器）と広範な組織壊死である。GI療法が効果を示さない場合は，これらの存在を検索すべきである。

★── GI　グルコース・インスリン（glucose-insulin）

B 低カリウム血症に対するカリウム製剤はどう使い分けるか？

低カリウム血症の原因として臨床的に頻度が高いのは，代謝性アルカローシスを伴ったものである。この場合，代謝性アルカローシスによる尿HCO_3^-排泄の増加が，不適切な尿カリウム排泄を助長したり，細胞内へのカリウム移行を促すことで，低カリウム血症を維持している側面がある。よって，カリウム投与だけでなく，同時に代謝性アルカローシスの是正が必要である。

　臨床的に使用可能なカリウム製剤のうち，塩化カリウム以外は，有機酸塩の形であり，製剤自体がアルカリ性である一方，塩化カリウムは中性であるが，細胞外液のpHが7.4と弱アルカリ性であることを考えれば，この製剤は，相対的には酸性であると考えられる。実際，代謝性アルカローシスを伴う低カリウム血症の是正効果については，塩化カリウムがほかのカリウム製剤に比較して優れていることが示されている。これには，代謝性アルカローシスの原因として，K^+欠乏に加えて，Cl^-欠乏が重要であり，塩化カリウムによって，K^+のみならずCl^-の欠乏を是正することも寄与していると思われる。

Kassirer JP, Berkman PM, Lawrenz DR, et al. The critical role of chloride in the correction of hypokalemic alkalosis in man. Am J Med 1965 ; 38 : 172-9.　PMID : 14256714
Luke RG, Galla JH. It is chloride depletion alkalosis, not contraction alkalosis. J Am Soc Nephrol 2012 ; 23 : 204-7.　PMID : 22223876

ⓑ refeeding症候群の特徴とは何か？

特に長期低栄養患者では，細胞内K^+が高度に欠乏している場合が多いが，そのような場合でも，ブドウ糖摂取低下によるインスリン低下のため，細胞外K^+は維持されていることも多い．しかし，このような患者に急速にブドウ糖を投与すると，急激なK^+の細胞内移行が生じ，高度低カリウム血症を生じる．低カリウム血症は，不整脈惹起や，組織障害性の強いアンモニア産生過剰など，重篤な合併症を引き起こす．腎不全患者では，低カリウム血症が心血管死亡や腎不全進行の因子となりうることが知られている．さらに，refeeding症候群では，低カリウム血症に加えて，低マグネシウム血症や低リン血症の合併も多く，これが病態形成に影響を与えている．

低栄養患者への栄養管理の際には，カリウムやマグネシウム，リンのモニタリングを必ず行い，高度低下の場合には積極的是正が求められる．

ⓒ カリウムを摂取・投与しなくても高カリウム血症になるか？

K^+は，細胞内に細胞外の30倍以上の濃度で存在する．この濃度勾配が細胞膜の静止膜電位を形成し，細胞の電気的活動性の維持に必須であるが，この勾配を維持しているのがNa^+-K^+ ATPaseである．実は，この酵素が正常に働いていても，K^+は細胞内から細胞外に漏れ出ている．しかし，漏出する量が多かったり，スピードが速いわけではないため，腎臓のK^+排泄能が保たれていれば，すぐに尿中に排泄されたり，あるいは食事や輸液からのブドウ糖摂取に伴うインスリン分泌により，細胞内へ戻されることで，細胞外液のK^+濃度が有意に上昇することはない．しかし，絶食でブドウ糖非含有輸液のみで管理された場合，特に腎臓でのK^+排泄能が低下していると（腎機能低下やRAA★系阻害薬使用など），漏れ出たK^+が細胞内にも尿中にも移行せず，細胞外液（血液）のK^+濃度を上昇させることが起こりうる．糖尿病患者は，ブドウ糖が供給されてもインスリンが出にくいため，特に，この現象が観察されやすい．

糖尿病・腎不全患者やRAA系阻害薬使用患者などにおいて，絶食管理にする場合には，ブドウ糖含有輸液（糖尿病ではインスリンも）を行うことが望ましい．

Allon M, Takeshian A, Shanklin N. Effect of insulin-plus-glucose infusion with or without epinephrine on fasting hyperkalemia. Kidney Int 1993 ; 43 : 212-7. PMID : 8433561

★── RAA　レニン-アンジオテンシン-アルドステロン（renin-angiotensin-aldosterone）

体液量・尿量異常

柴垣有吾

浸透圧利尿の尿は濃いのか？

浸透圧利尿の尿は濃いイメージがあるが，ある意味では薄いといえる．Na^+濃度を規定するのは，体液に出入りする液体の濃さであるが，この場合の濃さは浸透圧ではなく，尿素やブドウ糖，マンニトール以外の浸透圧物質（実際にはNa^+やK^+，Cl^-などの電解質）によって形成された張度である（ただし血液では，尿と違い，ブドウ糖は張度を形成すると考える）．

よって，浸透圧利尿による高浸透圧だが低張な尿を排泄されると，体液よりも薄い液体が失われるので，残った体液は濃くなる．つまり，張度が上がる＝Na^+濃度が上

がり，高ナトリウム血症を生じることになる。

浸透圧利尿の原因は何か？

浸透圧利尿の原因として，ブドウ糖やマンニトールを思い浮かべることが多いと思われるが，実は尿素が原因として多く，ある報告では，ブドウ糖とほぼ同じ頻度であることが示されている。高カロリー輸液による外因性の窒素投与や，重症患者での蛋白質異化亢進による過剰な窒素負荷により，尿中のUN[★1]が増え，尿浸透圧が高度に上昇することで高張性脱水（高ナトリウム血症＋体液量欠乏）を惹起することは，十分に理解しておくべきである。実際，腎前性急性腎障害であっても，BUN[★2]が高値であると尿中のUNが増加し，尿量が（腎前性なのに）維持される傾向があったり，高度尿毒症患者において，HD[★3]導入直後（BUNが急激に減少）に尿量が減ったりする理由の一つは，このためであると考えられている。

Palevsky PM, Bhagrath R, Greenberg A. Hypernatremia in hospitalized patients. Ann Intern Med 1996；124：197-203. PMID：8533994

Blantz RC. Pathophysiology of pre-renal azotemia. Kidney Int 1998；53：512-23. PMID：17699227

★1 — UN　尿素窒素（urea nitrogen）
★2 — BUN　血液尿素窒素（blood urea nitrogen）
★3 — HD　血液透析（hemodialysis）

乏尿だから利尿薬，多尿だから追っかけ補液，でいいのか？

乏尿や多尿があると看護師などから報告を受けると，あまり深く考えずにそれぞれ利尿薬を投与したり，体液量減少を補うために補液をしたりなどの指示が出されることが多い。しかし，乏尿や多尿の多くは，体液量欠乏や体液過剰を是正するための適切な尿量調節反応であって，利尿薬や補液は，病態を悪化させかねない行為である。

　乏尿がある場合，患者のバイタルサインや体液量評価に大きな異常がなく，その前後で急性腎障害を起こすようなエピソード（血行動態変化や腎毒性物質曝露など）がなければ，経過観察としてよい。利尿薬は，体液過剰が明らかな場合のみ投与すべきであり，体液量が欠乏していれば，逆に補液が必要である。

　多尿では，尿崩症はかなりまれであり，その多くが塩利尿（塩分喪失性腎症。尿浸透圧の構成因子の半分以上がNa$^+$やK$^+$などの電解質）か浸透圧利尿（尿浸透圧構成因子の半分以上がブドウ糖や尿素，マンニトールなどの外因性高浸透圧物質）であり，前者の場合は，そのほとんどが体液過剰を是正する適切な利尿である。異常な塩利尿は非常にまれである。多尿に対して追っかけで補液をすると，出ているから入れているのか，入れているから出ているのかの区別がつかなくなる。塩利尿であれば，**バイタルが維持されている限り**は，ネガティブバランス（体重減少）となってもあせらず見守るべきである。

長期作用型ループ利尿薬はあるの？

ループ利尿薬のうち，フロセミド以外のアゾセミドやトラセミドなどは，「長期作用型」ループ利尿薬として考えられ，この作用が慢性心不全管理における優位性の根拠としていくつかの臨床試験で示されている。しかし，構造的な制約から，ループ利尿薬は長期作用を示すことが困難である。実際，アゾセミドとトラセミドは，フロセミ

ドより作用が数時間長い程度にとどまっている。作用時間よりも，両者の作用の違いとして重要なのは，経口投与のバイオアベイラビリティー（bioavailability）である。フロセミドのそれが10～100％（平均50％）であるのに対して，アゾセミドやトラセミドではほぼ100％であり，個人的な見解としては，この違いが臨床試験でアゾセミドなどがフロセミドよりも血中濃度が維持されたために優位であった理由と考えている。

また，フロセミドの経口でのバイオアベイラビリティーが平均で50％であることが，フロセミドを経静脈投与から経口投与に変える場合に投与量を倍にする一つの根拠となっている。

Masuyama T, Tsujino T, Origasa H, et al. Superiority of long-acting to short-acting loop diuretics in the treatment of congestive heart failure. Circ J 2012；76：833-42. PMID：22451450
Brater DC. Update in diuretic therapy: clinical pharmacology. Semin Nephrol 2011；31：483-94. PMID：22099505

FENa[*1] 1％以上でも腎前性となりうるか？

FENaとは，尿Na^+排泄分画と訳されるが，簡単にいえば，糸球体でほぼ100％濾過された血液中のNa^+のうち，尿細管で再吸収されたあと，最終尿として排泄される割合を示したものである。ここで，計算を簡単にするためにGFRを100 mL/分＝0.1 L/分，血清Na^+濃度を140 mEq/L，食塩摂取量を10 g/日＝170 mEq/日と仮定する。定常状態では塩分摂取量＝尿中塩分排泄量とほぼ考えられるので，

$$FENa = 170 \div (140 \times 0.1 \times 60 \times 24) \times 100 = 0.8\%$$

と計算される。

腎前性の状態というのは，体液量欠乏や血圧低下による腎灌流圧低下により，摂取Na^+量＞尿Na^+排泄量となる状態であり，FENa＜0.8％となる。つまり，腎機能がほぼ正常で食塩摂取量が1日10 g程度であれば，約1％程度以下が腎前性と考えられるのである。

しかし実地臨床では，腎前性の病態では，食欲不振により塩分摂取量が減少していたり，腎機能が低下している症例も多いと思われる。上記計算式を応用すると，たとえば，塩分摂取量が1 g/日＝17 mEq/日と1/10に減少していれば，FENaも1/10となり，0.08％が基準値となるので，0.5％のように1％を大きく下回る数値でも腎前性とはいえないことになる。逆に，腎機能（GFR）が10 mL/分と1/10に低下すれば，上記計算式ではFENaは10倍の8％となるため，5％であっても腎前性を否定できない。腎機能も塩摂取量も減少していて，GFRが10 mL/分，塩分摂取量が1 gであれば，FENaはもともとの基準値である0.8％となる。FEUN[*2]の場合も同様の考えが応用でき，GFRが減少していれば，FEUNは通常の基準値（35％）を超えていても腎前性を否定できない。FEUNがFENa以上に複雑なのは，窒素は外因性摂取以外に内因性に発生（蛋白異化）があるため，蛋白摂取量だけでなく，異化亢進でもFEUNに影響を与える可能性があることである。

個人的には，腎機能が悪い場合，FENaやFEUNが通常の基準値を下回る場合のみに，腎前性の判断ができる（上回る場合には診断的価値がない）と考えている。

[*1]—FENa 尿Na排泄分画（fractional excretion of sodium）
[*2]—FEUN 尿素窒素排泄分画（fractional excretion of urea nitrogen）

腎不全の体液電解質異常

柴垣有吾

A 腎不全患者で起こりやすい電解質異常について述べよ。

腎不全患者では，代謝性アシドーシス，体液過剰，低ナトリウム血症，高カリウム血症，低カルシウム血症，高リン血症が酸塩基電解質異常として想起されやすいが，代謝性アルカローシス，体液量欠乏，高ナトリウム血症，低カリウム血症，高カルシウム血症，低リン血症になるリスクも高いことを知るべきである。

　このうち，代謝性アルカローシス，高カルシウム血症は，それぞれアルカリ製剤（制酸薬，下剤，輸血製剤など含む），カルシウム製剤の投与などで，腎機能低下による尿排泄量減少によって蓄積することで生じる。体液量欠乏は，急激な塩分制限・摂取量減少が生じた場合に，尿塩分排泄量減少の調整が間に合わないことで生じる。低カリウム血症や低リン血症は，腎不全患者に多い低栄養，refeeding症候群によって生じる。高ナトリウム血症は，利尿薬使用や尿濃縮能低下が素因となっている。

C 腎不全患者では低血糖も高血糖も起こりやすいのはなぜか？

GFRの高度減少は，血糖のコントロールにも多大な影響がある。上記と同様に，高血糖の生体防御機構も尿中への糖排泄である。血糖値が400〜500 mg/dL以上になったら，まずGFRは減少していると考えるべきである。実際，高浸透圧高血糖症候群の治療としての細胞外液投与によって，GFR減少の原因となる体液量欠乏が是正されると，インスリンを使用しなくても高血糖はかなり是正されるはずである。

　逆に，GFR減少患者では低血糖も多い。これは，血糖降下薬の一部が腎代謝であり，蓄積による過剰投与が起こることに加え，低血糖時の生体防御反応としての糖新生の場として，腎臓が重要であることに起因する。特に，何らかの原因で肝機能が障害されている場合には糖新生が行われなくなるため，外因性の糖供給がなくなると容易に低血糖を起こす。

Adrogué HJ. Glucose homeostasis and the kidney. Kidney Int 1992；42：1266-82． PMID：1453613

AKI

長浜正彦，荒谷紗絵，長谷川正宇，廣瀬知人，藤丸拓也

AKI[*1]の定義，分類，実用性について述べよ。

かつてはARF[*2]と認識された疾患群は，明確かつ具体的な定義が示されず，複数の定義が混在していた。そこで，AKIの診断基準として2000年のRIFLE[*3]分類，AKIN[*4]分類，それらを融合させたKDIGO[*5]分類という変遷を経て，現在に至る。それぞれの分類は酷似しているが，RIFLE分類では血清Cr[*6]値やGFRのみによるAKIの検出だったのに対し，AKIN分類で尿量の減少による分類が加えられた。しかし，いずれの診断基準でも，血清Cr値や尿量だけでAKIを診断するには限界があるため，より鋭敏なバイオマーカーの研究が進んでいる。また，腎機能の軽微な低下でさえも予後に影響することがわかってきたため，AKIは必ずしも完治するわけでなく，長期的には高率でCKDやESKD[*7]へつながると考えるようになってきた。

The Kidney Disease Improving Global Outcomes(KDIGO)Working Group. Section 2 : AKI Definition. Kidney Int Suppl (2011) 2012 ; 2(1) : 19-36.　PMID : 25018918

★1— AKI　急性腎障害(acute kidney injury)
★2— ARF　急性腎不全(acute renal failure)
★3— RIFLE　risk, injury, failure, loss, end-stage kidney disease
★4— AKIN　Acute Kidney Injury Network
★5— KDIGO　Kidney Disease Improving Global Outcomes
★6— Cr　クレアチニン(creatinine)
★7— ESKD　末期腎不全(end stage kidney disease)

A ICU領域ではどのような原因の AKI が多いか？

ICU入室患者の約 30 〜 55.3％で AKI を合併するとされている。ICU での AKI の原因としては，敗血症(42.1％)や心臓血管手術などの大手術後(11 〜 42.5％)が多い。ほかにも，心筋梗塞後(36.6％)，造影剤腎症(11.5 〜 19％)などで AKI 合併が多いと報告されている。このため，AKI は単なる腎疾患の一つではなく，多臓器不全の一側面として捉えられるようになってきている。また，AKI の疾患頻度や分布は AKI の診断基準によっても影響を受ける。2012年，RIFLE 分類，AKIN 分類の診断基準を合わせた KDIGO 分類が発表されたが，この分類にはより軽症の AKI も含まれるため，KDIGO 分類による疾患分布の検証が待たれる。

Bagshaw SM, George C, Bellomo R ; ANZICS Database Management Committe. A comparison of the RIFLE and AKIN criteria for acute kidney injury in critically ill patients. Nephrol Dial Transplant 2008 ; 23 : 1569-74.　PMID : 18281319
Fuchs L, Lee J, Novack V, et al. Severity of acute kidney injury and two-year outcomes in critically ill patients. Chest 2013 ; 144 : 866-75.　PMID : 23681257
Li PK, Burdmann EA, Mehta RL ; World Kidney Day Steering Committee 2013. Acute kidney injury : global health alert. Transplantation 2013 ; 95 : 653-7.　PMID : 23503499
Hobson CE, Yavas S, Segal MS, et al. Acute kidney injury is associated with increased long-term mortality after cardiothoracic surgery. Circulation 2009 ; 119 : 2444-53.　PMID : 19398670
Rodrigues FB, Bruetto RG, Torres US, et al. Incidence and mortality of acute kidney injury after myocardial infarction : a comparison between KDIGO and RIFLE criteria. PLoS One 2013 ; 8 : e69998.　PMID : 23894572
Hoste EA, Doom S, De Waele J, et al. Epidemiology of contrast-associated acute kidney injury in ICU patients : a retrospective cohort analysis. Intensive Care Med 2011 ; 37 : 1921-31.　PMID : 22048719

A "critical care nephrology" とは何か？

"critical care nephrology" とは，1998年にイタリアの腎臓内科医 Ronco とオーストラリアの集中治療医 Bellomo が提唱した集中治療学(critical care medicine)と腎臓病学(nephrology)が融合した集学的分野である。これは，集中治療領域では AKI が単なる腎疾患の一つではなく，多臓器不全の一側面として捉えられるようになってきたこと，重症患者に対する急性血液浄化療法が広く普及してきたことによる。具体的には，AKI を中心に急性血液浄化療法，敗血症，体液量評価，電解質異常などを扱う。

Ronco C, Bellomo R, Feriani M, et al. Critical care nephrology : the time has come. Kidney Int Suppl 1998 ; 66 : S1-2.　PMID : 9573565

Ⓑ septic AKIでは腎血流は減少しているか？

septic AKIは，sepsis（敗血症）によってAKIが発症し，そのほかにAKIの誘因が存在しない場合に診断される。septic AKIの病因は，外来生物侵入に対する生体の過剰免疫応答や，炎症性サイトカインの臓器障害などと考えられている。しかし，septic AKIの病態生理は不明な点も多く，複合的な要素が混在すると考えられる。

septic AKIで腎血流量を評価した研究は数少ないが，いずれの研究でも，腎血流量の減少は認めていない。ヒトのseptic AKIの病理所見では，腎血流量減少による腎障害と考えられる急性尿細管壊死は22％のみであったことも，腎血流量の減少がないことを示唆している。動物モデルのseptic AKIでも，62％が腎血流量の減少を認めたが，38％は不変あるいは増加を認めており，特に高心拍出量のモデルでは，60％が腎血流量は不変あるいは増加しており，septic AKIの原因は腎血流量減少ではないと考えられている。

Yasuda H, Leelahavanichkul A, Tsunoda S, et al. Chloroquine and inhibition of Toll-like receptor 9 protect from sepsis-induced acute kidney injury. Am J Physiol Renal Physiol 2008；294：F1050-8. PMID：18305095
Leelahavanichkul A, Huang Y, Hu X, et al. Chronic kidney disease worsens sepsis and sepsis-induced acute kidney injury by releasing High Mobility Group Box Protein-1. Kidney Int 2011；80：1198-211.　PMID：21832986
Rector F, Goyal S, Rosenberg IK, et al. Sepsis：a mechanism for vasodilatation in the kidney. Ann Surg 1973；178：222-6.　PMID：4723431

Ⓑ 集中治療領域のAKIの鑑別に尿沈渣は有効か？

集中治療領域のAKIマネジメントでは，腎前性，腎性，腎後性の鑑別が重要であり，尿沈渣は，それぞれに特徴的所見を反映し，診断の補助として有用である。

腎後性腎不全では，尿沈渣に異常所見を認めない，あるいは非糸球体性血尿を認める。腎前性腎不全では，硝子円柱を認める程度である。一方，腎性腎不全は，急性尿細管壊死(acute tubular necrosis)では，尿細管上皮細胞や顆粒円柱，幅広円柱，細胞性円柱を中心としたmuddy brown尿，急性間質性腎炎では，白血球尿，好酸球尿，糸球体病変では，糸球体性血尿（変形赤血球）や赤血球円柱などを認める。腎前性腎不全から急性尿細管壊死への移行は，臨床的によく遭遇するが，この経時的な変化も尿沈渣で捉えられ，治療方針の決定に有効である。また，尿沈渣を用いたスコア化が提唱されており，AKIの予後予測としても臨床的に意義がある。

Esson ML, Schrier RW. Diagnosis and treatment of acute tubular necrosis. Ann Intern Med 2002；137：744-52.　PMID：12416948
Claure-Del Granado R, Macedo E, Mehta RL. Urine microscopy in acute kidney injury：time for a change. Am J Kidney Dis 2011；57：657-60.　PMID：21257241

Ⓑ 腎前性腎不全と腎性腎不全（急性尿細管壊死）はどのように鑑別するか？

両疾患とも腎灌流の減少で発症する。尿細管機能評価としてのFENaやFEUNは有名である。しかしFENa＜1％で腎前性の感度29〜96％，特異度67〜96％，FEUN＜35％で腎前性の感度48〜100％，特異度33〜100％と，鑑別にはあまり有用とはいえなさそうである。一方，尿沈渣での顆粒円柱の存在は，0/LPF★で腎前性腎不全の陽性尤度比が4.35，1〜5/LPFで急性尿細管壊死の陽性尤度比が2.97，6〜10/LPF

で9.68，＞10/LPFは全例で急性尿細管壊死と診断され，鑑別に有用とされている。しかし，いずれの研究も急性尿細管壊死か否かの確定診断が，腎生検でなく，臨床経過の総合判断であるため，検査特性には限界がある。

Perazella MA, Coca SG. Traditional urinary biomarkers in the assessment of hospital-acquired AKI. Clin J Am Soc Nephrol 2012 ; 7 : 167-74. PMID : 22096038

★― LPF　弱拡大視野(low power field)

B 「腎うっ血」とは何か？

腎うっ血とは，CVP★や腹腔内圧が上昇することにより腎静脈圧上昇が起こり，腎血流のうっ滞が生じた状態である。動物実験では，腎静脈圧が上昇することで尿量やGFRが減少し，腎静脈圧の改善により，これらも改善することが示されており，急性心不全におけるAKIでは，循環不全ではなく腎うっ血の関与が重要であるといわれている。

Wencker D. Acute cardio-renal syndrome : progression from congestive heart failure to congestive kidney failure. Curr Heart Fail Rep 2007 ; 4 : 134-8. PMID : 17883988

★― CVP　中心静脈圧(central venous pressure)

B AKIの体液量評価にCVPは有用か？

CVPは，システマティックレビューにおいて，循環血液量，心係数，輸液反応性などと弱い相関しかなく，体液量の指標としては，一般的に有用でないとされている。しかし，急性心不全におけるAKIでは，CVP＜8 mmHgで有意に腎機能低下が少ないことが示されており，腎うっ血の間接的指標として利用できる可能性がある。

Marik PE, Baram M, Vahid B. Does central venous pressure predict fluid responsiveness? A systematic review of the literature and the tale of seven mares. Chest 2008 ; 134 : 172-8. PMID : 18628220
Mullens W, Abrahams Z, Francis GS, et al. Importance of venous congestion for worsening of renal function in advanced decompensated heart failure. J Am Coll Cardiol 2009 ; 53 : 589-96. PMID : 19215833

A RPGN[★1]について述べよ。

RPGNは，「急性あるいは潜在性に発症する肉眼的血尿，蛋白尿，貧血，急速に進行する腎不全症候群」と定義される。臨床的には，血尿，蛋白尿などの腎炎性尿所見を伴い，数週から数か月の経過でESKDに進行する腎炎症候群であり，多くは病理組織学的に壊死性半月体形成性糸球体腎炎を呈す。鑑別としては，免疫病理学的に，(1) pauci-immune型(ANCA[★2]関連腎炎)，(2) 抗GBM[★3]抗体型(抗GBM抗体腎炎)，(3) 免疫複合体型(ループス腎炎，IgA[★4]腎症，紫斑病性腎炎など)の三つに分類される。

　RPGNは，診断が遅れるとESKDに至り，一時的ないし永続的に透析を要する場合がある。さらに生命予後も不良である。腎外病変も多彩であり，間質性肺炎や肺胞出血なども合併し，免疫抑制療法に加え，全身管理や血漿交換が必要となることも多い。

松尾清一，山縣邦弘，槇野博史ほか. 厚生労働省特定疾患進行性腎障害に関する調査研究班報告. 急速進行性腎炎症候群の診療指針 第2版. 日腎会誌 2011 ; 53 : 509-55.

Mukhtyar C, Guillevin L, Cid MC, et al. EULAR recommendations for the management of primary small and medium vessel vasculitis. Ann Rheum Dis 2009 ; 68 : 310-7.　PMID：18413444

★1―RPGN　急速進行性糸球体腎炎(rapidly progressive glomerulonephritis)
★2―ANCA　抗好中球細胞質抗体(antineutrophil cytoplasmic antibody)
★3―GBM　糸球体基底膜(glomerular basement membrane)
★4―IgA　免疫グロブリンA(immunoglobulin A)

A　ICUにおける透析適応(急性血液浄化療法)について述べよ。(184，185ページも参照)

AKIに対する急性血液浄化療法の適応としては，以下の項目が提唱されている。

(1) 治療抵抗性の体液過剰(溢水，心不全など)
(2) 電解質異常〔高カリウム血症(K≧6.5 mEq/L)，高マグネシウム血症，高カルシウム血症〕
(3) 代謝性アシドーシス(pH≦7.20)
(4) 尿毒症症状(けいれん，意識障害，BUN≧100 mg/dLなど)
(5) 薬物中毒

通常のHD導入基準と同様に適応を検討するが，絶対的な開始基準はなく臨床所見と合わせて適応を決定する。症状出現を予測した早期開始群のほうが，症状出現後の晩期開始群より死亡率が改善したと報告したシステマティックレビューには多くの問題点があり，現時点では，早期開始が優れるとの結論には至っておらず，透析開始時期，透析方法，透析頻度に関しては一定の見解がない。また，ICU領域では，抗体や血漿除去を目的に血漿交換療法が行われることもある。血漿交換の適応は，自己免疫疾患(SLE★，悪性関節リウマチ，天疱瘡など)，神経疾患(重症筋無力症，Guillain-Barré症候群，多発性硬化症など)，腎疾患(抗GBM抗体腎炎，溶血性尿毒症症候群，血栓性血小板減少性紫斑病など)，急性肝不全(国際的には血漿交換の適応とならない)などがある。

Gibney N, Hoste E, Burdmann EA, et al. Timing of initiation and discontinuation of renal replacement therapy in AKI : unanswered key questions. Clin J Am Soc Nephrol 2008 ; 3 : 876-80. PMID：18322044
Bagshaw SM, Cruz DN, Gibney RT, et al. A proposed algorithm for initiation of renal replacement therapy in adult critically ill patients. Crit Care 2009 ;13 : 317.　PMID：19909493
Karvellas CJ, Farhat MR, Sajjad I, et al. A comparison of early versus late initiation of renal replacement therapy in critically ill patients with acute kidney injury : a systematic review and meta-analysis. Crit Care 2011 ; 15 : R72.　PMID：21352532
Schwartz J, Winters JL, Padmanabhan A, et al. Guidelines on the use of therapeutic apheresis in clinical practice-evidence-based approach from the Writing Committee of the American Society for Apheresis : the sixth special issue. J Clin Apher 2013 ; 28 : 145-284.　PMID：23868759

★―SLE　全身性エリテマトーデス(systemic lupus erythematosus)

B　透析の"non-renal indication"とは何か？(185ページも参照)

"non-renal indication"とは，多臓器不全を増悪させる炎症性サイトカインやケモカイン除去目的で行われる透析を指す。ICU領域での"non-renal indication"の代表としては，敗血症に対するCRRT★1が挙げられる。浄化量増加によりサイトカインクリ

アランスが増加するとの考えから，敗血症に対するHVHF[*2]の有効性が検討されたが，通常量HF[*3]と比較して予後に差はなく，HVHFによるサイトカイン除去の効果は否定的である．現時点で"non-renal indication"については，生存率改善の明確なエビデンスはない．RRT[*4]により抗菌薬の血中濃度も適正に保たれない可能性もあり，敗血症に対する盲目的なCRRTは避けるべきと考える．

Ronco C, Tetta C, Mariano F, et al. Interpreting the mechanisms of continuous renal replacement therapy in sepsis : the peak concentration hypothesis. Artif Organs 2003 ; 27 : 792-801. PMID : 12940901

Payen D, Mateo J, Cavaillon JM, et al ; Hemofiltration and Sepsis Group of the Collège National de Réanimation et de Médecine d'Urgence des Hôpitaux extra-Universitaires. Impact of continuous venovenous hemofiltration on organ failure during the early phase of severe sepsis : a randomized controlled trial. Crit Care Med 2009 ; 37 : 803-10. PMID : 19237881

Joannes-Boyau O, Honoré PM, Perez P, et al. High-volume versus standard-volume haemofiltration for septic shock patients with acute kidney injury(IVOIRE study): a multicentre randomized controlled trial. Intensive Care Med 2013 ; 39 : 1535-46. PMID : 23740278

★1― CRRT　持続的腎代替療法(continuous renal replacement therapy)
★2― HVHF　高流量血液濾過(high-volume hemofiltration)
★3― HF　血液濾過(hemofiltration)
★4― RRT　腎代替療法(renal replacement therapy)

Ⓑ 急性血液浄化で透析カテーテルの留置位置はどこが適しているか？（189ページも参照）

KDIGOのAKIガイドライン（以下，KDIGOガイドライン）では，(1) 右内頸静脈，(2) 大腿静脈，(3) 左内頸静脈，の順で留置位置を推奨している．一般的に，鎖骨下静脈は中心静脈狭窄をきたすため，透析カテーテル留置では推奨されない．

　Parientiらは，内頸静脈と大腿静脈でカテーテル感染リスクを比較しても差がないと報告している．特にBMI[★]低値の場合，感染リスクは内頸静脈＞大腿静脈となり，BMI高値の場合は大腿静脈＞内頸静脈となるため，体格によって留置位置を考慮する必要もある．透析カテーテルに伴う血管損傷や出血は約5％で認められ，特に内頸静脈で多い．出血合併症の予防や初回穿刺での成功率を高めるため，穿刺部位にかかわらず，超音波ガイド下での穿刺が強く推奨される．

Vats HS. Complications of catheters : tunneled and nontunneled. Adv Chronic Kidney Dis 2012 ; 19 : 188-94. PMID : 22578679

Rabindranath KS, Kumar E, Shail R, et al . Use of real-time ultrasound guidance for the placement of hemodialysis catheters : a systematic review and meta-analysis of randomized controlled trials. Am J Kidney Dis 2011 ; 58 : 964-70. PMID : 22099570

Khwaja A. KDIGO Clinical Practice Guidelines for Acute Kidney Injury. Nephron Clin Pract 2012 ; 120 : 179-84. PMID : 22890468

Parienti JJ, Thirion M, Mégarbane B, et al. Femoral vs jugular venous catheterization and risk of nosocomial events in adults requiring acute renal replacement therapy : a randomized controlled trial. JAMA 2008 ; 299 : 2413-22. PMID : 18505951

★― BMI　肥満指数(body mass index)

Ⓑ AKIの診断にCr/バイオマーカーは有効か？

AKIにおいて，血清Crでリアルタイムに GFRを評価することには限界がある．急激

に腎機能が低下してもCrの蓄積には時間がかかるし，腎機能が改善してもCr排泄に時間がかかるためである．そのため，近年，Cr上昇前に変化する尿細管上皮細胞障害のバイオマーカーが注目されており，尿中のL-FABP[★1]，NGAL[★2]，KIM[★3]-1，IL-18などでAKIの発症予測が可能であると報告されている．日本では，2011年からL-FABP測定が保険適用となり，エビデンスが集積しつつあるものの，月1回しか計測が認められておらず，実用面での改善が待たれている．

Moran SM, Myers BD. Course of acute renal failure studied by a model of creatinine kinetics. Kidney Int 1985 ; 27 : 928-37. PMID : 4021321
Susantitaphong P, Siribamrungwong M, Doi K, et al. Performance of urinary liver-type fatty acid-binding protein in acute kidney injury : a meta-analysis. Am J Kidney Dis 2013 61 : 430-9. PMID : 23228945

★1— L-FABP　肝臓型脂肪酸結合蛋白(liver-type fatty acid binding protein)
★2— NGAL　neutrophil gelatinase-associated lipocalin
★3— KIM　kidney injury molecule

A 高BUNのAKIでは蛋白制限すべきか？

AKI患者は低蛋白血症をきたすことが多く，低蛋白血症は死亡率を上昇させるとされる．過度の異化亢進が低蛋白血症の主な原因だが，これはアシドーシス，サイトカイン上昇，尿毒素の蓄積，コルチゾール，グルカゴンなどのホルモン増加によるとされる．また，蛋白合成能の低下も低蛋白血症に関与している．異化速度を示すnPCR[★1]は，AKIでは1.5 g/kg/日(理想体重換算)と高値であり，異化亢進に見合う蛋白投与を行う必要がある．必要蛋白投与量は，軽度異化亢進では0.6～0.8 g/kg/日(最大でも1.0 g/kg/日)，中等度異化亢進では1.0～1.5 g/kg/日，CRRTや重度異化亢進では最大1.7 g/kg/日とされる．なお，ESPEN[★2]のガイドラインでは，透析を回避するための蛋白制限は避けるべきとされている．

Fouque D, Kalantar-Zadeh K, Kopple J, et al. A proposed nomenclature and diagnostic criteria for protein-energy wasting in acute and chronic kidney disease. Kidney Int 2008 ; 73 : 391-8. PMID : 18094682
Cano NJ, Aparicio M, Brunori G, et al ; ESPEN. ESPEN Guidelines on Parenteral Nutrition : adult renal failure. Clin Nutr 2009 ; 28 : 401-14. PMID : 19535181

★1— nPCR　標準化蛋白異化率(normalized protein catabolic rate)
★2— ESPEN　欧州臨床栄養代謝学会議(European Society for Clinical Nutrition and Metabolism)

B AKIのアシドーシスはどのように治療すべきか？

古くから，アシドーシス下では，(1) 心収縮力が低下する，(2) 不整脈のリスクが上昇する，(3) 末梢血管抵抗が低下し低血圧をきたす，(4) カテコールアミンに対する反応性が低下する，(5) 過換気による筋疲労を生じるといわれ，アシドーシスの患者に炭酸水素ナトリウム液が投与されてきた．しかし，根拠となる研究の大部分は，動物実験か少数の重度アシドーシス患者を対象としたものでしかない．また，アシドーシスは，低酸素や低エネルギーに対する細胞保護作用があるという指摘や，解糖系を抑制し，乳酸の産生を低下させるという報告もある．そのため，pH<7.1の重度アシドーシスでなければ，治療の適応にならない．

　炭酸水素ナトリウム液の投与量は，HCO_3^-の分布容積から計算する方法もあるが，

理論値であるため，0.5〜1.0 mEq/kgを投与してpH＞7.2を目指せばよい。炭酸水素ナトリウム液投与に際して留意すべき点は，K^+だけでなく，Ca^{2+}も減少するためモニタリングが必要なことと，無尿患者では循環血液量増加や高ナトリウム血症をきたすため，透析療法を考慮することである。

Tomas KW, Schmidt GA. Alkalinizing therapy in the management of acid-base disorders. In : Ronco C, Bellomo R, Kellum JA. Critical Care Nephrology, 2nd ed. Philadelphia : Saunders / Elsevier, 2008 : 685-9.

Ⓑ IHD[★1]とCRRTの使い分け方について述べよ。（186，187ページも参照）

CRRTは，特殊な透析機器を使用しながら行う緩徐持続透析で，IHDと比較して，緩徐に除水や溶質除去ができる。一方，IHDは急速で高効率な溶質除去が可能である。AKIの患者において，CRRTとIHDを比較したRCT[★2]はいくつかあるが，いずれにおいても生存率および腎機能の回復に有意な差は認められていない。前述の特徴を考えると，血行動態の不安定な患者の場合はCRRTが選択され，重度の高カリウム血症や横紋筋融解症などの場合はIHDが選択される。なおCRRTの場合，持続的な抗凝固薬の投与を要するため出血のリスクの高い患者ではIHDがよい。KDIGOガイドラインでは，脳損傷など頭蓋内圧が亢進している患者では，脳灌流圧への影響が少ないCRRTが推奨されている。しかし，抗凝固薬による出血のリスクを考えると，透析効率を落としたIHDのほうがよい可能性もある。SLED[★3]は，通常の透析機器を使用しながら行う緩徐透析で，イメージとしてはCRRTとIDHの中間である。ただし，CRRTのC（continuous：持続）が，必ずしも文字どおりに24時間持続を意味せず，単に長時間の緩徐透析を慣習的にCRRTと呼んでいることも多いので，注意が必要である。

Kidney Disease : Improving Global Outcomes（KDIGO）Acute Kidney Injury Work Group, Kellum JA, Lameire N, et al. KDIGO Clinical Practice Guideline for Acute Kidney Injury. Kidney Int Suppl (2011) 2012 ; 2 : 1-138.

★1 — IHD　間欠的血液透析（intermittent hemodialysis）
★2 — RCT　無作為化比較試験（randomized controlled trial）
★3 — SLED　持続抵抗率血液透析（sustained low-efficiency dialysis）

Ⓑ 乏尿性AKIに対する適切な初期輸液法について述べよ。

乏尿性AKIに適した輸液法の直接的なエビデンスは乏しい。KDIGOガイドラインでは，出血性ショックが存在せず，AKIを発症している患者への血管内容量負荷目的の初期輸液は，晶質液がグレード2Bで提案されている。

晶質液以外の輸液としては，低張アルブミン液やHES★製剤，リンゲル液がある。

低張アルブミン液は，敗血症などの特定の症例では有用な可能性はあるが，低張アルブミン液と晶質液の比較メタ解析では，AKIについての検討が行われてはいないために，詳細な有用性は不明なものの，低張アルブミンの優位性は示されていない。費用対効果を考慮すると，盲目的な低張アルブミン使用は控えるべきであろう。

HES製剤は，浸透圧性腎障害を起こすことが知られている。fluid resuscitationにおける生理食塩水とHES製剤を比較したメタ解析では，RRTのリスクはHES製剤で高く，今のところHES製剤の優位性は存在しない。

また，生理食塩液の多量投与で高濃度Cl^-が問題となることがあるが，動物実験では，高クロル血症が，腎血管収縮によるGFR減少をきたすことが示唆されており，

Cl⁻投与を控えることで，AKIのリスクが減ったとの報告もある．したがって，大量輸液が必要な場合は，リンゲル液が望ましい可能性はある．

Kidney Disease : Improving Global Outcomes (KDIGO) Acute Kidney Injury Work Group, Kellum JA, Lameire N, et al. KDIGO Clinical Practice Guideline for Acute Kidney Injury. Kidney Int Suppl (2011) 2012 ; 2 : 1-138.
Perel P, Roberts I, Ker K. Colloids versus crystalloids for fluid resuscitation in critically ill patients. Cochrane Database Syst Rev 2013 ; 2 : CD000567.　PMID : 23450531
Yunos NM, Bellomo R, Hegarty C, et al. Association between a chloride-liberal vs chloride-restrictive intravenous fluid administration strategy and kidney injury in critically ill adults. JAMA 17 ; 308 : 1566-72.　PMID : 23073953

★— HES　ヒドロキシエチルデンプン(hydroxyethylated starch)

Ⓑ 乏尿性AKIに適した利尿薬使用法について述べよ．

PK[★1]は，薬物が生体内で処理される過程（吸収，分布，代謝および排泄）に注目した考え方で，PD[★2]は，薬物の作用部位における反応性に注目した考え方である．腎機能障害時には，利尿薬の尿中分泌が低下するため，PKが大きな影響を受ける．しかし，図4-1に示すようにPDは変化しないため，理論上は利尿薬の1回投与量を増量することによって，腎機能正常者に近い利尿効果を得ることが可能である．

　乏尿・無尿のAKIに対する具体的な利尿薬の使用法は，GFRに応じて通常量の2～5倍を投与する．即効性のあるフロセミドが使用されることが多いが，oral bioavailabilityを考慮すると，経静脈投与が好ましい．慣習的に20 mgくらいから開始し，反応不良であれば40 mg，80 mgと倍量に増量していくことが多いが，透析の適応などを判断しなければならないときは，はじめから100 mg，あるいは200 mgを使用してかまわないと考える．高濃度のフロセミド投与では，聴力障害の副作用が起こりうるが，この副作用は急速静注によって起きやすいため，投与時間を数分以上，できれば30分くらいとるのが望ましい．持続投与は，理論上PDの低下する心不全やネフローゼで有効であるが，フロセミドの作用持続時間が短いため，Braterらは，腎不全に対する持続投与も有効であることを示している．

Rudy DW, Voelker JR, Greene PK, et al. Loop diuretics for chronic renal insufficiency : a continuous infusion is more efficacious than bolus therapy. Ann Intern Med 1991 ; 115 : 360-6.　PMID : 1863026

★1— PK　薬物動態学(pharmacokinetics)
★2— PD　薬力学(pharmacodynamics)

Ⓐ 造影剤腎症に対して透析は有効か？

1回の透析により，造影剤は血中から60～90％除去可能とされる．そのため，HDやHFによる造影剤腎症の予防効果を検証する臨床研究が実施されてきた．しかし，大半の研究において，有意な予防効果は認められていない．日本における「腎障害患者におけるヨード造影剤使用に関するガイドライン」やKDIGOガイドラインにおいても，造影剤使用後の血液浄化療法は推奨されていない．

　造影剤腎症発症の予防法としては，輸液療法が推奨されている．両ガイドラインとも具体的な投与法の明記はないが，生理食塩液を造影剤使用前後6～12時間に1 mL/kg/時で投与している研究が多い．

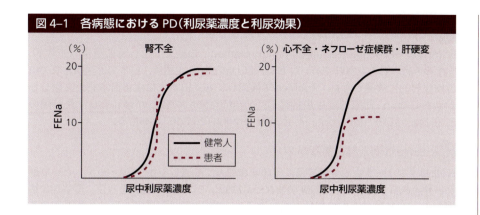

図 4-1　各病態における PD（利尿薬濃度と利尿効果）

日本腎臓学会, 日本医学放射線学会, 日本循環器学会. 腎障害患者におけるヨード造影剤使用に関するガイドライン 2012. 東京：東京医学社, 2012.

B 心不全患者の体液過剰に対して，利尿薬と ECUM[★1] はどのように使い分けるのか？

ECUM は利尿薬と異なり，血清と同じ電解質濃度の液体を除去する。そのため，電解質異常をきたすことなく水分除去ができる。CRARRESS-HF[★2] 試験は，腎機能障害 (worsening renal function) を伴う心不全患者を対象に，ECUM と利尿薬の比較を行った臨床試験である。これは Cr 0.3 mg/dL 以上の悪化を認めたうっ血性心不全患者 188 人を対象に，ECUM 群と薬物療法群（利尿薬の経静脈投与に加え，血管拡張薬や強心薬を使用）に分け，96 時間後の血清 Cr 値と体重の変化量を比較した試験である。体重減少は同等であったが，ECUM 群のほうが有意な Cr 上昇を認め，有害事象も多かった。したがって，現時点では利尿薬に反応する心不全患者に対して，ECUM を施行する根拠は乏しい。ACCF[★3] および AHA[★4] による 2013 年の心不全ガイドラインでも，利尿薬治療を含めた薬物療法で効果が得られない場合に，ECUM を考慮すべきとされている。なお，上記臨床試験では，末梢静脈を用いた限外濾過器である Aquadex®（Gambro 社）を用いており，日本のような中心静脈カテーテルを用いた限外濾過ではないことに留意する必要がある。

Bart BA, Goldsmith SR, Lee KL, et al. Ultrafiltration in decompensated heart failure with cardiorenal syndrome. N Engl J Med 2012；367: 2296-304.　PMID：23131078
WRITING COMMITTEE MEMBERS, Yancy CW, Jessup M, et al；American College of Cardiology Foundation/American Heart Association Task Force on Practice Guidelines. 2013 ACCF/AHA guideline for the management of heart failure：a report of the American College of Cardiology Foundation/American Heart Association Task Force on practice guidelines. Circulation 2013；128：e240-327.　PMID：23741058

★1— ECUM　体外限外濾過法 (extracorporeal ultrafiltration method)
★2— CRARRESS-HF　Cardiorenal Rescue Study in Acute Decompensated Heart Failure
★3— ACCF　米国心臓病学会財団 (American College of Cardiology Foundation)
★4— AHA　米国心臓協会 (American Heart Association)

ECUMという用語は国際学会で通じるか？

ECUMは"extracorporeal ultrafiltration method"の略で，透析時に溶質除去せず，除水のみ行うことを意味する．しかし，ECUMという用語は，日本では頻用されているが世界的には通じない．PubMedで検索しても，日本人による日本語の文献しかヒットしない．国際的には単純にUF（ultrafiltration）のほうが通じるし，長時間のECUMは，SCUF（slow continuous ultrafiltration）と呼ぶこともある．

 FENaは何と発音するか？

FENaは「フィーナ」と発音する．そのまま呼んでも通じるが，「フィーナ」という呼称は頻用されているので，国際学会などでは知っていると便利であろう．腎生理の観点から，FENaは体液量の指標となりうるし，AKIの際に腎前性か腎性かを鑑別する際に頻用されているが，実は，例外が多いことは銘記しておくべきである．そもそもEspinelらの研究は，FENaの有用性を「乏尿性」AKIに対して検証したもので，非乏尿性AKIに対する有用性は示されていない．また，この研究はわずか17人を対象としたものであり，この研究が「FENa神話」の始まりと思うと興味深い．

Espinel CH. The FENa test. Use in the differential diagnosis of acute renal failure. JAMA 1976；236：579-81. PMID：947239

血液浄化療法　　　　　　　　　　　　　　　　　　　　　　山下徹志，土井研人

 AKIに対するRRTの開始基準について述べよ．（178ページも参照）

AKIに対しRRTを開始する基準には，確固たるエビデンスに基づいたものは存在せず，個別の症例および施設のプラクティスにより判断されている現状がある．AKINという国際会議において，デルファイ法を用いてコンセンサスが得られた，緊急での施行が必要な絶対適応を表4-1に示す．

　相対適応としては，BUN/Cr高値，体液貯留，アシドーシスに加えて，栄養・薬剤投与のための輸液スペースの確保，低1回換気量呼吸に伴う呼吸性アシドーシスに対する補正，腫瘍崩壊症候群，敗血症，一部の毒性薬物の除去がある．

表4-1　AKI患者に対する緊急でのRRT施行が必要な絶対適応

BUN≧100 mg/dL
尿毒症（脳症，心外膜炎，出血）
高カリウム血症（K≧6 mEq/Lもしくは心電図異常を伴うもの）
高マグネシウム血症（Mg≧9.6 mg/dLもしくは無尿／深部腱反射の消失を伴うもの）
アシドーシス（pH≦7.15）
乏尿（尿量＜200 mL/12時間もしくは無尿）
利尿薬抵抗性の体液貯留（肺水腫）

Gibney N, Hoste E, Burdmann EA, et al. Timing of initiation and discontinuation of renal replacement therapy in AKI：unanswered key questions. Clin J Am Soc Nephrol 2008；3：876-80. PMID：18322044

Bagshaw SM, Cruz DN, Gibney RT, et al. A proposed algorithm for initiation of renal replacement therapy in adult critically ill patients. Crit Care 2009 ; 13 : 317.　PMID : 19909493

A　AKIに対するRRTの開始タイミングは予後に影響するか？（178ページも参照）

RRTの開始タイミングとして，相対適応を満たしたと思われるときに開始する早期と，ただちにRRTを開始しないと生命の危機を呈する絶対適応を満たすまで待つ晩期があるが，開始タイミングが予後に影響するかを検証した介入研究は，これまで行われていない．

　観察研究により，RRT開始時のBUN，体液貯留，アシドーシスが重度であると予後が悪いと報告されているが，二つのRCTを含むメタ解析では，早期開始は予後を改善する可能性はあるものの，現時点では推奨する根拠に乏しいという結論であった．また，研究により「早期」の定義がさまざまであることが問題点として挙げられる．加えて，早期開始の立場をとった場合，実際にはRRTを必要としない回復の早い症例や，RRTが予後に影響を与えないほど，基礎疾患がきわめて重症である症例にも施行する弊害が発生するため，研究結果が一定しない可能性が指摘されている．これらの症例を区別し，早期を適切に定義できる方法が模索されている．

Karvellas CJ, Farhat MR, Sajjad I, et al. A comparison of early versus late initiation of renal replacement therapy in critically ill patients with acute kidney injury : a systematic review and meta-analysis. Crit Care 2011 ; 15 : R72.　PMID : 21352532

C　non-renal indicationとは何か？（178ページも参照）

日本の保険診療においては，持続緩徐式血液濾過が，腎不全のほかに重症急性膵炎，劇症肝炎または術後肝不全の患者に対しても算定できる．すなわち，これらの疾患では，腎機能低下を合併していない状況でもCRRTが施行可能であり，non-renal indicationと呼ばれている．加えて，重症敗血症あるいは敗血症性ショックにおいて，尿量が保たれている，もしくは血清Cr値が上昇していない段階で，炎症性メディエータの除去を目的とした血液浄化療法が施行されることがあり，こちらもnon-renal indicationと呼ばれている．近年，血清Crよりも鋭敏とされるAKIバイオマーカーが複数開発され，それらを用いた検討では，AKIの早期には，血清Crの上昇がなくとも腎組織障害が存在しうることが明らかにされ，従来non-renal indicationとされていたものは，non-creatinine indicationと言い換えてもよいと思われる．

Murray PT, Mehta RL, Shaw A, et al. Potential use of biomarkers in acute kidney injury : report and summary of recommendations from the 10th Acute Dialysis Quality Initiative consensus conference. Kidney Int 2014 ; 85 : 513-21.　PMID : 24107851

C　最初にRRTが臨床に用いられたのはいつか？

1861年に，スコットランド人のトーマス・グレアム〔Thomas Graham（1805～1869年）〕により，半透膜を通過する晶質と通過しない膠質が存在することが報告され，この原理を用いて，1913年に米国人のJohn J. Abel（1857～1938年）らが，動物の動脈から脱血し，血圧差を利用して静脈へ返血することで，人工腎臓と名づけられた装置に血液を体外循環させた．そして1924年には，ドイツ人のゲオルク・ハース〔Georg Haas（1886～1971年）〕が同様の装置を初めて人体に利用した．しかし，

15分の透析で，わずか150 mLの血液しか浄化することができず，効果的とは呼べないものであった。その後，抗凝固薬としてヒルジンに代わりヘパリンが利用できるようになり，透析膜の素材がコロイジンからセロファンとなり，臨床的に有用なものとなった。1944年から，オランダ人のウィレム・コルフ〔Willem Kolff（1911〜2009年）〕により，15人の急性腎不全の症例に対し透析が施行されたが，生存者は1人もいなかった。しかし，とうとう1945年9月11日に，急性胆嚢炎により無尿となったBUN 185 mg/dL，K 13.7 mEq/Lの67歳女性に対し，11.5時間の透析を施行し，BUN 56 mg/dL，K 4.7 mEq/Lまで低下させることに成功し，最初の生存例となった。

Gottschalk CW, Fellner SK. History of the science of dialysis. Am J Nephrol 1997；17：289-98. PMID：9189249

A CRRTとIRRT[*1]はどう違うか？（181ページも参照）

CRRTは，基本的には24時間装置を接続して持続的にRRTを行うため，時間あたりの除水量は少なくなり，結果として，血行動態に与える影響は小さくなる。一方，抗凝固薬の持続投与が必要であり，数日以上にわたる治療では，カリウムやリンを過剰に除去してしまう可能性がある。さらに，患者の移動は困難になる。

IRRTは，1週間の必要分を1回3〜4時間，週3回程度で代替する。1回あたりの治療ではCRRTと比較して20〜30倍のQ_D[*2]を用いる。したがって，カリウムや毒性薬物の急激な除去が可能である一方，施行中の時間あたりの除水量は大きくなることが多く，急激に細胞外に存在する溶質のみが除去されるため，透析施行中・直後は，細胞外と細胞内の平衡状態は崩れる（透析不均衡症候群）。

Kidney Disease：Improving Global Outcomes（KDIGO）Acute Kidney Injury Work Group, Kellum JA, Lameire N, et al. KDIGO Clinical Practice Guideline for Acute Kidney Injury. Kidney Int Suppl（2011）2012；2：1-138.

★1—IRRT　間欠的腎代替療法（intermittent renal replacement therapy）
★2—Q_D　透析液流量（dialysate flow rate）

B 透析（dialysis）と濾過（filtration）はどう違うか？

RRTには，HDとHF，あるいは両者の併用であるHDF[*]がある。透析と濾過の違いは，溶質の除去法にある。透析では，透析膜の外側を除去したい溶質の濃度が低い透析液を灌流させることで，濃度勾配による移動にて溶質を除去する。小分子（分子量：〜500）の溶質はすみやかに除去されるが，中分子（分子量：500〜20,000）の溶質は移動に時間がかかるため，分子量が大きくなるにつれて除去能は低下する。一方，濾過はフィルターに圧力をかけることにより，溶質とともに水分を押し出して除去するため，孔を通過できる分子量であれば，原則的には分子量によらず除去される。したがって，濾過の溶質クリアランスは，後希釈法の場合，排液流量（effluent flow）と一致する。また，通常のCRRTのように，時間あたりに使用される透析液が比較的少量の場合は，透析による小分子の溶質クリアランスも排液流量と一致する。

CRRTの場合，透析と濾過は，小分子のクリアランスは同じだが，中分子は基本的には濾過でないと除去されない。IRRTの場合は，使用する透析液の量が多い（400〜600 mL/分）ため，小分子の除去には透析が有利であるが，依然として中分子の除去は濾過が有利である。透析において中分子のクリアランスを上げるためには，孔の大

きい透析膜を使用する，膜面積を大きくする，透析時間を長くするといった方法がある。

Tolwani A. Continuous renal-replacement therapy for acute kidney injury. N Engl J Med 2012 ; 367 : 2505-14. PMID：23268665

★― HDF　血液透析濾過（hemodiafiltration）

C CAVH[★1]，CVVH[★2]，CVVHDF[★3]とは何か？

1977年にドイツ人のKramerにより，簡単な手順で十分に除水ができるモダリティとして，大腿動脈から脱血し，大腿静脈へ返血するCAVHが報告された。動脈圧を利用して体外循環させるため，ポンプは不要であり，セッティングは単純であったが，その一方で動脈穿刺が必要であり，それに伴う合併症のリスクがあること，また血流量や除水量の調整ができないことが欠点としてあり，1990年頃にはポンプを利用したCVVHやCVVHD[★4]，CVVHDFが主流となった。

Manns M, Sigler MH, Teehan BP. Continuous renal replacement therapies : an update. Am J Kidney Dis 1998 ; 32 : 185-207. PMID：9708602

★1― CAVH　持続動静脈血液濾過法（continuous arteriovenous hemofiltration）
★2― CVVH　持続静静脈血液濾過法（continuous venovenous hemofiltration）
★3― CVVHDF　hemofiltration and hemodiafiltration
★4― CVVHD　Continuous veno-venous hemodialysis

A RRTのモダリティはAKIの予後に影響するか？（181ページも参照）

RRTの主なモダリティの選択肢として，(1) 持続的か間欠的か，(2) HDかHFか，が挙げられる。しかし，あるモダリティがほかのモダリティより有意に予後を改善すると，現時点で示されたものはない。持続的か間欠的かを比較した15のRCTを対象としたメタ解析では，持続的群で有意に平均血圧は高かったものの，生存率に差はなかった。また，持続的群でフィルター閉塞が有意に多かった。HDとHFを比較した19のRCTのメタ解析では，HFは生存率を改善させない一方で，フィルター寿命を短くすると報告された。

現状では，血行動態が不安定な症例や頭蓋内圧が亢進している症例では，CRRTが望ましいと考えられており，一方，高カリウム血症，高マグネシウム血症，酸血症の急速な是正，あるいは毒性薬物の急速な除去が必要な場合や，抗凝固薬の持続投与を避けたい場合は，IRRTのほうが有利である。HFでないと十分な除去効率が得られないミオグロビンやバンコマイシンなどを対象とする場合は，理論的にはHFが好ましいが，高いエビデンスレベルでの有効性は報告されていない。

Rabindranath K, Adams J, Macleod AM, et al. Intermittent versus continuous renal replacement therapy for acute renal failure in adults. Cochrane Database Syst Rev 2007 ; (3) : CD003773. PMID：17636735
Friedrich JO, Wald R, Bagshaw SM, et al. Hemofiltration compared to hemodialysis for acute kidney injury : systematic review and meta-analysis. Crit Care 2012 ; 16 : R146. PMID：22867021

B HVHFは予後を改善するか？

多くのサイトカインが中分子（分子量 15,000〜30,000）に分類されるため，AKIを

合併した敗血症性ショックに対し，高浄化量（濾過液流量 70 mL/kg/時）の血液濾過（HVHF）によるサイトカイン除去が，予後を改善するという期待があった．しかし，多施設RCTによる検討では，死亡率の有意な低下は観察されなかった．このRCTを含むメタ解析でも，28日死亡のリスク比 0.76（95％信頼区間 0.45～1.29，$P=0.31$）と有意な改善を示せておらず，現状では，HVHFが予後を改善するとはいいがたい．

Joannes-Boyau O, Honoré PM, Perez P, et al. High-volume versus standard-volume haemofiltration for septic shock patients with acute kidney injury (IVOIRE study) : a multicentre randomized controlled trial. Intensive Care Med 2013 ; 39 : 1535-46.　PMID : 23740278

Ⓑ HCO[★1]膜は予後を改善するか？

腎臓では，分子量がおよそ65,000までの物質が糸球体で濾過される一方，従来の血液浄化フィルターでは，分子量20,000までの物質しか通過することができなかった．代表的なサイトカインであるIL-6の分子量は22,000～26,000であり，HFを施行してもほとんど除去できない．そこで，フィルターの孔径を2～3倍大きくすることで，分子量60,000までの物質を通過できるようにしたものが，HCO膜である．HFにも使用することができるが，その場合，アルブミンも大量に通過してしまうため，HDに使用することが多い．

予備実験では，AKIを合併した敗血症性ショック症例の血圧を上昇させることが報告されており，2004～2009年にはRCTが実施されたが，2014年11月現在まで，結果は報告されていない．

多発性骨髄腫によるAKIの原因物質であるFLC[★2]は，分子量が22,500（κ鎖）もしくは45,000（λ鎖）である．化学療法に併用して血漿交換を施行し，急速に血中FLC濃度を低下させることの腎予後改善効果が検討されているが，結果は一定しない．その理由として，FLCの80％が血管外に存在するため，十分に除去できないことが考えられている．HCO膜による長時間透析により，FLCの除去量は増加し，症例報告では良好な腎予後が報告されている．現在2件のRCTが進行中である．

ミオグロビンの分子量は16,000であり，従来のHFでも除去できるものの，HCO膜の使用により，クリアランスが70 mL/分まで達することが報告された．現時点では，予後への影響は報告されていない．

Gondouin B, Hutchison CA. High cut-off dialysis membranes : current uses and future potential. Adv Chronic Kidney Dis 2011 ; 18 : 180-7.　PMID : 21531324

★1— HCO　高カットオフ（high cut-off）
★2— FLC　遊離軽鎖（free light chain）

Ⓑ PD[★]はAKIに対するRRTとして選択可能か？

AKIに対するRRTとして，PDはHDと同等の予後が報告されており，選択可能である．成人に施行されることはまれであるものの，長時間の装置への接続が必要でなく，また血管穿刺が成人に比較して難しいため，小児では広く施行されている．

除水や補正が緩徐にできる一方，抗凝固薬は不要であるため，血行動態が不安定でかつ抗凝固薬を回避したい症例，もしくは透析装置がない状況ではPDも考慮すべきである．ただ，急激な補正が必要な高カリウム血症や異化亢進状態の症例には不適切であるし，腹腔に透析液を貯留するため，呼吸不全，腹膜炎，最近の腹部手術歴のあ

る症例などにも不適切である。

Ponce D, Balbi AL, Amerling R. Advances in peritoneal dialysis in acute kidney injury. Blood Purif 2012 ; 34 : 107-16.　PMID : 23095409

★── PD　腹膜透析（peritoneal dialysis）

Ⓑ 小児には CRRT 施行可能か？

小児の AKI に対しては，PD が施行されることが多かったが，治療機器技術の進歩により，CRRT を施行することも可能となった。PD とは異なり，除水量，溶質除去量を意図的に設定することができるため，2000 年以降増加傾向にある。CRRT の問題点として，小児では成人に比較して血管へのアクセスが困難であること，回路のプライミングボリュームが循環血液量に対して大きくなるため，特に 5 kg 以下の症例に対しては，プライミングに赤血球製剤を使用する必要があることが挙げられる。

Sutherland SM, Alexander SR. Continuous renal replacement therapy in children. Pediatr Nephrol 2012 ; 27 : 2007-16.　PMID : 22366896

Ⓑ RRT のためのバスキュラーアクセスはどのように確保するか？（179 ページも参照）

通常，CRRT のバスキュラーアクセスとして，カテーテルの静脈内留置が必要である。留置する部位は，内頸静脈，鎖骨下静脈，大腿静脈があるが，左内頸静脈および両鎖骨下静脈は，先端が血管壁に当たりやすく，十分な血流量を確保するのが困難なことがある。また，鎖骨下静脈にカテーテル留置を行うと，中心静脈狭窄を誘発して，将来，上腕に内シャントを作成する際に悪影響を与える可能性があるため，好ましくない。感染，カテーテル寿命についても考慮した結果，KDIGO ガイドラインでは，右内頸静脈＞大腿静脈＞左内頸静脈＞利き手側鎖骨下静脈＞非利き手側鎖骨下静脈，の順で推奨している。

　留置の際には，可能であれば超音波ガイド下で行い，留置後は，使用前に単純 X 線で位置の確認を行うことは，通常の中心静脈カテーテル留置と同様である。

Kidney Disease : Improving Global Outcomes (KDIGO) Acute Kidney Injury Work Group, Kellum JA, Lameire N, et al. KDIGO Clinical Practice Guideline for Acute Kidney Injury. Kidney Int Suppl (2011) 2012 ; 2 : 1-138.

Ⓒ バスキュラーカテーテルから十分な血流量を確保するにはどうするか？

脱血不良の原因として，カテーテル内腔の血栓性閉塞，フィブリンシースの形成，カテーテル先端の血管壁へのへばり付きが挙げられる。カテーテルの留置部位は，先端が血管壁に当たりやすい左内頸静脈，鎖骨下静脈は回避し，右内頸静脈，大腿静脈を選択することが望ましい。また，上大静脈もしくは下大静脈に先端があるように留置する。

　実際に脱血不良が起こった際には，カテーテル内の閉塞がないことを確認したうえで，カテーテルの回旋もしくは少し引き出すことで抵抗なく脱血できる部位を探す。改善に乏しい場合は，再循環率が上昇するが，A 側と V 側を逆に接続する。これでも改善しない場合は，カテーテルの交換が必要となる。

　サイドホール型よりエンドホール型のほうが血管壁にへばり付きにくく，また血管

壁へばり付き予防構造を有しているカテーテルも存在する。

Kellum JA, Bellomo R, Ronco C. Continuous Renal Replacement Therapy. New York : Oxford University Press, 2009.

C 内シャントはCRRTのバスキュラーアクセスとして使用可能か？

十分な検討がされておらず推奨はできないが，可能であると報告され始めてきている。

　ESRD患者の増加により，ESRD患者のICU入室例，およびCRRT施行例も増加している。ESRD患者には，維持透析用として内シャント〔動静脈瘻（arteriovenous fistula）もしくはグラフト〕があることが多い。内シャントを，CRRTのバスキュラーアクセスとして使用していいかについては検討されておらず，2001年のADQI★のレポートは，根拠はないが推奨しないというものであった。ただ，最近になって，使用しても問題なかったという症例報告が散見される。長時間透析や連日透析では，アクセスとして使用されることが多いが，慢性期のESRD患者に対する連日透析の効果を検討したRCTでは，連日透析群で，内シャントの閉塞・狭窄や感染に対するインターベンションが，増加傾向であったことには留意する必要がある。

Grover V, Adewale A, Longobucco M, et al. Safety of using arteriovenous graft or fistula in patients receiving continuous renal replacement therapy. Am J Kidney Dis 2014 ; 63 : B51.
FHN Trial Group, Chertow GM, Levin NW, et al. In-center hemodialysis six times per week versus three times per week. N Engl J Med 2010 ; 363 : 2287-300.　PMID：21091062

★— ADQI　Acute Dialysis Quality Initiative

A CRRTの目標治療量はどのくらいか？

高浄化量の予後改善を期待されて行われた二つのRCTが高浄化量（35〜45 mL/kg/時）と通常浄化量（20〜25 mL/kg/時）で生命予後に変わりがないことを報告したことを受けて，KDIGOガイドラインでは20〜25 mL/kg/時の到達量を目標として，それ以上の処方を推奨している（expert opinion）。

　ただ日本では，保険適応上，置換液が20 L/日に制限されており，上記推奨量を達成することは困難である。推奨量より低い浄化量の予後に与える影響は，現時点では不明であるが，日本のICUで施行されたCRRT（平均14.3 mL/kg/時）は，BEST Kidney★ study（平均20.4 mL/kg/時）での成績と比較して，生命予後を悪化させないことが報告されている。

Uchino S, Toki N, Takeda K, et al. Validity of low-intensity continuous renal replacement therapy. Crit Care Med 2013 ; 41 : 2584-91.　PMID：23939357

★— BEST Kidney　Beginning and Ending Supportive Therapy for the Kidney

A IRRTの目標治療量はどのくらいか？

IRRTの浄化量について検討した研究は少ないものの，高浄化量と通常浄化量を比較したRCTの一つはIRRTも対象としており，これを受けて，KDIGOガイドラインでは，週あたりのKt/V（標準化透析量）は3.9を推奨している。この浄化量は，ESRDに対する推奨量とほぼ一致している。CRRTやESRDのときと同様，治療の到達量は，Q_B★，Q_D，透析時間から推定される処方量より少ないことが報告されており，実際にKt/V

を計算してみる必要がある．Kt/Vは，透析前後のBUN，体重と透析時間より計算できる．

VA/NIH Acute Renal Failure Trial Network, Palevsky PM, Zhang JH, et al. Intensity of renal support in critically ill patients with acute kidney injury. N Engl J Med 2008 ; 359 : 7-20.　PMID：18492867

★— Q_B　血流量（blood flow rate）

Ⓑ Q_Bはどのように設定するか？

以前は，Q_Bを増やすと血圧低下をきたしやすいと考えられていたが，少なくとも慢性期のHD終盤のQ_Bは，血圧低下と関連しないと報告されている．CRRTにおいては，静脈内にバスキュラーアクセスをとることがほとんどであり，Q_Bが多くとも，血圧が低下しやすくなることはない．

モダリティとして，HFもしくはHDFを選択した場合，通常行われている後希釈法では，フィルター内での過度の血液濃縮を防ぐため，Q_Bは最低でもQ_F[★1]の4～5倍必要である．

CRRTにおいて，血液浄化量を規定するのは，血漿流量〔$Q_B×(1-Hct$[★2]$)$〕，排液流量（Q_D+Q_F）のうち小さいものであり，たとえば，Q_D+Q_Fが1,000 mL/時であれば，$Q_B×(1-Hct)$は，理論的には16.7 mL/分（＝1,000 mL/時）あれば十分であり，これ以上Q_Bを増やすことでクリアランスが上昇するという考えは誤りである．欧米では，回路内凝血を減らすために200～250 mL/分に設定されることが多い一方，日本では，伝統的に80～120 mL/分に設定されることが多い．

しかし，濾過の前希釈法では，Q_Bも浄化量を規定する因子の一つであり，IHDにおいては透析量の最大の規定因子であるため，目標治療量を達成するために適切に設定する必要がある．ESRDに対するIHDのQ_Bとしては，日本では200 mL/分程度が一般的である．

Clark WR, Turk JE, Kraus MA, et al. Dose determinants in continuous renal replacement therapy. Artif Organs 2003 ; 27 : 815-20.　PMID：12940904

★1— Q_F　濾過流量（filtration flow rate）
★2— Hct　ヘマトクリット（hematocrit）

Ⓐ RRT施行中の抗凝固薬の使い方について述べよ．

KDIGOガイドラインでは，出血リスク，凝固異常がなく，ほかに抗凝固薬が全身投与されていなければ，RRT時の抗凝固薬の投与を推奨している．抗凝固薬としては，CRRTの際には禁忌（重度の肝障害，低灌流を伴うショック）がなければクエン酸を，IRRTの際には未分画ヘパリンもしくは低分子量ヘパリンを推奨している．クエン酸は，高頻度に低カルシウム血症を合併させるため，投与にあたっては，Ca^{2+}補充速度も含めた厳格なプロトコールが必要となる．したがって，KDIGOガイドラインにおいても，クエン酸はプロトコールの確立した施設においてのみ推奨されており，その点では，日本で実際にクエン酸を用いている施設は少ないと思われる．

日本では，維持透析患者での有効性が報告されているナファモスタットが，AKIに対するRRT施行時にも用いられることが多いが，予後に与える影響についてほかの抗凝固薬と比較した検討はなされていない．ナファモスタット使用に際しては，特に

アナフィラキシーに注意が必要である。また，IHDに使用する際には，回路内に限局的な抗凝固薬と理解されているが，CRRTの際に投与すると，一部が活性を有した状態で体内に投与されることにも留意する。

抗凝固薬を回避・減量したい際には，Q_Bを増加させることで，回路閉塞が減少すると考えられている。

Kidney Disease : Improving Global Outcomes（KDIGO）Acute Kidney Injury Work Group, Kellum JA, Lameire N, et al. KDIGO Clinical Practice Guideline for Acute Kidney Injury. Kidney Int Suppl（2011）2012；2：1-138.

Ⓑ 血液浄化膜はどのように選択するか？

血液浄化膜の選択に際して，溶質除去能，濾過性能，抗血栓性，などのいわゆる「カタログ」に記載された性能を考慮する必要があると考えられているが，これらの性能評価は，主に牛血などの実験系を用いて得られたものであり，実際の臨床において同等の性能が得られるかどうかは不明である。加えて，$β_2$ミクログロブリンやサイトカインに代表される炎症性メディエータの除去性能についても多くの研究がなされているが，拡散（透析）と濾過以外の原理である吸着により，除去可能なことが報告されている。2014年に，日本でも使用可能となったAN69ST膜は，重症敗血症および敗血症性ショックが適応疾患となっている。一方，このように血液浄化膜によって溶質・メディエータを除去することで，生存率上昇や血液浄化離脱といった臨床的アウトカムが改善したことを証明した報告はほとんどないことから，批判的な意見がある。

Yumoto M, Nishida O, Moriyama K, et al. In vitro evaluation of high mobility group box 1 protein removal with various membranes for continuous hemofiltration. Ther Apher Dial 2011；15：385-93.　PMID：21884474

Ⓑ 適切な透析液・置換液について述べよ。

RRTにより，血漿は透析液・置換液の構成に近づくため，透析液・置換液は，正常血漿に近い構成のものが使用される。バッファーとしては，CRRTでは重曹が，IHDでは酢酸が使用されることが多いが，酢酸は血圧低下を引き起こす可能性があるため，KDIGOガイドラインでは，重曹が推奨されている。血行動態の不安定な症例では，留意する必要がある。

日本で，CRRTに使用される透析液・置換液は，正常血漿と比較すると，通常は，腎臓からの排泄量減少を考慮して低カリウム（2 mEq/L），低マグネシウム（1 mEq/L）かつリン非含有であり，症例が酸血症であることが多いことを考慮して，HCO_3^-濃度が高くなっており（35 mEq/L），また高カルシウム（3.5 mEq/L）である。高カルシウムは，血行動態を安定させると報告されている。CRRTが長期にわたった場合，もしくは高浄化量で施行した場合は，低カリウム血症，低リン血症が頻発するため，透析液のK^+濃度の調整とリンの補充投与が必要となる。

Fall P, Szerlip HM. Continuous renal replacement therapy : cause and treatment of electrolyte complications. Semin Dial 2010；23：581-5.　PMID：21166876

Ⓒ RRTにおけるプライミングの問題点は何か？

通常回路のプライミングには生理食塩液を用いるため，RRT開始に伴いプライミング

ボリューム（200 mL程度）に相当する血液が脱血（瀉血）され，同量の生理食塩液が投与されることになる．血液の希釈，膠質浸透圧の低下，カテコールアミン濃度の低下により，血行動態に余力のない症例では，血圧低下を誘発する．アルブミンあるいは赤血球製剤によりプライミングすることで，軽減することが可能である．

Kellum JA, Bellomo R, Ronco C. Continuous Renal Replacement Therapy. New York : Oxford University Press, 2009.

A　RRTが薬物に与える影響について述べよ．

一般に腎排泄性の薬物は，分子量が小さく，分布容積が小さく，蛋白結合率が低いため，RRTによっても容易に除去される．除去量は，薬物の性質，患者の状態，RRTのモダリティ（CRRTまたはIRRT，浄化量，HDまたはHF，HFの際の前希釈または後希釈，フィルターの素材）により規定されるが，最も影響の大きいものは蛋白結合率とRRTの浄化量である．重症患者ではアルブミンが減少しており，蛋白結合率が健常人と比較して低下するため，RRTによる除去量は増加する．成書を参考にして薬剤投与量を決定する際には，RRTの条件，症例の背景疾患を検討し，外挿可能であるかをまず判断する必要がある．同様の条件においても，薬物の血中濃度の症例間差が大きいことが報告されており，可能な限り薬物血中濃度をモニタリングすることが望ましい．IRRTにおいては，IRRT終了後の投与とすることで，RRTによる除去の影響を限定することができる．

Eyler RF, Mueller BA ; Medscape. Antibiotic dosing in critically ill patients with acute kidney injury. Nat Rev Nephrol 2011 ; 7 : 226-35.　PMID : 21343897

A　RRTにより生じうる副作用について述べよ．

RRTの副作用として，過剰な除水，血圧低下，不整脈，アミノ酸の除去，抗凝固薬投与による出血リスクがある．CRRTであれば，さらに低カリウム血症，低リン血症，低マグネシウム血症，低体温，薬剤の過少投与も高頻度に発生する．低カリウム血症に対しては，透析液・置換液のK^+濃度の調整により，低リン血症に対してはリン含有透析液・置換液の使用により発生頻度を減少させることができる．いずれにしろ，これらの副作用の存在を認識し，採血にてモニタリングする必要がある．

　CRRTには，通常，バスキュラーアクセスとしてバスキュラーカテーテルが必要であり，挿入・留置に伴う合併症として，血管損傷，カテーテル関連感染症が起こりうる．

　腎不全状態の長い症例においては，急激なBUN低下から不均衡症候群が起こりうること，極端なNa^+濃度を呈する症例に対して施行した場合には，Na^+濃度補正が急激になりうることも忘れてはならない．

Tolwani A. Continuous renal-replacement therapy for acute kidney injury. N Engl J Med 2012 ; 367 : 2505-14.　PMID : 23268665

B　CRRT施行中に生じる回路圧変化は何を表すか？

CRRTでは，一定の流量で回路内を血液および透析液，濾過液が流れていることから，血液回路内および血液回路内外において，常に何らかの圧力（差）が生じる．圧力変化は，回路内のある部位での血流（blood flow）の障害を意味し，パターン認識にて障害部位の同定が可能である．Q_Bを多くすることにより動脈圧，静脈圧，濾過圧は上昇

し，濾過量を多くすることによりTMP*の上昇，濾過圧の低下がみられる。緩徐なフィルター内凝血では，経時的な動脈圧やTMPの上昇，濾過圧の低下を認める。これ以外の回路圧変化は，回路の接続不良，回路内凝血，脱血不良によるものであるため，注意深くカテーテルを含めた回路を観察し，接続不良，凝固，折れ曲がりの有無について確認する必要がある。

Ejaz AA, Komorski RM, Ellis GH, et al. Extracorporeal circuit pressure profiles during continuous venovenous haemofiltration. Nurs Crit Care 2007；12：81-5. PMID：17883632

★── TMP　膜間圧力差(trans-membrane pressure)

 CRRTの体温に与える影響について述べよ。

CRRT施行中に低体温を経験する症例は90％にも達するという報告がある。CRRTを中止したところ，発熱が顕在化することも臨床上頻繁に経験する。回路および透析液・置換液を加温することで，低体温の発生率を低下させることができる。ただ，慢性期のESRD患者に対し，血圧低下予防目的で透析液を低温(35℃程度)で使用することがあるのと同様，CVVHFに20℃の置換液を使用したところ，体温の1℃の低下を認めたが，血圧は上昇したと報告されている。

Shingarev R, Wille K, Tolwani A. Management of complications in renal replacement therapy. Semin Dial 2011；24：164-8. PMID：21517982

 AKIに対するRRTからの離脱のタイミングはどのように決めるか？

RRTがなくとも，体液・電解質などの恒常性が維持できると判断されるときに離脱するのが大原則ではあるが，確立されたプロトコールなどは存在しない。前述の高浄化量と通常浄化量を比較したRCTでは，CCr*を用いて，20 mL/分以上では離脱，12 mL/分以下では継続，これらの中間では臨床医の判断によるというプロトコールを採用している。開始のタイミングの予後への影響が不明であるのと同様，離脱のタイミングの影響も不明である。離脱可能と判断したあとに，実際に透析を要さないことを予測する因子としては，尿量とCrの自然減少が報告されている。

Uchino S, Bellomo R, Morimatsu H, et al. Discontinuation of continuous renal replacement therapy：a post hoc analysis of a prospective multicenter observational study. Crit Care Med 2009；37：2576-82. PMID：19623048

★── CCr　クレアチニンクリアランス(creatinine clearance)

 RRTにかかる費用はどれくらいか？

RRTの費用を保険点数，フィルターの材料費，透析液・置換液，抗凝固薬の費用のみと仮定した場合，CRRTで透析液・置換液を20 L/日使用し，抗凝固薬としてナファモスタットを使用すると，日額約10万円となる。回路交換を2日に1回とすれば1.3万円安くなり，また，抗凝固薬に後発医薬品を使用すると最大3.4万円，ヘパリンを使用すると3.8万円安くすることができる。一方，透析液・置換液の使用量をKDIGOガイドラインの量まで増加させると，1万円高くなる。IHDであれば，抗凝固薬としてナファモスタットを使用しても，1回あたり約2.6万円である。

　なお，23か国にわたる国際観察研究の分析では，CRRTのほうが，IRRTより平均して日額289.60米ドル費用がかかると報告されている。

Srisawat N, Lawsin L, Uchino S, et al. Cost of acute renal replacement therapy in the intensive care unit : results from The Beginning and Ending Supportive Therapy for the Kidney (BEST Kidney) study. Crit Care 2010 ; 14 : R46. PMID : 20346163

C エンドトキシン吸着療法は何を除去しているのか？

エンドトキシン吸着カラム〔PMX[★1]-F(トレミキシン®)〕を用いた治療は，日本発のエンドトキシン血症におけるアフェレーシスである。ポリミキシンBには，エンドトキシンの活性中心であるリピドAと結合して，その活性を中和する作用があり，吸着カラムには，ポリスチレン誘導体繊維にポリミキシンBが共有結合にて固定化されており，PMX-20R 1個あたり 1.1 μgのエンドトキシンが除去できるとされている。エンドトキシン吸着療法は，エンドトキシン血症を伴わないグラム陽性球菌による敗血症症例に対しても効果があるとの報告があり，エンドトキシンのみならず，敗血症性ショック早期に単球/マクロファージや血小板から放出される内因性カンナビノイド（アナンダマイドなど）も吸着するという機序が提唱されている。また，血小板が吸着されることも広く知られており，臨床使用後の吸着カラムを電子顕微鏡で観察すると，吸着された血小板が偽足を伸ばしている像（血小板活性化）が観察される。

手術を要する腹腔感染による敗血症性ショックに対する臨床的有効性が，多施設RCT(EUPHAS[★2] trial)で評価され，エンドトキシン吸着療法群のみでの72時間後の血圧の上昇，昇圧薬の減量，SOFA[★3]スコアの改善，および生存期間の延長が報告された。しかし，28日死亡率には有意差がなかったにもかかわらず，試験が途中中断となったこと，対照群との比較では，血圧の上昇は有意ではないことなどから，有効性の確証が得られるには至っていない。高エンドトキシン血症を伴う敗血症のみを対象とした二重盲検化多施設RCT(EUPHRATES[★4] trial)が進行中である。

Wang Y, Liu Y, Sarker KP, et al. Polymyxin B binds to anandamide and inhibits its cytotoxic effect. FEBS Lett 2000 ; 470 : 151-5. PMID : 10734225
Cruz DN, Antonelli M, Fumagalli R, et al. Early use of polymyxin B hemoperfusion in abdominal septic shock : the EUPHAS randomized controlled trial. JAMA 2009 ; 301 : 2445-52. PMID : 19531784

★1— PMX　ポリミキシンB固定化カラム(polymyxin B immobilized fiber column)
★2— EUPHAS　Early Use of Polymyxin B Hemoperfusion in Abdominal Sepsis
★3— SOFA　sequential organ failure assessment
★4— EUPHRATES　Evaluating the Use of Polymyxin B Hemoperfusion in a Randomized controlled trial of Adults Treated for Endotoxemia and Septic shock

C 急性肝不全に対する肝サポート療法は有効か？

透析液としてアルブミンを使用することで，肝不全時の毒性物質の除去を行うアルブミン透析(MARS®, *)に代表される肝サポート療法(ほかにCRRT，血漿交換)は，ビリルビン，アンモニア，Crといった検査値を改善させ，また臨床的にも，血行動態や肝性脳症の改善を認めることが報告されている。生命予後に関しても，メタ解析で，慢性肝疾患の急性増悪に限れば有意に改善すると報告された。しかし，2013年に行われた慢性肝疾患の急性増悪を対象としたRCTでは，MARS®は検査値，肝性脳症を改善させたものの，生存率の改善は有意ではなかった。急性肝不全を対象としたRCTでも，同様に生存率の改善を示していない。

したがって，現時点では有効であるとはいいがたく，研究的な使用にとどめることが望ましい。肝腎症候群によりAKIを合併した症例に対しては，通常の適応に従って，通常のRRTを行う。

Bañares R, Nevens F, Larsen FS, et al. Extracorporeal albumin dialysis with the molecular adsorbent recirculating system in acute-on-chronic liver failure : the RELIEF trial. Hepatology 2013 ; 57 : 1153-62. PMID : 23213075

*―注　分子吸着再循環システム(molecular adsorbent recirculating system)を略したGambro社の透析器。

5 感染症

岩田健太郎，山本舜悟，大場雄一郎

ICU での感染症治療の原則

岩田健太郎

A 抗菌薬の適切な投与量と CLSI の関係について述べよ。

CLSI とは，Clinical and Laboratory Standards Institute（臨床・検査標準協会）の略である。CLSI は臨床検査の標準化を目指した非営利団体で，微生物薬剤感受性試験の基準を決定している。もともとは NCCLS[★1] と呼ばれていた。国際的なグローバルコンセンサスを目指して呼称を変えたわけだが，現実には，今でも米国の検査基準と考えてよい。欧州にはこれに対して，EUCAST[★2] が存在し，独自の基準を定めている。

　日本の微生物検査は原則として，CLSI の基準を踏襲しているので，薬剤感受性ブレイクポイントは米国のそれと同じことが多い（一部，時期によるずれがある）。日本の添付文書の抗菌薬投与量は米国のそれに比べて少ないことがままある。たとえば，ピペラシリンの投与量は，米国では3g6時間おき（1日12g）が通常だが，日本の添付文書では1～2gを12時間おき，最大量も8gとなっている。しかし，耐性かどうかの基準（ブレイクポイント）は米国の投与量が根拠とされているから，日本の投与量では期待される治療効果が得られない可能性がある。抗菌薬の適正投与量は，単に添付文書を読むだけでなく，薬理学的，感染症学的に妥当な投与法を吟味しなければならない理由はここにある。

　2015年1月21日の厚生労働省の薬食審医薬品第二部会において，ペントシリン（ピペラシリンナトリウム）の1日最大投与量は16gに改められた。ただし，各ジェネリックがこれに準じるには，さらに時間が必要なものと推測される。

CLSI（臨床・検査標準協会）との協調体制. JCCLS 日本臨床検査標準協議会（www.jccls.org/active/international2.html）　閲覧日：2014/6/19
Wolfensberger A, Sax H, Weber R, et al. Change of antibiotic susceptibility testing guidelines from CLSI to EUCAST : influence on cumulative hospital antibiograms. PLoS One 2013 ; 8 : e79130. PMID : 24223893

★1 ― NCCLS　米国臨床検査標準委員会（National Committee for Clinical Laboratory Standards）
★2 ― EUCAST　抗菌薬感受性試験欧州委員会（European Committee for Antimicrobial Susceptibility Testing）

エンピリック（エンピリカル）治療とは何か？

empiric の語源はギリシャ語で empeirikos で「経験のある」という意味だそうである。empiric は名詞で，(1) 経験的方法に従う人，経験（偏重）主義者，(2) 藪医者，偽医者，いかさま師という意味をもつ。また，形容詞としての意味は empirical に同じ，とある。次に empirical を引くと，(1) 経験（実験）から得られた，経験（実験）による，経

験的な，経験上の，(2)経験主義の，経験偏重の；(特に医学などで)理論を用いず経験・観察だけに頼る，やぶ医者的な，(3)経験(実験)によって証明できる……，とある。えらいいわれようである。

　感染症業界におけるエンピリック治療の定義は一意的なものがない。が，普通は「やぶ医者的なもの」とは関係なく(たぶん)，「感染症と信じられるが原因微生物やその感受性が特定できていないとき，かつすぐさま抗菌薬投与が必要な場合に『差しあたって』抗菌薬を投与すること」をいう。その抗菌薬は病歴や身体所見，地域の特性から「想定」される微生物すべてをカバーするが，想定していない微生物を漫然とカバーすべきではない。エンピリック治療は「差しあたって」の治療であり，原因微生物およびその感受性が特定されたらすみやかに de-escalation(後述)を行い，その微生物をピンポイントにターゲットとする「狭い」抗菌薬への変更を行う。したがって，エンピリック治療を行う際には，その投与の前に必要な培養検査を行う必要がある。

　最近は，エンピリックに広域抗菌薬を用いても予後は改善しないのではないか，という研究もあり，エンピリック治療の臨床的妥当性はさらなる検討が必要なようだ。

小学館ランダムハウス英和大辞典第二版編集会. 小学館ランダムハウス英和大辞典第2版. 東京：小学館, 1993.
Kim JW, Chung J, Choi S-H, et al. Early use of imipenem / cilastatin and vancomycin followed by de-escalation versus conventional antimicrobials without de-escalation for patients with hospital-acquired pneumonia in a medical ICU : a randomized clinical trial. Crit Care 2012 ; 16 : R28. PMID : 22336530

A 感受性試験で感受性とされているのに，効果が期待できない抗菌薬はあるか？

これはけっこうある。たとえば，ESBL[*1]産生菌では第3世代セファロスポリンに感受性を示していても，臨床上は効果がないと考えられる。実は ESBL にはたくさん種類があり，セフェピムやセファマイシン，タゾバクタム・ピペラシリンといった抗菌薬に対する感受性の解釈は「どの」ESBL かにもよるため，解釈はとても難しい。米国では，ESBL にはカルバペネム，となっているが，日本の ESBL の場合はセフメタゾールなどのセファマイシンが効く可能性もある。AmpC 過剰産生菌〔エンテロバクター(*Enterobacter*)，シトロバクター(*Citrobacter*)，セラチア(*Serratia*)，モルガネラ(*Morganella*)，プロビデンシア(*Providencia*)に多い〕でも第3世代セファロスポリンは(感受性を示していても)効果がなくなってしまう。サルモネラ(*Salmonella*)には第1世代，第2世代のセファロスポリンは効きにくいし，MRSA[*2]でクリンダマイシンに感受性を示しても実は耐性のこともある(Dテストという検査で確認が必要)。薬剤感受性試験の解釈はなかなかマニアックで難解なので，検査結果をそのまま鵜呑みにせずに，必要に応じて専門家に相談するのが望ましい。

Oteo J, Pérez-Vázquez M, Campos J. Extended-spectrum [beta]-lactamase producing Escherichia coli : changing epidemiology and clinical impact. Curr Opin Infect Dis 2010 ; 23 : 320-6.　PMID : 20614578
Harada S, Ishii Y, Yamaguchi K. Extended-spectrum beta-lactamases : implications for the clinical laboratory and therapy. Korean J Lab Med 2008 ; 28 : 401-12.　PMID : 19127103
Paterson DL, Bonomo RA. Extended-Spectrum β-Lactamases : a clinical update. Clin Microbiol Rev 2005 ; 18 : 657-86.　PMID : 16223952
Thomson KS. Extended-Spectrum-β-Lactamase, AmpC, and Carbapenemase Issues. J Clin Microbiol

2010；48：1019-25． PMID：20181902
Doi A, Shimada T, Harada S, et al. The efficacy of cefmetazole against pyelonephritis caused by extended-spectrum beta-lactamase-producing Enterobacteriaceae. Int J Infect Dis 2013；17：e159-63． PMID：23140947
Jacoby GA. AmpC β-Lactamases. Clin Microbiol Rev 2009；22：161-82． PMID：19136439

★1— ESBL　基質拡張型βラクタマーゼ(extended spectrum beta-lactamase)
★2— MRSA　メチシリン耐性黄色ブドウ球菌(methicillin-resistant *Staphylococcus aureus*)

A　de-escalation とは何か？

培養検査，薬剤感受性試験の結果が出るには時間がかかる．その結果を待たずに，まずはエンピリック治療でめぼしい微生物は全部カバーする．しかし，このまま徒に広域抗菌薬治療を続けていると，薬剤耐性菌の出現，増加が問題になる．そこで，原因微生物と感受性が特定された段階で，できるだけ狭域な抗菌薬に絞り込むことを de-escalation とか targeted therapy と呼ぶ．

重症患者だと de-escalation できないと信じているむきもあるが，そんなことはない．人工呼吸器関連肺炎や敗血症性ショックなどのときも de-escalation が予後を悪化させなかったという研究はある．

培養で検出されない菌を想定する混合感染(たとえば腹腔内感染)など，単純な de-escalation が難しいこともある．それでも，MRSA や緑膿菌(*Pseudomonas aeruginosa*)，真菌のカバーを理にかなったやり方で外すことは可能である．de-escalation が「できる」，「できない」といった二元論ではなく，「どのようにやるか」という考え方が重要なのである．

Eachempati SR, Hydo LJ, Shou J, et al. Does de-escalation of antibiotic therapy for ventilator-associated pneumonia affect the likelihood of recurrent pneumonia or mortality in critically ill surgical patients? J Trauma 2009；66：1343-8． PMID：19430237
Joung MK, Lee JA, Moon SY, et al. Impact of de-escalation therapy on clinical outcomes for intensive care unit-acquired pneumonia. Crit Care 2011；15：R79． PMID：21366903

B　尿路感染症にはキノロンを使っておけば大丈夫か？

大丈夫とはいえない．尿路感染症最大の原因菌は大腸菌(*Escherichia coli*)だが，JANIS★1 によると，検出された大腸菌の 64.3％ のみがレボフロキサシン感受性であった(2012年データ)．単純性膀胱炎，腎盂腎炎の国際診療ガイドライン(IDSA★2)でも，原因菌の薬剤感受性に応じて治療薬を選択すべき，とあり，キノロンだけでなく，スルファメトキサゾール・トリメトプリム(ST合剤)，アミノグリコシド，βラクタム薬など複数の抗菌薬が使用可能とされている．尿路感染＝キノロン，と決めつけないことが重要である．

厚生労働省院内感染対策サーベイランス事業(JANIS)．(www.nih-janis.jp)　閲覧日：2014/1/8
Gupta K, Hooton TM, Naber KG, et al. International clinical practice guidelines for the treatment of acute uncomplicated cystitis and pyelonephritis in women：a 2010 update by the Infectious Diseases Society of America and the European Society for Microbiology and Infectious Diseases. Clin Infect Dis. 2011；52：e103-e20． PMID：21292654

★1— JANIS　厚生労働省院内感染対策サーベイランス事業(Japan Nosocomial Infection Surveillance)
★2— IDSA　米国感染症学会(Infectious Diseases Society of America)

B 発熱時の中心静脈カテーテル抜去は必要か？

必要でないこともある。原則として，CRBSI★の場合は中心静脈カテーテルは抜去するほうが望ましいという意見が多い。しかし，たとえば腸球菌の場合，フォローの血液培養陰性化を確認することを担保したうえでカテーテルをあえて残す，という選択肢もガイドラインで提示されている(B-II)。また，CRBSIのない(たとえば，肺炎とわかっている)場合では，カテーテル抜去は必要ない。グラム陰性菌，特に多剤耐性グラム陰性菌が原因のCRBSIでは，カテーテルは抜去したほうがよいとされるが，根拠は強くない。カンジダ(*Candida*)など真菌が原因のCRBSIでは，カテーテル抜去がないと予後が悪くなるという研究データが複数ある。黄色ブドウ球菌(*Staphylococcus aureus*)が原因のCRBSIの場合もカテーテル抜去が望ましい。

Mermel LA, Allon M, Bouza E, et al. Clinical practice guidelines for the diagnosis and management of intravascular catheter-related infection : 2009 Update by the Infectious Diseases Society of America. Clin Infect Dis 2009 ; 49 : 1–45.　PMID : 19489710

★── CRBSI　カテーテル関連血流感染(catheter related blood stream infection)

B リネゾリドを使ってはいけない患者はどういう患者か？

リネゾリドにアレルギーがある場合，などわかりやすいものは自明として，日本で見落とされやすいのは，抗うつ薬・抗不安薬(SSRI★1)の内服者である。リネゾリドは弱いMAO★2阻害作用をもち，もともと抗うつ効果をもつ化学物質として発見された。のちにこれがMRSA，VRE★3といった多剤耐性グラム陽性菌に効果をもつ抗菌薬として知られるようになったのだ。リネゾリドはSSRIと相互作用をもち，頻脈，高血圧，自律神経障害，錯乱，高熱などを起こすセロトニン症候群の原因となる可能性があり，同時使用は禁忌とされている。SSRI内服者の多い米国では，この事実は(よくも悪くも)よく知られている。一方，日本では相対的にSSRI内服患者は少なく，リネゾリドとの相互作用についても(よくも悪くも)知らない医師は多い。

Quinn DK, Stern TA. Linezolid and Serotonin Syndrome. Prim Care Companion J Clin Psychiatry 2009 ; 11 : 353–6.　PMID : 20098528

★1── SSRI　選択的セロトニン再取り込み阻害薬(selective serotonin reuptake inhibitor)
★2── MAO　モノアミン酸化酵素(monoamine oxidase)
★3── VRE　バンコマイシン耐性腸球菌(vancomycin-resistant enterococci)

C 実はやはりカルバペネムは万能で，MRSAに効くという噂は本当か？

嘘である。1980年代，MRSAを原因とする院内感染が日本で問題になったとき，信頼できる抗MRSA薬が存在せず，カルバペネムの使用や複数のセファロスポリンを用いた併用療法などさまざまな手法が試みられた。しかし，いずれも臨床的には信頼できる効果を発揮できていない。また当時，基礎研究レベルでMRSAに効果のあるカルバペネムの開発も進められたが，現在，臨床現場で用いられているカルバペネムがMRSAに十分な効果をもつという根拠は乏しい。いずれにしても，MRSA感染症にカルバペネムを用いるのは帯に短したすきに長し，で賢明な判断とはいえない。

岩田健太郎. 感染症対策の新展開. In : 吉岡 斉, 坂口志朗, 綾部広則. [新通史]日本の科学技術 第4巻－世紀転換期の社会史 1995年～2011年. 東京：原書房, 2011 : 148-75.

Waddell ST, Ratcliffe RW, Szumiloski SP, et al. Benzothiazolylthio carbapenems : potent anti-MRSA agents. Bioorg Med Chem Lett 1995 ; 5 : 1427-32.
Ohtake N, Imamura H, Jona H, et al. Novel dithiocarbamate carbapenems with anti-MRSA activity. Bioorg Med Chem 1998 ; 6 : 1089-101.　PMID : 9730246

 カルバペネム耐性菌に，それでもカルバペネムを使える条件とは何か？

「隠し味」として使う方法がある．カルバペネムを含むすべてのβラクタム薬が不活化するカルバペネマーゼであるKPC★は，国内ではまれだが，既に海外からの輸入例は存在する．カルバペネマーゼKPC産生株が検出された患者を対象にしたコホート研究では，コリスチン，ポリミキシンB，チゲサイクリンとカルバペネムを併用すると，死亡率が低かったという報告が複数存在する．併用療法として，あえてカルバペネムを残す，というのはマニアックな一法かもしれない．

大正富山医薬品株式会社．舘田一博監修．多剤耐性菌の現状と理解のために．(medical2.taishotoyama.co.jp/tataisei/index.html)　閲覧日：2014/12/12
Qureshi ZA, Paterson DL, Potoski BA, et al. Treatment outcome of bacteremia due to KPC-producing Klebsiella pneumoniae : superiority of combination antimicrobial regimens. Antimicrob Agents Chemother 2012 ; 56 : 2108-13.　PMID : 22252816
Tumbarello M, Viale P, Viscoli C, et al. Predictors of Mortality in Bloodstream Infections Caused by Klebsiella pneumoniae Carbapenemase-Producing *K. pneumoniae* : Importance of Combination Therapy. Clin Infect Dis 2012 ; 55 : 943-50.　PMID : 22752516

★─KPC　KPC型カルバペネマーゼ（*Klebsiella pneumoniae* carbapenemase）

 MRSAにもグラム陰性菌にも効くチゲサイクリンは，ICUのファーストチョイスの座を奪えるか？

たぶん，奪えない．抗MRSA薬はバンコマイシン，テイコプラニン，リネゾリド，ダプトマイシンなど，すでに複数の抗菌薬ラインナップがあり，チゲサイクリンがここに入ってくる「必然性」に乏しい（チゲサイクリンが，他の抗菌薬にできないことをできる，という「特別性」がない）．グラム陰性菌に対する抗菌薬はグラム陽性菌に比べると不足しており，これは大きな問題だが，チゲサイクリンは実は他の治療法に比べて臨床効果が小さいのでは，という懸念が表明されていた．メタ解析でもチゲサイクリン群での死亡率が有意に高く，本剤のポジショニングが非常に難しくなっている．

FDA. FDA Drug Safety Communication : Increased risk of death with Tygacil (tigecycline) compared to other antibiotics used to treat similar infections. (www.fda.gov/Drugs/DrugSafety/ucm224370.htm)　閲覧日：2014/12/12
Prasad P, Sun J, Danner RL, et al. Excess deaths associated with tigecycline after approval based on noninferiority trials. Clin Infect Dis 2012 ; 54 : 1699-709.　PMID : 22467668

発熱精査

岩田健太郎

ICUでの発熱対応にPCT[★1]は効果があるか？

あるといえば，ある．PCTは甲状腺のC細胞で産生される蛋白質で，カルシトニンに

変換された後にカルシウム調節に関与する。さまざまなサイトカインに対応して PCT は上昇するため，感染症のバイオマーカーとして期待される。

PCT はさまざまなセッティングでいろいろな目的のために評価されている。敗血症に関するメタ解析では，感度，特異度はそれぞれ 77％，79％であった。また，PCT の高値は死亡リスクと相関しており，予後予測のマーカーとしても用いられる。PCT を活用することで不要な抗菌薬の使用が減る可能性もあり，フランスの PRORATA study では，ICU での抗菌薬使用期間を約 3 日間短縮できた（プロトコール遵守率の低さなど，このスタディーそのものに対する批判もある）。

PCT が集中治療領域，感染症診療に寄与する可能性はある。今後も PCT を吟味する臨床研究は繰り返し発表されるだろう。しかし，PCT の本質は「ベターな CRP[★2]」である。感染臓器や原因微生物を PCT が教えてくれることは「ありえない」。よって，適切な治療方針も「立てえない」。そのような理解のもとで，PCT を（使うのであれば）活用するのが肝心である。

有好信博，藤谷茂樹. PCT と CRP は本当に有効か？：プロカルシトニン（PCT）と C 反応性タンパク（CRP）のエビデンス. Hospitalist 2013；1：209-17.
Wacker C, Prkno A, Brunkhorst FM, et al. Procalcitonin as a diagnostic marker for sepsis : a systematic review and meta-analysis. Lancet Infect Dis 2013；13：426-35. PMID：23375419
Bouadma L, Luyt C-E, Tubach F, et al. Use of procalcitonin to reduce patients' exposure to antibiotics in intensive care units（PRORATA trial）: a multicentre randomised controlled trial. Lancet 2010；375：463-74. PMID：20097417

★1― PCT　プロカルシトニン（procalcitonin）
★2― CRP　C 反応性蛋白（C-reactive protein）

A ICU 内での発熱の原因は何か？

さまざまであるが，非感染症の存在も念頭におくことが大事である。解剖学的に分類すると，主な発熱の原因は表 5-1 のとおりである。肝硬変「そのもの」が発熱の原因になること，薬剤熱は珍しくないことなどに留意する必要がある。

Dimopoulos G, Falagas ME. Approach to the Febrile Patient in the ICU. Infect Dis Clin North Am 2009；23：471-84. PMID：19665078

A 血液培養複数セットで，どのくらい原因微生物を同定することが可能か？

Cockerill らによると，心内膜炎のない場合，1 セットの血液培養では原因菌の検知は 65.1％でのみ可能であった。2 セットで 80.4％，3 セットでは 95.7％であった。菌血症を疑う場合は最低でも 2 セット，必要ならば，3 セット以上の血液培養が必要な所以である。なお，採血量は成人の場合，1 セットにつき 20 mL，1 ボトルあたり 10 mL が望ましいとされる。抗菌薬が事前に投与されると検出感度は落ちるため，投与前に採取することが望ましい。少なくとも 1 セットは皮膚から穿刺して採決する。マルチルーメンの中心静脈ラインから複数セット採取すると（青から 1 セット，赤からもう 1 セット）コンタミネーションのリスクが高まる。ちなみに，心内膜炎のある場合（事前にはわからないが），診断には修正 Duke の基準を用い，その大基準に複数セットの血液培養が必須なので，どっちにしても血液培養 1 セットはだめ，ということだ。

表 5-1　発熱の原因

臓器	感染性	非感染性
中枢神経系	髄膜炎，脳炎	後方窩症候群，中枢熱，けいれん，脳梗塞・脳出血
心血管系	中心静脈ライン関連血流感染，ペースメーカー感染，心内膜炎，胸骨骨髄炎，ウイルス性心外膜炎	心筋梗塞，心膜切開術後
呼吸器系	VAP[★1]，縦隔炎，気管気管支炎，膿胸	肺塞栓，ARDS[★2]，無気肺，COP[★3]，気管支がん，SLE[★4]肺臓炎
消化器系	腹腔内膿瘍，胆管炎，胆嚢炎，ウイルス性肝炎，腹膜炎，下痢症(特にCDI[★5])	膵炎，無石胆管炎，腸管虚血，出血，肝硬変，虚血性大腸炎
泌尿器系	CAUTI[★6]，前立腺炎	
皮膚軟部組織系	褥瘡感染，蜂窩織炎，創部感染	
骨関節系	慢性骨髄炎，化膿性関節炎	痛風，偽痛風(結晶誘発性関節炎)
その他	副鼻腔炎	副腎不全，(非感染性)静脈炎，腫瘍熱，アルコールや薬剤離脱・振戦せん妄(delirium tremens)，薬剤熱，脂肪塞栓，深部静脈血栓，術後の発熱，輸血後発熱

(Dimopoulos G, Falagas ME. Approach to the Febrile Patient in the ICU. Infect Dis Clin North Am, 23(3), 471-84, 2009 Sep. Elsevier. PMID：19665078より改変)

[★1] — VAP　人工呼吸器関連肺炎(ventilator associated pneumonia)
[★2] — ARDS　急性呼吸促迫症候群(acute respiratory distress syndrome)
[★3] — COP　器質化肺炎(cryptogenic organizing pneumonia)
[★4] — SLE　全身性エリテマトーデス(systemic lupus erythematosus)
[★5] — CDI　クロストリジウム・ディフィシル感染症(Clostriridium difficile infection)
[★6] — CAUTI　カテーテル関連尿路感染(catheter-associated urinary tract infection)

Cockerill FR 3rd, Wilson JW, Vetter EA, et al. Optimal testing parameters for blood cultures. Clin Infect Dis 2004；38：1724-30. PMID：15227618
Baron EJ, Weinstein MP, Dunne WM. 松本哲哉，満田年宏訳. Cumitech 1C 血液培養検査ガイドライン. 東京：医歯薬出版，2007.
Li JS, Sexton DJ, Mick N, et al. Proposed modifications to the Duke criteria for the diagnosis of infective endocarditis. Clin Infect Dis 2000；30：633-8. PMID：10770721

Ⓑ　VAP[★]の原因にMRSAはどのくらいあるか？

15%前後のVAPの原因がMRSAである，という海外の報告があるが，「日本ではMRSA肺炎はまれ」という意見もあった．日本でも，医療機関のセッティングによって原因微生物の分布は異なるであろう．筆者の施設データ(大学病院)では，ICUでの肺炎(ただし，非VAP含む)のうち，27.6%でMRSAが原因であった．JANIS(厚生労

働省院内感染対策サーベイランス事業)のデータでも，ICUにおけるVAPの22.7％がMRSAによるという（2013年前期）．ただし，JANISには病床数の少ない病院などは参加していないため，各医療機関におけるデータをとることが重要である．いずれにしても「日本ではMRSA肺炎はまれ」という意見は妥当ではない．

Kollef MH, Morrow LE, Niederman MS, et al. Clinical characteristics and treatment patterns among patients with ventilator-associated pneumonia. Chest 2006 ; 129 : 1210-8. PMID : 16685011
Weber DJ, Rutala WA, Sickbert-Bennett EE, et al. Microbiology of ventilator-associated pneumonia compared with that of hospital-acquired pneumonia. Infect Control Hosp Epidemiol 2007 ; 28 : 825-31. PMID : 17564985
Iwata K, Igarashi W, Honjo M, et al. Hospital-acquired pneumonia in Japan may have a better mortality profile than HAP in the United States : a retrospective study. J Infect Chemother 2012 ; 18 : 734-40. PMID : 22491995
厚生労働省．院内感染対策サーベイランス事業（JANIS）．(www.nih-janis.jp/) 閲覧日：2014/1/8

★— VAP　人工呼吸器関連肺炎(ventilator associated pneumonia)

Ⓑ 術後の発熱(postoperative fever)とは何か？

文字どおり，手術の後で起きる熱であり，術後72時間以内に発症し，解熱するのが通例である．組織侵襲の際に出されるサイトカイン（TNF[★1]-α，IFN[★2]-γ，IL[★3]-1,6など）が原因であると考えられる．ただし，術後に感染症が「起きない」という保証はないので，その点は留意する必要がある．術後の発熱をワークアップした場合，18％で感染症が原因であったという報告があるが，その半数は身体診察で感染症と察することが可能であった．発熱以外に症状，所見がなければ，特別なワークアップ，治療は必要ないことが多い．脳外科系の手術の後は中枢熱を伴い，数週間の発熱が遷延することがある．

Dimopoulos G, Falagas ME. Approach to the Febrile Patient in the ICU. Infect Dis Clin North Am 2009 ; 23 : 471-84. PMID : 19665078
Lesperance R, Lehman R, Lesperance K, et al. Early postoperative fever and the "routine" fever work-up : results of a prospective study. J Surg Res 2011 ; 171 : 245-50. PMID : 20655062
Cooper BA, Fair NC. Postoperative Fever. In : Cohn SL. Perioperative Medicine. London : Springer, 2011 : 411-9. (link.springer.com/chapter/10.1007/978-0-85729-498-2_33) 閲覧日：2014/1/9

★1— TNF　腫瘍壊死因子(tumor necrosis factor)
★2— IFN　インターフェロン（interferon）
★3— IL　インターロイキン(interleukin)

Ⓑ 後方窩症候群(posterior fossa syndrome)とは何か？

脳外科術後にみられることのある合併症で，髄膜炎によく似た非感染症である．項部硬直，髄液糖低値，蛋白上昇，白血球増加（好中球優位）が認められるが，髄液培養は陰性で，経過観察で自然に症状や髄液所見は改善する．小児の脳腫瘍術後にみられることが多い．構語障害や無言症が認められやすいのも特徴．

Dimopoulos G, Falagas ME. Approach to the Febrile Patient in the ICU. Infect Dis Clin North Am 2009 ; 23 : 471-84. PMID : 19665078
Mariën P, De Smet HJ, Wijgerde E, et al. Posterior fossa syndrome in adults : A new case and comprehensive survey of the literature. Cortex 2013 ; 49 : 284-300. PMID : 21855865

B 薬剤熱でもCRPは上がるか？

上がる。ただし、べらぼうには上がらない（20 mg/dLとか30 mg/dLとかはまれ。10 mg/dLくらいは、わりとコモン）。CRPは連続変数なので、「陽性」「陰性」と考えないことが大事である。低い値のCRPは無視してよいことも多い。「熱のわりに元気」が診断のポイント。好酸球は上がらないことも多い。

山本舜悟. 入院患者の不明熱. Hospitalist 2013；1：169-78.

C CRPを発見したのは誰か？

エイブリー。オズワルド・T・エイブリー〔Oswald Theodore Avery（1877～1955年）〕は「遺伝子がDNAであることを発見した研究者」として有名である。高校の教科書などには「アベリー」と記載されていることも多い。彼は肺炎球菌（Streptococcus pneumoniae）に対する特異的抗体の研究を行っていたが、肺炎患者の血清中に、発病の初期に現れ、病気が回復すると消失する血清蛋白質を発見した。この蛋白質は肺炎球菌のC多糖と反応して沈殿するのでC反応性蛋白、すなわち、CRPと名づけられたのである（1929年報告）。

仲野 徹. なかのとおるの生命科学者の伝記を読む. 東京：学研メディカル秀潤社, 2011.

C 質量分析（mass spectrometry）とは何か？

微生物同定の新しい手法として注目を集めているものである。微生物特有の蛋白質・ペプチドを重さ（質量）ごとに分析し、そのパターン（マススペクトラムのパターン）によって菌などを同定するというもの。その利点はなんといっても迅速性で、約10分で結果が出る。エンピリック治療という概念がそもそも細菌培養、同定検査に時間がかかることから生じていることを考えると、将来的には「エンピリック治療→de-escalation」といった感染症治療の黄金パターンすら変更し、パラダイムシフトを起こす可能性を秘めている。日本でも、検査室で質量分析を行っている病院が増えている。ただし、各微生物の識別レベルの問題や、データベースに登録されていない微生物は検出できない点、感度・特異度（偽陽性、偽陰性）、薬剤耐性菌の鑑別など克服すべき問題はある。

大楠清文. いま知りたい臨床微生物検査実践ガイド－珍しい細菌の同定・遺伝子検査・質量分析－. 東京：医歯薬出版. 2013.

C 直腸診はそれでも役に立つのか？

答えは、YesでありNoでもある。執筆者が研修医のときは、「人をみたら直腸診」、「直腸診をしないのは、指がないときか、穴がないとき」などと教えられたが、最近は直腸診が診断に有用でないことも多いことがわかってきた。たとえば、急性虫垂炎に対する直腸診の信頼性はかなり限定的であり、他の手法（画像など）を組み合わせるほうが有用とされている。ただし、ICUでの発熱精査の鑑別に急性前立腺炎があり、これは直腸診が有用である。PubMedで検索した限り、急性前立腺炎に対する直腸診の感度・特異度を吟味した研究はまだないようだが、CTなどの画像検査が陰性でも、直腸診で診断がつく前立腺炎は比較的多い。熱源精査になんでもかんでも直腸診は問

題だが，目的を明確にして行うのが大切といえよう。

林 寛之編. 救急・ER ノート 8. あの手この手で攻める！腹痛の診断戦略―解剖学的アプローチから落とし穴回避のワザまで. 東京：羊土社, 2013.
Barry MJ, Collins MM. Benign prostatic hyperplasia and prostatitis. In : Goldman L, Schafer AI. Goldman's Cecil Medicine, 24th ed. Philadelphia : Saunders/ Elsevier, 2011 : 805-10.

ICU での感染予防

岩田健太郎

バンドル（ケアバンドル）とは何か？（1章の 13 ページも参照）

バンドル（bundle）とは束のことであるが，感染管理，感染予防の世界においては，複数の手法を同時に用いて，院内感染，特に静脈カテーテル関連感染症を減らそうという試みをいう。ケアバンドル（care bundle）とも呼ぶ。米国ミシガン州の ICU でこうした複合的な介入を行った結果，CRBSI は事実上廃絶し，その効果は長期的にも持続した。現在ではこれを受けて「中心静脈カテーテルに関連した感染症予防のケアバンドル」が作成されている。

1. 挿入に関するケアバンドル
- 必要性がなければシングルルーメンを用いる
- 挿入の間，MBP★を使用する
- 大腿部を避ける。鎖骨下静脈が推奨される
- 使い捨ての無菌的な 2％ グルコン酸クロルヘキシジンを含む 70％ イソプロピルアルコール溶液で皮膚を消毒して，乾燥させる＊
- 半透過性ドレッシングを使用する（徐放性グルコン酸クロルヘキシジン含浸スポンジも併用）

2. 維持管理に関するケアバンドル
- 毎日，中心静脈カテーテルの必要性を検討し，必要なければただちに抜去する
- 感染徴候がないか，日々挿入部を観察する
- 日々のケアに無菌操作を用いる（例：デバイスに触れる前に手指衛生を行い，カテーテルのハブ部の消毒に単回使用の無菌製剤を使用する。

Berenholtz SM, Pronovost PJ, Lipsett PA, et al. Eliminating catheter-related bloodstream infections in the intensive care unit. Crit Care Med 2004 ; 32 : 2014-20. PMID：15483409
Pronovost P, Needham D, Berenholtz S, et al. An intervention to decrease catheter-related bloodstream infections in the ICU. N Engl J Med 2006 ; 355 : 2725-32. PMID：17192537
Damani N. 岩田健太郎監修. 岡 秀昭監訳. 感染予防，そしてコントロールのマニュアル―すべての ICT のために. 東京：メディカル・サイエンス・インターナショナル, 2013.

★― MBP　最大限の無菌的な遮断予防策（maximum barrier precaution）

＊―注　本剤は日本では未承認。

標準予防策とは何か？

標準予防策（standard precaution）とは，「すべての患者」が感染源を有しているという前提で医療者が行うべき対策をいう。かつては，米国 CDC★によってユニバーサルプリコーションと呼ばれていた。ルーチンプリコーションとか，ベーシックプリ

コーションという用語を用いる国もある．具体的には，以下を全患者に行う．

- 手指衛生を行う
- 血液や体液（汗などを除く），および汚染された物品に触ると予測されるときには手袋，エプロンあるいはガウン着用
- エアロゾルによる汚染が予測されるときはサージカルマスク着用
- 血液や体液による眼の汚染が予測される処置を行うときは眼保護，あるいはフェイスシールドを着用
- 器具消毒や環境清掃は行う
- 手袋を着けた手で周囲のものを触らない

Damani N. 岩田健太郎監修. 岡 秀昭監訳. 感染予防，そしてコントロールのマニュアル－すべてのICTのために. 東京：メディカル・サイエンス・インターナショナル, 2013.

★─ CDC　米国疾病対策センター（Centers for Disease Control and Prevention）

A 侵襲性MRSA感染症は減らせるのか？

減らせる．感染対策に近年力を入れている英国や米国の報告では，侵襲性MRSA感染症（血流感染など）の減少が確認されている．

　英国では，MRSA血流感染の報告を公立病院（および多くの私立病院）で義務化しているが，2010年のイングランドおよびウエールズでのMRSA血流感染は前年比で35％減少した．米国の軍医療制度における病院内MRSA菌血症も2005～2010年にかけて減少している．米国コネティカット州のデータでも，近年では侵襲性MRSA感染症が減少している．ただし，米国における小児のMRSA感染症は減っていないという報告もあり，すべてのセッティングで起きている現象ではないようだ．

Public Health England. MRSA and C. difficile infections fall by a third. （webarchive.nationalarchives.gov.uk/20140714084352/http://www.hpa.org.uk/NewsCentre/NationalPressReleases/2010PressReleases/100716MRSAandcdiffdownbyathird/）　閲覧日：2014/9/5
Landrum ML, Neumann C, Cook C, et al. Epidemiology of Staphylococcus aureus blood and skin and soft tissue infections in the US military health system, 2005-2010. JAMA 2012；308：50-9. PMID：22760291
Hadler JL, Petit S, Mandour M, et al. Trends in Invasive Infection with Methicillin-Resistant Staphylococcus aureus, Connecticut, USA, 2001-2010. Emerg Infect Dis 2012；18：917-24. PMID：22607942
Iwamoto M, Mu Y, Lynfield R, et al. Trends in invasive methicillin-resistant Staphylococcus aureus infections. Pediatrics 2013；132：e817-24.　PMID：24062373

B MBPとは何か？

CRBSI（カテーテル関連血流感染）を減らすためのケアバンドルにも組み込まれているカテーテルの無菌的な留置法のこと．具体的には，挿入時に帽子，マスク，滅菌ガウン，滅菌手袋，滅菌の患者全体を覆うドレープを用い，CVC[★1]，PICC[★2]，そしてガイドワイヤ越しのカテーテルの入れ替えを行い，かつ肺動脈カテーテルを防護する滅菌カバーを用いる，というものである．MBPではCRBSIは減らない，という研究もあるが，上述のようにケアバンドルの一部として用いるのは有効とされ，その遵守が推奨されている．

Maximal Sterile Barrier. In : O'Grady NP, Alexande M, Burn LA, et al. Precautions Guidelines for the Prevention of Intravascular Catheter-Related Infections, 2011.（www.cdc.gov/hicpac/BSI/05-bsi-background-info-2011.html） 閲覧日：2014/9/5
Ishikawa Y, Kiyama T, Haga Y, et al. Maximal sterile barrier precautions do not reduce catheter-related bloodstream infections in general surgery units : a multi-institutional randomized controlled trial. Ann Surg 2010 ; 251 : 620-3. PMID : 2022436

★1─ CVC　中心静脈カテーテル（central venous catheter）
★2─ PICC　末梢から挿入する中心静脈カテーテル（peripherally inserted central catheter）

Ⓑ SDD，SODとは何か？　その効果を説明せよ。

selective digestive decontamination（選択的消化管除菌），およびselective oropharyngeal decontamination（選択的口腔咽頭除菌）のこと。抗菌薬を用いて消化管や口腔咽頭の細菌を殺し，院内感染症を減らそうという試みである。吸収されない経口抗菌薬を組み合わせる（ポリミキシンB，アムホテリシンB，ナイスタチンなど）ことが多い一方，セファロスポリンなど全身抗菌薬を用いることもある。術後の感染症やICUでの死亡率を減らす効果が指摘されている一方，ICUなどでの耐性菌の増加を懸念するむきもある。最近のメタ解析では，SDDやSODによってICUで耐性菌が増えるという結論は得られなかったが，そもそも耐性菌の増加をアウトカムにした研究が少ないため，この問題にはまだ結論が出ていない。

Abis GS, Stockmann HB, van Egmond M, et al. Selective decontamination of the digestive tract in gastrointestinal surgery : useful in infection prevention? A systematic review. J Gastrointest Surg 2013 ; 17 : 2172-8. PMID : 24114683
Silvestri L, van Saene HK, Zandstra DF, et al. Impact of selective decontamination of the digestive tract on multiple organ dysfunction syndrome : systematic review of randomized controlled trials. Crit Care Med 2010 ; 38 : 1370-6. PMID : 20308882
de Smet AM, Kluytmans JA, Cooper BS, et al. Decontamination of the digestive tract and oropharynx in ICU patients. N Engl J Med 2009 ; 360 : 20-31. PMID : 19118302
Daneman N, Sarwar S, Fowler RA, et al. Effect of selective decontamination on antimicrobial resistance in intensive care units : a systematic review and meta-analysis. Lancet Infect Dis 2013 ; 13 : 328-41. PMID : 23352693

Ⓑ 2％クロルヘキシジン清拭で感染症を減らすことができるか？

できる。2％クロルヘキシジン清拭を毎日行ったグループと，普通の清拭群との前向き比較試験では，クロルヘキシジン群のほうが耐性菌の定着や血流感染の頻度が低かった。また，ICUのセッティングでMRSAキャリアを選んで除菌，隔離した群と，全患者にムピロシン塗布プラス2％クロルヘキシジン清拭を行った群では後者のほうが血流感染は少なかった。2％クロルヘキシジン入りディスポの清拭用布は国外で販売されている。ただし，この清拭布を制作，販売しているメーカーが両研究における研究者に資金提供している点には留意が必要である*。

Climo MW, Yokoe DS, Warren DK, et al. Effect of daily chlorhexidine bathing on hospital-acquired infection. N Engl J Med 2013 ; 368 : 533-42. PMID : 23388005
Huang SS, Septimus E, Kleinman K, et al. Targeted versus universal decolonization to prevent ICU infection. N Engl J Med 2013 ; 368 : 2255-65. PMID : 23718152
Noto MJ, Domenico HJ, Byrne DW, et al. Chlorhexidine bathing and health care-associated

infections : a randomized clinical trial. JAMA 2015 ; 313 : 369-78. PMID : 25602496

＊一注　しかしその後，2％クロルヘキシジン清拭がICUでの感染を減らさないというスタディーが（案の定）発表された。こちらはClimoらと異なり，ディスポ清拭メーカーから研究資金の提供を受けていない。またしても，controversial issueが増えたようである。

 なぜ，日本では2％クロルヘキシジンが導入されないのか？

上述のように，各種皮膚消毒に国外では2％クロルヘキシジンが使われることが多いが，本稿執筆時点で日本では，2％クロルヘキシジンは承認，販売されておらず，消毒薬としては最大で1％である（エタノール含有製剤もあり）。確かに，2011年のCDCのカテテル関連感染予防のガイドラインでは，＞0.5％のクロルヘキシジンを推奨しているから，1％でだめということはない。しかし米国では，基本的には2％製剤を使うのが普通であるし，臨床データもほとんどが2％製剤のものである。

　2％製剤が日本に導入されない理由については定見がないが，アナフィラキシーなど過敏反応が懸念されていることが一因と考えられる。日本では，高濃度のクロルヘキシジンは重篤な副作用を起こしやすい，という教科書的な論調もみられる。しかしながら，副作用が懸念されるから臨床効果がなくてもよい，では本末転倒である。日本で用いられている皮膚消毒剤の評価は微生物学的評価（菌が減ったか）がほとんどで，臨床アウトカム（感染が減ったか）を質の高い研究デザインで吟味したものは皆無である。米国などに追随して2％製剤を導入するか，日本独自の質の高いエビデンスを出すか，どちらかの選択を行う必要がある（現状維持ではダメ，ということである）。

O'Grady NP, Alexande M, Burn LA, et al. Precautions Guidelines for the Prevention of Intravascular Catheter-Related Infections, 2011.（www.cdc.gov/hicpac/bsi/bsi-guidelines-2011.html）　閲覧日：2014/9/5

小林寛伊編. 新版 消毒と滅菌のガイドライン. 東京：へるす出版, 2011.

長尾博美, 荒木雅史, 滝本秀隆ほか. 新たな皮膚消毒剤と継続的教育による中心静脈カテーテル関連血流感染低減の評価. 香川労災誌 2011 ; 17 : 121-4.

西原 豊, 梶浦 工, 横田勝弘. カテーテル関連血流感染予防に向けた皮膚消毒薬としての1w/v％クロルヘキシジン（CHG）エタノールの有効性と安全性. 日環境感染会誌 2013 ; 28 : 131-7.

 手洗いの有用性を初めて示したのは誰か？

イグナーツ・ゼンメルワイス〔Ignaz Philipp Semmelweis（1818～1865年）〕。ハンガリー人の産科医にして病理医であったゼンメルワイスは，オーストリアはウィーンの病院で産褥熱の発生頻度にばらつきがあることに注目した。まだ「微生物」とか「感染症」という概念がなかった時代に，彼は分娩を担当する医師の手の清潔と産褥熱の発生に関連があることを発見。手洗いを行わせることで（おそらくは世界最古の介入試験の一つ），産褥熱の発症率を激減させた。しかし，当時の学術界はゼンメルワイスの主張を受け入れず，彼は精神を病んで失意のうちに死亡したのであった。

茨木 保. まんが 医学の歴史. 東京：医学書院, 2008.

 ノロウイルスにも効果がある，とされるアルコール手指消毒薬は，本当に大丈夫か？

大丈夫とはいえない。ノロウイルス（norovirus）はアルコールで死滅しないため，ノロウイルス感染患者の場合はアルコール手指消毒ではなく，古典的な水，石けんの手

洗いが推奨される。しかし，最近「ノロにも効きます」という触れ込みでアルコール手指消毒薬を販売するメーカーも出てきた。ところが，これらの「新しい」手指消毒薬の評価はノロウイルスそのものではなく，「サロゲート（代替）」ウイルスであるネコカリシウイルス(FCV★)で吟味したものである。ノロウイルスに対して，臨床現場での評価はまだ不十分であり，現段階ではやはり水と石けんでの手指消毒のほうが推奨されると筆者は考える。

Kampf G, Grotheer D, Steinmann J. Efficacy of three ethanol-based hand rubs against feline calicivirus, a surrogate virus for norovirus. J Hosp Infect 2005；60：144-9. PMID：15866013
Macinga DR, Sattar SA, Jaykus LA, et al. Improved inactivation of nonenveloped enteric viruses and their surrogates by a novel alcohol-based hand sanitizer. Appl Environ Microbiol 2008；74：5047-52. PMID：18586970
大阪府感染症情報センター．ノロウイルス対策としてのアルコール系消毒剤について．(www.iph.pref.osaka.jp/infection/monosiri/4/4.html) 閲覧日：2014/9/5

★─ FCV　ネコカリシウイルス(feline calicivirus)

C　HEPA★1フィルター付きの人工呼吸器を使えば，肺結核患者も隔離は必要ないという噂は本当か？

間違い，と考えたほうがよい。確かに，HEPAフィルターは0.3 µm以上の大きさのすべての粒子を99.97％除去でき，これの付いた気管チューブであれば，理論的には結核菌(*Mycobacterium tuberculosis*)の排菌は防げる可能性はある。よって，このフィルターは肺結核患者で手術が必要な場合，装着が望ましい。しかし，これはあくまで理屈である。フィルターのみで院内感染が防御できるというデータはまだ乏しく，他の空気感染予防策と併用してフィルター「も」用いるべき，ということである。確かに，ASA★2の麻酔時の感染管理推奨にもフィルターの記載があり，これは日本語訳もされてウェブ上に公開されているが，フィルターのところ「だけ」かじり読みして，このような誤解をしてはならない（実例あり）。

American Society of Anesthesiologists. 西岡憲吾訳．石原 晋監訳．麻酔業務における感染対策のための勧告(第2版)．(square.umin.ac.jp/~nishioka/infection/asa/) 閲覧日：2014/9/5

★1─ HEPA　high efficiency particulate air
★2─ ASA　米国麻酔科学会(American Society of Anesthesiologists)

敗血症

岩田健太郎

A　敗血症とは何か？

1992年に国際会議でコンセンサスが得られ，敗血症(sepsis)とは感染症を原因とする全身性炎症反応であると定義されている。菌血症を伴う必要がない，というのがポイントである。また，ここで「重症敗血症(severe sepsis)」は急性臓器障害を伴う敗血症と定義され，「敗血症性ショック(septic shock)」を輸液に反応しない低血圧，あるいは高乳酸血症を伴う敗血症と定義した。2003年にも同様の定義が行われている（微細な変更あり）。なお，「全身性炎症反応とは何か」とか，「急性臓器障害とは何か」といった細かい定義もあるが，臨床現場でこれを厳密に踏襲することはあまりな

いため，丸暗記する必要はないと筆者は考える．興味のある方は下記の「New England Journal of Medicine」の文献内のガイドライン(Table 1)を参照されたい．

Angus DC, van der Poll T. Severe Sepsis and Septic Shock. N Engl J Med 2013；369：840–51. PMID：23984731
Dellinger RP, Levy MM, Rhodes A, et al；Surviving Sepsis Campaign Guidelines Committee including the Pediatric Subgrou. Surviving Sepsis Campaign：International Guidelines for Management of Severe Sepsis and Septic Shock：2012.（www.sccm.org/Documents/SSC-Guidelines.pdf） 閲覧日：2014/9/5

A 敗血症にステロイドは効果があるか？

あるような，ないような．敗血症性ショック患者に対する少量ステロイド療法の効果には，陽性結果(Annaneら)，陰性結果(CORTICUSなど)が混在しており，最終的な結論は見いだされていない．ただし，大量ステロイド治療(いわゆるパルス)については，むしろ死亡率を高めてしまうというデータがあり，敗血症には推奨されない．

田中竜馬．感染症治療においてステロイド療法が有効な場合はあるのか？ In：青木眞監修．岩田健太郎，大曲貴夫，名郷直樹編．臨床に直結する感染症診療のエビデンス－ベッドサイドですぐに役立つリファレンスブック．東京：文光堂, 2008：62-4.
山本舜悟．ステロイドパルス療法に意義はあるのか？ In：青木眞監修．岩田健太郎，大曲貴夫，名郷直樹編．臨床に直結する感染症診療のエビデンス－ベッドサイドですぐに役立つリファレンスブック．東京：文光堂, 2008：65-6.
Annane D, Sébille V, Charpentier C, et al. Effect of treatment with low doses of hydrocortisone and fludrocortisone on mortality in patients with septic shock. JAMA 2002；288：862-71. PMID：12186604
Sprung CL, Annane D, Keh D, et al. Hydrocortisone therapy for patients with septic shock. N Engl J Med 2008；358：111-24. PMID：18184957

A EGDTとは何か？

Early goal directed therapyのことである．重症敗血症や敗血症性ショック患者に対し，来院6時間以内に中心静脈圧 8～12 mmHg，平均血圧＞65 mmHg，尿量＞0.5 mL/kg/時，$ScvO_2$★＞70％の達成を目標に治療を行う．従来の治療に比べ，病院内死亡率が低くなることがRiversらによって報告されている．

しかし，50ページにあるように，EGDTが予後を改善しなかったという報告も発表されるようになり，この領域も(またしても)議論が続くのであった．

Rivers E, Nguyen B, Havstad S, et al. Early Goal-Directed Therapy in the Treatment of Severe Sepsis and Septic Shock. N Engl J Med 2001；345：1368-77.

★─ $ScvO_2$　中心静脈血酸素飽和度(central venous oxygen saturation)

A Surviving Sepsis Campaignとは何か？

米国集中治療医学会(Society of Critical Care Medicine)と欧州集中治療医学会(European Society of Intensive Care Medicine)の協力で2002年につくられた団体で，重症敗血症，敗血症性ショックによる死者を減らすべく，敗血症診療のガイドラインを作成したり，パフォーマンス改善キャンペーンを行ったりしている．原稿執筆時点では2012年のガイドラインが最新のものである(第3版)．上述のEGDTを含む

ケアバンドルをつくっているのも特徴である。基本的には欧米で行われた RCT★を根拠にガイドラインを作成しているため，日本での応用可能性については議論の余地があるが，日本からも集中治療医学会と救急医学会がガイドライン作成に参加しており，日本とまったく無関係というわけではない。

Surviving Sepsis Campaign.（www.survivingsepsis.org/Pages/default.aspx） 閲覧日：2014/9/5
日本集中治療医学会 Sepsis Registry 委員会. 日本版敗血症治療ガイドライン．（www.jsicm.org/pdf/SepsisJapan2012.pdf） 閲覧日：2014/9/5

★― RCT　無作為化比較試験(randomized controlled trial)

Ⓑ 敗血症に HES★ は効くか？

おそらく効かない。HESはボリュームを上げるためにしばしば用いられるが，6% HES 130/0.42 とリンゲル液で比較した無作為化試験で，90日後の死亡率は51% vs. 43% と HES 群で高かった($P=0.03$)。末期腎不全の発症率には差がなかったが，90日間で透析を必要としたケース，重篤な出血はHES群で多かった（それぞれ，$P=0.04, 0.09$）。ちなみに，130は分子量(kDa)，0.42はグルコース単位あたりのヒドロキシエチル化の置換率(DS)で，置換率が低いほど腎障害は起きにくいとされる。日本で用いられているヘスパンダー®は分子量 70，置換率 0.55 で，より腎障害を起こしにくいといわれるが，その有効性，安全性を厳密に検証したスタディーは存在しない。

Perner A, Haase N, Guttormsen AB, et al ; 6S Trial Group ; Scandinavian Critical Care Trials Group. Hydroxyethyl starch 130/0.42 versus Ringer's acetate in severe sepsis. N Engl J Med 2012 ; 367 : 124-34. PMID : 22738085

★― HES　ヒドロキシエチルデンプン（ハイドロキシエチル・スターチ：hydroxyethyl starch）

Ⓑ エンドトキシン吸着療法は効果があるか？

あるような，ないような。EUPHAS★トライアルでは，腹部敗血症性ショックに対して28日後の死亡率を低下させる，という結果が得られた。しかし，のちに統計解析の不備が指摘されたり，60日後の死亡率には差が認められなかったことが指摘されている。さらに，最近の傾向分析(propensity score analysis)においても，術後患者のエンドトキシン吸着療法の効果は否定されている。

Cruz DN, Antonelli M, Fumagalli R, et al. Early use of polymyxin B hemoperfusion in abdominal septic shock : the EUPHAS randomized controlled trial. JAMA 2009 ; 301 : 2445-52. PMID : 19531784
日本集中治療医学会 Sepsis Registry 委員会. 日本版敗血症治療ガイドライン．（www.jsicm.org/pdf/SepsisJapan2012.pdf） 閲覧日：2014/9/5
Iwagami M, Yasunaga H, Doi K, et al. Postoperative polymyxin B hemoperfusion and mortality in patients with abdominal septic shock : a propensity-matched analysis. Crit Care Med 2014 ; 42 : 1187-93.

★― EUPHAS　Early Use of Polymyxin B Hemoperfusion in Abdominal Septic

Ⓑ 敗血症に免疫グロブリンは効果があるか？

微妙。最新の Cochrane によるシステマティックレビューでは，成人の敗血症ではポ

リクロナルな免疫グロブリンで死亡率が下がる可能性を示唆している（ただし，バイアスのリスクが低い研究ではこの効果は示されなかった）。新生児の敗血症については，生存率改善の効果は認められなかった。Surviving Sepsis Campaign Guideline (SSCG) 2012では，免疫グロブリンは推奨されていない。

Alejandria MM, Lansang MA, Dans LF, et al. Intravenous immunoglobulin for treating sepsis, severe sepsis and septic shock. Cochrane Database Syst Rev 2013；9：CD001090. PMID：24043371
Ohlsson A, Lacy JB. Intravenous immunoglobulin for suspected or proven infection in neonates. Cochrane Database Syst Rev 2013；7：CD001239. PMID：23821359
Dellinger RP, Levy MM, Rhodes A, et al；Surviving Sepsis Campaign Guidelines Committee including the Pediatric Subgrou. Surviving Sepsis Campaign：International Guidelines for Management of Severe Sepsis and Septic Shock：2012. (www.sccm.org/Documents/SSC-Guidelines.pdf) 閲覧日：2014/9/5

重症敗血症に抗菌薬持続点滴療法は効くか？

もしかしたら。βラクタム薬は間欠投与よりも持続投与のほうがTAMIC[★1]がよくなるため，薬理学的には効果が高まると推測される。オーストラリアと香港のICUで重症敗血症（臓器障害を伴う敗血症）患者60人に対してメロペネム，タゾバクタム・ピペラシリン，ticarcillin-clavulanateの3種類のβラクタム薬について，持続点滴投与と古典的な間欠投与における薬理学的，臨床的アウトカムを比較した二重盲検無作為化比較試験が行われた。治療3，4日目の抗菌薬濃度は持続点滴群で82%MIC[★2]を超えていたが，間欠投与群では29%であった（$P = 0.037$）。臨床的治癒率も高かった（70% vs. 43%，$P = 0.037$）。入院中の生存率は90.0% vs. 80.0%（$P = 0.47$）であった。より大規模な研究で，抗菌薬持続点滴療法の効果を吟味すべきかもしれない。

Dulhunty JM, Roberts JA, Davis JS, et al. Continuous infusion of beta-lactam antibiotics in severe sepsis：a multicenter double-blind, randomized controlled trial. Clin Infect Dis 2013；56：236-44. PMID：23074313

★1 — TAMIC　time above MIC
★2 — MIC　最小発育阻止濃度（minimal inhibitory concentration）

血中エンドトキシン測定の意義は何か？

よくわからない。エンドトキシンはグラム陰性桿菌によって産生され，グラム陰性桿菌感染症の6割程度に，グラム陰性桿菌菌血症の7割程度で上昇する。逆にいえば，その程度の感度しかなく，診療上，マネジメントの変更に寄与することも，通常ない。

Guidet B, Barakett V, Vassal T, et al. Endotoxemia and bacteremia in patients with sepsis syndrome in the intensive care unit. Chest 1994；106：1194-201. PMID：7924495
日本集中治療医学会 Sepsis Registry委員会．日本版敗血症治療ガイドライン．(www.jsicm.org/pdf/SepsisJapan2012.pdf) 閲覧日：2014/9/5

ヒポクラテスやガレノスは，敗血症についてどのように述べているか？

ヒポクラテス（紀元前460～紀元前370年頃）はsepsis（σήψις）を，肉が腐り，水分は悪臭を放つ空気を生み，傷が膿む過程であると述べている。ガレノス（紀元後125～200年頃）は敗血症をよい出来事で，創傷治癒に必要なものだと考えていた。

　ヒポクラテスは古代ギリシアの医師で，「医聖」として今も尊敬され続けている。一方，四体液説を唱えたガレノスは医学の巨大な権威であったが，ブタの解剖結果か

ら「人間の肝臓は五葉ある」と結論づけるなど，けっこうデタラメをやっている。しかし，ガレノスのいってることは完全に正しいという権威主義が西洋医学を支配し，ルネサンスまで1500年もの間，西洋の医学は進歩を完全にストップさせる。たとえば，ガレノスはあらゆる病気の万能の治療として瀉血を推奨し，それは19世紀まで残る悪しき伝統となった。読者の皆さんも権威主義にはご用心！

Angus DC, van der Poll T. Severe Sepsis and Septic Shock. N Engl J Med 2013 ; 369 : 840-51.
茨木 保．まんが 医学の歴史．東京：医学書院，2008．
Wendy Moore．矢野真千子訳．解剖医ジョン・ハンターの数奇な生涯．東京：河出書房新社，2007．

カテーテル感染

山本舜悟

A カテーテル刺入部に感染徴候がなければ，感染を否定してもよいか？

否定できない。Safdarらの報告によれば，CRBSIで発赤などの局所の炎症所見を伴ったのは3％にすぎなかった。CRBSIではむしろ，カテーテル刺入部に炎症所見を伴わないほうが典型的といえるかもしれない。ただし，この研究では，原因菌の約8割（35例中27例）がコアグラーゼ陰性ブドウ球菌という弱毒菌であり，局所に炎症を起こしにくかった可能性がある（黄色ブドウ球菌は1例もなかった）。カテーテルの刺入部に膿があった場合には，CRBSIの可能性が高い（相対リスク 27.1）とも報告されている。新生児を対象にした別の研究では，刺入部の発赤や排膿の存在は，CRBSIの診断に感度20％，特異度94.1％（陽性尤度比 3.39，陰性尤度比 0.85）と報告されている。刺入部の炎症所見は，あれば診断の役に立つが，ない場合は除外に役立たない所見である。

Safdar N, Maki DG. Inflammation at the insertion site is not predictive of catheter-related bloodstream infection with short-term, noncuffed central venous catheters. Crit Care Med 2002 ; 30 : 2632-5.　PMID：12483050
Fallat ME, Gallinaro RN, Stover BH, et al. Central venous catheter bloodstream infections in the neonatal intensive care unit. J Pediatr Surg 1998 ; 33 :1383-7.　PMID：9766359

A カテーテル関連血流感染（CRBSI）の診断のためのDTP★とは何か？

同時に同じ量採取したカテーテルのハブからの血液と末梢から血液の培養を行い，陽性になるまでの時間差を測ることである。カテーテルからの採血のほうが，末梢からの採血よりも2時間以上速く培養が陽性になるとDTP陽性と判定する。メタ解析によるCRBSIに対する診断特性は短期的カテーテルで感度89％，特異度87％，長期的カテーテルで感度90％，特異度72％と報告されている。

Safdar N, Fine JP, Maki DG. Meta-analysis : methods for diagnosing intravascular device-related bloodstream infection. Ann Intern Med 2005 ; 142 : 451-66.　PMID：15767623

★— DTP　differential time to positivity

A CRBSIの原因菌はどのようなものか？

教科書的には，コアグラーゼ陰性ブドウ球菌や黄色ブドウ球菌といったグラム陽性球菌が多いとされ，CRBSIの初期治療の主なターゲットはグラム陽性球菌である。ただ

し，施設やカテーテルの刺入部位，年代によって原因菌の割合は異なる．1例として
カテーテルの刺入部位による原因菌の違いを示した報告について表5-2に示す．

表5-2 カテーテル刺入部位による原因菌

	大腿部[a]	その他の部位[b]
グラム陽性菌，合計(%)	44.4	90.4
コアグラーゼ陰性ブドウ球菌	22.2	55.8
MRSA	5.6	13.5
MSSA★	5.6	15.4
腸球菌	11.1	3.9
バシラス(Bacillus)属	0	1.9
グラム陰性菌，合計(%)	38.9	7.7
大腸菌	27.8	1.9
クレブシエラ(Klebsiella)属	2.8	0
エンテロバクター属	2.8	1.9
セラチア・マルセッセンス(Serratia marcescens)	2.8	0
緑膿菌	2.8	3.9
真菌，合計(%)	16.7	1.9
カンジダ・アルビカンス(Candida albicans)	16.7	1.9

a 大腿静脈，大腿動脈．
b 内頸静脈，鎖骨下静脈，橈骨動脈．
(Lorente L, Jiménez A, Santana M, et al. Microorganisms responsible for intravascular catheter-related bloodstream infection according to the catheter site. Crit Care Med, 35(10), 2424-7, 2007 Oct. Wolters Kluwer Health. PMID：17717493より)

★─MSSA　メチシリン感受性黄色ブドウ球菌(methicillin-susceptible Staphylococcus aureus)

A　CRBSIで，グラム陰性桿菌を初期治療でカバーするのはどのような場合か？

IDSA(米国感染症学会)のガイドラインでは，大腿部からカテーテルが挿入されている重症患者では，CRBSIを疑う場合の初期治療としてグラム陰性桿菌のカバーを推奨している(A-II)．表5-2の研究において，大腿部にカテーテルが留置されている場合，他の部位に留置されている場合と比べてグラム陰性菌が原因になっている割合が高いから，とされている(オッズ比 7.48；95% CI★ 2.19〜25.54)．

Mermel LA, Allon M, Bouza E, et al. Clinical practice guidelines for the diagnosis and management of intravascular catheter-related infection：2009 Update by the Infectious Diseases Society of America. Clin Infect Dis 2009；49：1-45.　PMID：19489710
Lorente L, Jiménez A, Santana M, et al. Microorganisms responsible for intravascular catheter-related bloodstream infection according to the catheter site. Crit Care Med 2007；35：2424-7. PMID：17717493

★─ CI　信頼区間(confidence interval)

A　CRBSIで，カンジダを初期治療でカバーするのはどのような場合か？

前問と同様に IDSA のガイドラインでは，大腿部からカテーテルが挿入されている重症患者では，CRBSIの初期治療としてカンジダのカバーが推奨されている(A-II)．大

腿部にカテーテルが留置されている場合，他の部位に留置されている場合と比べてカンジダが原因になっている割合が高い（オッズ比 10.2；95％ CI 1.17 ～ 88.85）。そのほか，TPN★，広域抗菌薬の長期間使用，血液腫瘍，骨髄または固形臓器移植後，カンジダ属が複数部位に定着していることもカンジダによる CRBSI のリスク因子であり，これらのリスク因子を有する患者では，初期治療としてカンジダのカバーを考慮する（B-II）。

また，好中球減少のない成人 ICU 患者を対象に，侵襲性カンジダ感染症の可能性を見積もるための「カンジダスコア」が提唱されている（表 5–3）。5 点満点で 3 点以上は高リスクとされる。

表 5–3 カンジダスコアによる侵襲性カンジダ感染症の有病割合

カンジダスコア

項目	点数
TPN あり	1 点
外科手術あり	1 点
カンジダ属が複数部位に定着あり	1 点
重症敗血症	2 点

カットオフ値	侵襲性カンジダ感染症の有病割合（％）（95％ CI）
＜3	2.3（1.1 ～ 3.5）
3	8.5（4.2 ～ 12.7）
4	16.8（9.7 ～ 23.9）
5	23.6（12.4 ～ 34.9）

(León C, Ruiz-Santana S, Saavedra P, et al. Usefulness of the "Candida score" for discriminating between Candida colonization and invasive candidiasis in non-neutropenic critically ill patients: a prospective multicenter study. Crit Care Med, 37(5), 1624-33, 2009 May. Wolters Kluwer Health. PMID：19325481 より)

Mermel LA, Allon M, Bouza E, et al. Clinical practice guidelines for the diagnosis and management of intravascular catheter-related infection：2009 Update by the Infectious Diseases Society of America. Clin Infect Dis 2009；49：1-45. PMID：19489710
Lorente L, Jiménez A, Santana M, et al. Microorganisms responsible for intravascular catheter-related bloodstream infection according to the catheter site. Crit Care Med 2007；35：2424-7. PMID：17717493
León C, Ruiz-Santana S, Saavedra P, et al. A bedside scoring system（"Candida score"）for early antifungal treatment in nonneutropenic critically ill patients with Candida colonization. Crit Care Med 2006；34：730-7. PMID：16505659

León C, Ruiz-Santana S, Saavedra P, et al. Usefulness of the "Candida score" for discriminating between Candida colonization and invasive candidiasis in non-neutropenic critically ill patients : a prospective multicenter study. Crit Care Med 2009 ; 37 : 1624-33. PMID : 19325481

★─ TPN　完全静脈栄養(total parenteral nutrition)

Ⓑ CV★カテーテル感染と診断したときに，カテーテルは抜去すべきか？

原則として，抜去できるならば抜去すべきである．IDSAのガイドラインでは，特に，グラム陰性桿菌，黄色ブドウ球菌，腸球菌，真菌，抗酸菌による短期的カテーテルのCRBSIでは，カテーテルを抜去すべきだと推奨されている(A-Ⅱ)．長期的カテーテルでは，抜去の判断の閾値は高くなるが，重症敗血症，化膿性血栓性静脈炎，心内膜炎，適切な抗菌薬治療にもかかわらず72時間以上菌血症が持続する場合や，グラム陰性桿菌，黄色ブドウ球菌，腸球菌，真菌，抗酸菌によるCRBSIでは，カテーテルを抜去すべきだと推奨されている(A-Ⅱ)．詳細はガイドラインを参照．

Mermel LA, Allon M, Bouza E, et al. Clinical practice guidelines for the diagnosis and management of intravascular catheter-related infection : 2009 Update by the Infectious Diseases Society of America. Clin Infect Dis 2009 ; 49 : 1-45. PMID : 19489710

★─ CV　中心静脈(central vein)

Ⓑ カテーテル先(カテ先)培養で細菌または真菌が検出されたが，血液培養が陰性の場合の対応はどうするか？

適切に採取された血液培養が陰性で，カテ先培養のみで培養が陽性になった場合は，通常，治療は不要だが，その後，感染徴候が明らかになってくるようであれば，血液培養を繰り返す．カテ先培養から黄色ブドウ球菌が検出された場合は5〜7日間治療することが推奨されている．これは，黄色ブドウ球菌がカテ先培養陽性，血液培養陰性だった患者がカテーテル抜去後に黄色ブドウ球菌菌血症になるリスクが高かったという研究に基づいている(菌血症を発症する中央値は抜去後3〜4日間)．また，抜去後24〜48時間以内に抗菌薬を投与されていた患者では，菌血症をきたすリスクが低かったと報告されている．

Mermel LA, Allon M, Bouza E, et al. Clinical practice guidelines for the diagnosis and management of intravascular catheter-related infection : 2009 Update by the Infectious Diseases Society of America. Clin Infect Dis 2009 ; 49 : 1-45. PMID : 19489710
Ekkelenkamp MB, van der Bruggen T, van de Vijver DA, et al. Bacteremic complications of intravascular catheters colonized with *Staphylococcus aureus*. Clin Infect Dis 2008 ; 46 : 114-8. PMID : 18171225
Ruhe JJ, Menon A. Clinical significance of isolated *Staphylococcus aureus* central venous catheter tip cultures. Clin Microbiol Infect 2006 ; 12 : 933-6. PMID : 16882304

Ⓑ CVカテーテル挿入時の皮膚消毒には何を用いるべきか？

CDCのガイドラインでは，CVカテーテル挿入時の皮膚消毒には＞0.5％クロルヘキシジンアルコール製剤の使用を推奨し，クロルヘキシジンに禁忌がある場合にヨードチンキ，ヨードフォア(ポピドンヨードが含まれる)，70％アルコールが代替として使用できるとしている(カテゴリーIA)．日本で多く使用されているポピドンヨードは第2選択としての位置づけである．クロルヘキシジン製剤が，ポピドンヨードに比

べてカテーテルコロニゼーションを減少させたという研究に基づいている。日本では，0.5％，1％クロルヘキシジンアルコール製剤が利用可能だが，クロルヘキシジンの最適な濃度については定見がない。

O'Grady NP, Alexander M, Burns LA, et al. Guidelines for the prevention of intravascular catheter-related infections. Clin Infect Dis 2011；52：e162-93． PMID：21460264
安田英人，讃井將満，日本集中治療教育研究会．カテーテル関連血流感染症予防に対してクロルヘキシジンアルコールは有用か．日集中医誌 2013；20：217-26．

Ⓑ 末梢静脈カテーテルの定期的な入れ替えは必要か？

定期的な交換に関する強い推奨はないが，感染リスク低減と静脈炎に伴う不快感を軽減するために末梢静脈カテーテルは72～96時間ごとの交換が一般的である。

　定期的な交換（主に72～96時間ごと）と臨床上必要時の交換（静脈炎や局所感染発生時）を比較したRCTのメタ解析では，CRBSIや静脈炎の発生について有意差が示されなかった。しかし，ガイドライン上は定期的な交換は不要であるとまではいわれておらず，感染や静脈炎を減らすために72～96時間ごとより頻回に交換する必要はないという推奨にとどまっている。メタ解析に含まれたRCTの「臨床上必要時の交換群」も平均90～99時間程度で入れ替えが必要になっていたことを考えると，現実的には，これくらいの期間で交換が必要になることが多いのだろう。毎日の末梢カテーテルの刺入部の観察と不要なカテーテル抜去もCRBSI予防には不可欠である。

O'Grady NP, Alexander M, Burns LA, et al. Guidelines for the prevention of intravascular catheter-related infections. Clin Infect Dis 2011；52：e162-93． PMID：21460264
Webster J, Osborne S, Rickard CM, et al. Clinically-indicated replacement versus routine replacement of peripheral venous catheters. Cochrane Database Syst Rev 2013；4：CD007798． PMID：23633346
Webster J, Clarke S, Paterson D, et al. Routine care of peripheral intravenous catheters versus clinically indicated replacement：randomised controlled trial. BMJ 2008；337：a339． PMID：18614482
Rickard CM, Webster J, Wallis MC, et al. Routine versus clinically indicated replacement of peripheral intravenous catheters：a randomised controlled equivalence trial. Lancet 2012；380：1066-74． PMID：22998716

Ⓒ 抗菌薬ロック療法とは何か？

カテーテル内に抗菌薬またはエタノールと生理食塩液またはヘパリンを混合したものを充満させてカテーテル内腔を汚染した菌を除去する治療法である。CRBSIでは血流感染を起こしているので，経静脈的抗菌薬全身投与も必要である。CRBSI治療の原則はカテーテル抜去だが，コアグラーゼ陰性ブドウ球菌のような弱毒菌が原因菌で，長期間カテーテルのような容易に抜去できない場合が適応になる。黄色ブドウ球菌やカンジダによるCRBSIでは，本法を行っても再発率が高いと報告されている。具体的な使用法はガイドラインを参照。

Benoit JL, Carandang G, Sitrin M, et al. Intraluminal antibiotic treatment of central venous catheter infections in patients receiving parenteral nutrition at home. Clin Infect Dis 1995；21：1286-8. PMID：8589156
Fernandez-Hidalgo N, Almirante B, Calleja R, et al. Antibiotic-lock therapy for long-term intravascular catheter-related bacteraemia：results of an open, non-comparative study. J Antimicrob

Chemother 2006 ; 57 : 1172-80.　PMID：16597634
Mermel LA, Allon M, Bouza E, et al. Clinical practice guidelines for the diagnosis and management of intravascular catheter-related infection : 2009 Update by the Infectious Diseases Society of America. Clin Infect Dis 2009 ; 49 : 1-45.　PMID：19489710

CRBSIを疑った場合，カテーテルからの採血はいくつのルーメンから採取すればよいか？

IDSAガイドラインでは，末梢静脈から採血できない場合，異なるカテーテルルーメンから2セット以上の採血することを推奨している（B-Ⅲ）。しかし，このような状況ですべてのカテーテルルーメンから採取すべきかどうかはわかっていない（C-Ⅲ）。
　Guembeらは，ダブルルーメン，トリプルルーメンカテーテルの場合，すべてのルーメンから採血したほうが微生物の検出感度が15〜30％程度上昇すると報告している。ただし，カテーテルからの採血のみだとカテーテル内腔の定着かどうかの判断ができないため，やはり，末梢静脈からもできる限り採血すべきである。実際，この研究でも末梢静脈からの血液培養検体と比較していた。

Mermel LA, Allon M, Bouza E, et al. Clinical practice guidelines for the diagnosis and management of intravascular catheter-related infection : 2009 Update by the Infectious Diseases Society of America. Clin Infect Dis 2009 ; 49 : 1-45.　PMID：19489710
Guembe M, Rodríguez-Créixems M, Sánchez-Carrillo C, et al. How many lumens should be cultured in the conservative diagnosis of catheter-related bloodstream infections? Clin Infect Dis 2010 ; 50 : 1575-9.　PMID：20455693

血液培養からカンジダ属が検出されたら，1セットのみならコンタミネーションとして無視してよいか？

カンジダ属が血液培養から検出された場合，真の陽性である可能性は90％以上とされる。コンタミネーションと判断する相当な合理的理由がない限り，真の陽性として治療したほうがよい。この際，眼内炎の有無のチェックも必要である。

Weinstein MP, Towns ML, Quartey SM, et al. The clinical significance of positive blood cultures in the 1990s : a prospective comprehensive evaluation of the microbiology, epidemiology, and outcome of bacteremia and fungemia in adults. Clin Infect Dis 1997 ; 24 : 584-602.　PMID：9145732

CVカテーテル感染を疑ったときに，カテーテルの入れ替えはガイドワイヤを用いてもよいか？

血行動態が安定している患者において，CRBSIを疑った時点でカテーテルの入れ替えが必要かどうかは定見がない。血液培養が陽性になった場合はガイドワイヤを用いて入れ替えを行ってもよいが，抜去したカテーテル先端の培養が陽性になった場合は，入れ替えたカテーテルを抜去して別の場所に入れ替えるべきである。最初の入れ替え時点でCRBSIの可能性が高いと考えている場合は，ガイドワイヤを用いずに入れ替えたほうがよいと筆者は思う。

Mermel LA, Allon M, Bouza E, et al. Clinical practice guidelines for the diagnosis and management of intravascular catheter-related infection : 2009 Update by the Infectious Diseases Society of America. Clin Infect Dis 2009 ; 49 : 1-45.　PMID：19489710

心臓および血管内感染症

山本舜悟

 IE*を疑うのはどのような場合か？

IEの発症様式は大まかに以下の3通りに分けることができる：

(1) ダラダラと熱が続く不明熱タイプ
(2) 脳梗塞（麻痺）や腎梗塞，脾梗塞（側腹部痛）などの症状で受診する塞栓症状タイプ
(3) 亜急性の経過の呼吸困難で受診する心不全タイプ

集中治療分野で遭遇するであろうIEはおそらく(2)や(3)のタイプが多いだろう。原因不明の塞栓症状がある患者や発熱および炎症反応上昇を伴う急性心不全では，IEを鑑別に挙げて血液培養を採取したほうがよい。表5-4のような所見があれば，IEを疑うべきだとされる。

Habib G, Hoen B, Tornos P, et al ; ESC Committee for Practice Guidelines. Guidelines on the prevention, diagnosis, and treatment of infective endocarditis(new version 2009) : the Task Force on the Prevention, Diagnosis, and Treatment of Infective Endocarditis of the European Society of Cardiology(ESC). Endorsed by the European Society of Clinical Microbiology and Infectious Diseases (ESCMID) and the International Society of Chemotherapy(ISC) for Infection and Cancer. Eur Heart J 2009 ; 30 : 2369-413. PMID：19713420

★― IE 感染性心内膜炎(infective endocarditis)

 疑ったあと，IEの診断はどのように行うか？

IEの診断は修正Dukeの基準（表5-5）に基づいて行う。ただし，臨床的なIEらしさも大切で，IEを疑わない患者に診断基準を無理矢理当てはめるようなことはしないほうがよい。逆に，この基準を満たさなくても，臨床的に他の診断が考えられなければ，IEとして治療を行うことはあるので，経験のある専門家の意見によく耳を傾けたほうがよい。

Li JS, Sexton DJ, Mick N, et al. Proposed modifications to the Duke criteria for the diagnosis of infective endocarditis. Clin Infect Dis 2000 ; 30 : 633-8. PMID：10770721

 HACEKとは何か？

栄養要求性の高いグラム陰性桿菌で，IEの原因になることがある。*Haemophilus parainfluenzae*（パラインフルエンザ菌），*H. aphrophilus*, *H. paraphrophilus*, *H. influenzae*, *Aggregatibacter actinomycetemcomitans*（アグリゲイティバクター・アクチノミセテムコミタンス），*Cardiobacterium hominis*（カーディオバクテリウム・ホミニス），*Eikenella corrodens*（エイケネラ・コローデンス），*Kingella kingae*（キンゲラ・キンガエ），*K. denitrificans*などの頭文字をとってHACEKという。

 IEの手術適応は何か？

大きく分けると，心不全がコントロールできない場合，抗菌薬で感染がコントロールできない場合，疣贅が大きいので塞栓症を予防するため，の3通りである。緊急，準緊急，待機的に行うべきかなど，詳細はガイドラインを参照。最近の韓国のRCTでは，疣贅が10mm以上と大きければ，早期手術のほうが6週間以内の死亡や塞栓症

表 5-4　以下のような所見があれば IE を疑う

1. 新しい逆流性の心雑音
2. 原因不明の塞栓症
3. 原因不明の菌血症(特に, 感染性心内膜炎を起こす微生物による)
4. 発熱*(IEで最もよくみられる症状)と以下があれば疑う：

   (1) 心臓内に人工物がある場合(例：人工弁, ペースメーカー, 埋め込み式除細動器, surgical baffle / conduit)
   (2) IE の既往
   (3) 弁膜症の既往, 先天性心疾患
   (4) その他の感染性心内膜炎の素因(例：免疫不全状態, 静脈薬物使用)
   (5) 菌血症に関連するような最近の手技
   (6) うっ血性心不全の所見
   (7) 新規の伝導障害
   (8) IE の典型的な微生物が血液培養陽性, または Q 熱の抗体価が陽性
   (9) 血管性あるいは免疫学的現象：塞栓症, Roth 斑, 爪下出血, Janeway 病変, Osler 結節
   (10) 局所的あるいは非特異的な神経学的症状, 所見
   (11) 肺塞栓あるいは肺浸潤影の所見(右心系の心内膜炎)
   (12) 原因不明の末梢の膿瘍(腎臓, 脾臓, 脳, 椎体)

* 高齢者や抗菌薬投与後, 免疫不全患者, 病原性の低い微生物または非典型的な微生物による心内膜炎では, 発熱がないことがある

---

3. の感染性心内膜炎を起こしやすい微生物とは以下のとおりであり, これらが血液培養から検出されたら「IE ではないか？」と考える：

- 緑色レンサ球菌(viridans group streptococci)
- *Streptococcus bovis* (D 群レンサ球菌)
- HACEK グループ：*Haemophilus parainfluenzae* (パラインフルエンザ菌), *Aggregatibacter (Actinobacillus) actinomycetemcomitans* (アグリゲイティバクター・アクチノミセテムコミタンス), *Cardiobacterium hominis* (カーディオバクテリウム・ホミニス), *Eikenella corrodens* (エイケネラ・コローデンス), *Kingella kingae* (キンゲラ・キンガエ) など
- 黄色ブドウ球菌
- 腸球菌(市中発症の場合)

(With permission of Oxford University Press (UK) ©European Society of Cardiology, www.escardio.org/guidelines.)

が少なく, 予後がよいという結果だった(3% vs. 23%；ハザード比 0.1；95% CI 0.01 ～ 0.82)。ただし, 除外基準のなかに脳塞栓があるので,「脳塞栓がなければ」という条件になる。

　日本の多施設観察研究によると, 脳塞栓発症後 1 週間以内に手術を行うと, 術後悪化する割合が 45.5%, 1 ～ 2 週間で行うと 16.7%で, 2 週間以降に手術を行うと約 10%, 4 週間以降に行うと 2.3%という結果だった。脳塞栓がある場合には, 最低でも 2 週間, できれば 4 週間待ちたいというのが多くの専門家の意見である。しかし, それだけの期間待てるかどうかは全身状態次第なので, 脳塞栓があっても, 救命のために早期に外科手術に踏み切らざるをえないことがある。

Habib G, Hoen B, Tornos P, et al ; ESC Committee for Practice Guidelines. Guidelines on the prevention, diagnosis, and treatment of infective endocarditis(new version 2009)：the Task Force on the Prevention, Diagnosis, and Treatment of Infective Endocarditis of the European Society of Cardiology (ESC). Endorsed by the European Society of Clinical Microbiology and Infectious

表 5-5 修正 Duke の基準

確定(definite)例
- 病理学的基準
  (1) 微生物が疣贅，塞栓を起こした疣贅，心臓内膿瘍検体の培養または組織学的検査で検出される。あるいは，
  (2) 病理学的病変：疣贅または心臓内膿瘍で組織学的に活動性の心内膜炎所見が証明される
- 臨床基準
  (1) 二つの大基準。あるいは，
  (2) 一つの大基準と三つの小基準。あるいは，
  (3) 五つの小基準

疑い(possible)例
  (1) 一つの大基準と一つの小基準。あるいは，
  (2) 三つの小基準

否定(rejected)例
  (1) IEの所見を説明する別の診断が確定する。あるいは，
  (2) 4日未満の抗菌薬治療でIEの所見が消退する。あるいは，
  (3) 4日未満の抗菌薬治療で手術または剖検でIEの病理学的所見がない。あるいは，
  (4) 上記の疑い(possible)例の定義を満たさない

大基準(major criteria)
- 血液培養陽性：
  別の2セットの血液培養からIEに典型的な微生物が検出される：緑色レンサ球菌，*Streptococcus bovis*，HACEKグループ，黄色ブドウ球菌；または市中発症で腸球菌（ほかに感染巣がない場合）
  IEに矛盾しない微生物が持続的に血液培養で陽性になる。すなわち，
  ・12時間以上間隔をあけて採取された血液培養が2セット以上陽性。または，
  ・3セットすべてか4セット以上の血液培養のうち大半が陽性（最初と最後の検体は少なくとも1時間以上の間隔をあけて採取）
  ・コクシエラ・バーネッティ（*Coxiella burnetii*）が血液培養で1度でも検出されるか，これのanti-phase 1 IgG抗体価が1：800以上
- 心内膜病変の所見
  ・心エコーでIE陽性〔経食道心エコーが推奨されるのは，人工弁置換後，臨床基準で少なくとも疑い例 "possible IE" になった，合併症を起こしたIE（弁輪部膿瘍）患者。それ以外は経胸壁心エコーを最初に行う〕。心エコーでのIE所見は以下のとおり：
    # 弁または弁支持組織に付着した心臓内腫瘤が逆流ジェット路で周期的に振動する。または人工弁に他に解剖学的な説明ができない腫瘤が付着して振動する。または，
    # 膿瘍　または，
    # 新たに人工弁が部分的に外れている
  ・新たな弁逆流症（以前からあった心雑音が悪化するか変化するだけでは不十分）

小基準(minor criteria)
- 素因：心臓の準備状態または静脈薬物使用
- 発熱：体温38℃以上
- 血管病変：主要な動脈塞栓，敗血症性肺梗塞，感染動脈瘤，頭蓋内出血，結膜出血，Janeway病変
- 免疫学的病変：糸球体腎炎，Osler結節，Roth斑，リウマチ因子
- 微生物学的所見：血液培養陽性だが，大基準を満たさない[a]。またはIEの原因になる微生物の活動性感染を示す血清学的所見
- 心エコーでの小基準は削除

---

[a] コアグラーゼ陰性ブドウ球菌や心内膜炎を起こさない微生物で血液培養1セット陽性は除外。
(Proposed modifications to the Duke criteria for the diagnosis of infective endocarditis. Clin Infect Dis, 2000, vol 30, 4, 633-8, by permission of Oxford University Press)

Diseases (ESCMID) and the International Society of Chemotherapy (ISC) for Infection and Cancer. Eur Heart J 2009 ; 30 : 2369-413. PMID : 19713420

Kang D-H, Kim Y-J, Kim S-H, et al. Early surgery versus conventional treatment for infective endocarditis. N Engl J Med 2012 ; 366 : 2466-73. PMID : 22738096

Eishi K, Kawazoe K, Kuriyama Y, et al. Surgical management of infective endocarditis associated with cerebral complications. Multi-center retrospective study in Japan. J Thorac Cardiovasc Surg 1995 ; 110 : 1745-55. PMID : 8523887

Baddour LM, Wilson WR, Bayer AS, et al. Committee on Rheumatic Fever, Endocarditis, and Kawasaki Disease ; Council on Cardiovascular Disease in the Young ; Councils on Clinical Cardiology, Stroke, and Cardiovascular Surgery and Anesthesia ; American Heart Association ; Infectious Diseases Society of America. Infective endocarditis : diagnosis, antimicrobial therapy, and management of complications : a statement for healthcare professionals from the Committee on Rheumatic Fever, Endocarditis, and Kawasaki Disease, Council on Cardiovascular Disease in the Young, and the Councils on Clinical Cardiology, Stroke, and Cardiovascular Surgery and Anesthesia, American Heart Association : endorsed by the Infectious Diseases Society of America. Circulation 2005 ; 111 : e394-434. PMID : 15956145

Ⓐ 血液培養から表皮ブドウ球菌が検出されたときのコンタミネーションかどうかの判断はどうするか？

表5-6は，採取した血液培養のうち何セットで表皮ブドウ球菌（*Staphylococcus epidermidis*）が陽性になったかで，真の陽性である可能性，コンタミネーションの可能性がどれくらいかを示したものである．複数セット中1セットのみ陽性の場合は，コンタミネーションの可能性が高いことがわかる．

Weinstein MP, Towns ML, Quartey SM, et al. The clinical significance of positive blood cultures in the 1990s : a prospective comprehensive evaluation of the microbiology, epidemiology, and outcome of bacteremia and fungemia in adults. Clin Infect Dis 1997 ; 24 : 584-602. PMID : 9145732

Ⓐ IEに対する心エコー（経胸壁，経食道）の感度，特異度はどれくらいか？

IEの疣贅の診断のための心エコーの感度，特異度は表5-7のとおりである．

Ⓑ IEの原因菌はどのようなものが多いか？

IEは血液培養が陽性になるものとならないものの2通りに分けることができる．このうち，およそ85％が血液培養陽性になるものであり，黄色ブドウ球菌，コアグラーゼ陰性ブドウ球菌，レンサ球菌，腸球菌といったグラム陽性球菌が多い．

Habib G, Hoen B, Tornos P, et al ; ESC Committee for Practice Guidelines. Guidelines on the prevention, diagnosis, and treatment of infective endocarditis (new version 2009) : the Task Force on the Prevention, Diagnosis, and Treatment of Infective Endocarditis of the European Society of Cardiology (ESC). Endorsed by the European Society of Clinical Microbiology and Infectious Diseases (ESCMID) and the International Society of Chemotherapy (ISC) for Infection and Cancer. Eur Heart J 2009 ; 30 : 2369-413. PMID : 19713420

Ⓑ 腸球菌のアミノグリコシド高度耐性とは何か？

腸球菌がIEを起こした場合，ペニシリンやバンコマイシンのような細胞壁合成阻害

表 5-6 血液培養から検出された表皮ブドウ球菌の臨床的重要性

血液培養セット数		臨床的重要性(%)		
陽性	採取	真の陽性	コンタミネーション	不明
1	1	0	97.1	2.9
1	2	2.2	94.8	3.0
2	2	60	3.3	36.7
1	3	0	100	0
2	3	75	0	25
3	3	100	0	0

(The clinical significance of positive blood cultures in the 1990s : a prospective comprehensive evaluation of the microbiology, epidemiology, and outcome of bacteremia and fungemia in adults. Clin Infect Dis, 1997, vol 24, 4, 584-602, by permission of Oxford University Press)

表 5-7 疣贅の診断に関する心エコーの感度・特異度

	感度	特異度
TTE[★1]	44〜63%	91〜98%
TEE[★2]	87〜100%	91〜100%

(Reproduced from [Heart, Evangelista A, Gonzalez-Alujas MT, 90, 614-7, 2004] with permission from BMJ Publishing Group Ltd.)
★1—TTE　trans-thoracic echocardiogram
★2—TEE　経食道心エコー (trans-esophageal echocardiogram)

作用のある薬剤のほかに，アミノグリコシド（ゲンタマイシンまたはストレプトマイシン）の併用が推奨されている。アミノグリコシドが併用できない場合の治療成績は悪い。アミノグリコシドに対する感受性を調べる際には，グラム陰性桿菌に対する濃度（数 μg/mL）よりも桁違いに高い濃度で調べることに注意を要する。

　腸球菌のアミノグリコシドに対する高度耐性は，CLSI（M100-S20）の基準では，微量液体希釈法でゲンタマイシンの MIC が 500 μg/mL 以上，ストレプトマイシンでは 1,000 μg/mL 以上で高度耐性と報告される。ディスク拡散法を用いる場合は，120 μg 含有ゲンタマイシンディスクまたは 300 μg 含有ストレプトマイシンディスクを用い，阻止円が 6 mm 以下で耐性，7〜9 mm は不確定，10 mm 以上で感受性と報告される。

　虎の門病院の調査では，2007 年からの 3 年間で，アミノグリコシド高度耐性をもつ腸球菌の頻度は 28% であった。

Araoka H, Kimura M, Yoneyama A. A surveillance of high-level gentamicin-resistant enterococcal bacteremia. J Infect Chemothe 2011 ; 17 : 433-4.　PMID : 21042826

Ⓑ IEの人工弁置換術後の治療期間はどのくらいか？

切除した弁の培養が陰性であれば，手術前の血液培養陰性確認時点から治療期間をカウントする。弁の培養が陽性であれば，置換時点を起点として治療期間をカウントする。人工弁心内膜炎の治療期間ではなく，自己弁心内膜炎の治療期間でよい。菌種によって異なるが合計4～6週間治療を行う。詳細はガイドラインを参照。

Habib G, Hoen B, Tornos P, et al ; ESC Committee for Practice Guidelines. Guidelines on the prevention, diagnosis, and treatment of infective endocarditis (new version 2009) : the Task Force on the Prevention, Diagnosis, and Treatment of Infective Endocarditis of the European Society of Cardiology (ESC). Endorsed by the European Society of Clinical Microbiology and Infectious Diseases (ESCMID) and the International Society of Chemotherapy (ISC) for Infection and Cancer. Eur Heart J 2009 ; 30 : 2369-413.　PMID：19713420

Ⓑ 黄色ブドウ球菌菌血症の治療期間はどのくらいか？

歴史的に，黄色ブドウ球菌菌血症の治療期間は，心内膜炎や他の合併症の存在を懸念して長期間治療(4～6週間)が行われてきた。1990年代に黄色ブドウ球菌のカテーテル関連血流感染で転移性病変がなければ，10～14日間の短期間治療でもよいのではないか？，という後向き研究が行われ，10日未満の治療は10日以上の治療に比べて高率に再燃した。

IDSAのMRSA治療ガイドラインでは，単純性菌血症(心内膜炎がない，人工物がない，治療後2～4日後に採取した血液培養が陰性，有効な抗菌薬開始後72時間以内に解熱，転移性病変の所見がない)であれば，最低2週間の治療を勧めている。単純性菌血症の条件を満たさない場合は，複雑性菌血症として4～6週間の治療を勧めている。この場合，感染性心内膜炎や骨髄炎，深部膿瘍の検索が必要である。

Malanoski GJ, Samore MH, Pefanis A, et al. Staphylococcus aureus catheter-associated bacteremia. Minimal effective therapy and unusual infectious complications associated with arterial sheath catheters. Arch Intern Med 1995 ; 155 : 1161-6.　PMID：7763121
Raad II, Sabbagh MF. Optimal duration of therapy for catheter-related Staphylococcus aureus bacteremia : a study of 55 cases and review. Clin Infect Dis 1992 ; 14 : 75-82.　PMID：1571466
Liu C, Bayer A, Cosgrove SE, et al. Clinical practice guidelines by the infectious diseases society of america for the treatment of methicillin-resistant Staphylococcus aureus infections in adults and children. Clin Infect Dis 2011 ; 52 : e18-55.　PMID：21208910

Ⓑ 血液培養から黄色ブドウ球菌が検出された場合，1セットのみ陽性ならコンタミネーションとして無視してよいか？

安易に無視すべきではない。黄色ブドウ球菌が血液培養から検出された場合，87.2%が真の原因菌，6.4%がコンタミネーション，6.4%が不明という報告がある。前問のように，黄色ブドウ球菌菌血症は適切な治療がなされないと高率に再発することが知られており，治療の機会を逸して悲惨な転帰になることを避けるため，コンタミネーションと判断できるよほどの合理的な理由がない限り，治療を行ったほうがよい。

Weinstein MP, Towns ML, Quartey SM, et al. The clinical significance of positive blood cultures in the 1990s : a prospective comprehensive evaluation of the microbiology, epidemiology, and outcome of bacteremia and fungemia in adults. Clin Infect Dis 1997 ; 24 : 584-602.　PMID：9145732

培養陰性のIEとは何か？

培養陰性のIEで最も多いものは，血液培養採取前に抗菌薬が投与されているケースである。抗菌薬を中止して血液培養を採取し直しても数日間は陰性になり続けることがあるので，熱源不明で抗菌薬を投与する場合は，必ず血液培養を採取しておきたい。

培養陰性IEのなかで，厳密には培養で検出できないわけではなく「陽性になりにくい」もののなかに栄養要求性の高いレンサ球菌〔アビオトロフィア(*Abiotrophia*)属，グラニュリカテラ(*Granulicatella*)属〕やHACEKグループ，ブルセラ(*Brucella*)，真菌がある。

血液培養で検出できないものには，コクシエラ・バーネッティ(*Coxiella burnetii*)，バルトネラ(*Bartonella*)，クラミジア(*Chlamydia*)，トロフェリマ・ウィッペリ(*Tropheryma whipplei*)などがあり，診断は血清検査や遺伝子検査に頼らざるをえない。

Habib G, Hoen B, Tornos P, et al ; ESC Committee for Practice Guidelines. Guidelines on the prevention, diagnosis, and treatment of infective endocarditis (new version 2009) : the Task Force on the Prevention, Diagnosis, and Treatment of Infective Endocarditis of the European Society of Cardiology (ESC). Endorsed by the European Society of Clinical Microbiology and Infectious Diseases (ESCMID) and the International Society of Chemotherapy (ISC) for Infection and Cancer. Eur Heart J 2009 ; 30 : 2369-413.　PMID : 19713420

交響曲第10番を作曲中，未完のまま，感染性心内膜炎で亡くなった作曲家は誰か？

グスタフ・マーラー(Gustav Mahler)。緑色レンサ球菌による感染性心内膜炎で1912年に亡くなった(1860〜1911年または1912年)。当時はまだ抗菌薬が開発されておらず有効な治療がなかった。

Millar BC, Moore JE. Emerging issues in infective endocarditis. Emerg Infect Dis 2004 ; 10 : 1110-6. PMID : 15207065

抗菌薬がなかった時代のIEの致死率はどれくらいだったか？

抗菌薬がまだ開発されていなかった1892年のウイリアム・オスラー〔William Osler (1849〜1919年)〕による内科の教科書には，感染性心内膜炎について"The cases usually terminate fatally."と記載されている。抗菌薬のなかった時代のIEの致死率はほぼ100％であったとされる。

Osler SW. The Principles and Practice of Medicine. New York : D. Appleton, 1892.
Grinberg M, Solimene MC. Historical aspects of infective endocarditis. Rev Assoc Med Bras 2011 ; 57 : 228-33.　PMID : 21537712

肺炎（市中，院内）

山本舜悟

市中肺炎の重症度はどうやって判断するのか？

PSI[*1]やCURB-65[*2]，A-DROP[*3]，SMART-COPなどさまざまな重症度スコア，予後予測スコアが提唱されている。それぞれ作成された背景に違いがあり，対象になる集

団によって若干精度が異なってくる．これだけたくさん提唱されるのは，ずば抜けて優れたものがないことの裏返しかもしれない．どのスコアが最も優れているかにこだわりすぎるよりは，複数の重症度スコアに共通して入っている因子が予後と関連しやすいのだろう，と捉えておくのがよいだろう．

それぞれの特徴としては，PSIが最もよく検証されているが，項目数が多いのが欠点である．CURB-65は英国胸部学会（British Thoracic Society）による市中肺炎の重症度スコアであり，A-DROPはCURB-65をもとに日本呼吸器学会によって作成されたスコアで簡便で使いやすい．集中治療領域では，ACAPS[4]によるSMART-COPが人工呼吸器治療（侵襲性および非侵襲性機械換気）や昇圧薬治療の必要性について，PSIやCURB-65よりも精度が高かったとされている．ここではSMART-COPについて紹介する（表5-8）．

Fine MJ, Hough LJ, Medsger AR, et al. The hospital admission decision for patients with community-acquired pneumonia. Results from the pneumonia Patient Outcomes Research Team cohort study. Arch Intern Med 1997 ; 157 : 36-44. PMID : 8996039
Lim WS, van der Eerden MM, Laing R, et al. Defining community acquired pneumonia severity on presentation to hospital : an international derivation and validation study. Thorax 2003 ; 58 : 377-82. PMID : 12728155
日本呼吸器学会. 成人市中肺炎診療ガイドライン. 東京：日本呼吸器学会, 2007.
Charles PG, Wolfe R, Whitby M, et al. SMART-COP : a tool for predicting the need for intensive respiratory or vasopressor support in community-acquired pneumonia. Clin Infect Dis 2008 ; 47 : 375-84. PMID : 18558884

★1— PSI　Pneumonia Severity Index
★2— CURB-65　confusion, urea, respiratory rate, blood pressure, age≧65 years
★3— A-DROP　age, dehydration, respiraion, disorientation, low blood pressure
★4— ACAPS　Australian Community-Acquired Pneumonia Study

A 重症市中肺炎で想起すべき病原体は何か？

重症市中肺炎では，肺炎球菌，レジオネラ（Legionella），黄色ブドウ球菌を想起したい．血液培養，喀痰培養を提出するとともに肺炎球菌およびレジオネラの尿中抗原検査も提出する．黄色ブドウ球菌のうちMRSAは，各種ガイドラインで推奨されるエンピリック治療でカバーされないため，特に，インフルエンザシーズンでインフルエンザに続発した肺炎では落とし穴になりうる．重症であればあるほど原因菌推定も重要になるため，喀痰グラム染色で黄色ブドウ球菌の可能性に注意を払ったほうがよい．

Mandell LA, Wunderink RG, Anzueto A, et al. Infectious Diseases Society of America/American Thoracic Society consensus guidelines on the management of community-acquired pneumonia in adults. Clin Infect Dis 2007 ; 44 Suppl 2 : S27-72. PMID : 17278083

A 肺炎診療にグラム染色は役立つか？

限界を踏まえつつ利用する限り，役に立つと筆者は考えている．IDSA / ATS[★]の市中肺炎ガイドラインでは，グラム染色を行う前提条件として良質な検体が採取されていることが挙げられているが，黄色ブドウ球菌やグラム陰性桿菌など頻度の低い原因菌を想定し，初期治療のカバーを広げることができること，喀痰培養の結果を検証できること，の二つの利点を挙げている．

表 5-8 SMART-COP：市中肺炎における人工呼吸治療，昇圧薬治療の必要性の予測ツール

S：Systolic BP(収縮期血圧)＜90 mmHg	2点
M：Multilobar CXR involvement(胸部X線写真で複数の肺葉に病変あり)	1点
A：Albumin(血清アルブミン値)＜3.5 g/dL*	1点
R：Respiratory rate(呼吸回数) ・50歳以下の場合，25回/分以上 ・51歳以上の場合，30回/分以上	1点
T：Tachycardia(頻脈)≧125回/分	1点
C：Confusion(新たな意識障害)	1点
O：Oxygen low(低酸素) ・50歳以下の場合，PaO_2★1＜70 mmg* または SpO_2≦93% または酸素投与下ならば PaO_2/FiO_2★2＜333* ・51歳以上の場合，PaO_2＜60 mmg* または SpO_2≦90% または酸素投与下なら PaO_2/FiO_2＜250*	2点
P：Arterial pH(動脈血 pH)＜7.35*	2点

合計点による人工呼吸器，昇圧薬治療の必要性：
　0〜2点　低リスク(0〜2.6%)
　3〜4点　中リスク(7.6〜21.4%：8人に1人)
　5〜6点　高リスク(30.9〜48.5%：3人に1人)
　7点以上　超高リスク(70.8%：3人に2人)
＊ 診療所など血液検査，動脈血液検査ができない場合は，アルブミン値，動脈血 pH，PaO_2 を除いて以下の基準で判定する
　0点：超低リスク
　1点：低リスク(20人に1人)
　2点：中リスク(10人に1人)
　3点：高リスク(6人に1人)
　4点以上：超高リスク(3人に1人)

(SMART-COP：a tool for predicting the need for intensive respiratory or vasopressor support in community-acquired pneumonia. Clin Infect Dis, 2008, vol 47, 3, 375-84, by permission of Oxford University Press)
★1— PaO_2　動脈血酸素分圧(partial pressure of oxygen in arterial blood)
★2— FiO_2　吸入酸素濃度(fraction of inspired oxygen)

　市中肺炎における喀痰グラム染色の感度，特異度は表5-9のとおりである。
　グラム染色や尿中抗原検査による原因菌の推定に基づいて初期治療を行ったほうがよいか，ガイドラインで推奨されるエンピリックな治療に基づいて初期治療を行ったほうがよいかに関する質の高い臨床研究は多くない。van der Eerdenらによる RCT では，一次アウトカムである入院期間について有意差は示されなかったものの，二次アウトカムの一つである30日間死亡割合については，推定原因菌を狙った治療群の

ほうがエンピリックな治療群よりも低かった（8％ vs. 15％；$P = 0.07$）。統計学的な有意差はなかったものの，検出力不足だった可能性がある。また，下痢の副作用は推定原因菌を狙った治療群のほうが有意に少なかった（17％ vs. 60％；$P<0.001$）。今後，十分な検出力をもった比較試験が行われることを期待する。

表5-9 市中肺炎における喀痰グラム染色の感度，特異度

	感度	特異度	陽性的中率	陰性的中率
肺炎球菌 （Streptococcus pneumoniae）	57〜68.2％	93.8〜97％	85.7〜95.1％	71.3〜84.3％
インフルエンザ菌 （Haemophilus influenzae）	76.2〜82％	99〜100％	99.3〜100％	95.4〜97.6％

（Rosón B, Carratalà J, Verdaguer R, et al. Prospective study of the usefulness of sputum Gram stain in the initial approach to community-acquired pneumonia requiring hospitalization. Clin Infect Dis 2000；31：869-74. PMID：11049763，および Miyashita N, Shimizu H, Ouchi K, et al. Assessment of the usefulness of sputum Gram stain and culture for diagnosis of community-acquired pneumonia requiring hospitalization. Med Sci Monit 2008；14：CR171-6. PMID：18376343 より作成）

Mandell LA, Wunderink RG, Anzueto A, et al. Infectious Diseases Society of America/American Thoracic Society consensus guidelines on the management of community-acquired pneumonia in adults. Clin Infect Dis 2007；44 Suppl 2：S27-72. PMID：17278083
Rosón B, Carratalà J, Verdaguer R, et al. Prospective study of the usefulness of sputum Gram stain in the initial approach to community-acquired pneumonia requiring hospitalization. Clin Infect Dis 2000；31：869-74. PMID：11049763
Miyashita N, Shimizu H, Ouchi K, et al. Assessment of the usefulness of sputum Gram stain and culture for diagnosis of community-acquired pneumonia requiring hospitalization. Med Sci Monit 2008；14：CR171-6. PMID：18376343
van der Eerden MM, Vlaspolder F, de Graaff CS, et al. Comparison between pathogen directed antibiotic treatment and empirical broad spectrum antibiotic treatment in patients with community acquired pneumonia：a prospective randomised study. Thorax 2005；60：672-8. PMID：16061709

★― ATS　米国胸部学会（American Thoracic Society）

A 院内肺炎の診断基準を説明せよ。

院内肺炎は入院後48時間以上経過してから生じた肺炎のことを指す。院内肺炎のなかでも特に，人工呼吸器関連肺炎（VAP）の診断は難しい。画像上，新規もしくは進行性の浸潤影があり，かつ38℃を超える発熱，白血球増加または白血球減少，膿性分泌物の三つのうち二つ以上があること，という簡便な基準が用いられることが多いが，感度69％，特異度75％であり十分とはいえない。VAPの診断はゴールドスタンダードの設定が困難なこともあり，よい診断基準を作成すること自体が難しいのかもしれない。

　ある一時点でVAPがあるかないかを判断することは非常に難しい。一方で，治療が遅れると当然ながら予後が悪い。CPIS★（表5-10）で6点以下のVAP患者を，（1）従来どおりの治療を行う群（10〜21日間治療）と，（2）3日間治療を行い，そのとき

再評価を行ってCPISが7点以上になるようなら従来どおりの治療を継続，6点以下のままならその時点で抗菌薬を終了する群，の2群に分けたRCTの結果は，両群で死亡率およびICU滞在期間は変わりがなく，CPISガイド群では抗菌薬治療期間が有意に短く，コストも低く，耐性菌の出現および重複感染についてもCPIS群が有意に少なかった（15% vs. 35%；$P = 0.017$）という結果だった。VAPの厳密な診断は難しいものの，時間軸を考慮に入れることにより見通しがよくなるかもしれない。

表5-10 Clinical Pulmonary Infection Score（CPIS）

初回評価は5項目（体温，白血球数，気管分泌物，酸素化，胸部X線）で行い，72時間後の評価を7項目すべてで行う。72時間後の評価で6点を超える（7点以上）と肺炎を示唆する

CPIS（点）	0点	1点	2点
体温（℃）	36.5～38.4	38.5～38.9	36未満か39以上
白血球数	4,000～11,000/μL	4,000/μL未満か11,000/μL以上	＋桿状白血球50％以上
気管分泌物	なし	膿性ではない分泌物あり	膿性分泌物あり
酸素化：PaO_2/FiO_2	240を超えるかARDS*★		240以下でARDSではない
胸部X線	浸潤影なし	びまん性（または斑状）陰影	限局性陰影
肺浸潤影の進行	画像上の悪化なし		画像上の悪化あり（うっ血性心不全，ARDSを除外後）
気管吸引物の培養	病原性のある菌が検出されなかった，もしくは微量	病原性のある菌が検出された	病原性のある菌が検出され，同じ菌がグラム染色でみえる

*―注　ARDSはPaO_2/FiO_2が200以下かつ肺動脈楔入圧18 mmHg以下かつ両側急性浸潤影の存在で定義。
(Pugin J, Auckenthaler R, Mili N, et al. Diagnosis of ventilator-associated pneumonia by bacteriologic analysis of bronchoscopic and nonbronchoscopic "blind" bronchoalveolar lavage fluid. Am Rev Respir Dis 1991；143：1121-9.　PMID：2024824. Reprinted with permission of the American Thoracic Society. Copyright ©2015 American Thoracic Society. Cite：Singh N, Rogers P, Atwood CW, et al / 2000 / Short-course empiric antibiotic therapy for patients with pulmonary infiltrates in the intensive care unit. A proposed solution for indiscriminate antibiotic prescription / American Journal of Respiratory and Critical Care Medicine / 505-11 / 162. Official journal of the American Thoracic Society)
★― ARDS　急性呼吸促迫症候群（acute respiratory distress syndrome）

Rea-Neto A, Youssef NC, Tuche F, et al. Diagnosis of ventilator-associated pneumonia：a systematic review of the literature. Crit Care 2008；12：R56.　PMID：18426596
Iregui M, Ward S, Sherman G, et al. Clinical importance of delays in the initiation of appropriate

antibiotic treatment for ventilator-associated pneumonia. Chest 2002；122：262-8. PMID：12114368

Singh N, Rogers P, Atwood CW, et al. Short-course empiric antibiotic therapy for patients with pulmonary infiltrates in the intensive care unit. A proposed solution for indiscriminate antibiotic prescription. Am J Respir Crit Care Med 2000；162：505-11. PMID：10934078

★── CPIS　Clinical Pulmonary Infection Score

Ⓑ 耐性菌による肺炎を疑うポイントは何か？

日本国内で行われた市中肺炎および医療関連肺炎に関する前向きコホート研究によると，多剤耐性菌（セフトリアキソンまたはアンピシリン・スルバクタム，マクロライド系，フルオロキノロン系に耐性）による肺炎の独立したリスク因子は表5–11のとおりだった。

表5–11　市中肺炎および医療関連肺炎における多剤耐性菌のリスク因子

リスク因子	調整オッズ比（95％ CI）
最近の入院歴（90日以内に2日以上の入院）	2.06（1.23〜3.43）
免疫抑制状態（先天性または後天性免疫不全，血液疾患，好中球数1,000/μL未満，過去30日以内に免疫抑制剤治療，またはプレドニゾロン換算で10 mg/日を2週間以上投与）	2.31（1.05〜5.11）
最近（90日以内）の抗菌薬使用	2.45（1.51〜3.98）
制酸薬（H_2拮抗薬またはプロトンポンプ阻害薬）の使用	2.22（1.39〜3.57）
チューブ栄養	2.43（1.18〜5.00）
寝たきり	2.45（1.40〜4.30）
リスク因子の数による多剤耐性菌の検出割合： 0個：3.5％，1個：9.2％，2個：21.8％，3個：42.7％，4個：53.8％，5〜6個：83.3％	

（Shindo Y, Ito R, Kobayashi D, et al. Risk factors for drug-resistant pathogens in community-acquired and healthcare-associated pneumonia. Am J Respir Crit Care Med 2013；188：985-95. PMID：23855620より作成）

Shindo Y, Ito R, Kobayashi D, et al. Risk factors for drug-resistant pathogens in community-acquired and healthcare-associated pneumonia. Am J Respir Crit Care Med 2013；188：985-95. PMID：23855620

Ⓑ 市中肺炎での血液培養の適応を説明せよ。

抗菌薬の投与がない状態での市中肺炎の血液培養陽性割合は5〜14％とされる。なかでも，肺炎球菌は比較的陽性になりやすいといわれる。黄色ブドウ球菌やグラム陰性桿菌による肺炎は重症化しやすく，重症例では必ず採取しておきたい。IDSA / ATSのガイドラインでは，ICU滞在，空洞形成，白血球減少，アルコール多飲，重度慢性

肝疾患，無脾症（解剖学的または機能的），肺炎球菌尿中抗原陽性，胸水貯留があれば，血液培養採取を推奨している。

Mandell LA, Wunderink RG, Anzueto A, et al. Infectious Diseases Society of America/American Thoracic Society consensus guidelines on the management of community-acquired pneumonia in adults. Clin Infect Dis 2007 ; 44 Suppl 2 : S27-72.　PMID : 17278083

Ⓑ 胸水を合併した肺炎の胸水はドレナージすべきか？

米国胸部専門医学会（American College of Chest Physicians）のガイドラインによると，肺炎随伴性胸水は胸水の性状により表5-12のようにカテゴリー分けされる。胸水のpHは血液ガス分析器で測定すべきとされるが，利用できない場合は胸水中の糖を測定してもよい（P_0 糖≧60 mg/dL，P_1 糖＜60 mg/dL）。カテゴリー3以上はドレナージが必要とされる。カテゴリー2でも治療の反応が乏しい場合は，再穿刺とドレナージを考慮すべきである。

Colice GL, Curtis A, Deslauriers J, et al. Medical and surgical treatment of parapneumonic effusions : an evidence-based guideline. Chest 2000 ; 118 : 1158-71.　PMID : 11035692

Ⓑ 肺炎の治療がうまくいっていないと思ったときに考えるべきことは何か？

肺炎がよくならないと思ったときには，表5-13の6通りのいずれに該当するかを考えると整理しやすい。肺炎球菌による大葉性肺炎の場合，発熱のピークを過ぎるのは48～72時間後になることが多く，完全に解熱するまで数日間かかることもあることは知っておいてもよいだろう。呼吸状態は改善傾向にあるにもかかわらず熱だけが遷延する場合は，徒に抗菌薬を変更するよりは，ほかに問題が起こっていないかどうかを考えたほうがよい。細菌感染症の経過観察の際には，全身的なパラメータよりも臓器特異的なパラメータに気を配るほうが大きな間違いは少ないだろう。

八板謙一郎, 山口征啓. 「よくならない場合」に何を考えるか？ In : 山本舜悟編. jmed28 あなたも名医！侮れない肺炎に立ち向かう31の方法 ― 非専門医のための肺炎診療指南書. 東京：日本医事新報社, 2013 : 105-13.
Fein AM, Feinsilver SH, Niederman MS, et al. "When the pneumonia doesn't get better". Clin Chest Med 1987 ; 8 : 529-41.　PMID : 3311590

Ⓑ 肺炎の治療後に胸部X線をルーチンでフォローすべきか？

ルーチンでフォローする必要はないが，肺炎の陰影の中に肺がんが隠れていないかどうかは注意を払っておいたほうがよい。Mortensenらの報告によれば，肺炎で入院した患者の9.2％にその後肺がんがみつかり，肺がん診断までは平均297日，入院から90日以内にみつかったのはそのうち27％だった。肺がん診断と有意に関連した因子は，慢性肺疾患やがんの既往，喫煙者，ICU非滞在者だった。70歳以上の高齢者の肺炎のX線写真上の陰影消失までの期間は表5-14のとおりである。前述の肺がんのリスク因子を有するような患者では，肺炎診断後2～3か月後にX線を撮影して陰影が消失していないようであれば，肺がんの可能性を考えたほうがよいかもしれない。

表5-12 肺炎随伴症胸水のある患者の予後不良リスクカテゴリー

胸水の量		胸水の細菌学的検査		胸水の生化学検査	カテゴリー	予後不良のリスク	ドレナージ
A_0	ごく少量 (側臥位で<10 mm)	AND	B_x 培養、グラム染色の結果不明	AND	C_x pH不明	1	とても低い	不要
A_1	少量から中等量 (>10 mmかつ<片側胸郭の1/2)	AND	B_0 培養陰性 AND グラム染色陰性	AND	C_0 pH≧7.20	2	低い	不要
A_2	大量 (≧片側胸郭の1/2)、被包化胸水、または肥厚した壁側胸膜あり	OR	B_1 培養陽性 OR グラム染色陽性	OR	C_1 pH<7.20	3	中程度	必要
			B_2 膿			4	高い	必要

(Reproduced with permission from American College of Chest Physicians, from Colice GL, et al. Medical and surgical treatment of parapneumonic effusions : an evidence-based guideline. Chest 2000 ; 118 : 1158-71 ; permission conveyed through Copyright Clearance Center, Inc.)

表 5-13 治らない肺炎の分類

(1) 治っているようだけど今ひとつ改善に乏しい→自然経過
(2) 胸水が増える一方/陰影が消えない→肺炎随伴性胸水/膿胸/肺化膿症
(3) 肺炎の影自体がどんどん増悪する→結核/真菌/耐性菌など一般的ではない原因菌
(4) 自然経過や肺炎単独だけでは説明できない→非感染性肺病変：特発性器質化肺炎/特発性間質性肺炎/血管炎/心不全/心筋梗塞/腎不全/肺塞栓症/ARDSなど
(5) 呼吸状態はよくなったが発熱だけが続く→肺外の問題：薬剤熱/*Clostridium difficile*感染症/偽痛風など
(6) また肺炎になりました→再発性肺炎

(八板謙一郎, 山口征啓.「よくならない場合」に何を考えるか？ In：山本舜悟編. jmed28 あなたも名医！侮れない肺炎に立ち向かう31の方法 ― 非専門医のための肺炎診療指南書. 東京：日本医事新報社, 2013：105-13 より)

表 5-14 高齢者（70歳以上）の肺炎のX線上の陰影消失までの期間

- 3週間以内：35.1％
- 6週間以内：60.2％
- 12週間以内：84.2％

(Radiographic resolution of community-acquired bacterial pneumonia in the elderly / El Solh AA, Aquilina AT, Gunen H, et al / 2004 vol 52 / 2. Copyright ©2015 ©The American Geriatrics Society.)

Mortensen EM, Copeland LA, Pugh MJ, et al. Diagnosis of pulmonary malignancy after hospitalization for pneumonia. Am J Med 2010；123：66-71.　PMID：20102994
El Solh AA, Aquilina AT, Gunen H, et al. Radiographic resolution of community-acquired bacterial pneumonia in the elderly. J Am Geriatr Soc 2004；52：224-9.　PMID：14728631

 CRPのCは何のCか？

おそらく3番目という意味。CRPはC reactive proteinの略で肺炎球菌のC多糖と沈降反応を起こす蛋白質のことである。1930年の論文に，type-specific capsular polysaccharideとも non-type-specific somatic nucleoproteinとも，異なる3番目の物質ということで"fraction C"ないし"C substance"という言葉が出てくる。この"fraction C"は肺炎球菌肺炎の患者血清と沈降する性質をもっていると記載されている。

Tillett WS, Francis T. Serological reactions in pneumonia with a non-protein somatic fraction of pneumococcus. J Exp Med 1930；52：561-71.　PMID：19869788

 プロカルシトニンが最初に臨床利用されたのはどのような患者か？

1992年にNylenらが，最初にプロカルシトニンの臨床的な意義について報告した研究は，「熱傷患者」においてプロカルシトニン上昇が気道熱傷の有無を予測するかどうかについてだった。

Nylen ES, O'Neill W, Jordan MH, et al. Serum procalcitonin as an index of inhalation injury in burns. Horm Metab Res 1992；24：439-43.　PMID：1427616

重症肺炎に好中球エラスターゼ阻害薬（シベレスタット）は有効か？

重症肺炎自体を対象にした研究は少ないが，ARDSに対するシベレスタットの有効性については，2010年にIwataらが，海外論文のほか，日本語文献も含めてシステマ

ティックレビューを行っている．八つの RCT のメタ解析の結果，プライマリアウトカムである 28 〜 30 日死亡割合はリスク比 0.95（95％ CI 0.72 〜 1.26）と有意な結果ではなかった．

　日本国内市販後調査（第Ⅳ相試験）として傾向スコアを用いた多施設非盲検化非 RCT の結果が 2011 年に発表された．これによると，一次エンドポイントの VFD[★1]，二次エンドポイントの人工呼吸器離脱率，ICU 退室率，生存率のいずれも，介入群（シベレスタット使用群）のほうが優れていた．ただし，この研究では，傾向スコア（この場合，各被験者がシベレスタットを使用している傾向を確率で表したもの）を年齢，臓器不全の数，PaO_2[★2]/FiO_2[★3]，APACEH[★4] Ⅱ スコア，急性肺傷害の発症から研究開始までの時間の五つの変数を用いて算出しているが，これだけでシベレスタットの使用の傾向を説明しきれているかどうか疑問がある（特に，シベレスタット非投与群の「急性肺傷害の発症から研究開始までの時間」の臨床的意義はよくわからない）．シベレスタットを使用するかどうかは施設ごとの差が大きいように感じるが，これは考慮されていなかった点も疑問が残る．また，ベースラインの患者背景で介入群（シベレスタット群）のほうが軽症にみえる．傾向スコアを用いているものの，単に重症度を調整しきれなかったために介入群の予後がよかっただけかもしれない．海外の大規模 RCT である STRIVE[★5] 試験では有効性が示されなかったばかりか，有害性も示唆されている．本薬剤の使用の妥当性を支持する根拠は乏しいといわざるをえない．

Iwata K, Doi A, Ohji G, et al. Effect of Neutrophil Elastase Inhibitor (Sivelestat Sodium) in the Treatment of Acute Lung Injury (ALI) and Acute Respiratory Distress Syndrome (ARDS): A Systematic Review and Meta-Analysis. Intern Med 2010；49：2423-32．　PMID：21088343
Aikawa N, Ishizaka A, Hirasawa H, et al. Reevaluation of the efficacy and safety of the neutrophil elastase inhibitor, Sivelestat, for the treatment of acute lung injury associated with systemic inflammatory response syndrome；a phase IV study. Pulm Pharmacol Ther 2011；24：549-54．　PMID：21540122
Zeiher BG, Artigas A, Vincent J-L, et al. Neutrophil elastase inhibition in acute lung injury：results of the STRIVE study. Crit Care Med 2004；32：1695-702．　PMID：15286546

- ★1 — VFD　ventilator-free days
- ★2 — PaO_2　動脈血酸素分圧（partial pressure of oxygen in arterial blood）
- ★3 — FiO_2　吸入酸素濃度（fraction of inspiratory oxygen）
- ★4 — APACEH　Acute Physiology and Chronic Health Evaluation
- ★5 — STRIVE　Stress Resilience in Virtual Environments

C 肺炎で低リン血症を伴っていたら何を考えるか？

レジオネラによる肺炎で低リン血症を伴うといわれる．ただし，エキスパートオピニオンで，感度や特異度は不明である．ちなみに，ほかに低リン血症を伴う感染症としてマラリア急性期が挙げられている．

Cunha BA. Legionnaires' disease：clinical differentiation from typical and other atypical pneumonias. Infect Dis Clin North Am 2010；24：73-105．　PMID：20171547

皮膚・軟部組織感染症

山本舜悟

皮膚・軟部組織感染症はどのように分類されるか？

皮膚・軟部組織感染症は深さによって分類すると整理しやすい（図5-1）。毛包の炎症を「せつ（毛包炎）」と呼び，複数の毛包に感染を起こしたものを癰と呼ぶ。皮膚の最も表層に病変があるものが丹毒であり，境界明瞭で赤みが強く，レンサ球菌によることが多い。もう少し深い皮下組織まで炎症が及ぶと蜂窩織炎と呼ぶ。丹毒に比べると淡く境界が不明瞭になる。さらに深層の筋膜に炎症がおよび壊死を伴うのが壊死性筋膜炎である。筋肉に病変が及べば筋炎，その下の骨まで及べば骨髄炎である。

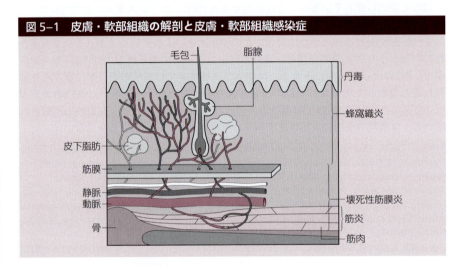

図 5-1　皮膚・軟部組織の解剖と皮膚・軟部組織感染症

皮膚・軟部組織感染症において，曝露因子・リスク因子に応じて考慮すべき原因菌にはどのようなものがあるか？

曝露因子やリスク因子に応じて考慮すべき皮膚・軟部組織感染症の原因菌には，表5-15のようなものがある。

動物咬傷後の感染症で問題になる細菌は何か？

口腔内の常在細菌叢は動物によって異なるので，咬傷後の感染症で問題になる微生物も表5-16のように異なる。

壊死性筋膜炎を早期に疑うコツは何か？

発症早期の壊死性筋膜炎と蜂窩織炎の区別はしばしば難しい。蜂窩織炎にしては，「痛みが強すぎる」「バイタルが悪すぎる」「進行が速すぎる」といった違和感が，疑うきっかけになる。炎症の首座が蜂窩織炎よりも深い所にあるので，見た目はあまり赤くないのに，かなり痛がることが早期の典型像である。水疱形成や握雪感といった所見は，ある程度進行してから出現する所見であることに注意が必要である（表5-17）。

表 5-15 曝露因子，リスク因子に応じて考慮すべき原因菌

リスク	考慮すべき原因菌
糖尿病	黄色ブドウ球菌，B群レンサ球菌，嫌気性菌，グラム陰性桿菌
肝硬変	カンピロバクター・フィタス(Campylobacter fetus)，腸内細菌科，ビブリオ・バルニフィカス(Vibrio vulnificus)，カプノサイトファーガ・カニモルサス(Capnocytophaga canimorsus)
好中球減少	緑膿菌(Pseudomonas aeruginosa)
温水浴槽曝露	緑膿菌
淡水曝露	アエロモナス・ハイドロフィラ(Aeromonas hydrophila)
水槽曝露	マイコバクテリウム・マリナム(Mycobacterium marinum)
静脈薬物使用者	MRSA，緑膿菌

(Reproduced with permission of American College of Phisicians, from Stevens DL, et al. Cellulitis and soft-tissue infections. Ann Intern Med 2009；150：ITC11；permission conveyed through Copyright Clearance Center, Inc.)

表 5-16 動物咬傷後の感染症で問題になる微生物

動物	問題になる微生物
ヒト	エイケネラ・コローデンス(Eikenella corrodens) 緑色レンサ球菌 黄色ブドウ球菌 コアグラーゼ陰性ブドウ球菌 コリネバクテリウム(Corynebacterium)属 バクテロイデス(Bacteroides)属 ペプトストレプトコッカス(Peptostreptococcus)属 注：B型肝炎，C型肝炎，HIVの感染リスクにも注意
イヌ	Staphylococus aureus / intermedius パスツレラ・カニス／ムルトシダ(Pasteurella canis / multocida) カプノサイトファーガ・カニモルサス(Capnocytophaga canimorsus) ストレプトコッカス(Streptococcus)属 モラクセラ(Moraxella)属 クロストリジウム(Clostridium)属 バクテロイデス属 フザリウム(Fusarium)属
ネコ	Pasteurella multocida ストレプトコッカス属〔特に化膿レンサ球菌(S.pyogenes)〕 黄色ブドウ球菌 モラクセラ属 フゾバクテリウム(Fusobacterium)属 バクテロイデス属 ポルフィロモナス(Porphyromonas)属

ヒト以外の霊長類	好気性菌と嫌気性菌の混合感染 ストレプトコッカス属 ナイセリア(Neisseria)属 インフルエンザ菌 腸内細菌科 Bウイルス(サルヘルペスウイルス)
ネズミなど げっ歯類	ストレプトバチルス・モニリフォルミス(Streptobacillus moniliformis) スピリルム・ミヌス(Spirillum minus) サルモネラ(Salmonella)属 スタフィロコッカス(Staphylococcus)属 レプトスピラ(Leptospira)属 パスツレラ(Pasteurella)属 コリネバクテリウム属 フゾバクテリウム属
有蹄類(ブタ，ウシ，ウマなど)	混合感染 アクチノバシラス(Actinobacillus)属 パスツレラ属 スタフィロコッカス属 緑色レンサ球菌〔ストレプトコッカス・エクイ(Streptococcus equi)〕
爬虫類(ワニなど)	アエロモナス・ハイドロフィラ(Aeromonas hydrophila) シュードモナス(Pseudomonas) プロテウス・ブルガリス(Proteus vulgaris) エンテロバクター(Enterobacter)属 シトロバクター(Citrobacter)属 バークホルデリア(Burkholderia)属 セラチア(Serratia)属 嫌気性菌
海洋生物(サメやオニカマス)	ビブリオ(Vibrio)属 マイコバクテリウム・マリナム(Mycobacterium marinum) ブタ丹毒菌(Erysipilothrix rhusiopathiae) Aeromonas hydrophila

(Thomas N, Brook I, Expert Rev Anti Infect Ther, 2011；9(2)：215-26, copyright ©2015, Informa Healthcare. Reproduced with permission of Informa Healthcare)

表 5-17 壊死性筋膜炎の臨床病期

Stage 1(早期)	Stage 2(中期)	Stage 3(後期)
触診で圧痛(見た目で皮膚病変がある部位を越えて) 紅斑 腫脹 熱感	水疱形成 皮膚の fluctuance 皮膚硬結	血性水疱 皮膚知覚鈍麻 握雪感 浅黒く変色した皮膚壊死から明らかな壊疽に進行

(Wong CH, Wang YS. The diagnosis of necrotizing fasciitis. Curr Opin Infect Dis 2005；18：101-6. PMID：15735411 より)

A 画像でガス像がなければ，壊死性筋膜炎を否定してよいか？

否定できない。前問のように進行すれば，皮下にガスが貯留して握雪感を感じることができるが，早期の段階では握雪感はないことのほうが多い。表5-18は米国の教育病院単施設における14年間，163人の壊死性筋膜炎患者の診察所見の割合を示したものである。握雪感を伴ったのは25％にしかすぎなかった。

表5-18 壊死性筋膜炎の診察所見

診察所見	頻度（％）
疼痛	100
紅斑	95
浮腫	82
蜂窩織炎	75
発熱（38.5℃以上）	70
皮膚変色	49
握雪感	25
水疱	16
意識障害	14

（Childers BJ, Potyondy LD, Nachreiner R, et al. Necrotizing fasciitis : a fourteen-year retrospective study of 163 consecutive patients. Am Surg 2002；68：109-16. PMID：11842952より）

B 壊死性筋膜炎で，まず抗菌薬で治療して全身状態を落ち着けてから病変部位のデブリードマンを行っても大丈夫か？

通常，外科的処置をせずに抗菌薬だけでは全身状態が落ち着かない。壊死性筋膜炎では，文字どおり筋膜を栄養する血管が途絶し壊死を起こしている。抗菌薬は血流を介して組織へ移行するので，壊死組織そのものには到達しない。外科的デブリードマンの遅れは死亡リスクを上昇させるといわれ，処置を遅らせれば遅らせるほど状況は悪化する。

McHenry CR, Piotrowski JJ, Petrinic D, et al. Determinants of mortality for necrotizing soft-tissue infections. Ann Surg 1995；221：558-63；discussion 563-5. PMID：7748037
Wong CH, Chang HC, Pasupathy S, et al. Necrotizing fasciitis : clinical presentation, microbiology, and determinants of mortality. J Bone Joint Surg Am 2003；85-A：1454-60. PMID：12925624

Ⓑ 壊死性筋膜炎の治療にクリンダマイシンを併用すべきか？

IDSAガイドラインによると，A群溶連菌（化膿レンサ球菌）による壊死性筋膜炎±毒素ショック症候群には使用すべきとされる（A-Ⅱ）。疾患の重症度と頻度の低さから大規模なRCTは実施しにくいため，主に観察研究から得られた知見により使用すべきとされている。最近の前向き観察研究では，A群溶連菌による侵襲性感染症において，クリンダマイシンは死亡の調整後オッズ比は0.31（95％ CI 0.09～1.12）と統計学的有意ではないもののリスクを下げる傾向にあった。一方で，原因菌がA群溶連菌以外の場合は，併用の効果は確認されていない。

Stevens DL, Bisno AL, Chambers HF, et al. Practice guidelines for the diagnosis and management of skin and soft-tissue infections. Clin Infect Dis 2005 ; 41 : 1373-406.　PMID：16231249
Zimbelman J, Palmer A, Todd J. Improved outcome of clindamycin compared with beta-lactam antibiotic treatment for invasive Streptococcus pyogenes infection. Pediatr Infect Dis J 1999 ; 18 : 1096-100.　PMID：10608632
Mulla ZD, Leaverton PE, Wiersma ST. Invasive group A streptococcal infections in Florida. South Med J 2003 ; 96 : 968-73.　PMID：14570340
Carapetis JR, Jacoby P, Carville K, et al. Effectiveness of clindamycin and intravenous immunoglobulin, and risk of disease in contacts, in invasive group a streptococcal infections. Clin Infect Dis 2014 ; 59 : 358-65.　PMID：24785239

Ⓑ 壊死性筋膜炎の治療に免疫グロブリンを使用すべきか？

レンサ球菌による毒素ショック症候群に対する免疫グロブリン療法の効果は確認されていない。しかし，最近の前向き観察研究では，クリンダマイシンと併用することにより，クリンダマイシン単独よりも死亡リスクがさらに低下する可能性が指摘されている（調整後オッズ比 0.12；95％ CI 0.01～1.29）。ただし，海外の研究で敗血症性ショックに対して用いられる免疫グロブリンの投与量は体重あたり0.5～2 g/kgとかなり大量であるため，日本の保険適用量（成人の場合，1回2.5～5 g）で同様の効果が得られるかどうかは不明である。

Stevens DL, Bisno AL, Chambers HF, et al. Practice guidelines for the diagnosis and management of skin and soft-tissue infections. Clin Infect Dis 2005 ; 41 : 1373-406.　PMID：16231249
Turgeon AF, Hutton B, Fergusson DA, et al. Meta-analysis : intravenous immunoglobulin in critically ill adult patients with sepsis. Ann Intern Med 2007 ; 146 : 193-203.　PMID：17283351

Ⓑ LRINECスコアとは何か？

Laboratory Risk Indicator for Necrotizing Fasciitisの頭文字をとったもので，血液検査による壊死性筋膜炎の診断スコアである（表5-19）。13点中8点以上では，壊死性筋膜炎の可能性が高い（75％以上）。5点以下では可能性が低く，低リスクとされるが，実は5点以下でも壊死性筋膜炎が7～10％あった。致命的な病態の可能性が7～10％残るということは許容しがたく，これのみで外科的処置をしなくてよいという判断には用いにくい。筆者の経験では，このスコアで高値になるような場合は，見た目で明らかに壊死している場合が多く，見た目でわかることを血液検査で診断しようとするのは悪い冗談のような気がしてしまう。使いどころがあるとすれば，経験が少ない医師が診療する場合や判断に迷うケースで，点数が高ければ少し背中を押すことにはなるかもしれない。ただし，本スコアが0点の壊死性筋膜炎の症例報告もあ

り，スコアが低いからといって安心できるものではない．迷ったら試験切開を行ったほうが後悔は少ないだろう．

表 5-19　壊死性筋膜炎の LRINEC スコア

項目	検査値	点数
血清 CRP	≧15 mg/dL	4点
白血球数	15,000〜25,000/μL >25,000/μL	1点 2点
ヘモグロビン	11〜13.5 g/dL <11 g/dL	1点 2点
血清ナトリウム値	<135 mEq/L	2点
血清クレアチニン値	>1.6 mg/dL	2点
血糖値	>180 mg/dL	1点

(Wong CH, Khin LW, Heng KS, et al. The LRINEC (Laboratory Risk Indicator for Necrotizing Fasciitis) score: a tool for distinguishing necrotizing fasciitis from other soft tissue infections. Crit Care Med, 32(7), 1535-41, 2004 Jul. Wolters Kluwer Health. PMID：15241098 より)

Wong CH, Khin LW, Heng KS, et al. The LRINEC (Laboratory Risk Indicator for Necrotizing Fasciitis) score : a tool for distinguishing necrotizing fasciitis from other soft tissue infections. Crit Care Med 2004 ; 32 : 1535-41.　PMID : 15241098
Wilson MP, Schneir AB. A case of necrotizing fasciitis with a LRINEC score of zero : clinical suspicion should trump scoring systems. J Emerg Med 2013 ; 44 : 928-31.　PMID : 23287745

 ガス壊疽で組織内に貯留するガスの正体は何か？

主に水素や窒素だといわれる．好気性代謝の代謝産物は二酸化炭素と水であり，二酸化炭素はすみやかに溶解して吸収されるため，組織内に貯留することはまれである．嫌気的環境における嫌気性菌や通性嫌気性菌による不完全酸化では，水素や窒素といった水溶性の低いガスが産生され，組織内に蓄積する．

Mader JT, Calhoun J. Bone, joint, and necrotizing soft tissue infections. In : Baron S. Medical Microbiology. 4th ed. Galveston : Univ of Texas Medical Branch, 1996.
VanBeek A, Zook E, Yaw P, et al. Proceedings : Nonclostridial gas-forming infections. A collective review and report of seven cases. Arch Surg 1974 ; 108 : 552-7.　PMID : 4593104

 ガス像があれば，嫌気性菌の関与を考えるべきか？

関与を考えるべきだが，嫌気性菌だけがガスを産生するのではない．
　ガス壊疽は筋壊死を伴う重症の軟部組織感染症で，主にクロストリジウム・パーフリンジェンス (Clostridium perfringens) によるものだが，「ガス産生＝ C. perfringens」というわけではない．大腸菌やクレブシエラ (Klebsiella) 属といった腸内細菌科，レ

ンサ球菌，ブドウ球菌は嫌気的環境下ではガスを産生しうる。いずれにしても組織内のガスの存在は嫌気的環境で細菌が急速に増殖していることを示唆するため，外科的ドレナージおよびデブリードマンが必要な状態であることに変わりはない。

VanBeek A, Zook E, Yaw P, et al. Proceedings : Nonclostridial gas-forming infections. A collective review and report of seven cases. Arch Surg 1974 ; 108 : 552-7. PMID : 4593104

Ⓒ Fournier壊疽で亡くなったといわれる紀元前ユダヤの王は誰か？

ヘロデ大王。紀元前37〜紀元前4年ユダヤ地区を統治した王である。糖尿病を患っていたとされ，Fournier壊疽で亡くなったといわれる。

Litchfield WR. The bittersweet demise of Herod the Great. J R Soc Med 1998 ; 91 : 283-4. PMID : 9764087

Ⓒ 壊死性筋膜炎診断のための"finger test"とはどのようなものか？

壊死性筋膜炎診断のための試験切開における所見である。(1) 局所麻酔下に深筋膜まで2 cmの切開を入れ，(2) 深筋膜のレベルに示指を入れる。出血しない，悪臭を伴う濁った滲出液(dishwater)が出てくる，組織が抵抗なく指で剝離できるといった所見があれば壊死性筋膜炎と診断し，より広範囲のデブリードマンを考慮する。

Andreasen TJ, Green SD, Childers BJ. Massive infectious soft-tissue injury : diagnosis and management of necrotizing fasciitis and purpura fulminans. Plast Reconstr Surg 2001 ; 107 : 1025-35. PMID : 11252099

中枢神経感染症

大場雄一郎

Ⓐ 急性細菌性髄膜炎を疑う場合に，どう初期対応を行うか？

急性細菌性髄膜炎は，医学的超緊急事態である。IDSA（米国感染症学会）の「2004年の細菌性髄膜炎診療ガイドライン」では，急性発熱＋意識障害±頭痛などでこれを疑ったら，「30分以内ルール」でワークアップと救急初期治療と抗菌薬治療を並行して行うアルゴリズムが提唱されている。ポイントは，免疫不全，中枢神経疾患既往，新規けいれん，乳頭浮腫，意識障害，神経学的巣症状などの条件で髄液穿刺前に頭部CT評価が必要と考えられる場合であり，血液培養採取の次にデキサメタゾン静注投与，続いて初回抗菌薬（成人で市中発症の場合はセフトリアキソン 2 gを選ぶ）を静注投与開始，と初回治療を次の頭部画像評価と髄液穿刺実施より優先することで，救命率向上が図られている。

Tunkel AR, Hartman BJ, Kaplan SL, et al. Practice Guidelines for the Management of Bacterial Meningitis. Clin Infect Dis 2004 ; 39 : 1267-84. PMID : 15494903

Ⓐ 肺炎球菌の抗菌薬感受性判定について述べよ。

肺炎球菌は，細菌性肺炎，細菌性髄膜炎，敗血症といった市中発症重症感染症の原因菌として主要な位置を占めている。この類の感染症でエンピリックな（経験的）抗菌薬治療を開始した後に，培養検査で肺炎球菌が同定され，抗菌薬を標的治療としてペニシリンG静注に de-escalation可能かどうかはその感受性判定による。ポイントは，臨床・検査標準協会（CLSI）の定める肺炎球菌のペニシリンG感受性の判定基準——

MICブレイクポイントが，髄膜炎の場合とそれ以外のフォーカスとでは別々に設定されており，髄膜炎では圧倒的にそのMICブレイクポイントが低く厳しい基準となっていることである。髄腔は生体内のサンクチュアリであり，他部位に比べて投与した抗菌薬の髄液中濃度が上昇しにくいため，髄膜炎原因菌の抗菌薬MICブレイクポイントをより低く設定しないと，その抗菌薬の臨床的有効性を担保できないというのが主な理由である。

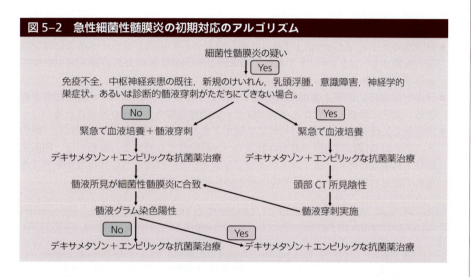

図5-2 急性細菌性髄膜炎の初期対応のアルゴリズム

表5-20 肺炎球菌の静注 Penicillin G 判定基準 MIC値(μg/mL)−判定

	S	I	R
非髄膜炎	≦2	4	≧8
髄膜炎	≦0.06	0.12〜1	≧2

Weinstein MP, Klugman KP, Jones RN. Rationale for revised penicillin susceptibility breakpoints versus Streptococcus pneumoniae : coping with antimicrobial susceptibility in an era of resistance. Clin Infect Dis 2009 ; 48 : 1596-600. PMID : 19400744

A 硬膜外膿瘍／脳膿瘍の治療戦略はどういうものか？

硬膜外膿瘍／脳膿瘍の治療は，脳外科医と感染症医の協働による迅速緊急な対応での外科的ドレナージと抗菌薬長期投与が基本である。硬膜外膿瘍／脳膿瘍では，可能な限り外科的ドレナージを行って，膿汁を吸引回収し，迅速にグラム染色検鏡評価を行い培養に提出し，患者背景の評価と併せてエンピリックな抗菌薬治療を選択し静注投与を開始する。特に，脳外科術後の院内発症では，耐性菌が原因菌となる可能性が高いことを考慮すべきである。

● グラム陽性レンサ球菌：ペニシリンG大量静注またはセフトリアキソンまたはセ

フォタキシムを最大投与量で静注投与を開始する
- グラム陽性ブドウ球菌：MRSAを考慮してバンコマイシン静注を開始する
- グラム陰性桿菌：腸内グラム陰性細菌群および腸内嫌気性菌群であるバクテロイデス（*Bacteroides*）を想定し，脳外科術後では非発酵菌群も考慮して，メロペネム静注あるいは，セフタジジム静注＋メトロニダゾール静注またはセフェピム静注＋メトロニダゾール静注の併用で最大用量投与を開始する
- 培養感受性結果が確認できた場合：必ず，最適な抗菌薬標的治療に変更し，中枢神経感染症治療に必要な最大用量をもって所定期間の静注長期投与とする
- 脳膿瘍のサイズ 2.5 cm 以上では，治療自体に外科的切除ドレナージあるいは穿刺吸引を要する．2.5 cm 以下でも，可能な限り原因菌診断のための穿刺吸引だけでも行うべきである
- 硬膜外膿瘍の抗菌薬治療期間：有効な外科的ドレナージから 4～6 週間程度を要する．周囲の骨髄炎併発がある場合は 6～8 週間程度への延長が推奨される
- 脳膿瘍の抗菌薬治療期間：外科的に切除ができた場合は静注 3～4 週間程度，吸引ドレナージや保存的治療の場合は静注 6～8 週間程度を要する．後者では，内服抗菌薬で感受性があり，バイオアベイラビリティーと中枢神経への移行性が期待できるものがあれば，2～3 か月間の内服治療を追加することがある

Tunkel AR. Brain Abscess. In : Mandell GL, Bennett JE, Dolin R. Mandell, Douglas, and Bennett's Principles and Practice of Infectious Disease, 7th ed. London : Churchill Livingstone, 2009 : 1243-78.
Tunkel AR. Subdual Empyema, Epidural Abscess, and Suppurative Intracranial Thrombophletitis. In : Mandell GL, Bennett JE, Dolin R. Mandell, Douglas, and Bennett's Principles and Practice of Infectious Disease, 7th ed. London : Churchill Livingstone, 2009 : 1279-88.

Ⓑ 院内感染予防策として注意が必要な急性細菌性髄膜炎とは何か？

細菌性髄膜炎の原因菌のうち，髄膜炎菌（*Neisseria meningitidis*）は飛沫感染をきたしうるために ICU セッティングでの注意が必要で，飛沫感染予防策が推奨されている．米国 HICPAC★の「院内感染対策ガイドライン」では，髄膜炎菌感染症の入院管理において，有効な抗菌薬治療が開始されてから少なくとも 24 時間までは飛沫感染予防策を行うことが推奨されている．未治療の髄膜炎菌髄膜炎の患者は上気道に保菌しているか肺炎を併発していることがあり，気管内挿管や気道管理をといった濃厚な飛沫曝露により医療者が感染したケースレポートがある．そのような濃厚曝露者の発症や上気道保菌の予防策として，リファンピシン 600 mg 12 時間ごと，4 回内服，シプロフロキサシン 500 mg 単回内服，セフトリアキソン 250 mg 単回筋注，が CDC の推奨対策に挙がっている．

　なお，MRSAや多剤耐性緑膿菌など接触感染予防策を要するとされる耐性菌については，急性細菌性髄膜炎の場合でも，やはり接触感染予防策で対応する必要があることはいうまでもない．

Gehanno JF, Kohen-Couderc L, Lemeland JF, et al. Nosocomial meningococcemia in a physician. Infect Control Hosp Epidemiol 1999 ; 20 : 564-5.　PMID：10466560
Bilukha OO, Rosenstein N ; National Center for Infectious Diseases, Centers for Disease Control and Prevention（CDC）. Prevention and control of meningococcal disease. Recommendations of the

Advisory Committee on Immunization Practices (ACIP). MMWR Recomm Rep 2005 ; 54 : 1-21. PMID : 15917737

★―HICPAC　医療感染管理諮問委員会(Healthcare Infection Control Practices Advisory Committee)

Ⓑ カルバペネムを第1選択とすべき中枢神経感染症とは何か？

日本では，細菌性中枢神経感染症の場合，原因菌種によらずルーチン的にカルバペネムを第1選択として使用している場面が多い。しかし細菌性中枢神経感染症は根治的治療に抗菌薬長期投与を要するため，広域抗菌薬適正使用の観点からは，本当にカルバペネムを第1選択とすべきケースを原因菌種と耐性パターンにより絞り込むべきである。

- ESBL(基質拡張型βラクタマーゼ)産生菌：十分な感受性があり中枢神経移行性があるのはカルバペネムに限られる。特に，大腸菌，クレブシエラ・ニューモニアエ(Klebsiella pneumoniae)，セラチア菌(Serratia marcescens)，エンテロバクター属，シトロバクター属といった通性嫌気性の腸内細菌科では，ESBL産生菌の頻度が増加傾向にある
- アシネトバクター(Acinetobacter)属：院内発生や免疫不全患者の場合の細菌性髄膜炎としてまれにみられる。βラクタム薬のうちカルバペネムは感受性率が高く，中枢神経移行性がある。

PRSP★1，BLNAR★2インフルエンザ菌，MSSA★3，ESBL産生でない腸内細菌科，バクテロイデス属の中枢神経感染症では，カルバペネム以外の抗菌薬でも十分に有効な選択肢がある。

★1―PRSP　ペニシリン耐性肺炎球菌(penicillin-resistant Streptococcus pneumoniae)
★2―BLNAR　βラクタマーゼ非産生アンピシリン耐性株(β-lactamase negative ampicillin resistant strain)
★3―MSSA　メチシリン感受性黄色ブドウ球菌(methicillin-susceptible Staphylococcus aureus)

Ⓑ MRSA菌血症/髄膜炎をどのように治療するか？

髄膜炎の原因菌として黄色ブドウ球菌は頻度が低いが，一般的には脳外科術後の髄膜炎で多くみられる。黄色ブドウ球菌髄膜炎のうち半数はMRSAで，さらにその半数が菌血症由来というケースシリーズがある。

　米国IDSAの「2011年のMRSA感染症診療ガイドライン」では，MRSA髄膜炎に対してはバンコマイシン静注2週間が推奨されている(推奨/エビデンスレベル B-Ⅱ)。これにリファンピシン併用を勧めるエキスパートオピニオンもある(B-Ⅲ)。バンコマイシンでの治療失敗例や使用困難例では，リネゾリドやスルファメトキサゾール・トリメトプリム(ST合剤)静注を考慮するという意見もある(C-Ⅲ)。ダプトマイシンは中枢神経感染症での使用報告が乏しく推奨されない。

　一方では，MRSA血流感染合併の場合，リネゾリドやST合剤といったMRSAに対して静菌的に作用する抗菌薬は治療失敗のリスクが増えるために推奨されていない。血流感染由来のMRSA髄膜炎でバンコマイシン治療失敗または使用困難の場合には，治療選択肢にはまだ答えがない。そのような条件のMRSA髄膜炎に対してダプトマイシン＋リネゾリド＋リファンピシン併用で治療したというケースレポートがある。

Aguilar J, Urday-Cornejo V, Donabedian S, et al. Staphylococcus aureus meningitis : case series and literature review. Medicine (Baltimore) 2010 ; 89 : 117-25.　PMID : 20517182
Liu C, Bayer A, Cosgrove SE, et al. Clinical practice guidelines by the infectious diseases society of America for the treatment of methicillin resistant Staphylococcus aureus infections in adults and children. Clin Infect Dis 2011 ; 52 : e18-55.　PMID : 21208910
Kelesidis T, Humphries R, Ward K, et al. Combination therapy with daptomycin, linezolid, and rifampin as treatment option for MRSA meningitis and bacteremia. Diagn Microbiol Infect Dis 2011 ; 71 : 286-90.　PMID : 21855248

中枢神経感染をきたす原虫にはどのようなものがあるか？

寄生虫の中枢神経感染症はまれではあるが，いずれも診断困難かつ重症で予後不良であるため，難治性重症例の診断では注意を払っておく。

- エントアメーバ・ヒストリティカ(*Entamoeba histolytica*)：腸炎や肝膿瘍の原因として知られているが，まれに脳膿瘍を起こすことがある。メトロニダゾールでの治療が有効である。
- トキソプラズマ原虫(*Toxoplasma gondii*)：AIDS*患者の日和見感染として，脳膿瘍および脳炎の原因となることがある。
- 自由生活性アメーバ類(free-living amoeba)：髄膜脳炎の日本国内診断確定例はこれまでにバラムチア・マンドリラリス(*Balamuthia mandrillaris*)が6例，ネグレリア・フォーレリ(*Naegleria fowleri*)が1例，アカントアメーバ(*Acanthoamoeba*)が1例，報告されている。これら自由生活性アメーバ類は，汚染された塵埃の吸入や汚染された淡水環境での水泳などの曝露で感染するものと想定されている。いずれも難治性できわめて死亡率が高い
- トリパノソーマ・ブルセイ(*Trypanosoma brucei*)：アフリカ睡眠病の原因で知られ，ツェツェバエに刺されて感染し，重篤で予後不良な髄膜脳炎をきたす。西アフリカの農村部では慢性髄膜脳炎を起こす *T. brucei gambiense* の局地流行がみられ，東アフリカの農村部では亜急性〜慢性髄膜炎を起こして，より予後不良な *T. brucei rhodesiense* の局地流行がみられる
- クルーズトリパノソーマ(*Trypanosoma cruzi*)：南米で局地流行がみられるChagas病の原因として知られ，triatominというサシガメに刺されて感染し，心筋症や腸管拡張症を起こすことで知られるが，まれに急性髄膜脳炎を起こす
- トリパノソーマ感染症の日本人の輸入感染症例はまだ報告されていないが，欧米では流行地出身の移民者や流行地への旅行者の輸入感染症例が報告されており，日本でも遭遇する可能性はある

国立感染症研究所感染症情報センター. アメーバ性脳炎. 病原微生物検出情報(IASR)2010年11月号 ; 31 : p.334-5.（idsc.nih.go.jp/iasr/31/369/kj3695.html）　閲覧日 : 2014/10/27

★― AIDS　後天性免疫不全症候群(acquired immunodeficiency syndrome)

歴史上最古の髄膜炎の記述をしたのは誰か？

髄膜炎を示唆する症候を最初に記載したのは，「西洋医学の父」である古代ギリシャのヒポクラテス(紀元前460年〜紀元前370年頃)であるという定説がある。しかし，最初に公式な記録として残っているのは，近世のエディンバラの医師ロバート・

ウィット卿〔Robert Whytt(1714～1766年)〕の1768年に発行された記録であり，結核性髄膜炎について"dropsy in the brain"（脳の水腫）としたものである。

1884年には，かの有名なヴォルデマール・ケルニッヒ〔Woldemar Kernig(1840～1917年)〕が髄膜炎患者の他動的下肢伸展制限の所見を報告し，のちにKernig徴候と呼ばれるようになった。1887年には，オーストリアの細菌学病理学者 アントン・ヴァイクセルバウム〔Anton Vaykselbaum(1845～1920年)〕が髄膜炎の原因として細菌感染を最初に記述した。1899年にポーランドの小児科医 ヨゼフ・ブルジンスキー〔Jozef Brudzinski(1874～1917年)〕が，髄膜炎患者で臥位での項部屈曲挙上をさせると，自然に両下肢が屈曲位となる所見を報告し，のちにBrudzinski徴候と呼ばれるようになった。

Meningitis. History.（www.ingami.info/history.html） 閲覧日：2014/8/18

腹腔内感染症

大場雄一郎

A 二次性腹膜炎と特発性腹膜炎の違いは何か？

二次性腹膜炎は，消化管や胆道系，または尿路や子宮卵管の穿孔または粘膜破綻により，その内部の細菌群が腹腔内に漏れ出すことで発生する。症状は腹痛や腹膜刺激症状が著明であることが多く，発熱，頻脈，頻呼吸，意識障害といった重症敗血症の臨床像をとる。原因菌は腸内細菌叢による他菌種混合であることが多い。通常は，開腹やチューブ穿刺挿入によるドレナージおよび洗浄を要するため，外科医へのコンサルトが必須である。

一方で，特発性腹膜炎はそのような腹膜隣接臓器の破綻を伴わずに，血行性ないしリンパ行性または経粘膜的移行によって腹腔内に原因菌が到達し，腹膜炎をきたす。成人では，主に腹水貯留患者（特に肝硬変が多い）で発症することが多いが，乳児では，まれに特に基礎疾患なく発症する。診断基準は，(1) 腹水中好中球数＞250/μLまたは(2) 腹水培養陽性のうち，(3) 明らかな一次感染巣を欠く，というものである。症状では，腹痛や腹膜刺激症状の頻度は少なく，発熱や意識障害といった非特異的なものの頻度は高い。原因菌は通常単一菌で，頻度は(1) 大腸菌，(2) *Klebsiella pneumoniae*に続いて，なぜか(3) 肺炎球菌の順であり，腹腔内感染でも嫌気性菌の関与はまれである。通常は抗菌薬での保存療法で軽快するものであり，外科医へのコンサルトは必要ない。

Runyon BA ; AASLD Practice Guidelines Committee. Management of adult patients with ascites due to cirrhosis : an update. Hepatology 2009 ; 49 : 2087-107.　PMID : 19475696

A 無石胆嚢炎とは何か？

無石胆嚢炎は胆石による閉塞機転を欠き，胆汁うっ滞と胆嚢の虚血性炎症を機序とすると考えられ，重症状態の患者の0.2～0.4％で併発がみられるとされる。発症の主なリスク因子は，外傷（重症，大量輸血，頻脈），直近の外科手術，ショック状態，熱傷，敗血症，重症ICU管理，TPN，長期絶食とされている。無石胆嚢炎はさらに重症合併症をきたすことでも知られ，胆嚢壊死，胆嚢穿孔，胆嚢膿腫がおよそ40％程度で認められ，全死亡率は約30％と高い。早期発見できれば，死亡率は低くなると考

えられている。

症候は通常の胆嚢炎と差はなく，右季肋部痛，発熱，白血球増加，肝胆道系酵素上昇を認めるが，これらは特異的所見とはいえない。なおかつ，重症状態のために自覚症状も身体所見も欠くことが多いため，診断は画像診断に頼らざるをえない。そのために，早期には気づかれにくく，早期診断は容易ではない。画像所見では，通常の胆嚢炎と同様に，胆嚢壁肥厚ないし浮腫，胆嚢周囲液貯留，胆嚢壁内ガス像，胆嚢内粘膜剥離，胆嚢内胆汁濃度上昇，胆嚢腫大といった所見が典型的である。

治療は，経皮的胆嚢ドレナージが第1選択となるが，これで改善が乏しければ，結局は胆嚢摘出術の適応となる。しかし，現実的には全身状態不良のために侵襲的な治療を行いにくいケースは少なくない。

Huffman JL, Schenker S. Acute acalculous cholecystitis : a review. Clin Gastroenterol Hepatol 2010 ; 8 : 15-22. PMID : 19747982

Ⓐ 肝膿瘍の原因微生物には何があるか？

肝膿瘍は，細菌性化膿性のものと腸管内アメーバ（*Entamoeba histolytica*）の2通りに大別される。

細菌性化膿性肝膿瘍の原因菌でコモンなものは，大腸菌，クレブシエラ属が最も多く，ストレプトコッカス・アンギノーサス（*Streptococcus anginosus*），エンテロコッカス（*Enterococcus*）属，バクテロイデス属がこれに続く。これら以外の腸内細菌科，嫌気性菌群，緑膿菌含む非発酵菌群，黄色ブドウ球菌はいずれも10％未満で比較的まれである。20～50％は多菌種混合原因菌であり，胆道逆行性と周囲膿瘍から直達波及が機序となる。残りは単一原因菌で，血行性の機序の場合にみられる。

クレブシエラのうち，ムコイド過剰産生株（莢膜抗原型K1）では肝臓以外の全身に膿瘍を多発する傾向があり（10～16％），中枢神経感染や眼内炎を併発するケースもあり，治療に難渋することが多い。このタイプは東アジアで局地流行しており，日本でも報告例が多い。

腸管内アメーバの*E. histolytica*は腸炎の原因微生物として知られるが，門脈血行性に肝膿瘍を併発しやすい。かつては途上国で局地流行し，旅行者の輸入感染症でみられるというイメージが強かったが，最近では性行為での糞口感染としての国内感染例が増加している。

Levospm ME, Bush LM. Peritonitis and Intraperitoneal Abscesses. In : Mandell GL, Bennett JE, Dolin R. Mandell, Douglas, and Bennett's Principles and Practice of Infectious Disease, 7th ed. London : Churchill Livingstone, 2009 : 1035-44.

Ⓑ 穿孔性腹膜炎の抗菌薬治療では，いつ耐性グラム陽性菌やカンジダをカバーするか？

穿孔性腹膜炎では，腸内細菌科による多菌種混合での腹膜炎および敗血症を起こす。原因菌の大半は，通常の腸管内のグラム陰性桿菌（大腸菌，クレブシエラ属，バクテロイデス属）である。しかし，院内発症や消化管術後の穿孔性腹膜炎で，特に先行する抗菌薬投与歴がある場合や免疫不全患者では，腸管内細菌叢の菌交代を反映して，耐性グラム陰性桿菌のみならず，腸球菌群やMRSAといった耐性グラム陽性菌，カンジダ属が腹膜炎原因菌となることがある。

エンピリックな抗菌薬治療の段階では，これら耐性菌や真菌をルーチンでカバーす

る必要はないと考えられる。しかし，前述条件を満たし，かつショック状態や多臓器障害がある重症例では，最初からバンコマイシンやエキノキャンディン系抗真菌薬（ミカファンギンまたはカスポファンギン）を追加併用することを考慮する。

また，そのような重症でなくても，開腹ドレナージ手術中に採取した腹水や腹腔内膿汁検体のグラム染色および培養でこれら耐性グラム陽性菌やカンジダ属を同定した場合は，おのおのに対してバンコマイシンあるいはエキノキャンディン系抗真菌薬を後から追加併用することが推奨される。

Solomkin JS, Mazuski JE, Bradley JS, et al. Diagnosis and management of complicated intra-abdominal infection in adults and children : guidelines by the Surgical Infection Society and the Infectious Diseases Society of America. Clin Infect Dis 2010 ; 50 : 133-64.　PMID : 20034345

Ⓑ メロペネムでアナフィラキシーの既往がある患者の穿孔性腹膜炎で，どの抗菌薬を使うか？

穿孔性腹膜炎では，腸管内のグラム陰性桿菌の多菌種混合が主たる原因菌となるため，大腸菌，クレブシエラ属の耐性菌である ESBL 産生菌や嫌気性菌のバクテロイデス属に対しても高頻度に感受性があるカルバペネムは，重症例に対する抗菌薬治療においてキードラッグであるのはいうまでもない。そこで，もしアナフィラキシーでカルバペネムが使用困難な場合は，抗菌薬治療は途端に容易ではなくなる。

カルバペネムのアナフィラキシー症例では，βラクタム薬全般でアレルギー交差反応が起こりうるので，βラクタム薬の使用は忌避すべきである。キノロン系抗菌薬は大腸菌で耐性頻度が高くなっている（2014年時点の日本で 30% 前後耐性）ため，この状況での単剤の選択肢には適さない。

比較的新規の広域抗菌薬であるチゲサイクリンは，腸内細菌科や MRSA にも高頻度で感受性があり，複雑性腹腔内感染を対象とした臨床研究では，イミペネムと比較して非劣性であることが示され，カルバペネムのアナフィラキシー症例での選択肢となりうる。しかし，チゲサイクリンの抗菌活性は静菌性であり，消化管穿孔の重症例で治癒率が低いとも報告されていることに注意が必要である。2010年の IDSA の「複雑性腹腔内感染症の診療ガイドライン」では，軽症から中等症のケースでの使用が推奨されている。添付文書では，消化管穿孔を伴う重症例の場合は他クラスの抗菌薬との併用が推奨されている。

バクテロイデス属に高頻度に感受性がありカバー可能な代用薬としては，メトロニダゾール静注があり，先述のガイドラインでは，やはり他クラスの抗菌薬と併用して用いる選択肢として推奨されている。

Oliva ME, Rekha A, Yellin A, et al ; 301 Study Group. A multicenter trial of the efficacy and safety of tigecycline versus imipenem / cilastatin in patients with complicated intra-abdominal infections [Study ID Numbers : 3074A1-301-WW ; ClinicalTrials.gov Identifier : NCT00081744]. BMC Infect Dis 2005 ; 5 : 88.　PMID : 16236177
Solomkin JS, Mazuski JE, Bradley JS, et al. Diagnosis and management of complicated intra-abdominal infection in adults and children : guidelines by the Surgical Infection Society and the Infectious Disease Society of America. Clin Infect Dis 2010 ; 50 : 133–64.　PMID : 20034345

Ⓑ 腹腔内嫌気性菌はメトロニダゾールに必ず感受性があるか？

メトロニダゾールは，腹腔内感染症の原因菌の重要な位置を占めるバクテロイデス属

を含めた偏性嫌気性グラム陰性桿菌群への感受性率がきわめて高く，腹腔内感染症のエンピリックな治療でも標的治療でも重要な抗菌薬である．日本では長らく錠剤と腟錠しかなかったが，重症例で用いられるメトロニダゾール静注がようやく日本の臨床現場に登場した．

　メトロニダゾールは腹腔内嫌気性菌群に対して万能の抗菌活性をもつわけではない．芽胞形成性のグラム陽性嫌気性菌〔クロストリジウム（Clostridium）属〕は概してメトロニダゾールに感受性があるが，非芽胞形成性のグラム陽性嫌気性菌〔アクチノマイセス（Actinomyces），ビフィドバクテリウム（Bifidobacterium），ラクトバチルス（Lactobacillus），プロピオニバクテリウム（Propionibacterium）〕は感受性率が低い．

　腹腔内嫌気性グラム陰性桿菌のメトロニダゾール耐性率は 1％未満とされているが，耐性菌の出現に関心が高まりつつある．英国でのバクテロイデス属のメトロニダゾール耐性率は，1998 年で 1.5％と報告されている．2005 年には，バクテロイデス・フラジリス（Bacteroides fragilis）の 1,500 以上の臨床分離株のうち，2％がメトロニダゾール耐性遺伝子である nim（nitroimidazole resistance）gene を有していたと報告されている．

Brazier JS, Stubbs SL, Duerden BI. Metronidazole resistance among clinical isolates belonging to the Bacteroides fragilis group : time to be concerned? J Antimicrob Chemother 1999 ; 44 : 580-1. PMID：10588328
Löfmark S, Fang H, Hedberg M, et al. Inducible metronidazole resistance and nim genes in clinical Bacteroides fragilis group isolates. Antimicrob Agents Chemother 2005 ; 49 : 1253-6.　PMID：15728943

 メトロニダゾールを初めて嫌気性菌感染症に応用したのは誰か？

メトロニダゾールは，もともとはニトロイミダゾール系の抗原虫薬でトリコモナス（Trichomonas）感染症や腸管アメーバ感染症やランブル鞭毛虫症に対して適応があった．1962 年に Shinn らがメトロニダゾールによる嫌気性菌感染症（急性潰瘍性歯肉炎）の治療での有効性を初めて報告した．その後，1972 年と 1975 年に Tally らが，フゾバクテリウム（Fusobacterium）およびバクテロイデスを含む偏性嫌気性グラム陰性桿菌による菌血症や肺化膿症といった重症感染症の治療において，メトロニダゾールが有効であることを示すケースシリーズを報告し，嫌気性菌感染症の治療でのメトロニダゾールの有効性を確立する先駆けとなった．

Löfmark S, Edlund C, Nord CE. Metronidazole is still the drug of choice for treatment of anaerobic infections. Clin Infect Dis 2010 ; 50 Suppl1 : S16-23.　PMID：20067388
Tally FP, Sutter VL, Finegold SM. Metronidazole versus anaerobes. In vitro data and initial clinical observations. Calif Med 1972 ; 117 : 22-6.　PMID：4635396
Tally FP, Sutter VL, Finegold SM. Treatment of anaerobic infections with metronidazole. Antimicrob Agents Chemother 1975 ; 7 : 672-5.　PMID：1096810

 Blumberg's sign で有名な Blumberg の医学的功績とは何か？

腹膜炎を示唆する腹膜刺激徴候として基本的な身体所見である，ブルンベルグ徴候（Blumberg's sign）は，ユダヤ系ドイツ人外科医で産婦人科医であったヤーコブ・モーリッツ・ブルムベルク〔Jacob Moritz Blumberg（1873 〜 1955 年）〕が，まだ若かりし頃に発案したものとされている．

Blumbergのあまり知られていない当時の画期的な功績の一つが，外科医の手指消毒法の研究と手術用ゴム手袋の発案であり，周術期の感染予防策の発展に寄与した。また，第一次世界大戦中に軍医としてドイツ軍に従軍し，ロシア人捕虜収容所で流行していた発疹チフスを，収容所のシラミを駆除することで短期間のうちに収束させた。戦後はX線とラジウムの臨床応用に専門的に従事し，ドイツのナチス台頭後は英国に亡命して，ラジウムの臨床治療応用の研究を続けた。Blumbergは，このように，現代では考えられないほどに，臨床医としての活躍だけでなく感染対策や公衆衛生および放射線医学といった多彩な分野で活躍した稀代の臨床医であったといえる。

消化管感染症　　　　　　　　　　　　　　　　　　　大場雄一郎

A　抗菌薬関連腸炎とは何か？

　抗菌薬投与後に反応して起こる下痢症全般を「抗菌薬関連下痢症」と総称する。抗菌薬関連下痢症は，入院患者の3〜30％で発症するといわれている。必ずしも感染症ではなく，単純に薬剤副作用としての下痢症も含まれる。その抗菌薬関連下痢症のなかに「抗菌薬関連腸炎」，"CDI★"，「偽膜性腸炎」といった疾患カテゴリーが含まれ，おのおのには重複がある。抗菌薬関連下痢症のうち25％がCDIだとされる。

　抗菌薬関連腸炎は，抗菌薬投与後に発症する感染症としての「腸炎」であり，臨床像は頻回の水様下痢便だけでなく，通常は発熱（炎症反応），腹痛，下血のいずれか，「腸炎」を示唆するものを呈する。抗菌薬関連腸炎の50〜75％はCDIが占めている。まれなものとして，クレブシエラ・オキシトカ（*Klebsiella oxytoca*）腸炎（アンピシリン投与後の事例が多い）の報告例がある。

　CDIは *C. difficile* による腸管感染症の総称である。90％以上で下痢を伴う腸炎を呈するが，まれに発熱が先行して下痢が目立たないものや，腸閉塞をきたす場合がある。下痢以外には，発熱，白血球増加，腹痛を伴いやすい。白血球増加著明（＞35,000/μL）で類白血病反応を呈することも時々ある。

　偽膜性腸炎は，文字どおり大腸粘膜に多発する偽膜形成を伴い，抗菌薬関連腸炎の一部を成している。偽膜性腸炎の90％以上がCDIだとされるが，CDIのうち内視鏡で偽膜形成を認めるのは50％程度しかないため，内視鏡所見だけではCDIを除外できない。

図5-3　抗菌薬関連下痢症

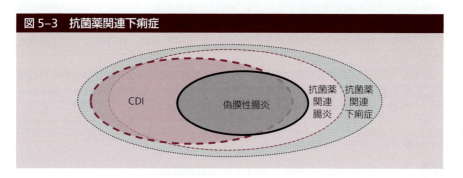

Thielman NM, Wilson KH. Antibiotic-Associated Colitis. In：Mandell GL, Bennett JE, Dolin R.

Mandell, Douglas, and Bennett's Principles and Practice of Infectious Disease, 7th ed. London : Churchill Livingstone, 2009 : 1035-44.

★— CDI　クロストリジウム・ディフィシル(Clostridium difficile)感染症

A 院内発症の下痢症でも，あえて便培養をすることがあるか？

急性下痢症での便培養の適応は，急性腸炎の臨床像で食中毒を疑う場合や輸入感染症の場合に限られるであろう．院内発症の急性下痢症では，そのような条件は通常は該当しない．むしろ感染症以外の原因が多く，感染症であっても圧倒的多数は CDI である．そのような理由から一般的に入院 3 日目以降に発症した腸炎では，ルーチンに「便培養」を行うべきでない．院内下痢症では，便の C. difficile 毒素抗原検査のほうが必要だが，ただし，便中の毒素抗原検出検査(EIA★法)の感度は低いため(60～70％程度)，CDI を強く疑う場合には，便 C.difficile 毒素抗原検査が陰性でも CDI を除外できない．

それを承知であえて院内発症の下痢症で便培養をすることがあるとすれば，

- 入院後短期間で腸炎を発症し，曝露歴から入院直前に食中毒となった疑いがある
- CDI を疑うが，便 C. difficile 毒素抗原陰性である場合，院内感染対策上のサーベイランス目的での確認便培養検査を行う

という特殊な事情や意図がある場合に限られるであろう．

★— EIA　酵素免疫測定法(enzyme immunoassay)

A CDI の治療とは何か？

CDI の大半は抗菌薬の使用により誘発されるため，可能な限りは他の感染症治療で投与中の抗菌薬を中止することで，1/4 程度は自然軽快するという．しかし，ICU セッティングで使用している抗菌薬を中途で中止することは，大半では現実的ではない．

　主な選択肢は，(1) メトロニダゾール内服(例：500 mg1 日 3 回)，(2) バンコマイシン内服(125 mg1 日 4 回)である．重症例を除いて，二者の治療効果には差がないとされる．バンコマイシンは高コストで(日本の薬価で(1) の 15 倍程度)，VRE(バンコマイシン耐性腸球菌)を選択するリスクがある．そのため，軽症から中等症の CDI では，メトロニダゾール内服を選択すべきである．一方で，重症 CDI では，メトロニダゾール内服での治癒率が低下するという報告があるため，バンコマイシン内服を優先するという意見もある．イレウスを伴う重症例では，バンコマイシン注腸投与やメトロニダゾール静注を追加併用するというアイデアはあるが，有効性は十分に検証されていない．

　超重症の劇症 CDI(中毒性巨大結腸症や壊死性腸炎など)では，救命のために緊急腸管切除を考慮する．腸管切除に至るのは CDI 全体の 3％ 未満だが，ICU セッティングでは CDI の 20％ が外科的治療を要したという報告もある．

Riddle DJ, Dubberke ER. Clostridium difficile infection in the intensive care unit. Infect Dis Clin North Am 2009 ; 23 : 727-43.　PMID : 19665092

B CDI を発症しないとされるのはどんな患者群か？

健康新生児では，15～70％ の便中に C. difficile(毒素産生株を含む)を認めるとされ

るが，実際には，新生児から1歳未満の乳児でのCDIの発症は通常みられない。その理由としては，動物実験レベルでは，新生児の腸管粘膜には*C. difficile*の主要病原因子 toxin Aへの親和性受容体を欠くという説明がなされている。そのため，新生児ないし乳児は，CDIを発症せずに*C. difficile*の保菌状態になりやすい。

幼時期以降は，結腸粘膜上皮細胞の tight junction に toxin Aへの親和性があるため，CDIの発症がみられるようになる。全大腸切除後のケースでも，やはり toxin Aへの感受性がなくてCDIを発症しないと考えられる。しかしながら，全大腸切除後の小腸型CDIという例外的なケースレポートは一応ある。

el-Mohandes AE, Keiser JF, Refat M, et al. Prevalence and toxigenicity of *Clostridium difficile* isolates in fecal microflora of preterm infants in the intensive care nursery. Biol Neonate 1993；63：225-9. PMID：8513027

Ⓑ カンピロバクター（*Campylobacter*）が菌血症を起こすことがあるか？

食中毒性腸炎の原因菌では，カンピロバクター・ジェジュニ（*Campylobacter jejuni*）は最も頻度が多いが，菌血症をきたすことはまれで，免疫健常であれば通常は重症化することなく自然軽快する。カンピロバクター属で，*C. jejuni*以外にヒトでの病原性があるのは，カンピロバクター・コリ（*C. coli*），カンピロバクター・ラリ（*C. lari*），カンピロバクター・フィタス（*C. fetus*），カンピロバクター・ウプサリエンシス（*C. upsaliensis*）であり，近縁種ではヘリコバクター・フェネリエ（*Helicobacter fennelliae*），ヘリコバクター・シネディ（*H. cinaedi*）などがある。そのうち，*C. fetus*は，免疫不全患者においては腸炎よりもむしろ血流感染での報告が多く，汚染食品の摂取後の発熱や敗血症で発症する。*C. fetus*は，菌血症だけでなく，多発膿瘍や心内膜炎，感染性動脈瘤，髄膜脳炎といった重症で予後不良の播種性感染症の報告があり，診療を行っていくうえでそのような重症合併症への注意が必要である。

Gazaigne L, Legrand P, Renaud B, et al. Campylobacter fetus bloodstream infection：risk factors and clinical features. Eur J Clin Microbiol Infect Dis 2008；27：185-9. PMID：17999095

Ⓑ ナリジクス酸耐性とは何か？

ナリジクス酸耐性とは，サルモネラ属のような腸管感染症を起こすグラム陰性桿菌のキノロン系抗菌薬への耐性有無を判定する指標であり，主にキロノン作用部位酵素gyrA遺伝子変異による。ナリジクス酸は，1960年代に抗マラリア薬chloroquine（クロロキン）を合成する際の副産物として発見され，グラム陰性桿菌に対する抗菌活性があるために，最初のキノロン系抗菌薬として臨床で使用された。その後は，現在までにシプロフロキサシンやレボフロキサシンなどの新規のフルオロキノロン系抗菌薬が登場し普及したが，世界的な乱用のためにグラム陰性桿菌群でのフルオロキノロン耐性率増加が問題となっている。それはサルモネラ属でも例外ではない。

チフス菌（*Salmonella typhi*）感染症（腸チフス）では，抗菌薬感受性試験で従来の基準でシプロフロキサシン感受性（MIC≦1）であっても，ナリジクス酸耐性があるとフルオロキノロン使用での治療失敗や治療効果発現の遅れがみられるというエビデンスがある。そのため，チフス菌感染症でナリジクス酸耐性の場合は，フルオロキノロンの使用を避けることが推奨されている。同様の「隠れたフルオロキノロン耐性や低感受性」は，チフス菌以外のサルモネラ属やカンピロバクター属でも頻度が増えている。

CLSI（臨床・検査標準協会）では，すべての隠れたフルオロキノロン耐性をナリジク

ス酸耐性検査で検出できるわけではないため，2012年の基準改定で，チフス菌と便以外から検出したサルモネラ属（重症播種性感染症ケース）に対して，新たにシプロフロキサシン感受性のブレイクポイント：MIC≦0.06を設定した。

Crump JA, Kretsinger K, Gay K, et al ; Emerging Infections Program FoodNet and NARMS Working Groups. Clinical response and outcome of infection with Salmonella enterica serotype Typhi with decreased susceptibility to fluoroquinolones : a United States foodnet multicenter retrospective cohort study. Antimicrob Agents Chemother 2008 ; 52 : 1278-84. PMID：18212096

MRSA腸炎はあるのかないのか？

1948年以降，抗菌薬関連腸炎の原因菌として，黄色ブドウ球菌の関与が取り沙汰されたが，1960年代後半に *Clostridium difficile* が同定され，抗菌薬関連腸炎の原因菌として確立されてからは，世界的には黄色ブドウ球菌の腸炎原因菌説は廃れ，ほとんど言及されなくなった。一方では，1980年代以降に日本でMRSA腸炎の症例報告が相次ぐようになった。しかし，その大半は「腸炎＋便培養MRSA陽性」という短絡的な診断であること，*C. difficile* 毒素抗原検査の感度が低くCDIの診断確定がされにくいこと，メトロニダゾール（当時保険適応でない）を使用せずバンコマイシン内服治療で軽快したことを根拠とすること，などを考慮すると，CDIをMRSA腸炎と誤認しているものが多いと推測される。そのため，MRSA腸炎の存在は懐疑的とされるのは当然である。しかしながら，それら症例報告を精査すると，腸管粘膜病変の検鏡培養検査と病理組織検査を併せてMRSA腸炎の診断に蓋然性のある症例報告はわずかに存在する。それを考慮すると，MRSA腸炎は「まれにはある」と考え，診断をするには臨床経過をよく検討し，便培養だけでなく便検鏡や腸粘膜組織も併用した，入念周到なワークアップを行うのが妥当ではないだろうか。

Iwata K, Doi A, Fukuchi T, et al. A systematic review for pursuing the presence of antibiotic associated enterocolitis caused by methicillin resistant Staphylococcus aureus. BMC Infect Dis 2014 ; 14 : 247. PMID：24884581

ICU患者に選択的消化管殺菌SDDを行う意義はあるか？

SDD（選択的消化管除菌）は，消化管内に非吸収性の抗菌薬を投与することで消化管内保菌量を減らし，ICU患者の重症感染合併症を予防し死亡率を下げる効果を目指す予防的介入であり，決して下痢症や消化管感染症の治療手段ではない。

1980年代後半以降，ICUでのSDDによる予防介入を評価した多くのRCTと複数のメタ解析が報告された。非吸収性抗菌薬として，PTA[*1]を組み合わせ，腸内細菌科や非発酵菌群をカバーするセファロスポリン系抗菌薬の静注投与を短期間併用している報告が多い。SDDによりVAP（人工呼吸器関連肺炎）の発症率が著明に減少したという複数の報告がある。BSI[*2]は減少し死亡率はやや低下したという報告はあるが，このアウトカムはまだ明確ではない。副作用としての耐性菌増加は有意でないといわれている。

しかし，ICUでのSDDの有効性の評価には注意が必要で，世界的にはSDDはルーチンで行われておらず，国と地域と施設によりスタンスにかなり差がある。ICUでのSDDの介入研究の大半は欧州から報告され，ポジティブデータは主にオランダ，イタリア，UKの一部の研究者から報告されている。その一方で米国では，1990年代にICUでのSDD実施RCTのネガティブデータが報告されており，SDDを評価しない立

場が優勢で，VAP予防のバンドルにも含まれていない．ICUでのSDD実施に慎重で消極的な立場からは，過去のポジティブデータはサンプルサイズが小さくプロトコールが一定でないために評価困難であり，死亡率低下効果が明確でないと指摘されている．また，SDDによる耐性菌選択リスクが低いというオランダのデータは，MRSAを含めた耐性菌の分離頻度がきわめて少ない背景であるため，耐性菌が多い国では適用できないという主張がされている．

de Smet AM, Kluytmans JA, Cooper BS, et al. Decontamination of the digestive tract and oropharynx in ICU patients. N Engl J Med 2009；360：20-31. PMID：19118302
Walden AP, Bonten MJ, Wise MP. Should selective digestive decontamination be used in critically ill patients? BMJ 2012；345：e6697. PMID：23047967

★1— PTA　ポリミキシンE，トブラマイシン，アムホテリシンB（polymyxin E, tobramycin, amphotericin B）
★2— BSI　血流感染（blood stream infection）

侵襲性真菌感染症　　　　　　　　　　　　　　　　　　　大場雄一郎

A　ICU患者の血液培養で真菌陽性の場合に，まず何をするか？

ICU患者での真菌血症は通常，酵母様真菌（yeast）によるもので，90％以上はカンジダ属である．ICUでのカンジダ菌血症のリスク因子としては，医療行為関連：中心静脈ライン留置，TPN（高カロリー輸液），腹部手術後，広域抗菌薬使用後，ICU滞在7日以上，人工透析，ステロイド使用，患者要因：糖尿病，好中球減少，免疫不全状態，が挙げられる．ICUでのカンジダ血症はCLABSI★が最も多い．

　ICU患者の血液培養で同定されるカンジダ属は，カンジダ・アルビカンス（C. albicans）が最多で40〜60％程度だが，そのほかには，カンジダ・トロピカリス（C. tropicalis），カンジダ・パラプシローシス（C. parapsilosis），カンジダ・グラブラータ（C. glabrata），カンジダ・クルセイ（C. krusei），などが続く．C. albicans，C. tropicalis，C. parapsilosisはフルコナゾール感受性率が高いが，C. glabrata，C. kruseiはフルコナゾール耐性である．これらのうちC. parapsilosis以外はエキノキャンディン系の感受性率が高い．そのため，血液培養からyeast陽性となった，または重症CLABSI（重症敗血症〜ショック）でのエンピリックな治療でカンジダ属を初期カバーすべきと判断する場合，エキノキャンディン系（ミカファンギンまたはカスポファンギン）の投与開始が推奨される．カンジダ属が同定され感受性が確認できれば，適正な抗菌薬へ変更する．

　抗真菌薬以外には，感染源のコントロールが必要であり，中心静脈ライン挿入例では可能な限り抜去（または入れ替え）をする．合併症では眼内炎併発率が10％以上とされるため，眼底診察を行う（眼科コンサルト）．持続真菌血症を伴う血栓性静脈炎や心内膜炎の併発も時々みられるため，血液培養のフォロー採取をルーチンで行う．血行性播種で肺膿瘍，肝膿瘍，脾膿瘍，骨髄炎など膿瘍性病変を併発することもあるため，症状や身体所見で疑うか，発熱が遷延する場合は，体幹造影CTなどで画像検索を行う．

Bassetti M, Mikulska M, Viscoli C. Bench-to-bedside review：therapeutic management of invasive candidiasis in the intensive care unit. Crit Care 2010 ; 14 : 244.　PMID：21144007

★─ CLABSI　中心静脈ライン関連血流感染（central line-associated bloodstream infections）

A　ニューモシスチス肺炎の治療戦略とは何か？

PCP[★1]の原因菌は真菌のニューモシスチス・イロベジイ（Pneumocystis jiroveci）で，細胞性免疫不全患者の日和見感染である．HIV / AIDS，骨髄移植，臓器移植，免疫抑制剤使用，早産児や栄養不良乳児などさまざまな患者群で，急性ないし亜急性肺炎を呈する．画像上は間質性肺障害が典型的だが，多発浸潤影や粒状影，AIDS患者での多発囊胞病変といった非典型パターンもあるため，画像診断に注意を要する．
　まず，これらの患者背景と臨床像からPCPを疑う場合，呼吸状態や全身状態が許せば，診断的に気管支鏡でBALF[★2]を採取し，Wright-Giemsa染色（あるいはDiff-Quick染色）に提出してから治療開始とする．状態に余裕がなく気管支鏡検査が困難な場合は，止むをえず，エンピリックな治療先行でPCPも同時カバーで治療を開始することはある．

- 治療薬第1選択：ST合剤で，トリメトプリム量で5 mg/kg相当を8時間ごと投与（正常腎機能）とする．軽症であれば内服でよいが，中等症以上は静注で開始し，状態改善後に内服へ切り替える．治療期間は，HIV / AIDSでは3週間，それ以外では2週間以上が推奨されている
- 治療第2選択：ペンタミジン 4 mg/kg相当を24時間ごと静注で使用する
- 治療第3選択：アトバコンを750 mg1日2回内服する

HIV / AIDS併発のPCPで低酸素血症（PaO_2＜70 mmHgまたは$A\text{-}aDO_2$[★3]＞35）では，ステロイド剤併用（プレドニゾロン 80 mg 5日間→40 mg 6日間→20 mg 10日間）で呼吸状態と予後が改善するエビデンスがある．非HIV / AIDS症例では，ステロイド薬併用による予後改善効果のエビデンスは少ないが，プレドニゾロン 60 mg/日以上の併用でアウトカムがよいという報告があり，考慮できる選択肢である．

Thomas CF Jr, Limper AH. Pneumocystis pneumonia. N Engl J Med 2004 ; 350 : 2487-98.　PMID：15190141

★1─ PCP　ニューモシスチス肺炎（Pneumocystis pneumonia）
★2─ BALF　気管支肺胞洗浄液（bronchoalveolar lavage fluid）
★3─ $A\text{-}aDO_2$　肺胞動脈血酸素分圧較差（alveolar-arterial oxygen difference）

A　ボリコナゾール，アムホテリシンBの副作用とは何か？

ボリコナゾールには内服と静注の剤型があり，静注はスルホブチルエーテル-β シクロデキストリンの溶解液である．この溶液のために，腎機能障害時の投与量調整が必要である．副作用は多くはないが，他のトリアゾール系と同様の副作用が報告されている．ボリコナゾールに特有で頻度の多い副作用に視覚異常があり，一過性の羞明（30%），視界のぼやけ，色覚変化が報告されている．幻覚や混迷状態，光線過敏症，QT延長やTdP[★1]症候群もまれにある．不整脈は心臓基礎疾患や電解質異常がある場合に注意が必要である．相互作用としては，代謝酵素CYP[★2]3A4阻害作用によりさまざまな薬剤の血中濃度上昇をきたすため，併用禁忌薬や投与量調整を要する薬剤が多い．

アムホテリシンBは静注薬を用いる（内服は非吸収剤で消化管殺菌に用いる）。一番の副作用は腎障害で，糸球体と尿細管の血流障害による不可逆的腎障害を起こしやすく，積算用量依存性に頻度が増える。尿細管障害により低カリウム血症，低マグネシウム血症を起こすことが多い。さらに，エリスロポエチン産生が減少し正球性貧血をきたしうる。このような腎障害を軽減するために生理食塩液の静注負荷の併用が行われてきた。アムホテリシンBは，初回投与直後に急性反応症状として，一過性数時間程度の悪寒，発熱，頻呼吸を呈することが多いため，アセトアミノフェンやヒドロコルチゾンを前投薬として事前投与することも考慮する。ほかにも，消化器症状で悪心や食欲不振をきたしやすい。

アムホテリシンBの腎障害や急性反応を大幅に軽減する策で，DDS[★3]製剤として，アムホテリシンBをリポゾーム（脂質二分子膜）内に封入した，アムホテリシンBのリポゾーム製剤が市販され普及したため，旧来のアムホテリシンBはほとんど使用されなくなった。

[★1]─TdP　トルサードドポアンツ（Torsade de Pointes）
[★2]─CYP　チトクロームP450（cytochrome P450）
[★3]─DDS　ドラッグデリバリーシステム（Drug Delivery System）

Ⓑ 深在性真菌症の診断は，β-Dグルカンと血清アスペルギルス抗原を測っておけばよいのか？

ICUでの深在性真菌症の大多数は播種性カンジダ感染症であり，まれに侵襲性アスペルギルス感染症や播種性クリプトコッカス感染症やニューモシスチス肺炎がある。深在性真菌症では原因菌を直接同定するのは容易ではなく，時に侵襲的手段が必要で結果に時間がかかることから，代替バイオマーカー検査が利用されてきた。

血液悪性腫瘍患者の侵襲性真菌症（クリプトコッカスとニューモシスチスを除く）の確定または強い疑い診断における血清β-Dグルカンの検査特性に関するシステマティックレビューおよびメタ解析の結果では，2回以上メーカー推奨カットオフを超えて上昇したもの（ワコー 11 pg/mL，マルハ 11 pg/mL，ファンギテックG 20 pg/mL，ファンギテル 60〜80 pg/mL）を陽性とした場合の感度は49.6%（95% CI 34.0〜65.3），特異度は98.9%（95% CI 97.4〜99.5），診断オッズ比は111.8（95% CI 38.6〜324.1）であった。

血液悪性腫瘍患者の侵襲性アスペルギルス症の確定または強い疑いの診断における血清ガラクトマンナン抗原（ELISA[★1]法，Platelia™キット，カットオフインデックス0.5）と，PCR[★2]法とLFD[★3]法の検査特性を比較した比較対照研究では，血清ガラクトマンナン抗原が2回以上陽性となったものの感度は68.2%（95% CI 47.3〜83.6），特異度は91.5%（95% CI 81.7〜96.3），診断オッズ比は23.0であった。

いずれも感度が低いため，診断を強く疑うときには検査陰性でも診断除外に寄与しにくい。β-Dグルカンの上昇からは菌種同定ができないので，その他の経過症状および検査結果情報で，菌種の推定が必要である。血清ガラクトマンナン抗原の上昇では，偽陽性（ピペラシリンやアンピシリン投与後が有名）に注意が必要である。β-Dグルカンは，深在性真菌症の診断補助手段として利用するものと理解しておく必要がある。

Lamoth F, Cruciani M, Mengoli C, et al ; Third European Conference on Infections in Leukemia (ECIL-3). β-Glucan antigenemia assay for the diagnosis of invasive fungal infections in patients with

hematological malignancies : a systematic review and meta-analysis of cohort studies from the Third European Conference on Infections in Leukemia（ECIL-3）. Clin Infect Dis 2012 ; 54 : 633-43. PMID : 22198786
White PL, Parr C, Thornton C, et al. Evaluation of real-time PCR, galactomannan enzyme-linked immunosorbent assay（ELISA）, and a novel lateral-flow device for diagnosis of invasive aspergillosis. J Clin Microbiol 2013 ; 51 : 1510-6. PMID : 23486712

★1─ ELISA　酵素免疫測定法（enzyme-linked immunosorbent assay）
★2─ PCR　ポリメラーゼ連鎖反応（polymerase chain reaction）
★3─ LFD　ラテラルフローデバイス（lateral-flow device）

Ⓑ アムホテリシンBはどの侵襲性真菌感染症に対しても有効か？

アムホテリシンBは，真菌の細胞膜構成物質のエルゴステロールに結合する．これにより細胞膜を不安定化し破壊することで殺真菌作用を発揮する，ポリエン系の広域抗真菌薬である．ICUで遭遇する侵襲性真菌感染症の原因菌には，まれにアムホテリシンB耐性ないし低感受性のものがあることに留意が必要である．

　カテーテル関連カンジダ血症や好中球減少に伴う播種性カンジダ感染症の原因となるカンジダ属のなかで，カンジダ・ルシタニアエ（Candida lusitaniae）とカンジダ・ギリエルモンジィ（C.guilliermondii）はアムホテリシンBに対して低感受性ないし耐性を示すことがある．

　好中球減少症に併発する酵母様真菌血症の原因菌として，トリコスポロン属はまれにみられる．トリコスポロン・アサヒ（Trichosporon asahii）とトリコスポロン・ムコイデス（T. mucoides）は，アムホテリシンBのMICもMFC★も高く静菌的で，治療不応や治療失敗の報告がある．これらに対しては通常，ボリコナゾールを選択する．

　好中球減少症の遷延時には侵襲性糸状真菌感染症のリスクがあり，侵襲性アスペルギルス感染症が時々みられる．アムホテリシンBはアスペルギルス（Aspergillus）属に対して殺菌的に作用するが，治療失敗することもある．なかでも，アスペルギルス・テレウス（Aspergillus terreus）は，アムホテリシンBに対して耐性で治療失敗しやすい．この菌種に対してはボリコナゾールやカスポファンギンを選択する．

　フザリウム（Fusarium）属〔主に，フザリウム・ソラニ（F. solani）とフザリウム・オキシスポラム（F. oxysporum）〕はまれな原因菌で，多種多様な抗真菌薬に耐性を示し，難治性で予後不良の感染症を呈する．アムホテリシンBには一応感受性があるが，耐性のことがある．アムホテリシンB感受性不良の場合，ボリコナゾールが選択肢となりうる．

　スケドスポリウム（Scedosporium）属もまれであるが，スケドスポリウム・アピオスペルム（S. apiospermum）が津波肺での下気道感染や難治性播種性感染症で知られ，日本でも報告例がある．この糸状菌はアムホテリシンBを含むほぼすべての抗真菌薬に耐性のため，多剤併用を行っても治療困難であることが多い．シュードアレシェリア・ボイジイ（Pseudallescheria boydii）は，前述のS. apiospermumの有性生殖体であり，播種性感染症の報告がまれにある．アムホテリシンBには耐性を示すが，アゾール系やエキノキャンディン系抗真菌薬には感受性があり治療に用いられている．

Perea S, Patterson TF. Antifungal resistance in pathogenic fungi. Clin Infect Dis 2002 ; 35 : 1073-80. PMID : 12384841
Jorgensen JH, Pfaller MA. Manual of Clinical Microbiology, 10th ed. Herndon : ASM Press, 2011.

★── MFC　最小殺菌濃度（minimal fungicidal concentration）

Ⓑ クリプトコッカス・ガッティ（Cryptococcus gattii）とは何か？

クリプトコッカス・ネオフォルマンス（C. neoformans）は莢膜型酵母様真菌で，主に免疫不全患者の肺炎や髄膜炎の原因菌で知られるが，免疫正常者でも侵襲性感染症はみられる．ICUセッティングでは，肺炎，髄膜炎，真菌血症，播種性感染症の重症例がみられる．C. neoformansには，古典的に，五つのserotype（血清型）A，B，C，D，ADがあるが，近年ではgenotype（遺伝子型）でC. neoformans var. neoformans（type D），C. neoformans var. grubii（type A），C. neoformans var. gattii（type B，C）の3タイプに分類されている．さらに，菌の疫学や生態および感染症の臨床像による差異に注目して，C. neoformansとC. gattiiの2種として取り扱うことが多い．

　C. gattiiは，C. neoformansと比べて臨床的に病原性が強いと考えられ，その感染症の臨床像において，下気道や中枢神経では特に多発病変を形成し，播種性の病態をとりやすい，中枢神経感染症では標準的治療への反応が遅延しやすい，感受性パターンで特に耐性がなくても予後不良となることがある，などの特徴がある．

　疫学的な違いでは，C. neoformansは主に鳥類の消化管内に定着生息し，その糞や土壌の粉塵を介して伝播するが，C. gattiiはユーカリ（Eucalyptus）属などの灌木やその周囲環境から同定されている．C. gattii感染症は熱帯から亜熱帯にかけて局地的な発生報告がされてきたが，カナダのバンクーバー島やブリティッシュコロンビア，米国西海岸およびオーストラリア北西部など温暖地域での局地流行も知られ，それ以外の世界中の温暖地域でも散発的に症例報告がされている．C. gattiiが生息する灌木が木材として輸出されるために，各地に拡散している可能性があるという指摘もある．日本では，旅行歴のない国内発生と考えられるC. gattii髄膜炎の症例報告もあるため，決して対岸の火事とはいえない状況である．

Chaturvedi V, Chaturvedi S. Cryptococcus gattii : a resurgent fungal pathogen. Trends Microbiol 2011 ; 19 : 564-71.　PMID : 21880492

Ⓒ 二相性真菌症は輸入感染症だけか？

二相性真菌（dimorphic fungi）とは，発育増殖の過程で，酵母様形態（yeast）と糸状菌形態（mould）の二つの相をとる真菌類である．ヒトに播種性の全身感染症を起こし重症化することがあるものとしては，カンジダ属，スポロトリックス・シェンキイ（Sporothrix schenckii），ヒストプラズマ・カプスラーツム（Histoplasma capsulatum），ブラストミセス・デルマチチジス（Blastomyces dermatitidis），コクシジオイデス〔コクシジオイデス・イミチス（Coccidioides immitis），コクシジオイデス・ポサダシ（C. posadasii）〕，パラコクシジオイデス・ブラジリエンシス（Paracoccidioides brasiliensis），ペニシリニウム・マルネフェイ（Penicillinium marneffei）などが代表的である．これらのうちカンジダ属とスポロトリックス以外は，特に病原性や伝播力が強く，感染症の発生は比較的まれながら，以下のように発生地域が限局しており，地域流行型真菌（endemic fungi）と呼ばれる．

- ヒストプラズマ：米国中南部のミシシッピ川からオハイオ川流域，カナダのセントロー・レンス川渓谷，アフリカ東部南部，インドのベンガル州西部
- ブラストミセス：米国北東部のセントローレンス川渓谷からアパラチア山脈エリア

- コクシジオイデス：米国南西部の砂漠エリア
- パラコクシジオイデス：南米諸国のジャングルエリア
- *Penicillinium marneffei*：インドシナ半島エリアと香港

いずれも，日本では主にまれな輸入感染症として報告されてきたが，ヒストプラズマ症のうち2割は旅行歴のない国内感染例と考えられ，コクシジオイデス症のうち2例は旅行歴がなく，輸入綿花曝露での国内感染例と考えられており，旅行歴がなくても二相性真菌症を除外できない様相である。

国立感染症研究所感染症情報センター. 輸入真菌症. 病原微生物検出情報（IASR）vol.23 No.3：p.55-6.（idsc.nih.go.jp/iasr/23/265/tpc265-j.html）閲覧日：2014/8/18

リムルス反応とは何か？

1956年に米国のBangらが，カブトガニの血液がビブリオ（*Vibrio*）菌に曝露すると，反応してゲル凝固化する現象を「リムルス反応」と報告した。これを契機に，カブトガニの血球抽出物がグラム陰性桿菌の内毒素（LPS★）と反応して，凝固カスケードを介してゲル凝固化することが見いだされ，1980年代にリムルス反応はエンドトキシン測定法として確立された。1981年には，真菌の細胞壁成分である β-Dグルカン〔β-(1→3)-D-glucan〕も，LPSとは別の凝固カスケードで同様の凝固反応を起こすことが見いだされ，これを原理とした β-Dグルカン測定法として応用された。現在では，深在性真菌症の補助診断バイオマーカーとして，血漿 β-Dグルカン測定は広く普及している。

測定試薬の主要メーカー3社は，ファンギテックGテストMKは生化学工業，ワコーは和光純薬工業，マルハはマルハニチロ食品で，日本のメーカーである。メーカーにより測定法とカットオフ値に違いがあるため，測定系に関する文献報告では，どのメーカーの測定系を使用しているかを確認しておく必要がある。

なお，測定試薬製造のためにカブトガニ乱獲を懸念する声もある。これに対して，和光純薬工業の開発部の説明によれば，試薬材料採取用のカブトガニは捕獲されて所定量の血液を「献血」として採取された後は，生きて海に帰されており，動物愛護と環境保全にも配慮しているという。

大石晴樹. リムルス試薬を用いたエンドトキシン測定法の歴史.（www.jsme.or.jp/bio/news/28/28-1-2.html）閲覧日：2014/8/18

★― LPS　リポ多糖（lipopolysaccharide）

免疫不全患者での感染症

大場雄一郎

ICUで気をつけたい免疫不全とは何か？

臨床感染症のバックグラウンドで問題となる免疫不全状態には，大まかに4パターンある：

(1) 顆粒球減少・機能低下：好中球数<500で，一般細菌全般の敗血症リスクが高い。特に，緑膿菌は死亡率が高いため，好中球減少性発熱ではエンピリックな治療で

のカバーが必要となる．重度の好中球減少が1週間以上遷延すると重症播種性真菌感染症の発症リスクが高くなり，特にカンジダ属とアスペルギルス属が問題になり，まれにフサリウム属感染症がみられる

(2) 細胞性免疫不全：リンパ球，特にCD4陽性細胞数が減少することで，初感染重症化および難治化，または既感染時再活性化のリスクとなる．ヒト単純ヘルペス（HSV[★1]播種性感染），水痘帯状疱疹ウイルス（VZV[★2]播種性感染），EB[★3]ウイルス再活性化感染，CMV[★4]ウイルス再活性化感染，細菌類〔播種性ノカルジア（Nocardia），リステリア（Listeria）髄膜炎〕，抗酸菌（結核菌，非結核性抗酸菌），真菌（ニューモシスチス肺炎，播種性クリプトコッカス），原虫（トキソプラズマ脳膿瘍）が問題となりやすい

(3) 液性免疫不全：高齢者，低栄養状態，重症消耗状態，重症糖尿病，慢性肝炎，膠原病，進行固形がん，ステロイド薬投与，慢性アルコール中毒，摘脾後・無脾症などでは，一般細菌感染の罹患と重症化リスクが高くなる

(4) 皮膚粘膜バリア破綻：中心静脈ルート，開放創，広範熱傷，消化管術後縫合不全，重症イレウス，消化管浮腫，化学療法による口内炎や粘膜炎などでは，皮膚粘膜のバリア破綻部位がその皮膚粘膜に定着している一般細菌やカンジダ属の侵入門戸となり，局所感染から菌血症敗血症レベルの重症感染症を起こすリスクとなる

よく「免疫不全なので重症感染症が心配である」という言質を耳にするが，どのタイプの免疫不全でどのような感染症がどのフォーカスに発症するかということを，具体的かつ特異的に考えなければ，的確な診断や対策には結びつかない．

[★1] — HSV　単純ヘルペスウイルス（herpes simplex virus）
[★2] — VZV　水痘帯状疱疹ウイルス（varicella-zoster virus）
[★3] — EB　　エプスタイン–バー（Epstein-Barr）
[★4] — CMV　サイトメガロウイルス（cytomegalovirus）

A　脾臓摘出後重症感染症とは何か？

脾臓は重要な免疫臓器であり，血中を循環する補体や抗体によりオプソニン化した病原微生物を破壊貪食する免疫細胞の主な活動の場であるため，脾臓がないと一般細菌感染の発症や重症化のリスクが相当高くなる．特に，莢膜抗原をもつ菌種でその傾向がある．

　肺炎球菌はその代表で，OPSI[★1]の主要な原因菌である．肺炎球菌のOPSIは発症から数時間以内に急速進行し，適切な初期治療でも死亡率の高い劇症敗血症の経過をたどるため，発症早期に捉えて治療を開始するように，特に注意が必要である．そのため，脾臓摘出（脾摘）後の患者は，23価肺炎球菌莢膜抗原ワクチン（PPSV23[★2]）の好適応である．

　肺炎球菌以外でも，Hib[★3]や髄膜炎菌もOPSIのリスクが高く，これらに対するワクチン接種は相対的に適応がある．その他の一般細菌として，レンサ球菌群や黄色ブドウ球菌，腸内細菌科，および緑膿菌を含む非発酵菌群でも同様に，敗血症の罹患および死亡のリスクは高い．

Waghorn DJ. Overwhelming infection in asplenic patients : current best practice preventive measures are not being followed. J Clin Pathol 2001；54：214. PMID 11253134

★1— OPSI　摘脾後重症感染症（overwhelming post splenectomy infection）
★2— PPSV23　23価肺炎球菌多糖体ワクチン（pneumococcal polysaccharide vaccine）
★3— Hib　インフルエンザ菌b型（*Haemophilus influenzae* type b）

A　CMV antigenemia法の意義とは何か？

臓器移植，免疫抑制剤使用，進行HIV感染症など細胞性免疫不全状態では，CMVの再活性化感染症の発症リスクが高く，重症感染症では死亡リスクも高い。CMVの再活性化感染症診断のゴールドスタンダードはCMV感染臓器由来の検体での病理組織診断によるCMV感染細胞の証明であるが，侵襲的手段を要することが多いため，実施は容易ではない。

造血幹細胞移植後の経過中に発症するCMV再活性化感染症では，発症する前から血液中のCMV感染好中球のCMV特異抗原（pp65）の発現が増加する。造血幹細胞移植後に全血のCMV特異抗原の定期測定モニターを行い，血中CMV抗原上昇の段階でガンシクロビルの投与を「先制攻撃的」（pre-emptive）に開始し，各臓器のCMV感染症の発症を減らすというプロトコールは，1990年代には造血幹細胞移植後の標準的な管理法となった。その後，2000年代後半には，CMV感染症発症予測精度向上のために，血中CMV-DNA量の測定によるモニターが行われるようになってきた。

固形臓器移植後の経過で，同様に血中CMV特異抗原（pp65）を定期測定して，上昇時に先制攻撃治療を開始するプロトコールでの診断精度を評価した研究報告では，CMV抗原血症のCMV感染症発症に対する感度は64％，特異度は81％であり，CMV感染症の早期診断には不十分であったと結論づけられた。

HIV感染症や膠原病で免疫抑制剤使用のセッティングでは，CMV感染症発症を疑う場合の診断補助として血中CMV抗原を測定することはあるが，感度も特異度も十分に高くはなく，偽陰性も偽陽性も少なくない。結果の解釈に注意が必要であり，無症状での血中CMV抗原陽性に対して，ルーチンで治療を開始することは推奨されない。

Green ML, Leisenring W, Stachel D, et al. Efficacy of a viral load-based, risk-adapted, preemptive treatment strategy for prevention of cytomegalovirus disease after hematopoietic cell transplantation. Biol Blood Marrow Transplant 2012；18：1687-99.　PMID：22683614
Greanya ED, Partovi N, Yoshida EM, et al. The role of the cytomegalovirus antigenemia assay in the detection and prevention of cytomegalovirus syndrome and disease in solid organ transplant recipients：A review of the British Columbia experience. Can J Infect Dis Med Microbiol 2005；16：335-41.　PMID：18159516

B　播種性NTM★1（SGM★2／RGM★3）感染症とはどういうものか？

NTMは多種多様であり，発育速度によるRunyon分類では，MAC★4やマイコバクテリウム・カンサシイ（*M. kansasii*）に代表されるSGMとマイコバクテリウム・アブセサス（*M. abscessus*）に代表されるRGMに大別される。これらの抗酸菌感染症は，慢性の下気道感染や皮膚軟部組織感染が大半であるが，重度の免疫不全患者においては，血流感染症や重症播種性感染症を起こすことがある。

進行HIV感染症でCD4陽性細胞数＜50の場合は，播種性NTM感染症のリスクが高い。肺，肝臓，腎臓，消化管，皮膚，リンパ節，骨，骨髄に肉芽腫性病変を形成し，NTMが抗酸菌専用血液培養から同定されることがある。治療には難渋するが，おの

おの菌種特異的で標準的な抗菌薬を長期投与する．CD4陽性細胞数が回復しないと，きわめて難治性で予後不良となる．

　非HIV感染症での播種性NTMはまれだが，主に，RGMのマイコバクテリウム・ケロナエ（*M. chelonae*）と *M. abscessus* の報告がある．また，血液内科領域やICUでのカテーテル関連血流NTM感染もまれにあり，大半は発熱ワークアップでの通常の血液培養で偶然発育同定される．主に，RGMのマイコバクテリウム・フォルトゥイタム（*M. fortuitum*）とマイコバクテリウム・ムコゲニカム（*M. mucogenicum*）が報告されている．これらRGMは，もともと抗菌薬治療に抵抗性で，臨床的に有効とされる抗菌薬（イミペネム，cefoxitin，アミカシン，クラリスロマイシンなど）が限定されるため，RGMの播種性感染症や血流感染症はきわめて難治性であり予後不良である．

Griffith DE, Aksamit T, Brown-Elliott BA, et al ; ATS Mycobacterial Diseases Subcommittee ; American Thoracic Society ; Infectious Disease Society of America. An official ATS/IDSA statement : diagnosis, treatment, and prevention of nontuberculous mycobacterial diseases. Am J Respir Crit Care Med 2007 ; 175 : 367-416.　PMID：17277290

- ★1 ― NTM　非結核性抗酸菌（non-tuberculous mycobacterium）
- ★2 ― SGM　遅発育菌（slow glower mycobacterium）
- ★3 ― RGM　迅速発育菌（rapid glower mycobacterium）
- ★4 ― MAC　*Mycobacterium avium* complex

Ⓑ UL97 mutationとは何か？

UL97 mutationとは，CMV感染症の治療第1選択であるガンシクロビルの耐性機序である．ガンシクロビルはグアノシンの核酸アナログで，CMV特有のUL97遺伝子がコードするリン酸基転移酵素によりリン酸化されてから，CMVの核酸合成酵素を拮抗阻害し，ウイルス複製を遅らせるように作用する．

　このウイルスのUL97遺伝子の変異株（UL97 mutation）はガンシクロビルをリン酸化しないため，ガンシクロビルの作用が低下し，低レベル耐性を示す．1989年に初めて，ガンシクロビルで治療中に死亡したCMV感染症の患者から，ガンシクロビル耐性の臨床分離株が報告された．UL97 mutationの頻度はまれではあるが，CMV感染症をガンシクロビルで治療中に増悪するケースでみつかることがある．

　さらに，三リン酸化ガンシクロビルの拮抗作用部位である核酸合成酵素をコードしているUL54遺伝子の変異（UL54 mutation）とUL97 mutationが重なるとガンシクロビルに高度耐性を示す．ちなみに，第2選択薬であるホスカルネットはピロリン酸アナログで，CMVの核酸合成酵素に拮抗阻害するため，UL54 mutationではホスカルネットにも耐性を示す．

Lurain NS, Chou S. Antiviral drug resistance of human cytomegalovirus. Clin Microbiol Rev 2010 ; 23 : 689-712.　PMID：20930070

Ⓑ ICUでのポリオーマウイルスとは何か？

ポリオーマウイルス（polyomavirus）には，細胞性免疫不全患者のPML[★1]の原因となるJCウイルスと，細胞性免疫不全患者の腎症や出血性膀胱炎の原因となるBKウイルスが含まれる．いずれもコモンではないが，ICU管理適応の重症病態の細胞性免疫不全患者の合併症として起こりうる感染症として，注意が必要である．これらウイルス自体はまれなものではなく，小児期以降に経気道感染を起こし，腎臓や中枢神経に

不顕性に潜伏状態となり，成人の90％前後が抗体陽性で大多数は生涯無症状で経過する。

JCウイルスの名前は，初めてこのウイルスが分離同定されたPMLの患者イニシャルにちなんでいる。脳内で乏突起細胞と星状細胞に感染しており，強い細胞性免疫不全状態のもとで再活性化すると，白質から皮質直下に比較的境界明瞭な脱髄病変を起こし，白質脳症，小脳障害，症候性てんかんといった中枢神経障害をきたす。

AIDS（併用抗ウイルス療法が普及する以前）の5％でPMLがみられる。逆に，PMLの80％がAIDS，13％が血液悪性腫瘍，5％が固形臓器および造血幹細胞移植後，2％が自己免疫疾患の背景をもつ。近年では，免疫抑制の分子標的治療薬のうち，ナタリズマブ（多発性硬化症やCrohn病），リツキシマブ（悪性リンパ腫やSLE[★2]），efalizumab（乾癬）を使用する患者での発症報告がある。

BKウイルスの名前は，腎移植後尿管狭窄でこのウイルスが分離同定された患者のイニシャルにちなんでいる。腎実質と尿路系の細胞内に潜伏感染し，細胞性免疫不全状態のもとで再活性化すると，尿細管障害や移行上皮の障害を起こし，間質性腎炎や出血性膀胱炎および尿管狭窄をきたす。

BKウイルス性腎症は腎移植後の1〜10％で，およそ移植後6か月〜1年以内にみられ，腎移植後拒絶反応をきたすこともある。BKウイルス誘発性尿管狭窄は腎移植後の3％程度でみられる。出血性膀胱炎は骨髄移植後の発症が多く，10〜25％程度の発症報告がある。

Pinto M, Dobson S. BK and JC virus : a review. J Infect 2014 ; 68 Suppl 1 : S2-8.　PMID：24119828

★1— PML　進行性多巣性白質脳症（progressive multifocal leukoencephalopathy）
★2— SLE　全身性エリテマトーデス（systemic lupus erythematosus）

C *Pneumocystis* を最初にみつけたのは誰か？

*Pneumocystis*を病原体として最初に発見したのは，ブラジル人医師で寄生虫学者のカルロス・シャーガス〔Carlos Chagas（1879〜1934年）〕である。Chagasは，病原性原虫である*Trypanosoma cruzi*の感染症であるChagas病を見いだし，その病態を解明し，その病名に自身の名が冠せられたことで有名である。ChagasはChagas病の病態を解明する感染動物実験の過程で，*T. cruzi*に感染させたモルモットの肺組織の観察により，のちに真菌の*Pneumocystis*に分類された原虫様の病原体を発見し，トリパノソーマのライフサイクルの一部であると考え，1909年に報告した。

しかし，1910年にイタリア人細菌学者のAntonio Carini（1872〜1950年）がトリパノソーマ感染ラットの肺組織から嚢子体の病原体を発見し，パリのパスツール研究所のウージニ・ドラノエ〔Eugénie Delanoë（1887〜1951年）〕にその鑑別を依頼した。Delanoëはこれをトリパノソーマとは別の原虫病原体であると結論づけ，発見者のCariniにちなんで，*Pneumocystis carinii*と命名し，1912年に発表した。

その後，*Pneumocystis*は早産児や細胞性免疫不全患者の重症間質性肺炎の原因とされていた。1980年代にAIDSがアウトブレイクし台頭した際には，AIDS関連疾患の「カリニ肺炎」が有名になった。時を同じくして，*Pneumocystis*のgenotype解析が進められ，チェコの寄生虫学者であるOtto jirovec（1907〜1972年）により，実は真菌に分類される病原微生物であることが見いだされた。これを受けて，1999年には正式に真菌の*Pneumocystis jirovecii*と命名変更されることとなった。

Catherinot E, Lanternier F, Bougnoux ME, et al. Pneumocystis jirovecii Pneumonia. Infect Dis Clin North Am 2010 ; 24 : 107-38. PMID : 20171548

結核菌感染症の血液培養陽性率はどのくらいか？

結核菌感染症は80％以上が肺結核であり，一般的には，肺結核を疑う場合に行うワークアップでは，ルーチンには結核菌血液培養は行われない．そのため，肺結核を含めた結核菌感染症全般における結核菌の血液培養陽性がどのくらいなのかはまだ定まってはいない．しかしながら，一部の重症結核菌感染症は時々血行播種による粟粒結核を呈するため，血液の抗酸菌培養で結核菌が同定されることがまれにある．

日本と結核罹患率が比較的近い台湾での後向き研究報告では，培養での結核診断確定例のうち，血液または骨髄の結核菌培養が陽性（結核菌血症）であったのは0.096％，1,000退院あたり0.04件であった．HIV感染症患者では1,000退院あたり6.2件であったが，非HIV患者では1,000退院あたり0.024件と相当低かった．非HIV患者の結核菌血症のケースでは，比較的高齢者，全員に心疾患や悪性腫瘍，または固形臓器および造血幹細胞移植，自己免疫疾患といった細胞性免疫不全の背景が多くみられた．大半が敗血症の状態で，一部にはショック状態やARDSの併発の重症ケースもあった．典型的な粟粒結核は3割弱にしかみられなかった．死亡率は50％を超え，相当予後不良であった．

ところで，血液培養で結核菌を含む抗酸菌を培養同定するためには，血液培養検体をEDTA★試験管かヘパリン化試験管に抗凝固下で採血採取して遠心分離し，その沈渣でもって固形培地と液体培地の両方で一般的な抗酸菌培養同定を行うという手順が必要である．

Chiu YS, Wang JT, Chang SC, et al. Mycobacterium tuberculosis bacteremia in HIV-negative patients. J Formos Med Assoc 2007 ; 106 : 355-64. PMID : 17561470

★──EDTA　エチレンジアミン四酢酸(ethylene diamine tetraacetic acid)

6 消化器系

篠浦 丞

消化管出血

A 上部消化管出血の際の胃洗浄は意味があるのか？

　胃洗浄とは，「NGT★を挿入して水道水や生理食塩液を注入後吸引すること」であり，その目的には，胃内貯留物の性状の確認（診断的目的）と胃内凝血塊や食物残渣の除去の二つがあるとされる。一時は，「内視鏡施行前の視野確保にもよい」とか，「上部消化管出血の診断に有効」などといわれ，よく施行されたが，現在は，むしろ嘔吐誘発や患者の苦痛増強などのマイナス面が大きく，一般には推奨されない。

　胃洗浄の結果が陰性（血液が引けない）だからといって，十二指腸潰瘍は除外できないし，「再出血とバイタル不安定化予測因子としての『NGTからの血性吸引物』の感度は低い」という臨床研究があり重症度判定にも使えない。ショックバイタルやプレショックバイタル例，臨床経過でcollapse（失神や一時的な意識消失）の病歴がある症例，抗凝固薬や抗血小板薬使用歴がある症例，それに非代償期肝硬変症例などの「臨床的重症例」では，緊急内視鏡のベネフィットが確立しており，胃洗浄が，その後のマネジメント方針を決定したり，変更したりするという利点はほとんどない。

　「NGTで吸引して胆汁が引けたら，少なくとも上部消化管からの出血はない」といった程度の意味しかなく，結局「NGTを挿入して洗ってもいいことはない。特に洗っても洗わなくてもその後のマネジメントに影響はない」ということになる。

　胃内の凝血塊を除去し，その後の内視鏡の質を高める方法としては，エリスロマイシンの経静脈投与以外に十分なエビデンスが存在しない。実際に考えても，凝血塊や食物残渣を吸引するためには，通常のNGTでは径のサイズからすると困難であり，盲目的挿入で病変をつついて出血を誘発する可能性や，挿入時の苦痛から患者の嘔吐を誘発して，再出血や誤嚥を惹起する可能性など，むしろ悪い面のほうが大きい。

　以上より，現在では，上部消化管出血症例でのNGT挿入は標準治療には含められない，ということになる。

Aljebreen AM, Fallone CA, Barkun AN. Nasogastric aspirate predicts high-risk endoscopic lesions in patients with acute upper-GI bleeding. Gastrointest Endosc 2004；59：172-8.　PMID：14745388
Jensen DM, Machicado GA. Diagnosis and treatment of severe hematochezia. The role of urgent colonoscopy after purge. Gastroenterology 1988；95：1569-74.　PMID：3263294
Huang ES, Karsan S, Kanwal F, et al. Impact of nasogastric lavage on outcomes in acute GI bleeding. Gastrointest Endosc 2011；74：971-80.　PMID：21737077

★― NGT　経鼻胃チューブ（nasogastric tube）

A 消化管出血の際に盛んに行われた冷水洗浄が，現在，むしろ有害とされている根拠は何か？

20年前くらいまでは，「上部消化管出血の際に冷水洗浄をしてはならない」という文章が消化器のテキストで散見された．逆にいえば，それ以前は，冷水胃洗浄が上部消化管出血の治療法として存在し，推奨されていた時期があったということになる．冷水胃洗浄が禁忌である理由として，成書では「冷水が胃粘膜表面を傷つけるから」とか「冷水による血管収縮効果は有意なものではないから」などと書かれている．

では，どのような経緯で，この「冷水胃洗浄」が否定されたのであろうか？ 本当に百害あって一理なしなのか，また否定された根拠は何だったのか？ 実際，由緒ある教科書でも，1980年代までは「上部消化管出血には冷水洗浄が有効」とあった．

実は，「冷水胃洗浄」が上部消化管出血の治療として有効であるとした文献は，その大半が動物実験によるもので，1950年代のWangensteenらの報告が最初であった．彼らによると，イヌにカエルや魚などを凍らせて食べさせると，その低温により胃液の酵素活性が低下し，胃酸分泌は75％低下し，血流も2/3に低下，前庭部クリアランスに関しては5％に低下したという．ほかに，ネコの全身体温を下げると，胃酸が失活して，胃粘膜表面への障害が軽減するという報告も出て，遂には，「5人の消化管出血患者の胃内をバルーンで2～5℃に冷やすと，全員止血した」というヒトに関する報告も出た．ただし，この報告では，診断，臨床経過，予後追跡などについての記載がまったくないので，評価自体が困難である．

いずれにせよ，上記研究から上部消化管出血の治療法としての冷水洗浄のアイデアが出たようで，実際"gastric hypothermia machine"という器具が開発され，臨床で使用されている．大きなバルーンに冷水が還流し，胃粘膜表面の温度を低下させるというもので，この装置では，胃内に水分が移行するものではないことから，水分過剰(overhydration)のリスクもなくなるということだったが，使用例の81％で，肺炎，敗血症，全身低体温〔generalized hypothermia（35℃以下）〕，心室性不整脈，などの副作用が報告され，結局使用中止となった．

その後，冷水胃洗浄は徐々に旗色が悪くなる．「イヌでは，胃内を20℃まで下げると，37℃の場合と比較して出血時間が3倍，PT★は2倍に延長し，好ましくない作用のほうが効果を上回る」という報告や，「ウサギでは，胃を冷却したほうが胃粘膜障害のダメージがひどい」という報告が続いた．さらに，止血のためには，血管収縮は数時間必要だが，冷却を数時間続けることは不可能である，などという意見も出て，冷水胃洗浄の問題点の指摘が続出した．しかし，ここで注意すべきは，問題点の指摘の根拠も，賛成意見と同じく動物実験がほとんどということである．

冷水は，無意味なだけでなく有害であり，やめるべきと最初に主張した文献が出たのは1987年であったが，最終的にとどめを刺したのは，Andrusらによる研究であった．ただし，この研究も，冷水胃洗浄が有害である根拠を主に動物実験から述べているにすぎない．

結局，冷水であれ何であれ，内視鏡での視野改善と止血という意味で，胃洗浄が果たす役割は小さく，前問で示したように診断や重症度判定にも有効性がないのだから，胃洗浄の意味はないことになる．ただ，冷水胃洗浄の是非をめぐる議論では，賛成も反対も，その根拠の大半がイヌやネコの胃に凍らせたカエルを入れてみたレベルという事実をみると，むしろ今後，温度設定などをきちんとコントロールした臨床研

究が行われることで，胃洗浄に関するまったく新しい知見が展開されるかもしれない。

Laine L, Jensen D. Management of patients with ulcer bleeding. Am J Gastroenterol 2012；107：345-60. PMID：22310222
Orland MT, Saltman RJ. Manual of medical therapeutics, 25th ed. Boston：Little Brown and Company, 1986.
Schwartz SI. Principles of surgery, 4th ed. New York：McGrawHill, 1984.
Sleisenger MH, Fordtran JS. Gastrointestinal disease. Pathophysiology/diagnosis, management, 3rd ed. Philadelphia：WB Saunders, 1983.
Wangensteen OH, Root HD, Jenson CB, et al. Depression of gastric secretion and digestion by gastric hypothermia：its clinical use in massive hematemesis. Surgery 1958；44：265-74. PMID：13592584
Wangensteen OH, Salmon PA, Griffen WO Jr, et al. Studies of local gastric cooling as related to peptic ulcer. Ann Surg 1959；150：346-60. PMID：13842828
Waterman NG, Walker JL. The effect of gastric cooling on hemostasis. Surg Gynecol Obstet 1973；137：80-2. PMID：4714323
Menguy R, Masters YF. Cold gastric lavage increases the severity of stress ulceration [abstr]. Gastroenterology 1980；78：1220.
Leather RA, Sullivan SN. Iced gastric lavage：a tradition without foundation. CMAJ 1987；136：1245-7. PMID：3495324
Andrus CH, Ponsky JL. The effects of irrigant temperature in upper gastrointestinal hemorrhage：a requiem for iced saline lavage. Am J Gastroenterol 1987；82：1062-4. PMID：3499068

★— PT　プロトロンビン時間(prothrombin time)

 来院時バイタル安定の消化管出血症例。緊急内視鏡が必要な場合を二つ挙げよ。

ショックバイタル，循環不全の患者ですぐ対応すべきなのは当然であるが，「倒れていた」，「失神した」などは，一時的な動脈性出血で短時間に大量の失血があり，結果的に低血圧で止血しただけ，という経過を示唆するもので，来院時にぴんぴんしていてバイタルが安定していたとしても，緊急内視鏡治療を行い，重症例としての経過観察が必要である。

　バイタル安定で緊急内視鏡を考慮すべき病態は以下の二つということになる。

- 非代償期肝硬変のある症例
- 失神していた，など，動脈性出血によるcollapseを示唆するエピソードのある症例

上記を含めて，criticalな項目を点数化して上部消化管出血患者の重症度，予後を判定する方法として，Blatchford score(表6-1)がある。このスコアが0なら，緊急内視鏡，輸血，外科手術の必要性が非常に小さくなる。ただし，0より大きければ，そうした処置の必要性が高くなり，6以上であると，50％以上の介入リスク(intervention risk)になる。

My notes. Upper GI Bleeding. (dundeemedstudentnotes.wordpress.com/2013/11/15/upper-gi-bleeding/)　閲覧日：2014/11/7
Blatchford O, Murray WR, Blatchford M. A risk score to predict need for treatment for uppergastrointestinal haemorrhage. Lancet 2000；356：1318-21.　PMID：11073021
Srygley FD, Gerardo CJ, Tran T, et al. Does this patient have a severe upper gastrointestinal bleed? JAMA 2012；307：1072-9.　PMID：22416103

表6-1　Blatchford score

リスク因子	スコア
血中尿素窒素(mg/dL)	
18.2以上22.4未満	2
22.4以上28.0未満	3
28.0以上70.0未満	4
70.0以上	6
ヘモグロビン値〔男性(g/dL)〕	
12.0以上13.0未満	1
10.0以上12.0未満	3
10.0未満	6
ヘモグロビン値〔女性(g/dL)〕	
10.0以上12.0未満	1
10.0未満	6
収縮期血圧	
100〜109	1
90〜99	2
<90	3
その他のマーカー	
心拍数 ≧100 bpm	1
下血	1
失神	2
肝疾患	2
心不全	2

(Stanley AJ, Dalton HR, Blatchford O, et al. Multicentre comparison of the Glasgow Blatchford and Rockall scores in the prediction of clinical end-points after upper gastrointestinal haemorrhage. Alimentary Pharmacology and Therapeutics, 34(4), 470-5, 2011 Aug. Wiley.　PMID：21707681より)

A 急性期の大量PPI[★1]静注は止血に意味があるのか？

欧米では意味あり，とされている。

　出血性潰瘍患者に大量静注PPIを用いると，再出血を抑制できるという臨床研究や，PPIの使用が内視鏡治療後の潰瘍患者の入院期間，再出血率，輸血必要量を有意に改善するという臨床研究が根拠となっている。1例を挙げる。急性上部消化管出血症例で，静注PPIを内視鏡治療前に使用すると活動性出血と内視鏡治療の必要度を低減することを示した症例対照研究がある（$n=638$）。この臨床研究では，内視鏡施行前にランダムに患者を静注PPI群とそうでない群に分けて検討したが，静注PPI群では，在院期間短縮，活動性出血の低下（6% vs. 15%），より多くの，露出血管，血餅付着，フラットスポットがいずれも存在しないクリーンな潰瘍底が認められた（120 vs. 90, $P=0.001$）。大量静注PPIの出血性潰瘍に対する作用機序は，強力な制酸によるpH改善と，その結果としての凝血塊安定化と止血促進作用である。そのため，潰瘍以外の出血コントロールにも有効とされる。ちなみに，活動性上部消化管潰瘍出血にH_2RA[★2]は有効ではないとされる。

　ちなみに，欧米における消化管出血時の静注PPIレジメンは，ボーラス投与80 mg，その後，持続静注（8 mg/時間）72時間というもので，72時間以後に再出血がなければ経口に変更という流れであるが，日本では，このような方法での使用は認められていない[*]。

　最後に，潰瘍の内視鏡所見に基づくその後の出血リスク評価基準であるForrest分類を挙げておく（表6-2）。

Dorward S, Sreedharan A, Leontiadis GI, et al. Proton pump inhibitor treatment initiated prior to endoscopic diagnosis in upper gastrointestinal bleeding. Cochrane Database Syst Rev 2006；(4)：CD005415.　PMID：17054257
Gisbert JP, González L, Calvet X, et al. Proton pump inhibitors versus H_2-antagonists：a meta-analysis of their efficacy in treating bleeding peptic ulcer. Aliment Pharmacol Ther 2001；15：917-26.　PMID：11421865
Green FW Jr, Kaplan MM, Curtis LE, et al. Effect of acid and pepsin on blood coagulation and platelet aggregation. A possible contributor prolonged gastroduodenal mucosal hemorrhage. Gastroenterology 1978；74：38-43.　PMID：21830
Lau JY, Leung WK, Wu JC, et al. Omeprazole before endoscopy in patients with gastrointestinal bleeding. N Engl J Med 2007；356：1631-40.　PMID：17442905
Celinski K, Cichoz-Lach A, Madro A, et al. Non-variceal upper gastrointestinal bleeding-guidelines on management.（jpp.krakow.pl/journal/archive/08_08_s2/articles/15_article.html）　閲覧日：2014/8/7

[★1]— PPI　プロトンポンプ阻害薬（proton pump inhibitor）
[★2]— H_2RA　H_2受容体拮抗薬（H_2 receptor antagonist）

[*]—注　日本における静注用PPIは2種類である。
●タケプロン®静注用 30 mg 12時間ごとに静注
●オメプラール®静注用 20 mg 12時間ごとに静注
添付文書をみると，これらは経口投与ができない患者のみが適応であり，内服可能になったあと，すみやかに経口剤に切り替えることが定められている。また，オメプラール®静注用の適応のうち，「経口投与不可能なZollinger-Ellison症候群」は，タケプロン®静注用には認められていないので注意が必要である。

表6-2　内視鏡による潰瘍の重症度と再出血リスクの Forrest 分類

Grade	内視鏡所見	再出血リスク
I	活動性出血	
IA	噴出性出血	85〜100%
IB	湧出性出血	10〜27%
II	最近出血した徴候	
IIA	露出血管	50%
IIB	血餅付着	30〜35%
IIC	ヘマチンに覆われたフラットスポット	<8%
III	出血痕なし—きれいな潰瘍	<3%

〔Celinski K, Cichoz-Lach A, Madro A, et al. Non-variceal upper gastrointestinal bleeding—guidelines on management. (jpp.krakow.pl/journal/archive/08_08_s2/articles/15_article.html)より　閲覧日：2014/8/7〕

A　出血性潰瘍の原因としての CMV★ をどんな場合に疑うか？

CMVは出血性消化管潰瘍の原因として重要である。消化器症状を訴える腎移植後患者(46人)と免疫異常のない対照群(43人)双方の胃十二指腸生検で，CMV感染の有無を評価した研究がある。これによると，CMVの陽性率は，腎移植後患者で内視鏡＋生検を受けた人の74%，対照群で40%であった($P<0.01$)。この臨床研究では，結論として，腎移植後患者や免疫抑制を行っている患者については，何らかの消化器症状があれば，内視鏡検査では生検まで施行すべきということになる。また，対照群におけるCMV陽性率の高さにも注意が必要である。

さらに，血管親和性のあるCMV感染による大量消化管出血(動脈性出血)が，特に小腸下部で生じやすいことにも注意する。

では，血液検査(CMV特異抗原)が陽性であった患者に，内視鏡で胃十二指腸潰瘍がみつかった場合，すべてCMV感染が原因としてよいのだろうか？

これは単なる全身感染ではだめで，生検による封入体の証明など，局所感染の確認のうえで，初めて「CMV病変」といえる。

「腎移植後患者 vs. 透析患者 vs. 健常人」で，消化管でのCMV感染率をみた研究がある。内視鏡対象者は，何らかの症状か貧血などを有する者で，計184例の内視鏡＋生検例(上部130例，下部54例)の内訳は，腎移植後82例，透析49例，健常人53例であった。腎移植後群のうち79例でみると，移植前血清学的CMV検査陽性率が93%であったが，すべて移植前に治療を終了している(ほかのCMV陽性率は透析65%，健常人47%)。生検に関しては，原則，潰瘍・びらんなどの陽性所見から施行され，それらがない場合，上部は十二指腸下行脚，前庭部，胃体部から，下部は直腸と盲腸から施行されているが，所見の有無でCMV陽性率に有意差はなかった。ま

た，免疫染色，封入体判定による検体中のCMV陽性率は，移植後67％（45/68），透析31％（9/29），健常人45％（15/33）であった（移植後 vs. 透析／健常人で $P<0.05$）。これをみると，実は健常人にも結構な割合でCMV消化管感染があること，正常粘膜にもCMV感染があり，潰瘍やびらんのみでなく，一見粘膜所見が正常な蠕動障害などにも，CMVが影響している可能性があることがわかる。

Sariko S, Halme L, Sarkio S, et al. Gastroduodenal cytomegalovirus infection is common in kidney transplantation patients. Scand J Gastroenterol 2005；40：508-14.　PMID：16036502

Lempinen M, Halme L, Sarkio S, et al. CMV findings in the gastrointestinal tract in kidney transplantation patients, patients with end-stage kidney disease and immunocompetent patients. Nephrol Dial Transplant 2009；24：3533-9.　PMID：19675062

★— CMV　サイトメガロウイルス（cytomegalovirus）

 ヘパリン，ワルファリン，NSAIDs[★1]，出血性潰瘍などによる消化管出血の観点で，一番リスクが高いのは何か？

Linらは上部消化管出血に関し，症例対照研究（a population-based, nested, case-control study）の手法を用いて，2000～2007年の合計20,000例の対照群と上部消化管出血患者群2,049例を対象として，抗凝固薬，抗血小板薬などの併用状況，さらにPPIなどの内服状況別にRR[★2]を算出している。

　それによると，PPIの使用は，非使用に比較してリスク軽減が認められた（RR 0.80；95％CI[★3] 0.68-0.94）が，H₂RAでは，そのような有意なリスク軽減は認められなかった。低用量アスピリン（low dose ASA），NSAIDsの順にリスクが高いが，ワルファリンは，それ自体の粘膜障害性はないにもかかわらず，それらに次ぐRRであった。1,443症例の重症上部消化管出血（2000～2004年）を検討したデンマークの症例対照研究（population based case-control study）でも同様の傾向がみられ，さらに複数の抗血小板，抗凝固薬の使用が，相乗的にリスクを高めることがわかる（表6-3，6-4）。

表6-3　抗血小板薬・抗凝固薬別消化管出血リスク（相対リスク）

投与薬剤	RR	95% CI
低用量アスピリン	1.8	1.5～2.1
クロピドグレル	1.1	0.6～2.1
ジピリダモール	1.9	1.3～2.8
ワルファリン	1.8	1.3～2.4
アスピリン＋クロピドグレル	7.4	3.5～15
アスピリン＋ワルファリン	5.3	2.9～9.5
アスピリン＋ジピリダモール	2.3	1.7～3.3

(Reproduced from [BMJ. Hallas J, Dall M, Andries A, et al. vol 333, 726, 2006] with permission from BMJ Publishing Group Ltd)

ちなみに，Uddらによる急性上部消化管出血のリスク因子についてのOR[★4]を求めた症例対照研究(94例)は，表6–5のような結果であった。

また，抗血小板薬は，その剤型や使用量にかかわらず，長期使用(1年以上)で上部消化管出血のリスクが増すという報告が，複数あることにも注目したい。特に，アスピリンとクロピドグレルの併用(DAPT[★5])は，相対リスクを大きく高めることに注意が必要である。

Lin KJ, Hernández-Díaz S, García Rodríguez LA. Acid suppressants reduce risk of gastrointestinal bleeding in patients on antithrombotic or anti-inflammatory therapy. Gastroenterology 2011；141：71-9. PMID：21458456

表6–4 PPIを投与した場合の抗血小板薬・抗凝固薬別消化管出血リスク（相対リスク）

状態	RR	95% CI
PPI 1か月以上投与＋低用量アスピリン	0.58	0.42〜0.79
PPI 1か月以上投与＋クロピドグレル	0.18	0.04〜0.79
PPI 1か月以上投与＋2剤併用抗血小板療法	0.17	0.04〜0.76
PPI 1か月以上投与＋ワルファリン	0.48	0.22〜1.04
PPI 1か月以上投与＋NSAIDs	0.51	0.34〜0.78

(Lin KJ, Hernández-Díaz S, García Rodríguez LA. Acid suppressants reduce risk of gastrointestinal bleeding in patients on antithrombotic or anti-inflammatory therapy. Gastroenterology 2011；141：71-9. PMID：21458456より)

表6–5 急性上部消化管出血のリスク因子別RR

リスク因子	RR
ピロリ菌〔ヘリコバクター・ピロリ(Helicobacter pylori)〕感染症	8.8
抗血小板療法用アスピリン服用	3.5
鎮痛用アスピリン服用	4.07
NSAIDsの日常服用または過剰摂取	6.56
20本/日以上の喫煙	6.43
消化管潰瘍の既往	8.96

(Udd M, Miettinen P, Palmu A, et al. Analysis of the risk factors and their combinations in acute gastroduodenal ulcer bleeding：a case-control study. Scand J Gastroenterol, 42(12), 1395-403, 2007 Dec. Taylor and Francis (Informa). PMID：17994466より)

Hallas J, Dall M, Andries A, et al. Use of single and combined antithrombotic therapy and risk of serious upper gastrointestinal bleeding : population based case-control study. BMJ 2006 ; 333 : 726. PMID : 16984924
Udd M, Miettinen P, Palmu A, et al. Analysis of the risk factors and their combinations in acute gastroduodenal ulcer bleeding : a case-control study. Scand J Gastroenterol 2007 ; 42 : 1395-403. PMID : 17994466
Derry S, Loke YK. Risk of gastrointestinal haemorrhage with long term use of aspirin : meta-analysis. BMJ 2000 ; 321 : 1183-7.　PMID : 11073508

- ★1 ─ NSAIDs　非ステロイド性抗炎症薬（nonsteroidal anti-inflammatory drugs）
- ★2 ─ RR　相対リスク（relative risk）
- ★3 ─ CI　信頼区間（confidence interval）
- ★4 ─ OR　オッズ比（odds ration）
- ★5 ─ DAPT　dual anti-platelet therapy

A 肝硬変患者の吐血が静脈瘤でない頻度はどれくらいか？

「New England Journal of Medicine」で発表された消化管出血マネジメントに関する研究で，消化管出血で来院した肝硬変患者の責任病変が検討されている．このデータによると，無作為化された921人の上部消化管出血患者において277人（30％）が肝硬変患者であり，責任病変は，食道静脈瘤破裂が68.5％，胃静脈瘤破裂が7.2％，それに出血性胃十二指腸潰瘍が14.1％であったという．

Villanueva C, Colomo A, Bosch A, et al. Transfusion strategies for acute upper gastrointestinal bleeding. N Engl J Med 2013 ; 368 : 11-21.　PMID : 23281973

A 上部消化管出血患者のショック症例で，血圧を改善させるためにカテコールアミンを使用したら，その後，ほかの医師から厳しく糾弾された．なぜいけないのか？

カテコールアミンは，血管を収縮させる．ドパミンについてみると，低用量（1～3 μg/kg/分）を投与した場合には，主にドパミン受容体に作用して腎血管を拡張させる一方で，β受容体に作用して心収縮能を軽度に刺激する，という意見もある．特に，10 μg/kg/分を超えるような量であると，α受容体に対する作用が主となり，血管を収縮させる．ノルアドレナリンに至っては，ほとんど純粋な血管収縮薬で，特に低血圧時（平均血圧60～70 mmHg未満）には強力な昇圧薬として働くことになる．

　消化管出血によるショックは循環血液量減少性ショック（hypovolemic shock）であり，循環血液量が絶対的に不足している状態であるから，ここで血管を収縮させてしまうことは，さらなる血液の組織灌流の阻害につながる．このときには，循環血液量の改善が中心的な治療である．

　では，どの程度輸血するのがいいのであろうか？

　2013年に，「制限輸血（restrictive transfusion）」に関する臨床研究が「New England Journal of Medicine」に出た．

　restrictive transfusionの原則は，Hb★を7～9（g/dL）以内にコントロールする範囲でしか輸血しない，というもので，Hbの閾値が7～9〔輸血閾値が厳しい群（restrictive strategy）〕の場合と，9～11〔輸血閾値が従来どおりの群（liberal strategy）〕の場合とを比較すると，前者のほうが明らかに予後がよかったためである．ただし，対象患者の選択基準（inclusion criteria）での重症例や心疾患の扱いに関して批判があり，

restrictive transfusionの考え方自体にも議論があることから，今後の議論，知見を注視する必要がある。

Cao L, Weil MH, Sun S, et al. Vasopressor agents for cardiopulmonary resuscitation. J Cardiovasc Pharmacol Ther 2003 ; 8 : 115-21.　PMID：12808484
Villanueva C, Colomo A, Bosch A, et al. Transfusion strategies for acute upper gastrointestinal bleeding. N Engl J Med 2013 ; 368 : 11-21.　PMID：23281973

★—Hb　ヘモグロビン（hemoglobin）

A 下血に対する緊急内視鏡は無意味で，造影CTを第1選択にすべきだ，という意見は荒唐無稽か？

下血症例の多くは憩室出血だが，これまでは，前処置をしないまま闇雲に内視鏡を入れて，患者も医師も診断が十分得られないまま血液と便にまみれ，特に患者は，緊急内視鏡では前処置不良により観察が十分できないことがあり，大量の腸管内ガスによる腹痛と，「前処置をちゃんとしてから再検しましょう」という悪魔のような言葉を受容するしかなかった。

現在，下部消化管出血診断に，造影CTが積極的に用いられるようになってきている。実際，後向きではあるが，最近の3,151人を対象とした臨床研究で，下血により内視鏡が施行された患者は144人（4.6％）にすぎず，下部消化管出血での内視鏡は第1選択ではなくなっている。

下部消化管出血にて来院し，臨床的に下部内視鏡が必要と判断された救急患者に対する造影CTの診断能についての臨床研究がある。47人を対象とした前向き研究で，来院直後に造影CTが施行され，造影剤の血管外漏出（extravasation），高輝度の限局性腸管内貯留物（hyperattenuation）があるものが陽性として検討され，血管造影，大腸内視鏡，外科所見のいずれかをゴールドスタンダードとした。14人でextravasationが陽性，6人でhyperattenuationが陽性であった。感度100％（19/19），特異度96％（27/28），陽性的中率（positive predictive value）95％（19/20），陰性的中率（negative predictive value）100％（27/27）であり，93％の正診率（accuracy）があったという。

現在は，「下血患者は，まずは造影CT」というアプローチが推奨される。

Millward SF. ACR Appropriateness Criteria on treatment of acute nonvariceal gastrointestinal tract bleeding. J Am Coll Radiol 2008 ; 5 : 550-4.　PMID：18359441
Artigas JM, Martí M, Soto JA, et al. Multidetector CT angiography for acute gastrointestinal bleeding : technique and findings. Radiographics 2013 ; 33 : 1453-70.　PMID：24025935
Martí M, Artigas JM, Garzón G, et al. Acute lower intestinal bleeding : feasibility and diagnostic performance of CT angiography. Radiology 2012 ; 262 : 109-16.　PMID：22084211

A 緊急下部消化管内視鏡と翌日以降の前処置後の内視鏡で，正診率に違いはあるのか？　また，緊急下部消化管内視鏡の止血率はどれくらいか？

下部消化管出血に対する診断アルゴリズムは確立されていないが，前問のとおり，一般的にはまずは造影CTを撮像してextravasationをみつけ，可能なら血管造影（angiogram）で止血。困難であれば，できれば前処置，無理なら前処置なしで下部内視鏡を行う，ということになろう。

今や，造影CTは，下部消化管出血の重要なモダリティとなりつつある。複数の臨

床研究があるが，たとえば Yoon らは，重篤な急性期消化管出血(4単位以上の輸血を要する，あるいは収縮期血圧 90 mmHg 以下)を対象とした検討において，MDCT★の診断能は，感度 90.9％，特異度 99％，正診率 97.6％であったとしている．また，バイタルサインや臨床症状に加えて，造影 CT によっても extravasation が認められない場合，予後が良好であったという．

　血便で，きちんムーベンなどの前処置をかけてからの非緊急の内視鏡と，生理食塩液で洗腸しただけの緊急内視鏡とでは，どちらが有効かという臨床研究もある．後ろ向き研究ではあるが，下血後 24 時間以内に来院し，救急室来院後 24 時間以内に内視鏡を受けた救急患者を対象としたもので，ゴライテリーを含む前処置群(full preparation)と洗腸だけの群に分けて，194人(69人が前処置で，125人が洗腸のみ)について検討している．前処置をした群で診断率が有意に高かった(97.1％ vs. 84％，P=0.008)．

　医師，患者双方が，便と血液にまみれてしまう前処置なしの緊急内視鏡は，あまり有効ではなく，これは経験則にも一致する．ちなみに，憩室出血が疑われる場合には，先端フードをつけて，一つひとつ憩室を翻転しながら観察し，血餅がある場合は吸引をかけて出血を誘発させて治療，という方法が推奨される．また，下血を繰り返す憩室出血に対して高濃度バリウムを治療的に用いる"therapeutic barium enema"の報告もある．

Yoon W, Jeong YY, Shin SS, et al. Acute massive gastrointestinal bleeding : detection and localization with arterial phase multi-detector row helical CT. Radiology 2006；239：160-67.　PMID：16484350

Lim DS, Kim HG, Jeon SR, et al. Comparison of clinical effectiveness of the emergent colonoscopy in patients with hematochezia according to the type of bowel preparation. J Gastroenterol Hepatol 2013；28：1733-7.　PMID：23662976

Niikura R, Nagata N, Yamano K, et al. High-dose barium impaction therapy is useful for the initial hemostasis and for preventing the recurrence of colonic diverticular bleeding unresponsive to endoscopic clipping. Case Rep Gastrointest Med 2013；2013：365954.　PMID：23762666

★── MDCT　多検出器 CT(multidetector computed tomography)

A 診断に出血シンチグラフィーが有効な下部消化管出血は，どのような場合か？

出血シンチグラフィーは，1970年代から消化管出血の診断に使用されているが，核医学検査であり施行できる施設は限られている．どの程度の出血量で検出が可能かという点については諸家の報告があり，Alaviらは，^{99m}Tc★1－硫黄コロイド(sulfur colloid)は 0.1 mL/分の出血量で検出が可能といっているが，これは in vitro であることに注意が必要である．Smith らは，ボランティアに施行した検査で ^{99m}Tc で標識された赤血球を内服させると，5 mL で検出が可能であったと報告した．2006年の研究では，^{99m}Tc シンチグラフィーでの検出最低出血速度は 0.05 mL/分程度，最低出血量は 2.2 mL だったという報告もある．また，総合感度(overall sensitivity)は 75％であったという．最近の小腸内視鏡の進歩により不明瞭な消化管出血(obscure GI★2 bleeding)は，カプセル内視鏡，続いて小腸内視鏡，という順に検査が行われることが多くなったが，診断に苦慮する場合には，この方法を知っておいても損はない．

Alavi A. Detection of gastrointestinal bleeding with ^{99m}Tc-sulfur colloid. Semin Ncl Med 1982 ; 12 : 126-38.　PMID : 6979783

Currie GM, Towers PA, Wheat JM. Improved detection and localization of lower gastrointestinal tract hemorrhage by subtraction scintigraphy : phantom analysis. J Nucl Med Technol 2006 ; 34 : 160-8.　PMID：1695128

★1— ^{99m}Tc　テクネチウム99m（technetium 99m）
★2— GI　胃腸（gastrointestinal）

A CTで造影剤の血管外漏出（extravasation）がない場合の憩室出血の予後について述べよ。

深夜に下血で来院して不安におびえている患者をみると，何とかしてあげたいと思うが，その一方で，前処置なしの深夜の内視鏡で，大便・血液まみれになり苦しむ患者と内視鏡医をみると，これまた，何とか苦痛に満ちた処置を回避する方法はないかと考えたくなる。手前味噌で恐縮だが，そんな思いで，著者が離島勤務時代に，沖縄県立中部病院の高良博明医師と共同で米国のDDW★で発表した「憩室出血の予後に関する検討」について簡単に述べる。

　対象は，沖縄県立中部病院で2006〜2011年の間に下血で来院し憩室出血と診断された患者144人の後向き研究で，うち88人（61.1％）が造影MDCTを受け，35人（24.3％）がextravasation陽性であった。35人のうち25人に対して血管造影を施行され，22人が処置を受けたが，その85.8％が最終的に止血された。一方，造影MDCTでextravasationを認めない53人のうち44人は自然止血し，そのうち何らかの処置を必要としたのは2人にとどまった。もちろん，下血で来院してからの時間経過，救急室で観察している際の再出血など，経過には注意が必要だが，以上のことからみると，救急室ですみやかに造影MDCTが撮れた場合，extravasationがなければ，まずは経過観察でよいと思われる。

Shinoura S, Takara H. The validity of "positive extravasation" on CT scan with intravenous contrast in the management of colonic diverticular hemorrhage-is it really effective? Gastroenterology 2012 ; 142(Supple 1) : S243.

★— DDW　消化器病週間（Digestive Disease Week）

A restrictive transfusion protocolとは何か？

前述済（275ページ）の問と重複する部分があるが消化管出血関連のトピックでもあるので，restrictive transfusionに関する文献を今一度扱うことをお許しいただきたい。もともと急性消化管出血患者の輸血開始基準や目標Hg値については議論があり，確定した見解はなかったが，Hb＜7まで低下したときにはじめて輸血を開始する場合（restrictive strategy群）と，Hb＜9までの低下で輸血を開始する場合を比較した研究が，2013年，「New England Journal of Medicine」に掲載された。921人の上部消化管出血症例についての検討で，461人がHb＜7で輸血開始し，460人がHb＜9で輸血を開始するよう振り分けられた。肝硬変の有無の検討もされているが，restrictive strategy群は225人（51％）が輸血を受けず，Hb＜9で輸血開始の群では，65人（15％）が輸血を受けなかった。6週間後の生存率をみると，restrictive strategy群が有意に高く〔95％ vs. 91％，restrictive strategy群での死亡ハザード比（hazard ratio for death with restrictive strategy）0.55，95％ CI 0.33 ～ 0.92，P＝0.02］．再出血は restrictive strategy 群で 10％，Hb＜9 で輸血する群で 16％に生じ，有意差があったという．

Villanueva C, Colomo A, Bosch A, et al. Transfusion strategies for acute upper gastrointestinal bleeding. N Engl J Med 2013；368：11-21. PMID：23281973

B 上部消化管出血における治療後再出血のリスクはいつがピークか？

内視鏡治療の対象となる上部消化管出血において，内視鏡治療後に再出血する可能性を高めるリスク因子は，NSAIDs 服用や抗凝固薬服用，並存疾患の存在，高齢などが挙げられる．再出血のピークは，著者の所属していた施設における 1,201 例の消化管出血患者の検討で，発症後 12 時間以内と 6 ～ 7 日目にあることがわかった．2 度目のピークは，潰瘍が線維化して収縮する際に，血管を破綻させる可能性があるためと考えられる．いずれにしても，以上の結果から少なくともはじめのピークへの確実な対処のために 2nd look は，止血処置の翌日には行うようにしている．

篠浦 丞, 安谷屋智, 菊池 馨ほか. 当院における過去 11 年間の緊急上部消化管内視鏡 1201 例に関する検討 出血性胃十二指腸潰ようを中心に. 中部病院医誌 1997；23（2）：21-6.

B レジオネラ肺炎患者における消化管出血は予後不良のサインである，というのは本当か？

レジオネラ（Legionella）肺炎は，市中肺炎・院内肺炎の双方でみられる決してまれではない疾患だが，その臨床症状は多彩で，胸痛を伴う咳や血痰様喀痰のほか，下痢，悪心，嘔吐，腹痛，頭痛，皮疹，DIC[★1]，横紋筋融解症や多発神経炎が生じることがある．SIADH[★2] による低ナトリウム血症や肝腎機能障害が生じることもある．

　このようなレジオネラ肺炎に関して注意すべきことがある．レジオネラ肺炎患者が大量消化管出血を繰り返す報告は少ないが，報告例は，いずれもなぜか日本からで（2011 年までに 5 例），予後不良である．5 例中 4 例は，出血コントロールがつかずに死亡しているが，レジオネラ肺炎と消化管出血の間の関連や機序は不明という．

杉本真也, 吉村幸浩, 立川夏夫. 重症レジオネラ肺炎の軽快後に消化管出血を繰り返した 1 救命例. 感染症学雑誌 2011；85：284-8.

★1— DIC　播種性血管内凝固（disseminated intravascular coagulation）
★2— SIADH　抗利尿ホルモン不適切分泌症候群（syndrome of inappropriate antidiuretic hormone secretion）

B 上部消化管内視鏡で出血原因病変が不明な場合，考えるべき疾患は何か？

Dieurafoy 潰瘍，血性胆汁（hemobilia），血液分泌性膵症（hemosuccus pancreaticus）を考える．

　Dieurafoy 潰瘍は，ピンポイントの潰瘍が動脈に穿通したもので，動脈性出血を示唆する不安定なバイタルや，失神などのエピソードを伴う消化管出血で受診し，緊急内視鏡を施行しても潰瘍がみつけられない場合がある．胃体上部が好発部位である．
　hemobilia は胆道内への出血で，多くの場合は腫瘍原性である．腫瘍そのものだけでなく，たとえば肝腫瘍に対する RFA[★] 後の患者でもみられる．ラジオ波焼灼術の際の穿刺器具が，胆管と血管を「串刺し」にする場合があるためである．
　hemosuccus pancreaticus は，膵管からの出血である．この原因はさまざまである

が，筆者は膵管ステント挿入後に，膵管の分枝にステントの先端が当たって出血を誘発した症例を経験したことがある。もし患者が腹部大動脈グラフト挿入後であれば，これと関連した大動脈腸管瘻（aorto-intestinal fistula）も想起する必要がある（詳細は282ページ参照）。

Lee YT, Walmsley RS, Leong RW, et al. Dieulafoy's lesion. Gastrointest Endosc 2003 ; 58 : 236-43. PMID : 12872092

★── RFA　ラジオ波焼灼術（radiofrequency ablation）

 タール便がTreitz靱帯近傍，少なくとも小腸までの出血でみられるというのは本当なのか？

必ずしもそうとはいえない。虫垂切除後盲腸のドレーンから血液を注入して，肛門から出てくる「下血」の色を調べた研究がある。

　虫垂切除術後に，他人の血液を傷口のチューブから注入されたうえ，その便をしげしげと観察される実験の被験者になる，というのもはたしてどんなものかと思うが，ともかくこの臨床研究の結果を示しておく。

　タール便がしっかり陽性の症例が存在し，タール便は大腸出血でも認められることと，タール便かそうでないかの違いは，出血源の解剖学的な部位ではなく，血液の腸管内通過速度に依存することの二つが，結論として挙げられている。

Luke RG, Lees W, Rudick J. Appearances of the stools after the introduction of blood into the caecum. Gut 1964 ; 5 : 77-9. PMID : 14127514

 タール便かケチャップ便か，評価者による誤差の大きい色調の評価を正確に共有するための方法は何か？

下血の出血源を推測する際には，前問のような血液の腸管内通過速度も重要だが，やはり原則をしっかりおさえることが最も重要である。下血が真っ赤な血液そのもの（BRBPR★）か，ケチャップ色か，コールタールかによって，出血源がある程度鑑別できるとされるから，その区別は重要である。

　BRBPRとともに血餅を認めるなら，左半結腸でも肛門近傍，ケチャップなら左半結腸，黒ならTreitz靱帯近傍を中心とした上部（ただし例外があり，詳しくは前問を参照）が原則とされる。このような微妙な違いの検出と共有には，カラースケールがいい。沖縄県立中部病院で使用されているカラースケールを提示する（図6–1）。

★── BRBPR　bright red blood per rectum

消化管疾患

 消化管疾患にエリスロマイシンが経静脈で投与されるのはどのような場合か？

エリスロマイシンはマクロライド系の抗菌薬であるが，この薬剤は腸管蠕動促進作用（モチリン受容体賦活化作用）を有するため，消化管出血患者の内視鏡施行前に使用することで内視鏡中の視野改善が期待できる。内視鏡施行の30〜90分前に3 mg/kg

図 6-1　沖縄県立中部病院で使用されている血便カラースケール

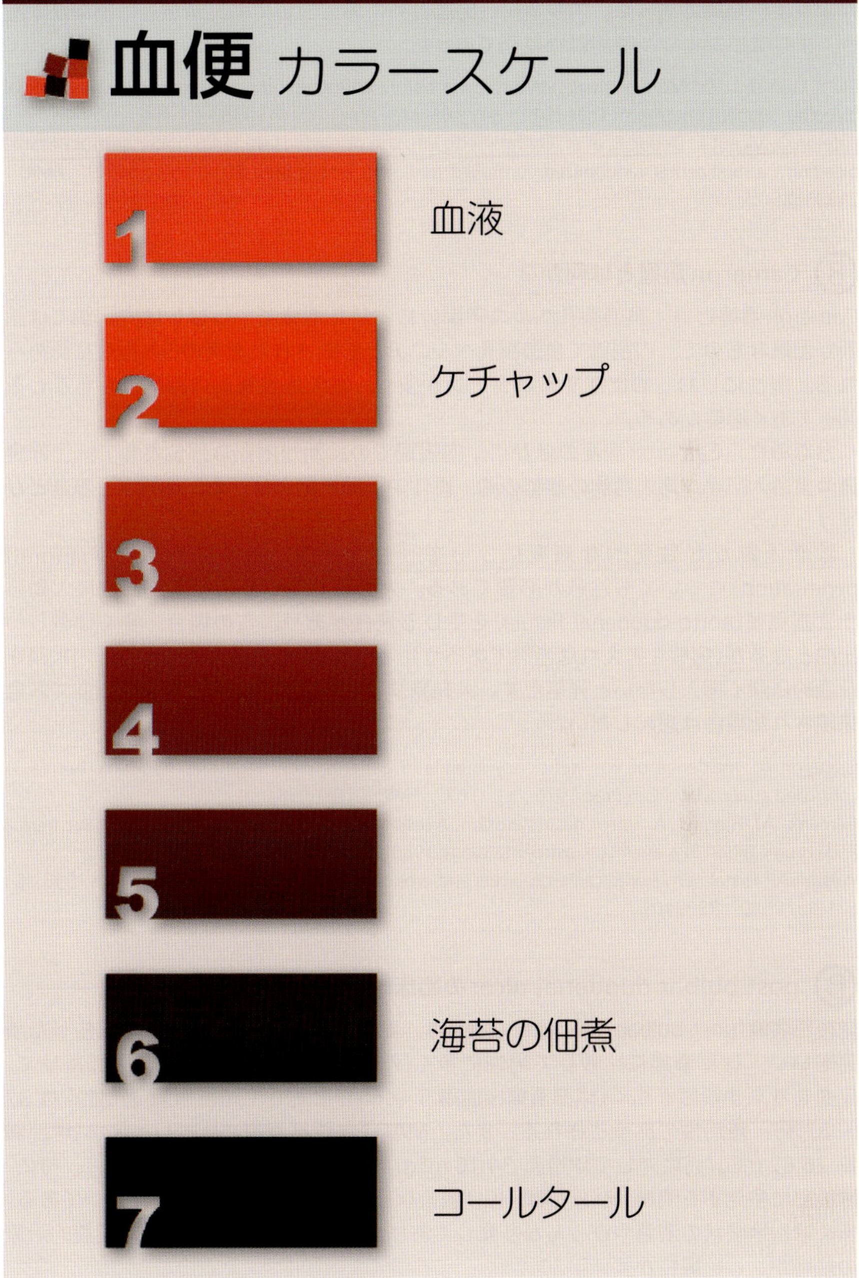

血便 カラースケール

1　血液
2　ケチャップ
3
4
5
6　海苔の佃煮
7　コールタール

を30分かけて経静脈投与するのが，欧米では一般的である。
　335人の患者を対象としたメタ解析では，エリスロマイシン前処置群で有意に胃内がクリア（empty stomach）であったといい（69％ vs. 37％），ここでは治療が不十分

なための2回目の内視鏡，輸血単位数，入院期間について，エリスロマイシン使用群がよりよい結果であった．内視鏡施行時間と死亡率についても，有意差は出なかったが，エリスロマイシン使用群が有利であった．

Bai Y, Guo JF, Li ZS. Meta-analysis : erythromycin before endoscopy for acute upper gastrointestinal bleeding. Aliment Pharmacol Ther 2011 ; 34 : 166-71.　PMID : 21615438
Pateron D, Vicaut E, Debuc E, et al. Erythromycin infusion or gastric lavage for upper gastrointestinal bleeding : a multicenter randomized controlled trial. Ann Emerg Med 2011 ; 57 : 582-9.　PMID : 21333385

Ⓑ Cameron潰瘍とは何か？

Cameron潰瘍とは，食道裂孔ヘルニア部分に生じた潰瘍で，しばしば内視鏡では診断が困難なもので，内視鏡で食道裂孔ヘルニアと診断された患者の5％程度に認められる．慢性にじわじわ出血するパターンが多く，鉄欠乏性貧血の原因となることを知っておく必要がある．

　ちなみに，Cameron病変のほかに，内視鏡での診断が困難な部位として，上部食道や食道入口部，胃大弯側の皺壁の間，胃体中下部後壁より，十二指腸水平脚などが挙げられる．

　診断困難だが致死的な病変について，もう一つ，血管グラフト穿通（graft penetration）についても注意が必要である．大動脈グラフトに接する部位に大動脈十二指腸瘻（aorto-duodenal fistula）を生じる場合があり，この場合，多くは激しい出血となるが（病態を考えれば当然であろう），十二指腸水平脚の奥であり，内視鏡を意識的に深く挿入しないと見落とす．大動脈グラフト後の患者が，消化管出血で救急来院された場合は想起したい．

Cameron AJ. Incidence of iron deficiency anemia in patients with large diaphragmatic hernia. A controlled study. Mayo Clin Proc 1976 ; 51 : 767.　PMID : 1086935
Cameron AJ, Higgins JA. Linear gastric erosion. A lesion associated with large diaphragmatic hernia and chronic blood loss anemia. Gastroenterology 1986 ; 91 : 338-42.　PMID : 3487479
Weston AP. Hiatal hernia with cameron ulcers and erosions. Gastrointest Endosc Clin N Am 1996 ; 6 : 671-9.　PMID : 8899401.

Ⓑ post-bulbar duodenal ulcerの臨床的意義は何か？

球後部潰瘍（post-bulbar duodenal ulcer）は，幽門輪より5cm以上肛門側に生じた潰瘍をいい，球部潰瘍に比較して男性に多く（7.9：1），痛みはより右側腹部寄りで，出血をきたす頻度が高く（球部潰瘍出血率5〜44％に対して球後部潰瘍出血率は37〜87％），難治性であるとされる．また，MAO★が球部潰瘍に比較して高い（球部潰瘍26.67 mEq/時に対して球後部34.16 mEq/時）傾向もあるという（増田ら）．特に，球後部に多発する潰瘍，びらんは，ICU患者など，重症例での予後不良サインである．多くは，地図状の潰瘍やびらんが多発しており，じわじわ出血があり，内視鏡的治療の余地が乏しい場合が多い．

Lonergan WM, Kahm A Jr. Postbulbar duodenal ulceration. Gastro 1951 ; 17 : 494-503.　PMID : 14823204
Akatsu T, Aiura K, Ueda M, et al. Life-threatening bleeding from postbulbar duodenal ulcer saved by emergency transcatheter arterial embolization. J Gastroenterol 2006 ; 41 : 604-5.　PMID :

16868811
高橋崇真, 根東順子, 河野 弘. 大量出血を生じた十二指腸球後部潰瘍の1例. 日消誌 2007；40：717-21.
増田久之, 宮森昭郎, 福原則夫. 十二指腸球後部潰瘍. 胃と腸 1967；2：51-60.

★― MAO　最高酸分泌量（maximal acid output）

B Boerhaave症候群とは何か？

「Mallory-Weiss症候群」という言葉は聞いたことがあると思う。嘔吐の際など，腹腔内圧の急な上昇により，食道胃接合部に生じる裂創である。上部消化管出血の原因疾患としては，表6-6のようなものが挙げられるが，このリストにもあるように，Mallory-Weiss症候群は，上部消化管出血の原因となりうる。

　ただ本問は，Mallory-Weiss症候群ではなく，Boerhaave症候群が主題である。Mallory-Weiss症候群は，嘔吐のあとに鮮血を嘔吐した場合に疑うが，Boerhaave症候群は，裂創にとどまらずに穿孔してしまう場合をいい，ここでは主訴が吐血であることはむしろ少ない。これは単なる内圧上昇のみでなく，食道の側にも何らかの問題がある場合，たとえば，逆流性食道炎，Barrett食道，食道潰瘍，好酸球性食道炎などの場合にリスクが高くなるという。少ないながらも，Boerhaave症候群で吐血があり受診した症例や，呼吸苦で来院して，大量血胸と診断された症例報告がある。

表6-6　上部消化管出血の原因

胃潰瘍・十二指腸潰瘍
静脈瘤
食道炎
びらん性胃炎・十二指腸炎
門脈圧亢進性胃症
血管形成異常（angiodysplasia）
GAVE★
腫瘍原性出血
Mallory-Weiss症候群
Dieulafoy潰瘍
その他

★― GAVE　胃前庭部毛細血管拡張症（gastric antral vascular ectasia）

Boonpongmanee S, Fleischer DE, Pezzullo JC, et al. The frequency of peptic ulcer as a cause of upper-GI bleeding is exaggerated. Gastrointest Endosc 2004；59：788-94.　PMID：15173790
Enestvedt BK, Gralnek IM, Mattek N, et al. An evaluation of endoscopic indications and findings related to nonvariceal upper-GI hemorrhage in a large multicenter consortium. Gastrointest Endosc 2008；67：422-9.　PMID：18206878
Katzka DA. Chapter 45 Esophageal Disorders Caused by Medications, Trauma and Infection. In：Feldman M, Friedman LS, Brandt LJ. Sleisenger and Fordtran's Gastrointestinal and Liver Disease. Pathophysiology/Diagnosis/Management, 9th ed. Philadelphia：Saunders/Elsevier, 2010：735-44
Oza VM, Pangulur P, Kirkpatrick R 3rd. An incomplete esophageal perforation masquerading as variceal bleeding. J Interv Gastroenterol 2013；3：111-2.　PMID：24478931
Lee W, Siau K, Singh G. Boerhaave's syndrome presenting as an upper gastrointestinal bleed. BMJ Case Rep 2013；2013. pii：bcr2013201267.　PMID：24293537

Ⓑ 大量下血のリスクであるといわれるintramural colonic splenosisとは何か？

intramural colonic splenosisとは異所性脾組織のことで，そのままで出血のリスクが高まることは通常ないが，たとえば，何らかの事情により脾切除を施行すると，その影響から大腸粘膜内の異所性脾組織が過形成となり，結果として潰瘍を粘膜側に形成して出血する場合がある．

　本症による下血は，内視鏡的診断が困難であるとされる．特に異所性脾組織が腹腔内(腹膜など)に多発し，その一部が穿通性に大腸(小腸での報告もある)粘膜側にまで及び，これが上記のように脾摘をきっかけに過形成となって出血する場合，内視鏡診断に苦慮するといわれる．

Sikov WM, Schiffman FJ, Weaver M, et al. Splenosis presenting as occult gastrointestinal bleeding. Am J Hematol 2000 ; 65 : 56-61.　PMID : 10936865
Obokhare ID, Beckman E, Beck DE, et al. Intramural colonic splenosis : a rare case of lower gastrointestinal bleeding. Gastrointest Surg 2012 ; 16 : 1632-4.　PMID : 22450955

Ⓑ 「虫垂が下血に関与する」とは具体的にどういうことか説明せよ．

虫垂口(appendiceal orifice)にびらんや潰瘍が出来，そこから出血したという報告は散見される．虫垂は免疫に関与する臓器であるといわれるが，自己免疫関連疾患ともいえる潰瘍性大腸炎においては，しばしば病変が虫垂にみられる．

　ちなみに，潰瘍性大腸炎と虫垂の関係でもう一つ挙げると，北欧からの臨床研究で，潰瘍性大腸炎の高リスク者の場合，虫垂をあらかじめ切除することが，発症の抑制につながるという報告がある．

Baek SK, Kim YH, Kim SP. Acute lower gastrointestinal bleeding due to appendiceal mucosal erosion. Surg Laparosc Endosc Percutan Tech 2010 ; 20 : e110-3.　PMID : 20568343

Ⓑ 大腸憩室症において，憩室出血と憩室炎は合併しないのか？

今回，出血性憩室炎(hemorrhagic diverticulitis)をはじめ，いくつかの用語で調べたが，憩室炎と憩室出血の合併報告はみつけられなかった．"Noer RJ. Hemorrhage as a complication of diverticulitis. Ann Surg 1955 ; 141 : 674-85.　PMID : 14362406"や"Mayo CW, Baskin RH Jr, Hagedorn AB. Hemorrhagic jejunal diverticulitis. Ann Surg 1952 ; 136 : 691-700.　PMID : 12986651"などの文献があったが，いずれも「憩室炎」の出血ではなく，単なる診断名の誤用であり，本来これらのdiverticulitisは，憩室(diverticula)か多発性憩室症(diverticulosis)とすべきであったと思われる．いずれにしても，筆者は憩室出血患者が憩室炎を合併していたり，憩室出血で入院中の患者に憩室炎が生じた経験がない．経験のある先生がいらしたら，ぜひ症例を共有させていただきたい．自覚症状を呈さない程度の軽度の憩室炎を繰り返すうちに，慢性的に腸管閉塞や狭窄が生じて偽腫瘍(pseudotumor)様の所見を呈することがあり，このような場合，その部分の粘膜のびらんや潰瘍により出血することはありえる．

Ⓑ 消化管潰瘍患者のCMV抗原血症検査が陽性であったとき，潰瘍はCMVによるものとしてよいか？

CMVによる消化管病変は，びらんや潰瘍，さらに穿孔の報告もある．特に注意すべ

きはCMVの血管内皮親和性に関連した出血性潰瘍で，これは，特にAIDS[*1]症例や移植後症例においてみられる．昨今，潰瘍性大腸炎増悪例がCMV感染に関係する場合が多いことがわかり，特に潰瘍性大腸炎の急性増悪の治療とCMVの治療が異なり，前者の治療が，むしろCMV腸炎を増悪させてしまうことから，注意が必要とされる．

　CMV消化管病変の診断は，内視鏡による病変の確認と組織診断（核封入体や免疫染色）が原則である．後述するCMV抗原血症検査（CMV antigenemia法）では，もともと多くの健常人がCMVに感染していて無症候性のキャリアが多数存在するため，これで陽性と出ても，CMV感染が原因の消化管病変であるとは即断できない．

　CMV抗原血症検査（CMV antigenemia法）とは，末梢血より分離した多形核白血球（好中球）をスメアにしたものを用いて，CMV pp65抗原に対するモノクローナル抗体と反応させてCMV抗原陽性細胞（多形核白血球）を検出する方法である．移植症例では，CMV感染診断の感度，特異性が高く（＞85％），一定量以上の陽性細胞検出で，GCV[*2]などの抗ウイルス薬投与を開始する先行療法（preemptive therapy）の指標となっている．また，本法で陽性細胞が多かった場合（一般に10個/5万細胞以上），単なる感染でなくCMV因性病変の存在を疑うべきという意見もある．繰り返すが，単なる既感染の再活性化なのか（感染），実際にCMVにより腸管障害が生じているのか（感染症）の区別は，非常に困難である．

厚生労働科学研究費補助金成育疾患克服等次世代育成基盤研究事業．先天性サイトメガロウイルス感染症対策のための妊婦教育の効果の検討，妊婦・新生児スクリーニング体制の構成及び感染新生児の発症リスク同定に関する研究．サイトメガロウイルス感染の検査．(med.kobe-u.ac.jp/cmv/inspection_dr.html) 閲覧日：2014/8/11

Goodgame RW, Genta RM, Estrada R, et al. Frequency of positive tests for cytomegalovirus in AIDS patients : endoscopic lesions compared with normal mucosa. Am J Gastroenterol 1993 ; 88 : 338-43. PMID：8382450

★1 ─ AIDS　後天性免疫不全症候群（acquired immunodeficiency syndrome）
★2 ─ GCV　ガンシクロビル（ganciclovir）

C 痛い潰瘍と痛くない潰瘍があるという．痛くない潰瘍の特徴はどのようなものとされているか？

潰瘍深達度に比例して痛みも強くなりそうであるが，実は深達度によるものではなく，サイズにもよらず，むしろサイズは大きいほうが痛くないといわれる．吐血で緊急内視鏡をやるような患者でも，主訴は吐血で，むかむかしてはいたけれど痛みはなかった，という患者が結構いる．無痛性潰瘍の割合が高いのは，高齢者，薬剤性潰瘍といわれ，外来でNSAIDs内服患者が，痛みではないが，むかむかとか上腹部不快感を訴えたときには，深い潰瘍ができていないか，注意したい．

　後向き研究だが，65歳以上の高齢者では，35％で無痛性潰瘍であるという報告があり，これを追試した前向き研究もある．腹痛，吐・下血，体重減少，貧血などの症状がある患者を2群（50歳未満と60歳以上）に分け，277例の患者を検討すると，106人が内視鏡的に潰瘍を診断された．106人のうち15人（14.2％）は無痛であった．無痛者の内訳は，若手の群（72人）では5人（6.9％），高齢者の群（34人）では10人（29.4％）で，χ^2検定で有意差があった（$P=0.004$）．

Hilton D, Iman N, Burke GJ, et al. Absence of abdominal pain in older persons with endoscopic ulcers : a prospective study. Am J Gastroenterol 2001 ; 96 : 380-4.　PMID：11232679

Wilcox CM, Clark WS. Features associated with painless peptic ulcer bleeding. Am J Gastroenterol 1997 ; 92 : 1289-92.　PMID : 9260791

  CDAD★1 に対する"pet scan"とは何か？

"pet scan"というのは PET★2-CT のことではない．pet はヒト以外の動物を意味していて，ここでは「イヌに CDAD を診断してもらう」という意味で用いられている．

　日常臨床で看護師に，「特定の入院患者の便臭がいつもと違う．たぶん CDAD ですよ」と指摘されたことや，回診時の独特の臭気で，患者の CDAD を疑った経験が読者にもあるかもしれない．イヌの嗅覚が優れ，麻薬捜査などに活躍していることはよく知られている．

　このイヌの性質を利用し，CDAD をイヌに診断させようとした臨床研究が発表されている．オランダからのもので，便検体の嗅ぎ分けと，ある病棟に入院する CDAD 患者と，その周りのクロストリジウム・ディフィシル（Clostridium difficile）陰性患者（菌検出のゴールドスタンダードは ImmunoCard® Toxin A&B）を嗅ぎ分けさせた研究では，便検体からの検出は感度，特異度ともに 100％（95％CI 91 〜 100％），患者の嗅ぎ分けは感度 83％（95％CI 65 〜 94％），特異度 98％（95％CI 95 〜 99％）であったという．ちなみに，この論文では，検査担当のイヌ（ビーグル）の写真が掲載されているので供覧する（図 6-2）．

　CDAD だけではない．ヒトの尿をイヌに嗅がせて，前立腺がんを診断するという臨床研究もあり，ここでは，ビーグルではなくシェパードが仕事をしている．24 か月間に及ぶ訓練のあと，PSA★3 値上昇か直腸診での異常により紹介された 66 人の患者を対象とした研究で（診断のゴールドスタンダードは細胞診．33 人が陽性で 33 人が陰性），イヌは 33 人の陽性例のうち 30 人を正確に診断し，当初「イヌの誤診」とされた 1 人については，再精査すると前立腺がんがみつかったという．感度，特異度は，いずれも 91％であった．

Bomers MK, van Agtmael MA, Luik H, et al. Using a dog's superior olfactory sensitivity to identify Clostridium difficile in stools and patients : proof of principle study. BMJ 2012 ; 345 : e7396.　PMID : 23241268
Cornu JN, Cancel-Tassin G, Ondet V, et al. Olfactory detection of prostate cancer by dogs sniffing urine : a step forward in early diagnosis. Eur Urol 2011 ; 59 : 197-201.　PMID : 20970246

★1 — CDAD　クロストリジウム・ディフィシル関連疾患（Clostridium difficile-associated diarrhea）
★2 — PET　陽電子放射断層撮影法（positron emission tomography）
★3 — PSA　前立腺特異抗原（prostate specific antigen）

肝硬変

  非代償期肝硬変患者において，経静脈的アルブミン投与は腹水治療として意味があるのか？

腹水コントロールでのカギは膠質液（colloid）の輸液である．アルブミンとデキストランの輸液で，腹水排液時の循環不全の発症率を比較した研究がある．発症率はアルブミンが 18.5％，デキストラン 70 が 34.4％と有意差があり，特に 5 L 以上の腹水除去では，アルブミンの安全性が大きい．アルブミンの適正使用量についての臨床研究も

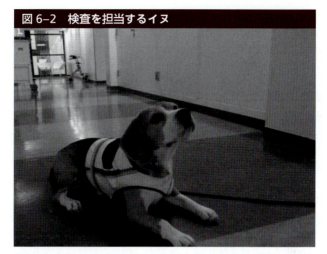

図6-2　検査を担当するイヌ

（Reproduced from [Using a dog's superior olfactory sensitivity to identify Clostridium difficile in stools and patients : proof of principle study, Bomers MK, van Agtmael MA, Luik H, et al, 345, e7396, 2012] with permission from BMJ Publishing Group Ltd）

あり，1Lにつき8gが循環不全の防止の意味から理想的とされる。

Ginès A, Fernández-Esparrach G, Monescillo A, et al. Randomized trial comparing albumin, dextran70, and polygeline in cirrhotic patients with ascites treated by paracentesis. Gastroenterology 1996 ; 111 : 1002-10.　PMID : 8831595

A　肝硬変患者の原因別死因，PSC[*1]，PBC[*2]，AIH[*3]について述べよ。

非代償期肝硬変の死因は，1970年代には肝がん，肝不全，消化管出血が，それぞれ1/3ずつであったが，最近では，疾患に対するマネジメントレベルの向上や，肝硬変の原因として日本で大きい割合を占めるB，C型肝炎治療が進歩していることにより死因の変化がみられ，現在では70％が肝がん，20％が肝不全，10％が消化管出血によるものとされる。

　以下に，肝硬変の原因疾患別予後をみる。

　PSCの根本的治療は肝移植である。日本での5年生存率は75％，10年生存率は59％だが，移植後の死因として最多なのはPSCの再発による肝不全で，移植後も最終的にはほぼ全例が原疾患再発により肝不全となる。

　PBCは，黄疸など症候性の10年生存率が65％，無症候性では98％である。本疾患は，黄疸値と予後不良とが相関するとされ，肝移植の10年生存率は72％である。最近は，肝がん合併例が増加しているといわれ，男性，高齢女性の肝硬変進展例は肝がん合併の高リスクといわれる。

　AIHの10年生存率は95％であるが，死亡例のうち30％は診断後6か月以内に死亡しており，診断時の肝不全に対する評価と治療の成否が予後に大きく影響する。本疾患の20％でみられる肝硬変症例のほとんどは，初診時にすでに肝硬変となっているため，初診時の適切な状態の評価が重要である。肝がん合併例は5％とされる。

日本肝移植研究会, 浅原利正, 梅下浩司ほか. 肝移植症例登録報告. 移植 2009 ; 44 : 559-71.

★1— PSC　原発性硬化性胆管炎 (primary sclerosing cholangitis)
★2— PBC　原発性胆汁性肝硬変 (primary biliary cirrhosis)
★3— AIH　自己免疫性肝炎 (autoimmune hepatitis)

A 肝硬変患者の原因別死因，B型肝炎とC型肝炎について述べよ。

B型肝炎肝硬変では，3～8%/年の割合で肝がんが発症するといわれるが，肝硬変を経ずに肝がんが発症する場合があるため，慢性B型肝炎患者に対するフォローには特に注意を要する。ectopic malignancy（突然の発がん，肝硬変を経ない発がん）症例では，まったく症状がない場合も多いためである。

Chenらは，膨大な数のHBV[★1]キャリアを含む慢性B型肝炎患者の研究から，HBVキャリアの肝がん進展リスクを計算するスコアを発表している。表6-7の「HBeAg[★2]/HBV DNA量/遺伝子型」の項は少々わかりにくいが，たとえば，「陰性/10,000～99,999/BかB+C」とは，「HBeAgが陰性，HBV DNA量が10,000～99,999の範囲で，遺伝子型(genotype)がBかB+C」と読む。個々の合計点を表6-8にあてはめて肝硬変・肝がんのリスクを求める。

彼らはHBeAgの有無，ALT[★3]値，肝硬変の存在とは独立して10,000コピー/mL以上のHBV-DNAレベルが有意な肝がんのリスクになるとも主張しており，これまで漫然とフォローされてきたB型肝炎キャリアの患者に対しては，早急なリスク評価が必要であることがわかる。

C型肝炎は，近年，抗ウイルス薬が続々と開発され，治療奏効率が薬剤開発とともに劇的に改善しているが，ALTを低値に保つことが肝がん予防の重要な要因といわれ，ALT 30 U/L以下の維持が必要とされる。

また，C型肝炎で抗ウイルス薬治療が成功した場合にも，その後，定期的な肝臓のフォロー（腹部超音波などの画像診断，ALT・AST[★4]などの肝機能検査）が必要である点にも注意が必要である。これは，「肝がんの芽」が，肝がん発症のはるか前から存在することを示唆している。そのことを示すC型肝炎患者530人を対象とした臨床研究がある。70%が男性で，年齢は平均48歳(42～56歳)で，このうち192人(36.2%)がSVR[★5,*]であったという。このなかで，10年後の累積肝関連疾患死亡か肝移植の発生率は，SVR患者で1.9%，非SVR患者で27.4%であり，肝がんがSVR患者の7人(5.1%)，非SVR患者の76人(21.8%)に発症し，肝不全がSVR患者のうち4人(2.1%)，非SVR患者のうち111人(29.9%)に発症しており(肝がん，肝不全ともに10年後累積発生率)，SVR患者にも肝がんや肝不全が発症している。

Chen CJ, Yang HI. Natural history of chronic hepatitis B REVEALed. J Gastroenterol Hepatol 2011 ; 26 : 628-38.　PMID : 21323729
Chen CJ, Yang HI, Su J, et al ; REVEAL-HBV Study Group. Risk of hepatocellular carcinoma across a biological gradient of serum hepatitis B virus DNA level. JAMA 2006 ; 295 : 65-73.　PMID : 16391218
van der Meer AJ, Veldt BJ, Feld JJ, et al. Association between sustained virological response and all-cause mortality among patients with chronic hepatitis C and advanced hepatic fibrosis. JAMA 2012 ; 308 : 2584-93.　PMID : 23268517

★1— HBV　B型肝炎ウイルス (hepatitis B virus)
★2— HBeAg　B型肝炎 e 抗原 (hepatitis B e antigen)
★3— ALT　アラニンアミノトランスフェラーゼ (alanine aminotransferase)

表6-7　HBVキャリアの肝がん進展リスクスコア

リスク因子		肝がんリスクスコア
性別	女性	0
	男性	2
年齢	30〜34	0
	35〜39	1
	40〜44	2
	45〜49	3
	50〜54	4
	55〜59	5
	60〜64	6
肝がん家族歴	いいえ	0
	はい	2
飲酒の習慣	いいえ	0
	はい	2
ALT値（U/L）	＜15	0
	15〜44	1
	≧45	1
HBeAg	陽性	6
HBeAg/HBV DNA量（コピー/mL）/遺伝子型（genotype）	陰性/＜300（検出できず）	0
	陰性/300〜9,999	1
	陰性/10,000〜99,999/BかB＋C	3

	陰性/10,000～99,999/C	4
	陰性//BかB+C	3
	陰性//C	7
	陽性//BかB+C	6
	陽性//C	6

(Chen CJ, Yang HI. Natural history of chronic hepatitis B REVEALed. J Gastroenterol Hepatol, 26(4), 628-38, 2011 Apr. Wiley. PMID：21323729より)

表6-8　表6-7の合計点数からみた慢性B型肝炎患者における5年後，10年後の肝がん・肝硬変リスク

	肝硬変			HCC★	
スコア	5年内肝硬変リスク(%)	10年内肝硬変リスク(%)	スコア	5年内HCCリスク(%)	10年内HCCリスク(%)
0	0.15	0.42	0	0.01	0.03
1	0.20	0.56	1	0.02	0.04
2	0.27	0.75	2	0.03	0.07
3	0.36	1.01	3	0.05	0.13
4	0.49	1.35	4	0.08	0.21
5	0.65	1.80	5	0.13	0.36
6	0.87	2.39	6	0.22	0.62
7	1.16	3.19	7	0.38	1.05
8	1.54	4.24	8	0.64	1.79
9	2.06	5.64	9	1.09	3.02
10	2.75	7.47	10	1.85	5.09
11	3.66	9.86	11	3.13	8.51
12	4.86	12.96	12	5.27	14.05

13	6.45	16.95	13	8.81	22.72
14	8.54	22.00	14	14.52	35.51
15	11.25	28.28	15	23.44	52.62
16	14.76	35.89	16	36.54	71.96
17	19.23	44.83	17	53.89	88.52
18	24.85	54.87	18	73.23	97.49
19	31.76	65.50	19	89.39	99.81
20	40.02	75.92	20	97.81	100.00
21	49.53	85.11			
22	59.94	92.17			
23	70.58	96.69			

(Chen CJ, Yang HI. Natural history of chronic hepatitis B REVEALed. J Gastroenterol Hepatol, 26(4), 628-38, 2011 Apr. Wiley.　PMID：21323729 より)

★— HCC　肝細胞がん(hepatocellular carcinoma)

★4— AST　アスパラギン酸アミノトランスフェラーゼ(aspartate aminotransferase)
★5— SVR　sustained viral response

＊―注　終了後6か月以上経過してもウイルスの陽転が認められないこと。

A 肝硬変患者の原因別死因，NASH★について述べよ。

非B，非C型肝硬変は，最近，特に注目されるもので，その多くがNASHによるものとされる。受診時に肥満や脂肪肝を認めなくとも，受診時までには，体重をはじめとするNASHを示唆する所見が「燃え尽きてしまっている」可能性があり注意を要する。

　メタボリックシンドロームの診断基準には含まれないが，NASHは「メタボリックシンドロームの肝臓版」あるいは「前駆状態」ともいえる。そうした観点で，糖尿病と肝疾患の関係を考えてみる。たとえば，2003年の国立がん研究センターの研究によると，日本人糖尿病患者の死因は表6–9のとおりである。

　肝がんは通常慢性肝炎や肝硬変で生じるから，糖尿病患者は高率に肝疾患を合併しているともいえる。その接点がNASHであり，結果としての非B，非C型肝硬変である。

　NASH肝がんについての研究も近年は多い。今や「原因不明肝硬変(cryptogenic cirrhosis)といわれた症例の大半がNASH cirrhosis」とされているが，注意すべきことは，肝硬変に至らなくても発がんするとされる点である。

最近になってようやくNASHが原因不明肝硬変の原因として脚光を浴びるようになったのは，肝硬変の段階では，肝細胞内脂肪滴，肝細胞バルーニング，好中球浸潤などの，NASHの特徴的な病理像が消失してしまっていることと，「終末像」である肝硬変に，原因としてのNASHを病理的に証明できなかったことも一因であろう。NASH肝がんは，ウイルス性肝硬変による肝がんよりも高齢で発症（57歳 vs. 63歳）するのも特徴で，肥満はNASH肝がんのリスク因子といわれる。

表6-9　日本人糖尿病患者の死因と非糖尿病患者と比較したがんの相対リスク

日本人糖尿病患者の死因	1位　肝がん（12.2%） 2位　虚血性心疾患（10.2%） 3位　脳血管障害（9.8%）
非糖尿病患者と比較した相対リスク	肝がん　2.5倍 子宮体がん　2.1倍 膵がん　1.82倍

Inoue M, Iwasaki M, Otani T, et al. Diabetes mellitus and the risk of cancer : results from a large-scale population-based cohort study in Japan. Arch Intern Med 2006 ; 166 : 1871-7.（2003年の研究をもとに2006年に発表）
Chagas AL, Kikuchi LO, Oliveira CP, et al. Does hepatocellular carcinoma in non-alcoholic steatohepatitis exist in cirrhotic and non-cirrhotic patients? Braz J Med Biol Res 2009 ; 42 : 958-62. PMID : 19787150
Calle EE, Rodriguez C, Walker-Thurmond K, et al. Overweight, obesity, and mortality from cancer in a prospectively studied cohort of U.S. adults. N Engl J Med 2003 ; 348 : 1625-38. PMID : 12711737

★— NASH　非アルコール性脂肪性肝炎（non alcoholic steatohepatitis）

A　SBP[★1]を疑う症状とは何か？

SBPは，腹水の貯留した非代償期肝硬変患者にみられる感染合併症である。もちろん腹水貯留の原因は非代償期肝硬変のみではない。ここで注意すべきは，原因の如何を問わず，腹水さえあればSBPになるというわけではないということである。SBPについての高リスク腹水は，非代償期肝硬変が原因の場合がほとんどで，がん性腹膜炎や心原性腹水の場合は，SBP発症というだけで症例報告ものといわれるくらいまれだ（ネフローゼ症候群が原因の腹水も，肝硬変ほどではないがSBPのリスクがあるとされる）。細菌は補体やグロブリンによるオプソニン化（opsonization）のあとに，初めて好中球やKupffer細胞などの貪食細胞に認識され，貪食されるが，この補体（主にC3）が少ない場合や，貪食細胞自体の数や機能が低下している場合にSBPになるといわれ，多くの場合，肝硬変が原因の腹水中補体価は低いことが多く，それを示すのが腹水中TP[★2]であり，そのため，腹水中TP＜1.5 g/dLの場合，SBPが生じやすい「高リスク腹水」と考える。その他のリスク因子として，総ビリルビン2.5 g/dL以上，SBPの既往，さらに注意すべきものとしてPPIの使用が挙げられる。PPIの胃酸分泌抑制により胃内pHが上昇，胃〜上部小腸の細菌数が増加し，bacterial translocation（バクテリアトランスロケーション，細菌移行）が生じやすくなることが原因とされる。

一般に，SBPの症状として，発熱（69％），腹痛（59％），意識状態の変化（54％），下痢（32％）などが挙げられるが，無症状の場合も多く，腹水患者が「なんとなく具合が悪い」とか「食欲が出ない」など，不定愁訴的なものも含めて，いつもと違う訴えがあれば必ずSBPを疑うべきである。

　SBP診断のゴールドスタンダードは腹水穿刺である。好中球数が250/μL以上で診断が確定する。培養には十分量の腹水が必要で，血液培養ボトルか通常の培養ボトルに10 mL以上の検体を入れる必要がある。

McHutchison JG, Runyon BA. Spontaneous bacterial peritonitis. In：Surawicz C, Owen RL. Gastrointestinal and Hepatic Infections. Philadelphia：Saunders, 1995：455.
Ackerman Z. Ascites in Nephrotic syndrome. Incidence, patients' characteristics, and complications. J Clin Gastroenterol 1996；22：31-4.　PMID：8776092
Runyon BA, Morrissey RL, Hoefs JC, et al. Opsonic activity of human ascitic fluid：a potentially important protective mechanism against spontaneous bacterial peritonitis. Hepatology 1985；5：634-7.　PMID：4018735
Dunn DL, Barke RA, Knight NB, et al. Role of resident macrophages, peripheral neutrophils, and translymphatic absorption in bacterial clearance from the peritoneal cavity. Infect Immun 1985；49：257-64.　PMID：3894229
Runyon BA. Low-protein-concentration ascitic fluid is predisposed to spontaneous bacterial peritonitis. Gastroenterology 1986；91：1343-6.　PMID：3770358
Kurtz RC, Bronzo RL. Does spontaneous bacterial peritonitis occur in malignant ascites？ Am J Gastroenterol 1982；77：146-8.　PMID：7081173
Runyon BA. Spontaneous bacterial peritonitis associated with cardiac ascites. Am J Gastroenterol 1984；79：796.　PMID：6486115
Bajaj JS, Zadvornova Y, Heuman DM, et al. Association of proton pump inhibitor therapy with spontaneous bacterial peritonitis in cirrhotic patients with ascites. Am J Gastroenterol 2009；104：1130-4.　PMID：19337238

★1― SBP　特発性細菌性腹膜炎（spontaneous bacterial peritonitis）
★2― TP　総蛋白（total protein）

A　SBPを繰り返す患者に対する予防的抗菌薬投与は意味があるのか？

非代償期肝硬変患者でSBPを繰り返している場合や，腹水中のTP値が低値の場合は（1.5 g/dL未満。オプソニン能が低く，SBPを起こしやすいといわれる），ニューキノロン系抗菌薬の予防投与が推奨されており（ガイドラインでのgrade B），特に消化管出血症例では，内視鏡施行前ルーチンでの抗菌薬予防投与が勧められている。最近の報告では，特に腹水（＋）の非代償期肝硬変症例のうち，黄疸，腹水蛋白濃度1.5 g/dL未満，腎機能障害症例で，ノルフロキサシンがその後1年間の肝腎症候群とSBPの発症を有意に抑制し，生存率も改善したという。ただし，抗菌薬の長期使用は耐性菌を増加するだけという報告もあり，菌交代，耐性化の問題から，長期使用は慎重にすべきである。

Fernández J, Navasa M, Planas R, et al. Primary prophylaxis of spontaneous bacterial peritonitis delays hepatorenal syndrome and improves survival in cirrhosis. Gastroenterology 2007；133：818-24.　PMID：17854593
Krag A, Wiest R, Gluud LL. Fluoroquinolones in the primary prophylaxis of spontaneous bacterial peritonitis. Am J Gastroenterol 2010；105：1444；author reply 1444-5.　PMID：20523316
Sigal SH, Stanca CM, Fernandez J, et al. Restricted use of albumin for spontaneous bacterial

peritonitis. Gut 2007 ; 56 : 597-9.　PMID : 17369392

 肝腎症候群の診断法について述べよ。

HRS★1 とは，「肝硬変末期の，肝不全が進行した時期に発症する」症候群であり，「腸間膜血管床への血液の不均等分布と腎皮質血管れん縮による腎虚血」により，腎血流障害と糸球体濾過量の減少が生じる一方，尿細管機能自体は保たれている病態である（ATN★2 とは異なる）。これは循環障害であり，腎実質障害ではないため，肝移植を行うと腎不全は改善するし，肝腎症候群の腎臓を移植すると，その腎臓はきちんと機能する。

　肝腎症候群は，経過が急性か慢性かによりⅠ型，Ⅱ型に分類される。腸間膜血管床への血液の不均等分布と腎皮質血管れん縮が本態だから，膠質浸透圧を上げて血漿成分の血管外漏出を抑え，そのうえで腎臓をはじめとする重要血管以外の血管を収縮させるのが対症療法といえる。特に，アルブミン＋terlipressin がⅠ型 HRS に有効とされるが，日本では使用できないので，アルブミン＋ノルアドレナリンを選択することになるだろう。

　非代償期肝硬変患者が，SBP や消化管出血で critical な状態になったときなど，尿量が低下して腎機能が悪化してきたら，本症を考えることになるが，ここで，いつも鑑別に挙がるのが ATN である。

　HRS と ATN の有効な鑑別点の一つに脈圧がある。循環不全である前者では，脈圧と血圧がともに低いが，ATN の場合は，脈圧は維持されて血圧も高めである。

Hadengue A, Gadano A, Moreau R, et al. Beneficial effects of the 2-day administration of terlipressin in patients with cirrhosis and hepatorenal syndrome. J Hepatol 1998 ; 29 : 565-70. PMID : 9824265

Alessandria C, Ottobrelli A, Debernardi-Venon W, et al. Noradrenalin vs terlipressin in patients with hepatorenal syndrome : a prospective, randomized, unblinded, pilot study. J Hepatol 2007 ; 47 : 499-505.　PMID : 17560680

★1 ― HRS　肝腎症候群(hepatorenal syndrome)
★2 ― ATN　急性尿細管壊死(acute tubular necrosis)

 肝性脳症のコントロールは予後に関係するか？

脳症それ自体が，非代償期肝硬変患者の予後に直接関係しているという明らかなエビデンスは認められないが，脳症からの覚醒により，結果的に褥瘡，誤嚥，易感染性，服薬遵守による浮腫や腹水のコントロールが改善することは期待できる。では，脳症コントロールのための厳しい蛋白制限は必須なのだろうか？　肝性脳症に対して，分子鎖アミノ酸が主体の BCAA★ 製剤の使用が推奨されているが，肝性脳症を反復しやすい患者に対して，蛋白非制限(1.2 g/kg/日)の食事でも，有意に脳症が増悪することはないという研究がある。

Córdoba J, López-Hellín J, Planas M, et al. Normal protein diet for episodic hepatic encephalopathy : results of a randomized study. J Hepatol 2004 ; 41 : 38-43.　PMID : 15246205

★ ― BCAA　分枝鎖アミノ酸(branched-chain amino acid)

A 「食道静脈瘤に対する第1選択はプロプラノロールである」は正しいか，間違いか？

第1選択はプロプラノロール（インデラル®）である。門脈圧改善に対するプロプラノロール使用量の目安は確立している。HVPG★1，PVF★2，それに血圧と心拍数の関係でいうと，プロプラノロールを用いた心拍数25％以上の低下か55回/分以下へのコントロールで，静脈瘤破裂のリスクが有意に軽減する20％以上のHVPG値の低下か12 mmHg未満への圧低下が達成されるという。このプロプラノロールによる静脈瘤破裂リスク低減効果は，人種別に研究されており（残念ながら日本人のデータは存在しないが），スペイン人は35〜45％，インド人は45〜67％，そしてアジア人種の韓国人では58％という数値であった。ちなみに，韓国人の研究では，平均で154.4 mg/日を使用し，副作用で中止となった患者はいなかったという。

静脈瘤が破裂してしまった場合には，内視鏡治療となるが，この際の補助的薬物療法の基本は，血管収縮薬の使用である。バソプレシンは，強力な血管収縮薬であるため，長時間の使用は推奨されない。オクトレオチドは，米国では標準的治療薬であるが，日本では保険適用外使用である（欧州ではterlipressinを使用する）。欧米では，オクトレオチド50 µgのボーラス後，50 µg/時の持続静注で投与するが，通常出血で入院後，すぐに投与を開始し，状態安定後2〜5日間投与される。内視鏡と併用することで，出血のコントロールが改善したとするメタ解析が出ている。

Suk KT, Kim MY, Park DH, et al. Effect of propranolol on portal pressure and systemic hemodynamics in patients with liver cirrhosis and portal hypertension : a prospective study. Gut Liver 2007 ; 1 : 159-64. PMID : 20485633

Villanueva C, Balanzó J. Variceal bleeding : pharmacological treatment and prophylactic strategies. Drugs 2008 ; 68 : 2303-24. PMID : 18973395

Merkel C, Bolognesi M, Sacerdoti D, et al. The hemodynamic response to medical treatment of portal hypertension as a predictor of clinical effectiveness in the primary prophylaxis of variceal bleeding in cirrhosis. Hepatology 2000 ; 32 : 930-4. PMID : 11050041

Johnson JA, Burlew BS, Stiles RN. Racial differences in beta-adrenoceptor-mediated responsiveness. J Cardiovasc Pharmacol 1995 ; 25 : 90-6. PMID : 7723360

Turnes J, Garcia-Pagan JC, Abraldes JG, et al. Pharmacological reduction of portal pressure and long-term risk of first variceal bleeding in patients with cirrhosis. Am J Gastroenterol 2006 ; 101 : 506-12. PMID : 16542287

De BK, Bandyopadhyay K, Das TK, et al. Portal pressure response to losartan compared with propranolol in patients with cirrhosis. Am J Gastroenterol 2003 ; 98 : 1371-6. PMID : 12818283

Andreu V, Perello A, Moitinho E, et al. Total effective vascular compliance in patients with cirrhosis. Effects of propranolol. J Hepatol 2002 ; 36 : 356-61. PMID : 12818283

De BK, Sen S, Biswas PK, et al. Propranolol in primary and secondary prophylaxis of variceal bleeding among cirrhotics in India : a hemodynamic evaluation. Am J Gastroenterol 2000 ; 95 : 2023-8. PMID : 10950052

Gralnek IM, Barkun AN, Bardou M. Management of acute bleeding from a peptic ulcer. N Engl J Med 2008 ; 359 : 928-37. PMID : 18753649

Garcia-Tsao G, Bosch J. Management of varices and variceal hemorrhage in cirrhosis. N Engl J Med 2010 ; 362 : 823-32. PMID : 20200386

Bañares R, Albillos A, Rincón D, et al. Endoscopic treatment versus endoscopic plus pharmacologic treatment for acute variceal bleeding : a meta-analysis. Hepatology 2002 ; 35 : 609-15. PMID : 11870374

★1— HVPG　肝静脈圧較差(hepatic venous pressure gradient)
★2— PVF　門脈血流(portal venous flow)

Ⓑ 「肝硬変が進むと耐糖能異常が生じる」は正しいか，間違いか？

正しい．逆に肝移植で耐糖能異常は改善する．

　肝硬変では，耐糖能異常と高インスリン血症がみられるが，これらは末梢組織でのインスリン感受性の低下と，肝硬変のためインスリンの分解が十分行われないことが原因とされる．肝移植後のこうした状態の変化についてみた研究があり，それによると，2/3の症例で耐糖能異常が改善するという．

Perseghin G, Mazzaferro V, Sereni LP, et al. Contribution of reduced insulin sensitivity and secretion to the pathogenesis of hepatogenous diabetes : effect of liver transplantation. Hepatology 2000 ; 31 : 694-703. PMID : 10706560

Ⓑ 「肝硬変の本態である肝線維化は不可逆的な変化である」は正しいか？

B型肝炎をはじめ，慢性肝炎に対する特効薬の開発で，従来不可逆的変化と思われていた肝線維化が，実は可逆的であることが臨床研究から示されるようになった．

　Manolakopoulosらは，HBeAg陰性の肝硬変症例13例のうち6例で，12か月間のラミブジン投与で組織学的改善がみられたと報告している．別の臨床研究では，進行慢性B型肝炎63例を対象に，ラミブジンを長期間投与した場合の組織学的反応をみているが，組織学的に肝硬変である11例のうち，8例でF3以下(肝硬変はF4)に改善したと報告している．

　原因が排除されると，線維化自体が改善するということになる．

Dienstag JL, Goldin RD, Heathcote EJ, et al. Histological outcome during long-term lamivudine therapy. Gastroenterology 2003 ; 124 : 105-17. PMID : 12512035
Manolakopoulos S, Bethanis S, Elefsiniotis J, et al. Lamivudine monotherapy in HBeAg-negative chronic hepatitis B : prediction of response-breakthrough and long-term clinical outcome. Aliment Pharmacol Ther 2006 ; 23 : 787-95. PMID : 16556181

Ⓑ なぜ夜食は肝性脳症治療として有効なのか？

夜食をLES★という．非代償期肝硬変患者の就寝前に，おにぎりや肝不全用経腸栄養食を与えることで，肝硬変のエネルギー代謝が改善し，呼吸商，血液中遊離脂肪酸，窒素バランスなどが改善されると報告されている．

　非代償期肝硬変の状態では，糖源の蓄積が肝臓にほとんどなく，また，インスリン抵抗性が高く相対的な高インスリン状態にあることから，夜間の6〜7時間程度の絶食状態でも低血糖など栄養状態の異常をきたしやすいといわれる．異化亢進を抑制することで蛋白のロスや，その代謝による脳症の悪化を抑制するという意味でも，LESを励行することが望ましい．

　肝硬変患者の不眠に関する臨床研究で，不眠患者にBCAA製剤をLESとして摂取させることの効果をあわせてみた研究がある．21人の肝硬変患者にLESをとらせると，4〜8週以内に全例で寝つきがよくなった．不眠は，軽度の脳症症状の一つであり，LESにより軽度の脳症が改善したことを示している．

Ichikawa T, Naota T, Miyaaki H, et al. Effect of an oral branched chain amino acid-enriched snack in cirrhotic patients with sleep disturbance. Hepatol Res 2010 ; 40 : 971-8.　PMID：20887332

★── LES　late evening snack

 酒を飲んで赤くなる者に肝硬変が少ない，というのは本当か？

本当である．エタノールをはじめとして，アルコールの代謝には，大きく二つの酵素が関係している．ADH★1 と ALDH★2 である．日本人が属するモンゴロイドは，二つのアルコール代謝酵素のうち，ALDH の弱いタイプ（ALDH2）を遺伝形質としてもつ者が多いが，この場合，酒を飲んだあとに毛細血管が開いて赤面する Asian flush の状態になり，アセトアルデヒドの血中濃度が急激に上昇し，飲んだ直後に頭痛，悪心に襲われる．こうした ALDH の代謝能力の弱さは，結果としてアルコール受容閾値を引き下げるため，累積摂取量が減少することが多い．一方，もし ALDH が「強い」場合は，気分不良もなく大量に飲酒することが可能となり，結果として肝線維化と肝硬変を促進することになる．

　日本人には，上記のように ALDH の活性が低いか，欠落している人が全体の 45% 程度いる．また，10人に1人は体質的にまったくアルコールを受けつけない．習慣的に飲酒するようになると，酵素誘導でそれなりの量の ALDH が生成するので，「飲めば強くなる」傾向はあるが，あくまで程度の問題である．

Tsutaya S, Shoji M, Saito Y, et al. Analysis of aldehyde dehydrogenase 2 gene polymorphism and ethanol patch test as a screening method for alcohol sensitivity. Tohoku J Exp Med 1999 ; 187 : 305-10.　PMID：10503602
Nakamura S, Ito Y, Suzuki K, et al. Blood pressure, levels of serum lipids, liver enzymes and blood glucose by aldehyde dehydrogenase 2 and drinking habit in Japanese men. Environ Health Prev Med 2006 ; 11 : 82-8.　PMID：21432367.
Ishibashi T, Taguchi A, Yamamoto Y, et al. Evaluation of the use of self-reported facial flushing and ethanol patch test for ALDH2 genotypes. Nihon Arukoru Yakubutsu Igakkai Zasshi 2010 ; 45 : 464-76.　PMID：21222353

★1── ADH　アルコールデヒドロゲナーゼ〔アルコール脱水素酵素（alcohol dehydrogenase）〕
★2── ALDH　アルデヒドデヒドロゲナーゼ〔アルデヒド脱水素酵素（aldehyde dehydrogenase）〕

 ルーチンで肝硬変患者のアンモニアを測ったら高値だった．特に脳症はない．どのように考えるか？　また，アンモニアの上昇は，肝性脳症以外にどのような原因で生じるか？

非代償期肝硬変の身体所見があり，意識変容や意識障害がある患者のアンモニアが高値であれば，肝性脳症の可能性が高いが，アンモニア高値の原因としてはほかに，消化管出血，バルプロ酸や利尿薬，アルコール摂取，尿素サイクルにおける酵素欠損やプロリン代謝異常などの先天性代謝異常症，などが挙げられる．注意したいのは，採血時に駆血帯で腕を強く縛ったり，検体をすぐに処理せず室温で放置したりすると，アンモニア値が上昇する点である．一時いわれていた動脈血測定の必要性については，最近は否定的であり，静脈採血で十分とされる．

　ここでは，アンモニア高値のなかで特に注意する病態を二つ挙げておく．一つは，けいれん後，もう一つは尿路感染症である．

1. けいれん後

意識障害で運ばれてくる人のなかに、アンモニアが高値であるにもかかわらず、非代償期肝硬変の身体所見や病歴のない人がいる。こういう人たちのなかに、大発作（grand mal）後の人がいる。アンモニアは、尿素サイクル異常のみでなく、骨格筋でも生成される。過激な運動後にアンモニア値が上がることがあり、これは筋肉でのAMP[★1]→IMP[★2]の脱アミノ化反応によるものである。アンモニア高値は、けいれん後3時間程度持続するといわれ、たまたま患者のけいれんが目撃されておらず、単なる「意識障害」としてけいれん後の患者が救急搬送された場合、数少ない痕跡が高アンモニア値であった、ということがありうるわけである。

2. 尿路感染症

高齢者では、肺炎、敗血症や胆道感染などで意識変容が生じることがある。感染症が原因の意識障害のなかで、閉塞性尿路感染症により意識障害をきたした症例における高アンモニア血症の報告が散見される。神経因性膀胱などで閉塞性尿路感染症を起こした患者が、意識障害を呈して救急にきたら、ウレアーゼ陽性菌が原因の可能性を想起すべきである〔たとえばコリネバクテリウム・ウレアリチウム（*Corynebacterium urealyticum*）〕。機序はウレアーゼ陽性菌が産生した尿中アンモニアが吸収され、高アンモニア血症をきたす、というものである。

Yanagawa Y, Nishi K, Sakamoto T. Hyperammonemia is associated with generalized convulsion. Intern Med 2008；47：21-3. PMID：18176000

Nevah MI, Fallon MB. Chapter 92. Hepatic encephalopathy, hepatorenal syndrome, hepatopulmonary syndrome, and systemic complications of liver disease. In：Feldman M, Friedman LS, Brandt LJ. Sleisenger and Fordtran's Gastrointestinal and Liver Disease. Pathophysiology/Diagnosis/Management, 9th ed. Philadelphia：Saunders / Elsevier, 2010：1543-56.

廣瀬 彬, 山本英司, 近藤絵里ほか. 閉塞性尿路感染症に合併した高アンモニア血症の1例. 徳島赤十字病医誌 2009；14：70-4.

★1— AMP　アデノシン一リン酸（adenosine monophosphate）
★2— IMP　イノシン一リン酸（inosine monophosphate）

筋肉をつけると肝性脳症がよくなるのは本当か？

本当である。肝性脳症の原因物質は単一ではなく、厳密な病態が解明されているわけではないが、非代償期肝硬変などで生じるアンモニアの分解にかかわる尿素サイクルの機能不全が、肝硬変や肝不全における脳症の重要な原因で、その際に分解されるべきアンモニアが分解されずに体内に蓄積して上昇することから、血液中のアンモニア上昇は診断の一つの根拠とされる。

　そのほかの原因としては、メルカプタンの蓄積、短鎖脂肪酸の蓄積、腸内細菌叢の変化などが挙げられる。忘れてはならないのが、骨格筋でのBCAAを用いたグルタミン合成におけるアミド化（amidation）の障害や、過激な運動に伴う筋肉でのAMP→IMPの脱アミノ化反応により、アンモニアが上昇するという点である。これらは筋肉量に相関するから、筋肉をつければ、それだけアンモニア上昇が抑えられるということになる。

　ほかにも、非代償期肝硬変では、肝臓内の糖原が少なく、夜間は容易に飢餓状態となるため夜食が推奨されるが、ここでも、骨格筋がある程度あれば、筋肉内の糖原が

夜間の糖の供給源として働いてくれる。

　以上のように，非代償期肝硬変患者における骨格筋は，二重の意味で重要であり，いずれの意味でも，筋肉の存在は脳症に抑制的に働くといえる。

Kawaguchi T, Taniguchi E, Sata M. Effects of oral branched-chain amino acids on hepatic encephalopathy and outcome in patients with liver cirrhosis. Nutr Clin Pract 2013 ; 28 : 580-8. PMID : 23945292

Ⓒ 乳糖不耐症患者においては，肝性脳症の治療は牛乳でもよい，というのは本当か？

本当である。ラクツロースも牛乳も同じ二糖類だから。

　肝性脳症治療薬としてのラクツロースは，単なる下剤として使用されているのではない。加水分解酵素は，小腸絨毛部に存在しており，二糖が単糖に加水分解される際に，体内のアンモニアを腸内に引き寄せる作用があるため，これによる積極的なアンモニアの低減を期待しているのだ。特に，乳糖不耐症があれば，それによる症状としての下痢とあわせて，牛乳にラクツロースと同等の効果を期待できることになる。

Uribe-Esquivel M, Moran S, Poo JL, et al. In vitro and in vivo lactose and lactulose effects on colonic fermentation and portal-systemic encephalopathy parameters. Scand J Gastroenterol Suppl 1997 ; 222 : 49-52.　PMID : 9145447

■ 肝炎

Ⓐ 劇症肝炎の診断基準を完全に満たすまで待って治療を開始した。正しいか，間違いか？

間違いである。劇症肝炎では，診断基準を満たしてから治療を始めたのでは手遅れになることも多く，出血傾向，凝固延長を伴う黄疸や不眠，不穏など，重症肝障害を疑わせる臨床症状を呈した患者をみたときには，PTが40％未満でなくても，肝性昏睡がⅡ度以上でなくても，専門家へのコンサルト，転院も含めた厳重な経過観察と治療の開始が望ましいとされる。

Lee WM, Squires RH Jr, Nyberg SL, et al. Acute liver failure : Summary of a workshop. Hepatology 2008 ; 47 : 1401.　PMID : 18318440

Ⓐ 劇症肝炎の原因として，日本で最も高頻度のものは何か？　また，米国，フランス，英国では何か？

全世界的にみると，ウイルス性と薬剤性が，急性肝不全（ざっくりいえば日本の定義でいう劇症肝炎）の２大要因であるが，原因疾患をより詳細にみると，国によって違いがある。薬剤が主要因であるのが，米国，英国，フランス，それにオーストラリアやデンマークなどで，アジアでは主要因はウイルス性である。

　米国では，"US Acute Liver Failure Study Group"が1,147例の急性肝不全について調査したが（1998年，2007年），米国で最も多い原因は，アセトアミノフェンの過剰摂取であった。アセトアミノフェンは個人の特異的反応がメインのいわゆるidiosyncratic drugではなく，一定量以上を摂取すると，必ず肝不全になる用量依存性薬剤である。米国の内訳は，アセトアミノフェン過剰摂取（46％），原因不明（14％），

薬剤特異反応（12％），B型肝炎ウイルス原性（7％），A型肝炎ウイルス原性（3％）の順であった。英国では，1,014例に関するKing's College Hospitalからの報告があるが，ここでは57％がアセトアミノフェンによるもので，9％がB型かD型肝炎によるものであった。フランスでは45％がB型かD型肝炎によるもので，2％がアセトアミノフェンによるものであった。最後に日本のものをみると，856人の急性肝不全患者の検討より（1998年，2006年），51％がウイルス性肝炎（42％がB型肝炎），10％が薬剤性であった。

Lee WM. Etiologies of acute liver failure. Semin Liver Dis 2008；28：142. PMID：18452114
O'Grady JG, Portmann B, Williams R. Fulminant hepatic failure. In：Schiff L, Schiff ER. Diseases of the Liver, 7th ed. Philadelphia：Lippincott Williams & Wilkins, 1993.
Oketani M, Ido A, Tsubouchi H. Changing etiologies and outcomes of acute liver failure：A perspective from Japan. J Gastroenterol Hepatol 2011；26 Suppl 1：65-71. PMID：21199516

A 来院時HBs抗体が陽性であった劇症肝炎患者，原因がB型肝炎ウイルスによる可能性はあるか？

劇症肝炎とは，厚生労働省「難治性の肝疾患に関する研究」班作成の定義（2003年）によれば，「肝炎のうち初発症状出現後8週以内に高度の肝機能異常に基づいて昏睡Ⅱ以上の肝性脳症をきたし，プロトロンビン時間が40％以下を示すもの」とある。肝臓は，機能的に非常にcapacityが大きく，相当のダメージがないと肝不全症状が出現することはないので，逆にいえば，肝不全症状を呈する場合は，相当割合の肝ダメージが生じている（70％以上ともいわれる）可能性が高い。肝不全症状は，非代償期肝硬変での症状とイコールで記憶しておくべきで，門脈圧亢進（肝腫大を呈する疾患の場合），腹水，肝性脳症，凝固異常による出血傾向などが挙げられる。

　アセトアミノフェン過剰摂取による劇症肝炎（急性肝不全）は，肝臓のチトクロムP-450酵素系でできたNAPQI[★1]が直接肝壊死を惹起するが，急性ウイルス性肝炎や自己免疫性肝炎による劇症肝炎（急性肝不全）の主病態は，「異物排除を目的とした免疫系の発動による肝実質破壊」であり，リンパ球がウイルスなどの異物排除を目的として肝実質を破壊する状態である。検査データの解釈で注意すべき点は，ALT・ASTなどの逸脱酵素については，肝実質がほとんど破壊されてしまい，逸脱する酵素自体が残っていない場合に低下していくし（偽正常化），血清所見は，セロコンバージョンやウイルスの排除を達成できていること（たとえば，B型肝炎ウイルスが原因の場合，HBs抗体が陽性となっているなど）を反映する場合もある。「ウイルスには勝ったが，リンパ球の攻撃が止まらなくなり肝実質が全滅して死亡した」という状態である。

　このような末期に認められる検査所見は，ALT・ASTの低下，ビリルビン酸の持続的上昇，直接・間接ビリルビン比率の悪化（間接ビリルビンの割合増加。抱合能が末期に障害されてくるため），BUN[★2]の低下（尿素サイクル障害によりBUN自体の産生が低下），などである。

厚生労働省「難治性の肝・胆道疾患に関する調査研究」版編. 劇症肝炎の診療ガイド. 東京：文光堂, 2010.

★1― NAPQI　N-アセチル-p-ベンゾキノンイミン（N-acetyl-p-benzoquinone imine）
★2― BUN　血液尿素窒素（blood urea nitrogen）

肝疾患

B MELD[★1]スコアとは何か？　またその意義は何か？

MELDスコアは，門脈圧亢進症治療目的でのTIPS[★2]（経頸静脈的に門脈系と肝静脈系の間にシャントを作成し，亢進した門脈圧を低下させるインターベンショナルラジオロジーによる治療法）治療後の短期予後予測が目的だったが，その後，臨床研究より，肝移植待機症例の順位づけでの有効性が示されたため，その目的で使用されるようになった。また，非代償期肝硬変の長期予後の予測にも役立つということがわかってきた。ただし，非代償期肝硬変患者のなかには，黄疸や出血傾向，脳症が目立たず，治療抵抗性腹水や腎機能障害が前面に出る患者をみることがあり，そのような場合には，MELDスコアでは予後判定が行えない（腹水や脳症についての情報が評価対象になっていない）ため，そのような状況に対応したMELD変法も考案されている。

[★1] — MELD　model for end-stage liver disease
[★2] — TIPS　経頸静脈性肝内門脈体循環シャント（transjugular intrahepatic portosystemic shunt）

B 肝不全末期で生じる検査異常は何か？

肝不全末期で生じる検査異常は多数あり，ここでは，注意する点のみをピックアップして示す。

　ALT・ASTは逸脱酵素であり，壊れる肝細胞がなくなってしまえば正常化する。この場合，値の正常化は，病態の改善とはまったく逆を示していることになる（偽正常化）。

　直接・間接ビリルビン比の変化，特に間接ビリルビン割合の増加も生じる。これは肝細胞において，最後まで維持される機能が抱合能であるため，抱合能にまで障害が及ぶと，間接ビリルビンの割合が増加し，結果的に直接・間接ビリルビン比は間接優位に傾いてくる。

　BUNの低下にも注意が必要である。これは，肝臓にある尿素回路が肝不全により機能しなくなることで尿素の代謝が行えなくなり，BUN自体の生成が低下するためである。

厚生労働省「難治性の肝・胆道疾患に関する調査研究」版編. 劇症肝炎の診療ガイド. 東京：文光堂, 2010.

膵疾患

A ERCP★後膵炎を予防する方法には何があるか？

ここ数年の胆膵領域におけるトピックで，NSAIDsをERCP出向時に経肛門投与する方法である。具体的には，ボルタレンなどのNSAIDs 50～100 mgを，ERCP出向時や，施設によっては，症例に応じてERCP施行中に使用する。この方法は，有意にERCP後膵炎（ERCP related pancreatitis）を予防するもので，参考文献のように，すでに正式に推奨されている。

Dumonceau JM, Andriulli A, Deviere J, et al ; European Society of Gastrointestinal Endoscopy. European Society of Gastrointestinal Endoscopy. European Society of Gastrointestinal Endoscopy

(ESGE) Guideline : prophylaxis of post-ERCP pancreatitis. Endoscopy 2010 ; 42 : 503-15. PMID : 20506068

★── ERCP　内視鏡的逆行性胆道膵管造影(endoscopic retrograde cholangiopancreatography)

A 急性膵炎において CT で壊死を評価するのは，発症後どれくらい経ってからがよいのか？

「急性膵炎診療ガイドライン(2010)」では，特に重症膵炎においては，すみやかに CT をとり，重症度判定をせよという記載がある．実際のところ，急性膵炎の臨床経過中で，どの段階での CT が正しく重症度を反映するかという点については，さまざまな議論があるが，多くの場合，壊死をきちんと反映する画像を得るためには，だいたい 48 時間以降の撮像が必要とされる．要は，最初の診断のための画像で，その症例の重症度評価まで行うのは困難な場合があるということであり，特に，発症直後の CT では壊死がなくとも，フォローの CT で壊死が指摘されることもあるため，超急性期に撮像した CT の結果で，その後を判断しないことが重要である．

United Kingdom guidelines for the management of acute pancreatitis. British Society of Gastroenterology. Gut 1998 ; 42 suppl 2 : S1–13. PMID : 9764029
Nordestgaard AG, Wilson SE, Williams RA. Early computerized tomography as a predictor of outcome in acute pancreatitis. Am J Surg 1986 ; 152 : 127-32. PMID : 3728806
Isenmann R, Büchler M, Uhl W, et al. Pancreatic necrosis : an early finding in severe acute pancreatitis. Pancreas 1993 ; 3 : 358–61. PMID : 8483878

A 急性膵炎患者のケアにおいて，早期の栄養は完全静脈栄養がよいのか経腸アプローチがよいのか？

bacterial translocation という用語がある．腸管壁の連続性破綻による細菌の腸管壁内漏出のことであるが，これが，急性膵炎における感染の主な要因であることは，今やコンセンサスとなっている．特に，重症急性膵炎例においては，全身状態の悪化や腸管麻痺などにより，この bacterial translocation が高頻度に生じ，結果として，膵壊死組織の感染が惹起される．

腸管粘膜表面は，直接栄養を獲得している．急性膵炎により長期間の絶食が強いられると，結果として，この粘膜表面の栄養補給が断たれ，それによる粘膜の barrier 機能や免疫能が低下し，bacterial translocation のリスクが高まる．

そのため，経腸栄養をできるだけ早期に開始することで，bacterial translocation を防止するという議論となる．当初は，経腸栄養チューブの先端を Vater 乳頭よりも遠位側に挿入することで，栄養注入が酵素活性化を惹起しないよう栄養を入れるべきという主張もあったが，現在では，胃内への栄養注入でも，特に膵外分泌能にとって差はないとする見解が一般的である．

できるだけ早期に可能な限り腸を使うことが，その後の経過にとっての有用であるということになる．

Kalfarentzos F, Kehagias J, Mead N, et al. Enteral nutrition is superior to parenteral nutrition in severe acute pancreatitis : results of a randomized prospective trial. Br J Surg 1997 ; 84 : 1665-9. PMID : 9448611

Ⓑ 急性膵炎膵局所合併症の一つ，WOPN★とは何か？ また，その治療法についても述べよ。

急性壊死性膵炎に伴う合併症の一つに，仮性囊胞がある．急性壊死性膵炎で仮性囊胞をみた場合には，発熱，腹痛，白血球増加などの臨床症状および検査所見，さらにCT上の囊胞内ガスやheterodensityな囊胞内腔所見などがみられたら，感染性仮性囊胞，膵膿瘍を疑う必要がある．

　急性膵炎膵局所合併症についてのアトランタ分類というものがあり，その作成の際に，急性液体貯留，急性仮性囊胞（発症後4週間以上必要），膵膿瘍，膵壊死という用語が提唱されたが，この際，実際には膵膿瘍と膵壊死の鑑別がCT上困難である，という問題点が指摘され，その後，膵膿瘍と膵壊死を一括する形で"WOPN"という用語が用いられるようになった．壊死性膵炎における壊死部分は，当初は固形であるが，発症後4週間程度経過すると半固形（semisolid）となり，CT上はheterogenous（固形と液状の混合）な陰影となる．6週間程度経過すると内部は完全な融解壊死となり，周囲の肉芽腫性，線維性被膜での被包化が完成した状態となる．この「被包化された状態」がWOPNであり，腸内細菌や真菌などによる感染を呈することが多い．WOPNの治療としては，一般に外科的ドレナージと超音波内視鏡によるドレナージとがある．

　諸家が報告しているが，外科的ドレナージは侵襲が強く，最近では，低侵襲の超音波内視鏡的アプローチが選択されることが多い．

　超音波内視鏡を用いたWOPNドレナージは，超音波内視鏡下に，経胃，あるいは経十二指腸的に囊胞を穿刺し，穿刺針を通してガイドワイヤを囊胞内に留置のうえでステントを留置したり，感染や壊死が認められる場合には，穿刺部分を拡張し，細径内視鏡を挿入して内視鏡的にデブリードマンすることもある．

Papachristou GI, Takahashi N, Chahal P, et al. Peroral endoscopic drainage/debridement of walled-off pancreatic necrosis. Ann Surg 2007；245：943-51. PMID：17522520

★― WOPN　walled-off pancreatic necrosis（しっかりと被包化された膵壊死）

Ⓑ 重症の傍食道型食道裂孔ヘルニアで急性膵炎が起こる機序は何か？

重症の傍食道型裂孔ヘルニアは，腹腔内圧により腹部臓器がヘルニア部で胸腔側に押し出されるようにはまり込んでしまう．はまり込んでしまう臓器は，多くの場合が胃だが，そのほかに横行結腸，小腸やS状結腸が胸腔内にはまり込んだという報告もある．重症例の場合，脾臓や，後腹膜臓器である十二指腸下降脚を含む膵頭部までが胸腔内にはまり込み，これが原因で膵炎が発症することがあるといわれる．

Kafka NJ, Leitman IM, Tromba J. Acute pancreatitis secondary to incarcerated paraesophageal hernia. Surgery 1994；115：653-5. PMID：8178267

Ⓑ ansa pancreaticaとは何か？

膵臓は，もともとは二つだったものが，胎生期に両者が癒合して一つの「完成型の膵臓」となる．それぞれの膵管もこの過程で癒合し，主乳頭から出る腹側膵管は，もともと別個だった背側膵管と癒合し，これがメインのドレナージルート（膵液排出路）となる．結果的に背側膵管の本来の出口であった副乳頭〜 Santorini管の部分は，補助

的なものとなる。

　ansa pancreatica（図6-3）は，腹側膵管（Wirsung管）下枝からSantorini管へループを巻いて合流し，副乳頭につながるもので，そこより上流側のSantorini管は消失しているものを指す。単純に考えると，主膵管には影響なさそうなので問題なしと考えてしまうが，ansa pancreaticaが存在する場合，膵液ドレナージが不良の場合が多く，膵炎を発症することがあるが，本例の認知度は低く，この病態が原因の急性膵炎が，「特発性」，ひどい場合は「アルコール性」と診断される患者もいる。

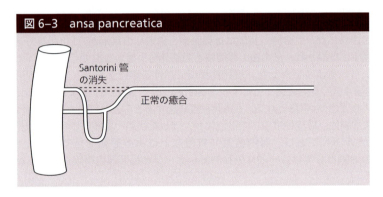

広岡大司. 膵管癒合異常−不完全癒合, 分枝癒合, Ansa pancreatica型癒合と膵炎. 胆と膵 1997；18：273-9.
Bhasin DK, Rana SS, Nanda M, et al. Ansa pancreatica type of ductal anatomy in a patient with idiopathic acute pancreatitis. JOP 2006；7：315-20.　PMID：16685114

その他

 肝臓に悪い酒，肺に悪くがん原物質であるタバコを「ドミノ倒し」の観点からまとめて説明せよ。

　本問はC（トリビア）の項であり，飲酒と喫煙の発がんにおける相乗効果の文献を紹介したりするわけではなく，タバコを西欧に紹介した大酒家が，その子とともにかかわった「人間ドミノ倒し」のお話である。諒とされたい。
　将棋倒し，という遊びがある。いろいろ複雑な形に将棋を並べて端を倒すと次々に残りの将棋が倒れていくもので，欧米では「ドミノ倒し」といい，非常に複雑で長いドミノ倒しがマニアックに行われているそうであるが，今回の逸話もそうしたドミノ倒し，と同じ類といえるかもしれない。
　healthcareの敵であり，肺の敵であるタバコを西欧へ紹介したのは，ウォルター・ローリー卿〔Sir Walter Raleigh：1552（または1554）〜1618年〕であった。エリザベス朝期に活躍した冒険家，詩人，歴史家であり，また英国きっての伊達男だった――The Beatlesの「White Album」に"I'm so tired"という曲があるが，そこでジョン・レノン〔John Lennon（1940〜1980年）〕は，彼のことを歌っている*――が，大酒飲みであり，肝臓の敵であるアルコールとも大の仲良しであった。彼の息子ウォルトもまた，父ウォルターと同様の大酒飲みであったといわれる。あるとき，ある貴族から

親子で晩餐の招待を受け，大きな円卓にほかの大勢の貴族とともに着席，酒宴が始まったが，その席で酔っ払った息子のほうが「今朝，女を買いに行ったら肝心のところで断られた。その理由が，『つい1時間ほど前，坊ちゃまのお父様がお客様だったんですもの』だったんだ」と放談，激怒した親父が，力一杯息子の横っ面をひっぱたいた。親父を直接殴り返すわけにもいかないウォルト君，そこで，親父と反対側の貴族の横っ面を張り飛ばし，"Box about, twill come to my father anon（順繰りに回せ，最後は親父に来る）"。

イギリス版羅漢さんまわし．In：淮 陰生．完本 一月一話―読書こぼればなし―．東京：岩波書店，1995．（出典はJohn Aubreyの"Brief Lives"）

＊―注 "And curse Sir Walter Raleigh, He was such a stupid git"と，Johnは自分の喫煙をローリー卿のせいにしている。

C 肝臓の敵，アルコールは，一方で百薬の長ともいう。米英軍を例に「酒」としてのアルコールが治療に用いられている例を挙げよ．

開高健監修の『洋酒天国』という本がある。『洋酒天国』自体がもともと壽屋（サントリー）の宣伝誌だったこともあり，酒にまつわる楽しい挿話がいくつもあるが，ここに書かれた「英国海軍医療案内」の「感冒治療法」をご紹介する（ただしこの元文献が不明である。どなたかご存知の方がいらしたらご教授いただきたい）。

- 将校：アスピリンとウイスキー，重いときは臥床
- 下士官：アスピリン，重いときはウイスキー
- 水兵：重いときはアスピリン

米軍「合衆国海軍長官報告書（1919年版）」の「その他」の項には，19世紀から米海軍内でなされていた感染症対策に関する詳細な報告がある。そこの"Influenza in the NAVY 1889-90"（2419ページ）を読むと，以下の記述がある。
「軽症例には，解熱鎮痛剤（アセトアミノフェン）のみで十分，関節痛がひどい場合はサリチル酸の追加が有効で，重症例にはウイスキーの追加が有効であった。」

　米軍といえば，筆者が米国で臨床研修を受けた病院の一つに，退役軍人病院である"VA Connecticut Healthcare System West Haven Campus"がある。2002年当時，入院患者の年齢が80代（第二次大戦），70代（朝鮮戦争），60代（ベトナム戦争），30代（イラン・イラク戦争）と明確に分かれていたことや，病院の入り口に"Price of the freedom is visible here"という言葉が掲げてあったことなど，いろいろ印象的なことが多かった。なかでも特に印象的だったのは，ある日，入院中の患者の1人が「何で昔は食事にビールがついたのに，今はついてないんだ！」と怒っていたので，たぶん冗談だろうと聞いていたら，attending physicianが，「1970年代までは処方箋にbeerとかwhiskyとか書いて出してたんだ。スコッチ好きの奴にはScotch only-No other EtOH'sとのコメントも添えてね」と教えてくれたことである。

巻頭言集．In：開高 健監．洋酒天国1―酒と女と青春の巻．東京：新潮社，1987．
United States Navy Department. Annual Reports of the Navy Department : Report of the Secretary of the Navy. Miscellaneous reports. U.S. Government Printing Office 1919.

> 胃梅毒は，内視鏡的には発赤，地図状びらん，潰瘍，銭苔様扁平隆起などの所見を呈し，診断は病理検査での梅毒トレポネーマの検出である（抗梅毒トレポネーマ免疫染色）。この「梅毒」の英語，フランス語それぞれでの俗称を述べよ。

英国とフランスは古来仲が悪いとされる。民族的，文化的な背景があり，その因縁は深い。そのような「対立関係」が，疾患の呼称にまで及んでいるのをみるのは興味深い。

「梅毒」を，英国では"French disease"か"French Pox"と呼ぶ一方，フランスでは"maladie anglaise（英国病）"という。

互いに，忌まわしい病気の呼称に相手の国を入れているのだ。よからぬことは，お互いすべて犬猿の仲の隣国になすりつける，という発想か。

淮 陰生. 完本 一月一話―読書こぼればなし―. 東京：岩波書店, 1995：58.

> 肝臓の敵，アルコールに関する問題をもう一つ。英国で海軍大臣，総理大臣を勤めたウィンストン・チャーチル（Sir Winston Churchill），彼の好んだ配合でつくられるドライマティーニ「チャーチルズ・マティーニ」は，どのようなものか？

ドライマティーニは，ジンとベルモットでつくるカクテルである。そういってしまえば単純だが，ドライかどうかは，最終的にはベルモットに対するジンの割合からきており，ジンの割合が上がるほど，ドライ，ということになる。80年ほど前に出版された米国のバー・ブックによると，マティーニではジンとベルモットの比率は5：5で，しかもベルモットは甘口のイタリアンであったが，50年前の本では，ジン2/3に辛口ベルモット1/3となっている。アーネスト・ヘミングウェイ〔Ernest Miller Hemingway（1899～1961年）〕に，『河を渡って木立の中へ（Across the River and into the Trees）』という作品があり，そこに出てくるカントウェル大佐の好みはジン15にベルモット1となっているが，これをモンゴメリカクテルといい，これは，モンゴメリ将軍が自軍と敵軍の戦力比が15：1になるまで戦わなかったことに由来する。

そんなドライマティーニのなかで，ダントツでドライなのが「チャーチルズ・マティーニ」で，チャーチルはベルモットの瓶を見ながらジンをすすったという。ただし，「彼は単なるジン好きだったが，ジンのような下賤な酒を好きと表立っていいたくなかったので，このようにごまかした」という意見（達磨 信氏）もある。その一方で，きわめてストレートだったのが，かつてソ連の首相だったニキータ・フルシチョフ〔Nikita Sergeyevich Khrushchev（1894～1971年）〕。彼は，米国訪問の際に，「君らはウォッカをジュースやらミルクやらつまらんもので割って飲むそうだが，わしの国ではそんな女々しいことはしない*」といってウォッカを直接あおったという。

開高 健監修. 洋酒天国1―酒と女と青春の巻. 東京：新潮社, 1987.

*―注　女性の方，ごめんなさい。参考文献をそのまま引用しました。

ナポレオンの死因として，ヒ素による暗殺，胃潰瘍，胃がんなど諸説があるが，いずれが正しいか？

不明。ナポレオン・ボナパルト〔Napoléon Bonaparte(1769〜1821年)〕はその晩年をセントヘレナ島で幽閉されて過ごし，そのままそこで亡くなった。彼は死の翌日に解剖されており，その際の記録には「がん性潰瘍の穿孔」という記載がある。また1912年の「British Medical Journal」には，O'Mearaという名の臨終に立ち会った医師が，John Hunterという英国人医師にナポレオンの胃の組織の一部を託し，それが英国で分析されたという記載があり，それによると，「悪性腫瘍はなく，Peyer板が腫大した所見のみで，地中海熱であった可能性が高い」という記述がある。

では，なぜ「胃がん説」が流布されたのか？ ナポレオンの父は，30歳代のときに胃がんで亡くなったとされており，ナポレオンはそれを気にして，何度も侍従医に「胃がんは遺伝するのか」ということを聞いていたということから，「胃がん」が誤って診断として流布した，という見解もある。

ヒ素中毒が死因という論文が1961年10月14日版の「Nature」にあり，根拠として，ナポレオンの毛髪中の高濃度のヒ素を挙げている。これに対しては，当時，セントヘレナ島ではやっていた壁紙塗料が，ヒ素を多く含有していたために偶然生じたもの，という反論がある。現在の多数意見は，「診断は，スキルス胃がんであり，最終的には潰瘍出血が死因である」というものであるが…。

Keith A. An Address on the history and nature of certain specimens alleged to have been obtained at the post-mortem examination of napoleon the great. Br Med J 1913；1：53-9. PMID：20766463
Forshufvud S, Smith H, Wassen A. Arsenic content of Napoleon I's hair probably taken immediately after his death. Nature 1961；192：103-5.

Behçet病，日本では「ベーチェット」と発音するが，米国で「ベーチェット」といっても通じない。英語では，何と発音するのか？

ベセット，感じとしてはベヘセットに近い。筆者が米国で消化器肝臓病フェローとして研修をしていた際，腸管型Behçet病の患者のプレゼンをしたとき「ベーチェット」と何度いってもまったく理解されず，最終的に「ベセット」と発音するのだということを，ここで学んだ。それ以来，日本だけでなまっているのであって，それ以外の国では「ベセット」でいいのかと思っていたが，実際には，そうではないようだ。「ç」はフランス語で「s」の発音となり，トルコ語(Behçet病を発見したのはトルコ人医師)では，「ch」と発音する。となると，本来は，日本人の発音「ベーチェット」のほうが正しい，というかトルコ語に忠実であることになる。筆者の(乏しい)経験上は米国で「ベーチェット」で通じたことはなかった。これは米国人が「ç」をフランス語読みしているためなのだろうと解釈している。欧州ではどうなのか興味深いが，試したことはまだない。どなたか，ご存知の方がいらしたら，ご教授いただけると幸いである。

永井荷風の死因は何か？

永井荷風は，近代文学史における巨人であり，慶應義塾大学文科教授に就任，「三田文学」を創刊したり，学士院賞を受賞したりの一方で，生涯独身で多くの女性と関係

をもちながら，自分の貯金通帳を入れた鞄とともに浅草を徘徊していた。そんな永井氏の死因は，出血性胃潰瘍であった。おそらく出血性潰瘍による出血性ショックであったのだろう。

晩年の永井氏は，「1日1回，昼飯のため大黒家という食堂に出かけるくらいだった。大黒家と荷風の家とはせいぜい百メートルしか離れていない。献立は毎日同じで，カツ丼に清酒1合」という生活を送っていた。また彼は，最晩年まで喫煙者であった。

胃潰瘍の最大原因は，ピロリ菌〔ヘリコバクター・ピロリ(Helicobacter pylori)〕と考えられる。胃潰瘍では90％がピロリ菌陽性者である。ピロリ菌の感染経路は，幼少期の経口感染が圧倒的で，免疫能が確立してからの成人感染はまれとされ，当時の衛生状態を考えると，永井氏は幼少期にピロリ菌に感染した可能性が高い。仮に幼少期の感染を免れたとしても，売笑婦を中心に，多数の女性経験をもった永井氏が，成人後の感染リスクとなる口-糞便感染の原因となる行為から感染した可能性は低くはない。

1回の食事摂取量が多くなる1日1食，CCK★の分泌促進により胃底部受容能を増大させて「胃もち」をよくする毎日のカツ丼（高脂肪食），喫煙などの習慣があり，ピロリ菌感染の可能性が非常に高かった永井氏は，胃潰瘍増悪因子を十分備えていたことになる。ちなみに，アルコール摂取は，消化性潰瘍患者対象の臨床研究で消化性潰瘍の発症率には影響なしとされている。

歴史に「もし」は禁句だが，もし彼が1日1食，喫煙，高脂肪食を避け，幼少期の経口感染もその後の女性遍歴のいずれもなくピロリ菌が存在しなければ，彼の日記『断腸亭日乗』は，もう少し巻を重ねていたかもしれない。しかし逆に，そのような「つまらない生活」を送る永井氏では，『濹東綺譚』，『つゆのあとさき』，『ふらんす物語』などの優れた作品を世に出すことは，できなかったであろうともいえる。

松本 哉. 永井荷風という生き方. 東京：集英社, 2006：214.
古田賢司, 足立経一. 上部消化管疾患の栄養療法. 日消誌　2007；104：1698-706.
Eslick GD. Sexual transmission of Helicobacter pylori via oral-anal intercourse. Int J STD AIDS 2002；13：7-11．PMID：11802923
Eslick GD. Helicobacter pylori infection transmitted sexually via oral-genital contact：a hypothetical model. Sex Transm Infect 2000；76：489-92．PMID：11221134
木下芳一, 古田晃一朗. 食事の欧米化に伴う酸関連疾患の変化. 日消誌 2007；104：501-8

★―CCK　コレシストキニン（cholecystokinin）

7 神経系

河合 真

意識障害

A 意識障害のとき,何を観察するか?

覚醒度,開閉眼,言語,運動で評価する。このうち,覚醒度を除いたものを観察する評価が GCS★(表 7-1)である。気管挿管中の言語は T(tube)と表記して 1 点扱いになる。予後との関連であるが,外傷性脳損傷の場合,GCS が 8 以下になった場合に急激に予後が悪くなるという報告がある。

表 7-1 GCS[★1]

1. 開眼(E[★2])	E
自発的に開眼	4
呼びかけにより開眼	3
痛み刺激により開眼	2
なし	1
2. 最良言語反応(V[★3])	**V**
見当識あり	5
混乱した会話	4
不適当な発語	3
理解不明の音声	2
なし	1
3. 最良運動反応(M[★4])	**M**
命令に応じて可	6
疼痛部へ	5
逃避反応として	4
異常な屈曲運動	3
伸展反応(除脳姿勢)	2
なし	1

正常では E, V, M の合計が 15 点,深昏睡では 3 点となる。
〔Teasdale G, Jennett B. Assessment of coma and impaired consciousness. A practical scale. Lancet, 2(7872), 81-4, 1974. Elsevier. PMID:4136544 より〕

★1 — GCS グラスゴー昏睡尺度(Glasgow Coma Scale)
★2 — E eye opening
★3 — V best verbal response
★4 — M best motor response

Teasdale G, Jennett B. Assessment of coma and impaired consciousness. A practical scale. Lancet

1974；2：81-4. PMID：4136544
Gennarelli TA, Champion HR, Copes WS, et al. Comparison of mortality, morbidity, and severity of 59,713 head injured patients with 114,447 patients with extracranial injuries. J Trauma 1994；37：962-8. PMID：7996612

★― GCS　グラスゴー昏睡尺度（Glasgow Coma Scale）

A　JCS★ではGCSに加えて何を評価しているのか？

覚醒度が評価に加わる．予後は当然のことながら，3桁になると不良になっていくが，脳出血の治療ガイドラインは，被殻出血ではJCS（表7-2）が2桁の場合に血腫除去を勧めている．

　国際的には圧倒的にGCSが用いられてスタディーがなされることが多い．統計処理をする場合にも連続する数値として扱えるので便利である．問題としては，実際の臨床の場で合計点をいわれても状況が伝わりにくいという点がある．逆に，この点，JCSはイメージがわきやすく使いやすい．ただし，覚醒度にかなり依存したシステムであるのと，連続性がないので統計処理が難しい．

　筆者としては，スタディーするのならGCS，実際の臨床ならJCSが便利だと思う．

表7-2　JCS

Ⅲ．刺激をしても覚醒しない状態（3桁の点数で表現）
（deep coma, coma, semicoma）

- 300．痛み刺激にまったく反応しない
- 200．痛み刺激で少し手足を動かしたり顔をしかめる
- 100．痛み刺激に対し，払いのけるような動作をする

Ⅱ．刺激すると覚醒する状態（2桁の点数で表現）
（stupor, lethargy, hypersomnia, somnolence, drowsiness）

- 30．痛み刺激を加えつつ呼びかけを繰り返すと辛うじて開眼する
- 20．大きな声または体を揺さぶることにより開眼する
- 10．普通の呼びかけで容易に開眼する

Ⅰ．刺激しないでも覚醒している状態（1桁の点数で表現）
（delirium, confusion, senselessness）

- 3．自分の名前，生年月日がいえない
- 2．見当識障害がある
- 1．意識清明とはいえない

注：R＝restlessness（不穏），I＝incontinence（失禁），A＝apallic stateまたはakinetic mutism

たとえば，30Rまたは30不穏とか，20Iまたは20失禁として表す．
〔太田富雄，和賀志郎，半田 肇ほか．急性期意識障害の新しいgradingとその表現法（いわゆる3-3-9度方式）．第3回脳卒中の外科研究会講演集 1975；61-9. より〕

太田富雄，和賀志郎，半田 肇ほか．急性期意識障害の新しいgradingとその表現法（いわゆる3-3-9度方式）．第3回脳卒中の外科研究会講演集 1975；61-9.
Ⅲ．脳出血．4. 高血圧性脳出血の手術適応. In：脳卒中合同ガイドライン委員会編．脳卒中治療ガイドライン 2009. （www.jsts.gr.jp/guideline/152_158.pdf）　閲覧日：2014/12/11

★── JCS　Japan Coma Scale

A　意識障害を生じさせることができる脳の部位を 2 か所挙げよ。

意識障害は両側の広範な大脳皮質の障害か脳幹網様体，reticular activating system（網様賦活系）などといわれる脳幹の部位が障害されたときに生じる。広汎な大脳皮質の障害には，代謝性脳症，広汎な脳出血などがイメージしやすい。脳幹網様体の障害は，脳幹腫瘍，脳幹出血などである。よくいわれることだが，神経内科の特徴はとにかく，局所診断にこだわることである。意識障害の場合は，局所診断よりも原因検索を優先させる傾向があるが，やはり基本なので抑えておきたい。

　脳神経障害が出ている場合は脳幹網様体の障害が示唆される。それがない場合はやはり MRI，CT などの画像診断，もしくは脳波や誘発電位などの電気生理検査を行って診断する。

Chapter 1. Pathophysiology of signs and symptoms of coma. In : Posner JB, Saper CB, Schiff S, et al. Plum and Posner's Diagnosis of Stupor and Coma, 4th ed. New York : Oxford University Press, 2007.

A　意識の要素を二つ挙げよ。

意識は content と arousal の要素に分けられる。content とは皮質の機能で，arousal とは脳幹網様体による賦活，覚醒を意味している。content はコンピューターにおけるオペレーションシステムや言語ソフトに相当し，arousal は電源に相当していると考えればよい。画面に反応がなければ，オペレーションシステムや言語のソフトが動いていないこともあれば，電源が不安定であることもあるわけである。この両者を区別するのは実際にはかなり難しい。ただし，覚醒に問題がないような場合は，content の問題であることが明らかであるような場合もある。覚醒してはいても言語が支離滅裂であったり，指示に従わないという場合には，やはり大脳皮質の問題であろうことが予想される。

Chapter 1. Pathophysiology of signs and symptoms of coma. In : Posner JB, Saper CB, Schiff S, et al. Plum and Posner's Diagnosis of Stupor and Coma, 4th ed. New York : Oxford University Press, 2007.

A　意識障害の患者に対するワークアップでは何を行うか？

AIUEOTIPS[★1] をカバーすることになるのだが，ICU で行うルーチンの採血やバイタルでコモンなものはカバーされる。問題は画像検査だが，ER[★2] であれば，頭部単純 CT や MRI は撮ることになる。そして，脳波検査を行う。病院によってはしばしば，この脳波検査が緊急で行えないことがある。seizure（けいれん）や encephalopathy（脳症）を評価するために必須の検査である。神経集中治療においてはかなり重要になるので，病院として体制を整えなければならない。12 章の 487 ページも参照。

★1── AIUEOTIPS　アルコール, インスリン, 尿毒症, 脳症, 電解質異常／内分泌, 低酸素血症, 麻薬, 過剰摂取, 外傷／体温異常, 感染症, 精神疾患／ポルフィリア, ショック／脳卒中／くも膜下出血／けいれん〔alcohol, insulin, uremia, encephalopathy / electrolytes / endocrine, oxygen / overdose, trauma / temperature, infection, psychiatry / porphyria, shock / stroke / SAH（subarachnoid hemorrhage） / seizure〕
★2── ER　救急室（emergency room）

Ⓑ 嘔吐の中枢はどこか？

嘔吐は消化器を最終のターゲットの臓器としている現象なのだが，嘔吐の中枢の局在など考えたことのない人も多いかと思う．神経系はありとあらゆる症状にかかわってくる．嘔吐中枢と呼ばれる部位は第四脳室にある area postrema（最後野）である．迷走神経弧束核に隣接して消化器の状況をモニタリングし，血液脳関門が「ない」ので血液や髄液の状況をモニタリングすることができる．嘔吐のようにコモンな症状であるのにこの部位がまったく有名ではないのは，この部位には問題がない場合がほとんどだからである．ただし，くも膜下出血などで髄液に血液が混入したり，圧が上昇してなぜ嘔吐が起きるのか，不思議に感じる医師は，ここが刺激されていることがわかれば，納得するに違いない．多くの場合は，どこか別の所で生じた問題を「正常に」モニタリングして嘔吐させているわけである．制吐薬には，末梢の消化管の受容体に作用するものと嘔吐中枢に作用するものがあるが，両方に作用するものもある．代表的な制吐薬は，ドパミン（メトクロプラミド，ドンペリドン），ヒスタミン（ジフェンヒドラミン），セロトニン（オンダンセトロンなど）である．抗ヒスタミン薬は中枢に作用するが，ドパミン拮抗薬とセロトニン拮抗薬は末梢と中枢の両方に作用する．

Miller AD, Leslie RA. The area postrema and vomiting. Front in Neuroendocrinol 1994 ; 15 : 301-20. PMID : 7895890

脳神経・脳幹機能の評価

Ⓑ 脳出血後，バイタルで血圧 190/58，脈拍 42回/分，呼吸回数 6～8回/分で不整，神経所見で両側の眼球が内転していた．何を考えるか？

Cushing反射，Cushing徴候と呼ばれる頭蓋内圧亢進症状と考えられる．血圧が上昇し，それに対して反応性に徐脈が生じる．

両側外転神経の障害なのだが，これは外転神経の長さではなく，走行の仕方が問題であって，海綿静脈洞に侵入する際の急なカーブが原因であるといわれている（図7-1）．

外転神経そのものに問題があるわけではなく，頭蓋内亢進が問題なので偽性局在徴候（false localizing sign）と呼ばれ，外転神経に局在する問題がない．もちろん，脳幹病変があって両側に外転障害が出るような場合とは，症状では区別することができない．MRIなどの画像をとってみて，頭蓋内圧亢進以外の問題がなくて，外転障害の原因を探してもみつからないことから判断する．ちなみに，副腎皮質ホルモンの分泌異常である Cushing病，Cushing症候群とまったく病態としては関係ないが，報告者が同一人物で，ハーヴェイ・ウィリアムス・クッシング〔Harvey Williams Cushing（1869～1939年）〕という米国の脳外科医である．

Chapter 2. Examination of the comatose patient. In : Posner JB, Saper CB, Schiff S, et al. Plum and Posner's Diagnosis of Stupor and Coma, 4th ed. New York : Oxford University Press, 2007.
河合 真. 神経学的所見と局在診断. Intensivist 2013 ; 5 : 483-92.

Ⓐ 対光反射に関係する脳神経を挙げよ．

光を瞳孔に照らして縮瞳するかどうかをみるのが瞳孔反射で，ペンライトがあればで

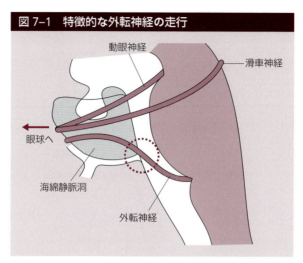

図 7-1　特徴的な外転神経の走行

(河合 真. 神経学的所見と局在診断. Intensivist 2013 ; 5 : 483-92.より)

きる反射である。中枢は中脳レベルなので、この反射が障害されている場合は命にかかわるような疾患であることが多い。求心路は視神経で、遠心路は副交感神経が動眼神経を通ってくる(図7-2)。

　したがって、視神経炎、外傷などで視神経が障害されれば反射は消失する。脳ヘルニアで中脳が圧迫される場合は、遠心路が障害されて反射が消失する。また、副交感神経は動眼神経の外側を走行するので、外部から腫瘍等で圧迫された場合は動眼神経障害とともに瞳孔反射も消失するが、糖尿病による動眼神経障害では、血管が細くなる内側から障害されるので、瞳孔反射は障害されないというのが教科書的な知識である。中枢では、Edinger-Westphal(E-W)核(動眼神経副核)が関連している。

Ⓐ 眼球運動を調べたい。しかし、指示動作に従ってくれない。どうするか？

頭部を素早く左右に動かして眼球が正面に残ろうと運動をするかどうかを調べる。これは頭位変換眼球反射(図7-3)、または「人形の目」現象と呼ばれる。求心路は前庭神経で遠心路が動眼神経と外転神経である。「人形の目」現象が生じるのは、正常な脳幹機能が保たれている証拠なのだが、意識清明だと頭を動かした方向へ注視してしまう。皮質機能が低下することによる意識障害があるが、脳幹機能が保たれている場合に観察される。

Ⓐ 眼球運動を調べたいが、指示動作に従ってくれないうえに頸部固定されていた。どうするか？

交通事故などによる頸椎損傷が疑われるか、もしくは頸椎損傷があって意識障害のあるような場合が想定される。そのような場合には頭位変換眼球反射は行えないので、コールドカロリック検査を行う。これは冷水で鼓膜を刺激し眼球の偏位を調べる検査である。求心路は前庭神経であり、遠心路が動眼神経と外転神経である。中脳から橋を含む脳幹部に問題がある場合や、脳ヘルニアで脳幹が圧迫された場合などに消失するが、これが消失することは非常に大切である。ちなみに、脳死判定の際には行うこ

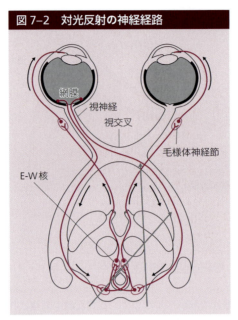

図 7–2　対光反射の神経経路

（後藤文男, 天野隆弘. 臨床のための神経機能解剖学. 東京：中外医学社, 1992. より）

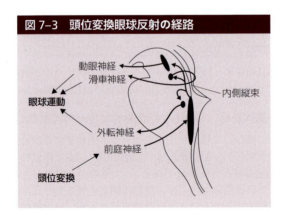

図 7–3　頭位変換眼球反射の経路

とになる。

用意するものと手順は以下のとおりである。

●**用意するもの**：膿盆，耳鏡，18 G のサーフロー針，コップに入れた氷水

●**手順**：
(1) 耳鏡で鼓膜が破れていないか，耳垢で外耳道が塞がっていないかを確認する
(2) 頭部を 30 度挙上する
(3) シリンジに氷水を吸い上げて，耳介の下に膿盆をかまえ，一気に氷水を 20 mL

流し込む
(4) この際，氷水を入れたほうに両側の眼球が偏位すれば正常である

河合 真. 神経学的所見と局在診断. Intensivist 2013 ; 5 : 483-92.

A 意識障害もしくは会話ができない患者の視野検査をするにはどうすればよいか？

視野検査は視神経を調べるわけだが，この場合，瞬目反射が保たれていることが条件になる．すなわち，視野に何かが迫ってきて目を閉じる反射である．求心路が視神経で，遠心路が顔面神経である．

「指が何本見えますか？」といって対面視野検査はできないので，visual threat（視覚的な脅威を与えることだが，突然目の前に物体が出現することで瞬目するかをみる）を用いる．指をさっと目の前に出すことが肝心で，風圧で角膜を刺激しないようにする．

この検査では，視野を外側，内側に分けて調べるのだが，視神経，視交叉，後頭葉などの障害部位により視野欠損のパターンが変わる（図7-4）．後頭葉は脳梗塞や脳出血，視交叉は外傷や腫瘍による圧迫が多い．

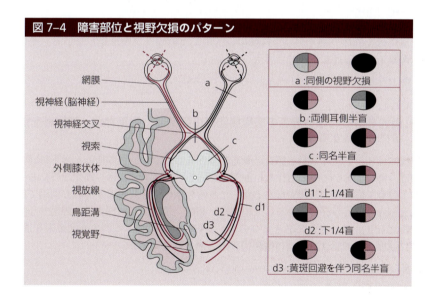

図7-4 障害部位と視野欠損のパターン

河合 真. 神経学的所見と局在診断. Intensivist 2013 ; 5 : 483-92.

A 協力を得られない患者の聴神経を調べるにはどうするか？

耳元で手を叩き，大きな音を出して瞬目があるかどうかを調べる．

聴覚検査では，当然のことながら聴神経を調べているわけだが，瞬目するかどうかをみることで顔面神経も評価することになる．

聴覚の問題には，外耳，中耳，内耳などの末梢臓器である「耳」の機能の低下によるものと，聴神経そのものへの圧迫による損傷などがありうる．脳幹が広範囲に損傷

を受けるような疾患で，聴神経核が障害されることも当然ある。

河合 真. 神経学的所見と局在診断. Intensivist 2013；5：483-92.

A 角膜反射を調べたい。どうしたらいいか？

ティッシュまたはほぐした綿棒で，角膜を触って瞬目があるかどうかを調べる。瞳孔に視覚刺激を与えないように注意する。求心路は三叉神経で，遠心路は顔面神経になる。脳死判定を含め，脳幹（特に橋）部の評価に行うことが多い。

河合 真. 神経学的所見と局在診断. Intensivist 2013；5：483-92.

A 協力を得られない患者の運動機能を調べるにはどうするか？

痛み刺激で四肢がどのように反応するかを記載する。ポイントは，痛みの与え方を大げさでなく，しかも十分に痛い方法で与えることである。しばしば行われるのは，打鍵器の円柱の部分で爪の付け根（nail bed）をキュッとおさえる方法である。これはかなり痛い。痛みから逃れるために重力に逆らって動いたか，左右差はないかをみるのだが，かなり簡単にわかる。

　求心路が痛覚の感覚神経で，遠心路が運動神経の神経経路を評価している。脊髄では，痛覚は脊髄視床路を上行し，運動神経は錐体路を下行するのだが，この痛覚を用いた反応は反射の一種であり，脊髄のレベルで反射ループを形成している。そのため，脊髄を上行下行する成分は評価していない。

河合 真. 神経学的所見と局在診断. Intensivist 2013；5：483-92.

A 協力を得られない患者の感覚機能，小脳機能，舌下神経，嗅神経を調べるにはどうするか？

感覚機能は痛み刺激で運動と感覚の両方を調べるしかない。小脳機能と舌下神経，嗅神経は，聞いておいて申しわけないが無理である。感覚機能には，痛覚以外にも，温度覚，触覚，振動覚，位置覚があるが，これらの評価には，患者が意識が清明で質問に答えられることが必須である。末梢神経，脊髄，視床，皮質感覚野を障害する疾患で異常になる。特に覚えておきたいのは，振動覚と位置覚は同側の脊髄後索を通り，痛覚，温度覚，触覚は反対側の脊髄視床路を通ることである。

河合 真. 神経学的所見と局在診断. Intensivist 2013；5：483-92.

A 協力を得られない患者の舌咽神経，迷走神経を調べるにはどうするか？

この神経はもともと，gag reflex（咽頭反射）を用いて調べるので，協力があるかどうかはあまり関係がない。物理的に軟口蓋にアクセスできるかどうかが問題になる。挿管，バイトブロックなどでうまく軟口蓋をこすることが難しい。挿管チューブを動かして刺激する，吸引チューブで吸引してみて反応をみるのだが，鎮静化ではあまりあてにならない。

　求心路も遠心路ともに，舌咽神経と迷走神経の両方になる。ICUで gag reflex が消失しているような場合は下部脳幹をまず疑う。末梢で舌咽神経や迷走神経が障害され

るような病態としては，外傷などによる物理的な損傷，腫瘍による圧排や，Guillain-Barré症候群などの炎症性疾患が考えられる。

河合 真．神経学的所見と局在診断．Intensivist 2013；5：483-92．

Ⓒ シャーロック・ホームズが死亡を装うために点眼したものは何か？

ベラドンナである。

「瀕死の探偵」のなかで，シャーロック・ホームズは，死亡を装うために以下のことを行った：「額にはワセリン，目にはベラドンナ，頬骨には紅，唇の周りには蜜蝋を薄くつけて乾かす」。ベラドンナとは美しい女性の意味らしく，古代エジプトでも記載があるように，散瞳させて女性を美しくみせる効果のある薬として知られている。主成分はアトロピンなので，散瞳するのは抗コリン作用で副交感神経が阻害されるからである。これまでに一度だけ，ICUからのコンサルトで「患者が散瞳している！」と呼ばれ，「脳ヘルニアでも起きたか？」と慌てて駆けつけようとしたところ，数分後に「すまない。コンサルトはキャンセルだ。眼科検診で散瞳薬を点眼されていた」といわれた経験がある。あと，よくあるのは，抗コリン薬の吸入薬（イプラトロピウム）を使用した場合である。「眼に向けて噴射しないように」とただし書きがあるにもかかわらず，吸入の際に漏れて散瞳していることがよくある。

錐体外路障害

Ⓑ 制吐薬であるメトクロプラミド（プリンペラン®）を使用したところ，患者の首が曲がったままもとに戻らなくなった。何が起きたのか？　どう治療するか？

メトクロプラミドなどの抗ドパミン作用がある薬剤を使用すると，脳内のドパミンとアセチルコリンのバランスが崩れて，急性ジストニアを引き起こすことがある。これは，錐体外路症状と呼ばれる副作用なのだが，症状が劇的なので，最初はかなり驚く。抗コリン薬であるトリヘキシフェニジルやベンズトロピンを用いるとコリンの作用が減少し，ドパミンとのバランスがとれて，劇的に改善する。抗ヒスタミン薬のジフェンヒドラミンを用いる場合もあるが，これは，副作用の抗コリン作用を利用した治療法である。

メトクロプロミド以外にも，抗ドパミン作用のある薬剤で急性ジストニアは生じる。抗精神病薬は抗ドパミン作用があるので，当然リスクがある。

参考までに，長期にわたって抗精神病薬を使用した場合に生じるのが，遅発性ジスキネジアで，ゆっくりとした繰り返す不随意運動が特徴的である。頭頸部に生じやすい。

Ⓑ Parkinson病の患者が，高熱を出している。通常の発熱の原因検索のほかに何を確認する必要があるか？　そしてどう治療するか？

抗Parkinson病薬の服薬アドヒアランスを確認する必要がある。抗Parkinson病薬が突然中止されると，NMS★1を引き起こすことがある。発熱，意識障害，錐体外路症状（筋強剛，振戦，ジストニアなど），自律神経症状（発汗，頻脈，血圧の変動，尿閉

など)を主徴とする。抗精神病薬の開始で起きることがよく知られている。ドパミンを急にブロックするか，ドパミン作動薬を突然中止するかのいずれもが，NMSを引き起こす可能性があることは頭に入れておく。診断は，上述した臨床症状をもとに，CK★2値などを考慮して行う。基本的に除外診断になる。治療としては，ダントロレンとドパミン作動薬であるブロモクリプチンを用いる。

★1―NMS　神経遮断薬悪性症候群(neuroleptic malignant syndrome)
★2―CK　クレアチンキナーゼ(creatine kinase)

Ⓑ SSRI★1と絶対併用禁忌な抗Parkinson病薬は何か？　その理由を述べよ。

MAO★2阻害薬は，セロトニン症候群を引き起こす可能性があるから併用禁忌である。セロトニン症候群は前問のNMSと似ているが，やや精神症状が特徴的であり，不安，せん妄，見当識障害を呈する。自律神経症状，発熱も生じる。腱反射亢進，クローヌスなどがみられることもある。治療は支持療法になるが，抗セロトニン作用のあるシプロヘプタジンを用いることもある。

★1―SSRI　選択的セロトニン再取り込み阻害薬(selective serotonin reuptake inhibitors)
★2―MAO　モノアミン酸化酵素(monoamine oxidase)

除脳硬直と除皮質硬直

Ⓑ 除皮質硬直でなぜ屈曲位をとるのか？

「そういうもの」というのは答えではない。屈曲位にも局在がある。中脳の赤核が機能してそれより上位が機能していないときに屈曲位になるといわれている。赤核の機能は侵害刺激に対する忌避であるといわれており，そのために「手を引っ込める」屈曲位をとると覚えればよい。

河合 真. 神経学的所見と局在診断. Intensivist 2013；5：483-92.

Ⓑ 除脳硬直でなぜ伸展位をとるのか？

「そういうもの」，というのはこれまた答えではない。伸展位にも局在がある。除脳硬直の際に伸展位をとるのは橋下部の前庭神経核が機能してそれより上位が機能していない時である。バランスをとろうとするために手を伸ばすと覚える。

河合 真. 神経学的所見と局在診断. Intensivist 2013；5：483-92.

脳出血と関連する症状

Cheyne-Stokes呼吸のCheyne-Stokesとは誰か？

Cheyne-Stokes respiration(CSR)と英語表記されるが，Dr. John CheyneとDr. William Stokesの2人の名前からそのように呼ばれる。脳梗塞や脳出血，もしくはそれに伴う脳ヘルニアによる皮質か上部脳幹障害で生じるが，心不全の際にも生じる。呼吸パターンは非常に特徴的で無，低呼吸と頻呼吸を繰り返す。原因治療を優先するが，心

不全における予後不良因子の一つである．厳密にCSRを治療しようとすると，ASV[★1]という特殊な陽圧呼吸器が必要になる．OSA[★2]，CSRを合わせたデータでは，ASVによる治療で予後が改善した．

Lanfranchi PA, Braghiroli A, Bosimini E, et al. Prognostic value of nocturnal Cheyne-Stokes respiration in chronic heart failure. Circulation 1999；99：1435-40． PMID：10086966
Sharma BK, Bakker JP, McSharry DG, et al. Adaptive servoventilation for treatment of sleep-disordered breathing in heart failure：a systematic review and meta-analysis. Chest 2012；142：1211-21． PMID：22722232

★1 — ASV　　adaptive servoventilation
★2 — OSA　　閉塞性無呼吸症候群（obstructive sleep apnea）

A 脳出血で，なぜ急性期に頻回に神経所見をとる必要があるのか？

「神経診察1〜2時間ごと」などとオーダーをするのはよいが，看護師に「どうしてですか？」と聞かれたときにちゃんと答えがないといけない．もちろん，いろんな理由がある．結局のところ，出血がどんどん大きくなっていないかを神経症状で確認するわけだが，これは，脳ヘルニアを見逃したくないからである．脳ヘルニアならば脳外科医に減圧術をしてもらわなければならない．

　チェックポイントはいろいろあるが，意識，眼球偏位，瞳孔，痛みに対する反応などは必ずみておきたい．そして，次の神経所見と比較できるようにカルテを記載しておく必要がある．明らかに悪化している場合は，緊急CTを撮影する必要がある．最悪の状況を念頭において，どういうふうに行動するかをシミュレートしておくことが集中治療医には必要である．

B 片側の皮質出血後に，病変と同側の瞳孔が散大し，対光反射が消失した．何が起きているのか？　また，病変部の同側に運動麻痺が出ている場合は何がどうなっているのか？

鉤ヘルニアで同側の動眼神経核が圧迫されていることを考えて早急に対処する必要がある．

　ヘルニアになった部分が直接同側の錐体路を障害すれば反対側に麻痺が生じるが，圧迫により反対側の錐体路がテント部（Kernohan圧痕）に押し付けられて麻痺が出ることもある．その際は同側に麻痺が現れることになる．

Chapter 3. Structural causes of stupor and coma In：Posner JB, Saper CB, Schiff S, et al. Plum and Posner's Diagnosis of Stupor and Coma, 4th ed. New York：Oxford University Press, 2007.

A 脳出血の患者で意識が戻らない．出血は止まっていて，鎮静薬も中止しており，血液検査のデータでも特に異常は見当たらない．ここで一つだけ検査をするならば何を行うか？

筆者が神経生理専門だからというバイアスはさておき，脳波は絶対にとっておきたい．特に，ICUでの意識障害では10〜30%にてんかん発作が生じているといわれている．できれば，持続脳波をモニタリングしたい．

　非けいれん性てんかん発作，非けいれん性てんかん重積発作と呼ばれる病態が報告されているが，これは，持続脳波モニターがICUで普及してきたためである．けいれんしないだけでなく，意識障害がもともとある場合は，その他の症状も出ないので，

「遷延する意識障害だけ」が症状になる。時折，眼球の共同偏位が一過性に認められることはあるが，それはかなり大きな手がかりであり，脳波をとって確認すべきである。

治療法としては，抗てんかん薬を開始することになる。できれば，血中濃度が測定しやすいホスフェニトインなどから開始する。持続脳波モニターの明確な開始基準はないが，原因不明の意識障害があるならば考慮すべきである。てんかん発作があるような場合は当然行う。

河合 真. 神経学的所見と局在診断. Intensivist 2013；5：483-92.

てんかん発作

A　てんかん重積発作のときに最初に用いる薬剤を挙げよ。またその後，どの薬剤を用いるか？

基本的に静注薬を用いる。ジアゼパム，欧米ではロラゼパムを最初に用いる。その後，フェニトインもしくはホスフェニトインを用いる。その後何を用いるかは，どの薬剤がその病院にあるか，にもよる。欧米では，バルプロ酸の経静脈的投与，レベチラセタムの経静脈的投与などを使う。日本で使える薬剤では，ミダゾラム，プロポフォールなどの薬剤を用いると調整がしやすいので集中治療医は好むが，長期の治療には向かない。

日本神経学会のガイドラインを図 7-5 に掲載する。

C　患者がてんかん発作を起こしている。静脈ラインをとるときに気をつけないといけないことは何か？

必ず生理食塩液でルートをとらねばならない。重積発作の治療で頻繁に用いるフェニトインが糖分入りのラインだと析出してしまうからである。ホスフェニトインを用いるときはこれらの気遣いは必要ない。

C　フェニトイン静脈注射製剤の pH はどのくらいか？　そして，ホスフェニトイン静脈注射製剤の pH はどのくらいか？

pH 12 というかなりアルカリ性に偏った組成である。そんなアルカリが静脈ラインから漏れたら……。対処法は以下のとおりである。

まず，当然点滴を中止する。漏れた肢を挙上する。おそらく氷パック(ice pack)で局所を冷却するのがよいとされている。

そのほか，フェニトインの投与時間は 50 mg/分を超えないようにというただし書きあるが，これは血圧低下，心停止などの心血管系への副作用を予防するためである。

このような副作用を予防するためにつくられたのがホスフェニトイン静注薬である。pH 8.5〜9.1 で，投与速度は 150 mg/分を超えないようになっている。

北米では筋肉内投与も認められている。

C　フェノバルビタールの半減期はどれくらいか？

72〜96 時間といわれている。中毒になると血中濃度が下がるのに非常に長い時間が

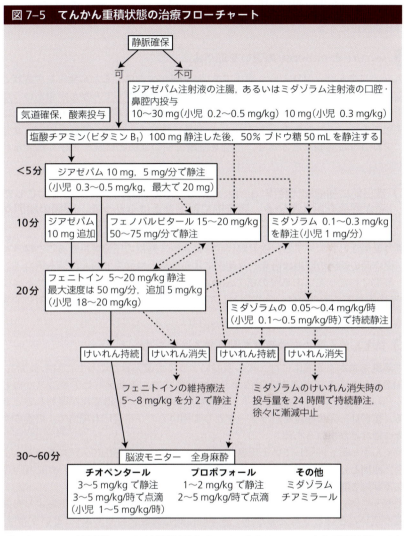

図7-5 てんかん重積状態の治療フローチャート

〔第8章 てんかん重積状態. In：日本神経学会監修.「てんかん治療ガイドライン」作成委員会編. てんかん治療ガイドライン 2010. 74.（www.neurology-jp.org/guidelinem/tenkan.html）より〕

かかる。通常の半減期だけでも3〜4日間かかるわけなので，1週間は覚悟しておいたほうがよい。中毒時は呼吸抑制が生じるので，人工呼吸器による管理が必要であり，フェノバルビタールを完全に中止し，血中濃度を毎日測定して治療域に低下するのを待ってから，投与を再開する場合は再開する。もちろん薬剤を変更することもある。

Ⓑ **あなたの目の前で患者が強直間代発作(generalized tonic clonic seizure)を起こしている。どのような姿勢をとらせればよいか？**

誤嚥するので側臥位にする，というのは間違いである。肩関節の脱臼などのリスクが

高くなる。発作中は安全な場所で仰臥位のまま発作が終わるのを待ち，発作が終わってから側臥位にする。

Ⓐ seizureとepilepsyの違いを述べよ。

seizureとはてんかん発作という症状であり，epilepsyとはてんかん発作を主症状とする脳の疾患のことである。epilepsyには，てんかん症候群，てんかん疾患という用語が用いられている。てんかん発作はそれこそ種々の理由で発生する。epilepsyとは脳の疾患であり，それ以外の理由でseizureを生じさせるものに，電解質異常，薬物中毒，アルコール離脱などがある。用語を正確に使わないと状況を正しく伝えられない。

Ⓑ 数日前に強直間代発作（generalized tonic clonic seizure）を起こした患者が腰痛を訴えている。発作中に転落などはなかった。腰痛の原因が発作だとして何が考えられるか？

転落や転倒などがなくても，強直間代発作によって脊椎の圧迫骨折することはよくある。発作時の筋肉の収縮は自発的な運動による収縮とは強度も持続時間も異なる。また，長期にわたって，ある種の抗てんかん薬（フェノバルビタール，フェニトインなど）を内服している場合は，副作用として骨粗鬆症を合併していて圧迫骨折しやすくなっていることがある。

Ⓑ 抗てんかん薬の血中濃度を測定する適応を述べよ。

血中濃度を測定する適応には，その濃度によって治療方針が明らかに変わる場合と，血中濃度しかあてにできない場合がある。前者には，服薬アドヒアランスが疑わしく，「飲んでいないのではないか？」と思われるときと，中毒症状が疑われるときがある。後者は，発作頻度をパラメータとして用いるのが不適切な場合で，妊娠中や重積発作後などが挙げられる。

　抗てんかん薬を内服している患者がてんかん発作以外の理由で入院になったような場合，原則として血中濃度を測る必要はない。測る必要があるのは明らかに相互作用がある薬剤を開始する場合などである。

　万が一，「ちょっと測ってみるか……」といって測ってしまい，治療域よりも血中濃度が低いときはどう考えるか？　基本的に同じ量を投与してよい（というわけで，測定するな，といっているのだが……）。何しろ，抗てんかん薬の治療目標は，できる限り低用量でてんかん発作を抑制することなので，それが達成できていることを喜べばよい。将来的に発作が起きるかどうかが心配だが，それは誰にもわからない。

Ⓑ フェニトインを内服している患者がめまいを訴えてきたので血中濃度を測定したところ，中毒域（40 μg/mL）であった。フェニトインを完全に中止してもよいか？

これまた意地悪な質問だが，答えは「フェニトインを完全に中止しなければいけない」である。それ以外の治療法はない。減量して継続するのがいけないのである。なぜか？　それは，治療域にあるフェニトインは薬の増減で血中濃度の増減するため，first order kinetics（一次速度式）に従い血中動態が予測できるが，中毒域に入るとzero order kineticsという状態で分解酵素が飽和状態になっていて，少量でも足せば

足すほど血中濃度が上昇する。すなわち，完全に中止して，毎日血中濃度が治療域に下がってくるのを待ち，持続量を再開するのが正解である。

また，フェニトインはアルブミンと非常に効率的に結合している。アルブミンと結合していない〔遊離（free）している〕フェニトインが，実際には効果を発揮するので，低アルブミン血症がある場合は，トータルのフェニトイン濃度が高くなくても，遊離値が高くなって中毒症状を出すことがある。というわけで遊離値を測るのである。近年は遊離フェニトイン値を測る費用がトータルで測るものと変わらなくなったので，最初から遊離値を測ることも多くなった。

Ⓐ 典型的な PNES★で意識障害のようにみえる。どうやって，意識障害かどうかを確認するか？

よくいわれることだが，痛み刺激では反応がないことがある。よく行われるのは hand drop test と呼ばれるもので，患者の手を顔の上で落として，顔に落ちるかどうかを調べる。さりげなく「すっ」とよければ，意識障害ではない可能性が高い。子どもの場合，くすぐることもあるが，大人には効かない。また，特に，後弓反張と呼ばれる背中をそらせる姿勢が特徴的である。

診断はとても困難である。てんかんの専門医ですら，ビデオを見ただけでは意見が合わないことがしばしばある。非常に診断が難しい分野であって，慎重のうえにも慎重にならねばならない。ビデオ同時記録の持続脳波モニターで記録できれば大きな助けにはなるが，それだけでは不十分である。脳波上てんかん波が出ないことは，PNESを診断するうえで必要な条件である。しかし，脳の深部を焦点とするてんかん発作では，てんかん波が出ないことはよくある。また，筋電図が強い背景では，脳波が見えにくくなってしまうこともしばしばある。また，epilepsy と PNES が1人の患者で併発することはあり，epeilpsy の患者の50%程度に PNES があるといわれている。epilepsy を知るほど慎重になろうとする理由である。決して一つの所見だけを頼りにして診断をつけない。「ストレスがある」「意図的な動きが認められる」「転倒しているが，けがしていない」「うつ病や不安神経症がある」などの状況では，すべてを合わせて考える。典型的な PNES であるならば，ビデオ同時記録した脳波でてんかん波が認められないことを確認したうえで，「この発作は PNES であろう」と診断する。

★── PNES　心因性非てんかん性発作（psychogenic non-epileptic seizure）

Ⓑ てんかん重積発作と診断されたため挿管し，人工呼吸管理までやった挙句，PNESだと判明した。どう考えて患者と接すればよいか？

「なんという迷惑な」，「勘弁してほしい」，「早く退院してくれないかな」，「時間と医療資源の無駄」などという感情が芽生える。特に，集中治療医を志す医師ならば，「重症の患者を助けたい」という動機で医師をしていることがほとんどなので，このような場合の感情のコントロールは特に難しい。こういう患者は身体表現性障害の転換性障害と診断される。ある状況や，ストレス（現在や過去も含めて）が許容量を超えているのに逃げ出せないために生じている。それが，侵襲的な医療行為を誘発するのに止められない（自分が挿管されることを想像してほしい）というのは，それ自体で相当深刻な重症度であると考えて接すればよい。当然，精神科コンサルトが必要なのだが，チーム全体の言動に注意を払わなければならない。意識を失っているようで，すべて

聞いていて、あとで問題になることもよくある。

脊髄障害

Ⓐ 中枢神経障害だが、腱反射が亢進しないことはありうるか？

脊髄や脳の中枢神経が障害を受ければ腱反射が亢進することは教科書に書いてあるが、その原則に反して、腱反射が亢進しないこともよくある。特に、よくあるのは、糖尿病などで末梢神経障害が併発している場合である。

Ⓑ 腱反射だけでなく、絶対にBabinski反射を調べなければならない状況とはどんなときか？

Babinski反射は別名足底反射とも呼ばれており、足底を尖ったものでこすると母趾が伸展し、ほかの指が広がると陽性とされ、錐体路が障害されていると考える。ほかの腱反射が亢進していれば、錐体路が障害されていることがわかるわけである。すなわち、腱反射が亢進しない錐体路の障害を考えればよい。よくあるのは末梢神経障害を合併している錐体路障害である。それは単に末梢神経障害と中枢の錐体路障害が別々の病態で障害されている場合もあれば、ビタミンB_{12}欠乏による亜急性連合性脊髄変性症によって、一つの病態で両方が障害されていることもある。あとは脊髄ショックのときは急性期には腱反射が亢進せずにBabinski反射のみが陽性になることがある。

河合 真. 神経学的所見と局在診断. Intensivist 2013；5：483-92.

Ⓑ 脊髄障害が考えられる患者のMRIをオーダーしなければならないとき、どこからどこまでオーダーするか？

脊髄障害を考えられるとき、体幹部で感覚が正常から異常に移行する線をsensory levelと呼ぶ。このsensory levelがどこの皮膚分節（デルマトーム）にあるかを調べるのだが、大切なことはそのsensory levelと病変部位の脊髄レベルが一致しないことが多いということである。というのは、脊髄では、神経線維が外側から足、体幹、手という順番に並んでいるために、頸髄を外から圧迫しているような場合だと、sensory levelが徐々に体幹を上昇していくように症状が進行する。そのため、MRIを撮影するときは、sensory levelから大後頭口まで撮影することが原則になる。たとえば、胸髄T8のレベルにsensory levelがあるとき、MRIでは、胸椎、頸椎を含む部位を撮影しなければならない。

第10章 脊髄疾患. In：河合 真. 香坂 俊監. 極論で語る神経内科. 東京：丸善出版, 2014：112.

Ⓐ 脊髄外傷後に片側の脱力と深部感覚の脱失があり、反対側では温痛覚の脱失があった。何が起きたのか？

典型的なBrown-Séquard症候群である。脊髄の半分が切断されるときに生じる。温痛覚と深部感覚の走行（図7-6）をよく考えれば局在がわかる。
　温痛覚が脊髄に入ってすぐに体側に交叉してから上行するのに対して、深部感覚は同側の後索を上行してから延髄で交叉する。

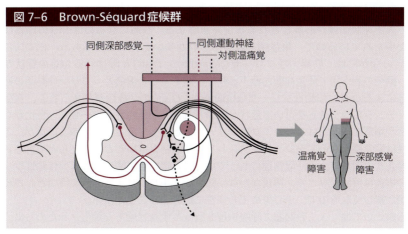

図7-6 Brown-Séquard症候群

（落合慈之. 脳神経疾患ビジュアルブック. 東京：学研メディカル秀潤社, 2009；145. より）

Chapter 5. In : Brazis PW, Masdeu JC, Biller J. Localization in Clinical Neurology, 6th ed. Philadelphia : Lippincott Williams & Wilkins, 2011 : 108-9.

Ⓑ 交通事故の過伸展損傷（hyperextention injury）のあとに，患者が上肢の脱力と排尿障害を訴えている。局在はどこか？ 何が起きたのか？

脊髄中心症候群（central cord syndrome）と呼ばれる病態である。中心から広がるような髄内腫瘍病変や脊髄空洞症（sryngomyelia）でみられるが，過伸展損傷でも認められる。皮質脊髄路は，外側から下肢，内側に向けて上肢の線維が走行しているので，外側から圧迫されると下肢の症状が先に出るが，内側から圧迫されると上肢の症状がみられる。自律神経線維も内側を走行しているので早期に症状が出現する。

Brazis PW, Masdeu JC, Biller J. Localization in Clinical Neurology 6th ed. Philadelphia : Lippincott Williams & Wilkins, 2011 : 109.

重症筋無力症

Ⓒ テンシロンテストで準備するものを挙げよ。それはなぜか？

テンシロンテストとは，重症筋無力症という神経筋接合部におけるアセチルコリン受容体が自己抗体によって障害される疾患に対して診断を目的として行われる。すなわち，テンシロンとは，短時間作用型のコリン作動薬（正確には，コリンエステラーゼ阻害薬）である。テンシロンを使用して症状が改善するかどうかを観察するのだが，コリン作動薬ということは副交感神経も刺激することになるので，徐脈が生じる。そのため，心電図をモニタリングし，抗コリン薬であるアトロピンを準備して行う。抗コリン作用，コリンエステラーゼ阻害薬など混乱することも多いが，ぜひ知っておかねばならない。

Ⓐ 重症筋無力症で起こりうるクリーゼを2種類挙げよ。

MG★では，クリーゼもしくはcrisisと呼ばれる急性増悪が生じることがある。crisis

と呼ぶからには，ただの脱力の増悪ではなく，呼吸筋が抑制されて気管挿管を必要とし，人工呼吸管理が必要とされる状況を意味する。問題になるのはMGの患者は意識が保たれているので，重症感を見誤る恐れが多いということである。さて，このcrisisのなかには，筋無力症クリーゼ（myasthenic crisis）と呼ばれるMGの症状が感染，薬剤の副作用で急激な筋力低下と呼吸困難を呈した場合と，コリン作動薬の過剰投与によるコリン作動性クリーゼ（cholinergic crisis）の2種類が考えられる。厳密には，テンシロンテストを行い，症状が改善すれば，筋無力症クリーゼ，変化がない場合や増悪する場合はコリン作動性クリーゼ，と見分けることができるのだが，この場合は緊急事態なのでテンシロンテストを行う余裕がないことがほとんどである。とりあえず挿管して人工呼吸管理にもっていくことになる。特に，コリン作動性クリーゼの場合は流涎がひどく，挿管がかなり難しい。ギリギリまで挿管を待つと，さらに挿管が難しくなるので，少し早めでも挿管に踏み切ることが多い。

治療としては，人工呼吸器で呼吸管理を行って全身状態を安定化させたのちに，どちらもコリン作動薬を中止し，血液浄化療法を行うことが多い。その後，ステロイドなどの免疫抑制剤を開始する。

XII. クリーゼの治療方針. In：日本神経治療学会・神経免疫学会合同. 重症筋無力症（Myasthenia gravis：MG）の治療ガイドライン.（www.jsnt.gr.jp/guideline/img/meneki_3.pdf）　閲覧日：2014/12/11

★─ MG　重症筋無力症（myasthenia gravis）

A 重症筋無力症を悪化させることで有名な抗菌薬は何か？

アミノグリコシド系が有名である。しかし，どの抗菌薬も絶対に安全というわけではない。しかし一方で，感染症は重症筋無力症を悪化させる最も頻度の高い病態なので利益とリスクを考えて使わないといけなくなる場合が多い。そのほかに，日本神経治療学会のガイドラインでは，キニーネ，キニジン，プロカインアミド，リドカイン，ポリペプチド系抗菌薬，モルヒネ，バルビツール酸，精神安定薬，睡眠導入剤，ペニシラミン，ボツリヌス毒素，ヨード剤などがMGの症状を悪化しうる薬剤として知られ，抗不整脈薬であるシベンゾリン，インターフェロンアルファも挙げられている。

XII. クリーゼの治療方針. In：日本神経治療学会・神経免疫学会合同. 重症筋無力症（Myasthenia gravis：MG）の治療ガイドライン.（www.jsnt.gr.jp/guideline/img/meneki_3.pdf）　閲覧日：2014/12/11

脳梗塞

A 脳梗塞が疑われるような急性発症の脱力，構音障害，失語，失調などの神経症状を呈した患者が来院した場合，行うべき画像検査は何か？

まず，頭部単純CTを行う。絶対にこれをスキップしてはいけない。なぜなら，脳出血と脳梗塞を神経診察だけで見分ける方法がないからである。そのあと，MRIを考慮する。最近は，脳梗塞急性期にだけ高信号になる，DWI★1と呼ばれるMRIの撮影法がある。以前，MRIは診断確認の意味が強く，どちらかというと頭部，頸部のMRA★2で血管の狭窄部位を検索するほうが治療に直結するので意味があった。ただし，急性期に血管内治療を行うような施設だと，MRIのDWIとPWI★3の差（diffusion-perfusion mismatch）を評価して血管内治療の適応を決定する。これは，

灌流が低下していても梗塞部位(DWIで高信号で表出される)と一致しないペナンブラと呼ばれる部位がどの程度あって，治療可能かどうかを評価するわけである。

★1— DWI　拡散強調画像(diffusion weighted imaging)
★2— MRA　磁気共鳴血管画像(magnetic resonance angiography)
★3— PWI　灌流画像(perfusion-weighted imaging)

A　急性期脳梗塞で予後の改善が認められている治療法は何か？　患者は治療後，どの病棟に入院すべきか？

rt-PA★1(アルテプラーゼ)を発症4.5時間以内に使用することが有意に神経機能の予後を改善することが認められている。投与後は stroke care unit，もしくはICUに入院する必要がある。頻回の神経診察，血圧モニターが必要だからである。

　発症後の投与時間が早ければ早いほど機能予後がよいとされている。また，NIHSS★2が4以下の軽症例や26以上の重症例ではあまり効果が期待できず，その間の中等度の症例で機能予後の改善が期待できる。また，発症後6時間以内での中大脳動脈領域の脳梗塞で経動脈的な選択的局所血栓溶解療法が推奨されている。特に，中等症で機能予後，社会復帰率で改善が認められた。

日本脳卒中学会脳卒中医療向上・社会保険委員会 rt-PA(アルテプラーゼ)静注療法指針改訂部会. rt-PA(アルテプラーゼ)静注療法 適正治療指針 第二版. 2012年10月.(www.jsts.gr.jp/img/rt-PA02.pdf)　閲覧日：2014/12/11
Ⅱ．脳梗塞・TIA. 1-2. 血栓溶解療法(動脈内投与). In：脳卒中合同ガイドライン委員会編. 脳卒中治療ガイドライン 2009.(www.jsts.gr.jp/guideline/052.pdf)　閲覧日：2014/12/11

★1— rt-PA　遺伝子組み換え組織プラスミノゲン活性化因子(recombinant tissue plasminogen activator)
★2— NIHSS　National Institute of Health Stroke Scale

B　60歳男性が前日の午後10時に就寝したときは正常だったが，翌日の午前8時に起床したところ，右の片麻痺が生じていた。rt-PAによる治療を考慮する場合に，どの時点を発症時間と考えるか？　また，急性期脳梗塞で，右片麻痺の発症とほぼ同時に全般性てんかん発作を生じた。発症4.5時間以内ならば，rt-PAを使用してもよいか？

前日の午後10時，最後に正常であったときを発症時刻とする。てんかん発作はrt-PAの禁忌事項になっている。というのも，Todd麻痺と呼ばれるてんかん発作後の麻痺がどの程度影響しているかわからないため，重症度が正確に判定できないからである。

　除外項目としては，以下の(1)〜(4)がある。

(1) **既往歴**：頭蓋内出血から3か月以内の脳梗塞(TIA★1は含まない)，3か月以内の重篤な頭部脊髄外傷あるいは手術，21日以内の消化管あるいは尿路出血，14日以内の大手術あるいは頭部以外の重篤な外傷
(2) **臨床所見**：けいれん(てんかん発作)，くも膜下出血(疑い)，出血の合併(頭蓋内，消化管，尿路，後腹膜，喀血)，頭蓋内腫瘍，脳動脈瘤，脳動静脈奇形，もやもや病，収縮期血圧≧185 mmHg，拡張期血圧≧110 mmHg
(3) **血液所見**：血糖異常(＜50 mg/dL，または＞400 mg/dL)，血小板数 10万/μL

以下，ワルファリン内服中でPT-INR★2＞1.7，ヘパリン投与中でAPTT★3の延長，重篤な肝障害，急性膵炎
(4) **画像所見**：CTで広汎な早期虚血性変化，CT／MRI上の圧排所見（正中構造偏位）

Ⅱ．脳梗塞・TIA. 1-2. 血栓溶解療法（静脈内投与）. In：脳卒中合同ガイドライン委員会編. 脳卒中治療ガイドライン 2009.（www.jsts.gr.jp/guideline/048_051.pdf） 閲覧日：2014/12/11

★1— TIA 　一過性脳虚血発作（transient ischemic attack）
★2— PT-INR 　プロトロンビン時間国際標準化比（prothrombin time-international normalized ratio）
★3— APTT 　活性化部分トロンボプラスチン時間（activated partial thromboplastin time）

 急性期脳梗塞で降圧治療を開始してもいいという基準は何か？　rt-PAを用いない場合と，rt-PAを用いる場合に分けて説明せよ。

- **rt-PAを用いない場合**：日本脳卒中学会のガイドラインにおいては，収縮期血圧＞220 mmHg，拡張期血圧＞120 mmHgで降圧治療を開始してもいいとされている
- **rt-PAを用いる場合**：収縮期血圧＞180 mmHg，拡張期血圧＞105 mmHg時には積極的降圧療法を開始する

Ⅱ．脳梗塞・TIA. 1-1. 血栓溶解療法（静脈内投与）. 脳卒中合同ガイドライン委員会編. 脳卒中治療ガイドライン 2009.（www.jsts.gr.jp/jss08.html） 閲覧日：2014/12/11
Adams HP Jr, del Zoppo G, Alberts MJ, et al. Guidelines for the early management of adults with ischemic stroke : a guideline from the American Heart Association／American Stroke Association Stroke Council, Clinical Cardiology Council, Cardiovascular Radiology and Intervention Council, and the Atherosclerotic Peripheral Vascular Disease and Quality of Care Outcomes in Research Interdisciplinary Working Groups : the American Academy of Neurology affirms the value of this guideline as an educational tool for neurologists. Stroke 2007；38：1655-711．PMID：17431204

 脳梗塞の急性期に反応性に血圧が上昇している（たとえば，200/120 mmHg）。降圧を決断したときと降圧しないと決断したときのリスクを述べよ。

- **降圧する場合**：ペナンブラへの灌流圧が低下し，虚血が悪化し壊死に陥る
- **降圧しない場合**：高血圧性脳症などの末端器官障害（end organ damage）が生じる可能性は当然ある

　前の質問の部分でも解説したが，日本脳卒中学会のガイドラインでは，rt-PAを用いない場合，収縮期血圧＞220 mmHg，拡張期血圧＞120 mmHgで降圧治療を開始してもいいとされている。したがって，脳梗塞急性期は許容される高血圧（permissive hypertension）といって血圧を高めのままコントロールすることが多い。

代謝性脳症とその他の脳症

 羽ばたき振戦の別名を二つ答えよ。また，特徴的な脳波所見は何か？原因疾患として考えられるのは何か？

asterixisもしくはnegative myoclonusとも呼ばれる。本体は短時間の脱力（negative myoclonus）であって，通常のmyoclonusとは異なる。
　診察法は両上肢を前に突き出し，両手関節を背屈させる姿勢をとるように指示し，

そのときにピクピクと細かく脱力するかどうかを観察する。
　脳波上は三相波，二相波と呼ばれる所見が現れることがある。代謝性脳症，虚血性脳症，低酸素脳症の非特異的な所見であり，肝性脳症とは限らない。

Ⓑ　PRES★1 もしくは RPLS★2 とは何か？

高血圧脳症，子癇などにみられる急激な血圧上昇による血管透過性亢進や，化学療法などによる血管内皮細胞障害によって主に白質に血管原性浮腫を呈するものが，PRES，もしくは RPLS と呼ばれる。MRI の普及に伴い発見されるようになってきた。
　治療は原因疾患のコントロールに専念するしかない。血圧コントロールやてんかん発作の治療，原因薬剤の中止などになる。名前から予後は良好なイメージがあるが，これも原因疾患次第である。また，9％で MRI 上梗塞に変化したとの報告もある。

Covarrubias DJ, Luetmer PH, Campeau NG. Posterior reversible encephalopathy syndrome : prognostic utility of quantitative diffusion-weighted MR images. Am J Neuroradiol 2002 ; 23 : 1038-48.　PMID：12063238

★1— PRES　可逆性白質脳症（posterior reversible encephalopathy syndrome）
★2— RPLS　reversible posterior leukoencephalopathy syndrome

心肺蘇生後の神経障害

Ⓐ　心停止後の予後を改善すると考えられてきた治療は何か？

2002 年に発表された二つの RCT★1（患者数はそれぞれ 275 人，77 人）では，院外発生の心停止患者（VF★2 または VT★3）に対する蘇生後の低体温療法（目標体温はそれぞれ 32〜34℃，33℃）が生存率と神経機能予後を改善することが示された。この結果から，蘇生後の低体温療法は熱狂的に受け入れられ，ほかの適応（院内発生や VT / VF 以外の心調律）にも行われるようになり，AHA★4 ガイドラインでも推奨されるようになった。
　しかし，院外発生の心停止患者を対象に体温を 33℃ に保つ群と 36℃ にした群を比較した最近の RCT（患者数 950 人）では，両群の生存率，神経機能予後に有意差はないという結果になっている。
　このように異なる結果が出た原因として，先に発表された RCT の常温群（対照群）では，実際には 38℃ 程度の高体温になっており，そのために予後が悪化した可能性が指摘されている。
　以上から，今後は高体温を避ける治療が主流になり，低体温療法は行われなくなる可能性があるが，行った場合には神経診察の所見に影響が出ることに注意する。

Hypothermia after Cardiac Arrest Study Group. Mild therapeutic hypothermia to improve the neurologic outcome after cardiac arrest. N Engl J Med 2002 ; 346 : 549-56.　PMID：11856793
Bernard SA, Gray TW, Buist MD, et al. Treatment of comatose survivors of out-of-hospital cardiac arrest with induced hypothermia. N Engl J Med 2002 ; 346 : 557-63. PMID：11856794
Peberdy MA, Callaway CW, Neumar RW, et al ; American Heart Association. Part 9 : post-cardiac arrest care : 2010 American Heart Association Guidelines for Cardiopulmonary Resuscitation and Emergency Cardiovascular Care. Circulation 2010 ; 122 : S768-86.　PMID：20956225

Nielsen N, Wetterslev J, Friberg H ; TTM Trial Steering Group. Targeted temperature management after cardiac arrest. N Engl J Med 2014 ; 370 : 1360.　PMID : 24693900

★1 ─ RCT　無作為化比較試験（randomized controlled trial）
★2 ─ VF　心室細動（ventricular fibrillation）
★3 ─ VT　心室頻拍（ventricular tachycardia）
★4 ─ AHA　米国心臓協会（American Heart Association）

Ⓑ 心停止後に低体温療法をしなかった場合に，72時間後に脳幹反射がすべて消失していて，運動が痛み刺激でもまったくないか，あっても伸展反応だったときに予後良好である可能性はあるか？

低体温療法以前では，72時間後に脳幹反射の消失と運動機能の消失もしくは伸展反応のみである場合は，回復の可能性が限りなくゼロに近くなるというのがコンセンサスであった。

Levy, DE, Caronna JJ, Singer BH, et al. Predicting outcome from hypoxic-ischemic coma. JAMA 1985 ; 253 : 1420-6.　PMID : 3968772
Wijdicks, EF, Hijdra A, Young GB, et al. Practice parameter : prediction of outcome in comatose survivors after cardiopulmonary resuscitation (an evidence-based review) : report of the Quality Standards Subcommittee of the American Academy of Neurology. Neurology 2006 ; 67 : 203-10. PMID : 16864809

Ⓑ 低体温療法を行った場合に，上記の予後の予測データはどうなったか？

36〜72時間の間に運動機能消失した患者のなかでも，14〜24％が予後良好な転機をとった。これは非常に喜ばしいことである一方で，患者家族への説明の際に，より慎重に説明しなければならないことを意味する。

　補助検査として，体性感覚誘発電位で上肢を電気刺激して脳波に現れるべき変化を調べてその変化が消失していたり，脳波で活動の著しい低下が認められた場合は，予後不良とのデータがある。CTやMRIなどの脳画像検査は心停止直後は変化が現れなかったり，患者が移動に耐えられない状況であったりする。MRIで拡散強調画像の元データであるADC★が低値であればあるほど予後不良とのデータも出ている。

Al Thenayan E, Savard M, Sharpe M, et al. Predictors of poor neurologic outcome after induced mild hypothermia following cardiac arrest. Neurology 2008 ; 71 : 1535-7.　PMID : 18981375
Rossetti AO, Oddo M, Logroscino G, et al. Prognostication after cardiac arrest and hypothermia : a prospective study. Ann Neurol 2010 ; 67 : 301-77.　PMID : 20373341
Zandbergen EG, Koelman JH, de Haan RJ, et al ; PROPAC-Study Group. SSEPs and prognosis in postanoxic coma : only short or also long latency responses? Neurology 2006 ; 67 : 583-6.　PMID : 16924008
Crepeau AZ, Rabinstein AA, Fugate JE, et al. Continuous EEG in therapeutic hypothermia after cardiac arrest : prognostic and clinical value. Neurology 2013 ; 80 : 339-44.　PMID : 23284064
Wu O, Sorensen AG, Benner T, et al. Comatose patients with cardiac arrest : predicting clinical outcome with diffusion-weighted MR imaging. Radiology 2009 ; 252 : 173.　PMID : 19420318

★ ─ ADC　apparent diffusion coefficient

脳出血と治療

B 日本のガイドラインでは，脳出血に対して硝酸薬やカルシウム拮抗薬のニカルジピンの使用に慎重を期すように求められているが理由は何か？

頭蓋内圧を亢進させる懸念があり，平均血圧を下げることと合わせて脳灌流圧を二重に下げるのではないかという点が，米国のガイドラインで推奨薬剤とされているが，日本脳卒中学会のガイドラインでは「特に推奨できるものはない」とされている理由であろう。たいへん困ってしまうのだが，筆者は米国在住なので，ニカルジピンを用いている。

Ⅲ. 脳出血. 2-2. 血圧の管理. In：脳卒中合同ガイドライン委員会編. 脳卒中治療ガイドライン 2009.（www.jsts.gr.jp/guideline/138_140.pdf） 閲覧日：2014/12/11

A 脳出血の血圧コントロールの目標は何か？

日本脳卒中学会のガイドラインでは，収縮期血圧 180 mmHg 未満，もしくは平均血圧 130 mmHg 未満を目標とすることになっている。

Ⅲ. 脳出血. 2-2. 血圧の管理. In：脳卒中合同ガイドライン委員会編. 脳卒中治療ガイドライン 2009.（www.jsts.gr.jp/guideline/138_140.pdf） 閲覧日：2014/12/11

B 高血圧性脳出血での手術適応について説明せよ。

部位としては，被殻，皮質下出血，小脳出血で，血腫が大きい場合は血腫除去術を考慮する。小出血（10 mL 未満），意識レベルが軽度もしくは深昏睡の場合も適応外なので，JCS で 2 桁であることが求められている。

そのほか，視床出血，脳幹出血で脳室内に穿破して頭蓋内圧が亢進しているような場合，脳室ドレナージが適応になる。

Ⅲ. 脳出血. 4. 高血圧性脳出血の手術適応. In：脳卒中合同ガイドライン委員会編. 脳卒中治療ガイドライン 2009.（www.jsts.gr.jp/guideline/152_158.pdf） 閲覧日：2014/12/11

くも膜下出血（SAH）

A SAH[*1] で単純 CT の感度はどれくらいか？

多くのテキストでは 90% 程度と記載されているが，最近の 16 列 CT スキャン（16 slice CT scanner）では，97.8% というデータが発表されている。MRI の Gradient Echo T2 という撮影法では，感度 94% というデータがある。突然発症の頭痛で CT が陰性だった症例を集めて血管造影をゴールドスタンダードとした場合に，LP[*2] でキサントクロミーの感度は 93%，特異度は 95% という報告がある。突然発症の頭痛で CT 陰性ならば，LP をやらないわけにはいかないのである。

Gee C, Dawson M, Bledsoe J. Sensitivity of newer-generation computed tomography scanners for subarachnoid hemorrhage : a Bayesian analysis. J Emerg Med 2012 ; 43 : 13-8. PMID : 22326408
Mitchell P, Wilkinson ID, Hoggard N, et al. Detection of subarachnoid haemorrhage with magnetic resonance imaging. J Neurol Neurosurg Psychiatry 2001 ; 70 : 205-11. PMID : 11160469
Dupont SA, Wijdicks EF, Manno EM, et al. Thunderclap headache and normal computed

tomographic results : value of cerebrospinal fluid analysis. Mayo Clin Proc 2008 ; 83 : 1326-31. PMID : 19046551

★1 ─ SAH　くも膜下出血(subarachnoid hemorrhage)
★2 ─ LP　腰椎穿刺(lumbar puncture)

 警告出血を英語では sentinel bleeding，sentinel headache というが，sentinel とは何か？

SAH で大出血の前に少量の出血が起きることがあり，それを警告出血，英語では sentinel bleeding と呼ぶ。この sentinel とは見張り番，歩哨，哨兵という軍隊で用いる用語である。動脈瘤性 SAH の 10 ～ 43％ で生じるとされる。ある報告によると，動脈瘤性 SAH と診断された 87 人のうち 34 人で，minor leak や sentinel bleeding と呼ばれる小出血を起こしている。さらに，25 人が 24 時間から 4 週間以内に大出血を起こして死亡率が 53％ であったという報告がある。その報告では，小出血の時点での CT の感度 (1987 年の時点だが) は 45％ であった。LP はすべて陽性であった。

Polmear A. Sentinel headaches in aneurysmal subarachnoid haemorrhage : what is the true incidence? A systematic review. Cephalalgia 2003 ; 23 : 935-41.　PMID : 14984225
Leblanc R. The minor leak preceding subarachnoid hemorrhage. J Neurosurg 1987 ; 66 : 35-9. PMID : 3783257

 SAH の死亡率はどれくらいか？

およそ 32 ～ 67％ で非常に高い。死亡例の約 10％ が病院に到着する前に死亡し，25％ が 24 時間以内に死亡し，45％ が 30 日以内に死亡する。急性期の主な死亡原因は出血 (再出血も含む) による直接的な脳への損傷である。

Hop JW, Rinkel GJ, Algra A, et al. Case-fatality rates and functional outcome after subarachnoid hemorrhage : a systematic review. Stroke 1997 ; 28 : 660-4.　PMID : 9056628
Broderick JP, Brott TG, Duldner JE, et al. Initial and recurrent bleeding are the major causes of death following subarachnoid hemorrhage. Stroke 1994 ; 25 : 1342-7.　PMID : 8023347

 SAH の脳神経系の合併症とは何か？　三つ挙げよ。

(1) 再出血 (rebleeding)，(2) 脳血管れん縮 (vasospasm)，(3) 水頭症 (hydrocephalus)，である。

(1) **再出血**：8 ～ 23％ で生じる。発症から最初の 24 時間に生じやすいが，特に，最初の 6 時間が多いといわれている。リスク因子としては，Hunt & Hess grade (Ⅳ または Ⅴ)，動脈瘤が大きいこと，1 か月以内の警告頭痛の存在がある
(2) **脳血管れん縮**：これが問題になるのは脳血管れん縮により，脳虚血，脳梗塞が生じることである。脳血管れん縮は 20 ～ 30％ で生じるといわれている。遅発性脳血管れん縮とも呼ばれることがあるように，典型的には，発症後 3 日後から発生しやすくなり，7 ～ 8 日でピークを迎える。しかし，早期に生じることもある。血液成分が分解したときに放出される物質が血管れん縮を引き起こすことが原因といわれている。
(3) **水頭症**：15％ 程度の患者で生じるといわれている。出血した血液成分が髄液の流れを阻害したり，くも膜顆粒での髄液の再吸収を阻害することが原因といわれている。前者の場合は急性期に生じて，後者の場合は発症後 2 週間以上経ってか

ら起きるといわれている。

Kassell NF, Sasaki T, Colohan AR, et al. Cerebral vasospasm following aneurysmal subarachnoid hemorrhage. Stroke 1985；16：562-72. PMID：3895589
Ⅳ．クモ膜下出血. In：脳卒中合同ガイドライン委員会編. 脳卒中治療ガイドライン 2009.（www.jsnt.gr.jp/guideline/img/nou2009_04.pdf） 閲覧日：2014/12/11
Douglas MR, Daniel M, Lagord C, et al. High CSF transforming growth factor beta levels after subarachnoid haemorrhage：association with chronic communicating hydrocephalus. J Neurol Neurosurg Psychiatry 2009；80：545-50. PMID：19066194

Ⓑ SAHでの呼吸器，循環器系の合併症を挙げよ．

（1）不整脈などの心電図異常，（2）たこつぼ心筋症による左室機能異常，（3）神経原性肺水腫（neurogenic pulmonary edema），がある。
　　原因は交感神経系緊張によるものといわれている。

（1）**不整脈などの心電図異常**：よくある心電図異常としては，ST低下，QT延長，T波の変化，顕著なU波，などがある
（2）**左室機能異常**：心尖部が拡張するたこつぼ心筋症の合併は有名である。トロポニン上昇もみられるが，冠動脈には異常がない
（3）**神経原性肺水腫**：SAHの8％で認められるとの報告がある

Lee VH, Connolly HM, Fulgham JR, et al. Tako-tsubo cardiomyopathy in aneurysmal subarachnoid hemorrhage：an underappreciated ventricular dysfunction. J Neurosurg 2006；105：264-70. PMID：17219832
Junttila E, Vaara M, Koskenkari J, et al. Repolarization abnormalities in patients with subarachnoid and intracerebral hemorrhage：predisposing factors and association with outcome. Anesth Analg 2013；116：190-7. PMID：23115256
Muroi C, Keller M, Pangalu A, et al. Neurogenic pulmonary edema in patients with subarachnoid hemorrhage. J Neurosurg Anesthesiol 2008；20：188-92. PMID：18580349
Ⅳ．クモ膜下出血. In：脳卒中合同ガイドライン委員会編. 脳卒中治療ガイドライン 2009.（www.jsnt.gr.jp/guideline/img/nou2009_04.pdf） 閲覧日：2014/12/11

Ⓑ 遅発性脳血管れん縮に対するtriple H療法とは何か？　そして，それは脳血管れん縮予防に効果的か？

triple Hとは，循環血液量増加（hypervolemia），血液希釈（hemodilution），人為的高血圧（hypertension）を組み合わせた治療法である。この場合の高血圧は，ドパミンやフェニレフリンを用いた人為的なものだったが，至適血圧の設定がわかりにくいなどの問題がありエビデンスに乏しいとされている。脳循環改善には有用であるが，脳血管れん縮を予防するかどうかは議論が分かれている。ただし，循環血液量減少状態は脳虚血のリスク因子なので避ける。血液希釈に関しては必要性が乏しいとされている。

Treggiari MM, Walder B, Suter PM, et al. Systematic review of the prevention of delayed ischemic neurological deficits with hypertension, hypervolemia, and hemodilution therapy following subarachnoid hemorrhage. J Neurosurg 2003；98：978-84. PMID：12744357
Rinkel GJ, Feigin VL, Algra A, et al. Circulatory volume expansion therapy for aneurysmal subarachnoid haemorrhage. Cochrane Database Syst Rev 2004；18：CD000483. PMID：15494997

Ⓑ 脳血管れん縮の治療法は何か？

前述したように，典型的には，発症後3日後から発生しやすくなり，7～8日でピークを迎える。脳室ドレナージを行い，脳室内血腫を早期に除去する。前述のtriple H療法もしくは循環血液量を正常に保ち，心機能を増強させるhyperdynamic療法を考慮する。全身的薬物療法として，ファスジル，オザグレルナトリウムの有効性も報告されている。血管内治療としてパパベリンの選択的動脈注射療法，経皮的血管形成術などがガイドラインで推奨されている。

Ⅳ．クモ膜下出血．6-2．遅発性脳血管攣縮の治療．In：脳卒中合同ガイドライン委員会編．脳卒中治療ガイドライン2009．(www.jsts.gr.jp/guideline/211_213.pdf) 閲覧日：2014/12/11

Ⓑ SAHに対して予防的に抗てんかん薬を投与する効果は何か？

米国では，持続脳波モニターが急速に普及しているため，非けいれん性てんかん発作を検出することが多くなっており，SAHの7％でてんかん発作が生じるといわれている。てんかん発作が生じたときに抗てんかん薬で治療することは問題ないのだが，予防投与を行うべきかについては議論が分かれる。フェニトインを用いて予防投与を行った報告では，神経機能が悪化した。現時点では，治療開始の閾値は低いが，持続脳波モニターで非けいれん性てんかん発作をモニタリングすることのほうが理にかなっている。なぜなら，予防投与しても，果たして予防できているのかどうかは脳波モニタリングを行ってみないとわからないからである。

Lindgren C, Nordh E, Naredi S, et al. Frequency of non-convulsive seizures and non-convulsive status epilepticus in subarachnoid hemorrhage patients in need of controlled ventilation and sedation. Neurocrit Care 2012；17：367-73. PMID：22932991
Naidech AM, Kreiter KT, Janjua N, et al. Phenytoin exposure is associated with functional and cognitive disability after subarachnoid hemorrhage. Stroke 2005；36：583-7. PMID：15662039

Ⓐ SAHの予後予測因子を述べよ。

高齢，病初期の重症度，合併症の発生の有無が，神経機能予後と生命予後に関係している。これらは治療法の選択とかかわっており，脳動脈瘤破裂があり重症でない場合は，早期に外科的もしくは血管内治療で再出血予防処置を行う。最重症例では再出血予防処置の適応が乏しい。

Ⓑ SAHの家族への動脈瘤スクリーニングは必要か？

SAHを発症した患者の一親等の家族はSAH発症のリスクが対照群に比べて2～5倍に増加している。親等が近いほど，また，発症した家族が多いほど動脈瘤がみつかることが多い。しかし，動脈瘤の有無をMRAや血管撮影でスクリーニングし治療することが，生命予後や生活の質を改善するかどうかには明らかなエビデンスがない。これは，動脈瘤の治療には，血管造影や血管内治療，もしくは外科的治療が必要でコストが高いことと，手技による副作用がどうしても発生してしまうので，利益とリスクの差が小さくなってしまうことが影響している。

Bor AS, Rinkel GJ, Adami J, et al. Risk of subarachnoid haemorrhage according to number of affected relatives：a population based case-control study. Brain 2008；131：2662-5. PMID：18819992

Schievink WI. Intracranial aneurysms. N Engl J Med 1997 ; 336 : 28-40.　PMID：8970938
V．無症候性脳血管障害．5-1．未破裂脳動脈瘤の診断とスクリーニング．In：脳卒中合同ガイドライン委員会編．脳卒中治療ガイドライン2009．(www.jsts.gr.jp/guideline/233.pdf)　閲覧日：2014/12/11

A くも膜下出血後に低ナトリウム血症になった。何が考えられるか？

SAHのあとに，視床下部への損傷から低ナトリウム血症がなることは知られている。この場合に，CSW[★1]やSIADH[★2]は考慮しなければならない。SIADHのほうが頻度としては多く，正常循環血液量であるのに対し，CSWでは循環血液量は減少している。

　治療法としては，SAHにおけるSIADHでは脳血管れん縮のリスクがあるので，水分摂取制限は行わない。高張食塩液を用いて補正する。

　CSWはSIADHに比較してまれである。尿中のナトリウムが40 mEq/L以上で尿の浸透圧が不適切に高い(100 mOsmol/g以上だが，300 mOsmol/kg以上になることが多い)が，循環血液量が減少していることがSIADHとの最も重要な鑑別点である。

Singh S, Bohn D, Carlotti AP, et al. Cerebral salt wasting : truths, fallacies, theories, and challenges. Crit Care Med 2002 ; 30 : 2575-9.　PMID：12441772
Frontera JA. Metabolic encephalopathies in the critical care unit. Continuum (Minneap Minn) 2012 ; 18 : 624-5.　PMID：22810252

★1— CSW　中枢性塩類喪失(cerebral salt-wasting)
★2— SIADH　抗利尿ホルモン不適切分泌症候群(syndrome of inappropriate antidiuretic hormone secretion)

頭蓋内圧亢進への対処

A 頭蓋内圧亢進が疑われる場合のICUケアの中心を形成する考えは何か？

頭蓋内圧をモニタリングすることは当然なのだが，近年は頭蓋内圧そのものではなく，CPP★のコントロールを主眼とするようになってきている。CPPは平均血圧と頭蓋内圧の差である。血圧コントロールが当然重要になってくる。CPPは50 mmHg以下にしないようにする。目標は50〜70 mmHgである。それに加えて全身の酸素化が必要とされる。

Mangat HS. Severe traumatic brain injury. Continuum (Minneap Minn) 2012 ; 18 : 532-46.　PMID：22810247

★— CPP　脳灌流圧(cerebral perfusion pressure)

B 頭蓋内圧亢進の場合に用いることができる内科的方策は何か？

- 頭部を30〜45度に挙上する。もちろん，頸部の損傷がないことが条件である
- 高浸透圧療法：マンニトールか高張食塩液を用いる
- 鎮静と鎮痛療法
- 過換気：$PaCO_2$★を下げれば脳血管が収縮し，脳血流が減る。結果として，頭蓋内圧は低下するが，当然，虚血のリスクがあるので発症から24時間は行わない。$PaCO_2$としては32〜36 mmHgの軽度の過換気(mild hyperventilation)を目指す。28 mmHg以下になると，脳虚血のリスクが高くなるのでそれ以下にはしない。筋

弛緩薬を用いて，人工呼吸器で呼吸回数をコントロールできるようにすることが必要になる場合もある
- 低体温療法：エビデンスが確立しているわけではないが，確かに頭蓋内圧は下がる
- バルビツール酸：ペントバルビタールを用いて，完全に昏睡させる方法である。難治症例に対しては推奨されている。脳波上のバースト・サプレッション(burst-suppression)をターゲットとするので，脳波モニタリングが行えないと無理である。

Mangat HS. Severe traumatic brain injury. Continuum (Minneap Minn) 2012；18：532-46．PMID：22810247

★— $PaCO_2$　動脈血二酸化炭素分圧(partial pressure of carbon dioxide in arterial blood)

 頭蓋内圧亢進の場合に用いることができる外科的方策は何か？

- 脳室ドレナージ(ventriculostomy)：具体的な手技は以下の動画で見ることができる。脳室にカテーテルを挿入してドレナージを行う。頭蓋内圧を測定することも可能である。
- 減圧開頭術(decompression craniectomy)：頭蓋骨を外して圧を外に逃がす。外した頭蓋骨は冷凍庫に保存するか，腹腔内に保存したあとに形成術でつけ直す

Mangat HS. Severe traumatic brain injury. Continuum (Minneap Minn) 2012；18：532-46．PMID：22810247
How to place an external ventricular drain (aka：ventriculostomy). (www.youtube.com/watch?v=x49rY0tZpVI)　閲覧日：2014/12/11

脳死

A 脳死判定をする意義は何か？

当たり前といえば当たり前なのだが，脳死判定をする理由は臓器移植である。逆にいえば，臓器移植をしないのならば脳死判定をする意義はない。これは重要なことで，日本において，脳死判定基準は除外項目が多く，煩雑極まりない。この煩雑さをあえて行うのは，臓器移植という逆転ホームランを期待できる治療法のために必要だからである。

平成22年度厚生労働科学研究費補助金厚生労働科学特別研究事業．「臓器提供施設における院内体制整備に関する研究」．「脳死判定基準のマニュアル化に関する研究班」．法的脳死判定マニュアル.(www.mhlw.go.jp/file/06-Seisakujouhou-10900000-Kenkoukyoku/noushi-hantei.pdf)　閲覧日：2014/12/11

B 日本の脳死の診断法を大まかに説明せよ。

- 深昏睡の確認
- 瞳孔散大，固定の確認
- 脳幹反射(対光反射，角膜反射，毛様脊髄反射，眼球頭反射，前庭反射，咽頭反射，咳反射)消失の確認
- 脳波活動の消失の確認
- 自発呼吸消失の確認

- 6歳以上では6時間以上，6歳未満では24時間以上経過した時点で第2回目の脳死判定を開始する。そして2人以上の判定医で実施する

平成22年度厚生労働科学研究費補助金厚生労働科学特別研究事業.「臓器提供施設における院内体制整備に関する研究」.「脳死判定基準のマニュアル化に関する研究班」. 法的脳死判定マニュアル.(www.mhlw.go.jp/file/06-Seisakujouhou-10900000-Kenkoukyoku/noushi-hantei.pdf)　閲覧日：2014/12/11

Ⓑ 脳死の補助的検査法には何があるか？

日本のマニュアルには，ABR★だけが脳波検査に併せて行い，Ⅱ波以降の消失を確認しておくことが望ましいとされているが，上記のステップの代わりになるものではない。

　米国では，補助テストとして脳血流を評価するテストを用いることがある。脳血流シンチグラフィー，脳血管撮影などがこれにあたる。

平成22年度厚生労働科学研究費補助金厚生労働科学特別研究事業.「臓器提供施設における院内体制整備に関する研究」.「脳死判定基準のマニュアル化に関する研究班」. 法的脳死判定マニュアル.(www.mhlw.go.jp/file/06-Seisakujouhou-10900000-Kenkoukyoku/noushi-hantei.pdf)　閲覧日：2014/12/11

★── ABR　聴性脳幹誘発反応(auditory brainstem response)

Ⓑ 日本の脳死判定の特色は何か？

平坦脳波の確認が必要なこと。神経生理医の立場からいわせてもらうと，平坦脳波をアーチファクトなしに記録するのはICUではかなり難しい。シールドされた検査室で行うか，特別なICUの部屋を用意する場合もある。また，脳波検査と同時に印刷をする必要があるため，プリンターが付いた脳波計が必要になる。プリンターが付いていなくても，普段使用する場合は全然かまわないのだが，日本では，昔ながらのプリンターが付いたものをよくみかける。

平成22年度厚生労働科学研究費補助金厚生労働科学特別研究事業.「臓器提供施設における院内体制整備に関する研究」.「脳死判定基準のマニュアル化に関する研究班」. 法的脳死判定マニュアル.(www.mhlw.go.jp/file/06-Seisakujouhou-10900000-Kenkoukyoku/noushi-hantei.pdf)　閲覧日：2014/12/11

Ⓐ 脳死患者が動くことがあるか？

spinal reflexという単純な筋肉の動き（四肢の関節の短時間の動き）から，automatism（体幹の背屈や四肢の一連の動き）と呼ばれるセットになった動きまで，脳死患者の体が動くことはある。これらは脳死の33〜75％で認められる。多くの場合，脳死判定後72時間以内で消失する。特定の刺激によって生じることが多いが，刺激なしに生じることもある。表情筋に生じることもある。

Saposnik G, Bueri JA, Mauriño J, et al. Spontaneous and reflex movements in brain death. Neurology 2000 ; 54 : 221-3.　PMID : 10636153
Jain S, DeGeorgia M. Brain death-associated reflexes and automatisms. Neurocrit Care 2005 ; 3 : 122-6.　PMID : 16174880

8 血液・腫瘍

千原 大，大木康弘

血小板異常・凝固異常

A 「血をさらさらにする薬」は何か？

「血をさらさらにする薬」をその作用機序から分類すると抗血小板薬と抗凝固薬に分けられる。主に動脈に形成される血小板血栓を予防する薬剤が抗血小板薬，主に静脈に形成されるフィブリン血栓を予防する薬剤が抗凝固薬であると考えられる。抗血小板薬にはCOX[★1]-1阻害作用のほか多彩な機序をもつと考えられているアスピリン，ADP[★2]受容体阻害薬であるチクロピジンやクロピドグレル，ホスホジエステラーゼ3阻害薬であるシロスタゾールなどがある。抗凝固薬には，アンチトロンビンⅢと結合してそれを活性化させるヘパリン（トロンビン，第Xa因子阻害）とその関連薬剤（低分子ヘパリン，第Xa因子阻害），ビタミンK依存性凝固因子合成阻害薬であるワルファリン，トロンビン阻害薬であるアルガトロバン，ダビガトラン，第Xa因子阻害薬であるアピキサバン，フォンダパリヌクス等がある。

★1 — COX　シクロオキシゲナーゼ（cyclooxygenase）
★2 — ADP　アデノシン 5'-二リン酸（adenosine 5'-diphosphate）

A アスピリンの作用機序を説明せよ。

シクロオキシゲナーゼ（COX-1，COX-2）をアセチル化することにより阻害し，炎症作用をもつプロスタグランジン（PG[★]E_2）の合成を抑制する。またシクロオキシゲナーゼは強力な血小板凝集作用をもつトロンボキサン A_2 の合成にも関与しているため，アスピリンはトロンボキサン作用を抑制することにより抗血小板作用も有する。アスピリンは高用量で飲む場合と低用量で飲む場合では主な作用が異なり，解熱鎮痛薬として使用する場合は成人では1回量0.5〜1.5gで内服するが，抗血小板作用を目的として使用する場合，通常75〜100 mgの低用量で内服する。現在循環器疾患の治療および一次・二次予防目的に多用されるアスピリンであるが，大腸がんなどの発がん予防効果も報告されている。

Rothwell PM, Fowkes FG, Belch JF, et al. Effect of daily aspirin on long-term risk of death due to cancer : analysis of individual patient data from randomised trials. Lancet 2011 ; 377 : 31-41. PMID : 21144578

★ — PG　プロスタグランジン（prostaglandin）

C アスピリンはいつから人類に使用されていたのか？

紀元前400年頃，ヒポクラテス（紀元前460〜紀元前370年頃）が柳の樹皮を熱や痛

みを軽減するために用い，葉を分娩時の痛みを和らげるために使用していたとされる。19世紀に柳の木からサリチル酸が分離され，1899年にアスピリンの商標名で製剤化された。世界で初めて人工合成された医薬品である。

Ⓑ 手術前の各抗血小板薬・抗凝固薬休薬期間について述べよ。

日本循環器学会，日本消化器内視鏡学会から，各学会合同の研究班報告として以下のような指針が出ている。

表8-1 日本循環器学会と日本消化器内視鏡学会の合同研究班による休薬期間の指針

	中止後作用時間	休薬期間	
		手術	低危険内視鏡手技
アスピリン	5〜7日	7日前	3日前
チクロピジン	10〜14日	10〜14日前	5日前
シロスタゾール	48時間	3日前	記載なし
ヘパリン	2〜4時間	4〜6時間前	記載なし
ワルファリン	4〜5日	3〜5日前	3〜4日前

　国際的には米国胸部疾患学会議（American College of Chest Physicians）からガイドラインが出されており，弁置換術の既往，心房細動，静脈血栓塞栓症などの疾患がない患者で外科的手技を行う場合，ワルファリンを内服中であれば5日間の休薬の後，術後12時間から24時間での再開，アスピリンについては歯科手技や皮膚切開などの小手術では内服を継続し，それより大きな外科的手技の場合でも心臓血管疾患に対して高リスクであると考えられる患者には内服の継続，心臓血管疾患が低リスクであると考えられる症例には7〜10日の術前休薬を勧めている。アルガトロバン，ダビガトラン，アピキサバンなどの新しい抗凝固薬については腎機能にもよるが，出血のリスクが低いと考えられる手術の場合2〜3日，高リスクと考えられる場合は3〜4日の休薬を勧めている。

藤本一眞, 藤城光弘, 加藤元嗣ほか. 抗血栓薬服用者に対する消化器内視鏡診療ガイドライン. Gastroenterol Endosc 2012；54：2073-102.
日本循環器学会,日本冠疾患学会,日本胸部外科学会ほか. 循環器病の診断と治療に関するガイドライン（2008年度合同研究班報告）. 循環器疾患における抗凝固・抗血小板療法に関するガイドライン（2009年改訂版）. (http://www.j-circ.or.jp/guideline/pdf/JCS2009_hori_h.pdf)　閲覧日：2014/8/12
Douketis JD, Spyropoulos AC, Spencer FA, et al. Perioperative management of antithrombotic therapy : Antithrombotic Therapy and Prevention of Thrombosis, 9th ed : American College of Chest Physicians Evidence-Based Clinical Practice Guidelines. Chest 2012；141：e326S-50S. PMID：22315266

A 深部静脈血栓症の予防法を説明せよ。

さまざまな学会合同での予防ガイドラインが出されている。予防法はリスクレベルに応じて行われるが，リスクレベルは各患者の手術内容，疾患に加えて，高齢，肥満，長期臥床などの付加的リスク因子を加味して個別に評価すべきである。低リスクの症例には早期離床および積極的な運動が推奨され，中リスクの症例には弾性ストッキングの着用あるいは間欠的空気圧迫法が推奨される。高リスク，最高リスク患者では，下腿の深部静脈血栓症発症の確率は20％を超えるため，ヘパリン，ワルファリン，フォンダパリヌクスなどによる抗凝固療法の開始が推奨される。

日本循環器学会，日本医学放射線学会，日本胸部外科学会ほか．肺血栓塞栓症および深部静脈血栓症の診断，治療，予防に関するガイドライン(2009年改訂版)．(http://www.j-circ.or.jp/guideline/pdf/JCS2009_andoh_h.pdf) 閲覧日：2013/8/12

A 肺塞栓治療中患者の血小板減少時，重要な鑑別診断を説明せよ。

HIT[*1]に注意が必要である。HITには1型と2型の2種類が存在する。1型はヘパリンの物理化学的性状により血小板凝集が増強されるために起こる非免疫性血小板減少である。ヘパリン投与者の約10％にみられ，投与後2日以内に認められる。多くは，無症状で臨床的に重症でない程度の血小板減少であるが，血小板減少が顕著であってもヘパリン投与中止ですみやかに血小板数は回復する。2型はヘパリンおよび血小板第4因子の複合体に対する抗体の出現により，血小板凝集が起こるものである。時に動静脈の微小循環系に血栓を多発し，DIC[*2]様の臓器不全合併することがある。投与後4～10日後に発症することが多い。動静脈血栓を合併すると死亡率は20～30％とされており，臨床的に疑われた場合，即時のヘパリン投与中止が必要である。さらに，非ヘパリン抗凝固薬の投与が推奨される。低分子ヘパリンでも，未分画ヘパリンより発症頻度は低いものの，発症する可能性があり注意が必要である。

★1― HIT　ヘパリン起因性血小板減少症(heparin-induced thrombocytopenia)
★2― DIC　播種性血管内凝固(disseminated intravascular coagulation)

B HITが起きた場合の抗凝固療法を説明せよ。

即時のヘパリン中止後，アルガトロバン，ダビガトランなどのトロンビン阻害薬，もしくはフォンダパリヌクスなどを使用する。既にワルファリンへの移行中であった場合，ワルファリンを継続するとうっ血性壊疽発症リスク増加の可能性があり，ワルファリンも投与中止すべきである。ワルファリンの投与・再投与は，血小板数が15万/μL以上に回復し，他の抗凝固薬により安定した抗凝固が得られている場合に可能である。ヘパリン中止後，出血のリスクが非常に高いと考えられる患者には抗凝固療法なしの経過観察も考慮されるが，HITの病態そのものが血栓傾向を引き起こすため，血小板数が回復するまで代替の抗凝固療法を考慮するのが望ましい。一度でも2型HITを引き起こした患者にはその後，生涯，ヘパリン(未分画ヘパリン・低分子ヘパリンとも)投与禁止である。

A 抗凝固薬投与中の患者の出血への対応を説明せよ。

ワルファリン投与中であればビタミンKの投与を行い，ワルファリンの作用を阻害する。しかしながら，ビタミンK投与の効果発現には内服であれば24時間程度，静注

であっても8～12時間必要である。急性出血時などの循環不全が危惧される場合，即時の凝固因子補充のためFFP[★1]を投与する。血友病患者への凝固因子補充療法として承認されているPCC[★2]は，プロトロンビン，第7，9，10因子およびプロテインC，Sを豊富に含む血液製剤で，ワルファリンによる凝固不全時に投与すると，FFPよりも早くPT-INR[★3]を回復させることが知られている。ただしPCCの作用時間は短く，急性出血時はFFPの投与，併用が必要である。ヘパリン投与中であれば硫酸プロタミンを投与する。プロタミンはアンチトロンビンと拮抗し，プロタミン・ヘパリン複合体を形成することでヘパリンの抗凝固作用を中和する。通常ヘパリン1,000単位に対してプロタミン10～15 mgを投与する。直接トロンビン阻害薬投与中の出血の場合，即座の投薬中止，血行動態の評価，出血源の確認を行い，圧迫などの古典的方法での止血が認められない場合はデスモプレシンや活性型第Ⅶ因子製剤の投与などを考慮する。米国などでは，ダビガトランの中和抗体であるidarucizumabが承認されているが日本では未承認である。PCCの使用も考慮されるが，現時点では実際に有効であるとのエビデンスに乏しい。また，ダビガトロバンは透析によって薬剤が除去されるため，透析療法も考慮される。第Xa因子阻害薬のアピキサバン投与中の出血では，他剤同様，古典的な治療を行うが，この薬剤に対しては中和剤が開発されており，現在，米国の臨床試験で評価中である。

Heidbuchel H, Verhamme P, Alings M, et al. EHRA practical guide on the use of new oral anticoagulants in patients with non-valvular atrial fibrillation : executive summary. Eur Heart J 2013 ; 34 : 2094-106.　PMID : 23625209

★1— FFP　新鮮凍結血漿(fresh frozen plasma)
★2— PCC　濃縮プロトロンビン複合体製剤(prothrombin complex concentrate)
★3— PT-INR　プロトロンビン時間国際標準化比(prothrombin time-international normalized ratio)

Ⓑ IVC★フィルターの適応について述べよ。

下肢静脈血栓症，肺塞栓症など血栓症に対して抗凝固療法が行えない場合，抗凝固療法の副作用が生じた場合，もしくは抗凝固療法中に血栓症を認めた場合等に考慮する。また，血行動態が不安定な患者で次の肺塞栓が致死的となりうる場合も設置が考慮される。具体的には，肺塞栓前の脳出血，延期が望ましくない手術や再発性下肢静脈血栓症などである。ただし，IVCフィルターは肺塞栓症を予防しても死亡率は低下させず，留置後はむしろ異物のため深部静脈塞栓症が増加するともされ，適応は慎重に評価すべきである。また，除去可能なフィルターを留置し，可能な限りすみやかに除去すべきである。

PREPIC Study Group. Eight-year follow-up of patients with permanent vena cava filters in the prevention of pulmonary embolism : the PREPIC (Prevention du Risque d'Embolie Pulmonaire par Interruption Cave) randomized study. Circulation 2005 ; 112 : 416-22.　PMID : 16009794

★— IVC　下大静脈(inferior vena cava)

Ⓐ 腎不全患者の出血傾向，血栓傾向を説明する重要な因子とは何か？

慢性腎不全により引き起こされる尿毒症により血小板機能が低下する。尿毒症による血小板機能異常にはさまざまな機序が関与していると考えられているが，主な機序としては，血小板機能を抑制するグアニジノコハク酸が腎臓から排泄されずに蓄積して

血管内皮に作用し，NO★1 を放出させて血小板機能を阻害するためである．無症候性患者では特定の治療は必要ないが，出血傾向を認める，もしくは外科的手技を行うなどの際には，透析による尿毒素の除去を考慮する．

血小板機能回復を目的として，デスモプレシン 0.3 μg/kg 経静脈的投与が考慮される．これは血管内皮から VWF★2 を放出させ，血小板機能を一時的に回復させると考えられている．必要に応じ 8 〜 12 時間後に再投与を考慮するが，24 時間以上経過後はタキフィラキシーのため再投与は勧められない．また，抱合エストロゲン 0.6 mg/kg 経静脈的投与 5 日間連日投与も血小板機能を回復させると考えられているが，即効性はなく，機序は不明である．

一方，慢性腎不全患者では第Ⅷ因子，VWF（異常 VWF 複合体）の血中レベル上昇がみられていることが知られており，一次止血機構の亢進から血栓傾向をきたすと考えられているため，上記投薬の投与は慎重に行う．

Ocak G, Vossen CY, Lijfering WM, et al. Role of hemostatic factors on the risk of venous thrombosis in people with impaired kidney function. Circulation 2014；129：683-91． PMID：24211824

★1― NO　一酸化窒素（nitric oxide）
★2― VWF　von Willebrand因子（von Willebrand factor）

Ⓑ 遺伝子組み換え活性型第Ⅶ因子製剤（ノボセブン®）の効果を述べよ．

高レベルのインヒビターを認める血友病例で，インヒビターをバイパスする目的で使用され，約 90 ％で効果が得られる．日本では血友病患者への止血管理用のみ保険適応となっているが，それ以外の症例でも，脳出血，外傷時出血，吐血・下血，血小板数または機能低下時の出血，出産時大出血，心臓手術に伴う出血など多くの出血に対して効果が期待されている．ただし，脳出血に関しては，出血後早期での血腫の増大を抑えるものの，予後や機能障害を改善しなかったという報告もある．また，投与により血栓症は増える．止血に有用であると報告された研究のアウトカムは患者の生存や，機能予後などの改善のような直接的なものでなく，血腫の大きさなど間接的なものである報告が多いことなどから，実際の適応には課題が残る．

Key NS, Aledort LM, Beardsley D, et al. Home treatment of mild to moderate bleeding episodes using recombinant factor Ⅶa (Novoseven) in haemophiliacs with inhibitors. Thromb Haemost 1998；80：912-8． PMID：9869160
Shapiro AD, Gilchrist GS, Hoots WK, et al. Prospective, randomised trial of two doses of rFⅦa (NovoSeven) in haemophilia patients with inhibitors undergoing surgery. Thromb Haemost 1998；80：773-8． PMID：9843170
Yank V, Tuohy CV, Logan AC, et al. Comparative Effectiveness of In-Hospital Use of Recombinant Factor Ⅶa for Off-Label Indications vs. Usual Care. 2010 [Internet]．(http://effectivehealthcare.ahrq.gov/index.cfm/search-for-guides-reviews-and-reports/?pageaction=displayproduct&productid=452)．PMID：22812019
Mayer SA, Brun NC, Begtrup K, et al. Efficacy and safety of recombinant activated factor Ⅶ for acute intracerebral hemorrhage. N Engl J Med 2008；358：2127-37． PMID：18480205

Ⓑ APS★の診断と対応について述べよ．

シドニー改訂札幌基準により診断・分類される．臨床的に動静脈の血栓症，もしくは妊娠異常（10 週以降の予期せぬ流産，習慣性流産など）を発症し，抗リン脂質抗体（抗

カルジオリピン抗体，β_2グリコプロテイン，ループスアンチコアグラント）が確認された場合に抗リン脂質抗体症候群と診断される。梅毒検査が偽陽性になることも有名である。日本では，厚生労働省の難病性疾患に指定されている。全身性エリテマトーデスをはじめとする膠原病や自己免疫疾患が背景に認められることが多いが，原発性のAPSも存在する。血栓症を発症している患者に対する治療は抗凝固療法であり，ヘパリンからワルファリンへの移行を行う。妊娠希望・妊婦では，ワルファリンの投与は禁忌であるので，アスピリンあるいはアスピリンとヘパリン皮下注射を併用投与する。一度血栓症を発症したAPSの患者のワルファリン投与期間は定まっていないが，多くの場合，生涯継続される。血栓症の症状はないが，抗カルジオリピン抗体が陽性の患者は血栓症の発症リスクが高くはないため，アスピリンで血栓予防を行うことのエビデンスはない。ごくまれに劇症型APSといわれる全身性の血栓から，血栓性血小板減少性紫斑病や溶血性尿毒症症候群のような症状を引き起こす患者が存在する。確立された治療はないが，抗凝固療法に加えて，ステロイドパルス療法，血漿交換，γグロブリン大量療法などが試みられている。

Erkan D, Harrison MJ, Levy R, et al. Aspirin for primary thrombosis prevention in the antiphospholipid syndrome : a randomized, double-blind, placebo-controlled trial in asymptomatic antiphospholipid antibody-positive individuals. Arthritis Rheum 2007 ; 56 : 2382-91.　PMID : 17599766

★— APS　抗リン脂質抗体症候群（antiphospholipid antibody syndrome）

Ⓐ 血小板輸血を避けるべき，血小板減少をきたす病態は何か？

TMA[★1]である。細血管性溶血性貧血，消費性血小板減少，細血管内血小板血栓を三徴とする疾患群で，神経症状優位とされるTTP[★2]，または腎症状優位とされるHUS[★3]が含まれる。このような病態の場合，血小板輸血は血栓傾向を助長し臓器不全を悪化させるため禁忌である。治療は血漿交換を行う。

★1— TMA　血栓性微小血管障害（thrombotic microangiopathy）
★2— TTP　血栓性血小板減少性紫斑病（thrombotic thrombocytopenic purpura）
★3— HUS　溶血性尿毒症症候群（hemolytic uremic syndrome）

Ⓑ 過凝固状態の検査適応，項目は何か？

過凝固状態を引き起こす疾患・状態として，悪性腫瘍，妊娠（妊娠によりプロテインS活性は40％程度に低下する），外傷，薬剤（特に経口避妊薬），ネフローゼ症候群，抗リン脂質抗体症候群，肝硬変，骨髄増殖性疾患が挙げられる。また，葉酸欠乏，ビタミンB_{12}欠乏は，ホモシステイン障害から血管内皮障害をきたし，過凝固状態となりうる。先天性過凝固状態は，日本人には少ないと考えられているが，欧米では比較的よくみられる。第Ⅴ因子Leiden，プロトロンビン遺伝子変異，プロテインS欠乏，プロテインC欠乏，AT[★1]-Ⅲ欠乏などがそれにあたる。

　検査項目としては，血栓症の急性期にまず血算・生化学・脂質値検査，またPT[★2]，APTT[★3]，フィブリノゲン，FDP[★4]，D-ダイマーなどの凝固異常のスクリーニングが行われる。プロテインS活性，プロテインC活性などは凝固活性化による消費，ビタミンK欠乏によっても低下するため，急性期，治療期に測定しても結果の判断は困難となる。一方，ループスアンチコアグラント，抗カルジオリピン抗体などの検査は急性期にも検査可能である。また，先天性過凝固状態を疑う場合，第Ⅴ因子およびプロ

トロンビンの遺伝子検査は急性期であっても考慮される。急性期のスクリーニングで先天性疾患が指摘できない状態でも若年(特に50歳以下)で外的なリスク因子がみられない症例の場合は，抗凝固療法終了ののちにプロテインS活性，プロテインC活性，AT活性などの検査を考慮する。先天性過凝固状態に伴い血栓症を発症した場合，通常ワルファリンによる生涯抗凝固療法が推奨される。なお，プロテインCはビタミンK依存であり，血中半減期が短いため，ワルファリン投与開始後プロテインCは低下し，過凝固状態が悪化する。このため，ワルファリン開始時はヘパリンの併用を必要とする。

★1— AT　アンチトロンビン(antithrombin)
★2— PT　プロトロンビン時間(prothrombin time)
★3— APTT　活性化部分トロンボプラスチン時間(activated partial thromboplastin time)
★4— FDP　フィブリン/フィブリノゲン分解産物(fibrin / fibrinogen degradation products)

Ⓐ DICの診断について述べよ。

現在世界中に多くのDICの診断基準があり，統一されていない。DICの病態は基礎疾患や発症速度を含め非常に多様であり，すべての状況に対応できる診断基準をつくることはきわめて困難と考えられる。日本でよく用いられるものとして，厚生労働省DIC診断基準，急性期DIC診断基準，国際血栓止血学会診断基準があり，診断基準において評価される項目は，基礎疾患，臨床症状の有無，血小板数の低下，FDP(またはD-ダイマー)の上昇，フィブリノゲンの低下，PTの延長である。臨床症状が出現したDICの死亡率は40〜80％と報告されており，原疾患の治療が最重要である。さらに，出血がみられる場合，出血の高リスク例やフィブリノゲン・血小板著明減少例では，凝固因子や血小板の補充療法を行う。

Gando S, Iba T, Eguchi Y, et al. A multicenter, prospective validation of disseminated intravascular coagulation diagnostic criteria for critically ill patients : comparing current criteria. Crit Care Med 2006 ; 34 : 625-31.　PMID : 16521260
Taylor FB Jr, Toh CH, Hoots WK, et al. Towards definition, clinical and laboratory criteria, and a scoring system for disseminated intravascular coagulation. Thromb Haemost 2001 ; 86 : 1327-30. PMID : 11816725

Ⓑ FDPとD-ダイマーの違いは何か？

FDPはfibrin / fibrinogen degradation productsの略である。したがって，フィブリン，フィブリノゲンどちらの分解産物もFDPであり，FDP高値はいずれかの分解が進行していることを示す。D-ダイマーはFDPの一つであるが，フィブリノゲンではなく，フィブリンの分解産物である。フィブリン，フィブリノゲンどちらもプラスミンの影響を受けて分解されるが，フィブリンはよりプラスミンの影響を受けやすい。したがって，FDPの多くはフィブリン分解産物であると考えられ，D-ダイマーの上昇は多くの場合，FDPの上昇に相関する。一方，線溶亢進型DICのようなきわめて高度な線溶活性化が生じている場合，フィブリノゲン分解にプラスミンが消費されることによって，フィブリン分解が少なくなるため，FDPが非常に高値であってもD-ダイマーの上昇が相対的に少ない。

Ⓑ TAT, PICとは何か？

TATはトロンビン-アンチトロンビン複合体，PICはプラスミン-α_2PI[*1]複合体のことである。それぞれ，凝固活性化および線溶活性化の指標となりうる。凝固活性化により最終的にトロンビンが形成され，このトロンビンがフィブリノゲンに作用してフィブリン血栓を形成されるが，トロンビンとその阻止因子であるアンチトロンビンが結合した複合体がTATである。TATを測定することは体内の凝固活性化の程度を測る指標となる。DICでは，TATが上昇する。一方，形成された血栓を溶解する働きが線溶だが，その中心は血管内皮から産生されるt-PA[*2]である。t-PAがプラスミノゲンをプラスミンに変換し，プラスミンが血栓を分解する。このプラスミンとその阻止因子であるα_2PIが結合した複合体がPICである。PICは線溶活性化指標となる。線溶活性化状態の程度はDICの病型や治療を分けるためこの評価は重要である。

★1— PI　プラスミンインヒビター (plasmin inhibitor)
★2— t-PA　組織プラスミノゲン活性化因子（tissue plasminogen activator）

Ⓐ DICの治療としてヘパリンは有効か？

DICは凝固亢進状態であり，ヘパリン投与等による抗凝固療法は古くから考慮されている。しかし，DIC状態の患者にヘパリンを投与して死亡率が低下した，もしくは臓器障害を予防できたというエビデンスは乏しい。出血傾向を増悪させる可能性もあり，使用は通常勧められない。適応となりうるのは，慢性軽度のDICで主として血栓症状が問題となる場合であり，大動脈瘤の切除前，巨大血管腫や移動性血栓性血管炎の例などである。日本血栓止血学会が提供しているDIC治療のガイドラインにおいても，ほとんどすべての抗凝固療法薬剤のエビデンスレベルがB2（十分な根拠はないが，有害作用が少なく日常臨床で行われている），もしくはC〔その推奨の効果を支持する（あるいは否定する）根拠が不十分である，またはその効果が有害作用・不都合（毒性や薬剤の相互作用，コスト）を上回らない可能性がある〕，である。使用する場合は，アンチトロンビンレベルを正常化する必要がある。

Feinstein DI. Diagnosis and management of disseminated intravascular coagulation : the role of heparin therapy. Blood 1982 ; 60 : 284-7.　PMID : 7046845
日本血栓止血学会. 科学的根拠に基づいた感染症に伴うDIC治療のエキスパートコンセンサス. 2009. (http://www.jsth.org/committee/pdf/DIC.pdf)　閲覧日：2014/8/12

Ⓑ 遺伝子組み換えトロンボモジュリン製剤とは何か？

遺伝子組み換えトロンボモジュリン製剤（リコモジュリン®）は2008年に日本で承認された新しいDICの治療薬である。トロンボモジュリンは，トロンビンと結合して抗トロンビン作用を発揮するのみでなく，トロンビン-トロンボモジュリン複合体が凝固阻止因子であるプロテインCを飛躍的に活性化させることでも抗凝固活性を発揮する。本薬は抗炎症効果を併せもち，特に，炎症性疾患に合併したDICに対して効果が期待されている。日本で行われた第Ⅲ相二重盲検無作為臨床試験において，トロンボモジュリン投与群はDICからの離脱率がヘパリン投与群に比べて有意に高かったことが報告された。基礎疾患が造血器悪性腫瘍と重症感染症であった患者のみが対象であったこと，対照群がヘパリン投与群であったこと，死亡率には有意な低下がなかったことなどの重要な問題があるが，今後DIC治療に重要な役割を果たす可能性があ

る。

Saito H, Maruyama I, Shimazaki S, et al. Efficacy and safety of recombinant human soluble thrombomodulin (ART-123) in disseminated intravascular coagulation : results of a phase Ⅲ, randomized, double-blind clinical trial. J Thromb Haemost 2007 ; 5 : 31-41.　PMID : 17059423

Ⓑ APTTが延長しているのに出血傾向をきたさない疾患は何か？

第Ⅻ因子欠乏の患者はAPTTの延長がみられるが出血傾向は示さない。線溶活性の低下がみられることや，妊娠初期の流産を繰り返す症例があり，軽度ながら血栓症のリスクが高いと考えられている。習慣性流産の患者に対しては，抗リン脂質抗体症候群と同様に鑑別診断として挙げられる。また，前述の抗リン脂質抗体症候群においても，APTTの延長を認めるが，症状は主に血栓である。

Yamada H, Kato EH, Kobashi G, et al. Recurrent pregnancy loss : etiology of thrombophilia. Semin Thromb Hemost 2001 ; 27 : 121-9.　PMID : 11372765

Ⓑ von Willebrand病の分類と対応を説明せよ。

von Willebrand病は遺伝子変異によるVWFの生成異常，質的異常症で，血管内皮，血小板の架橋ができなくなることから出血傾向を示す疾患である。最も多い遺伝性の出血性疾患であるが，遺伝子異常をもつ症例のなかでおよそ1％しか臨床症状をきたさない。VWFの量的欠乏が1型，質的異常が2型，完全欠損が3型である。1型が全体の70％程度を占め最も頻度が高い。病型により出血症状の程度が異なり，1型は一般に軽症だが，2型，3型はより重症の出血をきたしやすい。関節内出血のような凝固因子欠乏に似た症状も3型でみられることがある。検査上は正常な血小板数を示すが出血時間の延長があり，APTTは軽度延長を示すこともある。確定診断は血清VWF抗原の測定，VWF機能の測定（リストセチン補助因子活性）および第Ⅷ因子活性に基づいて行う。出血傾向がみられた際の治療は，血管内皮に貯蔵されているVWFの放出を促すデスモプレシンがまず試みられるが，完全に欠損している3型のような病態には効果がない。そのような病態を示す病型や重症の出血傾向にはVWFの補充療法（第Ⅷ因子／VWF濃縮製剤）を行う。補充療法はvon Willebrand病患者の外傷時や外科的手技を行う際の予防対策としても行われる。妊娠中はほとんどの場合，治療は不要だが，出産時および産後3〜5日まではリストセチン補助因子活性および第Ⅷ因子活性を50％以上に保つため，補充が必要となることがある。

Sadler JE, Mannucci PM, Berntorp E, et al. Impact, diagnosis and treatment of von Willebrand disease. Thromb Haemost 2000 ; 84 : 160-74.　PMID : 10959685

Ⓑ 血友病AおよびBの出血時の対応，および術前，術後の対応を説明せよ。

血友病は遺伝性の凝固因子欠乏症である（血友病A：第Ⅷ因子，血友病B：第Ⅸ因子）。検査上，正常血小板数，正常PT時間，APTT時間の延長がみられる。出血時は第Ⅷ因子製剤，第Ⅸ因子製剤の補充療法を行う。また，あくまで補助的療法ではあるが，安静，冷却，圧迫，挙上などの止血作業は重要である。外傷時に明らかな所見がなくても遅発性の出血がみられることがあるので，特に，頭部外傷などでは，外傷後即座の補充療法が必要となる。出血の重症度にもよるが，命にかかわるような重症の場合は，欠乏凝固因子活性が少なくとも50％を超えるよう投与する。関節内出血では，当初，欠乏凝固因子活性が40〜50％となるように補充を行う。また，再発の防止

のため，数週間の間は週に3〜4回の凝固因子補充療法を続ける．前出の von Willebrand 病の治療のようにデスモプレシンを投与することで第Ⅷ因子の上昇がみられるため，軽症の血友病A患者ではデスモプレシンの投与が行われることがある．凝固因子濃縮製剤は血中半減期が半日〜1日程度と短く，術前，術後などの出血のリスクが高い状態の場合は頻回投与を行う．

貧血

A 貧血に対する検査項目は何か？

まず問診項目として最近の発熱や出血症状の有無，消化器症状として下血や黒色便の有無，手術歴や服薬歴，女性では婦人科的出血や子宮筋腫の有無などが重要である．検査値としてすみやかに確認できる項目は，CBC★1 測定時に既に得られているMCV★2である．その結果により，小球性貧血（＜80），正球性貧血（80〜100），大球性貧血（＞100）に分類できる．

小球性の場合，一般にヘモグロビン合成障害を反映している．鉄欠乏性貧血が高頻度であり，フェリチン低下，TIBC★3 の上昇を確認する．

大球性の場合はビタミン B_{12} 欠乏の可能性が高いが，まれに栄養不良状態では葉酸欠乏が原因となりうる．溶血性貧血の回復時など，著明な網状赤血球増加を伴うときはMCVが上昇する．また，骨髄悪性疾患で大球性貧血をきたすことがある．

正球性貧血の鑑別診断は多い．まずは網状赤血球数を測定し，貧血に対して十分な網状赤血球増加があれば，骨髄の造血能が正常であると判断できる．有用な指標としてRPI★4（網状赤血球％×Hct★5／正常Hct（男性 45，女性 40）×1／MF★6（Hct 正常ではMF＝1，Hctの低下1に対しMF 0.05 上昇がある）．RPIが2以上であれば骨髄の反応が認められると考え，溶血性貧血や急性失血を考える．RPIが2以下であれば造血障害があることが考えられ，腎性貧血，赤芽球癆，再生不良性貧血や悪性腫瘍などを鑑別する．

★1 — CBC　全血球計算（complete blood count）
★2 — MCV　平均赤血球容積（mean corpuscular volume）
★3 — TIBC　総鉄結合能（total iron binding capacity）
★4 — RPI　reticulocyte production index
★5 — Hct　ヘマトクリット（hematocrit）
★6 — MF　成熟因子（maturation factor）

A MCV＝70の貧血の鑑別診断について述べよ．

貧血があり，MCVが80未満の場合は小球性貧血を考える．小球性貧血になるのは鉄の利用障害（鉄欠乏性貧血，慢性炎症に伴う貧血），ヘムの合成障害（鉄芽球性貧血，鉛中毒），グロビンの合成障害（サラセミア）などの場合である．小球性貧血は通常，ヘモグロビンの容量も少なく，低色素性になる．鑑別診断のために，血清鉄，TIBC，フェリチンなどを測定する．また，サラセミアでみられる標的赤血球，鉛中毒でみられる好塩基性斑点など末梢血の血液像も非常に鑑別診断において重要である．

B 遺伝子組み換え EPO[*1]製剤投与の適応について述べよ。

よい適応は腎性貧血，手術前の貯血，低出生体重児の貧血である。投与量が少なく済むため，経静脈投与よりも皮下注射が好ましい。輸血の必要性を避けるに足る最低限のレベルで使用し，ヘモグロビン濃度が 12 g/dL を超えないように使用する。腎性貧血の患者に EPO 製剤を過剰投与し，Hb[*2]値を必要以上に上昇させすぎることは血栓症や脳梗塞のリスクを高めるという研究がある。したがって，腎性貧血などで投与を受けていた患者が急性疾患で入院した際には投与を中止し，入院の原因となった病態の回復後に投与を再開するのが望ましい。また，急性疾患に伴う貧血（出血，感染，薬剤性など）に対しては EPO 製剤投与は推奨されない。日本透析医学会は Hb 値 10 g/dL 未満で投与を開始し，Hb 値の目標を 10 〜 11 g/dL とすることを推奨している。EPO 製剤投与による比較的起こりやすい副作用は，高血圧，頭痛，浮腫，インフルエンザ様の発熱，関節痛である。まれではあるが，重要な副作用に EPO 抗体産生による赤芽球癆があり，治療反応性が悪化した場合に疑う。

Singh AK, Szczech L, Tang KL, et al. Correction of anemia with epoetin alfa in chronic kidney disease. N Engl J Med 2006 ; 355 : 2085-98.　PMID : 17108343
日本透析医学会. 2008 年版日本透析医学会「慢性腎臓病患者における腎性貧血治療のガイドライン」. 日透析医学会誌 2008 ; 41 : 661-716.

★1 ── EPO　エリスロポエチン（erythropoietin）
★2 ── Hb　ヘモグロビン（hemoglobin）

AIHA[*1]の対応について述べよ。

AIHA は，赤血球膜上の抗原と反応する自己抗体が産生され，抗原抗体反応の結果，赤血球が障害を受け，溶血をすることで貧血をきたす疾患である。自己抗体の赤血球結合の最適温度により，温式（通常 IgG[*2]抗体）と冷式（通常 IgM 抗体）の AIHA に分類される。全身性エリテマトーデス，慢性リンパ性白血病などに合併する場合や薬剤性のものがあるため，注意が必要である。溶血所見（LDH[*3]上昇，間接ビリルビン上昇，網状赤血球上昇，血清ハプトグロビン低下）がみられる場合に直接クームス試験を行い，診断する。特に，治療を必要としない軽症の患者から命にかかわる重篤なものまでさまざまな程度で症状が現れる。治療の第 1 選択はステロイドで，1 mg/kg のプレドニゾロンで 60 〜 70% の症例で貧血の改善がみられる。ステロイドで改善がみられない場合，もしくはヘモグロビンの維持に大量のステロイドを必要とする場合，第 2 選択として脾臓摘出，リツキシマブなどが考慮される。貧血の程度が命にかかわる状態の場合，溶血して著しく寿命が短くなるが，輸血を血行動態維持のために適切に行う。寒冷凝集素症などの冷式 AIHA は，室温，着衣，寝具などに十分な注意を払って冷却を避けることが最も重要な対応となる。

Lechner K, Jäger U. How I treat autoimmune hemolytic anemias in adults. Blood 2010 ; 116 : 1831-8.　PMID : 20548093

★1 ── AIHA　自己免疫性溶血性貧血（autoimmune hemolytic anemia）
★2 ── IgG　免疫グロブリン G（immunoglobulin G）
★3 ── LDH　乳酸脱水素酵素（lactate dehydrogenase）

B　G6PD★欠損の患者に投与する場合、注意すべき薬剤は何か？

G6PD欠損症はX連鎖遺伝的疾患である。世界で最も多い酵素欠損症であり、患者はG6PDが遺伝的に欠損している。酵素欠損があると赤血球の細胞膜にて活性酸素を処理できず細胞膜が損傷され、赤血球の寿命が短縮し溶血を起こす。鎌状赤血球症などと同様にマラリア原虫に対する抵抗性が高く、アフリカ系黒色人種では20％を超える地域もある。酸化ストレスに対して赤血球が非常に弱いため、感染症などの罹患後に溶血を起こし、貧血が進行することがある。マラリア治療薬であるプリマキン、サルファ薬〔例：スルファメトキサゾール・トリメトプリム（ST合剤）〕、高尿酸血症治療薬であるプロベネシド、尿酸分解酵素薬のラスブリカーゼなどは溶血発作を引き起こすため禁忌である。また、ソラマメも溶血発作を引き起こすことが知られており、食事にも注意が必要である。

★── G6PD　グルコース-6-リン酸脱水素酵素（glucose-6-phosphate dehydrogenase）

A　多血症の患者で原因鑑別のため確認すべき項目は何か？

多血症は末梢血検査において、赤血球数、ヘモグロビン濃度、あるいはヘマトクリット値が上昇した状態と定義される。一般に日本においては、男性では、赤血球数≧600万/μL、Hb≧18.0 g/dL、Hct≧55％のいずれかを示す場合、女性では、赤血球数≧550万/μL、Hb≧16.0 g/dL、Hct≧50％のいずれかを示す場合と考えられている。一方、WHO★1 Classification of Tumours of Haematopoietic and Lymphoid Tissuesの第4版におけるPV★2の診断基準においては、男性でHb＞18.5 g/dL、女性でHb＞16.5 g/dLと定められている。多血症は循環赤血球量の増加はないものの、脱水などにより循環血液量が減少したため、見かけ上の赤血球増加を示す相対的赤血球増加症と循環赤血球量が実際に増加している絶対的赤血球増加症に大別される。相対的赤血球増加症には脱水に伴うものと、喫煙などによりストレス多血症があり、多血症がみられた患者に喫煙歴などを聴取するのは必須である。絶対的赤血球増加症は造血幹細胞の異常により赤血球造血が亢進する一次性とエリスロポエチン産生増加に起因する二次性とに大別される。血中エリスロポエチン値の測定は重要で、PVのような骨髄増殖性疾患であればエリスロポエチン値は低下しているが、腎がんなどに伴う二次性多血症ではエリスロポエチン値が上昇している。

★1── WHO　世界保健機関（World Health Organization）
★2── PV　真性赤血球増加症（polycythemia vera）

輸血

A　血液製剤の有効期限について述べよ。

赤血球の寿命は120日、白血球の寿命は顆粒球で1日以内、T細胞で数週間、B細胞で数か月、血小板で10日弱である。これらの日数および保存法から血液製剤の有効期限が定められており、濃厚赤血球製剤で採取後21日間、血小板製剤で採取後4日間、新鮮凍結血漿は細胞成分を含まないため採取後1年間である。保存の温度がそれぞれ異なり、濃厚赤血球製剤は2〜6℃、血小板製剤は20〜24℃で振とう保存、

新鮮凍結血漿は－20℃以下である。輸血製剤は輸血片対宿主病の予防のために，製造段階で 15 Gy 以上の放射線を照射した製剤を製造している。

A 各輸血製剤の容量について述べよ。

赤血球濃厚液－LR★は日本では 1 単位が 200 mL の献血由来であり，献血者のヘマトクリットにもよるが，1 単位製剤が約 100 〜 120 mL である。新鮮凍結血漿－LR の 1 単位は約 120 mL，濃厚血小板－LR の 10 単位は約 200 mL である。

★— LR　白血球除去（leukocytes reduced）

A 輸血製剤の適応について述べよ。

輸血製剤の適正使用に関しては，厚生労働省から「血液製剤の使用指針」が出されている。赤血球濃厚液の適応は貧血であり，貧血を考慮する Hb 値の目安は 6 〜 7 g/dL とされているが，貧血の原因や血行動態などにより適宜判断する。たとえば，鉄欠乏性貧血やビタミン B_{12} 欠乏などでは，症状が軽度で安定していれば，これ以下の数値でも輸血せず，鉄やビタミン B_{12} の補充により経過をみるのが適切である。一方，化学療法中の貧血では，血小板数もしばしば少ないこと（適切な止血には血小板のみならず十分な赤血球も必要である），そして，Hb のすみやかな回復が期待できないことから，Hb 値 8 g/dL 程度で輸血を考慮する。ICU では，過度の Hb 上昇により死亡率が高まるという報告があり，Hb 値を正常化する必要はない。体重 50 kg の成人に赤血球濃厚液 2 単位を輸血した場合，1.6 〜 1.7 g/dL の上昇が期待できる。血小板濃厚液は出血の治療または予防に用いられるが，血小板輸血を考慮するのは血小板数が 1 〜 2 万/μL のときである。血小板を輸血すると 1/3 は脾臓に補足される。体重 50 kg の成人に 10 単位を輸血した場合，輸血直後の期待血小板増加数は約 4 万/μL となる。新鮮凍結血漿は凝固因子の補充を目的に用いられる。PT-INR が 2.0 以上，あるいは活性値≦30%，APTT★が基準上限の 2 倍，あるいは活性値≦25% が投与基準となる。また，フィブリノゲンは 100 mg/dL 以下で適応の目安となる。新鮮凍結血漿は循環血液量補充のためには適応とならず，また，低栄養に対する蛋白補給などにも適応とならないので注意が必要である。

厚生労働省, 血液製剤の使用指針 改訂版（2009年）．（http://www.jrc.or.jp/vcms_lf/iyakuhin_benefit_guideline_sisin090805.pdf）閲覧日：2014/8/12
Hébert PC, Wells G, Blajchman MA, et al. A multicenter, randomized, controlled clinical trial of transfusion requirements in critical care. Transfusion Requirements in Critical Care Investigators, Canadian Critical Care Trials Group. N Engl J Med 1999 ; 340 : 409-17.　PMID : 9971864

★— APTT　活性化部分トロンボプラスチン時間（activated partial thromboplastin time）

B 顆粒球輸血とは何か？

重症細菌感染症，深部真菌感染症は高度好中球減少時の主な死因である。好中球減少期の重症感染症に対して 1970 年代初頭から顆粒球輸血が試みられているが，顆粒球の半減期が 6 〜 7 時間と短く，実際には有効性は乏しい。近年では，健常人に G-CSF★を投与して動員した顆粒球を輸注する試みも報告されている。適応となる条件は好中球数＜500/μL，細菌，真菌感染症を発症していること，適切な抗菌薬投与後，臨床的な改善が 48 時間以上みられないこと，造血能回復の見込みがあることなどで

ある．臨床効果を上げる輸注顆粒球細胞数は $1～2×10^{10}$ 個以上が必要と考えられており，一般的に，投与開始後は好中球数が回復するまで継続する．ただし，現在のところ，有効性は症例報告や後向き検討にとどまり，ドナーにも負担がかかるため，非常に慎重な適応と今後の知見の蓄積が必要である．

Strauss RG. Role of granulocyte/neutrophil transfusions for haematology/oncology patients in the modern era. Br J Haematol 2012 ; 158 : 299-306.　PMID：22712550

★— G-CSF　顆粒球コロニー刺激因子(granulocyte-colony stimulating factor)

C　ABOが発現している細胞は赤血球以外に何があるか？

ABO抗原は赤血球に最も多量に発現しているほか，より少量ながら，リンパ球や血小板，そして消化管粘膜，気管支上皮細胞，尿細管上皮細胞にも発現している．実はその役割は不明である．また，生後6か月ほどで出現する自然抗体ができる仕組みとして，一般的には「出生後，自然界に存在するABO類似抗原にさらされるため」が定説とされているものの，詳細は不明である．ABO抗原が外界と自己を分ける境界および血液細胞に発現していることから，ウイルスや細菌に対する自己防衛に寄与しているという説もあるが，実際には，ABO型やその亜型により免疫力が異なるということはなく，その説を指示するものではない．一方，きわめて弱い関連ながら，特定の疾患と関連が指摘されている(胃がんとA型，十二指腸潰瘍とO型)ものの，これも機序不明である．

Le Pendu J, Marionneau S, Cailleau-Thomas A, et al. ABH and Lewis histo-blood group antigens in cancer. APMIS 2001 ; 109 : 9-31.　PMID：11297197
Curtis BR, Edwards JT, Hessner MJ, et al. Blood group A and B antigens are strongly expressed on platelets of some individuals. Blood 2000 ; 96 : 1574-81.　PMID：10942408

A　許容される血液型不適合輸血は何か？

前述のとおり，生後約6か月で血液中には自らのもたないABOに対する自然抗体が出現する．このため，輸血は絶対原則として血液型適合輸血を行うべきであるが，緊急時に適応する輸血製剤が手に入らない場合などに不適合輸血が考慮される．赤血球製剤はO型RhD陰性の血液が使用許容である．血小板輸血では，製剤内に抗A，抗B抗原が存在しないため，AB型の製剤が不適合輸血として考慮される．

B　AHTR★とは何か？

輸血後24時間以内に発熱やヘモグロビン尿など，溶血に伴う症状や所見を認め，Hb値の低下，LDH上昇などを認める．免疫学的機序により発生し，多くがABO不適合輸血によるものである．ABO不適合輸血では，輸血された不適合赤血球が赤血球抗体と補体により血管内で急速に破壊される．活性化した補体はサイトカインなどの産生を引き起こし，急性腎不全，DICなどを併発する致死的な状況であり，即時の輸血中止，生理食塩液の大量輸液が必要である．血型確認が何よりも重要である．ABO不適合輸血量が50 mL以下であれば回復が期待できることが報告されており，緊急時以外の輸血療法は，赤血球製剤の添付文書にあるように最初の10～15分間は1 mL/分程度で開始すべきである．

Janatpour KA, Kalmin ND, Jensen HM, et al. Clinical outcomes of ABO-incompatible RBC transfusions. Am J Clin Pathol 2008 ; 129 : 276-81.　PMID：18208808

★― AHTR　急性溶血性輸血副作用(acute hemolytic transfusion reaction)

A　TRALI[★1]とは何か？

輸血に関連する低酸素血症，両肺野の浸潤影を伴う急性呼吸困難である．ただし，循環負荷およびその他の原因は否定される．原因は，白血球抗体(HLA[★2]抗体，顆粒球抗体)と白血球の抗原抗体反応により補体が活性化され，好中球が肺の毛細血管を傷害すると推測されているが，詳細は不明である．輸血製剤に白血球抗体が検出されることがあり，TRALI出現時は投与した輸血製剤のチェックを行う．急激な発症であること，胸部X線写真で両側肺浸潤影を認めること，循環負荷はないことや輸血後6時間以内の発症であることなどが診断基準となる．

Kleinman S, Caulfield T, Chan P, et al. Toward an understanding of transfusion-related acute lung injury : statement of a consensus panel. Transfusion 2004 ; 44 : 1774-89.　PMID：15584994

★1― TRALI　輸血関連急性肺傷害(transfusion-related acute lung injury)
★2― HLA　ヒト白血球抗原(human leukocyte antigen)

B　FNHTR[★1]とは何か？

輸血反応として最もよくみられるものである．輸血後1～6時間程度の時間に発熱，振戦が出現し，頭痛，悪心，軽度の呼吸困難感などを伴うこともある．一般的には重篤な合併症をもたらすことなく自然軽快するが，発熱は急性溶血反応，輸血による敗血症の初期症状の場合もあり，注意が必要である．輸血製剤中に産生，蓄積されたIL[★2]-1，IL-6などの発熱性サイトカイン放出が一因と考えられている．このような症状がみられた場合，即時に輸血を中止し，バイタルの観察，溶血の確認などが必要である．FNHTRを起こした患者の40%は次回以降の輸血でも同様の反応を起こしやすいと報告されている．輸血前にアセトアミノフェンや抗ヒスタミン薬を投与して予防できることが期待されたが，臨床試験ではそれらは無効と評価された．白血球除去により発生率を下げることが知られているが，日本で現在使用できる輸血製剤は既に白血球除去製剤である．

Kennedy LD, Case LD, Hurd DD, et al. A prospective, randomized, double-blind controlled trial of acetaminophen and diphenhydramine pretransfusion medication versus placebo for the prevention of transfusion reactions. Transfusion 2008 ; 48 : 2285-91.　PMID：18673350

★1― FNHTR　発熱性非溶血性輸血性輸血副作用(febrile non-hemolytic transfusion reaction)
★2― IL　インターロイキン(interleukin)

A　自己血輸血の適応は何か？

手術前の全身状態が良好で，緊急を必要としない待機的手術で予想出血量が相当である場合によい適応となる．輸血感染症や免疫応答などの副作用を回避できるメリットがある．術前にあらかじめ貯血してバックに貯めておく術前貯血法，術直前に血液を採取し，喪失分を補液で補い，術後に輸血する術前希釈法，術中に吸引した出血を遠心分離にかけ赤血球を戻す術中回収法などの方法があり，手術までの期間等を考慮して方法を決める．古典的なドーピング法としても知られ，ツール・ド・フランスで7

回優勝したランス・アームストロング〔Lance Armstrong（1971年～）〕は自己血輸血をドーピングの一つとして行ったと判断され，全米反ドーピング機関からタイトルの一部の剥奪，自転車競技からの追放処分が科された。

腫瘍緊急（オンコロジーエマージェンシー）

A　FN[★1]時の初期検査は何か？

IDSA[★2]では，発熱を1回の口腔内温 38.3℃以上または口腔内温 38℃が1時間以上持続する状態と定義している。日本では，口腔内温を測定することがまれなため，腋窩温での記述が加えられた。日本臨床腫瘍学会からFNの診療ガイドラインが提供されており，そのなかではFNを好中球数 500/μL未満，または1,000/μL未満で，48時間以内に500/μL未満に減少すると予測される状態で，かつ腋窩温 37.5℃以上（口腔内温 38℃以上）の発熱を生じた場合と定義している。好中球減少時の発熱はのちに述べるように即座の治療が必要であるが，抗菌薬投与の前に，可能な限り感染源，感染巣を同定するための検査が必要である。ガイドラインで推奨されている検査は，白血球分画を含むCBC，腎機能，電解質，肝機能を含む血清生化学検査，2セット以上の静脈血培養検査と呼吸器症状がある場合の胸部X線写真である。中心静脈カテーテルが留置されている場合，血液培養はカテーテルから1セット，末梢血から1セット採取する。また感染が疑われる身体部位がある場合，適切な培養検査を行う。

Freifeld AG, Bow EJ, Sepkowitz KA, et al. Clinical practice guideline for the use of antimicrobial agents in neutropenic patients with cancer : 2010 update by the infectious diseases society of america. Clin Infect Dis 2011 ; 52 : e56-93.　PMID：21258094
日本臨床腫瘍学会. 発熱性好中球減少症（FN）診療ガイドライン. 東京：南江堂, 2012.

★1 ― FN　発熱性好中球減少症（febrile neutropenia）
★2 ― IDSA　米国感染症学会（Infectious Diseases Society of America）

B　発熱性好中球減少症の治療は何か？

好中球減少時に起きる感染症は重篤化するリスクが高いが，原因菌や感染臓器が同定されるのは全体の20～30%にすぎないため，疑われた患者にはすみやかなエンピリックな（経験的）治療が必要である。年齢，臨床症状，基礎疾患，バイタル等を用いてリスクを層別化するMASCC[★] scoring systemが提唱されており，そのリスク分類に基づいて治療が行われる。緑膿菌（Pseudomonas aeruginosa）などのグラム陰性桿菌による感染症は死亡率が高く，エンピリックな治療は必ず，グラム陰性桿菌を抗菌スペクトラムに含む抗菌薬を使用する。MASCCで低リスクと評価され，キノロンの予防投薬がない，全身状態がよい限られた患者には，外来での経口抗菌薬治療も可能ではあるが，原則入院での抗菌薬経静脈投与が望ましい。感染巣が明らかでなくエンピリックな治療を開始する場合，きわめて良好なグラム陰性菌カバーと，適度なグラム陽性菌カバーを提供する抗菌薬（セフェピム，タゾバクタム）の単剤使用が好まれる。状況により他剤の使用も考慮される。留置カテーテルの存在や，口腔粘膜炎などの患者では，バンコマイシンの併用を考慮する。セフェピムはメタ解析の結果，他剤に劣ると一時報告されたが，その後の報告で，それは否定されている。抗菌薬の選択の詳細は成書を参照されたい。

Klastersky J, Paesmans M, Rubenstein EB, et al. The Multinational Association for Supportive Care in Cancer risk index : A multinational scoring system for identifying low-risk febrile neutropenic cancer patients. J Clin Oncol 2000 ; 18 : 3038-51. PMID : 10944139

Yahav D, Paul M, Fraser A, et al. Efficacy and safety of cefepime : a systematic review and meta-analysis. Lancet Infect Dis 2007 ; 7 : 338-48. PMID : 17448937

Kim PW, Wu YT, Cooper C, et al. Meta-analysis of a possible signal of increased mortality associated with cefepime use. Clin Infect Dis 2010 ; 51 : 381-9. PMID : 20624065

★ ― MASCC　国際がんサポーティブケア学会(Multinational Association for Supportive Care in Cancer)

Ⓑ TLS[*1]の予防法は何か？

TLSは治療による腫瘍の崩壊で引き起こされる一症候である。高尿酸血症，高カリウム血症，高リン酸血症，低カルシウム血症を引き起こし，臨床的には，腎機能障害，不整脈の発症，けいれん発作，全身倦怠感，消化器症状などを合併しうる。TLS発症のリスクが高い腫瘍は一般的に増殖速度が速く，薬物療法への感受性が高い，急性白血病，悪性リンパ腫などの造血器腫瘍である。TLSは発症すると臓器不全，突然死をもたらしうるため，予防が重要である。悪性疾患の種類や白血球数，LDHの値などで細かく規定されたLR[*2]，IR[*3]，HR[*4]のリスク分類があり，それに基づいて予防を行う。LRと評価された場合は予防を特に行わないが，IR以上と判断された場合には補液とアロプリノール投与を行う。補液は時間尿80〜100 mL/m^{2}を指標として1日2〜3 L/m^{2}の投与を行う。アロプリノールは尿酸産生を抑制し，腎障害を予防するのに効果的だが，治療前に産生された尿酸を排泄させる効果はないため，通常，1日300 mgを化学療法の12〜24時間前から投与する。HRと評価された場合や治療前の尿酸値が既に著しく高い場合は，補液に加えラスブリカーゼの投与を行う。治療の4〜24時間前より0.1〜0.2 mg/kg/日で経静脈的に投与する。重症TLSを発症した場合，血液透析，頻回の血液検査および心電図モニターなどのため，ICU管理が必要となる。

Coiffier B, Altman A, Pui CH, et al. Guidelines for the management of pediatric and adult tumor lysis syndrome : an evidence-based review. J Clin Oncol 2008 ; 26 : 2767-78. PMID : 18509186

★1 ― TLS　腫瘍崩壊症候群(tumor lysis syndrome)
★2 ― LR　low risk
★3 ― IR　intermediate risk
★4 ― HR　high risk

Ⓐ 高カルシウム血症の原因，症状そして対応は何か？

高カルシウム血症の最も多い原因は原発性副甲状腺機能亢進症であるが，担がん患者に起きた際には，腫瘍随伴症状を疑う必要がある。悪性腫瘍に伴う高カルシウム血症は腫瘍随伴症状のなかでは20〜30％と頻度が高く，肺がん，乳がん，多発性骨髄腫，成人T細胞白血病などが原疾患として多くみられる。腫瘍が引き起こす高カルシウム血症の機序は主に，骨転移に伴う破骨細胞活性化因子などのサイトカイン産生，腫瘍からのPTHrP[*1]の産生，腫瘍からの1,25-ジヒドロキシビタミン(dihydroxyvitamin) Dの産生などになる。そのなかでも，PTHrPはPTH[*2]と親和性が非常に高く，腎尿細管細胞や骨芽細胞に存在するPTH／PTHrP受容体と結合して，骨吸収および腎尿細管でのカルシウム(Ca)再吸収を亢進するため重篤化しやすい。高カルシウム血症は重

症になると，尿濃縮力障害による多尿，脱水，口渇，多飲，尿路結石，腎機能障害などをきたすほか，傾眠，意識障害などの中枢神経症状，QT短縮，便秘，腹痛などをきたす。血清アルブミン値が低値（<4 g/dL）であれば，補正Ca濃度にて高カルシウム血症の程度を評価する必要がある。中等度の高カルシウム血症（Ca<12 mg/dL）で無症状の場合，即時の治療が必要でないことが多い。Ca値が非常に高い場合（Ca>14 mg/dL），もしくは症状がみられる場合は治療が必要となる。高カルシウム血症では，尿中へのナトリウム（Na）排泄亢進から脱水を認め，その結果，腎尿細管でのCa再吸収が促進し，さらに高カルシウム血症が増悪している。したがって，治療で最も重要なのが大量の生理食塩液による補液である。まずは200〜300 mL/時で投与し，その後は尿量が100〜150 mL/時を維持できるように調整する。さらに，カルシトニン，ビスホスホネート製剤を投与することで尿中へのCaの排泄を促進し，破骨細胞の働きを抑制することで骨吸収を抑制する。ループ利尿薬もCaの排泄を促進するため投与されることがあるが，同時に低カリウム血症，低マグネシウム血症や脱水も引き起こすため注意して投与することが必要である。

Stewart AF. Clinical practice. Hypercalcemia associated with cancer. N Engl J Med 2005 ; 352 : 373-9. PMID：15673803

★1— PTHrP　PTH関連蛋白質（PTH related protein）
★2— PTH　副甲状腺ホルモン（parathyroid hormon）

C 白血病やリンパ腫は若い人に多いか？

小児急性リンパ性白血病，Hodgkinリンパ腫の結節硬化型，縦隔原発大細胞型B細胞リンパ腫などは「若年（40〜50歳以下）」に多い。しかしそれを除けば，白血病やリンパ腫では，他のがんと同様に経年的に罹患率は上昇する。若年者では固形腫瘍の罹患率が低いため，「血液腫瘍は若年者の疾患」との誤解が生まれやすいが，むしろ多くは高齢者の疾患である。

A SVCS★とは何か？

SVCSとは，腫瘍により上大静脈が閉塞または高度狭窄して起こる症候のことである。肺がんが原因疾患として最も多く，リンパ節腫脹，肺腫瘍，縦隔腫瘍なども原因となる。症状としては，咳，呼吸困難，失神，頭痛などがあり，身体所見で顔面頸部の腫脹，上肢の浮腫などを認める。SVCSを疑った場合，胸部造影CTを行い，原因疾患の診断，閉塞部位の評価を行う。治療法は原疾患により異なるが，肺小細胞がん，悪性リンパ腫などの治療反応性の高い疾患による閉塞の場合は化学療法，放射線療法が選択され，悪性胸膜中皮腫や非小細胞肺がんなどの治療反応性が低い場合や緊急性の高い場合はステント留置術も考慮される。腫瘍緊急に含まれることもあるが，多くの場合，狭窄が徐々に進んで側副血行路が発達するため，症状が顕著であっても緊急を要することは実際は少ない。

★— SVCS　上大静脈症候群（superior vena cava syndrome）

B 悪性腫瘍による脊髄圧迫への対応について述べよ。

転移性脊椎腫瘍による脊髄圧迫は，多発性骨髄腫，乳がん，前立腺がん，肺がんなど

で頻度が高い。疼痛とともに膀胱直腸機能障害，知覚障害や運動麻痺といった神経症状が出現し，すみやかに対応しなければ不可逆となりうる。このため，臨床的に脊髄圧迫を疑った時点ですみやかにステロイド（デキサメタゾン）の投与を開始すべきである。確定診断には脊椎 MRI が最も適切であり，病変の解剖学的位置を同定するために必要である。一般的には，高用量のデキサメタゾン（100 mg）が用いられ，他の治療が奏効するまで慎重に継続する。腫瘍に対する治療は腫瘍の治療反応性による。化学療法反応性の良好な悪性リンパ腫，肺小細胞がんなどは化学療法が考慮される。他の悪性腫瘍では放射線療法が適応となることが多いが，すみやかな除圧を目的として外科的治療も考慮される。特に，孤発性腫瘍により神経症状が出現していると考えられる場合に，外科的治療と放射線併用療法を行ったほうが放射線単独療法よりも歩行能や 6 か月後の予後に関して有意な改善があったと報告されている。ただし，骨髄腫等，多発骨病変を認める治療を必要とする部位以外の骨も脆弱となっている可能性も高く，外科的治療の適応は慎重に評価する必要がある。

Lee CH, Kwon JW, Lee J, et al. Direct decompressive surgery followed by radiotherapy versus radiotherapy alone for metastatic epidural spinal cord compression : a meta-analysis. Spine (Phila Pa 1976) 2014 ; 39 : E587-92. PMID : 24503688
Loblaw DA, Perry J, Chambers A, et al. Systematic review of the diagnosis and management of malignant extradural spinal cord compression : the Cancer Care Ontario Practice Guidelines Initiative's Neuro-Oncology Disease Site Group. J Clin Oncol 2005 ; 23 : 2028-37. PMID : 15774794

A 消化管のオンコロジーエマージェンシーとは何か？

胃がん，大腸がんの進行や消化管悪性リンパ腫の治療中などに起こりうる合併症として消化管閉塞，穿孔，出血などがある。消化管閉塞の場合，経鼻胃管，イレウス管の挿入，絶食の指示，電解質の補正，栄養のサポートを行いつつ，外科的処置の適応を考慮する。しかし，内視鏡的ステント挿入が有効な手段として報告されつつある。

消化管穿孔の場合，腹膜炎が限局していれば保存療法が試みられることもあるが，患者の状態により，緊急手術による穿孔部位の病巣切除，消化管再建を考慮する。大腸穿孔は腹腔内汚染が高度となり，ショックや DIC を伴うなど全身状態がきわめて悪く予後不良である。手術死亡率は 12 ～ 40％ と高い。

また，消化管出血は消化管の悪性腫瘍でしばしばみられる。内視鏡下でのクリッピングなどの止血術を考慮するが，それが困難な場合，血管塞栓術や手術を行う。血管塞栓術は消化管の壊死を引き起こす可能性があり，慎重に適応を検討する。

B CLS*1 とは何か？

CLS はまれな病態で，血管内皮細胞の障害によって血管の透過性が亢進し，血漿蛋白と水分が血管内から間質に漏出することで循環血液量減少性ショック，低アルブミン血症，血液濃縮をきたす疾患である。特発性疾患であり原因は不明だが，CLS の患者の 8 割近くに単クローン性ガンマグロブリン血症がみられることや，腎がんなどに投与される IL-2 製剤を投与することで類似の症候が起きることが知られている。重症例では循環血液量減少性ショック，血管外漏出に伴うコンパートメント症候群，横紋筋融解症，急性腎不全などで致命的になることがある。ステロイドの効果は確認されておらず，有効な治療の報告に乏しい。発症した場合，適切な輸液で血行動態の維持に

努める。その後，血管外漏出が止まれば，血行動態が安定して循環血液量が増加するため利尿薬での支持療法を行う。その後の発症予防としてさまざまなものが試みられており，テオフィリン，テルブタリン，モンテルカスト，またより最近のアプローチとして IVIG★2 が有効と考えられている。

CLS に似た病態を引き起こすものとして，G-CSF★3 製剤連続投与時や，モノクローナル抗体投与時のアナフィラキシー様の反応などがあり，これらは薬剤の中止・ステロイドの投与などで対応する。

Druey KM, Greipp PR. Narrative review : the systemic capillary leak syndrome. Ann Intern Med 2010 ; 153 : 90-8.　PMID : 20643990
Deeren DH, Zachee P, Malbrain ML. Granulocyte colony-stimulating factor-induced capillary leak syndrome confirmed by extravascular lung water measurements. Ann Hematol 2005 ; 84 : 89-94. PMID : 15365768

★1— CLS　capillary leak syndrome
★2— IVIG　免疫グロブリン大量療法(intravenous immune globulin)
★3— G-CSF　顆粒球コロニー刺激因子(granulocyte-colony stimulating factor)

C　differentiation syndrome とは何か？

differentiation syndrome(分化症候群)は，かつて retinoic acid syndrome と呼ばれていたもので，急性前骨髄球性白血病(FAB★分類：M3)に対して，ATRA(all-trans retinoic acid : tretinoin)療法もしくはヒ素療法を行ったときに起きる可能性のある重篤な副作用のことである。強制分化した白血病細胞から放出されるサイトカインによって引き起こされると考えられており，発熱，末梢の浮腫，肺の間質性肺炎様像，呼吸障害，低血圧，腎機能障害，肝機能障害，胸水，心嚢水，低血圧などをきたす。ATRA 療法もしくはヒ素療法中の患者の 25％ 程度にみられるとされるが，他の細胞障害性化学療法投与中にも起こりうる。治療開始後 1 週間以内と 3 ～ 4 週間の期間で起こりやすい。治療法はステロイド投与である。ステロイドによる適切な治療が行われない場合 30％ 前後の死亡率があるが，ステロイド投与により死亡率は 5％ 程度に下げることができる。早期に発見し，積極的に治療することが重要である。

★— FAB　French-American-British Classification

A　抗がん剤に伴う肺毒性は何か？

抗がん剤に伴う肺毒性は頻度の高い合併症である。特に注意しなければならない薬剤が，ブレオマイシン，ボルテゾミブ，ブスルファンであり，低頻度ながら，chlorambucil，シクロホスファミド，ゲムシタビンも原因となる。特に，放射線療法を併用した場合に頻度・重篤度は上昇する。間質性肺炎像，または非心原性肺水腫や肺胞出血を呈すなど，さまざまな病像をきたす。咳，呼吸困難，発熱，低酸素血症等が症状として発症しやすく，高リスクの抗がん剤投与中の患者が，明らかな感染徴候なく，咳や呼吸困難などを訴えた際には精査が必要である。特別な診断基準はなく，器質化肺炎やびまん性肺胞出血などさまざまな疾患の除外診断となる。治療法は確立されていないが，薬剤の投与中止，ステロイド投与，β刺激薬による吸入などによる支持療法が行われる。ブレオマイシン投与中・投与後の酸素投与は肺障害増悪につながる可能性が指摘されており，酸素の過投与は避けるべきである。鑑別診断として，

感染症による肺障害〔ニューモシスチス肺炎(旧カリニ肺炎)など〕を念頭におく必要がある。

A 抗がん剤に伴う心毒性は何か？

心疾患の既往，および高年齢が，抗がん剤に伴う心毒性のリスク因子となる。心毒性として現れやすいのが，不整脈，心筋壊死による拡張型心筋症，血管れん縮による狭心症，心筋梗塞などである。特に，アントラサイクリン系抗がん剤(ドキソルビシン，イダルビシン，ダウノルビシンなど)の投与で注意が必要である。アントラサイクリン系薬剤に伴う心毒性は用量依存性に発症率が上昇し，ドキソルビシン累計投与量が 400 mg/m^2 なら 0.14%，550 mg/m^2 なら 7%，700 mg/m^2 で 18% に達する。400 mg/m^2 以下でも心機能低下，心不全は起きるため，治療開始前の心機能の評価，治療終了後の再評価は非常に重要である。心機能低下がみられた場合，即座に薬剤投与を中止し，β阻害薬やACE★阻害薬など心不全に対する支持療法を行う。また，乳がんに使用されるトラスツズマブも，特に抗がん剤との併用による心毒性が知られている。こちらは薬剤用量依存性ではなく，また多くが可逆性のもので，心機能が回復した後の再投与も考慮される。

Bristow MR, Mason JW, Billingham ME, et al. Dose-effect and structure-function relationships in doxorubicin cardiomyopathy. Am Heart J 1981 ; 102 : 709-18.　PMID : 7282516
Seidman A, Hudis C, Pierri MK, et al. Cardiac dysfunction in the trastuzumab clinical trials experience. J Clin Oncol 2002 ; 20 : 1215-21.　PMID : 11870163

★— ACE　アンジオテンシン変換酵素(angiotensin converting enzyme)

A 抗がん剤漏出時の対応について述べよ。

血管内に適切に投与されても静脈炎などで痛みを引き起こしうる薬剤もあるが，血管外に漏れた際には，腫脹，水疱，壊死，潰瘍など皮膚や皮下組織の障害を起こし，後遺症が残ることもある。特に注意が必要な薬剤が，アントラサイクリン系，ビンカアルカロイド，タキサン系などである。薬剤漏出が起きたと考えられる場合，できるだけ残留薬剤を吸引後に留置針を抜針し，部位の冷却(ビンカアルカロイドの場合，潰瘍が悪化する可能性があり，冷却してはならない)，点滴を受けた部位の挙上等を行う。ステロイド塗布，ステロイドやキシロカインの局所注射などは姑息的治療として使用されるが，効果は立証されていない。

B 白血球停滞症候群(leukostasis)とは何か？

白血球停滞症候群は臨床学的診断であり，白血球増加により末梢血管が白血球により閉塞し，呼吸困難，低酸素血症などの呼吸器症状や頭痛，視覚異常などの中枢神経症状をきたした症候である。症状は重篤で，数日やわずか数時間で致命的となることもある。急性骨髄性白血病，慢性骨髄性白血病などで白血球数が 100,000/μL を超える際にみられることが多い。白血球停滞症候群がある患者は，化学療法が始まると，閉塞部位の再灌流障害で中枢神経系の出血をきたす傾向がある。原疾患である白血病に対する寛解導入療法が最も重要な治療ではあるが，白血球除去療法も有効な手段であり，白血球数が 100,000/μL を超える際には，すみやかに適応を考慮すべきである。白血球除去療法を行うことで，腫瘍量の減少を期待でき，結果として腫瘍崩壊症候群の頻度も低下する。白血球除去療法以外にヒドロキシカルバミドを用いることもあ

リ，50〜100 mg/kg/日で経口投与する．このような白血球著増例は，寛解導入療法による腫瘍崩壊症候群発症の高リスクであり，治療前に補液，アロプリノールあるいはラスブリカーゼ投与などが必要である．ヒドロキシカルバミドの投与でも，高尿酸血症の悪化や，頻度は少ないが腫瘍崩壊症候群をみることもある．

Ⓑ 過粘稠度症候群とは何か？

白血球停滞症候群と類似する病態だが，血清中の蛋白量が上昇することや血液細胞数の著明な増加などにより起こり，原発性マクログロブリン血症，多発性骨髄腫が主な原因となる．白血球停滞症候群では，白血球が血管閉塞をきたすが，過粘稠度症候群では，形質細胞性腫瘍が産生する蛋白質により血管閉塞症状が出現する．臨床症状としては出血，神経症状，眼症状が主体をなすが，ほかにも，うっ血性心不全，腎症状，全身症状としての食欲不振，倦怠感，脱力などが認められる．すみやかな対応を必要とするが，腫瘍細胞そのものが血管閉塞の原因ではないため，化学療法を開始してもすぐには血液中の蛋白質が低下せず，病態改善には血漿交換を考慮すべきである．

化学療法

Ⓑ G-CSFの適応について述べよ．

年齢や病歴，疾患，化学療法の骨髄毒性に基づいて，FN[★1]のリスクが20％を超える患者では予防投与が推奨される．治療間隔を縮めたレジメンでは，治療スケジュールを守るためにG-SCFの投与が推奨される．また，65歳以上の高齢者，PS[★2]の悪い患者，前治療歴，がんの骨髄浸潤，他の重篤な合併症などの化学療法に起因する感染症合併のリスクが高い患者では，たとえ化学療法レジメンによるFNのリスクが20％未満でも，G-CSFの予防投与を行ってよい．ただし，好中球減少はあるが，無熱で上記のリスクがない症例には，通常，G-CSFを使用すべきではない．G-CSF投与なしの化学療法中にFNを発症した場合は，その時点で感染の重篤度とリスクに応じて投与を考慮し，次のサイクルからの化学療法には予防的使用を検討する．敗血症の患者にG-CSFを投与しても有効な効果が得られないことが示されており，FNではない感染症への投与は推奨されない．

Smith TJ, Khatcheressian J, Lyman GH, et al. 2006 update of recommendations for the use of white blood cell growth factors : an evidence-based clinical practice guideline. J Clin Oncol 2006 ; 24 : 3187-205. PMID : 16682719
Bo L, Wang F, Zhu J, et al. Granulocyte-colony stimulating factor (G-CSF) and granulocyte-macrophage colony stimulating factor (GM-CSF) for sepsis : a meta-analysis. Crit Care 2011 ; 15 : R58. PMID : 21310070

★1— FN　発熱性好中球減少症（febrile neutropenia）
★2— PS　全身状態（performance status）

Ⓑ AIDS[★1] defining malignancyとは何か？

HIV[★2]感染者をAIDSと診断する際，CD4陽性T細胞数のほかに，特定の疾患に罹患することも診断基準の一つになっている．ニューモシスチス肺炎が代表的なものの一つだが，悪性腫瘍では，Kaposi肉腫，非Hodgkinリンパ腫（中枢神経系リンパ腫，び

まん性大細胞型 B 細胞リンパ腫, Burkittリンパ腫など), 浸潤性子宮頸がんが AIDS defining malignancyである。
　一方，non-AIDS defining malignancyとして，Hodgkinリンパ腫，皮膚がん，肺がん，消化管系悪性腫瘍などが挙げられる。これらはHIV感染者で，非感染者よりも高頻度に認められるものであるが，それ自体はAIDSを定義するものではないとされている。抗レトロウイルス療法によりAIDS defining malignancyの発生率は著明に減少したが，non-AIDS defining malignancyの発生頻度における抗レトロウイルス療法の意義はそれほど明らかではない。

★1─AIDS　後天性免疫不全症候群(acquired immune deficiency syndrome)
★2─HIV　ヒト免疫不全ウイルス(human immunodeficiency virus)

Ⓑ 化学療法中の悪心，嘔吐への対応について述べよ。

化学療法投与に伴う嘔吐は 24 時間以内に発症する急性嘔吐，24 時間以後に発症し，数日間持続する遅発性嘔吐と前治療時の悪心・嘔吐が強かった場合など，精神的要素によって誘発され，発症する予測性嘔吐の三つに大別される。制吐薬の適正使用は2011年に米国臨床腫瘍学会(American Society of Clinical Oncology)のガイドラインが改訂された。ガイドラインでは，嘔吐誘発のリスクについて再分類し，それぞれに対する対応を挙げている。リスク分類は多岐にわたるが，薬剤の種類，投与量で定められており，シスプラチン，ダカルバジンなどが高リスク，カルボプラチン，ドキソルビシンなどが中等度リスク群，ドセタキセル，エトポシドなどが低リスク群となっている。高リスク群に対しては，オンダンセトロンなどの 5-HT$_3$[★1]セロトニン拮抗薬とデキサメタゾン，アプレピタントなどのNK[★2]1受容体拮抗薬の併用，中等度リスク群には 5-HT$_3$ セロトニン拮抗薬とデキサメタゾンの併用，低リスク群にはデキサメタゾン単剤療法が推奨されている。予測性嘔吐を予防するためにも，初回化学療法からの積極的な悪心，嘔吐コントロールが必要である。

Basch E, Prestrud AA, Hesketh PJ, et al. Antiemetics : American Society of Clinical Oncology clinical practice guideline update. J Clin Oncol 2011 ; 29 : 4189-98.　PMID : 21947834

★1─5-HT　セロトニン／5-ヒドロキシトリプタミン(5-Hydroxytryptamine)
★2─NT　ニューロキニン(neurokinin)

Ⓑ 抗がん剤による末梢神経障害に対する対処法を述べよ。

抗がん剤投与に伴う神経障害は患者の QOL★ を著しく低下させる有害事象の一つである。神経障害の発現は中枢神経系，自律神経系や末梢神経系，感覚器障害など多岐にわたるが，比較的多くみられるのが四肢末端のしびれ，知覚性運動失調，深部腱反射の低下，筋力の低下をはじめとする末梢神経障害である。白金製剤，タキサン系薬剤，ビンカアルカロイド，ボルテゾミブ，サリドマイドなどが末梢神経障害を引き起こす頻度の高い薬剤として知られており，多くは用量依存性である。Grade 1 ～ 2 の場合，治療を継続するが，運動機能障害をきたした Grade 3 ～ 4 では，原因薬剤の減量，中止を考慮する必要がある。予防法で確立されたものはないため，早期発見・薬剤の調整が重要である。
　末梢神経障害の程度により治療を考慮するが，確立された治療法はない。最近の報告で，デュロキセチンが抗がん剤投与後の神経疼痛を和らげることが無作為化試験で

示されており，米国臨床腫瘍学会のガイドラインでも投与考慮薬として挙げられている。また臨床現場では，三環系抗うつ薬，ガバペンチンがしばしば使用される。

Hensley ML, Hagerty KL, Kewalramani T, et al. American Society of Clinical Oncology 2008 clinical practice guideline update : use of chemotherapy and radiation therapy protectants. J Clin Oncol 2009 ; 27 : 127-45.　PMID : 19018081
Smith EM, Pang H, Cirrincione C, et al. Effect of duloxetine on pain, function, and quality of life among patients with chemotherapy-induced painful peripheral neuropathy : a randomized clinical trial. JAMA 2013 ; 309 : 1359-67.　PMID : 23549581
Hershman DL, Lacchetti C, Dworkin RH, et al. Prevention and management of chemotherapy-induced peripheral neuropathy in survivors of adult cancers : American Society of Clinical Oncology clinical practice guideline. J Clin Oncol 2014 ; 32 : 1941-67.　PMID : 24733808

★— QOL　生活の質(quality of life)

Ⓑ 肥満患者に対する化学療法で注意すべきことは何か？

化学療法薬の投与量は多くが体表面積もしくは体重に基づき決定される。このとき，肥満患者においては高用量の化学療法による毒性の懸念から，日常臨床ではしばしば実体重以下の体重を用いて計算すべきかという議論が生じる。しかし，肥満患者における化学療法の投与量減量は生存率を下げることが示されており，米国臨床腫瘍学会は，肥満患者でも実体重での体表面積に基づき投与量を決めることを推奨している。

Griggs JJ, Mangu PB, Anderson H, et al. Appropriate chemotherapy dosing for obese adult patients with cancer : American Society of Clinical Oncology clinical practice guideline. J Clin Oncol 2012 ; 30 : 1553-61.　PMID : 22473167

Ⓐ 放射線療法後の合併症は何か？

放射線療法の合併症は，治療中ないし治療後早期に現れる急性合併症と，数か月から数十年後に発症する晩期合併症に分けられる。急性合併症としては，倦怠感，食欲不振，皮膚炎，口内炎などの粘膜障害，骨髄毒性，消化管障害などがあり，晩期毒性は，皮膚潰瘍，二次性悪性腫瘍(甲状腺腫瘍，乳がん，白血病，肺がん等)，白内障，不妊症などである。多くは用量依存性に確率が上昇すると考えられる。
　一方，若年者では，検査時の放射線量にも注意を払うべきである。22歳以下の若年がCT検査に伴う累積被曝量が50 mGyを超えると，白血病，脳腫瘍の相対リスクが3倍になるという報告がある。

Pearce MS, Salotti JA, Little MP, et al. Radiation exposure from CT scans in childhood and subsequent risk of leukaemia and brain tumours : a retrospective cohort study. Lancet 2012 ; 380 : 499-505.　PMID : 22681860

Ⓑ 同種造血幹細胞移植後の感染症は何を注意すべきか？

同種造血幹細胞移植を受けた患者は，移植前の抗がん剤投与，放射線照射，また幹細胞輸注後の免疫抑制剤の投与により非常に強い免疫抑制状態にあり，感染症に対して脆弱である。移植後感染症はその発症時期によって，生着前期(preengraftment : 20〜30日以内)，生着後早期(immediate postengraftment : 20〜90日程度)，生着後後期(late postengraftment : 90日以降)に分けることができる。生着前期における主なリスク因子は，化学療法や放射線照射による粘膜皮膚障害によるバリア機構の破

綻，好中球減少である．したがって，グラム陽性球菌，陰性桿菌に加え，カンジダ（Candida），アスペルギルス（Aspergillus）などの真菌感染が多い．また，この時期に単純ヘルペスの再活性化も起きるので注意が必要である．生着後早期は細胞性免疫の低下，網内系機能の減退，急性GVHD[1]などが感染症のリスク因子に加わる．この時期からサイトメガロウイルス，HHV[2]-6，ニューモシスチス肺炎などに注意が必要となる．生着後後期のリスク因子は慢性GVHDとその治療である．この時期から水痘帯状疱疹ウイルスも鑑別疾患として注意する．長期的には，疾患特異の免疫を確立するため，適切な時期に肺炎球菌ワクチンやMMR[3]ワクチンなどを投与することが勧められる．しかし，これはGVHDや，免疫抑制剤の有無に依存するため，詳細は成書を参照されたい．

[1] — GVHD　移植片対宿主病（graft versus host disease）
[2] — HHV　ヒトヘルペスウイルス（human herpesvirus）
[3] — MMR　麻疹・ムンプス（流行性耳下腺炎）・風疹（measles, mumps, and rubella）

9 内分泌・栄養

江木盛時

甲状腺疾患

Ⓑ サイロキシン(T4)とトリヨードサイロニン(T3)はどう違うのか？

甲状腺ホルモンには，4か所ヨード化したサイロキシン(T4)と3か所ヨード化したトリヨードサイロニン(T3)がある。甲状腺で産生されるものの大半はT4であり，血中甲状腺ホルモンの98％はT4である。T3は肝臓や腎臓でT4の5位の炭素が脱ヨード化されることにより産生される。遊離T3のほうが遊離T4よりもはるかに生体活性が高く，実際にホルモンとして働いているのは遊離T3である。また，遊離T3は細胞内に移動して核内の甲状腺ホルモン受容体に結合してホルモン作用を発現するため，遊離T3は甲状腺機能および末梢でのT4代謝の鋭敏な指標である。

Ⓐ 遊離トリヨードサイロニン(遊離T3)を測定する意義は何か？

血中トリヨードサイロニン(T3)の大半は，サイロキシン結合グロブリン，サイロキシン結合プレアルブミンあるいはアルブミンと結合して存在する。生体活性をもつ甲状腺ホルモンは，血清蛋白と結合していない極少量の遊離ホルモン(遊離T4および遊離T3)である。遊離T3測定で，甲状腺からの分泌比を知ることができ，甲状腺機能亢進の治療経過の評価に有用である。また，これは低T3症候群の指標にもなる。

Ⓒ 米国大統領で，甲状腺機能亢進症を患っていたのは誰か？

日本でも有名な第41代米国大統領，ジョージ・ブッシュ〔George Herbert Walker Bush(1924年～)〕は，1991年に心房細動を生じ，その際，甲状腺機能亢進症であると診断された。同時期にバーバラ(Barbara)夫人も甲状腺機能亢進症であると診断されている。

Ⓑ 甲状腺クリーゼの主症状について述べよ。

甲状腺中毒症(遊離T3および遊離T4の少なくともいずれか一方が高値)がある患者において，(1)中枢神経症状(不穏，せん妄，精神異常，傾眠，けいれん，昏睡など)，(2)頻脈，(3)発熱，(4)心不全症状，(5)消化器症状(悪心・嘔吐，下痢，黄疸を伴う肝機能障害)などを認めた場合，甲状腺クリーゼを疑う。

　表9-1に，甲状腺機能亢進患者の初期症状を示す。高齢者は，典型的な甲状腺機能亢進患者の症状を呈する頻度が少なく，各症状は加齢による症状や合併疾患の増悪と見間違える可能性もあり，見過ごされやすい。

表 9-1 甲状腺機能亢進患者の初期症状

症状	若年者（＜60歳）	高齢者（＞60歳）	P値
呼吸困難	97％	94％	有意差なし
動悸	93％	88％	0.05
食欲不振	90％	23％	＜0.01
体重減少	88％	94％	有意差なし
発汗	84％	66％	0.013
甲状腺腫大	70％	34％	＜0.01
振戦	58％	57％	有意差なし
疲労	28％	38％	有意差なし
心房細動	8％	26％	＜0.01
下痢	5％	7％	有意差なし
近位筋萎縮	4％	10％	＜0.01

（Limpawattana P, Sawanyawisut K, Mahankanukrau A, et al. Clinical manifestations of primary hyperthyroidism in the elderly patients at the out-patient clinic of Srinagarind Hospital. J Med Assoc Thai 2006；89：178-81. PMID：16579003より抜粋）

Ajish TP, Jayakumar RV. Geriatric thyroidology : An update. Indian J Endocrinol Metab 2012；16：542-7. PMID：22837913
Limpawattana P, Sawanyawisut K, Mahankanukrau A, et al. Clinical manifestations of primary hyperthyroidism in the elderly patients at the out-patient clinic of Srinagarind Hospital. J Med Assoc Thai 2006；89：178-81. PMID：16579003

A 甲状腺クリーゼの治療方針について述べよ。

甲状腺クリーゼ発症には，感染などの何らかの誘因があるため，その原因となっている病態を適切に治療することが必要となる。甲状腺クリーゼに対する治療としては以下を考慮する。

●抗甲状腺薬

T4産生を抑制する薬剤として，プロピルチオウラシルとチアマゾールの2種類がある。チアマゾールは，顆粒球減少といった重篤な副作用発生率がプロピルチオウラシルと比較して低いため，第1選択として使用される。プロピルチオウラシルは母乳に分泌されないため，患者が将来の妊娠を希望する場合は第1選択として使用される。

● ヨウ素剤
抗甲状腺薬投与後約1時間後に，甲状腺からのT4放出を抑制するヨウ素剤を投与する。

● β遮断薬
重篤な頻脈性不整脈や頻脈性心不全を呈している患者では，β遮断薬を使用する。プロプラノロールは，T4からT3への産生抑制作用を有する。

● ステロイド補充療法
甲状腺クリーゼでは，グルココルチコイド代謝が亢進し，相対的な副腎皮質機能不全を呈する場合がある。甲状腺クリーゼ患者で重篤な低血圧が持続する患者では，静脈投与によるヒドロコルチゾン補充療法を，抗甲状腺薬やヨウ素剤と併用することを考慮する。

● 全身管理
意識状態・呼吸状態の悪化があれば，人工呼吸管理が必要となる。このような患者は，嘔吐・下痢・発熱による不感蒸散の増加によって循環血液量減少を生じており，輸液管理も重要となる。二次的に生じる腎不全に対する腎代替療法や体温管理など，甲状腺クリーゼの治療は，全身管理が必要であり，ICUで行う。

C サイロキシンの分離に最初に成功したのはどこの誰か？

米国の化学者エドワード・カルビン・ケンダル〔Edward Calvin Kendall（1886～1972年）〕，ポーランド人の化学者タデウス・ライヒスタイン〔Tadeus Reichstein（1897～1996年）〕，メイヨ・クリニック（Mayo Clinic）の医師フィリップ・ショウォルター・ヘンチ〔Philip Showalter Hench（1896～1965年）〕らが最初にサイロキシンの分離に成功した。彼らは，コルチゾンの発見者としても知られている。

B 甲状腺機能低下症の症状について述べよ。

甲状腺機能が低下すると全身の代謝が減少するため多彩な症状を示す。主症状は，全身倦怠感，食欲不振，便秘，筋力低下，皮膚乾燥，徐脈，毛髪脱落，低体温などがある。

　重度で長期にわたる甲状腺機能低下症として粘液水腫性昏睡が生じうる。粘液水腫性昏睡の死亡率は50％以上であり，ICUでの治療が必要となる。粘液水腫性昏睡の主たる臨床症状は，意識障害，低体温，低血圧，呼吸抑制である。徐脈，巨舌，皮膚乾燥といった甲状腺機能低下症症状の重篤な状態も呈する。

A 甲状腺低下症の治療方針について述べよ。

薬剤性甲状腺機能低下症の場合，原因薬剤の中止が原因治療となるが，薬剤中止を行うか否かは，その薬剤の重要度によって決定する。たとえば，アミオダロンなどによる甲状腺機能低下症は，薬剤中止を行わない。

　TSH★が10～20 μU/mLを超える患者では，レボチロキシンナトリウム補充を考慮する。レボチロキシンナトリウム投与は25 μg/日程度から開始し，TSHが正常範囲上限程度となることを目標として投与量を調整する。高齢者や心疾患がある患者では，12.5 μg/日程度から開始し，心筋虚血のリスクを考慮して慎重に投与する。

　粘液水腫昏睡の治療は，換気補助，循環補助，復温，低ナトリウムおよび低血糖の是正と甲状腺ホルモンの補充である。粘液水腫昏睡の患者では，薬物代謝が遅延して

おり，鎮静薬・オピオイドの使用は最小限とするか行わない。体温の回復を急ぐとショックや不整脈を誘発するため，緩徐に復温する。甲状腺ホルモンの補充量は，初期投与量としてレボチロキシンナトリウム（チラーヂンS®）50〜200 µg/日を投与し，意識障害が改善するまで持続，あるいは翌日から 50〜100 µg/日を投与する。

★─ TSH　甲状腺刺激ホルモン（thyroid stimulating hormone）

Ⓑ 重症患者での甲状腺ホルモンの数値はどのようになっているか？

重症患者の約60%では，T3値が低下しているものの T4 および TSH は正常あるいは低値を呈している。一方，不活性型であるリバース T3（rT3）は増加している。この病態は euthyroid sick syndrome あるいは低 T3 症候群とも称される。甲状腺機能正常患者症候群に対する甲状腺ホルモン投与の是非はいまだ明らかではない。多くの場合，原疾患の治療により患者の状態が回復すると正常化する。

Utiger RD. Altered thyroid function in nonthyroidal illness and surgery. To treat or not to treat? N Engl J Med 1995 ; 333 : 1562-3.　PMID : 7477174

副腎疾患

Ⓑ 血中コルチゾールで生体活性があるものは何か？

血中コルチゾールの大半は，コルチコステロイド結合グロブリンあるいはアルブミンと結合しており，遊離コルチゾールは血中コルチゾールの約10%である。蛋白と結合した血中コルチゾールは生体活性をもたず，活性をもつのは遊離コルチゾールである。

Ⓑ 副腎皮質内でのコルチゾール産生経路について述べよ。

コルチゾールは，副腎皮質においてコレステロールから合成される。コレステロールはステロイド産生急性調節蛋白質によってミトコンドリア内膜へ運搬され，そこで CYP★11A1 によってプレグネノロンに変換される。プレグネノロンは，束状帯において，C17がヒドロキシル化されることで 17-ヒドロキシプレグネノロンとなり，さらにヒドロキシル化されることで，デオキシコルチゾールを経て，コルチゾールとなる。

★─ CYP　チトクローム P450（cytochrome P450）

Ⓐ ARDS★1 患者に対するステロイド療法の是非について述べよ。

Bernardらは，発症早期の ARDS 患者に対し，メチルプレドニゾロン（30 mg/kg，6時間ごと計4回投与）によるステロイドパルス療法の作用を検討し，ステロイドパルス療法に，患者死亡および ARDS 改善作用がないことを報告した。現在のところ，ARDS 患者に対するステロイドパルス療法は推奨されていない。

ARDS Network は，25の病院に入院した180人の ARDS 患者を対象に，ARDS 発症の7〜28日後から，メチルプレドニゾロンを 2 mg/kg/日を21日間にわたって漸減投与する治療法（中等量長期ステロイド療法）の作用を検討した多施設 RCT★2 を行っ

た。ステロイド治療群では，人工呼吸器非装着期間は有意に長く，呼吸不全から早期に回復したことが示唆されたが(149日 vs. 159日，$P=0.04$)，有意な死亡率軽減作用は証明できなかった(31.9％ vs. 31.5％，$P=1.00$)。ARDSに対する中等量長期ステロイド療法には，感染症を含めた重篤な合併症はみられなかった。中等量長期ステロイド療法は，ARDS患者に対して有効である可能性はあるが，投与時期，投与量およびその有効性に関して確定的ではなく，さらなる知見が必要な領域といえる。

Bernard GR, Luce JM, Sprung CL, et al. High-dose corticosteroids in patients with the adult respiratory distress syndrome. N Engl J Med 1987 ; 317 : 1565-70.　PMID : 3317054

Steinberg KP, Hudson LD, Goodman RB, et al ; National Heart, Lung, and Blood Institute Acute Respiratory Distress Syndrome (ARDS) Clinical Trials Network. Efficacy and safety of corticosteroids for persistent acute respiratory distress syndrome. N Engl J Med 2006 ; 354 : 1671-84.　PMID : 16625008

★1― ARDS　急性呼吸促迫症候群(acute respiratory distress syndrome)
★2― RCT　無作為化比較試験(randomized controlled trial)

敗血症患者に対するステロイド療法の是非について述べよ。

メチルプレドニゾロン(30 mg/kg)などの大量のステロイドを短期間使用するステロイドパルス療法が敗血症患者に与える影響を検討するRCTのうち，最も大規模なRCTであるBoneらの研究では，有意ではないが，死亡率が上昇する傾向が報告された(死亡リスク=1.35)。過去の研究の結果をメタ解析した場合，ステロイドパルス療法は，敗血症患者の死亡率に有意な有効性はなかった(相対リスク比=0.94，$P=0.73$)。現在のところ，敗血症患者に対するステロイドパルス療法は推奨されていない。

CORTICUS★ studyは，52のICUに入室した499人の敗血症性ショック患者を対象に，ヒドロコルチゾン50 mgの経静脈投与を6時間ごとに5日間行い，その後6日間かけて漸減していく低用量ステロイド療法の作用を検討した多施設RCTである。低用量ステロイド療法は，プラセボと比較してショックの期間を有意に短縮させたが($P<0.001$)，有意な死亡率軽減作用はみられず，むしろ死亡率が上昇する傾向であった(34.3％ vs. 31.5％，$P=0.51$)。低用量ステロイド療法は，重複感染の発生率を有意に増加させ(オッズ比：1.37)，高血糖と高ナトリウム血症の発生率も有意に増加させた。これらの有害事象の増加が，ステロイド療法の予後改善効果を相殺させた可能性がある。

敗血症患者に対する低用量ステロイド療法は，輸液および輸血療法，血管収縮薬の使用，低心拍出量症例に対するカテコールアミン投与など，いかなる昇圧療法を試みても回復しえない重篤なショックに限り，その使用の是非を考慮するのが妥当と考えられる。

Bone RC, Fisher CJ Jr, Clemmer TP, et al. A controlled clinical trial of high-dose methylprednisolone in the treatment of severe sepsis and septic shock. N Engl J Med 1987 ; 317 : 653-8.　PMID : 3306374

Annane D, Bellissant E, Bollaert PE, et al. Corticosteroids in the treatment of severe sepsis and septic shock in adults : a systematic review. JAMA 2009 ; 301 : 2362-75.　PMID : 19509383

Sprung CL, Annane D, Keh D, et al ; CORTICUS Study Group. Hydrocortisone therapy for patients with septic shock. N Engl J Med 2008 ; 358 : 111-24.　PMID : 18184957

★— CORTICUS　Corticosteroid Therapy of Septic Shock

Ⓑ デキサメタゾンとヒドロコルチゾンの相違について述べよ。

ヒドロコルチゾンと比較して，デキサメタゾンは力価が強く半減期が長い。ヒドロコルチゾンの半減期は 8～12 時間であるが，デキサメタゾンは，36～54 時間である。デキサメタゾンの力価はヒドロコルチゾンの約 25 倍である。また，デキサメタゾンには鉱質コルチコイド作用がほとんどないが，ヒドロコルチゾンは鉱質コルチコイド作用を有する。デキサメタゾンは，コルチゾール値と ACTH★刺激試験の結果に影響を与えないが，ヒドロコルチゾンは両者に影響を与える。

★— ACTH　副腎皮質刺激ホルモン（adrenocorticotropic hormone）

糖尿病性ケトアシドーシス，高浸透圧高血糖症候群

Ⓒ 飢餓状態でケトーシスが生じる理由について述べよ。

飢餓状態の初期には，肝臓におけるグリコーゲンを利用した糖新生により摂取エネルギー不足が補われる。しかし飢餓状態が持続し，貯蓄グリコーゲン量が減少してくると，脂肪組織から遊離脂肪酸が放出され，肝臓に取り込まれる。肝臓に取り込まれた遊離脂肪酸は，代謝されてケトン体（アセト酢酸，βヒドロキシ酪酸）となる。ケトン体は，心臓や脳などでエネルギー源として使用される。

Ⓐ DKA★の臨床像について述べよ。

DKA では，インスリン欠乏あるいは作用不足によるブドウ糖利用障害により，飢餓状態に陥り，前述のごとくケトン体が増加している。高血糖と血中・尿中ケトン体陽性となる。浸透圧利尿に伴う多尿により循環血液量減少を伴うことが多い。

★— DKA　糖尿病性ケトアシドーシス（diabetic ketoacidosis）

Ⓒ DKA でのアニオンギャップはどのようになるか？

ケトン体が上昇すると，非クロール性非揮発性の酸の蓄積に伴い，理論上アニオンギャップは増加する。しかし，DKA は腎不全などの合併により，高クロール血症などの電解質異常を伴う場合がある。このように高クロール血症を合併した場合には，ケトン体の上昇に伴うアニオンギャップの増加が血清クロール濃度の上昇に相殺され，アニオンギャップが正常となることもある。

Ⓐ DKA の治療法について述べよ。

DKA の患者は，インスリン欠乏あるいは作用不足と循環血液量減少が存在するため，インスリン療法と輸液療法が主体となる。レギュラーインスリン 0.1 単位/kg/時の持続静注を開始し，血糖値を 1 時間ごとに測定して，血糖値 250 mg/dL 前後を目標にインスリン投与量を調整する。血糖値が 250 mg/dL 程度まで低下した時点で，ブドウ糖注射液の持続投与も行う。循環血液量減少に対する輸液は，欧米の教科書では生理食塩液を使用するよう記載されているが，これは慣習的に輸液負荷に生理食塩液が

使用されているためである．生理食塩液はカリウムを含まず，アシドーシスを生じるため，リンゲル液を使用してもよい．観血的動脈圧波形のSPV★1，PPV★2，動脈圧波形解析法(pulse contour法)を用いて計算されたSVV★3およびPVI★4(パルスオキシメトリーの脈波信号強度の変動)などの輸液反応性の指標を用いながら，循環血液量の正常化を行う．

　DKAの患者では，多尿により体内のカリウムが大量に喪失している．しかし，アシドーシスの影響により，発症当初の血清カリウム濃度は，多くの場合が正常か高値である．血清カリウム濃度は，インスリン療法により細胞内へ移動し急激に低下する．血清カリウム濃度も血糖値と同様に1時間ごとに測定し，カリウムの持続投与を行いながら3 mmol/L以上を目標に補正を行う．

★1 — SPV　収縮期血圧変動(systolic pressure variation)
★2 — PPV　脈圧変動(pulse pressure variation)
★3 — SVV　1回拍出量変動(stroke volume variation)
★4 — PVI　脈波変動指標(pleth variability index)

DKAに対して炭酸水素ナトリウムの適応はあるか？

DKA患者に対して，炭酸水素ナトリウムを投与してアシドーシスの改善を図ることで臨床的アウトカムの改善を示した研究は存在しない．炭酸水素ナトリウムの大量投与は，大量のナトリウム投与でもあり，浸透圧上昇のリスクがあることに留意する．また，炭酸水素ナトリウム投与は，末梢組織のPCO₂★の上昇をきたし，組織内のアシドーシスを増悪させる可能性がある．通常は，DKAに対して炭酸水素ナトリウムの適応はなく，重度のアシドーシス(pH＜7.0)により全身状態が増悪しているような特別な状況でのみ，その投与を考慮する．

★ — PCO₂　二酸化炭素分圧(partial pressure of carbon dioxide)

Ⓑ HHS★の病態について述べよ．

HHSでは，インスリンの相対的欠乏により，ケトン体形成を抑制する程度のインスリンは分泌されているが，著明な高血糖と浸透圧利尿による循環血液量減少を呈し，循環血液量減少と高血糖による高浸透圧血症に伴う脳神経症状を呈する．循環血液量減少が高度であり，多くの患者が腎機能障害を生じるため電解質異常を伴う．DKAの患者と比較して，HHSの患者のほうが，高血糖および循環血液量減少はより重篤である．

★ — HHS　高浸透圧高血糖症候群(hyperosmolar hyperglycemic syndrome)

Ⓐ HHSの治療法について述べよ．

HHSでは循環血液量減少が著明であるため，輸液療法により循環血液量を回復させ，循環状態を改善させる．輸液速度は，血行動態により調節する．輸液療法単独でも，血糖値が低下することがある．血糖値低下に伴う急速な浸透圧の低下は，脳浮腫を生じさせる可能性があり，インスリンの使用は，血糖値が250 mg/dL以下に達したら，基礎レベル(1〜2単位/時)まで低下させる．HHSは感染を契機に発生することも多く，HHS自体の治療だけでなく，原疾患の治療も当然重要である．

血糖管理

ランゲルハンス島を発見したのは誰か？

1869年に，ドイツ人病理学者パウル・ランゲルハンス〔Paul Langerhans(1847～1888年)〕が，膵臓に島状の細胞の塊があることを発見した。ランゲルハンスの死後，1893年に，この細胞塊はランゲルハンス島と名づけられた。ランゲルハンス島の発見より50年以上経て，フレデリック・バンティング〔Frederick Grant Banting(1891～1941年)〕とチャールズ・ベスト〔Charles Herbert Best(1899～1978年)〕が，1921年にインスリンの抽出に成功した。

インスリンに関するノーベル賞受賞者は誰か？

インスリンの発見により，フレデリック・バンティングとジョン・ジェームズ・リチャード・マクラウド〔John James Richard Macleod(1876～1935年)〕が1923年に受賞した。インスリンのアミノ酸構造の解明により，フレデリック・サンガー〔Frederick Sanger(1918～2013年)〕が1958年に受賞した。X線回折法によりインスリンの構造を決定したことで，ドロシー・ホジキン〔Dorothy Crowfoot Hodgkin(1910～1994年)〕が1964年に受賞した。放射免疫測定によるインスリン濃度測定の開発により，ロサリン・ヤロー〔Rosalyn Sussman Yalow(1921～2011年)〕が受賞した。

重症患者でなぜ血糖値が上昇するのか？

手術，外傷，感染といった生体侵襲が加わると，ストレスホルモンと称されるグルカゴン，成長ホルモン，コルチゾールおよびサイトカインなどの血中濃度が上昇し，インスリン抵抗性が増大することで高血糖が生じる。また，重症化や鎮静に伴う体動の抑制は，随意筋に存在するGLUT4★の不活性化を引き起こし，インスリンの抵抗性がさらに増大し，高血糖を助長する。同時に，ステロイド投与，カテコールアミンの使用，栄養管理などの医療行為に伴って，血糖値はさらに上昇する。以上のように重症患者では，生体ストレスに伴うインスリン抵抗性の増大(ストレス性高血糖)と医療行為に伴う高血糖(医原性高血糖)の組み合わせによって高血糖が生じる。

★— GLUT4　グルコーストランスポーター 4(glucose transporter 4)

Ⓑ 重症患者における高血糖が有害と考えられる理由は何か？

高血糖(200～250 mg/dL以上)が発生あるいは継続することにより，浸透圧利尿や体液のシフトが生じるだけでなく，多核白血球の粘着能，走化能，貪食能，殺菌能が低下し，感染防御能が低下することが示唆されている。

Ⓐ 重症患者における強化インスリン療法について述べよ。

厳格な血糖管理とは，レギュラーインスリンを持続静注し，1～4時間ごとといった頻回の血糖測定を行いながら，厳密に血糖を管理する方法を指す。van den Bergheらによって提唱された強化インスリン療法とは，厳格な血糖管理のうち，目標血糖帯を正常血糖帯である80～110 mg/dLとするものを指す。

van den Berghe G, Wouters P, Weekers F, et al. Intensive insulin therapy in critically ill patients. N Engl J Med 2001；345：1359-67. PMID：11794168

Ⓑ Leuven study とは何か？

2001年に報告された Leuven Ⅰ study では，強化インスリン療法は従来型血糖管理（目標血糖 180 〜 200 mg/dL）と比較して，有意に ICU 死亡率を 3.4％低下させた（8.0％ vs. 4.6％，$P<0.04$）。van den Berghe らが行った本研究は，ベルギーのルーヴェン・カトリック大学（Catholic University of Leuven）で行われたことより，Leuven study と呼ばれている。5年後の 2006 年，同一施設において，内科系重症患者 1,200 人を対象に行われた Leuven Ⅱ study では，強化インスリン療法の ICU 死亡率減少効果は 2.6％と軽微で，有意差は存在しなかった（26.8％ vs. 24.2％，$P=0.31$）。

van den Berghe G, Wouters P, Weekers F, et al. Intensive insulin therapy in critically ill patients. N Engl J Med 2001；345：1359-67. PMID：11794168
van den Berghe G, Wilmer A, Hermans G, et al. Intensive insulin therapy in the medical ICU. N Engl J Med 2006；354：449-61. PMID：16452557
van den Berghe G, Wilmer A, Milants I, et al. Intensive insulin therapy in mixed medical/surgical intensive care units：benefit versus harm. Diabetes 2006；55：3151-9. PMID：17065355

Ⓐ NICE-SUGAR* study とは何か？

NICE-SUGAR study は，4 か国の 42 施設で，6,022 人の ICU 患者を対象とし，強化インスリン療法（目標血糖値 81 〜 108 mg/dL，平均血糖値 115 mg/dL）の 90 日死亡率に対する効果を通常血糖管理群（目標血糖値 144 〜 180 mg/dL，平均血糖値 144 mg/dL）と比較した研究である。強化インスリン療法群の 90 日死亡率は 27.5％であり，従来血糖管理群の 24.9％と比較して有意に高かった（$P=0.02$）。Leuven study では，ICU 入室初期から経静脈栄養が施行されているが，NICE-SUGAR study の患者は経腸栄養を中心に管理されていた。この栄養療法の差が，強化インスリン療法の効果が相反する結果となった一因かもしれない。

NICE-SUGAR Study Investigators, Finfer S, Chittock DR, et al. Intensive versus conventional glucose control in critically ill patients. N Engl J Med 2009；360：1283-97. PMID：19318384

★── NICE-SUGAR　Normoglycemia in Intensive Care Evaluation-Survival Using Glucose Algorithm Regulation

Ⓐ 重症患者における低血糖について述べよ。

40 mg/dL 以下の低血糖は重症低血糖と定義し，41 〜 70 mg/dL を軽度低血糖と定義する考え方が，近年のいくつかの研究で報告されている。NICE-SUGAR study では，強化インスリン療法群において，重症低血糖発生率は 6.8％の患者に，軽度低血糖発生率は 74.2％の患者に生じた。従来型管理群においても，重症低血糖は 0.5％，軽度低血糖は 15.8％の患者に生じたと報告されている。すべての患者群において，軽度および重症低血糖はいずれも患者死亡率上昇と有意に独立して関連していた。低血糖の発生が直接死亡にかかわるか否かは不明であるが，軽度であっても低血糖は避けたほうがよいと考えられている。

NICE-SUGAR Study Investigators, Finfer S, Liu B, Chittock DR, et al. Hypoglycemia and risk of death in critically ill patients. N Engl J Med 2012 ; 367 : 1108-18.　PMID : 22992074

Ⓐ 近年のガイドラインの急性期血糖管理に関する推奨について述べよ。

予後に好影響を与えないだけでなく，低血糖のリスクを上昇させる強化インスリン療法の使用は現在推奨されておらず，血糖値 180 mg/dL 以下の血糖管理が推奨されている。

Dellinger RP, Levy MM, Rhodes A, et al ; Surviving Sepsis Campaign Guidelines Committee including the Pediatric Subgroup. Surviving sepsis campaign : international guidelines for management of severe sepsis and septic shock : 2012. Crit Care Med 2013 ; 41 : 580-637.　PMID : 23353941

Ⓑ 急性期血糖変動とは何か？

急性期患者における血糖値の変動を急性期血糖変動と称する。重症患者における血糖変動の影響について検討した研究は過去に多く報告されており，血糖値が大きく変動することは，高血糖が持続することと同じ，あるいはそれ以上に病態生理的に有害であることが示唆されてきた。基礎研究では，血糖変動の増大は酸化ストレスの増加や細胞死を促進させることが示されており，血糖変動の増大は重症患者にとって有害事象となる可能性がある。しかし，重症患者の血糖変動にかかわる研究はすべて観察研究であり，血糖変動を制御することで患者予後を改善できるか否かは不明である。

Egi M, Bellomo R, Reade MC. Is reducing variability of blood glucose the real but hidden target of intensive insulin therapy? Crit Care 2009 ; 13 : 302.　PMID : 19435472

Ⓐ 重症患者の血糖値はどの機器で測定すべきか？

毛細管血を使用した簡易血糖測定法は測定誤差が大きく，正確性に欠けるため使用は推奨できない。その代わりとして，測定誤差発生率がより低い血液ガス分析器による迅速血糖測定を使用するほうがよい。血糖値 80 mg/dL 以下では，簡易血糖測定法および血液ガス分析器による血糖測定のいずれにおいても，測定誤差の発生率が上昇するため，より正確な中央検査室における血糖測定を行い，測定値の正確性を確認する必要がある。

Inoue S, Egi M, Kotani J, et al. Accuracy of blood-glucose measurements using glucose meters and arterial blood gas analyzers in critically ill adult patients : systematic review. Crit Care 2013 ; 17 : R48.　PMID : 23506841

Ⓑ 急性期血糖管理の際に，インスリンはどのように投与すべきか？

レギュラーインスリンを生理食塩液で希釈することで，1単位/mLといったわかりやすい濃度にして持続静注を行い，血糖管理を行う。血糖管理が不良な重症患者では，経静脈・経腸栄養は持続注入を用い，間欠投与は可能な限り避けることで血糖管理がより容易になる。

Ⓒ インスリンの権利は米ドルでいくらで売られたか？

インスリンを発見したフレデリック・バンティング，共同研究者のチャールズ・ベスト，精製方法を改善したジェームズ・バートラム・コリップ〔James Bertram Collip（1892～1965年）〕の3人は，トロント大学に特許権を譲る報酬にそれぞれ1米ドル

をもらったとされる。

栄養療法

Ⓑ 経腸栄養をいつ開始すべきか？

二つのメタ解析において，症候患者に対する早期経腸栄養により，感染性の合併症減少および死亡率低下が指摘されている。メタ解析で選択した研究は，早期経腸栄養の定義や研究方法がおのおのでばらついている。また，早期に積極的に経腸栄養することが肺炎増加と関連することを報告した観察研究もあるが，早期経腸栄養によって，投与エネルギー量が増加すること，死亡率および感染症発症率が軽減することがメタ解析で示されていること，安価であること，どの病院でも簡単にできることから，ICU入室後24～48時間以内に開始することが推奨されている。

Canadian Clinical Practice Guidelines. Early vs. delayed nutrient intake.（www.criticalcarenutrition.com/docs/cpgs2012/2.0.pdf）閲覧日：2014/9/24
Doig GS, Heighes PT, Simpson F, et al. Early enteral nutrition reduces mortality in trauma patients requiring intensive care : a meta-analysis of randomised controlled trials. Injury 2011 ; 42 : 50-6. PMID：20619408
Artinian V, Krayem H, DiGiovine B. Effects of early enteral feeding on the outcome of critically ill mechanically ventilated medical patients. Chest 2006 ; 129 : 960-7. PMID：16608945

Ⓒ 経腸栄養を開始する前に放屁を確認するか？

経腸栄養そのものが腸管運動を促進するため，腸蠕動音，排便・放屁が確認されていなくても，経腸栄養を安全に開始することが可能であると考えられている。

Ⓑ 腸管蠕動促進に何が推奨されているか？

メトクロプラミドおよびエリスロマイシンの経静脈投与は，胃排出能および経腸栄養に対する不耐性を改善することが示されている。ナロキソンの経腸投与は，経鼻胃チューブからの逆流を減少させることが示されている。これらの薬剤が，肺炎発生率や死亡率などの臨床的アウトカムを改善することを示したRCTは存在しない。経腸栄養不耐性やエネルギー投与不足は，重症患者の治療上大きな問題であるため，臨床的アウトカムの改善効果が確認されていない現在でも，その使用が推奨されている。

Booth CM, Heyland DK, Paterson WG. Gastrointestinal promotility drugs in the critical care setting : a systematic review of the evidence. Crit Care Med 2002 ; 30 : 1429-35. PMID：12130957
Canadian Clinical Practice Guidelines. Strategies to optimize delivery and minimize risks of EN : motility agents.（www.criticalcarenutrition.com/docs/cpgs2012/5.2.pdf）閲覧日：2014/12/11

Ⓒ 胃内残量が200 mLだった。経腸栄養はやめるべきか？

胃内残量は，肺炎発症率，誤嚥発症率と強く相関しないことが知られている。Reignierらは，449人の人工呼吸患者を対象に，胃内残量を6時間ごとに確認し，250 mLを超えた場合あるいは嘔吐した場合を経腸栄養不耐性とする群（モニター群）と，胃内残量を確認せずに嘔吐した場合を経腸栄養不耐性とする群（非モニター群）の2群に分け，VAP★の発生率を比較した。経腸栄養不耐性と判断された場合には腸管

蠕動促進薬を使用し，6時間後も経腸栄養不耐性が継続した場合，経腸栄養投与量を 25 mL/時だけ減量した．モニター群でのVAPの発生率は 15.8％であり，非モニター群の 16.7％と比較して有意差はなかった．死亡率，人工呼吸器装着期間，ICU滞在期間にも両群間に有意差はなかった．目標エネルギー量の投与を達成できた患者の割合は，有意に非モニター群で多かった．これらの結果を考慮すると，胃内残量を確認して経腸栄養を中止あるいは減量する必要はないのかもしれない．少なくとも胃内残量 200 mL程度では，経腸栄養はやめない．

Desai SV, McClave SA, Rice TW. Nutrition in the ICU : an evidence-based approach. Chest 2014 ; 145 : 1148-57. PMID：24798840
Reignier J, Mercier E, Le Gouge A, et al. Effect of not monitoring residual gastric volume on risk of ventilator-associated pneumonia in adults receiving mechanical ventilation and early enteral feeding : a randomized controlled trial. JAMA 2013 ; 309 : 249-56. PMID：23321763

★— VAP　人工呼吸器関連肺炎（ventilator associated pneumonia）

Ⓑ 十二指腸チューブの是非について述べよ．

十二指腸チューブによる経腸栄養剤の投与は，経鼻胃チューブによる投与と比べて，誤嚥発生率の減少，あるいは栄養投与量の増加が期待できる．しかし，肺炎発生率，人工呼吸期間，死亡率を減少させるか否かに関してはいまだ不明確である．これは，肺炎の発生要因が誤嚥によるものだけではないことで説明できるかもしれない．現在のところ，重症患者の経腸栄養は経鼻胃チューブを用いて開始し，誤嚥のリスクが高い患者あるいは経鼻胃チューブによる経腸栄養が困難な患者では，十二指腸チューブによる経腸栄養剤の投与を考慮する．

Ⓐ EDEN★ study とは何か？

EDEN studyでは，44施設で行われた多施設RCTであり，発症後48時間以内の急性肺障害患者 1,000人を，可能な限り十分量の経腸栄養剤（25〜30 kcal/kg/日）の投与を目指す群（Full群）と，最初の6日間は 480 kcal/日の少量の経腸栄養を継続し，以降は可能な限り十分量の経腸栄養量を投与する群（Trophic群）に分けて臨床的アウトカムを比較した．両群とも経静脈栄養は併用していない．両群間の最初の6日間の栄養投与量は，Full群 1,300 kcal/日であり，Trophic群で 400 kcal/日であった．両群間において人工呼吸器装着期間，60日死亡率，感染性合併症発症率に有意差はなく，Full群においては嘔吐，便秘の発生率が高く，血糖値および投与インスリン量が有意に高かった．EDEN studyは，侵襲初期に十分な経腸栄養剤（25〜30 kcal/kg/日）を投与することに臨床的予後改善効果がないことを示しているといえる．

National Heart, Lung, and Blood Institute Acute Respiratory Distress Syndrome (ARDS) Clinical Trials Network, Rice TW, Wheeler AP, Thompson BT, et al. Initial trophic vs full enteral feeding in patients with acute lung injury : the EDEN randomized trial. JAMA 2012 ; 307 : 795-803. PMID：22307571

★— EDEN　Early Dengue infection and outcome

Ⓑ アルギニン投与の是非について述べよ．

アルギニンは，免疫機能の改善や創傷治癒促進に影響を与える可能性がある一方，一酸化窒素産生を増加させ，末梢血管拡張に伴う血行動態悪化の可能性が示唆されてい

る。ICU患者を対象としたメタ解析では，アルギニン強化栄養剤の使用は死亡率，感染症発症率に影響しなかった。いくつかのRCTでは，臨床的アウトカムがアルギニン投与によって悪化する可能性が報告されており，重症患者に対するアルギニン強化栄養剤の使用は推奨されていない。

Canadian Clinical Practice Guidelines. EN composition : diets supplemented with Arginine and select other nutrients.（www.criticalcarenutrition.com/docs/cpgs2012/4.1a.pdf） 閲覧日：2014/12/11

A グルタミン投与の是非について述べよ。

グルタミンは，抗酸化反応や免疫機能に関連する必須アミノ酸である。重症患者すべてを対象としたメタ解析では，グルタミン強化栄養剤投与によって死亡率に有意差はなかった。しかし，外傷あるいは熱傷患者に対象を絞ってメタ解析すると，グルタミン強化栄養剤の投与によって有意に在院日数が短縮することが報告されている。

二つ以上の臓器障害のある患者を対象に，経静脈的グルタミン投与〔0.35 g/理想体重（kg）/日〕＋経腸的グルタミン投与（30 g/日）の効果を観察した大規模RCT（REDOX★ Study）では，グルタミン投与は死亡率を有意に上昇させた。

これらの研究結果より，グルタミン投与の効果は対象患者の病態によって変わる可能性が示唆されている。グルタミンを強化した経腸栄養剤の投与は，熱傷や外傷患者でのみ考慮し，ショックあるいは多臓器障害を呈する患者（熱傷や外傷患者も含む）では，グルタミン投与は行わないことが推奨されている。

Canadian Clinical Practice Guidelines. Composition of EN : glutamine.（www.criticalcarenutrition.com/docs/cpgs2012/4.1c.pdf） 閲覧日：2014/12/11
Heyland D, Muscedere J, Wischmeyer PE, et al. A randomized trial of glutamine and antioxidants in critically ill patients. N Engl J Med 2013；368：1489-97. PMID：23594003

★── REDOX REducing Deaths due to OXidative Stress

A 経静脈栄養をいつ開始すべきか？

侵襲早期には発熱反応に代表されるように，エネルギー消費量が増加する。また，同時期には経口摂取が困難になり，消化管機能が低下するため，エネルギー摂取量が減少する。この負のエネルギー需給バランスは，骨格筋蛋白を中心とした蛋白質異化による糖新生と脂肪組織からの脂肪酸放出といった異化亢進による内因性エネルギー供給によって補われている。侵襲期の異化亢進は，骨格筋蛋白の減少などと有意に関連するため，侵襲早期に経静脈栄養を積極的に行うことで異化亢進を抑制できる可能性がある。近年，侵襲早期に経静脈的に十分なエネルギー量を投与する方法の有効性および有害性を検討する研究が報告されている。

Early PN[★1] trialは，ICU入室後24時間以内の経腸栄養開始が相対的禁忌である患者1,327人を対象とし，早期経静脈栄養群（早期PN群）と通常栄養管理群を比較した31施設RCTである。経静脈栄養は，経腸栄養が475 kcal/日以上投与された時点で中止された。Early PN trialにおける平均経腸栄養投与量は，3日目で200 kcal/日未満，7日目で500 kcal/日未満であった。早期PN群には，無作為化後3〜7日目には総投与カロリー1,200〜1,400 kcal/日，蛋白質50〜60 g/日が投与された。一次評価項目である60日死亡率は両群間で有意差はなく，感染発生率にも有意差を認めなかった。早期PN群では，筋肉および脂肪喪失量が有意に少なく，人工呼吸器装着期間と血小板数低下期間が有意に短かった。

EPaNIC[*2] trial は，ICU に入室し NRS[*3] が 3 以上であった 4,640 人の患者（BMI[*4] 18 未満の患者は除外）を対象とし，経静脈栄養を 48 時間以内に開始する群（early 群）と初期 7 日間はビタミン・微量元素の投与のみとし 8 日目以降に開始する群（late 群）を比較した RCT である。早期 PN 群（early 群）には無作為化 1 日目には 400 kcal/日のブドウ糖が，2 日目には 800 kcal/日のブドウ糖が投与された。3 日目以降には蛋白質・脂質・ブドウ糖が含まれた経静脈栄養剤が使用された。経腸栄養単独で目標投与量の 80% 以上が投与された時点で経静脈栄養は中止された。蛋白質投与量は早期 PN 群（early 群）では約 0.9 g/kg/日であった。早期 PN 群（early 群）では，ICU 滞在日数が有意に長く，人工呼吸器装着期間や腎代替療法使用期間が延長した。死亡率に両群間で有意差はなかった。

早期経静脈栄養の効果を検討した RCT のうち，大規模研究である Early PN study と EPaNIC trial で相反した結果が報告されており，いまだに適切な経静脈栄養の開始時期は不明である。

Doig GS, Simpson F, Sweetman EA, et al ; Early PN Investigators of the ANZICS Clinical Trials Group. Early parenteral nutrition in critically ill patients with short-term relative contraindications to early enteral nutrition : a randomized controlled trial. JAMA 2013 ; 309 : 2130-8.　PMID : 23689848
Casaer MP, Mesotten D, Hermans G, et al. Early versus late parenteral nutrition in critically ill adults. N Engl J Med 2011 ; 365 : 506-17.　PMID : 21714640

★1 — PN　経静脈栄養（parenteral nutrition）
★2 — EPaNIC　Early Parenteral Nutrition completing enteral nutrition In Adult Critically ill patients
★3 — NRS　nutrition risk screening
★4 — BMI　body mass index

C 重症患者の栄養評価法は存在するか？

非重症患者の栄養評価で使用される血清蛋白濃度（プレアルブミン・レチノール結合蛋白）や身体測定は，血管透過性の亢進による蛋白や水分の血管外漏出のため，正確な栄養状態を反映しない。現在，重症患者の栄養状態を正確に評価する方法は存在しないと考えられている。このため，重症化以前の食事摂取量や栄養状態・病歴・合併症・身体所見などから総合的に栄養状態を評価する必要がある。

Elamin EM, Camporesi E. Evidence-based nutritional support in the intensive care unit. Int Anesthesiol Clin 2009 ; 47 : 121-38.　PMID : 1913175

B カテコールアミン使用患者に経腸栄養を開始してもよいか？

虚血性腸炎は経腸栄養を行う際に考慮すべき重篤な合併症であり，その発生率は 0.3 〜 1.1% 程度である。虚血性腸炎の発生にカテコールアミンの使用の有無に関連があるかどうかは不明である。事実，カテコールアミンを必要としている患者の 75% では，経腸栄養の使用が可能である。カテコールアミン使用患者であっても経腸栄養不耐性や血行動態をモニタリングしながら，経腸栄養を開始してもよい。

強心薬あるいは血管収縮薬が腸管血流に与える影響を検討した研究では，平均血圧が 65 〜 80 mmHg を保つように管理されており，カテコールアミン投与によっても平均血圧 65 mmHg 以下の低血圧患者における経腸栄養の安全性はいまだ不明である。

Wells DL. Provision of enteral nutrition during vasopressor therapy for hemodynamic instability : an evidence-based review. Nutr Clin Pract 2012 ; 27 : 521-6.　PMID : 22689719

Ⓑ 選択的消化管除菌を行うべきか？

選択的消化管除菌は，非吸収性の抗菌薬を消化管内投与し，好気性グラム陰性桿菌と真菌の増殖を選択的に抑制することで，VAPやバクテリアルトランスロケーションによる感染症を予防することが期待される。2009年に報告された，オランダの13のICUに入室した5,939人の重症患者を対象とした大規模RCTでは，選択的消化管除菌は，非介入群と比較して死亡率を低下させることが報告された。選択的消化管除菌は，ポリミキシン・アミノグリコシド系抗菌薬あるいはニューキノロン系抗菌薬およびアムホテリシンBの組み合わせで行うのが一般的であるが，その最適な薬剤の組み合わせや投与量は不明である。上記のごとく有効性の報告があるものの，選択的消化管除菌は，耐性グラム陽性球菌や耐性コアグラーゼ陰性ブドウ球菌といった多剤耐性菌の腸内検出率が上昇することが報告されている。選択的消化管除菌の耐性菌保菌患者に対する有効性は不明であり，日本の患者群で選択的消化管除菌が有効であるかどうかは不明である。

de Smet AM, Kluytmans JA, Cooper BS, et al. Decontamination of the digestive tract and oropharynx in ICU patients. N Engl J Med 2009 ; 360 : 20-31.　PMID : 19118302
Lingnau W, Berger J, Javorsky F, et al. Changing bacterial ecology during a five-year period of selective intestinal decontamination. J Hosp Infect 1998 ; 39 : 195-206.　PMID : 9699139

Ⓐ 経腸栄養時の肺炎予防に適した体位について述べよ。

仰臥位は，胃内容物の逆流を助長し，誤嚥のリスクを増加させる可能性がある。過去の小規模RCTでは，頭高位が仰臥位と比較して有意に肺炎発生率を低下させた（8％ vs. 34％，$P=0.003$）。しかし，頭高位を長時間行うことはすべての患者で可能なことではなく，臀部の褥瘡や低血圧のリスクもある。咽喉頭内のクリアランスに関しては，側臥位も有効である可能性もある。日本におけるVAPバンドルでは，人工呼吸中の患者を仰臥位で管理しないことを推奨している。

Drakulovic MB, Torres A, Bauer TT, et al. Supine body position as a risk factor for nosocomial pneumonia in mechanically ventilated patients : a randomised trial. Lancet 1999 ; 354 : 1851-8.　PMID : 10584721
日本集中治療医学会，ICU機能評価委員会．人工呼吸関連肺炎予防バンドル2010改訂版．（www.jsicm.org/pdf/2010VAP.pdf）　閲覧日：2014/12/11

Ⓒ 経静脈栄養を発明したのは誰か？

1968年，米国の外科レジデントのスタンリー・ダドリック〔Stanley J. Dudrick（1935年～）〕により，経静脈栄養は初めて試みられた。

Ⓑ n-3系脂肪酸経腸投与に関する現在の推奨について述べよ。

不飽和脂肪酸の一系統であるn-6系脂肪酸は必須脂肪酸であり，最終代謝産物は炎症性メディエータとして働き，過剰な摂取により炎症・凝固などの反応が亢進する可能性がある。もう一つの系統であるn-3系脂肪酸の最終代謝産物は，n-6系脂肪酸を材料にしたものに比較して生体活性が低く，免疫凝固および炎症などにおいて過剰な反

応を抑制する作用がある。

　ARDSとALI★1患者に関して，n-3系脂肪酸の1種であるEPA★2を強化した経腸栄養剤の効果を検討したRCTが三つ報告されている．これらの三つのRCTを統合したメタ解析では，EPAを強化した栄養剤の投与は有意に28日死亡率を低下させ，ICU離脱期間・人工呼吸器離脱期間を延長させ，新たな臓器障害の発生率も有意に低下させた．

　しかし，ALI患者272人を対象としてEPA，DHA★3，γ-リノレン酸，抗酸化物質を間欠的に経腸的補充投与した群と投与しない群を比較したOmega Studyでは，EPA，DHA，γ-リノレン酸，抗酸化物質の間欠投与群において，人工呼吸器離脱期間，肺以外の臓器障害が存在しない期間が有意に短く，60日死亡率も高い傾向にあった．この過去の研究結果と相反する結果は，栄養剤が持続投与ではなく間欠投与されていることや，早期と晩期栄養を比較した研究を組み合わせた2×2型のRCTであったことが影響を与えた可能性がある．また，成人重症患者を対象としたn-3系脂肪酸投与の効果を検討したメタ解析では，死亡率，心筋梗塞・脳梗塞の発生率に関し，有意な有効性はなかった．

　このように過去の研究では，n-3系脂肪酸の有効性がいくつかのRCTで報告されているものの，その有効性に疑問を提唱し，有害である可能性を示唆する研究が報告されている．このため，SSCG★4の2012年度版では，n-3系脂肪酸投与の使用を推奨しておらず，カナダの栄養ガイドラインでは，ARDS・ALI患者ではその使用を考慮するとの記載にとどめている．

Pontes-Arruda A, Demichele S, Seth A, et al. The use of an inflammation-modulating diet in patients with acute lung injury or acute respiratory distress syndrome : a meta-analysis of outcome data. JPEN J Parenter Enteral Nutr 2008 ; 32 : 596-605.　PMID : 18974237
Rice TW, Wheeler AP, Thompson BT, et al ; NIH NHLBI Acute Respiratory Distress Syndrome Network of Investigators. Enteral omega-3 fatty acid, γ-linolenic acid, and antioxidant supplementation in acute lung injury. JAMA 2011 ; 306 : 1574-81.　PMID : 21976613
Dellinger RP, Levy MM, Rhodes A, et al ; Surviving Sepsis Campaign Guidelines Committee including the Pediatric Subgroup. Surviving sepsis campaign : international guidelines for management of severe sepsis and septic shock : 2012. Crit Care Med 2013 ; 41 : 580-637.　PMID : 23353941
Canadian Clinical Practice Guidelines. 4.1b(i) Composition of Enteral Nutrition : Fish Oils, Borage Oils and Antioxidants.〔www.criticalcarenutrition.com/docs/cpgs2012/4.1b(i).pdf〕　閲覧日：2014/12/22
Canadian Clinical Practice Guidelines. 4.1b.(ii) Composition of Enteral Nutrition : Fish oil supplementation.〔www.criticalcarenutrition.com/docs/cpgs2012/4.1b(ii).pdf〕　閲覧日：2014/12/22

★1— ALI　急性肺傷害(acute lung injury)
★2— EPA　エイコサペンタエン酸(eicosapentaenoic acid)
★3— DHA　ドコサヘキサエン酸(docosahexaenoic acid)
★4— SSCG　Surviving Sepsis Champaign Guideline

10 外科

松島一英，宮田 真

外傷

松島一英，宮田 真

B 外傷例でのTXA★1，rFVIIa★2，PCC★3の適応について述べよ。

凝固異常を呈する外傷患者のマネジメントに関しては，近年新たなデータが出てきている。適切な赤血球輸血，FFP★4，血小板輸血の比率を保った蘇生に加えて，TXA，rFVIIa，PCCといった製剤の有効性も検証されてきた。TXAに関しては，重症外傷症例に対する早期の投与開始（3時間以内）が患者の予後を改善することが示された一方で，3時間以降の投与は，逆に死亡率が上昇する結果となった。ビタミンK拮抗薬であるワルファリン服用中の外傷患者，特に頭部外傷患者に対するrFVIIaとPCCの投与が，迅速な凝固異常を改善するデータが出ている一方で，血栓塞栓性のリスクも明らかになっている。大量輸血例におけるrFVIIa，PCCの有効性については，いまだに明らかなデータは示されていない。

CRASH-2 trial collaborators, Shakur H, Roberts I, et al. Effects of tranexamic acid on death, vascular occlusive events, and blood transfusion in trauma patients with significant haemorrhage (CRASH-2): a randomised, placebo-controlled trial. Lancet 2010 ; 376 : 23-32. PMID : 20554319

CRASH-2 collaborators, Roberts I, Shakur H, et al. The importance of early treatment with tranexamic acid in bleeding trauma patients : an exploratory analysis of the CRASH-2 randomised controlled trial. Lancet 2011 ; 377 : 1096-101. PMID : 21439633

Mayer SA, Brun NC, Begtrup K, et al ; FAST Trial Investigators. Efficacy and safety of recombinant activated factor VII for acute intracerebral hemorrhage. N Engl J Med 2008 ; 358 : 2127-37. PMID : 18480205

Joseph B, Hadjizacharia P, Aziz H, et al. Prothrombin complex concentrate : an effective therapy in reversing the coagulopathy of traumatic brain injury. J Trauma Acute Care Surg 2013 ; 74 : 248-53. PMID : 23271101

★1— TXA　トラネキサム酸(tranexamic acid)
★2— rFVIIa　遺伝子組み換え活性型第VII因子製剤(recombinant activated factor VIIa)
★3— PCC　濃縮プロトロンビン複合体(prothrombin complex concentrate)
★4— FFP　新鮮凍結血漿(fresh frozen plasma)

A 大量輸血プロトコールとは何か？

一般的に大量輸血は，24時間以内に10単位以上（日本の20単位に相当）赤血球輸血を必要とする輸血療法と定義される。大量出血を伴う重症外傷に対する蘇生の基本は，赤血球輸血，新鮮凍結血漿，血小板を中心とした血液製剤をバランスよく投与することである。しかしながら，実際の現場では，一定の比率でこれらの血液製剤をオーダー，投与するのは容易ではない。さらに，（院内の）輸血部が，このような症例

に即座に対応できない施設も多い。そのような状況を考慮して，多くの外傷センターでは，大量輸血プロトコールが存在する。大量輸血が必要であると判断した場合に，この大量輸血プロトコールの開始をオーダーすれば，その後は，輸血部から一定の比率で血液製剤が提供される。プロトコールの開始基準や血液製剤の比率，凝固因子製剤の使用などについては各施設で若干異なるが，このようなシステムを構築することでより効果的な蘇生を行うことが可能となる。

Pham HP, Shaz BH. Update on massive transfusion. Br J Anaesth 2013 ; 111 Suppl 1 : i71-82. PMID : 24335401

Ⓑ 大量輸血後に注意すべき変化は何か？ 低カルシウムはどうして起こるのか？

赤血球輸血後には，希釈による凝固障害や血小板低下，TRALI[★1]，低カルシウム血症が起こりうる。また，遅発効果（delayed effect）として多臓器不全，SIRS[★2]，敗血症，輸血関連感染症がある。

低カルシウムが起こるのは，保存血の保存のために入っているクエン酸塩（citrate）がカルシウムをキレート化するからである。赤血球に限らず，むしろFFPの輸血で多くみられる傾向がある。

Pham HP, Shaz BH. Update on massive transfusion. Br J Anaesth 2013 ; 111 Suppl 1 : i71-82. PMID : 24335401

★1 ─ TRALI　輸血関連急性肺傷害（transfusion-related acute lung injury）
★2 ─ SIRS　全身性炎症反応症候群（systemic inflammatory response syndrome）

Ⓑ ER★開胸の適応は何か？

一般的に，最も受け入れられている適応は，「頸部，胸部，腹部または四肢の鋭的外傷による心停止または心停止が差し迫った状態」である。

鈍的外傷や頭部外傷に適応があるかどうかは，議論が残っている。積極的にER開胸（thoracotomy）を推進する人たちは，わずかでも救命の可能性があることに加え，脳死となった場合，臓器提供の機会を家族に与えられることも，その理由に挙げている。

最も成績がよい適応は，頸部，胸部，四肢の鋭的外傷で，搬入時にバイタルサインが存在する症例である。

Khorsandi M, Skouras C, Shah R. Is there any role for resuscitative emergency department thoracotomy in blunt trauma? Interact Cardiovasc Thorac Surg 2013 ; 16 : 509-16.　PMID : 23275145

★ ─ ER　救急室（emergency room）

Ⓐ open abdomen症例の一時的閉腹法のオプションは何か？

ダメージコントロール手術（damage control surgery）の概念は，外傷症例のみならず，腹部救急症例でより頻繁に使用されるようになってきている。そのため，集中治療医にとってもopen abdomen患者の管理に関する知識は重要となってくる。open abdomen症例の一時的閉腹法のオプションで主なものには，(1) 布鉗子や連続縫合

による閉腹，(2) プラスチック製のシートや輸液バッグを用いた閉腹(例：Bogota bag)，(3) 既製品もしくはカスタムメイドの陰圧創閉鎖法(図 10-1)が挙げられる。近年は，ほとんどの症例で(3) の方法が用いられている。通常，吸引圧がマイナス 125 mmHg に設定されることが多いが，各症例で，設定は適宜調整するべきである。術後，大量の出血が認められる症例や，腸液や胆汁性のドレナージが新たに認められる場合には，再手術を考慮する必要がある。

Demetriades D, Salim A. Management of the open abdomen. Surg Clin North Am 2014 ; 94 : 131-53.　PMID：24267502

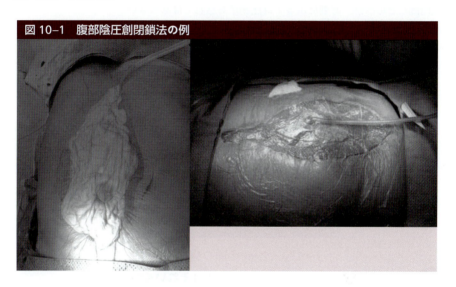

図 10-1　腹部陰圧創閉鎖法の例

B open abdomen 患者に対する栄養，抗菌薬はどうすればいいか？

早期の経腸栄養開始は ICU 患者によって重要であるが，open abdomen 患者に対しては，異なった栄養管理を行うべきなのであろうか？　これらの患者に経腸栄養を行うことによって閉腹が困難になる，イレウスが悪化する，などが危惧されてきた。しかしながら，腸管損傷が存在しない open abdomen 患者を対象とした多施設後向き研究では，経腸栄養群は絶食群と比較して患者の予後改善が認められ，より多くの症例で最終的に閉腹が可能であった。これらの結果から，open abdomen だから，という理由での絶食の必要はないと考えられる。さらに，open abdomen 症例での予防的な抗菌薬継続を支持するデータは今のところ存在しない。

Burlew CC, Moore EE, Cuschieri J, et al ; WTA Study Group. Who should we feed? Western Trauma Association multi-institutional study of enteral nutrition in the open abdomen after injury. J Trauma Acute Care Surg 2012 ; 73 : 1380-7.　PMID：22835999

A 四肢コンパートメント症候群の診断法は何か？

ICU においては，さまざまな原因から四肢のコンパートメント症候群が起こりうる。重篤な合併症を防ぐには，早期診断と迅速な対応が重要となる。古典的な 6P's〔pain (痛み)，paresthesia(感覚異常)，pallor(蒼白)，paralysis(麻痺)，pulselessness(脈拍

触知不能），poikilothermia（変温症）〕のなかでも，最も特徴的なのが pain，すなわち痛みである。鎮痛薬に抵抗性の非常に激しい痛み，診察時の受動的な動作による痛みの増加は，コンパートメント症候群の症例に特徴的である。症状，身体所見から明らかな症例においては，すみやかに筋膜切開術が施行されるべきである。疑わしい症例においては，コンパートメント内圧の測定を行う。図10-2は，測定デバイスの1例である。拡張期血圧とコンパートメント内圧の差，デルタ圧（ΔP）が 30 mmHg 以下の症例では，筋膜切開が必要とされるが，これらは絶対的な閾値ではなく，それ以外の所見も含めた総合的な判断が大切である。経過観察の判断をした症例に対しては，数時間ごとの診察，必要によっては圧測定も忘れてはならない。

Garner MR, Taylor SA, Gausden E, et al. Compartment syndrome : diagnosis, management, and unique concerns in the twenty-first century. HSS J 2014 ; 10 : 143-52.　PMID：25050098

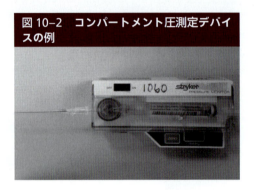

図10-2　コンパートメント圧測定デバイスの例

A　上肢，下肢のコンパートメントは，それぞれいくつあるか？

四肢コンパートメント症候群が最も頻繁に起こりうるのは，下腿と前腕である。下腿にはコンパートメントが四つ存在する（前方コンパートメント，側方コンパートメント，浅部後方コンパートメント，深部後方コンパートメント）。前腕には，掌側コンパートメント，背側コンパートメントの二つの主なコンパートメントが存在する。まれではあるが，大腿（前方，後方，内側コンパートメント）や上腕（前方，後方コンパートメント）のコンパートメント症候群も起こりうる。これらの解剖は，コンパート内圧測定や筋膜切開術を行う際に，非常に重要である。

B　鈍的実質臓器損傷に対する保存療法症例。経過観察中の手術適応はどのように判断するか？

鈍的実質臓器損傷（脾臓，肝臓，腎臓）に対する保存療法の進歩により，過去20年間で，これらの臓器損傷に対する治療戦略は大きく変化した。これに伴い，ICU において経過観察を行う症例も増加した。これらのなかには，保存療法が奏効せず，手術が必要となる症例も存在する。そのため，集中治療医は，どのような症例が手術適応となるかを把握していなければならない。バイタルサインが不安定な症例，Hb★の低下，頻回の赤血球輸血が必要な症例に加えて，広汎性腹膜炎へ進行する症例も見逃してはならない。実質臓器損傷に腸管損傷が合併する症例も，少なからず存在するためである。脾臓損傷における保存療法が奏効しないリスク因子としては，年齢40歳以

上，外傷重症度スコア（injury severity score）＞25，CTにて中等度異常の腹腔内出血，米国外傷外科学会分類でgradeⅢ以上の損傷，経静脈造影剤の"Blush"などが挙げられる。

Olthof DC, Joosse P, van der Vlies CH, et al. Prognostic factors for failure of nonoperative management in adults with blunt splenic injury : a systematic review. J Trauma Acute Care Surg 2013 ; 74 : 546-57. PMID : 23354249

★─ Hb　ヘモグロビン（hemoglobin）

A 頭部外傷における Monro-Kellie の原理とは何か？

頭蓋内の容積（脳，血液，髄液の3要素の和）は一定で，髄液と血液が緩衝材となることで頭蓋内の平衡状態が保たれている。これを Monro-Kellie の原理と呼ぶ。これは，Monro孔を発見した解剖学者 アレクサンダー・モンロー2世〔Alexander Monro Ⅱ（1733～1817年）〕と，彼の仮説を立証したジョージ・ケリー〔George Kellie（1720～1779年）〕の名にちなんでいる。

図10-3のように，3要素のいずれかが増えて平衡状態が破綻すると，頭蓋内圧が亢進し，進行すれば大後頭孔より脳ヘルニアが起こり，脳幹を圧迫して昏睡・脳死に至る。

Mokri B. The Monro-Kellie hypothesis : applications in CSF volume depletion. Neurology 2001 ; 56 : 1746-8. PMID : 11425944

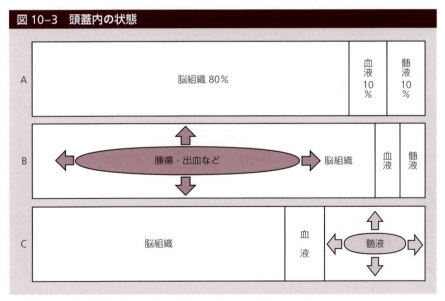

図 10-3　頭蓋内の状態

A：正常，B：頭蓋内圧亢進（腫瘍，出血，血腫），C：頭蓋内圧亢進（水頭症など）

A ICP★モニターの波形から何がわかるか？

ICPは，その絶対値のみに気をとられがちだが，その波形から得られる情報もある。

ICPモニターの基本波形は，動脈ラインのそれに似ている。第1波(P1)はpercussion waveともいわれ，動脈拍が脈絡叢の脈管を通って伝達されることで生じる。第2波(P2)はtidal waveともいわれ，頭蓋内のコンプライアンスを反映する。**通常，P2はP1より小さく，第3波(P3)より大きいが(図10-4上)，頭蓋内コンプライアンスが下がると，P2が一番大きくなる(図10-4下)。重症頭部外傷などでは，このような波形がみられる。**P3は重拍波(dicrotic wave)といわれ，逆行性の静脈の拍動と関連しているといわれる。

Hawthorne C, Piper I. Monitoring of intracranial pressure in patients with traumatic brain injury. Front Neurol 2014；5：121. PMID：25076934

★── ICP　頭蓋内圧(intracranial pressure)

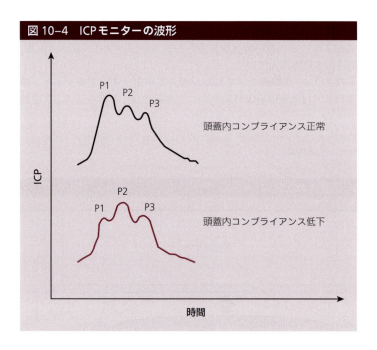

図10-4　ICPモニターの波形

A 頭蓋内圧亢進症の治療について述べよ。

- まずは，頸静脈を圧迫し，うっ血の原因となるようなもの(きつすぎる気管切開チューブの固定テープや頸椎カラーなど)がないことを確認し，必要であれば緩める
- 30度以上の頭部挙上(ICPに応じて適宜調節)
- 適当な鎮痛，鎮静
- 軽度の過呼吸($PaCO_2$★¹ 32～36 mmHg)→高度の過呼吸は$PaCO_2$をさらに低下させ，脳血管収縮を起こし，虚血のリスクが高まるので禁忌
- 利尿薬，高張液の投与。血清浸透圧を300～310(Na＝150～155)に保つように，(1) マンニトール 0.25～1 g/kgを20分かけて静注，(2) 高張生理食塩液(3％または5％)250 mL(成人の場合)を20～30分かけて点滴静注。低血圧時や出血を疑

うときにはマンニトールよりも好まれる
- 髄液ドレナージ
- 筋弛緩薬の検討
- バルビツール酸昏睡療法（barbiturate coma therapy）の検討：フェノバルビタール
- 外科的減圧
- 膀胱内圧の測定。ACS[★2]からくる頭蓋内圧亢進でないことを確かめる

Haddad SH, Arabi YM. Critical care management of severe traumatic brain injury in adults. Scand J Trauma Resusc Emerg Med 2012；20：12． PMID：22304785
Helmy A, Vizcaychipi M, Gupta AK. Traumatic brain injury：intensive care management. Br J Anaesth 2007；99：32-42． PMID：17556349

[★1]— $PaCO_2$　動脈血二酸化炭素分圧（partial pressure of carbon dioxide in arterial blood）
[★2]— ACS　腹部コンパートメント症候群（abdominal compartment syndrome）

A 頭部外傷例における抗けいれん薬の選択と投与期間について述べよ。

頭部外傷後のけいれんは，一般的に早期（7日以内）と晩期（7日以降）とに分類される。抗けいれん薬は，主に受傷後早期のけいれんを予防する目的で投与される。1990年，Temkinらによって報告されたフェニトインとプラセボの無作為化比較試験では，フェニトイン群における早期けいれんの発症率は，プラセボ群と比較して有意に低かった。一方で，晩期けいれんの発症率（～受傷後2年）には有意な差を認めなかった。現在，抗けいれん薬は，受傷後7日間の投与が推奨されている。抗けいれん薬の選択については，上記のフェニトインに加え，最近ではレベチラセタムが投与される症例が増えてきている。血中濃度測定の必要がないことや重篤な副作用が少ないといった利点がある一方で，フェニトインと比較してよりコストがかかることが報告されている。Inabaらによる前向き観察研究では，両者の間で，早期けいれんの発症頻度に有意差は認められなかった。

Temkin NR, Dikmen SS, Wilensky AJ, et al. A randomized, double-blind study of phenytoin for the prevention of post-traumatic seizures. N Engl J Med 1990；323：497-502． PMID：2115976
Inaba K, Menaker J, Branco BC, et al. A prospective multicenter comparison of levetiracetam versus phenytoin for early posttraumatic seizure prophylaxis. J Trauma Acute Care Surg 2013；74：766-71． PMID：23425733

A 多発肋骨骨折症例に対する疼痛コントロールのオプションは何か？ 外科的手術は有効か？

多発肋骨骨折を伴うような重症胸部外傷例では，ICUにおける全身管理が必須である。これらの症例に対しては，人工呼吸管理の有無にかかわらず，適切な疼痛コントロールを行うことが重篤な呼吸器合併症を防ぐうえで重要となってくる。施設によっては，高齢者，肺疾患の既往があるような高リスク群に対する疼痛コントロールや呼吸療法を定めたプロトコールが存在する。疼痛コントロールのオプションを表10-1に示す。さらに，ここ数年で胸郭動揺（flail chest）をきたすような多発肋骨骨折例に対して，観血的に修復する方法（プレート固定）が注目されている。これまで，いくつかの小規模研究では，人工呼吸管理の期間が手術群で有意に短縮された。

Vana PG, Neubauer DC, Luchette FA. Contemporary management of flail chest. Am Surg 2014；80：527-35． PMID：24887787

Lafferty PM, Anavian J, Will RE, et al. Operative treatment of chest wall injuries : indications, technique, and outcomes. J Bone Joint Surg Am 2011 ; 93 : 97-110.　PMID : 21209274
Marasco SF, Davies AR, Cooper J, et al. Prospective randomized controlled trial of operative rib fixation in traumatic flail chest. J Am Coll Surg 2013 ; 216 : 924-32.　PMID : 23415550

表 10-1　疼痛コントロールのオプション

経口鎮痛薬（非オピオイド，オピオイド）
経静脈鎮痛薬，PCA★
経皮鎮痛薬（リドカイン，フェンタニルなど）
局所ブロック（肋間神経ブロック，傍脊椎ブロックなど）
硬膜外麻酔

★― PCA　患者自己調節鎮痛（patient-controlled analgesia）

B　潜在性気胸（occult pneumothorax）がある場合，陽圧換気中の患者で胸腔チューブは必要か？

胸部X線では明らかでなく，胸部CTにてのみ同定される外傷性気胸は，occult pneumothoraxと定義される（図 10-5）。一般的に，このoccult pneumothoraxに対しては，胸腔チューブの挿入は必要ないが，さまざまな理由で人工呼吸管理を必要とする症例では，陽圧換気による気胸の増悪が危惧される。逆に，予防的な胸腔チューブ挿入による合併症も，無視することはできない。全米のレベル1，2外傷センターで行われた多施設前向き研究では，448例の経過観察症例のうち，27例（6％）が気胸の悪化，呼吸症状の悪化などを理由に胸腔チューブが挿入された。陽圧呼吸を必要とした73例のうち，10例において胸腔チューブを必要としたが，緊張性気胸に進行した症例は存在しなかった。多変量解析の結果では，陽圧換気は，胸腔チューブが必要となる有意なリスク因子には含まれなかった。

Moore FO, Goslar PW, Coimbra R, et al. Blunt traumatic occult pneumothorax : is observation safe? —results of a prospective, AAST multicenter study. J Trauma 2011 ; 70 : 1019-23.　PMID : 21610419

A　IVC★1 フィルターの適応について述べよ。

近年のデザインの改良により，IVCフィルターの適応は広がっている。まず，静脈血栓症に関する用語の定義であるが，VTE★2＝DVT★3＋PE★4 であり，VTEは包括的な意味をもつ。

　IVCフィルターの一般的な適応は，治療的抗凝固の禁忌例におけるVTE，または治療的抗凝固にもかかわらず，VTEを起こした場合である。そのほかの相対的適応としては，IVCや腸骨静脈内に浮遊性の血栓（free-floating thrombus）がある場合，DVTに対して血栓溶解療法を行う場合，あるいは重症患者で心肺機能に余裕がなく，少しのPEでも耐えられないことが予想される場合がある。

　重症頭部外傷（GCS★5＜8），対麻痺・四肢麻痺を伴う不完全脊髄損傷，長管骨骨折を伴う複雑骨盤骨折，多発長管骨骨折のように，外傷患者でVTEのリスクが高く，抗凝固ができない場合もIVCフィルターを検討する。ただし，このような予防的IVCフィルターの適応の是非については，今のところはっきりした結論は出ておらず，米

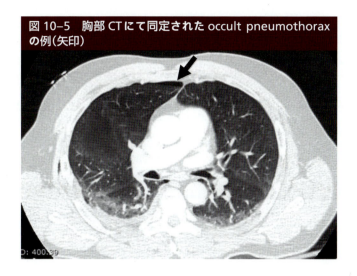

図10-5　胸部CTにて同定されたoccult pneumothoraxの例（矢印）

国胸部疾患学会（American College of Chest Physicians）の最新のガイドラインにおいても推奨されていない。

Cameron JL, Cameron AM. Current Surgical Therapy, 10th ed. Philadelphia : Mosby/Elsevier, 2010.
Haut ER, Garcia LJ, Shihab HM, et al. The effectiveness of prophylactic inferior vena cava filters in trauma patients : a systematic review and meta-analysis. JAMA Surg 2014 ; 149 : 194-202.　PMID：24195920.
Sing RF, Fischer PE. Inferior vena cava filters : indications and management. Curr Opin Cardiol 2013 ; 28 : 625-31.　PMID：24100649.
Kearon C, Akl EA, Comerota AJ, et al ; American College of Chest Physicians. Antithrombotic therapy for VTE disease : Antithrombotic Therapy and Prevention of Thrombosis, 9th ed : American College of Chest Physicians Evidence-Based Clinical Practice Guidelines. Chest 2012 ; 141(2 Suppl) : e419S-94S.　PMID：22315268

★1— IVC　下大静脈（inferior vena cava）
★2— VTE　静脈血栓塞栓症（venous thromboembolism）
★3— DVT　深部静脈血栓症（deep vein thrombosis）
★4— PE　肺塞栓症（pulmonary embolism）
★5— GCS　グラスゴー昏睡尺度（Glasgow coma scale）

A　E-FASTとは何か？

E-FASTとは，extended focused assessment with sonography for traumaの略で，心臓と腹部の評価を行う通常のFASTに加え，胸部も同時に超音波検査を行うことで，気胸，血胸，横隔膜損傷のより迅速な診断を可能にするもの。

　従来のFASTを行う際に，図10-6のように両側胸腔の評価も行う。つまりMorrison窩をチェックしたあとに，超音波プローブを頭側にスライドし，右胸腔を評価。さらに前胸部の検査を右中鎖骨線上で行う。同様に左側も評価する。

　超音波プローブを胸腔に当てると，肋骨と胸膜が確認され，通常肺ではその直下に肺の動き（sliding）をみることができるのに対し，このスペースに空気（気胸）や血液（血胸）が溜まると，このslidingがみられないことで，気胸や血胸の存在が疑われる。

また，M-modeによる評価では，slidingによってつくられる"seashore sign"がみられないことによって，異常の存在が疑われる（図10-7）。

Abdulrahman Y, Musthafa S, Hakim SY,et al. Utility of Extended FAST in Blunt Chest Trauma : Is it the Time to be Used in the ATLS Algorithm? World J Surg 2014. [Epub ahead of print]　PMID：25205343.
Nandipati KC, Allamaneni S, Kakarla R, et al. Extended focused assessment with sonography for trauma（EFAST）in the diagnosis of pneumothorax : experience at a community based level I trauma center. Injury 2011 ; 42 : 511-4.　PMID：20149371.
Brun PM, Bessereau J, Chenaitia H, et al. Stay and play eFAST or scoop and run eFAST? That is the question! Am J Emerg Med 2014 ; 32 : 166-70.　PMID：24332906.

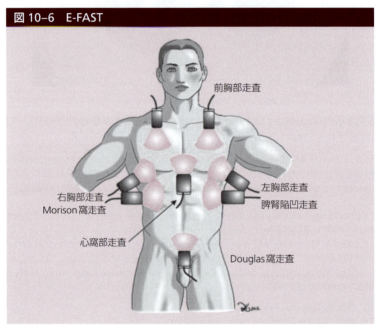

図10-6　E-FAST

（Brun PM, Bessereau J, Chenaitia H, et al. Stay and play eFAST or scoop and run eFAST? That is the question! Am J Emerg Med, volume 32 (2) : 166-70, 2014 Feb.　PMID：24332906より）

B　DPL★とは何か？　DPLは過去のものか？

DPLは，腹部外傷の開腹適応を決めるための補助検査法の一つである。腹部小切開法または穿刺法により専用のカテーテルを腹腔内に入れ（図10-8参照），そのカテーテルを通して，37℃に温めた生理食塩液を1,000 mL（小児では10 mL/kg）注入する。以前は，回収液の血球算定（赤血球数＞10万/μL，白血球数＞500/μL）とアミラーゼ＞100 U/dLを陽性とし，開腹適応とされていた。米国の外傷センターで汎用されていたが，最近では，FASTにより腹腔内出血の有無が判定できるので，回収液の赤血球数だけでは，開腹適応とされなくなった。意識障害や脊髄損傷を合併しているため，腹部身体所見をとるのが困難な多発外傷患者で，腸管損傷など，管腔臓器損傷の早期診断を目的として施行される。日本では，回収液の回復適応基準は，大友らの基準が用いられており，受傷後3～18時間で施行された場合は，正診率は90％以上とされている。

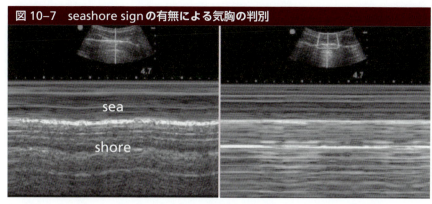

図 10-7　seashore sign の有無による気胸の判別

左：気胸なし。seashore sign がみられる。右：shore の部分が平行線のみで，呼吸性の動揺がみられないことから，気胸，血胸が疑われる。

　鈍的あるいは鋭的腹部外傷において，DPL は出血や管腔臓器の損傷を高い正確度をもって診断できる。しかし現在では，FAST や CT の普及により，DPL が使用されることは少なくなっている。

　各モダリティの利点・欠点をまとめる（表 10-2 参照）。

　前述のように DPL が必要な場面は減少しているが，次の二つの場面では有効となりうる。

(1) 血行動態の不安定な多発外傷患者で，腹腔内出血を素早く除外したいとき
(2) シートベルトサイン陽性の交通外傷で，腹腔内臓器損傷を疑うが，CT が正常である場合（管腔臓器の損傷の除外が必要）

Whitehouse JS, Weigelt JA. Diagnostic peritoneal lavage : a review of indications, technique, and interpretation. Scand J Trauma Resusc Emerg Med 2009；17：13.　PMID：19267941
Otomo Y, Henmi H, Mashiko K, et al. New diagnostic peritoneal lavage criteria for diagnosis of intestinal injury. J Trauma 1998；44：991-7.　PMID：9637154

★― DPL　診断的腹腔洗浄（diagnostic peritoneal lavage）

A　メス 1 本で！　輪状甲状膜切開術について述べよ。

輪状甲状膜切開術（cricothyrotomy）は，安定した患者に行う気管切開とは異なり，気道閉塞や気管挿管困難症例に行う緊急的なものなので，十分な器具がその場にないこともまれではない。そして，その手技を行うことができるのが，自分だけという状況もありうる。

　ここでは，最低限の器具での手技をおさらいしておく。基本的な解剖は，図 10-9 のように，(A) 舌骨，(B) 甲状軟骨，(C) 輪状甲状膜，(D) 輪状軟骨となっており，切開するのは (C) である。

用意するもの
　メス（No.11 または 10），挿管チューブ，吸引器具
手技（術者が右利きの場合）

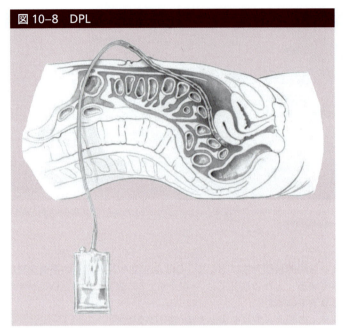

図 10-8 DPL

(Whitehouse JS, Weigelt JA. Diagnostic peritoneal lavage : a review of indications, technique, and interpretation. Scand J Trauma Resusc Emerg Med 2009 Mar 8 ; 17 : 13. PMID : 19267941 より)

表 10-2 各モダリティの利点・欠点

	利点	欠点
FAST	迅速 非侵襲的 繰り返しが容易	再現性にやや劣る（user-dependent） 後腹膜臓器や横隔膜損傷は苦手
DPL	腸間膜や管腔臓器損傷の感度が高い	侵襲的 後腹膜臓器や横隔膜損傷は苦手
CT	固形臓器損傷の診断に有効 後腹膜臓器損傷に有効	高価 発がんリスク

(1) 患者の右側に立ち，図10-10のように左手の中指と親指で甲状軟骨を挟むように固定し，人差し指で輪状甲状膜の位置を確認する
(2) これをめがけて右手のメスで縦切開により皮膚切開（横切開でもよいが，筆者は輪状甲状膜の位置が同定しづらい場合の延長がしやすいことや，出血を考えて縦切開を好む）
(3) 輪状甲状膜をメスで横切開する。
(4) メスの柄をこの切開部に挿入し，90度反転。挿管チューブを挿入してカフを膨らませる

図 10-9　輪状甲状膜気管切開術に必要な解剖

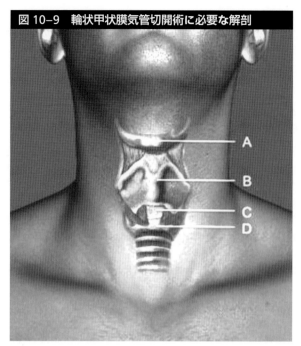

(Hamaekers AE, Henderson JJ. Equipment and strategies for emergency tracheal access in the adult patient., Anaesthesia, volume 66 Suppl 2, 65-80, 2011 Dec. Wiley-Blackwell.　PMID：22074081 より)

図 10-10　輪状甲状膜気管切開術における解剖位置の確認

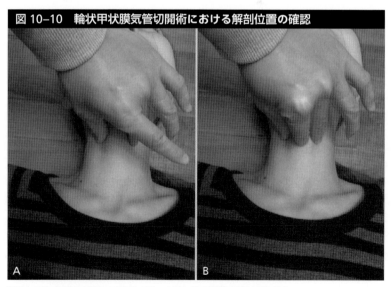

親指と中指で気管を同定して固定し(A)，人差し指で輪状甲状膜を探る(B)。

輪状甲状膜は，特に太った患者や首の短い患者，さらに出血で術野がみづらくなれば，ますます同定が困難となる。日常の診察で，機会があれば患者の輪状甲状膜を触れてみるようにすることは，解剖の理解に役立つはずである。

Hamaekers AE, Henderson JJ. Equipment and strategies for emergency tracheal access in the adult patient. Anaesthesia 2011 ; 66 Suppl 2 : 65-80.　PMID : 22074081

A 骨髄輸液ルートに使える部位，使ってはいけない部位はどこか？　また，どのくらいの期間使えるか？

骨髄輸液ルートは，末梢ラインが困難あるいは不可能な場合のよい選択肢であり，末梢ラインから投与する輸液や薬剤のほとんどは，骨髄ルートからも投与可能である。ただし，バンコマイシン，トブラマイシン，クロラムフェニコールの三つの抗菌薬については，治療量以下になることがあり，注意が必要である。

　また，心肺蘇生中のルートとしても有用で，蘇生中に使用する薬剤は，問題なく使用できることが証明されている。慣れた人が入れる場合の成功率は95％ともいわれている。

　骨髄ルートに絶対禁忌はないが，骨折箇所や以前に穿刺された箇所を使うと，輸液が漏れてコンパートメント症候群を起こすリスクがあるので，避けるべきである。また，局所に蜂窩織炎や熱傷がある場合も避けたほうがよい。

　穿刺可能な箇所は，近位上腕骨，近位脛骨，遠位大腿骨，遠位脛骨，腸骨稜，胸骨があるが，近位上腕骨と近位脛骨が特に多く使われる。小児に対しては，穿通の恐れのある胸骨は避けておいたほうがよい。

　近位上腕骨を使う場合，図10-11のように患者の上腕を軽く内転させ，上腕骨近位の前方外側にて外科頸を触れる。外科頸はちょうどティーの上に乗ったゴルフボールと，ティーとの境目の部分のような関係であり，境目を触知できるはずである。この外科頸より1cmほど近位を穿刺のターゲットとする。

　近位脛骨を使う場合，脛骨粗面より2横指ほど下がった所の平坦な箇所を指で触れ，これを穿刺箇所とする（図10-12）。小児であれば，これにより成長線を避けることができる。タオルや砂嚢を足の下に置いてやると安定性が増す。

　どの穿刺部位を使う場合も，まず穿刺箇所を消毒し，必要であれば局所麻酔を使用する。スタイレット付きの骨髄内輸液用の針を使い，回転性のくり抜くような動作で挿入する。電動の骨髄ニードル穿刺システムがある場合は，それを使用してもよい。髄腔に到達したらスタイレットを外し，逆血が確かめられたら使用可能である。

　骨髄ルートは，輸液の漏れや，それに伴うコンパートメント症候群，感染のリスクがあるため，長期間の使用には適さない（そのため使用中は5～10分ごとに輸液の漏れがないかチェックする）。骨髄ルートが入ったあとは，できるだけ早く末梢ルートを確保し，骨髄ルートは抜去できるようにする。

　抜去後は5分ほど用手圧迫し，ガーゼを貼付する。

Dev SP, Stefan RA, Saun T, et al. Videos in clinical medicine. Insertion of an intraosseous needle in adults. N Engl J Med 2014 ; 370 : e35.　PMID : 24918394

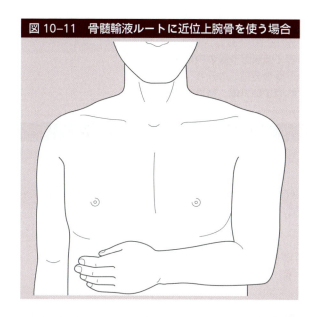

図 10-11　骨髄輸液ルートに近位上腕骨を使う場合

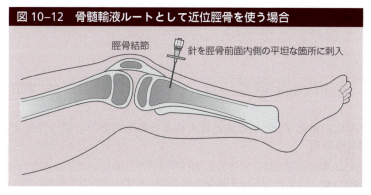

図 10-12　骨髄輸液ルートとして近位脛骨を使う場合

脛骨結節　　針を脛骨前面内側の平坦な箇所に刺入

A　外傷診療時の common mistakes は何か？

- しっかりした咽頭反射(gag reflex)がある患者に経口胃管を入れてしまう
  問題：嘔吐と誤嚥！
- 緊急気道確保が必要なときに気管切開
  問題：熟練した外科医でも数分はかかる。輪状甲状膜切開を
- ソフトカラーによる頸椎の固定
  ソフトカラーは頸椎の保護はできない！　ハードカラーは保護作用が少しはある。搬送の際は必ずボードを使った全身固定(total body immobilization)を
- 失血や心タンポナーデからくる心停止に対する胸壁からの外的心臓マッサージ
  効果が証明されていない。適応があれば ER 開胸のうえ，直接心臓マッサージを
- 空気の出入りのある開放性の胸部創を，胸腔チューブを挿入する前にパッキングしたり縫合したりして閉じてしまう

問題：緊張性気胸のリスク！　もしカバーする必要があれば，3方向だけ閉じたガーゼを当てる（図10–13）
- 骨盤骨折の患者で直腸診や膣の内診を忘れる
  問題：重要な外傷の見逃しの恐れ
- **最も見落とされやすい外傷：脊髄損傷！！**

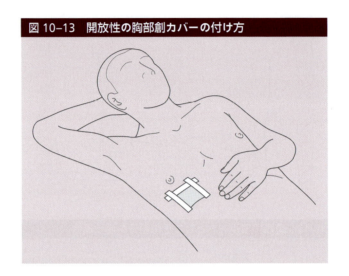

図10–13　開放性の胸部創カバーの付け方

熱傷，重症軟部組織感染症　　　　　松島一英，宮田 真

A　熱傷におけるParkland法とはどのようなものか？　使ううえでの注意点はあるか？

熱傷患者の必要輸液量を推定するのに使われるのがParkland法であるが，そのためにまず必要なのは，できるだけ正確な熱傷の範囲と深さの判定である．図10–14のように，9の法則（成人の場合）を使って，2度以上の熱傷の範囲を判断する．狭い範囲や斑状の熱傷の場合には，患者の掌の面積を1％として推定してもよい．これをもとに，以下の式で24時間必要輸液量を推定する．

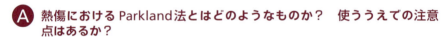

24時間必要輸液量＝4 mL×体重×全体表面積に占める2度以上の熱傷（％）

このうち半分をはじめの8時間で，残りの半分をその後の16時間で投与する．使用する輸液は細胞外液から始めるが，Cl塩素イオン（Cl⁻）濃度の高い生理食塩液を使うと代謝性アシドーシスをきたすことがあるので，乳酸あるいは酢酸リンゲルを使うのが一般的である．

　Parkland法は，あくまで目安であり，過大評価，過小評価をすることがあるので，尿量などをモニタリングし，調節する（成人は最低尿量0.5 mL/kg/時，小児は1.0 mL/kg/時を維持）．特に，気道熱傷を伴う場合，電気熱傷，アルコールや薬物摂取を伴う場合などは，Parkland法で予測されるよりも多くの輸液が必要となることがあり，注意すべきである．

Tricklebank S. Modern trends in fluid therapy for burns. Burns 2009 ; 35 : 757-67. PMID : 19482429

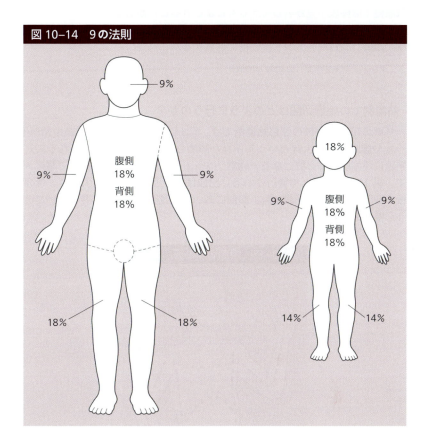

図10-14 9の法則

A 熱傷治療において注意すべきpitfallは何か?

- **気道熱傷の見落としや診断の遅れ**
  気道閉塞は急激に起こり,取り返しのつかない結果となりうる.疑わしければ早期の予防的気管挿管を行う
- **四肢コンパートメント症候群の見落としや診断の遅れ**
  四肢の熱傷や,大量輸液が必要となった症例では,この診断を常に頭に入れておき,頻繁に身体所見と必要であればコンパートメント圧測定を行う
- **腹部コンパートメント症候群の見落としや診断の遅れ**
  大量輸液が必要となった熱傷患者では全例,膀胱内圧を定期的に測定する.必要があれば焼痂切開術(escharotomy)を行う.最高吸気圧(peak inspiratory pressure)上昇に伴う呼吸状態の悪化,血圧低下,尿量低下などがあれば,積極的に疑い対処する〔たとえば腹水の除去,筋弛緩,体幹の焼痂切開術(trunk escharotomy),減圧的開腹術〕
- **併発した外傷の見落とし**

熱傷患者の10％は他の外傷を併発しているといわれている。必要に応じ画像診断を行う

- **電気熱傷では体表所見が著しく乏しくだまされることがある**
  皮下組織の広範な損傷があることが多い。CK★や腎機能もモニタリングし，横紋筋融解，四肢コンパートメント症候群に注意する

★─CK　クレアチンキナーゼ(creatine kinase)

A　熱傷例での焼痂切開はどのように行うのか？

四肢，体幹の特に全周性の深部熱傷例では，ICUにおける蘇生中に四肢の循環不全，換気不全や腹腔内圧の上昇といった所見が認められることがある。これらに対しては，緊急の焼痂切開が必要となる。通常，ベッドサイドもしくは手術室で電気メスを用いて，図10–15のごとく施行される。出血は問題となることは少ない。焼痂切開施行後，四肢においては筋膜切開，腹部においては減圧開腹術の必要がないことを確認する必要がある。

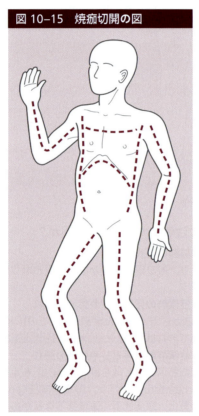

図10–15　焼痂切開の図

点線に沿って切開を入れる。

Ⓑ 熱傷患者において β遮断薬，oxandroloneは有効か？

重症熱傷症例では異化亢進状態となるため，ICU患者のなかでも，特に注意深い栄養管理が必要となる．そこで，適切なカロリー，蛋白質の供給に加えて，過剰なカテコールアミンレベルをコントロールする目的での β遮断薬の有効性が研究されてきた．これまでのデータでは，異化亢進状態を抑え，患者の予後の改善，特に在院日数を短縮する可能性が示唆されている．さらに，重症熱傷例で血中レベルが低下することが知られている同化ホルモンの oxandrolone（テストステロンアナログ）も同様の目的で用いられる．Wolfらによる熱傷面積 20〜60％の患者を対象とした無作為化比較試験では，プラセボ群と比較して，oxandrolone群の症例では，有意に在院日数が短縮された．

Arbabi S, Ahrns KS, Wahl WL, et al. Beta-blocker use is associated with improved outcomes in adult burn patients. J Trauma 2004；56：265-9；discussion 269-71. PMID：14960966
Herndon DN, Hart DW, Wolf SE, et al. Reversal of catabolism by beta-blockade after severe burns. N Engl J Med 2001；345：1223-29. PMID：11680441
Wolf SE, Edelman LS, Kemalyan N, et al. Effects of oxandrolone on outcome measures in the severely burned：a multicenter prospective randomized double-blind trial. J Burn Care Res 2006；27：131-9. PMID：16566555

Ⓐ 重症軟部組織感染症に対する LRINEC[1] スコアとは何か？

壊死性筋膜炎に代表される重症軟部組織感染症の診断は，必ずしも容易ではない．ある特定の検査所見や画像所見から診断が確定されるわけではないため，病歴，身体所見も含めた総合的な判断が必要となる．疑われる症例において，診断の助けとなりうるスコアリング法として，LRINECスコア（表 10–3）がある．CRP[2]，白血球数，Hb，ナトリウム値，クレアチニン値，血糖値から計算され，合計 13点中，6点以上であれば可能性が高いとされる．Wongらの報告では，陽性的中率 92.0％，陰性的中率 96.0％であった．

Wong CH, Khin LW, Heng KS, et al. The LRINEC (Laboratory Risk Indicator for Necrotizing Fasciitis) score：a tool for distinguishing necrotizing fasciitis from other soft tissue infections. Crit Care Med 2004；32：1535-41. PMID：15241098

★1— LRINEC　laboratory risk indicator for necrotizing fasciitis
★2— CRP　C反応性蛋白（C-reactive protein）

急性腹症

松島一英，宮田 真

Ⓑ 壊死性膵炎の手術適応とタイミングは？

壊死性膵炎において，早期のデブリードマン〔debridement(necrosectomy)〕は，後期のそれに比べて合併症の発生率が高いことが証明されており，外科的治療をできるだけ遅らせるということが常識となってきている．患者が安定している限り，保存療法は安全で成功率も高い．

　壊死性膵炎は，無菌性と感染性に分かれ，それによって治療方針も異なる．
　無菌性の場合，基本的に保存療法を選択するが，議論の余地があるのは，保存療法

表 10-3 LRINECスコア

検査項目，単位	スコア
CRP，mg/L	
＜150	0
≧150	4
総白血球数/μL	
＜15	0
15〜25	1
＞25	2
ヘモグロビン，g/dL	
＞13.5	0
11〜13.5	1
＜11	2
ナトリウム，mmol/L	
≧135	0
＜135	2
クレアチニン，μmol/L	
≦141	0
＞141	2
血糖値，mmol/L	
≦10	0
＞10	1

　で改善がみられない，あるいは胃流出路閉塞，持続する痛み，発熱，頻脈などの壊死組織の存在に伴う症状が出てきた場合の治療である．このような場合も，外科的治療（開腹，創傷清拭）はできるだけ遅らせて，炎症や感染部位の境界がはっきりするのを待つ，という戦略が推奨されることが多い．

　針生検などで感染が証明された，感染性壊死性膵炎の場合でも，患者が安定している限り，外科的治療をできるだけ遅らせるほうがよい，というエビデンスもたくさん出てきている．現在のトレンドは，壊死・感染部位が境界化され，目立った感染巣が経皮的にドレナージされ，血行動態が安定し，抗菌薬が培養結果に応じて調整されるまで，約3〜4週間は外科的治療を遅らせるのが一般的である．

　ただし，広範な無菌性壊死または感染性壊死性膵炎で状態が悪化したり，保存療法に反応しない場合は，手術による合併症のリスクが高くなることを理解したうえで，外科的治療を行わざるをえない．

　もう一つ，壊死性膵炎あるいはそれに限らず，あらゆる急性膵炎で外科的治療が必要な場合がある．腹部コンパートメント症候群である．急性膵炎は，時に大量輸液を必要とし，水分バランスが＋15Lにも及ぶことがある．これにより腹部コンパートメント症候群を起こせば，呼吸器，循環器，腎泌尿器をはじめとした多臓器障害をきたす恐れがあり，緊急の減圧開腹が必要となる．

Besselink MG, Verwer TJ, Schoenmaeckers EJ, et al. Timing of surgical intervention in necrotizing pancreatitis. Arch Surg 2007 ; 142 : 1194-201. PMID：18086987
Cameron JL, Cameron AM. Current Surgical Therapy, 10th ed. Philadelphia : Mosby/Elsevier, 2010.

Ⓑ 感染を合併した壊死性膵炎に対する治療のオプションはあるか？ ステップアップアプローチとは何か？

急性膵炎のなかでも，膵実質の壊死を伴う壊死性膵炎のマネジメントには外科医の協力が必須である．膵壊死部に感染を合併した場合には，敗血症さらには多臓器不全に進行するリスクが高い．かつては，開腹による膵臓のデブリードマンが，これらの症例に対する治療の中心であったものの，手技自体による侵襲も大きく，術中・術後合併症も高率に認められることから，近年は，より低侵襲の治療オプションが選択される傾向にある．これらには，経皮的・経内視鏡的ドレナージ，腹腔鏡下もしくは後腹膜アプローチによる膵臓のデブリードマンなどが含まれる．van Santvoortらは，これらを組み合わせたステップアップアプローチの有効性を，無作為化比較試験をもとに報告した．まず，経皮もしくは経内視鏡的にドレナージを行い，状態の改善が認められない場合には，必要に応じて追加ドレナージもしくは後腹膜アプローチによるデブリードマンを行った．通常の開腹による膵臓のデブリードマンと比較して，ステップアップアプローチ群では，死亡率には有意な差を認めなかったものの，多臓器不全の頻度は有意に低かった．

van Santvoort HC, Besselink MG, Bakker OJ, et al ; Dutch Pancreatitis Study Group. A step-up approach or open necrosectomy for necrotizing pancreatitis. N Engl J Med 2010 ; 362 : 1491-502. PMID : 20410514

Ⓑ 高リスク患者の急性胆嚢炎に経皮的胆嚢ドレナージは有効か？

急性胆嚢炎は，ICU患者の発熱の原因として常に鑑別に挙げられなければならない．全身状態の不安定なICU患者は，周術期合併症のリスクが非常に高くなる．そのため，これらの高リスク群患者の急性胆嚢炎に対する経皮的胆嚢ドレナージ術の適応が，近年見直されてきている．CTもしくは超音波ガイド下でのカテーテル留置によるドレナージにより，80％以上の症例で症状の改善が認められるという報告がある一方で，その有効性，安全性を示す明らかなデータは今のところ存在しない．さらには，ドレナージ後の再発率も20％以上あるとされ，さらなる前向き研究での検討が必要と思われる．

Hatzidakis AA, Prassopoulos P, Petinarakis I, et al. Acute cholecystitis in high-risk patients : percutaneous cholecystostomy vs conservative treatment. Eur Radiol 2002 ; 12 : 1778-84. PMID : 12111069
Akyürek N, Salman B, Yüksel O, et al. Management of acute calculous cholecystitis in high-risk patients : percutaneous cholecystotomy followed by early laparoscopic cholecystectomy. Surg Laparosc Endosc Percutan Tech 2005 ; 15 : 315-20. PMID : 16340560

Ⓐ 無石胆嚢炎の診断と治療について述べよ．

急性無石胆嚢炎は，胆泥による胆嚢管の閉塞が原因で起こるといわれ，ICU管理が必要な重症患者，外傷・熱傷患者，TPN★1に依存している患者，重症感染や虚血を合併した免疫状態の低下した患者にまれにみられる．病態生理はmulti-factorialであるが，胆汁うっ滞と虚血が関連している．診断は時に困難であり，右上腹部痛，発熱，白血球増加，肝機能異常などは非特異的である．また，有用な診断基準も存在しないので，臨床所見と画像所見を組み合わせて診断する必要がある．

腹部超音波検査が最も有用であり，重症患者を移動させる必要もないので便利であるが，ほかの腹腔内病変を疑う場合には，CTという選択肢もある．超音波では，胆嚢壁の肥厚(3.5〜4mm以上)，胆嚢周囲液体貯留，胆嚢浮腫，胆泥などの非特異的所見がみられる．

そのほかに，肝胆道シンチグラフィー（HIDA[*2] scan）も欧米では使用されるが，日本では普及していない．

治療法は，全身状態にもよるが，(1) 胆嚢ドレナージ，(2) 胆嚢摘出術（腹腔鏡下もしくは開腹）を行う．胆嚢ドレナージは，それのみで病態が改善することがあり，その場合，ドレーンを3週間後に抜去し，それ以上の治療を必要としないこともある．

Barie PS, Eachempati SR. Acute acalculous cholecystitis. Gastroenterol Clin North Am 2010 ; 39 : 343-57. PMID : 20478490

[*1]— TPN　完全静脈栄養(total parenteral nutrition)
[*2]— HIDA　hepatobiliary iminodiacetic acid

Ⓑ Sengstaken-Blakemoreチューブはどのように働くか？

食道静脈瘤からの出血において，内視鏡的治療（結紮術や硬化療法）により出番が著しく減ったSengstaken-Blakemore(S-B)チューブであるが，大量出血で視野がとれない場合や，ショック状態で内視鏡検査ができない場合には有効な場合があるので，その原理を知っておくことは有用である．

食道静脈瘤は，通常，噴門部静脈瘤から食道胃接合部のいわゆるスダレ様静脈を経て形成される上行性の血流経路である．したがって，噴門部あるいは出血部をバルーンにより圧迫することで食道静脈瘤の血行は遮断され，止血効果を得る．

S-Bチューブは，図10-16のように，食道・胃バルーンの付いたチューブであり，先端近くには側孔が開いている．食道にも側孔が開いているものもある．チューブを鼻腔または口腔より少なくとも50cm挿入し，胃バルーンが胃内にあることを確認したあと，胃バルーンを膨張させる．この胃バルーンが食道胃接合部を圧迫するように，チューブに250〜500gの牽引をかける．500mLの輸液バッグを使って牽引してもよい．この牽引のみで止血不十分な場合は，食道バルーンも膨張させて止血を試みる．食道の壊死を避けるために，食道バルーンは6時間以上膨張させたままにはしない．

24時間観察して，再出血がなければ抜去する．止血率は80〜90％といわれている．

また，気管への誤挿入や誤嚥を避けるため，あらかじめ気管挿管を行っておくことが強く推奨されている．

Yoshida H, Mamada Y, Taniai N, et al. Treatment modalities for bleeding esophagogastric varices. J Nippon Med Sch 2012 ; 79 : 19-30. PMID : 22398787
臨消内科 2008 ; 23.

Ⓐ TIPS[*]の原理について述べよ．

TIPSは，単純にいえば肝静脈（通常は右肝静脈）と門脈（通常は門脈右枝）の間につくられるシャントである．さまざまな理由で門脈圧亢進症があり，内科的治療に反応しない静脈瘤出血，腹水，肝腎症候群，肝肺症候群，Budd-Chiari症候群，portal

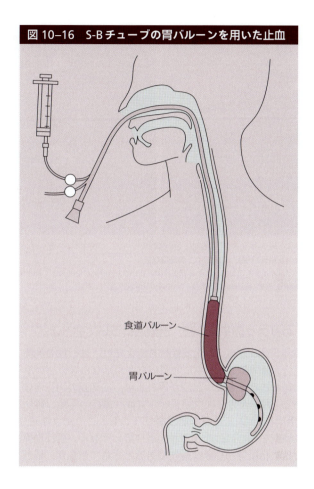

図10-16 S-Bチューブの胃バルーンを用いた止血

食道バルーン
胃バルーン

gastropathyなどに対して適応があり，成功すれば救命や症状の著しい改善にもつながる。ただし，出血，肝性脳症，肝不全，腎不全，敗血症などの合併症のリスクもあり，諸刃の剣である。

手技は透視下で行われ，内頸静脈から右肝静脈へ進められたカテーテルを介し，肝実質を貫いて門脈右枝に入り，ここにステントを留置する（図10-17）。

TIPSが最も得意とするのは胃食道静脈瘤である。止血効果は術直後よりみられる。TIPS後の再出血は年間4％といわれており，内視鏡的治療を含めたほかの治療法と比べて最も低い。

腹水に対しても有効で，患者の腹水の生涯リスクを50〜80％減らすといわれる。さらに，TIPSは患者の全生存期間（overall survival）や無移植生存期間（transplant-free survival）を改善することも証明されている。TIPSによる腹水の改善は，術後4週間ほどかかる。

Cameron JL, Cameron AM. Current Surgical Therapy, 10th ed. Philadelphia : Mosby/Elsevier, 2010.

★— TIPS　経頸静脈性肝内門脈体循環シャント（transjugular intrahepatic portosystemic shunt）

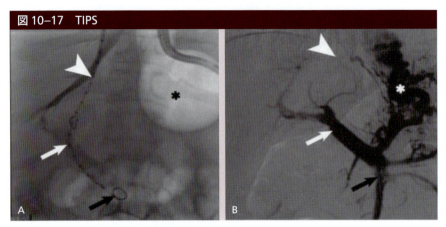

図10-17 TIPS

A［＊：Sengstaken-Blakemoreチューブ，矢印頭：右内頸静脈シース，白矢印：マーカー付きカテーテル］，B［＊：巨大な胃食道静脈瘤，白矢印：門脈，黒矢印：上腸間膜静脈］
(Georgiades CS, Geschwind JFH. Transjugular intrahepatic portosystemic shunt. In：Cameron JL, Cameron AM. Current Surgical Therapy, 10th ed. Philadelphia：Mosby / Elsevier, 2010. より)

Ⓑ NOMI[★1]のリスク因子，診断，治療法について述べよ。

ICU患者が，原因不明の腹痛，消化器症状を訴えたり，進行性の乳酸アシドーシスなどをきたした場合，腸間膜虚血を常に念頭におかねばならない。なかでも，NOMIは，診断するのが困難なことが多く，診断が遅れれば，広範囲の消化管壊死へと進行する重篤な病態である。NOMIのリスク因子としては，重症心不全，昇圧薬の使用，術後臓器（特に心臓手術後），人工透析などが挙げられる。このような高リスク患者では，身体所見や血液検査をもとに診断するが，より難しくなる。腹部動脈造影検査における腸間膜血管の狭小化所見が診断に有効であるとされてきたが，最近では，MDCT[★2]にて血管と腸管の評価が可能になってきている。腸管壊死が疑われる症例においては，試験開腹による腸管の評価が考慮されるべきであり，多くの症例で24～48時間後のセカンドルック手術が必要となる。腸管壊死を疑う所見が明らかでない症例では，カテーテルによる血管拡張薬（パパベリンやニトログリセリンなど）の経動脈投与も考慮される。Mitsuyoshiらは，MDCTによる早期診断とプロスタグランジンE_1の持続静注によって，NOMI症例の救命率上昇が認められたと報告した。

Furukawa A, Kanasaki S, Kono N, et al. CT diagnosis of acute mesenteric ischemia from various causes. AJR Am J Roentgenol 2009；192：408-16.　PMID：19155403
Mitsuyoshi A, Obama K, Shinkura N, et al. Survival in nonocclusive mesenteric ischemia：early diagnosis by multidetector row computed tomography and early treatment with continuous intravenous high-dose prostaglandin E_1. Ann Surg 2007；246：229-35.　PMID：17667501

★1— NOMI　非閉塞性腸間膜虚血(non-occlusive mesenteric ischemia)
★2— MDCT　多検出器CT(multidetector computed tomography)

Ⓑ 進行する乳酸アシドーシスが認められるとき，腸管虚血の可能性はあるか？

血清乳酸値は，ICUではさまざまな症例でモニタリングしている。蘇生に反応しない

乳酸値上昇の原因の一つとして忘れてはならないのが，腸管虚血によるものである．循環器疾患，動脈硬化の既往，心臓術後や昇圧薬の高用量投与例などでは，特に注意が必要である．このような症例では，人工呼吸管理，鎮痛・鎮静薬の投与などから，患者の訴え，身体所見がはっきりしないことも多い．CTによる画像精査も，患者の状態が不安定なために施行不可能であったり，腎障害などから経静脈造影剤が使用できないことも少なくない．腸管虚血が疑われる症例137例（うちICU患者47例）を後向きに検討した報告では，血清乳酸値＞2.1 mmol/Lのほか，腹部反跳痛，血清クレアチニン値＞1.3 mg/dL，CTにて腸管壁内ガスもしくは門脈内ガスの存在，が腸管虚血と有意に関係していた．しかしながら，これらの因子の感度，特異度は決して高くないため，疑わしい症例では，外科医も含めたディスカッションがなされるべきである．

Matsushima K, Goldwasser ER, Schaefer EW, et al. Consultation for 'dead gut' : who needs an emergent exploratory laparotomy? Am Surg 2014 ; 80 : 624-7. PMID : 24887805

Ⓑ 長期人工呼吸管理が予想される頭部外傷症例では，早期気管切開が予後を改善するか？

頭部外傷後にICUに入室となる症例には，人工呼吸管理が必要となることが少なくない．その理由としては，意識状態の低下，合併する胸部外傷などさまざまである．一定期間これらの病態に改善がみられない場合には，気管切開が施行されることがほとんどである．気管切開のタイミングに関しては，早期（挿管後3～5日以内）に施行することによって，人工呼吸管理期間の短縮，感染性合併症の減少など，患者の予後を改善する可能性がある．しかしながら，Youngらによって施行されたさまざまな病態のICU患者を対象とした無作為化比較試験の結果では，早期（4日以内）と後期（10日以降）に気管切開術が施行された患者群の場合，死亡率やICU滞在日数に有意な差が認めなかったほか，後期群患者の半数以上が気管切開術を必要としなかった．これに対して頭部外傷のみを対象としたAlaliらの報告では，死亡率が同様であったものの，早期群（8日以内）と後期群（8日以降）の場合では，人工呼吸日数，ICU滞在日数に加えて，肺炎などの合併症発生率の低下も認められた．今後，頭部外傷患者を対象とした前向き研究の結果が待たれる．

Young D, Harrison DA, Cuthbertson BH, et al ; TracMan Collaborators. Effect of early vs late tracheostomy placement on survival in patients receiving mechanical ventilation : the TracMan randomized trial. JAMA 2013 ; 309 : 2121-9. PMID : 23695482
Alali AS, Scales DC, Fowler RA, et al. Tracheostomy timing in traumatic brain injury : a propensity-matched cohort study. J Trauma Acute Care Surg 2014 ; 76 : 70-6. PMID : 24368359

Ⓒ 術後早期の人工肛門が虚血！　どうやって近位側腸管の虚血の有無を確認すればよいか？

人工肛門造設術後は，診察の一部として人工肛門の観察が行われる．排ガス，排便の有無とともに，人工肛門自体に問題がないかも確認する．出血，感染，創部離開などに加え，特に単孔式人工肛門では，術後虚血に陥る可能性もある．外部から観察できる部分のみに虚血がとどまる場合には，保存的に経過観察が可能であるが，筋膜下レベルの腸管にまで虚血が進行している場合，再造設手術が必要となるため，進行の程度を確認しなければならない．これをベッドサイドで簡易に行う方法として，採血管

とペンライトを用いた方法がある(図10-18)。ペンライトを挿入した採血管を人工肛門に挿入し，近位腸管の粘膜を観察する。

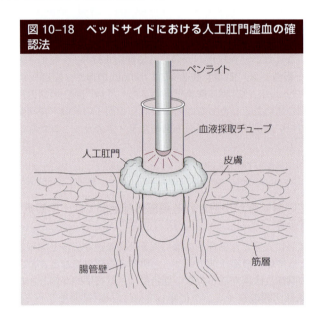

図10-18 ベッドサイドにおける人工肛門虚血の確認法

B 偽膜性腸炎に手術適応はあるか？ 重症例にはどんな手術オプションがあるか？

偽膜性腸炎は，院内発症の下痢の原因として頻繁に遭遇する。内科的治療にて軽快する症例がある一方で，ICUへの入室が必要な重症例も存在する。内科的治療に抵抗性の重症例に対しては，外科的治療が必要となる。広汎性腹膜炎，多臓器不全，昇圧薬を必要とするような症例はもちろんのこと，メトロニダゾールやバンコマイシンを中心とした内科的治療にても症状が改善しない，もしくは増悪する症例に対しては，早期(発症後3～5日以内)に外科的治療を考慮すべきである。術式としては大腸全摘，亜全摘術が現時点では推奨されている。より低侵襲な術式(回腸瘻造設＋術中・術後洗腸)が，重症偽膜性腸炎例において予後を改善したというデータが報告されたものの，いまだに前向き試験の結果は報告されていない。

Ferrada P, Velopulos CG, Sultan S, et al. Timing and type of surgical treatment of Clostridium difficile-associated disease : a practice management guideline from the Eastern Association for the Surgery of Trauma. J Trauma Acute Care Surg 2014 ; 76 : 1484-93.　PMID : 24854320
Neal MD, Alverdy JC, Hall DE, et al. Diverting loop ileostomy and colonic lavage : an alternative to total abdominal colectomy for the treatment of severe, complicated Clostridium difficile associated disease. Ann Surg 2011 ; 254 : 423-7.　PMID : 21865943

C 画像検査で肝臓内にガス像がある場合，門脈ガスか，それとも胆管内ガスかの鑑別はどうすればよいか？

腹部単純X線もしくは腹部CTで，肝臓内にガスの存在を認めた場合には，門脈内ガ

スと胆管内ガスが鑑別に挙がる。胆管内ガスの多くが，内視鏡的手技，外科手術によるものである一方で，門脈ガスは，腸管虚血などの腹腔内の重篤な病態によるものの可能性がある。門脈と胆管は，解剖学的には肝臓内を並走しており，画像所見のみでこれらを鑑別するのは困難なことも多いため，臨床所見を含めた総合的な判断が必要となる。鑑別に有用な画像所見としては，（1）胆管内ガスはより肝臓の中枢側に限局することが多い（図10-19左）が，一方で，門脈ガスはより末梢にまで広がって存在することが多い（図10-19右），（2）門脈ガスは胆管内ガスと比較してより細く，より多くの分枝が存在する。さらに，超音波検査にて，門脈内に高エコーのガス像が走行しているのが認められる。

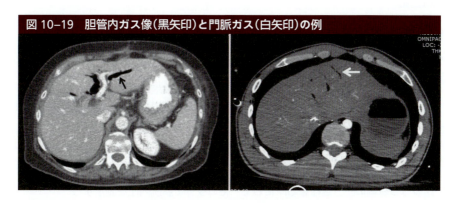

図10-19 胆管内ガス像（黒矢印）と門脈ガス（白矢印）の例

Ⓑ 腸管壁内ガスや門脈ガスにどのように対応するか？

PI[★1]やPVG[★2]は，これまで腸管虚血を示唆する画像所見として知られており，緊急の外科的処置が必要であるとされてきた。その一方で，近年の画像診断の進歩，主にCT検査がより頻繁に行われるようになったことに伴い，それ以外の病態でもPIやPVGがみられることがわかってきた。DuBoseらによる多施設研究では，500例のPI症例のうち6割が腸管虚血を原因としない，いわゆる「良性」の病態によるものであった。しかしながら，実際の症例では，これらの鑑別を行うことは困難であることもあるため，患者の状態も考慮しながら，乳酸値の上昇や昇圧薬が必要であるような疑わしい症例では，診断的な腹腔鏡もしくは開腹術も選択肢に入れたアプローチが必要となってくる。

DuBose JJ, Lissauer M, Maung AA, et al ; EAST Pneumatosis Study Group. Pneumatosis Intestinalis Predictive Evaluation Study（PIPES）: a multicenter epidemiologic study of the Eastern Association for the Surgery of Trauma. J Trauma Acute Care Surg 2013 ; 75 : 15-23.　PMID : 23778433
Nelson AL, Millington TM, Sahani D, et al. Hepatic portal venous gas : the ABCs of management. Arch Surg 2009 ; 144 : 575-81 ; discussion 581.　PMID : 19528392

★1 — PI　腸壁嚢状気腫（pneumatosis intestinalis）
★2 — PVG　門脈ガス（portal vein gas）

Ⓐ 腹部コンパートメント症候群（ACS）の診断法について述べよ。

ACSは，「新しい臓器障害を伴い，持続する腹腔内圧＞20 mmHg」と定義される。
　ACSの診断は，まず高リスクな患者を見極めることから始まる。高リスクな患者

とは（この限りではないが），5 L/日以上の輸液を必要とする胸腹部手術後，大量輸液や大量輸血を必要とし，ショック状態にある外傷・熱傷患者，あるいは重症急性膵炎，重症 SIRS，敗血症性ショックで最初の 24 時間に 40 mL/kg 以上の輸液を必要とする患者などである。

注意すべきは，身体所見（触診や腹囲測定）は，腹腔内圧の相関性に乏しく不正確であるため，身体所見のみに頼ることはできない点である。よって，腹腔内圧の上昇やACS が疑われる場合には，尿道カテーテルを用いて膀胱内圧測定する。

Malbrain ML, De Laet IE, De Waele JJ, et al. Intra-abdominal hypertension : definitions, monitoring, interpretation and management. Best Pract Res Clin Anaesthesiol 2013 ; 27 : 249-70. PMID : 24012236

A 膀胱内圧の正しい測定法について述べよ。

腹腔内圧の測定法で最も一般的なものが，尿道カテーテルを用いた膀胱内圧測定である（図 10-20）。
(1) 図 10-20 のように 60 mL のシリンジ，1 L の生理食塩液のバッグを三方活栓でつなぎ，一方を圧トランスデューサへ，もう一方を尿道カテーテルへ接続する。尿道カテーテルの排尿側は，クランプしておく
(2) 完全な仰臥位にする
(3) 経静脈投与用バッグよりシリンジで 20 〜 25 mL 摂取する
(4) これを膀胱内に注入する
(5) シリンジ側の三方活栓を OFF にして，モニターで膀胱内圧を測定する

Malbrain ML, De Laet IE, De Waele JJ, et al. Intra-abdominal hypertension : definitions, monitoring, interpretation and management. Best Pract Res Clin Anaesthesiol 2013 ; 27 : 249-70. PMID : 24012236

B 緊急の外科的処置が必要な症例。今すぐ手術室か？ それとも蘇生が先か？

手術は，急性腹症や壊死性軟部組織感染症，外傷などの外科系緊急疾患のマネジメントにおいて，重要な位置を占める。その他の緊急疾患（心筋梗塞や脳梗塞など）と同様に，治療開始のタイミングが患者の予後に直結する。早期の根本治療（手術）が大切である一方で，初期蘇生が不十分であるために術中，術後に重篤な合併症をきたすといった可能性も危惧される。現時点で得られるデータやガイドラインをもとに，これらの症例を大まかに(1) 外傷，(2) 外傷以外（主に外科系感染症）に分けて考えると，アプローチに若干の相違がみられる。

外傷例における緊急手術の適応で主なものは出血である。血圧の不安定な腹腔内出血症例を対象とした研究では，手術までの時間が長いほど，患者の死亡率が上昇するというデータがあり，ペンシルベニア州のデータを用いた研究では，最重症（早期死亡例）の頭部・胸部・腹部・血管外傷では，いずれも 2 〜 3 時間以内に半数以上が死亡するという結果がある。よって，救急室もしくは ICU でモニター留置や輸液，輸血，蘇生に費やす時間は，最小限にしなければならない。これらは，外科的処置と同時進行で行われるべきである。

これに対して，敗血症診療のガイドラインとして頻用される Surviving Sepsis Campaign では，初期蘇生バンドル（3，6 時間以内）としての推奨のなかに感染源コ

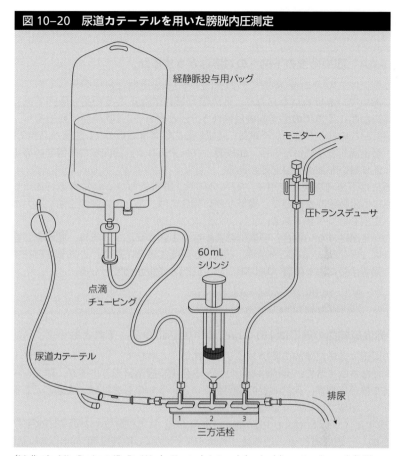

図 10-20　尿道カテーテルを用いた膀胱内圧測定

(Malbrain ML, De Laet IE, De Waele JJ, et al. Intra-abdominal hypertension : definitions, monitoring, interpretation and management. Best Pract Res Clin Anaesthesiol 2013 ; 27 : 249-70.　PMID : 24012236 をもとに作成)

ントロールは存在せず，主にモニターや蘇生に重点がおかれている．感染源コントロールに関しては，12時間以内を推奨している．しかしながら，これらの違いは，必ずしも科学的根拠に基づいたものとはいえないため，個々の症例に応じて臨機応変に対応すべきである．

Clarke JR, Trooskin SZ, Doshi PJ, et al. Time to laparotomy for intra-abdominal bleeding from trauma does affect survival for delays up to 90 minutes. J Trauma 2002 ; 52 : 420-5.　PMID : 11901314
Remick KN, Schwab CW, Smith BP, et al. Defining the optimal time to the operating room may salvage early trauma deaths. J Trauma Acute Care Surg 2014 ; 76 : 1251-8.　PMID : 24747456
Dellinger RP, Levy MM, Rhodes A, et al ; Surviving Sepsis Campaign Guidelines Committee including the Pediatric Subgroup. Surviving sepsis campaign : international guidelines for management of severe sepsis and septic shock : 2012. Crit Care Med 2013 ; 41 : 580-637.　PMID : 23353941

周術期

松島一英, 宮田 真

A AAA[*1]置換術後の下痢への対応はどうするか？

虚血性腸炎は，AAA術後（開腹でも血管内でも）の重要な合併症の一つであり，常に念頭においていなければならない．IMA[*2]が犠牲になることが主な原因である．虚血性腸炎が起こるまでの平均術後日数は5.5日とされる．S状結腸で最も多く，続いて直腸に起こることが多い．下痢は，必ずしも血性ではないので，注意が必要である．特に，術後低血圧が続いた場合，乳酸値，クレアチニン，白血球の高値を認める場合には，より疑いを強くもつ必要がある．

診断には下部内視鏡が有用で，92％の診断正確性をもつといわれる．ただし，確定診断には組織診断が必要で，疑いが強い場合には，たとえ粘膜が正常にみえたとしても，生検を行うべきである．

虚血が全層性でない場合，多臓器障害がなく患者が安定しており，腹膜刺激症状がなければ，保存療法（輸液，抗菌薬，絶食）が可能である．逆に，これらが存在する場合は，緊急手術による開腹，腸切除，人工肛門の造設が必要となる．

★1— AAA　腹部大動脈瘤(abdominal aortic aneurysm)
★2— IMA　下腸間膜動脈(inferior mesenteric artery)

A 赤血球輸血の適応は Hb 7 g/dL か 10 g/dL か？　それとも…？

輸血の閾値は非常に議論の多いトピックである．これまで，いくつかの前向き・後向き研究がなされてきた．非無作為化コホート研究や観察研究であるが，輸血を積極的に行った群のほうが，死亡率との相関が高いというものもあれば，輸血と死亡率との相関なしと結論づけられているものもある．

1999年に「New England Journal of Medicine」にて掲載された通称 TRICC[*1] trial の報告は，一読に値する．これは，カナダで行われた多施設無作為化比較試験で，ICU入室後72時間以内に Hb<9 g/dL となった838人を，制限輸血群（Hb<7 g/dL で輸血→ Hb 7〜9 g/dL に保つ）と自由輸血群（Hb<10 g/dL で輸血→ Hb 10〜12 g/dL に保つ）の2群に分けて比較検討したものである．この研究では，ICU入室後の初期治療のあと正常血液量(euvolemia)と判断されたすべてのICU患者（周術期には限らない）が対象とされたが，慢性貧血や持続性の出血がある患者，16歳未満の小児，妊婦，脳死患者などは除外された．結果，30／60日死亡率，ICU／院内死亡率，ICU・病院滞在日数，いずれをとっても両群に有意差はみられなかった．55歳以下，APACHE[*2] Ⅱスコア≦20のサブグループでの比較では，制限輸血群のほうが生存率が高く，55歳以上，APACHE Ⅱスコア>20，心疾患患者，重症感染症，外傷患者では有意差がみられなかった．

TRICC trial では，心疾患患者に対して輸血の Hb 閾値を高めにすべきかどうかという疑問が残された．それに答えようとしたのが，2011年に同じく「New England Journal of Medicine」に掲載された"Liberal or restrictive transfusion in high-risk patients after hip surgery"である．この研究では，心血管系疾患リスク因子（高血圧，糖尿病，高脂血症，喫煙）や心血管系疾患のある股関節手術後の患者に限定して，TRICC study と類似した制限群，非制限群に分けた多施設無作為化比較試験を行った．結果，死亡率や心筋梗塞，うっ血性心不全といった心血管系合併症の発生率に有意差

は認められなかった。

　以上を総合すると，Hb＞10 g/dLを目標にして輸血を行うことに有用性はないことは，少なくともいえるようである。

Hébert PC, Wells G, Blajchman MA, et al. A multicenter, randomized, controlled clinical trial of transfusion requirements in critical care. Transfusion Requirements in Critical Care Investigators, Canadian Critical Care Trials Group. N Engl J Med 1999 ; 340 : 409-17.　PMID : 9971864.
Carson JL, Terrin ML, Noveck H, et al ; FOCUS Investigators. Liberal or restrictive transfusion in high-risk patients after hip surgery. N Engl J Med 2011 ; 365 : 2453-62.　PMID：22168590

★1 ― TRICC　Transfusion Requirements in Critical Care
★2 ― APACHE　Acute Physiology And Chronic Health Evaluation

A　$ETCO_2$★モニターはどう解釈するか？

CO_2は細胞の代謝により産生され，心臓に運ばれ，肺より吐き出される。よって呼気終末のCO_2（$ETCO_2$）は，代謝，循環，換気を反映する。この三つのうち二つが一定に保たれた場合，残りの一つの変化が$ETCO_2$の変化を反映することになる。

　$ETCO_2$モニターが最もよく使われる用途は，CO_2検出器を使った気管挿管チューブの確認であるが，昨今では，ほかの場面でも利用されている。心肺蘇生時が，その好例である。$ETCO_2$は，心停止時には急激に低下し，有効な心肺蘇生が始まると徐々に上昇し，自発循環が始まると基準値に戻る。有効な心肺蘇生中の$ETCO_2$は，心拍出量，冠動脈圧，自発循環の再開，さらには生存率に深い関連があることが証明されている。CO_2検出器は，成人・小児の心肺蘇生の予後に関連していることが知られており，$ETCO_2$の初期値が高いほど生存率が高いというデータがある。

　そのほかに，$ETCO_2$モニターは，気管挿管された患者のチューブ位置の確認や，手技のための沈静時，特にドレープなどに隠れて患者の呼吸努力が観察できないときに，十分な換気ができていることを確認するために利用することもできる。

　カプノグラフィーによって$ETCO_2$を持続的にモニタリングしているときの変化をみると，患者に起こっている異変をある程度予測することができる。上述の代謝，循環，換気を思い出しながら考えよう。

- 突然$ETCO_2$が消失する
　→重大なトラブルの可能性あり。食道挿管，挿管チューブの完全閉塞，ベンチレーターの故障など
- $ETCO_2$が急激に低下する（図10-21）
　→肺血流の減少・消失の可能性あり。つまり心停止，突然の低血圧，重篤な肺塞栓など。また患者がECMOなどの体外循環につながれたときも同じことが起こる
- $ETCO_2$が徐々に低下する（図10-22）
　→ CO_2産生の減少　（低体温など）
- $ETCO_2$が徐々に上昇する（図10-23）
　→ CO_2産生の増加（敗血症・悪性高熱など），CO_2除去が機能していない（肺胞換気の低下など）
- $ETCO_2$が急激に上昇する
　→四肢を圧迫するターニケットが外された，炭酸水素（HCO_3）が投与された，心肺蘇生時に心拍が再開された

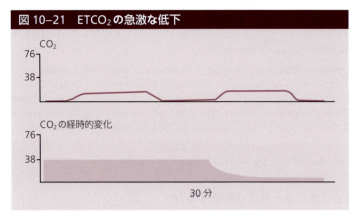

ETCO$_2$が急激に低下している。この波形がみられるときは，必ずといっていいほど，心肺機能の重篤な障害の危険信号である。

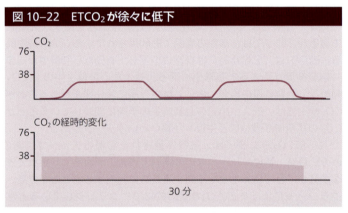

ETCO$_2$が徐々に低下している。これはCO$_2$の除去が産生を上回っている場合，または，非効率的な換気が徐々に増えている場合に起こり，体温の低下，体循環・肺循環能の緩やかな低下，過換気などが疑われる。

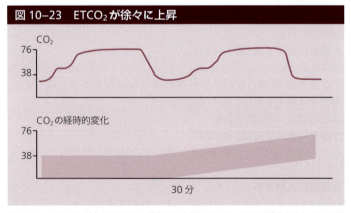

CO$_2$のベースラインが上がりETCO$_2$が徐々に上昇している。これは呼出されたCO$_2$を再吸入していることを示唆する。

Bhende MS. End-tidal carbon dioxide monitoring in pediatrics—clinical applications. J Postgrad Med 2001 ; 47 : 215-8.　PMID : 11832630
Rampersad SE, Schenkman KA, Martin LD. Chapter 43 : Noninvasive monitoring in children. Fuhrman BP, Zimmerman JJ. Pediatric Critical Care, 4th ed. St. Louis : Mosby/Elsevier, 2011.

★— $ETCO_2$　呼気終末二酸化炭素（end-tidal carbon dioxide）

B　手術中の不感蒸泄量の推測法について述べよ。

まず不感蒸泄とは何かであるが，発汗以外の皮膚（75％）および呼気（25％）からの水分喪失をいう。不感蒸泄の量は，条件により大きく変動するが，常温安静時には健常成人で1日に約900 mL（皮膚から約600 mL，呼気による喪失分が約300 mL）程度である。発熱，熱傷，過換気状態などで増加する。
　手術中の不感蒸泄量は，簡易的には0.5 mL/kg/時で推測できる。ただし，開腹手術中であれば1 mL/kg/時を用いる。

A　ドレーンから多量の排液，どのように補正するか？

腹部手術後に，あらゆるチューブやドレーンが留置された患者がICUに入室する。消化液や胆汁，膵液などが多量にドレーンから漏出する場合には，それらの正常排液量を知っておく必要がある。それぞれの排液では，電解質の構成も異なるため，適切な補液を行わなければ，重篤な電解質，酸塩基平衡の異常をきたす恐れがある。
　表10–4に主な排液の構成を示す。

表10–4　主な排液の構成（単位はmEq/L）

	分泌量(mL)	ナトリウム	カリウム	クロール	HCO_3^-
唾液	1,500	10	25	15	30
胃液	1,500	60	10	130	−
胆汁	50〜800	145	5	100	35
膵液	100〜800	140	5	75	115
小腸（回腸）	3,000	140	5	104	30

A　術後ドレーンから出血，どう対応するか？

術後のドレーン留置の目的の一つに，出血のモニターがある。ドレーン排液の性状，排液量の確認は，術後管理の重要なポイントである。術後患者の受け入れ時，何より重要なのは外科チームとの綿密なコミュニケーションである。「術中出血が問題であったか？」，「術後出血が危惧されるか？」，このような情報をICUチームも把握しておかなければならない。ドレーンから血性の排液が続く場合は，外科チームへの連絡を行いつつ，凝固障害の補正，輸血療法も考慮した蘇生を行う。術後出血は非常に

重篤となりうる緊急事態であり、多くの症例で再手術が必要となることを知っておかなければいけない。まれではあるが、動脈性の出血は、当初、少量の出血を呈し（herald bleeding）、経過観察を続けている間に大量の出血へと進行することがある。これらも特定の手術術式で起こりやすく、外科医とのコミュニケーションがやはり重要である。

Clark W, Silva M, Donn N, et al. Targeting early deaths following pancreaticoduodenectomy to improve survival. J Gastrointest Surg 2012 ; 16 : 1869-74.　PMID：22875597
Otah E, Cushin BJ, Rozenblit GN, et al. Visceral artery pseudoaneurysms following pancreatoduodenectomy. Arch Surg 2002 ; 137 : 55-9.　PMID：11772216

Ⓑ 膵切除術後の膵瘻、分類法はあるか？

膵臓切除術後に膵瘻を合併する症例は少なくない。保存的に改善する症例、術中または術後に留置されたドレーンにて軽快する症例から、全身状態の悪化をきたし、侵襲的手技を必要とする症例まで重症度はさまざまである。膵瘻にはさまざまな定義が用いられているが、その一つが、「基準値上限3倍以上のアミラーゼ値を含むドレーン排液が術後3日目以降で認められる状態」である。国際的なコンセンサスをもとに提唱された術後膵瘻の臨床分類を表10-5に示す。グレードAの膵瘻は通常、術後のマネジメントに大きな影響を与えない一方で、グレードCの症例では、ICUにおける全身管理が必要となることもまれではない。

Bassi C, Dervenis C, Butturini G, et al. Postoperative pancreatic fistula : an international study group (ISGPF) definition. Surgery 2005 ; 138 : 8-13.　PMID：16003309

表10-5　術後膵瘻の臨床分類

グレード	A	B	C
臨床症状	良好	しばしば良好	症状が発現または悪い
特異的療法 [a]	No	Yes / No	Yes
US[★1]／CT（持続なら）	否定的	否定的／肯定的	肯定的
持続ドレナージ（3週間後）[b]	No	通常はYes	Yes
再手術	No	No	Yes
POPF[★2]関連死	No	No	Yesの可能性あり
感染症徴候	No	Yes	Yes
敗血症	No	No	Yes
再入院	No	Yes / No	Yes / No

a 部分または全非経口栄養、抗菌薬、経腸栄養、ソマトスタチン類似化合物の使用かつ（または）最低限の侵襲的ドレナージ
b その位置でのドレナージの有無
〔Bassi C, Dervenis C, Butturini G, et al. Postoperative pancreatic fistula : an international study group (ISGPF) definition. Surgery 2005 ; 138 : 8-13.　PMID：16003309 より〕
★1― US　超音波検査（ultrasonography）
★2― POPF　術後膵瘻（postoperative pancreatic fistula）

A 集中治療で応用範囲大！ ポアズイユ(Poiseuille)の法則とは何か？

生理学で学んだポアズイユの法則。管内の液体の運動について、流出の抵抗(R)は、その流体の粘度(η)と管の長さ(l)に直比例しており、半径(r)の4乗に反比例する。

$$R = 8\eta l/\pi r^4$$

Rは抵抗、lは管腔の長さ、ηは粘度、rは管腔の半径である。

この式は、流体の流れが層流であることを前提としている。層流とは、流線が常に管軸と平行流れのことを指す。現実には、流体は乱流であることも多い。乱流の場合ポアズイユの法則は、

$$R = 8\eta l/\pi r^5$$

このポアズイユの法則、実際の臨床、特にICUでいろいろなことを理解するのに役に立つことが実に多い。

簡単な例で、外傷患者で大量輸液をできるだけ早く投与したい場合に、どのような静脈ラインが最適かを考えてみよう。

図10-24のAは、肺動脈カテーテルも入れられるシースイントロデューサ、図10-24のBは、トリプルルーメンの中心静脈カテーテルである。どちらが大量輸液に有利だろうか？

考えるまでもないかもしれないが、正解はA。

ポアズイユの考えによると、「できるだけ径が大きく、かつ短いライン」つまりシースイントロデューサのように太くて短いラインのほうが抵抗が小さく、より大量輸液に有利であることが理解できる。

次に、乳児の気管をポアズイユの法則で考えてみよう。乳児の気管の直径は約4.5 mmである。たった1 mmの全周性の気管浮腫が起これば、30％も気管狭窄をきたすのである。狭まった気管の流れは乱流なので、さらに抵抗は高まる。したがって、成人では無症状であるようなわずかな狭窄であっても、小児ではリスクになりうるのである。小児の気管切開が成人よりもずっとためらわれがちなのは、気管狭窄を起こしたときのリスクが、成人よりはるかに高いという事情があるからでもある。

また、喉頭気管気管支炎による上部呼吸器閉塞や挿管チューブ抜管後の声門下浮

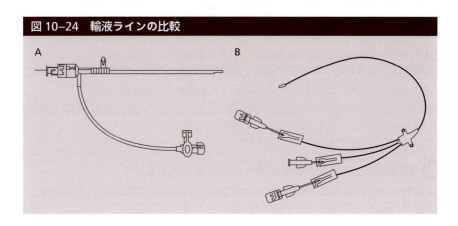

図10-24 輸液ラインの比較

腫，喘息などに利用されることのあるヘリオックスは，ヘリウムと酸素の混合ガスであるが，その機序もポアズイユの法則が少しかかわっている。ご存知のように，ヘリウムはとても軽く，水素の次に密度の低い気体である。密度が低いことで，乱流は少なくなり，より抵抗の少ない層流となるのである。

A 気管切開後早期のチューブの事故抜管，どう対応するか？

ICUには，長期間人工呼吸管理を必要とする症例も多い。特に近年，集中治療医によって経皮的気管切開術が行われる症例も増えてきているため，気管切開術後の管理にも精通する必要がある。気管切開術後早期の事故抜管はまれではあるが，致死的な合併症となりうる。事故抜管症例に対するアプローチは，経口（もしくは経鼻）の気管挿管が基本である。この際，決して行ってはならないのは，気管切開チューブの再挿入を試みることである。術後早期，特に5日以内には，皮膚と気管との間に瘻孔が形成されていないことがまれではなく，気管前面の皮下組織にチューブが誤って留置される恐れがある。このような状態では，当然，換気は不可能であり，致死的となりうる。外科的に気管切開が行われる症例では，stay stitchやBjork flapといった再挿入を可能にする手技が用いられることもあるが，やはり再挿入は，経験のある医師によってのみ試みられるべきであり，経口挿管の準備も同時に行わなければならない。

A 気管切開後の創部からの出血への対応について述べよ。

通常，気管切開術後48時間以内の出血は，皮膚切開部位もしくは甲状腺の狭部からの一過性のものであり，局所止血薬によるパッキングでコントロール可能なことが，ほとんどである。長期間留置されている気管切開チューブ周囲の軽度な出血は，肉芽組織からということもあり，その場合，電気焼灼やスティックに硝酸銀を塗布して焼灼することで止められることが多い。

　術後48時間を超えてから起こる大量の鮮血出血では，気管無名動脈瘻（tracheoinnominate fistula）の存在を疑わなければならない。この重大な合併症は，気管切開チューブの先が気管壁を越えて浸潤したり，カフ圧が高すぎたり，頸部の感染により起こるが，チューブの気管への挿入位置が低すぎる（第3気管輪以下）ことが根本的な原因となる。致死率は90％にも及ぶといわれる。

　当然，これは緊急事態なので，胸骨正中切開のできる外科医を呼ぶとともに，気管切開チューブのカフを過膨張させ，出血のコントロールを試み，無理と判断すればチューブを抜去して気管挿管のうえ，図10-25のように指を創部より挿入し，前方に圧力を加えて胸骨との間で無名動脈を圧迫する（Utley's maneuver）。

　外科医が到着すれば，手術室で胸骨正中切開，無名動脈の結紮・切断となる。最近では，interventional radiologyによるステントも試みられている。

Ridley RW, Zwischenberger JB. Tracheoinnominate fistula : surgical management of an iatrogenic disaster. J Laryngol Otol 2006 ; 120 : 676-80.　PMID : 16709270
Cameron JL, Cameron AM. Current Surgical Therapy, 10th ed. Philadelphia : Mosby/Elsevier, 2010.

A 胃瘻留置術後早期の事故抜管への対応はどうするか？

ICU患者のなかには，経口摂取が何らかの理由で長期間不可能のため，外科的もしくは経皮内視鏡的に胃瘻チューブ留置術が施行される（PEG★）症例も少なくない。術後

図 10-25　Utley's maneuver

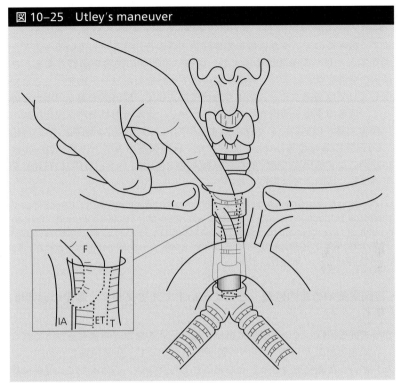

(Ridley RW, Zwischenberger JB. Tracheoinnominate fistula : surgical management of an iatrogenic disaster. J Laryngol Otol 2006 ; 120 : 676-80.　PMID：16709270 より作成)
IA：腕頭動脈〔無名動脈(innominate artery)〕，F：指(finger)，ET：気管チューブ(endotracheal tube)，T：気管(trachea)

　早期の事故抜管は，重篤な合併症となりうる．PEG術後，胃と腹壁との間で瘻孔が形成されるまでには，一般的に1〜2週間以上かかり，それ以前の事故抜管症例では，緊急で外科的に修復する必要がある．近年，内視鏡的に修復した症例も報告されているものの，外科医への連絡は必須である．術後瘻孔が形成された症例においては，胃瘻チューブを早急に再留置，もしくは一時的に尿道カテーテルなどを挿入し，瘻孔閉鎖を防ぐ．その後，必要に応じて造影剤による確認造影を行う．

Mellinger JD, Simon IB, Schlechter B, et al. Tract formation following percutaneous endoscopic gastrostomy in an animal model. Surg Endosc 1991 ; 5 : 189-91.　PMID：1839577
Marks JM, Ponsky JL, Pearl JP, et al. PEG "Rescue" : a practical NOTES technique. Surg Endosc 2007 ; 21 : 816-9.　PMID：17404790

★── PEG　経皮的内視鏡下胃瘻造設術(percutaneous endoscopic gastrostomy)

Ⓑ 絶食が必要な術後患者，早期の経静脈栄養が予後を改善するか？

これまで，数多くのデータが術後早期の経腸栄養の有効性を示している一方で，消化管手術を中心とした術後患者の多くが，術後一定期間の絶食を必要とする。さらには，術後の合併症などにより，経腸栄養のみで十分なカロリー供給を行うことが困難な症例もICUでは遭遇する。このような症例に対して，経静脈栄養が早期から開始することで，患者の予後を改善するのであろうか？　近年行われた無作為化試験の結果では，経腸栄養が相対禁忌の症例に対する早期（ICU入室後24時間以内）の経静脈栄養は，60日死亡率を改善しなかった。また，経腸栄養のみでカロリーゴールが得られない症例に対する早期の補足的な経静脈栄養（3日以内 vs.8日以降）の有効性を支持するデータも，現時点では存在しない。

Doig GS, Simpson F, Sweetman EA, et al；Early PN Investigators of the ANZICS Clinical Trials Group. Early parenteral nutrition in critically ill patients with short-term relative contraindications to early enteral nutrition：a randomized controlled trial. JAMA 2013；309：2130-8.　PMID：23689848
Casaer MP, Mesotten D, Hermans G, et al. Early versus late parenteral nutrition in critically ill adults. N Engl J Med 2011；365：506-17.　PMID：21714640

Ⓑ 経腸栄養中の胃内残量，どれくらいまで大丈夫か？　測定の必要はあるか？

胃管から栄養を摂取している症例においては，定期的な胃内残量確認が行われることが多い。集中治療医として，「胃内残量が多かったので，経腸栄養を一時的に中止しました」といった報告を受けたことがあるかもしれない。このように，経腸栄養が一時的に中断されることにより，目標カロリー摂取量が得られない結果となりうる。そこで疑問となるのが，正常胃内残量の定義である。患者が経腸栄養に適応できているかを確認する目的，胃内残量の増加による嘔吐，誤嚥を防ぐ目的に行われているこの測定，正常は150 mL？　300 mL？　それとも500 mL？　そもそも測定する必要があるのだろうか？

　胃内残量の閾値を明確に示すデータは，今のところ存在しない。さらに，Reignierらによって報告されたデータでは，人工呼吸管理中の患者に対して，胃内残量を6時間おきに測定した群と測定を行わなかった群では，人工呼吸器関連肺炎の発症頻度のほか，患者の予後に明らかな違いを認めなかった。

Reignier J, Mercier E, Le Gouge A, et al；Clinical Research in Intensive Care and Sepsis（CRICS）Group. Effect of not monitoring residual gastric volume on risk of ventilator-associated pneumonia in adults receiving mechanical ventilation and early enteral feeding：a randomized controlled trial. JAMA 2013；309：249-56.　PMID：23321763

移植

松島一英，宮田 真

A 肝不全患者に対する重症度評価法の一つ，MELD[★1]スコアとは何か？

MELDスコアは，(1)血清総ビリルビン値，(2)血清クレアチニン値，(3)PT-INR[★2]をもとに計算される。

$$MELD = 3.78 \times \ln^{★3}[血清ビリルビン値(mg/dL)] + 11.2 \times \ln[PT\text{-}INR] + 9.57 \times \ln[血清クレアチニン値(mg/dL)] + 6.43 \times 原因(0=胆汁うっ滞性またはアルコール性，1=その他)$$

もともとは，TIPSS術後の予後を推測する目的に用いられたが，現在では肝不全の進行度を客観的に評価する目的で頻用されている。肝臓移植待機中の患者の場合，MELDスコア9未満では3か月死亡率は1.9％なのに対して，40以上の患者では71.3％と報告されている。

Malinchoc M, Kamath PS, Gordon FD, et al. A model to predict poor survival in patients undergoing transjugular intrahepatic portosystemic shunts. Hepatology 2000；31：864-71． PMID：10733541
Wiesner R, Edwards E, Freeman R, et al；United Network for Organ Sharing Liver Disease Severity Score Committee. Model for end-stage liver disease (MELD) and allocation of donor livers. Gastroenterology 2003；124：91-6． PMID：12512033

★1— MELD　model for end-stage liver disease
★2— PT-INR　プロトロンビン時間国際標準化比(prothrombin time-international normalized ratio)
★3— ln　自然対数(natural logarithm)

B 肝がん患者における肝移植の適応について述べよ。

肝移植は，肝がんに対する根治的治療のオプションの一つとして考慮されるようになった。それぞれの症例における移植の適応を判断する過程では，通常の肝不全に対する肝移植とは異なったアプローチが必要となってくる。肝がんに対する肝移植，特に脳死肝移植の適応として広く知られているのが，1996年にMazzaferroらによって報告された研究に基づく，いわゆる"Milan criteria"である。具体的には，(1)5cm以下の単一病変もしくは3か所までの複数病変で，それぞれが3cmを超えない，(2)明らかな微小血管浸潤，リンパ節転移や遠隔転移が認められない，が含まれる。しかしながら，実際の手術適応に関しては各施設によって判断され，最近では，適応拡大の可能性も報告されている。

Mazzaferro V, Regalia E, Doci R, et al. Liver transplantation for the treatment of small hepatocellular carcinomas in patients with cirrhosis. N Engl J Med 1996；334：693-9． PMID：8594428
Clavien PA, Lesurtel M, Bossuyt PM, et al；OLT for HCC Consensus Group. Recommendations for liver transplantation for hepatocellular carcinoma：an international consensus conference report. Lancet Oncol 2012；13：e11-22． PMID：22047762

A 肝移植後の正常な術後経過はどのようなものか？

生体・脳死肝移植後の合併症には，(1)出血，(2)門脈血栓症，(3)primary graft nonfunction，(4)胆道系の合併症，(5)感染・敗血症，(6)肝動脈血栓症，(7)急性・慢性拒絶，(8)免疫抑制剤による副作用などがある。これらの合併症を起こさなかっ

た場合，肝不全症状は，術後早期に劇的に回復することが多い。その場合，以下のようなことが起こる。

- 凝固障害が72時間以内に改善する
- 術後初期は，中等度までの代謝性アシドーシスがあるが，クエン酸が HCO_3 に代謝されるに従って，アルカローシスを呈するようになる。<u>軽度の代謝性アルカローシスは，移植肝が機能していることの指標である</u>
- 肝性脳症が24時間以内に改善する
- CO[★1]は増加し，SVR[★2]は低下する
- 黄金色の胆汁がみられる

★1— CO　心拍出量（cardiac output）
★2— SVR　体血管抵抗（systemic vascular resistance）

Ⓑ 肝移植術後の頭痛，視力障害，意識変容，けいれん，何を考えるか？

神経系合併症は肝移植術後，約25％の症例で起こるとされる。その多くが，脳症による意識レベルの低下である一方，けいれん発作や脳出血，梗塞，薬剤の副作用による合併症などもまれに起こりうる。意識変容の機序としては，薬剤性，代謝性，感染性，器質性脳疾患など，多彩な鑑別が挙げられる。けいれん発作の頻度は報告によっては40％近いとされ，意識変容と同様にさまざまな原因から起こりうる。これら神経系合併症のなかでも，見逃してはならないのがPRES[★1]である。報告されているさまざまな原因のうち，移植術後症例に特徴的なのが，免疫抑制剤として使用されるタクロリムスに関連したものである。主に，頭痛，嘔吐，視力障害，意識変容，さらにはけいれん発作をきたしうる。診断にはMRI[★2]が有用であり，タクロリムス服用例では，すぐに中止すべきである。

Saner F, Gu Y, Minouchehr S, et al. Neurological complications after cadaveric and living donor liver transplantation. J Neurol 2006；253：612-7.　PMID：16511638
Hinchey J, Chaves C, Appignani B, et al. A reversible posterior leukoencephalopathy syndrome. N Engl J Med 1996；334：494-500.　PMID：8559202

★1— PRES　可逆性白質脳症（posterior reversible encephalopathy syndrome）
★2— MRI　磁気共鳴画像（magnetic resonance imaging）

Ⓐ 腎移植術後の急激な尿量減少，何を考えるか？

腎移植術後の尿量低下に対して，集中治療医は迅速に対応しなければならない。なぜなら，術直後は，脱水などの一般的な原因に加えて，外科的な原因による場合も少なくなく，適切な対応が行われなければ，移植腎の機能予後に大きく影響する可能性があるためである。外科的な原因としては，腎動静脈の閉塞，尿管の機械的閉塞のほか，血腫，リンパ漏，尿漏による液体貯留によって移植腎が圧迫されること，などが挙げられる。これらの原因を除外する目的で，緊急の超音波検査（Dopplerによる血流の確認を含む）を考慮すべきである。

その他

宮田 真

 ノーベル賞を始めて受賞した外科医は誰か？

エミール・テオドール・コッヘル〔Emil Theodor Kocher(1841〜1917年)〕。彼は1909年，甲状腺の生理学，病理学，そして手術で，外科医として世界で初めてノーベル賞を受賞した。無菌手術を取り入れるなど，甲状腺手術を劇的に安全なものとした。彼はスイス人初のノーベル賞受賞者でもある。

The Officia Web Site of the Nobel Prize.（nobelprize.org）　閲覧日：2014/11/21

11 鎮静・鎮痛・せん妄

古川力丸

総論，その他

A PADガイドラインの要点は何か？

2002年のガイドラインから10年以上の時を経て，2013年に"Clinical practice guidelines for the management of pain, agitation, and delirium in adult patients in the intensive care unit"と題される，鎮静のガイドラインが発表された。これは，疼痛(pain)，興奮(agitation)，せん妄(delirium)を包括的に扱うガイドラインということで，頭文字をとって，通称PADガイドラインと呼ばれている(本章でも以下，PADガイドラインと記載する)。このガイドラインは，GRADE[★1]システムと呼ばれるエビデンスを重視した客観的な評価がなされている。ACCM[★2]により作成されたもので，以下のような特徴がある(表11-1)。

表11-1 PADガイドラインの要点

- 鎮痛，鎮静，せん妄を包括的に扱う
- 痛みと鎮静，せん妄はスケールを用いて客観的に評価する。痛みの評価にはBPS[★1]もしくはCPOT[★2]が，鎮静の評価にはRASS[★3]かSAS[★4]が，せん妄の評価にはCAM-ICU[★5]かICDSC[★6]が妥当である
- まずは，鎮痛ありきがよさそうである。痛みがあれば，静注オピオイドを第1選択とする
- 禁忌がなければ，浅い鎮静で管理する。できればプロトコールに従い，鎮静薬は必要に応じて調節する
- ベンゾジアゼピン系鎮静薬は患者アウトカムを悪化させる可能性がある
- せん妄は非常に重要な概念であるが，確立された治療はまだない

★1 — BPS　Behavioral Pain Scale
★2 — CPOT　Certified Paraoptometric Technician
★3 — RASS　Richmond Agitation-Sedation Scale
★4 — SAS　Sedation-Agitation Scale
★5 — CAM-ICU　Confusion Assessment Method for the ICU
★6 — ICDSC　Intensive Care Delirium Screening Checklist

★1 — GRADE　Grading of Recommendations Assessment, Development and Evaluation
★2 — ACCM　American College of Critical Care Medicine

B ICUで使う鎮静薬の種類と特徴は何か？

日本では使用できる筋弛緩薬の種類が少ないが，脱分極性筋弛緩薬であるスキサメトニウム，非脱分極性筋弛緩薬であるベクロニウム，ロクロニウムが挙げられる。スキサメトニウムは超短時間作用型で気管挿管時に使用されるが，ICUで用いられること

はあまりない。ベクロニウムをもとに改良されたロクロニウムは、スキサメトニウムほどではないが作用発現時間が短く、またスガマデクスにより確実性の高い拮抗ができるため、ICUで好んで使われるようになってきた。非脱分極性筋弛緩薬であるpancuroniumは、より使い勝手のよいベクロニウムやロクロニウムの台頭により使用されなくなり、現在では販売中止となったため日本では使用できなくなった。

　ICUでの使用頻度が大幅に減少している筋弛緩薬ではあるが、発症早期のARDS★での死亡率改善など再考の動きもある。有害性と有用性を明確にして使い分けていくスタンスが重要であろう。少なくとも、発症早期(48時間)を大幅に超えての持続筋弛緩を支持する研究はないし、この研究で用いられた筋弛緩薬は日本では使用することができない非脱分極性の筋弛緩薬cisatracuriumである。cisatracuriumは、アミノステロイド系筋弛緩薬であるpancuronium、ベクロニウム、ロクロニウムなどとは異なり、ベンジルイソキノリン系筋弛緩薬に属し、ホフマン分解によって代謝される。そのため、欧米のICUで好んで使用される。cisatracuriumでの研究結果をそのままほかの筋弛緩薬に適応することは妥当とはいえない。

Papazian L, Forel JM, Gacouin A, et al ; ACURASYS Study Investigators. Neuromuscular blockers in early acute respiratory distress syndrome. N Engl J Med 2010 ; 363 : 1107-16.　PMID : 20843245

★━ ARDS　急性呼吸促迫症候群(acute respiratory distress syndrome)

Ⓑ PADガイドラインのエビデンスの格づけ、推奨度の内訳について説明せよ。

ACCM、ASHP★1、ACCP★2による鎮静に関する旧ガイドラインが2002年に発表されて以降、それまでの管理を大きく覆すような新たな知見が多く得らてきた。そのため、この旧ガイドラインの改訂版となるPADガイドラインが発表されている。

　PADガイドラインは、専門司書による包括的な文献収集と、透明性、客観性の高いガイドライン作成過程に工夫がなされており、GRADEシステムによるエビデンスの格づけ(表11-2)と推奨の強弱(表11-3)が明記されている。文献結果に相違が多い場合やシステマティックレビューが行われていない場合には、PADガイドライン作成過程で、必要に応じてメタ解析が行われている。

Jacobi J, Fraser GL, Coursin DB, et al ; Task Force of the American College of Critical Care Medicine (ACCM) of the Society of Critical Care Medicine (SCCM), American Society of Health-System Pharmacists (ASHP), American College of Chest Physicians. Clinical practice guidelines for the sustained use of sedatives and analgesics in the critically ill adult. Crit Care Med 2002 ; 30 : 119-41.　PMID : 11902253
Barr J, Fraser GL, Puntillo K, et al ; American College of Critical Care Medicine. Clinical practice guidelines for the management of pain, agitation, and delirium in adult patients in the intensive care unit. Crit Care Med 2013 ; 41 : 263-306.　PMID : 23269131

★1━ ASHP　米国医療薬剤師会(American Society of Health-System Pharmacists)
★2━ ACCP　米国胸部疾患学会議(American College of Chest Physicians)

Ⓑ PADガイドラインのlevel Aエビデンスは何か？

PADガイドラインでは、推奨度(推奨する、しない)とは別に、エビデンスレベルが併記されている。エビデンスの強いlevel A項目は少ないが、これは今後の課題を明確

表 11-2　エビデンスの質に影響を与える因子

エビデンスレベル	エビデンスの質	エビデンスの種類	定義
A	高度	質の高い RCT★	さらなる研究によって我々の確信を変化させるとは思えないもの
B	中等度	重大な制限のある RCT，もしくは質の高い観察研究	さらなる研究が今後重大な変化を及ぼす可能性があるもの
C	低度	観察研究	さらなる研究が今後重大な変化を及ぼす可能性が高いもの

(Barr J, Fraser GL, Puntillo K, et al ; American College of Critical Care Medicine. Clinical practice guidelines for the management of pain, agitation, and delirium in adult patients in the intensive care unit. Crit Care Med, 41 (1), 263-306, 2013 Jan. Wolters Kluwer Health.　PMID：23269131 より)

★── RCT　無作為化比較試験(randomized controlled trial)

表 11-3　推奨度に影響を与える因子

検討項目	推奨度
エビデンスの質	質の低いエビデンスにより，強い推奨となる可能性は下がる。逆もまたしかり
期待する効果と望ましくない効果のバランスの不明瞭さ	不明瞭の程度が上がれば強い推奨となる可能性は下がる。逆もまたしかり
価値観と好みの不明瞭さや多様性	グループ間での価値観と好みの大きな相違があれば，強い推奨となる可能性は下がる。逆もまたしかり
その介入が思慮深い資源の使用となるかどうかの不明瞭さ	治療全体の費用が高ければ強い推奨となる可能性は下がる。逆もまたしかり

(Barr J, Fraser GL, Puntillo K, et al ; American College of Critical Care Medicine. Clinical practice guidelines for the management of pain, agitation, and delirium in adult patients in the intensive care unit. Crit Care Med, 41 (1), 263-306, 2013 Jan. Wolters Kluwer Health.　PMID：23269131 より)

に示すものであるともいえる。エビデンスは，「ない，ある」ではなく，「強い，弱い」で評価を行うものである。エビデンスレベルの高い level A は一読し，把握しておくとよいであろう(表 11-4)。

Barr J, Fraser GL, Puntillo K, et al ; American College of Critical Care Medicine. Clinical practice guidelines for the management of pain, agitation, and delirium in adult patients in the intensive care unit. Crit Care Med 2013 ; 41 : 263-306.　PMID：23269131

表11-4 PADガイドラインにおいて level A と格づけされたエビデンス

- 神経因性疼痛の治療として，経静脈的オピオイドに加えて，ガバペンチンかカルバマゼピンを経腸投与する（+1A）
- 腹部大動脈瘤の外科術後の患者において，腰椎硬膜外麻酔は経静脈的オピオイド以上の有益性がないため推奨なしとする（0，A）
- けいれんが既知，または疑われる成人ICU患者において，非てんかん性のけいれん活動をモニタリングするため，もしくは頭蓋内圧の上昇した成人ICU患者において，バーストサプレッション（burst suppression）を抑制するのに抗けいれん薬を調整するための方法としてEEG★モニタリングを使用する（+1A）
- せん妄は，成人ICU患者において，死亡率を上昇させる（A）
- せん妄は，成人ICU患者において，ICU滞在時間，病院滞在時間を延長させる（A）
- 成人ICU患者において，CAM-ICUとICDSCはせん妄のモニタリングとして最も妥当であり信頼できる評価表である（A）

(Barr J, Fraser GL, Puntillo K, et al ; American College of Critical Care Medicine. Clinical practice guidelines for the management of pain, agitation, and delirium in adult patients in the intensive care unit. Crit Care Med, 41 (1), 263-306, 2013 Jan. Wolters Kluwer Health.　PMID：23269131より)

★── EEG　脳波（electroencephalogram）

Ⓑ PADガイドラインで強い推奨度のものについて述べよ．

PADガイドラインでは，エビデンスの強弱とは別に，推奨度が設定されている．「1」が強い推奨で，「2」が弱い推奨，「+」は「行うことを推奨」，「−」は「行わないことを推奨」を意味する．詳細を表11-5に示す．一読しておくとよいであろう．

Ⓑ 鎮静下でもリハビリテーションはしても大丈夫か？

いうまでもないかもしれないが，早期リハビリテーションの有用性が数多く報告されており，術後患者（非挿管患者）を中心に，多くの施設で術翌日から積極的にリハビリテーションを行っていることであろう．重症患者を扱うICUでも同様に，この早期リハビリテーションの波が押し寄せてきている．有用性が示されているのであれば，重症患者でも早期にリハビリテーションを進めるべきであるし，その恩恵は重症患者でこそ大きいと考えられる．本章を読んでいただくとわかるとおり，世の中の鎮静管理はより浅く，患者本来の自発性をもったICU管理に移りつつある．このような管理は，早期リハビリテーションの前提を整え，より安全に，より積極的な早期リハビリテーションを可能にする．日々の鎮静薬中断中に，早期リハビリテーションを組み合わせることによって，退院時の機能回復，せん妄期間の短縮，人工呼吸管理日数が短縮されることが報告されている．現在でも先進的なICUを中心に，"early mobilization"を合言葉に早期離床，早期リハビリテーションが積極的に行われている．

既に多くの医療機関で，早期リハビリテーションは行われており，臨床上の一定の安全性が確認された管理法といってよいであろう．リハビリテーションを行う場合には，各種チューブ類の事故抜管，転倒に注意し，患者の忍容性を評価する．人工呼吸管理中であれば，人工呼吸器が綿密な患者のモニタリングを行っているので，医療者はバイタルサインと患者の表情，動作などに特に注意を払うとよいであろう．

Schweickert WD, Pohlman MC, Pohlman AS, et al. Early physical and occupational therapy in mechanically ventilated, critically ill patients : a randomised controlled trial. Lancet 2009 ; 373 : 1874-82.　PMID：19446324

表11–5　PADガイドラインでの推奨度

＋1の推奨

- 成人ICU患者において日常的な疼痛のモニタリングを行う（＋1B）
- 成人ICU患者において，胸腔チューブ抜管前に，疼痛緩和目的に予防的鎮痛薬の使用，もしくはリラクゼーションなどの非薬物的介入を行う（＋1C）
- ICU患者において，経静脈的オピオイドの使用を非神経因性疼痛の薬物治療の第1選択として使用する（＋1C）
- 神経因性疼痛の治療として，経静脈的オピオイドに加えて，ガバペンチンかカルバマゼピンを経腸投与する（＋1A）
- 腹部大動脈瘤の外科手術後の疼痛に対して胸椎硬膜外麻酔を行う（＋1B）
- 成人ICU患者において，臨床的に禁忌がなければ深い鎮静よりも浅い鎮静を維持するように鎮静薬を調節する（＋1B）
- けいれんが既知，または疑われる成人ICU患者において，非てんかん性のけいれん活動をモニタリングするため，もしくは頭蓋内圧の上昇した成人ICU患者において，バーストサプレッション（burst suppression）を抑制するのに抗けいれん薬を調整するための方法としてEEGモニタリングを使用する（＋1A）
- 成人ICU患者において日常的なせん妄のモニタリングを行う（＋1B）
- 成人ICU患者において，せん妄の罹患や期間を減少させるために，可能であれば早期離床する（＋1B）
- 成人ICU患者において，照明や雑音を調節し，ケアの時間を集約させ，患者の睡眠サイクルを守り，夜間の刺激を減らすことにより，周辺環境を適切にすることで，睡眠を促進する（＋1C）
- 成人ICUにおいて，医療者の教育，印刷や電子化されたプロトコールやオーダー形式に加え，疼痛，興奮，せん妄の管理ガイドラインやプロトコールの使用を促進する質の高いICU回診のチェックリストを含む，多職種によるICUチームのアプローチを行う（＋1B）

－1の推奨

- 昏睡状態ではなく，けいれんもしていない成人ICU重症患者において，鎮静の深さをモニタリングする最初の方法として，脳機能の客観的測定法（例：AEPs[★1]，BIS[★2]，NI[★3]，PSI[★4]，SE[★5]）は主観的鎮静スコアリングシステムの代替法として不十分であるため使用しない（－1B）
- ICU患者において，せん妄の期間を減少させるためにリバスチグミンを使用しない（－1B）

(Barr J, Fraser GL, Puntillo K, et al ; American College of Critical Care Medicine. Clinical practice guidelines for the management of pain, agitation, and delirium in adult patients in the intensive care unit. Crit Care Med, 41 (1), 263-306, 2013 Jan. Wolters Kluwer Health.　PMID：23269131より)

[★1]— AEPs　auditory evoked potentials
[★2]— BIS　Bispectral Index
[★3]— NI　Narcotrend Index
[★4]— PSI　Patient State Index
[★5]— SE　state entropy

鎮静

A　ICUで使う鎮静薬の種類と特徴について述べよ。

ICUで使用される鎮静薬に求められる要件として，(1) 作用時間が短い，(2) 作用機序，代謝経路がはっきりとしており，頻用薬剤との相互作用が少ない，(3) できれば拮抗薬があることが好ましい，などが挙げられる。このような理由から，ICUで使用される鎮静薬は，短時間作用型ベンゾジアゼピン系鎮静薬としてミダゾラム（米国ではロラゼパムが頻用される），非ベンゾジアゼピン系鎮静薬として，プロポフォール，

デクスメデトミジンに大別される。麻薬，拮抗性鎮痛薬にも鎮静作用はあるが，基本的には鎮痛に対する薬剤（analgesia）として扱われる。
　代表的鎮静薬の特徴を表11-6に示す。

表11-6　ICUで用いられる代表的鎮静薬の特徴

薬剤名	作用部位	作用発現時間(分)	消失相半減期(時間)	特長
ミダゾラム	$GABA_A$-ベンゾジアゼピン受容体	2〜5	2〜5	肝代謝，腎排泄。代謝産物にも活性があり，腎機能障害で作用が延長する
プロポフォール	$GABA_A$受容体	1〜2	0.5〜1.0	大豆蛋白由来。脂質のためカロリー（1 kcal/mL）がある。高脂血症患者では注意が必要
デクスメデトミジン	$α_2$受容体	15	2〜2.5	呼吸抑制が少ない。徐脈，低血圧の頻度が高い

A　鎮静のスコアリングにはどのようなものがあるか？

従来は，人工呼吸管理中の体動を抑え，咳嗽や不安，事故抜管などの人工呼吸管理による有害事象を避けるために鎮静レベルは深めに保つことが多くあった。このころの鎮静スコアとして，Ramsayスコア（後述）が有名である。最近になり，過鎮静の有害性が数多く指摘され，鎮静レベルを浅く保つことの重要性が報告されるようになった。それに伴い，客観的な鎮静の評価の重要性が認識され，また各種鎮静スコアもより浅い鎮静レベルの評価やせん妄の評価が詳細になされるようになってきている。PADガイドラインでも明記されている代表的な鎮静スコアとして，RASS，SAS（後述）が挙げられる。
　今まで，鎮静のスコアリングを行っていないと少し面倒に感じるかもしれないが，慣れてしまえば数十秒で評価ができ，医療チーム内での共通認識，コミュニケーションが容易になる。

B　Ramsay Scaleとは何か？

Ramsay Scale（表11-7）は1974年にRamsayらにより報告された主観的な鎮静スケールである。スコアリングが簡便であるために世界中で頻用されてきたが，後述するSASやRASSに比べて，興奮，せん妄の評価が困難であり，近年では使用されることが少なくなった。
　この鎮静スコアは，全部で6段階に分かれており，1〜3は覚醒している状態を指す。興奮に対しては1段階のみの評価となっている。

Ramsay MA, Savege TM, Simpson BR, et al. Controlled sedation with alphaxalone-alphadolone. Br Med J 1974；2：656-9.　PMID：4835444
Mehta S, Burry L, Fischer S, et al；Canadian Critical Care Trials Group. Canadian survey of the use of

sedatives, analgesics, and neuromuscular blocking agents in critically ill patients. Crit Care Med 2006 ; 34 : 374-80.　PMID : 16424717
Rhoney DH, Murry KR. National survey of the use of sedating drugs, neuromuscular blocking agents, and reversal agents in the intensive care unit. J Intensive Care Med 2003 ; 18 : 139-45.　PMID : 14984632
Soliman HM, Mélot C, Vincent JL. Sedative and analgesic practice in the intensive care unit : the results of a European survey. Br J Anaesth 2001 ; 87 : 186-92.　PMID : 11493487

表11-7　Ramsay Scale

スコア	
1	不安があり興奮を呈している。あるいは落ち着きがない。または両方
2	協力的で見当識があり，平穏
3	指示にのみ従う
4	軽い眉間への刺激，あるいは大きな声に即座に反応する
5	軽い眉間への刺激，あるいは大きな声にゆっくりと反応する
6	軽い眉間への刺激，あるいは大きな声に反応しない

　RASSとは何か？

RASS（表11-8）は2002年にSesslerらにより報告された鎮静スケールである。このスケールは，多職種（医師，看護師，薬剤師）で開発されており，鎮静スケールとしての完成度が高いものである。RASSは合計10段階の評価に分かれており，意識清明，興奮，あるいは落ち着きのなさを表す0～+4は患者の観察のみで評価を行える。次いで，声かけに対するアイコンタクトとその持続，物理的刺激に対する反応と評価を進める。通常，RASSでの鎮静の評価を行ったのちに，CAM-ICUなどのせん妄の評価を合わせて進める。

Sessler CN, Gosnell MS, Grap MJ, et al. The Richmond Agitation-Sedation Scale : validity and reliability in adult intensive care unit patients. Am J Respir Crit Care Med 2002 ; 166 : 1338-44.　PMID : 12421743

　SASとは何か？

SAS（表11-9）は1994年にRikerらにより報告された鎮静スケールである。このスケールは，興奮の評価が3段階に分かれており，Ramsay Scaleに比べて興奮をより正確に評価することができるものである。

Riker RR, Fraser GL, Cox PM. Continuous infusion of haloperidol controls agitation in critically ill patients. Crit Care Med 1994 ; 22 : 433-40.　PMID : 8124994

なぜ鎮静のプロトコールが必要か？

医療者に任せた鎮静管理では，しばしば過鎮静となってしまうことが知られている。

表11-8　RASS★

ステップ1：
30秒間患者を観察する。これにより視診のみでスコア0〜+4を判定する
ステップ2：
(1) 大声で名前を呼ぶか，開眼するようにいう
(2) 10秒以上アイコンタクトができなければ繰り返す
　　以上2項目（呼びかけ）によりスコア−1〜−3を判定する
(3) 動きがみられなければ，肩を揺するか，胸骨を摩擦する。これ（身体刺激）によりスコア
　　−4〜−5を判定する

スコア	用語	説明	
+4	好戦的な	明らかに好戦的な，暴力的な，スタッフに対する差し迫った危険	
+3	非常に興奮した	チューブ類またはカテーテル類の事故抜管，攻撃的	
+2	興奮した	頻繁な非意図的な運動，人工呼吸器ファイティング	
+1	落ち着きのない	不安で絶えずそわそわしている，動きは攻撃的でも活発でもない	
0	意識清明な落ち着いている		
−1	傾眠状態	完全に清明ではないが，呼びかけに10秒以上の開眼およびアイコンタクトで応答する	呼びかけ刺激
−2	軽い鎮静状態	呼びかけに10秒未満のアイコンタクトで応答する	
−3	中等度鎮静状態	呼びかけに，動きまたは開眼で応答するがアイコンタクトなし	
−4	深い鎮静状態	呼びかけに無反応，しかし身体刺激で動きまたは開眼する	身体刺激
−5	昏睡	呼びかけにも身体刺激にも無反応	

〔日本呼吸療法医学会，人工呼吸中の鎮静ガイドライン作成委員会. 人工呼吸中の鎮静のためのガイドライン. 人工呼吸 2007；24：146-67. より　閲覧日：2014/11/11〕
★— RASS　Richmond Agitation-Sedation Scale

　体動を抑えるため，事故抜管を防ぐため，安楽安寧のため，安全管理のため，さまざまな大義名分のもとに鎮静薬の増量が行われる。鎮静薬の減量はこれらのリスクを増すことから，現場の医療スタッフにとって，一度増量された鎮静薬をあえて減量する

表 11-9 SAS★

スコア	用語	説明
7	危険な興奮状態	気管チューブやカテーテル類を抜管しようとする，ベッド柵を越えようとする，医療スタッフを叩く，手足を左右にバタバタさせる
6	非常に興奮した	落ち着かない，頻繁に口頭注意してもきかない，身体拘束が必要である，気管チューブを噛む
5	興奮した	不安な，軽度興奮状態，起き上がろうとする，口頭注意で静かになる
4	穏やかで協力的	穏やかな，容易に覚醒する，指示に従える
3	鎮静状態	覚醒が困難，呼びかけたり軽く揺すると覚醒するが，知らぬ間に再度眠る，簡単な指示に従える
2	深い鎮静状態	身体刺激で覚醒するが，会話はできず，指示に従えない，自発的に動くことはある
1	昏睡（覚醒不能）	侵害刺激に微小または無反応，会話はできず，指示に従えない

★ ─ SAS　Sedation-Agitation Scale

ことには抵抗感があるものである。

　一方で，過鎮静の有害性は明確に示されており，人工呼吸管理日数や在院日数の延長，死亡率の上昇などが示されている。そこで，一定のプロトコールを用い，半強制的に鎮静薬を減量する試みがなされるようになった。浅めの鎮静レベルを維持するプロトコールや，1日1回の鎮静薬中断を繰り返すプロトコール，鎮静薬は原則として使用しないプロトコールなど，多彩なプロトコールが報告されている。鎮静管理法は，国柄や施設ごとの特徴，医療者のマンパワーや患者背景などにより多少の修正が必要となるので，既存の報告されたプロトコールを施設ごとに修正して用いるとよいであろう。

　現時点で最も多く使用されているプロトコールは1日1回の鎮静薬中断法であるが，欧米で本プロトコールを採用している施設の多くでは，呼吸療法士などの専門のスタッフがチームを組み，人工呼吸患者のラウンドを日々行い，禁忌項目がなければ自動的にプロトコールを進めるという手段をとっている。当該チームが責任をもってプロトコールの運用を進め，通常30〜120分の綿密な様子観察ののちに成否を判断するものである。そのため，本稿執筆時の日本の現状を考えると，当該専門職種，チームの欠如などの問題により本手法の一般的な導入は困難であると考えられる。禁忌項目がなければ半強制的に，自動的に1日1回の鎮静薬中断を行うプロトコールよりは，浅めの鎮静レベルを維持する，もしくは原則無鎮静の管理を行うほうが日本の現状に合っているのかもしれない。

A 鎮静薬のメリット，デメリットは何か？

鎮静（sedation）の語原である"sedare"は，和らげる，安定させるという意味である。鎮静の目的は，患者の不安感を和らげ，快適さを確保することであり，決して「眠らせること」，「動かなくさせること」ではない。そして，医療者は，鎮静というと鎮静薬を投与することをイメージするが，鎮静薬の投与は鎮静を得るための一つの手段でしかない。鎮静薬は薬剤であるから，当然メリットもあればデメリットもある。「害をなさない」という医療の原則からいうと，不要な鎮静薬の投与は避け，潜在的な鎮静薬の有害事象から患者を守らなくてはならない。鎮静薬の投与を行う前に，今一度，できることがないか考えてみることが重要である（表11-10）。特に，コミュニケーションの促進，病状説明，疼痛の除去，患者家族との面会は非常に重要である。各種鎮静薬やオピオイドの投与によって健忘症状が出現するので，病状説明は，繰り返し，シンプルに，患者の理解に合わせて行う。PADガイドラインの要点でもあるが，重症患者をみたら「痛みを伴っている」ものだと考え，第1選択はオピオイドの投与である。積極的に疼痛コントロールをすべきである。集中治療後の患者アンケート調査では，体位交換，気管吸引がICUでのつらい記憶の最上位項目であったことが報告されている。

鎮静薬のメリット・デメリットについては，それぞれ表11-11と表11-12に示す。

表11-10 鎮静薬その前に

- 患者とのコミュニケーションを積極的にとってみる（特に，筆談や文字板などを用いた非言語的コミュニケーション）
- 病状説明を行う（患者の病状理解に合わせて，シンプルに，繰り返して説明をする。今後の見通しについて説明をすると積極的な治療参加への促進となることが多い）
- 安静による苦痛を取り除く（体位交換や除圧マット類を駆使する）
- 疼痛を積極的に取り除く（各種チューブ類の留置，術後痛など）
- 患者周囲の環境を調整する（音，照明など。各種医療機器のアラーム設定を最適化することによってアラーム音を軽減することができる）
- 家族・知人との面会
- 身体抑制の要否の判断（繰り返し判断を行う）
- 生活のリズムと睡眠の確保を行う

表11-11 鎮静薬の目的・メリット

1. 患者の快適性・安全の確保（不安を和らげる，気管チューブ留置による不快感の減少，動揺・興奮を抑え安静を促進する，睡眠の促進，事故抜管の防止，気管内吸引の苦痛の緩和，処置・治療の際の麻酔，筋弛緩管理中の記憶消失）
2. 酸素消費量・基礎代謝の減少
3. 換気の改善と人工呼吸管理による圧外傷の減少（人工呼吸器との同調性の改善，呼吸ドライブの抑制）

表11-12 鎮静薬のデメリット

1. 循環抑制
2. 意識レベル低下（意思疎通困難，誤嚥，不確実な気道確保のリスク）
3. 自発呼吸抑制（呼吸筋の萎縮，換気血流不均等の増悪，背側肺障害のリスク）
4. 薬剤副作用のリスク

A 深い鎮静が必要な病態はあるか？

以下のような状態では，十分に深い鎮静よる全身管理が必要である。これらは，深鎮静の絶対適応といえるであろう。浅い鎮静レベルでの管理が重要視されているが，その施行に先立って，鎮静レベルを浅くしても大丈夫な状態かどうかの判断は必要である。

1. 緊急手術などの，原疾患への治療までの間の絶対安静期（くも膜下出血の脳動脈瘤再破裂予防手術，大血管損傷・急性大動脈解離に対する手術，など）
2. 著しいガス交換の障害があり，全身の酸素代謝を抑制せねば最低限のガス交換が維持できない場合
3. 活動性のけいれん発作がある，もしくはアルコール離脱症候群に対して鎮静薬の投与を行っている場合
4. 筋弛緩薬の投与を受けている場合や，24時間以内に活動性の心筋梗塞を認めた場合も相対的な深鎮静の適応と考えられている

A 浅い鎮静レベルは危ないか（事故抜管など）？

浅い鎮静の有用性が数多く指摘されている一方で，浅い鎮静により事故抜管は増え，医療者の仕事量を増加させるという懸念が根深く存在する。過少鎮静の潜在的有害性を示す（表11-13）。現時点での報告を総括してみてみると，浅い鎮静管理によって事故抜管は増えなかったとする複数報告に加え，事故抜管は増えたが再挿管を要した患者は差がなかったとする報告もあり，浅い鎮静による事故抜管については明らかに増えるものではなさそうで，一定の安全性をもって行えるといえそうである。

事故抜管のリスクが高い状況は，鎮静から覚めてきた，意識がもうろうとした昏迷状態のときである。これよりも浅い鎮静状態になると，健忘作用はあるにしても，挿管管理の目的や患者自身のおかれている状況の把握などが可能となる。筆者の経験でも，浅い鎮静レベルでの管理によって事故抜管が増える印象はなく，繰り返し病状を説明することによって良好な理解が得られることが多い。少なくとも，浅い鎮静によって明らかに有意に事故抜管が増えるといえる根拠はなく，人工呼吸管理期間の短縮などの鎮静管理のエビデンスをもとに，浅めの鎮静レベルでの管理が推奨されるものと考えられる。

表11-13 過少鎮静の潜在的有害性

患者の快適性が保たれない，興奮状態となる
医療安全上の懸念
酸素消費量・基礎代謝の亢進
人工呼吸器非同調や圧外傷の増加

Breen D, Karabinis A, Malbrain M, et al. Decreased duration of mechanical ventilation when comparing analgesia-based sedation using remifentanil with standard hypnotic-based sedation for up to 10 days in intensive care unit patients : a randomised trial [ISRCTN47583497]. Crit Care 2005 ; 9 : R200-10.　PMID : 15987391

Kress JP, Pohlman AS, O'Connor MF, et al. Daily interruption of sedative infusions in critically ill patients undergoing mechanical ventilation. N Engl J Med 2000 ; 342 : 1471-7.　PMID : 10816184
Strøm T, Martinussen T, Toft P. A protocol of no sedation for critically ill patients receiving mechanical ventilation : a randomised trial. Lancet 2010 ; 375 : 475-80.　PMID : 20116842
Girard TD, Kress JP, Fuchs BD, et al. Efficacy and safety of a paired sedation and ventilator weaning protocol for mechanically ventilated patients in intensive care (Awakening and Breathing Controlled trial): a randomised controlled trial. Lancet 2008 ; 371 : 126-34.　PMID : 18191684

A　浅い鎮静の方法について述べよ。

浅い鎮静レベルを保つ鎮静管理には，いくつかの方法がある。

1. 鎮静スコアをモニタリングしながら，鎮静薬を調整（減量）する
2. 1日1回，決められた時間に鎮静薬を一度中断する。鎮静が必要と判断された場合は，鎮静薬を半量に減じ，必要に応じて増量する
3. 原則的に鎮静薬を使用しない（no sedation）。挿管時，各種侵襲的手技を行う場合，興奮・せん妄を認めた場合などには，一時的な鎮静薬の投与を行う

どの方法を用いるべきかの結論は出ていないが，いずれの手段を用いても浅い鎮静レベルでの管理が実現できるようになる。これらをプロトコール化し，誰でも，自動的に評価が行え，鎮静薬の減量・中断が行えるようになることが望ましい。患者管理の注意点が明確になり，医療チームとしての共通認識をもつことができるようになる。

B　SASとRASSの対比について述べよ。

鎮静スコアとしてPADガイドラインでも推奨されているSASとRASSであるが，どちらにも一長一短がある。研究目的の場合を除いて，両方のスコアリングを行うことは日常診療では困難かもしれない。文献での記載を考えるとき，医療機関を移ったときなど，この二つのスコアを対比する必要があるかもしれないので，おおまかな対比表を示す（表11-14）。

表11-14　SASとRASSの対比表

SAS	RASS
7	+4
6	+3
5	+2, +1
4	0
3	-3, -2, -1
2	-4
1	-5

Ⓑ ミダゾラムの作用機序について述べよ。

日本における持続鎮静で使用されることの多いミダゾラムであるが，欧米では作用時間の少し長いロラゼパムが頻用される。文献上，集中治療におけるベンゾジアゼピン系鎮静薬のエビデンスの多くは，ロラゼパムによるものであるが，日本においてはミダゾラムと同義と考えてよいものと思われる。ミダゾラムは短時間作用型のベンゾジアゼピン系鎮静薬であり，水溶性薬剤で，体内では脂溶性が高いことが知られている。肝臓におけるCYP★により代謝され，代謝産物は尿中に排泄される。ICUで頻用されるほかの鎮静薬（プロポフォール，デクスメデトミジン）が代謝産物に活性がないのに比べ，ミダゾラムはその代謝産物にも活性（鎮静作用）があるため，腎機能障害のある患者ではしばしばその作用が延長する。そのため，腎不全のある患者では，できるだけ他系統の鎮静薬（プロポフォールなど）を用いるとよいであろう。

★— CYP　チトクロームP450（cytochrome P450）

Ⓑ プロポフォールの作用機序について述べよ。

プロポフォールはGABA$_A$受容体に作用し，脂溶性が高く，血液脳関門をすみやかに通過し鎮静作用を発現する。作用発現時間が短く，超速効性で，分布・代謝ともに速く，調節性に優れた鎮静薬である。投与された薬剤は肝臓で代謝され，その後に尿中に排泄される。代謝産物に鎮静作用はないため，ミダゾラムのように腎機能障害患者での作用延長はない。ただし，肝機能障害患者でも薬物動態はほとんど影響を受けないことが知られており，肝臓以外の代謝経路が存在すると考えられている。鎮痛作用は有さず，必要に応じてオピオイドなどを併用する。経静脈投与時には血管痛があり，前投薬について考慮を要する。一般的には，頭蓋内圧低下作用，脳血流量の減少作用，抗けいれん作用を有するとされる。まれではあるが，重篤な合併症としてPRIS★が知られ，高用量での長時間使用で起こりやすいとされる。プロポフォール使用中に，原因の明らかでない代謝性アシドーシス，肝機能障害，循環不全，高クレアチンキナーゼ血症，乳酸値上昇などを認めた場合は本疾患を疑い，プロポフォールの投与を中止しなくてはならない（次ページの「PRISとは何か」参照）。

★— PRIS　プロポフォール注入症候群（propofol infusion syndrome）

Ⓑ デクスメデトミジンの作用機序について述べよ。

選択性の高いα$_2$アゴニストであり，鎮静薬にもかかわらず呼吸抑制が少ないことが特徴である。ミダゾラム，プロポフォールに比べて作用発現に時間を要し，また深い鎮静レベルは得られない。肝臓におけるグルクロン酸抱合とCYPにより代謝され，重度の肝機能障害患者では作用が延長しうる。

自発呼吸の抑制作用が少ないため，NPPV★や挿管管理下でも，自発呼吸を温存したい場合には好ましい薬剤となる。自発呼吸が抑制されにくいため，自発呼吸停止を含めた酸素代謝抑制を目的とした鎮静には不向きである。日本の添付文書では，作用発現を速めるために，ローディング投与法の記載があるが，徐脈，低血圧などの副作用が起こりやすく，実際には行われないことも多い。単剤での効果は限局的ではあるが，鎮痛作用を有し，特にオピオイドとの併用により，オピオイドの作用を高めるこ

とが知られている。ベンゾジアゼピン系鎮静薬との併用により鎮静作用を増強する。重症患者におけるせん妄の予防効果，治療効果が示唆されているが，今後の検討が必要である。

★── NPPV　非侵襲的陽圧換気（non-invasive positive pressure ventilation）

Ⓑ デクスデメトミジンのエビデンスについて述べよ。

旧ガイドラインでは，紹介程度にとどまったデクスメデトミジンではあるが，PADガイドラインでは各所に多くの記述がある。しかし，現在主流な鎮静薬であるプロポフォールとの直接比較を行った質の高いRCTはなく，PADガイドラインでも強い推奨ではなく，ベンゾジアゼピン系鎮静薬との対比についての控えめな記述となっている。もちろん，デクスメデトミジンが，人工呼吸管理時間やICU滞在日数の短縮，せん妄予防，せん妄治療に寄与する可能性もあり，現在も研究が進められている。

Ⓑ ケタミンの特性について述べよ。

ケタミンは解離性麻酔薬とも呼ばれ，投与すると侵害刺激には反応せずに開眼して反射が維持されている状態になる。鎮静作用に加え，鎮痛作用も有する。作用発現時間は1分以内と速く，血液脳関門をすみやかに通過する。NMDA★受容体に作用し，大脳辺縁系には作用せずに大脳皮質を抑制する。ケタミンはノルアドレナリンニューロンを刺激し，カテコールアミンの取り込みを抑制するため，ほかの鎮静薬と異なり循環抑制が少ないという特徴がある。重症患者にとっては，気管支拡張作用が有利に働く可能性がある一方，頭蓋内圧は上昇するため注意が必要である。また，ケタミン使用により幻覚，悪夢をきたすことがあり，この場合は健忘作用を狙ってベンゾジアゼピン系鎮静薬との併用を検討する。この悪夢は性的な内容となることがあり，患者への使用に際しては異性のスタッフの同席が望ましいかもしれない。

　ケタミンは，ショック患者を中心に，救急・集中治療領域では非常に重要な薬剤である。2014年現在，日本では麻薬扱いとなっているが，ケタミンは鎮静薬であり，まったくもってオピオイドではない。

Strayer RJ, Nelson LS. Adverse events associated with ketamine for procedural sedation in adults. Am J Emerg Med 2008；26：985-1028. PMID：19091264

★── NMDA　N-メチル-D-アスパラギン酸（N-methyl-D-aspartic acid）

Ⓑ PRISとは何か？

PRISは，プロポフォール使用に特徴的な，まれではあるが死に至ることもある重篤な合併症である。高用量での長時間の使用で生じるとされ，疾患概念提唱当時には小児症例での死亡例が報告されていたが，その後成人でも認められることが示されている。2009年に行われた成人での大規模調査では，PRISは「プロポフォール投与後に生じる心機能障害を伴う代謝性アシドーシスで，横紋筋融解症，高トリグリセリド血症，腎不全のいずれかを伴うもの」と定義されている。同報告では，頻度は1.1％，死亡率は発症者の18％とされる。

　早期の症状として，乳酸アシドーシス，血清脂質上昇，心機能障害，Brugada様の心電図変化などが挙げられ，そのあとに心不全，房室ブロック，頻脈性不整脈，心室

性不整脈，横紋筋融解症，高カリウム血症，急性腎機能障害などが引き起こされる。
　治療はプロポフォールの中断と対症療法が主体となる。PRISを防ぐために，プロポフォールを4 mg/kg/時以上の投与速度で48時間以上投与しないことが推奨されている。
　ちなみに，PADガイドラインに則った鎮静管理をしている限り，高用量のプロポフォールを長時間使用する機会はめったになく，今後はPRISに遭遇する頻度は減少するものと期待される。

Roberts RJ, Barletta JF, Fong JJ, et al. Incidence of propofol-related infusion syndrome in critically ill adults : a prospective, multicenter study. Crit Care 2009 ; 13 : R169.　PMID : 19874582

あのマイケル・ジャクソンの死因はプロポフォール中毒だったのか？

キング・オブ・ポップとも称されるマイケル・ジャクソン〔Michael Joseph Jackson（1958～2009年）〕であるが，偉大なるアーティストの最後には非常に残念な鎮静薬にかかわる事故が関係している。重度の不眠症で悩まされていた彼は，自宅に主治医を雇い，睡眠のためにプロポフォールを用い，急性プロポフォール中毒によって死亡してしまったとされている。主治医の過失致死事件の裁判記録によると，死の当日である2009年6月25日には，深夜から早朝にかけてロラゼパム，ミダゾラム，ジアゼパムを断続的に用いるも入眠が得られず，マイケルの度重なる要求により25 mgのプロポフォールを投与した。それによりマイケルが入眠した後，主治医はトイレのために2分間その場を離れ，戻ったときには既に呼吸が停止していた。ボディーガードにより救急要請され，懸命の蘇生処置が行われたが救命はできなかった，とされる。ロサンゼルス検視当局は第1の死亡原因はプロポフォールとロラゼパムの複合使用と指摘した。
　この偉大なる人物の不幸な事故から得られる教訓は，気道確保，呼吸管理が不十分な環境で安易にプロポフォールを用いるべきではなく，また，医療者であれば誰でも容易にわかることではあるが，初期に適切な対応をとっていれば，このような不幸な結果にはならなかった可能性が高いということである。同様のことは医療機関内でも起こりうる。非挿管患者に対して，安易に鎮静薬を投与しない。せん妄患者に対しては，時に鎮静薬の使用が必要になるものではあるが，鎮静が得られた後にはこのような重篤な合併症，副作用が起こる可能性が高いことを認識し，十分に注意を払い，しかるべきモニタリングを行う必要がある。
　わずか2分間が明暗を分ける。気の緩みがないよう心掛けなくてはならない。

性犯罪とケタミンについて述べよ。

本来，ケタミンは麻酔薬であり麻薬ではないが，日本では法令により管理上の麻薬扱いとなっている。日本では注射薬しか剤型がないが諸外国では内服薬も存在し，その乱用が問題となっている。特にケタミンは，γヒドロキシ酪酸，フルニトラゼパムと並んで，デートレイプなどの性犯罪に用いられることが多い。よくマンガではクロロホルムをしみこませたハンカチを口に当てて……などというシーンがあるが，実際にはこの方法ではあまり効果は望めず，フルニトラゼパムを飲み物に混ぜたり，ケタミンを筋肉注射して用いられている。また，ケタミンは動物の捕獲で，麻酔銃の麻酔として使用されることがある。
　このような負の面がある一方，ケタミンは他薬剤では代替となりえないくらい，救

急医療では絶大なる存在感を示している。ケタミンは他の鎮静薬に比べて気道管理が容易であり、WHO★でも「ケタミンは人的・物的資源が不足している状況では最も重要な麻酔の手段である」とされている。とはいえ、鎮静薬を使用する状況ではすべからく、十分なモニタリングを心掛けることが重要である。

Robertson T, Ridge A. Proposal for update of the anaesthesia and muscle relaxant sections of the WHO EML.（www.who.int/selection_medicines/committees/expert/18/applications/anaesthetic_proposal.pdf）　閲覧日：2014/11/6

★―WHO　世界保健機関（World Health Organization）

 SASはもともと臨床評価用のスケールではなかったのか？

世の中には、当初の目的とは異なった用途だけれども、とても便利に使われてしまっているものが多くある。鎮静レベルを評価するRamsay ScaleやSASもその一つである。

　今でこそあまり使われなくなったRamsay Scaleであるが、もともとはICU患者の鎮静レベルを臨床で評価するために開発されたものではない。alfaxalone / alfadoloneという静脈麻酔薬の効果を検討するための研究用のスケールだったのである。いつしか、臨床の鎮静評価として用いられるようになり、世界中のICUで重症患者に対して用いられる一般的スケールにまで成り上がることとなった。

　同様に、鎮静スケールであるSASも、本来はICUで日常的に用いるために開発されたものではない（開発者の本当の意図はわからないが、少なくとも文献的には）。これは当初、ハロペリドールの興奮に対する影響を評価し、適正に使用するために作成されたものである。その後、見直しが行われ、現在のSASとなった。SASはPADガイドラインでも推奨されている鎮静スケールであるし、今後も多くの医療機関で用いられることであろう。

　当初の用途とは少し異なったけれども、とても便利に使われているものって、身の回りにたくさんあるよね。

Riker RR, Fraser GL, Cox PM. Continuous infusion of haloperidol controls agitation in critically ill patients. Crit Care Med 1994；22：433-40.　PMID：8124994

鎮痛

 ICUで使う鎮痛薬の種類と特徴について述べよ。

ICUでは、アセトアミノフェン、NSAIDs★、オピオイド、各種鎮痛補助薬（精神安定薬など）を考慮のうえで用いる。この際には、使いづらいものを選択肢から削除して考えるとよい。アセトアミノフェンはほかの鎮痛薬に比べて安全性が高く、呼吸抑制や意識レベルの低下などはきたさないため投薬の敷居が低い薬剤である。ただし、肝機能障害をきたしうるため肝疾患患者には注意が必要である。また後述するように、ICU患者に対するNSAIDsの使用には十分に注意が必要である。高齢、腎機能障害や消化管出血などの懸念材料がないことを確認し、安全に用いることができる場合に使用する。PADガイドラインで指摘されているように、重症患者に対しては静注オピオイドが第1選択である。日本では、モルヒネやフェンタニルが多用される。モルヒネ

はヒスタミン遊離作用があるため，喘息などのアレルギー性疾患の有無を確認したうえで用いる。重症患者に対するエビデンスは乏しいが，各種弱オピオイドは今後の鎮痛法の選択肢として期待される。ブプレノルフィンやペンタゾシンなどの拮抗性鎮痛薬は臨床でしばしば使用されるが，天井効果により十分な鎮痛ができないこともある。これらの薬剤は麻薬処方箋がなくとも使え，薬剤管理が容易という簡便性はあるが，基本的にはモルヒネ，フェンタニルに比べて利点が少ない。ICUというシチュエーションであれば，確実に鎮痛ができる麻薬を用いたほうがよいだろう。麻薬による副作用のため拮抗が必要となった場合，ナロキソンを用いる。呼吸抑制などの副作用は軽減されるが，鎮痛作用も拮抗されることに注意が必要である。麻薬による腸管運動麻痺に対しては，ナロキソンの経腸投与が選択肢となる（鎮痛効果は概ね保持される）が，日本では保険適応ではない。

★── NSAIDs　非ステロイド性抗炎症薬（non-steroidal anti-inflammatory drugs）

A 挿管下での痛みの評価について述べよ。

気管挿管管理は基本的に痛みを伴う管理法であり，その疼痛症状の評価はきわめて重要である。医原性要素も大きく，十分な鎮痛管理を心掛けたいものである。意思疎通のとれる意識レベル，鎮静レベルであれば，うなずき動作や文字板，筆談により疼痛症状を知ることができる。意思疎通が困難な状況であれば後述するBPSやCPOT★を用いて評価を行う。原疾患による意識障害（たとえば，広範な脳障害による昏睡状態など）のため，一見して鎮痛管理が不要そうな場合であっても，潜在的な疼痛刺激に対しての客観的評価と鎮痛管理を行うかどうかの議論は行うべきであろう。国民の意識調査によると，多くの日本人は意識がない状況であっても，治療困難な終末期であっても，鎮痛療法は受けたいと考えていることが示されている。患者家族も同様に考えていることが多く，医療者の独断だけで判断せず話し合いの場をもつことは必要であろう。

★── CPOT　critical-care pain observation tool

A 痛みによる有害反応とは何か？

痛みとは，組織損傷が生じた，もしくは生じる可能性がある際の不快な感覚や情動体験と定義されている。痛みが生じると，副腎皮質ホルモン，コルチゾール，アドレナリン，ノルアドレナリン，抗利尿ホルモン，レニン，アンギオテンシン，アルドステロン，成長ホルモン，グルカゴンなどの分泌が増加し，さまざまな症状を呈する（表11-15）。これらの症状に対しては必要に応じて対症療法を行うが，根本原因である疼痛コントロールと，疼痛を引き起こしている原因への対応が必要なことはいうまで

表 11-15　痛み刺激により生じうる有害な症状

頻脈	水分・塩分保持
血圧上昇	凝固亢進
酸素消費量増加	消化管機能低下
高血糖	免疫能の低下

もない。疼痛症状に対して，早期に対応することによって，これらの有害症状を最小限に抑えることができる。

A BPS★1 とは何か？

鎮静されている重症患者の疼痛スケールとして BPS（表 11-16）が知られている。BPS は 2001 年に Payen らにより開発されたスケールであり，表情，上肢の運動，人工呼吸器との同調性についてそれぞれ 1～4 点でのスコアリングを行うものである（スコア範囲は 3～12 点）。BPS は挿管による人工呼吸を受けている患者を対象とした疼痛スケールであり，非挿管時の疼痛スケールには，後述する CPOT や，BPS-NI★2（BPS の呼吸器との同調性を発声に置き換えたもの）を用いる必要がある。

Payen JF, Bru O, Bosson JL, et al. Assessing pain in critically ill sedated patients by using a behavioral pain scale. Crit Care Med 2001；29：2258-63. PMID：11801819
Chanques G, Payen JF, Mercier G, et al. Assessing pain in non-intubated critically ill patients unable to self report：an adaptation of the Behavioral Pain Scale. Intensive Care Med 2009；35(12)：2060-7. PMID：19697008

★1— BPS　Behavioral Pain Scale
★2— BPS-NI　Behavioral Pain Scale-non intubated

A CPOT とは何か？

CPOT（表 11-17 参照）は 2006 年に発表された疼痛の評価スケールで，前述の BPS とともに，PAD ガイドラインで推奨されている。BPS が人工呼吸患者を対象としていたのに比べ，非挿管患者や抜管後の患者評価にも継時的に用いることができる。

Gélinas C, Fillion L, Puntillo KA, et al. Validation of the critical-care pain observation tool in adult patients. Am J Crit Care 2006；15：420-7. PMID：16823021

B ICU での硬膜外鎮痛の適応について述べよ。

硬膜外鎮痛は術後疼痛管理に汎用され，オピオイドの経静脈投与に比べて，術後呼吸器合併症の減少，体動時の良好な鎮痛効果，消化管機能の回復に優れていることが示されている。以下に，PAD ガイドラインにおける硬膜外鎮痛の推奨度について挙げる。

1. 腹部大動脈瘤手術では，オピオイド経静脈投与と比較して鎮痛効果に優れ，術後の心不全，感染，呼吸不全が少ないことから胸部硬膜外鎮痛を考慮することを推奨する（+1B）
2. 腹部大動脈瘤手術では，オピオイドを上回る利点がないことから，腰部硬膜外鎮痛は推奨しない（0B）
3. 外傷による肋骨骨折では，胸部硬膜外鎮痛を考慮することを推奨する（+2B）
4. 開胸術，開腹の非血管手術では，不十分かつ相反するエビデンスがあるため，胸部硬膜外鎮痛を用いることを推奨しない（0B）
5. 内科系 ICU 患者の疼痛に対する末梢・中枢神経ブロックはエビデンスがないため現時点では推奨しない（0 no evidence）

表11-16 BPS

項目	説明	スコア
表情	穏やかな	1
	一部硬い（たとえば，眉が下がっている）	2
	硬い（たとえば，まぶたを閉じている）	3
	しかめ面	4
上肢	まったく動かない	1
	一部曲げている	2
	指を曲げて，完全に曲げている	3
	ずっと引込めている	4
呼吸器との同調性	同調している	1
	時に咳嗽，大部分は呼吸器に同調している	2
	人工呼吸器とのファイティング	3
	呼吸器の調節がきかない	4

〔日本呼吸療法医学会，人工呼吸中の鎮静ガイドライン作成委員会．人工呼吸中の鎮静のためのガイドライン．人工呼吸 2007；24：146-67. より　閲覧日：2014/11/11〕

A NSAIDsの薬効，作用機序について述べよ。

NSAIDsは一般診療で頻用される抗炎症性鎮痛薬である。アラキドン酸カスケードで，炎症性発痛物質であるPGH_2★1が産生される過程において，その合成に必要なCOX★2を阻害することによりPGH_2の合成を抑制し，抗炎症作用，鎮痛作用を呈する。

次の質問で述べるとおり，重症患者に対するNSAIDsは，その副作用の面から限局的な使用にとどまることが多くなる。避けるべき病態を認識して慎重に症例を選び，アセトアミノフェン，オピオイドを上手に用いて必要量を減じる努力が必要であろう。

★1─ PGH_2　プロスタグランジン H_2（prostaglandin H_2）
★2─ COX　シクロオキシゲナーゼ（cyclooxygenase）

A NSAIDsを避けるべき患者，病態について述べよ。

アラキドン酸から生成されるプロスタグランジンは，胃酸分泌抑制作用や，血管平滑筋の弛緩・収縮作用，血小板凝集作用などに関与するため，これを阻害するNSAIDs

表11-17 CPOT

項目	説明		スコア
表情	筋緊張は認められない	弛緩した,自然な状態	0
	しかめ面,眉が下がった,険しい目つき,挙筋の収縮が認められる	緊張した	1
	上記のすべてに加えてまぶたをきつく閉じている	しかめ面	2
四肢の動き	まったく動かない(疼痛がないことを必ずしも意味しない)	動作なし	0
	ゆっくり,ためらいがちな動作,動かしながら疼痛部位を触るか擦るかし,注意を求めている	防御	1
	チューブを引っ張る,起き上がろうとする,手足を動かしバタバタさせる,命令に従わない,医療スタッフを叩く,ベッドから降りようとする	落ち着かない	2
筋肉の緊張(上肢を伸展・屈曲させて評価する)	受動運動に抵抗が感じられない	弛緩した	0
	受動運動に抵抗が感じられる	緊張した,硬直	1
	受動運動に強い抵抗が感じられて完遂できない	非常に緊張した,硬直	2
人工呼吸器との同調性(挿管患者)	アラームが作動せず,円滑に呼吸している	呼吸器または体動を許容	0
	アラームが自然に止まる	咳をするが許容範囲	1
	非同調:人工呼吸器を妨害したり,アラームが頻繁に作動	人工呼吸器とのファイティング	2
発声(抜管患者)	通常の声の調子または,無声	通常の声の調子か無声	0
	ため息,うめき声	ため息,うめき声	1
	大声を上げる,すすり泣く	大声を上げる,すすり泣く	2

(Republished with permission of the American Association of Critical-Care Nurses, from [Am J Crit Care, Validation of the critical-care pain observation tool in adult patients, Gélinas C, Fillion L, Puntillo KA, et al, 15 (4), 2006]; permission conveyed through Copyright Clearance Center, Inc.)

はさまざまな副作用を有することになる。特筆すべきは，腎機能障害，消化性潰瘍，血小板凝集抑制，血圧低下，心不全の増悪である。そのため，腎機能障害がある，もしくはそのリスクが高い症例，消化管出血のリスクが高い症例，冠動脈疾患や心不全を有する症例，凝固系が亢進している症例では避けられることが多い。特に重症患者の多いICUでは，NSAIDsは限局的な適応に限られると考える集中治療医が多いようである。

せん妄

A ICUで使うせん妄治療薬の種類と特徴について述べよ。

ハロペリドールがICUにおけるせん妄治療の第1選択として頻用されるが，そのエビデンスは乏しく，ICUにおけるせん妄治療は未開拓領域であるといえる。今回のPADガイドラインでも，せん妄はICUにおける最重要課題としながらも，その治療については根拠のある記載に乏しい。その他の抗せん妄薬として，非定型抗精神病薬があるが，これらの多くの知見は非ICUにおけるせん妄治療としてのものである。せん妄の評価，治療は重要であるが，せん妄を引き起こした誘因，原因の除去が最重要であるというICU管理の基本がより重要であると考えられる。デクスメデトミジンはほかの鎮静薬に比べてせん妄を誘発するリスクが低く，せん妄の予防効果がある可能性が示唆されているが，現時点での評価としてPADガイドラインではせん妄予防薬としての投与は推奨されないこととなっている。

A せん妄とは暴れることか？ せん妄の症状について述べよ。

せん妄と聞くと，そわそわとしていて，各種チューブを抜管したり，暴れて大声をあげたりという過活動（hyperactive）な状況を想像するが，おとなしいタイプのせん妄（quiet derilium）も存在する（表11-18）。

表11-18 せん妄の分類
- hyperactive derilium（過活動型）
- hypoactive derilium（低活動型）
- mixed derilium（混合型）

せん妄は，人工呼吸患者において死亡率の予測因子となることが知られ，PADガイドラインでも今後の重要な課題として位置づけられている。せん妄は，人工呼吸を必要としない重症患者でも48％にのぼり，人工呼吸患者では44〜80％がせん妄と判断される。人工呼吸患者のせん妄のうち，過活動型せん妄は0〜1％であり，低活動型せん妄は88〜90％，混在性せん妄が12％とする報告もあり，また過活動型せん妄に比べて，低活動型せん妄や混合性せん妄は臨床的予後が悪いことが指摘されている。従来のいわゆるせん妄以上に，低活動型せん妄への介入が重要な今後の課題といえる。従来頻用されていたICU症候群という用語は，せん妄の原因を環境に求め，医学的な原因検索を怠る原因になりうることから使用しないことが好ましいと考えられる。

Ely EW, Shintani A, Truman B, et al. Delirium as a predictor of mortality in mechanically ventilated patients in the intensive care unit. JAMA 2004 ; 291 : 1753-62.　PMID : 15082703
Lin SM, Liu CY, Wang CH, et al. The impact of delirium on the survival of mechanically ventilated patients. Crit Care Med 2004 ; 32 : 2254-9.　PMID : 15640638
Thomason JW, Shintani A, Peterson JF, et al. Intensive care unit delirium is an independent predictor of longer hospital stay : a prospective analysis of 261 non-ventilated patients. Crit Care 2005 ; 9 : R375-81.　PMID : 16137350
Ely EW, Inouye SK, Bernard GR, et al. Delirium in mechanically ventilated patients : validity and reliability of the confusion assessment method for the intensive care unit (CAM-ICU). JAMA 2001 ; 286 : 2703-10.　PMID : 11730446
Micek ST, Anand NJ, Laible BR, et al. Delirium as detected by the CAM-ICU predicts restraint use among mechanically ventilated medical patients. Crit Care Med 2005 ; 33 : 1260-5.　PMID : 15942341
Pandharipande P, Cotton BA, Shintani A, et al. Motoric subtypes of delirium in mechanically ventilated surgical and trauma intensive care unit patients. Intensive Care Med 2007 ; 33 : 1726-31. PMID : 17549455
Stransky M, Schmidt C, Ganslmeier P, et al. Hypoactive delirium after cardiac surgery as an independent risk factor for prolonged mechanical ventilation. J Cardiothorac Vasc Anesth 2011 ; 25 : 968-74.　PMID : 21741272
Liptzin B, Levkoff SE. An empirical study of delirium subtypes. Br J Psychiatry 1992 ; 161 : 843-5. PMID : 1483173
Olofsson SM, Weitzner MA, Valentine AD, et al. A retrospective study of the psychiatric management and outcome of delirium in the cancer patient. Support Care Cancer 1996 ; 4 : 351-7. PMID : 8883228
McGuire BE, Basten CJ, Ryan CJ, et al. Intensive care unit syndrome : a dangerous misnomer. Arch Intern Med 2000 ; 160 : 906-9.　PMID : 10761954

A　せん妄の定義について述べよ。

せん妄の定義は諸家の報告によりさまざまである。概していうと,「急性可逆性の精神障害で,錯乱なの何らかの意識障害を呈す状態。感情易変性,幻覚,錯乱を伴い,不適切で衝動的,非合理的,暴力的行動をとることが多い」状態をせん妄と呼ぶ。DSM*-5によると,表11-19のように定義されている。

表11-19　せん妄の診断基準

- A. 注意の障害(すなわち,注意の方向づけ,集中,維持,転換する能力の低下)および意識の障害(環境に対する見当識の低下)
- B. その障害は短期間のうちに出現し(通常数時間〜数日),もととなる注意および意識水準からの変化を示し,さらに1日の経過中で重症度が変動する傾向がある
- C. さらに認知の障害を伴う(例：記憶欠損,失見当識,言語,視空間認知,知覚)
- D. 基準AおよびCに示す障害は,他の既存の,確定した,または進行中の神経認知障害ではうまく説明されないし,昏睡のような覚醒水準の著しい低下という状況下で起こるものではない
- E. 病歴,身体診察,臨床検査所見から,その障害が他の医学的疾患,物質中毒または離脱(すなわち,乱用薬物や医薬品によるもの),または毒物への曝露,または複数の病因による直接的な生理学的結果により引き起こされたという証拠がある

(日本精神神経学会日本語版用語監修.高橋三郎,大野 裕監訳.DSM-5 精神疾患の診断・統計マニュアル.東京：医学書院,2014：588.より)

★── DSM　精神疾患の診断・統計マニュアル（Diagnostic and Statistical Manual of Mental Disorders）

A　ICUにおけるせん妄のリスク因子は何か？

さまざまな要因がせん妄のリスク因子として知られている．概してみると，ほとんどすべてのICU患者，重症患者がせん妄のリスクを有していることになる．つまり，せん妄はICUにおけるコモンディジーズ（common disease）であるといえる．コモンディジーズでありながら，現在までにエビデンスの裏づけをもって確立された標準的せん妄の治療がないことは驚くべきことなのかもしれない．表11–20に挙げた要因はリスク因子であるとともに，根本原因や増悪要因ともなりうる．可能な限り要因を排除する姿勢が重要であろう．ベンゾジアゼピン系鎮静薬が効果的な，アルコール関連のせん妄やベンゾジアゼピン系薬剤の離脱症状によるせん妄などがあるので，積極的に要因の評価を行う必要がある．

表11–20　ICUにおけるせん妄のリスク因子

患者要因	年齢（高齢），高血圧の既往，既存の認知障害，アルコール使用，喫煙，うつ病の既往，感覚遮断（聴覚・視覚障害）
疾病要因	重症疾患，呼吸器疾患，人工呼吸器の必要性，多種類の薬剤投与，炎症マーカー上昇，貧血，アシドーシス，低血圧，感染／敗血症，代謝障害（低酸素血症，低血糖，低カルシウム血症，低ナトリウム血症，高窒素血症，高ビリルビン血症，など），発熱，疼痛
環境その他	日光の遮断，隔離，訪問者がいない，鎮痛・鎮静薬，不動，導尿カテーテル，血管カテーテル，経鼻胃管，睡眠障害

A　CAM-ICUとは何か？

CAM-ICU（表11–21）は2001年に発表されたせん妄のスコアであり，既存のCAMスケールを気管挿管患者，人工呼吸を行っているICU患者にも使用できるように改良されたものである．CAM-ICUはRASSを用いた興奮の評価と，せん妄評価の2段階評価となっている．RASSで−4～−5の場合，鎮静レベルが深すぎてせん妄評価が困難と判断する．RASSで−3～＋4の場合にCAM-ICUでの評価に進む．後述のICDSCに比べてせん妄への特異度が高いとする報告が多い．PADガイドラインではCAM-ICUもしくはICDSCでのせん妄評価が勧められている．

日本呼吸療法医学会，人工呼吸中の鎮静ガイドライン作成委員会．人工呼吸中の鎮静のためのガイドライン．人工呼吸 2007；24：146-67．

表 11–21　CAM-ICU [1]

ステップ 1：RASS による評価を行う
　RASS が−4 または−5 の場合，評価を中止し，後で再評価しなさい
　RASS が−4 より上（−3 〜＋4）の場合，以下のステップ 2 に進みなさい

ステップ 2：せん妄評価
　所見 1 ＋所見 2 ＋所見 3（または所見 4）がそろえばせん妄と診断

所見 1：精神状態変化の急性発症または変動性の経過

＋

所見 2：注意力欠如

＋

所見 3：無秩序な思考　または　所見 4：意識レベルの変化

＝せん妄

CAM-ICU　所見と種類

1. 急性発症または変動性の経過	ある	なし

A. 基準線からの精神状態の急性変化の根拠があるか？
　　または
B.（異常な）行動が過去 24 時間の間に変動したか？　すなわち，移り変わる傾向があるか，あるいは鎮静スケール（たとえば RASS），GCS[2] または以前のせん妄評価の変動によって証明されるように，重症度が増減するか？

2. 注意力欠如	ある	なし

注意力スクリーニングテスト（ASE[3]）の聴覚か視覚のパートでスコア 8 点未満により示されるように，患者は注意力を集中させるのが困難だったか？

3. 無秩序な思考	ある	なし

四つの質問のうちの二つ以上の誤った答えおよび / または指示に従うことができないことによって証明されるように無秩序あるいは首尾一貫しない思考の証拠があるか？

質問（交互のセット A とセット B）

セット A
1. 石は水に浮くか？
2. 魚は海にいるか？
3. 1 g は，2 g より重いか？
4. 釘を打つのにハンマーを使用してもよいか？

セット B
1. 葉っぱは水に浮くか？
2. ゾウは海にいるか？
3. 2 g は，1 g より重いか？
4. 木を切るのにハンマーを使用してもいいか？

指示
1. 評価者は，患者の前で評価者自身の 2 本の指を上げて見せ，同じことをするよう指示する
2. 今度は評価者自身の 2 本の指を下げたあと，患者にもう片方の手で同じこと（2 本の指を上げること）をするよう指示する

4. 意識レベルの変化		ある	なし
現在の意識レベルは清明以外の何か，たとえば，用心深い，嗜眠性の，または昏迷であるか？（たとえば評価時にRASSの0以外である）			
意識明瞭	自発的に十分に周囲を認識し，また，適切に対話する		
用心深い/緊張状態	過度の警戒		
嗜眠性の	傾眠傾向であるが，容易に目覚めることができる，周囲のある要素には気づかない，または，軽く刺激すると十分に認識し，適切に対話する		
昏迷	強く刺激したときに不完全に目覚める。または，力強く，繰り返し刺激したときのみ目覚め，刺激が中断するやいなや昏迷患者は無反応の状態に戻る		
全体評価（所見1と所見2かつ所見3か所見4のいずれか）		はい	いいえ

〔日本呼吸療法医学会，人工呼吸中の鎮静ガイドライン作成委員会. 人工呼吸中の鎮静のためのガイドライン. 人工呼吸 2007；24：146-67.より 閲覧日：2014/11/11〕

★1— CAM-ICU　Confution Assessment Method for the ICU
★2— GCS　グラスゴー昏睡尺度（Glasgow Coma Scale）
★3— ASE　Attention Screening Examination

A　ICDSCとは何か？

ICDSC（表11-22）は2001年に発表された，全身状態が不安定な患者や，気管挿管患者のせん妄を診断するためのスコア（チェックリスト）である。DSM-Ⅳ-TRに準拠した八つの項目のうち，4項目以上を満たすときにせん妄と判断するものである。

このスケールはそれぞれ8時間のシフトすべて，あるいは24時間以内の情報に基づき完成される。明らかな徴候がある＝1点，アセスメント不能もしくは徴候がない＝0点で評価する。それぞれの項目のスコアを対応する空欄に0または1で記載する。

表11-22　ICDSC

1. 意識レベルの変化：
（A）反応がないか，（B）何らかの反応を得るために強い刺激を必要とする場合は評価を妨げる重篤な意識障害を示す。もしほとんどの時間（A）昏睡あるいは（B）昏迷状態である場合，一を入力しそれ以上の評価を行わない
（C）傾眠あるいは，反応までに軽度ないし中等度の刺激が必要な場合は意識レベルの変化を示し，1点
（D）覚醒，あるいは容易に覚醒する睡眠状態は正常を意味し，0点
（E）過覚醒は意識レベルの異常と捉え，1点
2. 注意力の欠如：
会話の理解や指示に従うことが困難。外からの刺激で容易に注意がそらされる。話題を変えることが困難。これらのうちいずれかがあれば1点
3. 失見当識：
時間，場所，人物の明らかな誤認。これらのうちいずれかがあれば1点
4. 幻覚，妄想，精神異常：
臨床症状として，幻覚あるいは幻覚から引き起こされていると思われる行動（たとえば，空をつかむような動作）が明らかにある。現実検討能力の統合的な悪化。これらのうちいずれかがあれば1点

5．精神運動的な興奮あるいは遅滞：
患者自身あるいは，スタッフへの危険を予防するために追加の鎮静薬あるいは身体抑制が必要となるような過活動(たとえば，静脈ラインを抜く，スタッフを叩く)，活動の低下，あるいは臨床上明らかな精神運動遅滞(遅くなる)。これらのうちいずれかがあれば1点
6．不適切な会話あるいは情緒：
不適切な，整理されていない，あるいは一貫性のない会話。出来事や状況にそぐわない感情の表出。これらのうちいずれかがあれば1点
7．睡眠／覚醒サイクルの障害：
4時間以下の睡眠，あるいは頻回な夜間覚醒(医療スタッフや大きな音で起きた場合の覚醒を含まない)。ほとんど1日中眠っている。これらのうちいずれかがあれば1点
8．症状の変動：
上記の徴候あるいは症状が24時間のなかで変化する(たとえば，その勤務帯から別の勤務帯で異なる)場合は1点

(Bergeron N, Dubois MJ, Dumont M, et al. Intensive Care Delirium Screening Checklist：evaluation of a new screening tool. Intensive Care Med 2001；27：859-64. PMID：11430542より)

Bergeron N, Dubois MJ, Dumont M, et al. Intensive Care Delirium Screening Checklist：evaluation of a new screening tool. Intensive Care Med 2001；27：859-64. PMID：11430542

Ⓑ ベンゾジアゼピン系薬剤とせん妄の関係性について述べよ。

せん妄はICUにおける一般的合併症であり，特に人工呼吸管理中に用いられるベンゾジアゼピン系鎮静薬がせん妄発症の独立リスク因子であることが報告されるようになった。その後も，SEDCOM*studyなど，多くの研究でベンゾジアゼピン系鎮静薬とせん妄の関連性が示唆されている。せん妄はICUにおける患者死亡のリスク因子として知られているので，今後はせん妄に関連している可能性が高いベンゾジアゼピン系鎮静薬の使用を控え，せん妄発症を減少させうるデクスメデトミジンを積極的に用いることがよいのかもしれない。

とはいえ，ベンゾジアゼピン系鎮静薬が好ましい病態(表11-23)もあるので，きっちりと押さえておく必要がある。PADガイドラインでは，ベンゾジアゼピン系鎮静薬からの離脱症状，アルコール関連のせん妄にはベンゾジアゼピン系鎮静薬を用いることを推奨している。

表11-23 ベンゾジアゼピン系鎮静薬が有用な病態

- アルコール関連のせん妄
- ベンゾジアゼピン系薬剤による離脱症状

Pandharipande P, Cotton BA, Shintani A, et al. Prevalence and risk factors for development of delirium in surgical and trauma intensive care unit patients. J Trauma 2008；65：34-41. PMID：18580517
Riker RR, Shehabi Y, Bokesch PM, et al；SEDCOM (Safety and Efficacy of Dexmedetomidine Compared With Midazolam) Study Group. Dexmedetomidine vs midazolam for sedation of critically ill patients：a randomized trial. JAMA 2009；301：489-99. PMID：19188334

★── SEDCOM　Safety and Efficacy of Dexmedetomidine Compared With Midazolam

Ⓑ ICU退室後のPTSDについて述べよ。

ICU退室後の患者は，回復後にPTSD★を生じうることが知られている．このPTSDの発生には痛みの記憶が関連することが知られており，鎮静薬の使用量が増えるとPTSDのリスクが増すことも報告されている．

また，ARDS患者ではより高い確率（27.5〜43.5％）でPTSDを呈することが報告されており，退室の8年後でも罹患率は23.9％と報告されている．

このように，PTSDや高次機能障害はICU退室後の一般的合併症であるといえる．一定の救命率をもって患者管理が行えるようになった現在，今後の課題はICU退室後のより質の高い生活が得られるように配慮することであろう．

Davydow DS, Gifford JM, Desai SV, et al. Posttraumatic stress disorder in general intensive care unit survivors : a systematic review. Gen Hosp Psychiatry 2008 ; 30 : 421-34.　PMID : 18774425
Myhren H, Ekeberg O, Tøien K, et al. Posttraumatic stress, anxiety and depression symptoms in patients during the first year post intensive care unit discharge. Crit Care 2010 ; 14 : R14.　PMID : 20144193
Girard TD, Shintani AK, Jackson JC, et al. Risk factors for post-traumatic stress disorder symptoms following critical illness requiring mechanical ventilation : a prospective cohort study. Crit Care 2007 ; 11 : R28.　PMID : 17316452
Treggiari MM, Romand JA, Yanez ND, et al. Randomized trial of light versus deep sedation on mental health after critical illness. Crit Care Med 2009 ; 37 : 2527-34.　PMID : 19602975
Schelling G, Stoll C, Haller M, et al. Health-related quality of life and posttraumatic stress disorder in survivors of the acute respiratory distress syndrome. Crit Care Med 1998 ; 26 : 651-9.　PMID : 9559601

★― PTSD　心的外傷後ストレス障害（post traumatic stress disorder）

Ⓑ せん妄を起こしうる代表的薬剤について述べよ。

嫌気がさすほどの多くの薬剤がせん妄の誘因となりうる（表11-24）．また，多くの身体的要因によりせん妄は引き起こされる．

このことを十分に認識し，せん妄診療にあたっては，見逃している治療可能な身体的，器質的異常はないか，薬剤副作用としてのせん妄ではないか，を繰り返して評価する必要がある．せん妄は重症患者における予後因子となることが指摘されているが，これはせん妄を引き起こしたであろう身体的異常や薬剤副作用が見逃されていることに起因するのかもしれない（筆者私見）．

表 11-24 せん妄の誘因となりうる薬剤

抗菌薬，抗ウイルス薬	ペニシリン系薬剤，セファロスポリン系薬剤，フルオロキノロン系薬剤，マクロライド系薬剤，メトロニダゾール，リネゾリド，アミノグリコシド系薬剤，ナリジクス酸，リファンピシン，サルファ剤，アムホテリシンB，アシクロビル，抗マラリア薬，イソニアジド，インターフェロン
鎮静・鎮痛薬	NSAIDs，麻薬，ベンゾジアゼピン系薬剤，バルビツール酸系薬剤
抗うつ薬，精神科薬剤	ミルタザピン，選択的セロトニン再取り込み阻害薬，三環系抗うつ薬，リチウム，フェノチアジン系薬剤
抗けいれん薬	カルバマゼピン，レベチラセタム，フェニトイン，バルプロ酸
循環器系薬剤	抗不整脈治療薬，β遮断薬，クロニジン，ジゴキシン，利尿薬，メチルドパ
ドパミンアゴニスト	アマンタジン，ブロモクリプチン，レボドパ，ペルゴリド，プラミペキソール，ロピニロール
消化器系薬剤	制吐薬，鎮けい薬，H_2拮抗薬，ロペラミド
抗コリン薬	アトロピン，ジフェンヒドラミン，スコポラミン，トリヘキシフェニジル
その他	ステロイド，コリンエステラーゼ阻害薬，インターロイキン2

B せん妄のタイプと発症機序について述べよ。

低活動性せん妄の概念自体が新しいものであるため，せん妄のタイプと発症機序に対する疫学研究は少ないが，脳症に伴うせん妄は低活動性せん妄のタイプをとることが多く，退薬症状に伴うせん妄は過活動性せん妄を呈することが多いようである。このように，今後せん妄の発症原因とせん妄のタイプの関係が明らかになれば，せん妄のタイプからその原因が推測できるようになるかもしれない。せん妄に対しては，その発症原因を探る努力が重要である。

O'Keeffe ST, Lavan JN. Clinical significance of delirium subtypes in older people. Age Ageing 1999；28：115-9． PMID：10350406
Ross CA, Peyser CE, Shapiro I, et al. Delirium：phenomenologic and etiologic subtypes. Int Psychogeriatr 1991；3：135-47． PMID：1811769

12 小児集中治療

志馬伸朗，笠井正志，小泉 沢，井手健太郎

各種スコアなど

志馬伸朗

A 小児ICU患者に用いうる死亡予測スコアは何か？

PIMは，PICU[★1]患者に適用される死亡率予測スコアである。初版が1997年に報告されたあと，2004年に改訂版PIM-2が報告された。PIM-3[★2]（表12–1）は，2010～11年のオーストラリア／ニュージーランドおよび英国／アイルランドの53,112患者データを対象として検討された。総合PICU，外科系PICU，心臓PICUに加え，成人ICUにおける小児患者データまでを含み，より幅広い適応を可能としている。ICU入室（患者接触）1時間以内に得られる患者診断群や簡便な生理的指標値を計算式に入力し，予測死亡率を算出する。現在，日本ではPIM-2の使用が一般的であるが，今後PIM-3に置き換わっていくことが予測される。

Straney L, Clements A, Parslow RC, et al；ANZICS Paediatric Study Group and the Paediatric Intensive Care Audit Network. Paediatric index of mortality 3：an updated model for predicting mortality in pediatric intensive care. Pediatr Crit Care Med 2013；14：673-81. PMID：23863821

★1 ― PICU　小児集中治療室（pediatric intensive care unit）
★2 ― PIM-3　paediatric index of mortality-3

B 小児重症患者に用いうる臓器障害スコアは何か？

小児重症患者の臓器障害スコアに，PELOD[★]スコアがある。1999年に発表され，2013年に改訂版PELOD-2が報告された。これは，フランスとベルギーの二つの総合PICUに入室した3,671人の小児患者により作成，妥当性検証された。神経，循環，呼吸，腎臓，血液の5臓器の10指標からなり，PELODにおいて問題視された非連続性の問題を解決し，PELODよりも良好な判別能を有する。臓器スコアのなかでも神経（相対的寄与係数0.48），呼吸（0.29），循環（0.12）の寄与度が大きい。PELOD-2と生命予後の間には良好な関連性があるが，PELOD-2は予後予測スコアではなく，臓器障害の重症度を評価するためのスコアである。PICU患者の死亡率は低いため，生命予後を臨床研究の転帰指標にするのは難しく，PELOD-2は代替的な転帰指標として使用できるかもしれない。呼吸スコアを除いたPELOD-2を，急性呼吸不全の予後予測に用いる試みもある。

Leteurtre S, Duhamel A, Salleron J, et al；Groupe Francophone de Réanimation et d'Urgences Pédiatriques（GFRUP）. PELOD-2：an update of the PEdiatric logistic organ dysfunction score. Crit Care Med 2013；41：1761-73. PMID：23685639
Leclerc F, Duhamel A, Deken V, et al. Nonrespiratory Pediatric Logistic Organ Dysfunction-2 Score Is a Good Predictor of Mortality in Children With Acute Respiratory Failure. Pediatr Crit Care Med

2014. [Epub ahead of print]. PMID：24977439

★― PELOD　pediatric logistic organ dysfunction

表12-1　PIM-3に使用されるパラメータ

1. 収縮期血圧，mm Hg（不明＝120）
2. 瞳孔径および対光反射（＞3 mmで反射なし＝1，その他・不明＝0）
3. 〔（FiO_2★1×100）/ PaO_2★2〕
4. 塩基過剰（不明＝0）
5. 入室1時間以内の人工呼吸（いいえ＝0，はい＝1）
6. 予定入室（いいえ＝0，はい＝1）
7. 手術後入室
   [0] いいえ
   [1] 体外循環下心臓手術
   [2] 非体外循環下心臓手術
   [3] 非心臓手術
8. 低リスク診断群（疑わしければ，0）
   [0] なし
   [1] 気管支喘息
   [2] 細気管支炎
   [3] クループ
   [4] 睡眠時無呼吸症
   [5] 糖尿病性ケトアシドーシス
   [6] けいれん性疾患
9. 高リスク診断群（疑わしければ，0）
   [0] なし
   [1] 原発性脳出血
   [2] 心筋症 / 心筋炎
   [3] 左心低形成症候群
   [4] 神経変性性疾患
   [5] 壊死性腸炎
10. 超高リスク診断群（疑わしければ，0）
    [0] なし
    [1] 心停止
    [2] 重症複合性免疫不全症
    [3] 初回導入後白血病あるいはリンパ腫
    [4] 骨髄移植後
    [5] 肝不全

(Straney L, Clements A, Parslow RC, et al. Paediatric index of mortality 3：an updated model for predicting mortality in pediatric intensive care*. Pediatr Crit Care Med, 14(7), 673-81, 2013 Sep. Wolters Kluwer Health. PMID：23863821より)

★― FiO_2　吸入酸素濃度（fraction of inspiratory oxygen）
★― PaO_2　動脈血酸素分圧（partial pressure of oxygen in arterial blood）

Ⓒ 小児の定義を述べよ。

日本小児科学会によれば，小児科専門医の対象領域は，「成育医療」であり，成育医療とは，胎児期から小児，思春期を経て次世代を育成する成人期までの過程を指す。また，「こどもの救急」の対象年齢は生後1か月〜6歳までとしている。
　児童福祉法によれば，児童とは，満18歳に満たない者をいい，
1. 乳児＝満1歳に満たない者

2．幼児＝満1歳から，小学校就学の始期に達するまでのもの
3．少年：小学校就学の始期から，満18歳に達するまでのもの
に分類される。

　日本版心肺蘇生ガイドラインでは，1歳未満を乳児とし，1歳から思春期以前（目安としてはおよそ中学生までを含む）を小児としている。AED★使用に際しては，使用年齢の区切りを未就学児（およそ6歳）と規定し，就学期小児においては，成人用AEDパッドの使用を適応としている。

　薬剤添付文書における「使用上の注意」に用いられる年齢区分の目安は，以下のとおりである。
- 新生児：生後4週未満，乳児：1歳未満，幼児：7歳未満，小児：15歳未満，成人：15歳以上

一方で，叡山電鉄の運賃区分は，以下のようになっている。
- 大人：12歳以上，小児：6歳以上12歳未満，幼児：1歳以上6歳未満，乳児：1歳未満

このように，「小児」の定義は，使用される状況により微妙に異なる。

小児の蘇生（PBLS, PALS）. In：日本蘇生協議会，日本救急医療財団. JRC日本版心肺蘇生ガイドライン2010.（jrc.umin.ac.jp/pdf/G2010_03_PBLS,PALS_120208.pdf）　閲覧日：2014/8/18

★— AED　自動体外式除細動器（automated external defibrillator）

循環

井手健太郎

生後11か月の乳児（入眠中），心拍数 80回/分，収縮期血圧 100 mmHgは正常か？

正常ではない。徐脈・高血圧傾向の可能性がある。年齢別の正常心拍数と収縮期血圧の上下限の目安を表12-2に示す。ただし，小児の心拍数は年齢や状況（睡眠・安静・覚醒・興奮など）の影響を大きく受け，血圧は不適切なサイズのマンシェットや体動の影響も受けて，正確な測定値を得ることがしばしば難しい。バイタルサインの測定値のみならず，小児の状況やベースラインよりの変化値を含めての慎重な評価が重要である。

ショック状態の小児にはいつでも，等張晶質液をボーラス投与すべきか？

いつでも，ではない。ショックは大きく四つにタイプ別分類され，心原性以外のショックに対して等張晶質液 20 mL/kgのボーラス投与を行う。心原性ショックに対しては，輸液に対する反応を注意深くモニタリングしながら，等張晶質液 10 mL/kgの緩徐な投与を行う（10～20分かけて）。

　FEAST★[1] trial（アフリカの重症感染症小児に対するRCT★[2]）では，輸液のボーラス投与をしない群と比較して，輸液ボーラス投与群で有意に高い死亡率を呈した。医療資源の乏しい地域での試験，マラリア患者が多い，高度の貧血が多いなどと日本の対象とは状況が異なり，そのまま適応することは難しいが，輸液負荷の意義についてのさらなる検討が必要であると考えられる。

表 12-2 年齢別の正常心拍数と収縮期血圧の上下限

	心拍数(回/分)	収縮期血圧下限[a] (mmHg)	収縮期血圧上限[b] (mmHg)
1か月未満	80〜160	60	85
0〜1歳	80〜160	70	105
1〜3歳	80〜130		105
3〜6歳	70〜130	70 + 2×年齢 (10歳以上は90)	115
6〜15歳	60〜130		130

a Pediatric Advanced Life Supportにおける低血圧性ショックの基準。
b 健康小児における 95パーセンタイル。
(小児の評価. In：American Heart Association. PALSプロバイダーマニュアル. 東京：シナジー, 2008：1-32. および, 心停止の予防と迅速な初期対応. In：日本救急医療財団心肺蘇生委員会. 救急蘇生法の指針 2010. 東京：へるす出版, 2011：96-112. より作成)

ショックの管理. In：American Heart Association. PALSプロバイダーマニュアル. 東京：シナジー, 2008：85-111.
Maitland K, Kiguli S, Opoka RO, et al. Mortality after fluid bolus in African children with severe infection. N Engl J Med 2011；364：2483-95. PMID：21615299

★1─ FEAST Fluid Expansion as Supportive Therapy
★2─ RCT 無作為化比較試験(randomized controlled trial)

Ⓑ 小児のショックに対して，ドパミンが第1選択なのか？

現状では，小児のショックに対して，依然ドパミンが選択されていることが多い。しかし，乳児では，ドパミンの効果は乏しく，先天性心疾患術後患者に対する使用では血行動態を改善せず，酸素消費量を増加させたとの報告もあり，注意深く使用する必要がある。

また，成人とは異なり敗血症の予後を悪化させるとの報告はないが，Surviving Sepsis Campaign 2012では，小児においてもドパミンは推奨されていない(温ショックに対してはノルアドレナリン，冷ショックに対してはアドレナリンが推奨)。

Outwater KM, Treves ST, Lang P, et al. Renal and hemodynamic effects of dopamine in infants following cardiac surgery. J Clin Anesth 1990；2：253-7. PMID：2117937
Li J, Zhang G, Holtby H, et al. Adverse effects of dopamine on systemic hemodynamic status and oxygen transport in neonates after the Norwood procedure. J Am Coll Cardiol 2006；48：1859-64. PMID：17084263
Dellinger RP, Levy MM, Rhodes A, et al；Surviving Sepsis Campaign Guidelines Committee including the Pediatric Subgroup. Surviving sepsis campaign：international guidelines for management of severe sepsis and septic shock：2012. Crit Care Med 2013；41：580-637. PMID：23353941

Ⓑ 小児の心原性ショックの鑑別診断を述べよ。

表 12-3に示す鑑別診断(小児に特徴的/頻度が高い)により心原性ショックが疑われ

れば，早急に専門施設に相談する。また，頻拍性不整脈によるショック鑑別のために心電図検査は，小児であっても必ず行う。

小児の心原性ショックの認識はしばしば容易ではない。呼吸努力の増加（肺水腫），嘔吐（腸管浮腫）などが一つの徴候であることを念頭において診察にあたる。

表 12-3　心原性ショックの鑑別診断

鑑別診断	好発時期	ショック以外の症状・所見	超音波検査所見
動脈管依存性病変（左心低形成など）	～生後2週間	チアノーゼ，呼吸障害，下肢の脈が触れない，心雑音はない	小さい左心室大動脈弁/弓の狭窄または閉鎖
左冠動脈肺動脈起始	生後3～6週間	進行性の心不全症状	心収縮能の低下左冠動脈起始部が確認できない
僧帽弁腱索断裂	～1歳	急激な心不全症状，呼吸障害の訴えも多い，収縮期逆流性心雑音	僧帽弁逆流機能せず逸脱した僧帽弁弁尖
非チアノーゼ性先天性心疾患，心筋症	さまざま	進行性の(感染などで増悪する)心不全症状，呼吸障害，心雑音	心拡大心収縮能の低下±心内奇形±
心筋炎	さまざま	急に進行する心不全症状，嘔吐などの消化器症状，脈不整，心雑音	心収縮能の低下心嚢液貯留

ショックの認識. In：American Heart Association. PALSプロバイダーマニュアル. 東京：シナジー，2008：69-84.
Berger S. Suspected heart disease in infants and children：Criteria for referral. UpToDate　閲覧日：2014/7/4

A　Fallot四徴症のチアノーゼ発作に対する初期対応は何か？

Fallot四徴症におけるチアノーゼ発作は，右室流出路狭窄の発作的な増悪による心室中隔欠損を介した右左シャント増加と肺血流減少に伴う重篤な低酸素血症である。迅速かつ積極的な治療が必要で，治療に対する反応を即座に評価し，無効なら，次の治療ステップに躊躇なく進む(表12-4)。

治療の目的は肺血流を増やすことであり，方法としては，
(1) 右左シャントを減らす：体血管抵抗を上げる
(2) 右室から肺動脈への血流を増やす：肺血管抵抗を下げる，右室への容量負荷，右室流出路狭窄の軽減

の二つに分けられる。

表12-4 チアノーゼ発作に対する治療ステップと効果の機序

ステップ	治療	効果の機序			
		体血管抵抗↑	肺血管抵抗↓	右室容量負荷	流出路狭窄↓
1	酸素	○	○		
	胸膝位	○			
2	輸液ボーラス(10〜20 mL/kg)			○	
	炭酸水素ナトリウム静注(1 mL/kg)		○	○	
	塩酸モルヒネ静注(0.1 mg/kg)		○		○
3	βブロッカーゆっくり静注(プロプラノロール 0.1 mg/kg)				○
	$α_1$刺激薬静注(フェニレフリン 5〜10 μg/kg)	○			
4	緊急手術	心内修復術,姑息術(BT★シャント)			

〔Doyle T, Kavanaugh-McHugh A, Fish FA. Management and outcome of tetralogy of Fallot. UpToDateより一部改変(閲覧日:2014/7/4)〕

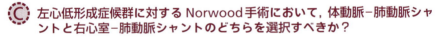
★― BT　Blalock-Taussig

Doyle T, Kavanaugh-McHugh A, Fish FA. Management and outcome of tetralogy of Fallot. UpToDate
閲覧日:2014/7/4

C 左心低形成症候群に対するNorwood手術において,体動脈−肺動脈シャントと右心室−肺動脈シャントのどちらを選択すべきか?

現時点で確定した見解は存在せず,外科医の経験や施設の特性で選択されているのが現状である。2010年に両者の無作為化比較試験が報告された。心移植なしでの生存率は,右心室−肺動脈シャントが術後12か月では優れていたが,12か月以降にその差が消失した。また,予期せぬ外科的介入や合併症は,右心室−肺動脈シャントで有意に多かった。

　まだ定まったプロトコールは存在しないが,Barronは両者の利点を生かすべく,左心低形成症候群に対する治療プロトコール(図12-1)を提案している。今後のさらなる検討が期待される。

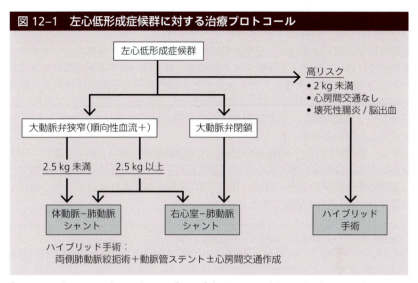

(Barron DJ. The Norwood procedure : In favor of the RV-PA conduit. Semin Thorac Cardiovasc Surg Pediatr Card Surg Annu 2013；16：52-8. PMID：23561818より一部改変）

Ohye RG, Sleeper LA, Mahony L, et al. Comparison of shunt types in the Norwood procedure for single-ventricle lesions. N Engl J Med 2010；362：1980-92. PMID：20505177
Barron DJ. The Norwood procedure : In favor of the RV-PA conduit. Semin Thorac Cardiovasc Surg Pediatr Card Surg Annu 2013；16：52-8. PMID：23561818

Ⓒ 両方向性 Glenn 手術後の低酸素血症に対して，肺血管抵抗を下げるための軽度過換気は有効か？

有効ではない。低酸素血症を改善するには，$PaCO_2$★＝55～60 mmHg程度の軽度低換気にすることが有効である。Bradleyらは，両方向性 Glenn手術後の15人の血行動態を，低換気の前後〔$PaCO_2$ 42 mmHg（前）→ 58 mmHg（後）〕で比較し，全身の酸素化が改善した〔PaO_2 50 mmHg（前）→ 61 mmHg（後）〕と報告している。

両方向性 Glenn手術後の肺血流量は，肺血管抵抗のみならず，上半身への血液の大部分を占める脳血流量の影響を大きく受けている。低換気による $PaCO_2$ 上昇で肺血管抵抗は増悪するが，増加した脳血流量の影響で肺血流量は増加し，全身の酸素化を改善すると考えられる。

Bradley SM, Simsic JM, Mulvihill DM, et al. Hypoventilation improves oxygenation after bidirectional superior cavopulmonary connection. J Thorac Cardiovasc Surg 2003；126：1033-9. PMID：14566243
Hoskote A, Li J, Hickey C, et al. The effects of carbon dioxide on oxygenation and systemic, cerebral, and pulmonary vascular hemodynamics after the bidirectional superior cavopulmonary anastomosis. J Am Coll Cardiol 2004；44：1501-9. PMID：15464335

★— $PaCO_2$　動脈血二酸化炭素分圧（partial pressure of carbon dioxide in arterial blood）

Ⓒ Fontan 型手術後は手術室抜管をすべきか？

手術室抜管が必須ではないが，早期抜管が血行動態を改善し，患者のメリットにつながる可能性は高い。陽圧人工呼吸による静脈還流減少は，肺体直列循環になっている Fontan 型手術後の肺血流量を大きく減少させ，血行動態を不安定にさせる。抜管後に肺動脈圧が低下し，血圧および心係数が改善したとの報告が散見されており，また，胸腔チューブ留置期間・ICU 滞在期間・在院期間の短縮により入院コストが約 30％軽減したとも報告されている。

しかし，観察研究では，術後状態が悪いと早期抜管されないといった選択バイアスが存在しうる。抜管後の無気肺形成が肺血管抵抗を増加させることは明白であり，早期に抜管できる症例の選択，適切な抜管時期（覚醒不良であれば必ずしも手術室である必要はない）の選択が重要である。

Mittnacht AJ. Pro : Early extubation following surgery for congenital heart disease. J Cardiothorac Vasc Anesth 2011 ; 25 : 874-6. PMID : 21962302
Morales DL, Carberry KE, Heinle JS, et al. Extubation in the operating room after Fontan's procedure : effect on practice and outcomes. Ann Thorac Surg 2008 ; 86 : 576-81. PMID : 18640336

Ⓑ 開心術後の接合部頻拍の定義とその対応を述べよ。

JET★は，房室接合部由来の narrow QRS 頻拍（心拍数≧150〜170 回/分）で，しばしば房室乖離を伴う。

JET への対応として確立されたガイドラインは存在しないが，各施設における治療プロトコールは概ね類似しているといえる（表 12-5）。高度の頻拍および心房キックの消失に伴う不安定な循環に対しては積極的に治療をステップアップさせる。難治性の症例では，低体温および薬物療法（アミオダロン＋βブロッカー）で心拍数を減らし，A-A-I ペーシングで管理を行うこともある。

表 12-5 接合部頻拍の管理

鎮静・鎮痛	十分な鎮静・鎮痛を行い，必要時は筋弛緩
電解質	マグネシウム，カリウム血清濃度の適正化
体温	高体温は避ける（難治性では 34〜35℃の低体温導入）
血管作動薬	可能な範囲で減量
薬物療法	アミオダロンが第 1 選択（難治性では β ブロッカーで心拍数コントロール）

(Andreasen JB, Johnsen SP, Ravn HB, et al. Junctional ectopic tachycardia after surgery for congenital heart disease in children. Intensive Care Med 2008 ; 34 : 895-902. PMID : 18196218 および，Mildh L, Hiippala A, Rautiainen P, et al. Junctional ectopic tachycardia after surgery for congenital heart disease : incidence, risk factors and outcome. Eur J Cardiothorac Surg 2011 ; 39 : 75-80. PMID : 20537549, Makhoul M, Oster M, Fischbach P, et al. Junctional Ectopic Tachycardia After Congenital Heart Surgery in the Current Surgical Era. Pediatr Cardiol 2013 ; 34 : 370-4. PMID : 22987106 より作成)

Andreasen JB, Johnsen SP, Ravn HB, et al. Junctional ectopic tachycardia after surgery for congenital heart disease in children. Intensive Care Med 2008；34：895-902. PMID：18196218
Mildh L, Hiippala A, Rautiainen P, et al. Junctional ectopic tachycardia after surgery for congenital heart disease：incidence, risk factors and outcome. Eur J Cardiothorac Surg 2011；39：75-80. PMID：20537549
Makhoul M, Oster M, Fischbach P, et al. Junctional Ectopic Tachycardia After Congenital Heart Surgery in the Current Surgical Era. Pediatr Cardiol 2013；34：370-4. PMID：22987106

★― JET　接合部頻拍（junctional ectopic tachycardia）

C 開心術後の PH crisis[1] のリスクが高い病態とその予防法は何か？

生後1週間以内，高肺血流量に6か月以上曝露，肺静脈還流異常症の小児では，開心術後のPH crisisのリスクが高く，予防的に高濃度酸素投与，十分な鎮静鎮痛（±筋弛緩），アルカリ化（過換気，炭酸水素ナトリウム投与）などが行われている。iNO[2] のPH crisis予防効果に関するRCTでは，プラセボ群と比較して，iNO群でPH crisisの頻度が少なく（6％ vs. 11％），より早期に抜管基準を満たす状態になったとの報告がある。しかし，iNOの予防効果に関するメタ解析では，その有効性は証明されず，PH crisis予防に関する確定したガイドラインは存在しない。

Checchia PA, Bronicki RA, Goldstein B. Review of Inhaled Nitric Oxide in the Pediatric Cardiac Surgery Setting. Pediatr Cardiol 2012；33：493-505. PMID：22298229
Miller OI, Tang SF, Keech A, et al. Inhaled nitric oxide and prevention of pulmonary hypertension after congenital heart surgery：A randomised double-blind study. Lancet 2000；356：1464-9. PMID：11081528
Bizzarro M, Gross I, Barbosa FT. Inhaled nitric oxide for the postoperative management of pulmonary hypertension in infants and children with congenital heart disease. Cochrane Database Syst Rev 2014；CD005055. PMID：24991723

★1― PH crisis　肺高血圧性危機（pulmonary hypertensive crisis）
★2― iNO　吸入一酸化窒素（inhaled NO）

B 小児に対する ECMO* のカニュレーションではどの部位が第1選択か？

新生児を含めた体格の小さい小児では，外科的に右側の総頸動脈と内頸静脈にカニュレーションするのが一般的である。しかし，Extracorporeal Life Support Organizationレジストリーにおける静脈−動脈ECMOを施行された18歳未満の小児の後向き検討により，内頸動脈カニュレーションは神経学的傷害（けいれん，脳梗塞，脳出血）のリスクを30％増加させることが示唆された。頸部アプローチでは，注意深い神経学的モニターが必要である。頸部アプローチが困難な症例や開胸手術直後の症例では，開胸アプローチにて右房と大動脈にカニュレーションを行うこともある。

　大腿動静脈は，小児では体格と比較しても細く，十分な脱血が得られず，下肢阻血のリスクも高い。十分なデータやガイドラインは存在しないが，経験的（エンピリック）に約20〜25 kg以上の体格では検討している。

Short BL. Extracorporeal Membrane Oxygenation Cannulation and Decannulation. In：ECMO Specialist Training Manual, 3rd ed. Ann Arbor：Extracorporeal Life Support Organization, 2010：49-58.
Conrad SA, Dalton HJ. Extracorporeal Life Support. In：Helfaer MA, Nichols DG. Roger's Handbook

of Pediatric Intensive Care, 4th ed. Philadelphia : Lippincott Williams & Wilkins, 2008 : 122-32.
Teele SA, Salvin JW, Barrett CS, et al. The association of carotid artery cannulation and neurologic injury in pediatric patients supported with venoarterial extracorporeal membrane oxygenation. Pediatr Crit Care Med 2014 ; 15 : 355-61.　PMID : 24622166

★— ECMO　体外膜型肺（extracorporeal membrane oxygenation）

呼吸　　　　　　　　　　　　　　　　　　　　　　　　　　　　　　　　　小泉 沢

B 年齢ごとの呼吸数の基準値を述べよ。

PALS★テキストの記載と，外来患者データをもとに算出したFlemingらの報告による呼吸数の基準値を表12-6に示す。

American Heart Association. Pediatric Advanced Life Support Provider Manual. Dallas : American Heart Association, 2006.
Fleming S, Thompson M, Stevens R, et al. Normal ranges of heart rate and respiratory rate in children from birth to 18 years of age : a systematic review of observational studies. Lancet. 2011 ; 377 : 1011-8.　PMIDC : 21411136

★— PALS　Pediatric Advanced Life Support

C 経鼻酸素投与の際のFiO$_2$★を予測せよ。

経鼻カニューレによる酸素投与は，低濃度酸素投与の手法として頻用される。しかし，FiO$_2$は酸素流量以外に，分時換気量，吸気流量，リザーバーとなりうる鼻咽頭腔の容量，カニューレの鼻腔への挿入具合など多くの因子により影響を受ける。経鼻カニューレによる酸素投与時のFiO$_2$を推定した研究結果がある（表12-7）。新生児や乳児（体重3〜10 kg）に2.0 L/分の酸素投与を行った場合，比較的高いFiO$_2$（0.5〜0.7）となりうることに注意が必要である。

Walsh M, Engle W, Laptook A, et al. Oxygen delivery through nasal cannulae to preterm infants : can practice be improved? Pediatrics 2005 ; 116 : 857-61.　PMID : 16199694
伊藤秀和, 椎間優子, 笠井正志ほか. 小児の経鼻酸素2 L/min投与下における体重と吸入酸素濃度の関係. 日集中医誌 2011 ; 18 : 653-4.
Frey B, Shann F. Oxygen administration in infants. Arch Dis Child Fetal Neonatal Ed 2003 ; 88 : F84-8.　PMID : 12598492

★— FiO$_2$　吸入酸素濃度（fraction of inspired oxygen）

A 小児にカフ付き気管チューブは禁忌なのか？

禁忌ではない。カフ付きを使用してもよい。

　小児の専門家の多くは，伝統的に8歳以下の小児の気管挿管に際してカフなし気管チューブを使用してきた。これは，声門下腔が狭い小児気道の解剖学的特徴とカフ付き気管チューブのカフによる気道粘膜の物理的損傷，結果として，細いサイズを選択することによる気道抵抗の増大・呼吸仕事量の増大などを懸念したためである。しかしながら，近年のCT[*1]，MRI，気管支鏡を用いた小児気道の検討では，乳幼児でも気道の最狭部は声門で，以下，円錐から円筒状に気管につながるとされ，輪状軟骨部の内腔は円形ではなく，前後に長い楕円形と報告されている。また，カフ性能の向上

表 12-6 年齢ごとの正常呼吸数（回/分）

年齢	PALS [1]	Fleming [2] 1th/10th centile 〜 90th/99th centile
生後 0〜3 か月	30〜60	25/34 〜 57/66
生後 3〜6 か月	30〜60	24/33 〜 55/64
生後 6〜9 か月	30〜60	23/31 〜 52/61
生後 9〜12 か月	30〜60	22/30 〜 50/58
生後 12〜18 か月	30〜60	21/28 〜 46/53
生後 18〜24 か月	24〜40	19/25 〜 40/46
2〜3 歳	24〜40	18/22 〜 34/38
3〜4 歳	24〜40	17/21 〜 29/33
4〜6 歳	22〜34	17/20 〜 27/29
6〜8 歳	18〜30	16/18 〜 24/27
8〜12 歳	18〜30	14/16 〜 22/25
12〜13 歳	12〜16	12/15 〜 21/23
13〜15 歳	12〜16	12/15 〜 21/23
15〜18 歳	12〜16	11/13 〜 19/22

（1. American Heart Association. Pediatric Advanced Life Support Provider Manual. Dallas：American Heart Association, 2006. および，2. Fleming S, Thompson M, Stevens R, et al. Normal ranges of heart rate and respiratory rate in children from birth to 18 years of age：a systematic review of observational studies. Lancet 2011；377：1011-8. PMIDC：21411136 より作成）

表 12-7 酸素流量と体重別の F_IO_2

酸素流量(L/分)	体重		
	3 kg	5 kg	10 kg
0.5	0.34		
1.0	0.47		
2.0	0.6〜0.74	0.55	0.5

やその利点に関する知見の集積により，現在はカフ付き気管チューブの使用も推奨されている。

手術室で全身麻酔を受ける小児を対象とした小規模RCTおよび大規模多施設RCTでは，カフ付き気管チューブを用いることで，抜管後の気道合併症は増加せず，チューブの入れ替えの必要数が有意に減少した。先天性心疾患周術期の小児を対象とした後向き検討では，カフ付き気管チューブの使用は声門下狭窄のリスク因子ではなかった。PICUでの2件の前向き観察研究では，カフ付き気管チューブを使用した場合の抜管後の気道合併症発生率は，カフなし気管チューブを使用した場合と同等であった。しかし，全身麻酔以外の小児を対象として，気管チューブのカフの有無による安全性を比較検討したRCTはない。

カフ付きチューブを使用する際は，カフ圧モニタリング（20〜25 cmH$_2$O以下）が推奨される。また，海外研究で用いられている気管チューブ（Microcuff® PET[★2]）は，ポリウレタン素材の高容量低圧のカフで，現在日本では使用できないこと，製造業者によりカフの規格はさまざまで，患者体格と気管チューブサイズの組み合わせによってはカフが声門にかかってしまう可能性に留意する。

柴﨑雅志, 志馬伸朗. 小児の気管チューブ管理. 人工呼吸. 2010 ; 27 : 50-6.
Tobias JD. Pediatric airway anatomy may not be what we thought : implications for clinical practice and the use of cuffed endotracheal tubes. Paediatr Anaesth. 2014 Sep 20. [Epub ahead of print] PMID : 25243638
小児の蘇生 PBLS, PALS. In：ガイドライン作成合同委員会. JRC（日本版）ガイドライン2010. （www.qqzaidan.jp/pdf_5/guideline3_PED_kakutei.pdf） 閲覧日：2014/8/19
Khine HH, Corddry DH, Kettrick RG, et al. Comparison of cuffed and uncuffed endotracheal tubes in young children during general anesthesia. Anesthesiology 1997 ; 86 : 627-31. PMID : 9066329
Weiss M, Dullenkopf A, Fischer JE, et al. Prospective randomized controlled multi-centre trial of cuffed or uncuffed endotracheal tubes in small children. Br J Anaesth 2009 ; 103 : 867-73. PMID : 19887533
Mossad E, Youssef G. Subglottic stenosis in children undergoing repair of congenital heart defects. J Cardiothorac Vasc Anesth 2009 ; 23 : 658-62. PMID : 19231241
Newth CJ, Rachman B, Patel N, et al. The use of cuffed versus uncuffed endotracheal tubes in pediatric intensive care. J Pediatr 2004 ; 144 : 333-7. PMID : 15001938
Deakers TW, Reynolds G, Stretton M, et al. Cuffed endotracheal tubes in pediatric intensive care. J Pediatr 1994 ; 125 : 57-62. PMID : 8021785
Weiss M, Dullenkopf A, Gysin C, et al. Shortcomings of cuffed paediatric tracheal tubes. Br J Anaesth 2004 ; 92 : 78-88. PMID : 14665558

★1— CT　コンピュータ断層撮影（computed tomography）
★2— PET　paediatric endotracheal tube

A 年齢ごとの適切な気管チューブのサイズをどのように予測するか？

年齢に基づく気管チューブのサイズ選択（表12–8）と，身長に基づく気管チューブのサイズ選択（Broselow-Tape）がある。準備に際しては，予測されるチューブサイズの前後0.5 mmを併せて用意する。

適切なチューブのサイズとは，声門と声門下を抵抗なく通過する最も太いチューブ，気道内圧を20〜30 cmH$_2$Oにした際にリークがあるチューブなどとされる。

Luten RC, Wears RL, Broselow J, et al. Length-based endotracheal tube and emergency equipment in pediatrics. Ann Emerg Med 1992 ; 21 : 900-4. PMID : 1497153

表12-8 年齢に基づく気管チューブサイズの目安

年齢	カフなし気管チューブ 内径(mm) [1]	カフあり気管チューブ 内径(mm) [1,2]
正期産新生児～生後6か月	3.0～3.5	3.0
生後6か月～1歳	3.5～4.0	3.0
1歳～2歳	4.0～4.5	3.5
2歳～	4＋年齢/4	3.5＋年齢/4

(1.Cote CJ, Lerman J, Anderson B. A Practice of Anesthesia for Infants and Children. 5th ed. Philadelphia：Elsevier/Saunders, 2013：251-2. および,2.Dullenkopf A, Gerber AC, Weiss M. Fit and seal characteristics of a new paediatric tracheal tube with high volume-low pressure polyurethane cuff. Acta Anaesthesiol Scand 2005；49：232-7　PMID：15715626より作成)

American Heart Association. Pediatric Advanced Life Support Provider Manual. Dallas：American Heart Association, 2002：81-126.
Pediatric Anesthesia. In：Miller RD. Miller's Anesthesia, 6th ed. Philadelphia：Churchill Livingstone, 2005：2367-407.

A　小児おける適切な気管チューブの挿入長はどのように予測するか？

(1) 年齢相応の気管チューブサイズ，(2) 年齢，(3) 身長，(4) Broselow-Tapeなどを用いて予測する(表12-9)。しかし，予測式に基づく適正なチューブ位置の的中率は十分でないとの報告もあり，胸部X線・気管支ファイバーなどによる先端位置の確認が必要である。

　適切な気管チューブ先端位置とは，仰臥位かつ頭部中立位(正中かつ，屈曲も伸展もしていない状態)で撮影された胸部X線写真上で，気管チューブ先端が両側鎖骨中線と気管分岐部より0.5 cm頭側の間，あるいは，第2胸椎と第3胸椎の間とされる。

表12-9　小児おける適切な気管チューブ挿入長の予測

予測法	挿入長(cm)
年齢相応の気管チューブサイズ[†]	気管チューブ内径×3
年齢	年齢(歳)×1/2＋12
身長	身長(cm)×1/10＋5

†カフなしチューブの場合。
(Cote CJ, Lerman J, Anderson B. A Practice of Anesthesia for Infants and Children. 5th ed. Philadelphia：Elsevier/Saunders, 2013：251-2. より一部改変)

柴崎雅志, 志馬伸朗, 中嶋康文ほか. 小児気管チューブ挿入長決定法の比較. 日臨麻会誌 2012；32：371-4.

Phipps LM, Thomas NJ, Gilmore RK, et al. Prospective assessment of guidelines for determining appropriate depth of endotracheal tube placement in children. Pediatr Crit Care Med 2005；6：519-22. PMID：16148809
宮坂勝之訳・編. 日本版PALSスタディガイド 小児二次救命処置の基礎と実践. 東京：エルゼビア・ジャパン, 2008：144.

Ⓑ 乳幼児にRSI[★1]は可能か？

乳幼児では，一般的なRSI（薬剤投与後にはマスク換気を一切行わない）は困難なことが多く，筋弛緩薬が効くまでの間に低圧（最大吸気圧10～12 cmH$_2$O）でのマスク換気を行うmodified RSIあるいはcontrolled RSIが施行されることがある。

乳幼児は，体重あたりの酸素消費量が成人より多い，機能的残気量が少ない，肺容量が少ないといった特徴のため，換気停止により容易に低酸素血症を呈する（基礎疾患のない乳児であっても，十分な酸素化後100～150秒以内の換気停止で低酸素血症を呈する）。それゆえ，低酸素症と胃内容量逆流・誤嚥のリスクのバランスに鑑みて，modified RSIの適用を検討する必要がある。麻酔導入時のmodified RSI 1,001例の後向き検討では，低酸素血症（SpO$_2$[★2]＜89％）を8例（0.8％）に認めたが，徐脈や血圧低下はなく，誤嚥のない胃内容逆流を1例（0.1％）に認めたのみで，modified RSIは安全に施行されていた。

Weiss M, Gerber AC. Rapid sequence induction in children—it's not a matter of time! Paediatr Anaesth 2008；18：97-9. PMID：18184238
Xue FS, Luo LK, Tong SY, et al. Study of the safe threshold of apneic period in children during anesthesia induction. J Clin Anesth 1996；8：568-74. PMID：8910179
Patel R, Lenczyk M, Hannallah RS, et al. Age and the onset of desaturation in apnoeic children. Can J Anaesth 1994；41：771-4. PMID：7954992
Neuhaus D, Schmitz A, Gerber A, et al. Controlled rapid sequence induction and intubation—an analysis of 1001 children. Paediatr Anaesth 2013；23：734-40.

★1— RSI　迅速気管挿管（rapid-sequence intubation）
★2— SpO$_2$　経皮的酸素飽和度（percutaneous oxygen saturation）

Ⓒ 小児のDAM[★1]と，成人のDAMとの違いを述べよ。

小児の困難気道（difficult airway）の多くは先天奇形による解剖学的異常が原因で，事前に気道と関連した先天奇形症候群の有無を確認することで予測できる可能性がある。後天的原因としては，急性喉頭蓋炎，深頸部膿瘍，気道異物，アナフィラキシー，腫瘍，外傷などがある。上気道狭窄症状に発熱，流涎を伴う場合などでは，急性喉頭蓋炎を考慮する。

予期せぬ小児の困難気道は成人よりも少ないと考えられる。しかし，いったんCVCI[★2]に陥ると，低酸素血症は秒単位で進行する。ILA[★3]を導管として気管挿管する際は，喉頭蓋による妨げがあるため，盲目的にチューブを進めずにファイバースコープを併用するほうがよいとされる。意識下挿管は患児の協力が得られず不可能なことが多く，吸入麻酔薬などで自発呼吸を温存した鎮静下での手技が必要となる。最終手段とされる輪状甲状膜穿刺に関しても解剖学的・手技的な困難が伴う。小児CVCIから迅速，安全に脱する方法はないと考えて，そこに至らせないよう，常時慎重な気道管理が求められる。

Nichols DG. Rogers' Textbook of Pediatric Intensive Care, 4th ed. Philadelphia : Lippincott Williams & Wilkins, 2008 : 305-6.
香川哲郎, 山本亜也, 村上あきつほか. 小児の気道管理・困難気道とラリンジアルマスク. 日臨麻会誌 2011 ; 31 : 923-30.

★1 ― DAM　difficult airway management
★2 ― CVCI　換気 / 挿管不能(cannot ventilate, cannot intubate)
★3 ― ILA　挿管用ラリンジアルエアウェイ(intubation laryngeal airway)

Ⓑ 人工呼吸管理中カプノグラムによるモニターは必要か？

現在，$PETCO_2$[★1]測定やカプノグラムは，全身麻酔中の標準的なモニターとして推奨され，気管挿管を行わない鎮静下での検査時の換気モニターとしても装着が望ましいとされる．しかし，成人と同様に，ICUで気管挿管から抜管までの人工呼吸管理中にカプノグラム(P_ECO_2[★2]を連続測定し，波形表示するモニター)でモニタリングすべきかどうか，明確な結論は得られていない．

　現実的には，カプノグラムによる持続モニターは広く行われている．米国小児集中治療教育プログラムのあるPICUを対象に行われたウェブアンケート調査では，人工呼吸管理中にカプノグラムを常に使用しているのは61.5％，しばしば使用しているのは25.6％であった．カプノグラムを使用しない施設の最大の理由はモニターがないことであった．

　カプノグラム持続モニターの利点は，(1)気道開存の確認，気管挿管の確認(食道挿管の否定)，(2)気管チューブ固定の安全域が狭い小児で，いち早く計画外抜去を認識できる，(3)新生児・乳児など心電図によるインピーダンス法での呼吸数計測の信頼性が低い状況での呼吸数モニター，と考えられる．しかし，リークがある場合など種々の要因が，$PaCO_2$と$PETCO_2$の相関に影響することに注意する．

日本小児科学会, 日本小児麻酔学会, 日本小児放射線学会. MRI検査時の鎮静に関する共同提言. 2013年5月26日. (www.jpeds.or.jp/uploads/files/saisin_130704.pdf)　閲覧日：2014/8/20
Cheifetz IM, Myers TR. Respiratory therapies in the critical care setting. Should every mechanically ventilated patient be monitored with capnography from intubation to extubation? Respir Care 2007 ; 52 : 423-38.　PMID：17417977
Eipe N, Doherty DR. A review of pediatric capnography. J Clin Monit Comput 2010 ; 24 : 261-8. PMID：20635124
Langhan M. Continuous end-tidal carbon dioxide monitoring in pediatric intensive care units. J Crit Care 2009 ; 24 : 227-30.　PMID：19327292
Nichols DG. Rogers' Textbook of Pediatric Intensive Care, 4th ed. Philadelphia : Lippincott Williams & Wilkins, 2008 : 672.

★1 ― $PETCO_2$　呼気終末二酸化炭素分圧(partial pressure of end-tidal carbon dioxide)
★2 ― P_ECO_2　呼気二酸化炭素分圧(partial pressure of carbon dioxide in expired gas)

Ⓑ 小児専用の人工呼吸回路は必要か？

人工呼吸器回路の種類が臨床的予後に及ぼす影響を検討した研究はないが，小児専用回路は，小さい回路内容量(死腔)と小さい回路コンプライアンスを有し，換気量への影響が少ないことが利点である．小児(特に新生児・乳児)では，1回換気量が小さいため，人工呼吸器回路の容量や死腔の影響を受けやすい．ただし，通常の新生児人工呼吸器回路でもガス容量は500 mL以上あり，完全に収縮・伸展しない回路を用いた

としても，ガス自体の圧縮容量の影響は無視できない．空気のコンプライアンスは約 0.5 mL/cmH$_2$O なので，ΔP=20 cmH$_2$O の圧規定換気を行っている場合，圧縮容量は 10 mL となる．

竹内宗之, 橘 一也. 小児呼吸管理のコツ. ICU と CCU 2011；35：1013-9.

B 新生児・乳児の人工呼吸管理で，人工鼻は使用可能か？

小児の人工呼吸管理において，人工鼻と加温加湿器のどちらかの優位性を示すエビデンスはないが，新生児・乳児では人工鼻は使用できない．人工鼻の使用にて，リークがない場合には機械的死腔と呼吸抵抗が増大し，リークがある場合には呼気の水分を維持できず十分な加湿がなされないからである．ゆえに，新生児・乳児での人工呼吸管理では，加温加湿器を用いるべきである．

Kelly M, Gillies D, Todd DA, et al. Heated humidification versus heat and moisture exchangers for ventilated adults and children. Cochrane Database Syst Rev. 2010；(4)：CD004711. PMID：20393939
竹内宗之. 小児の呼吸管理. In：日本集中治療医療学会. 集中治療専門医テキスト. 東京：総合医学社, 2013：118-31.

C 小児の気管チューブ抵抗を相殺する適切な PS[*1] はどの程度か？

呼吸障害がなく安静状態の乳幼児に対し，適切な内径の気管チューブを介して人工呼吸管理を行う場合，PS 5 cmH$_2$O 程度で，気管チューブ抵抗に伴い増大した呼吸仕事量は代償できる．

　チューブによる気道抵抗を規定する主な因子は，チューブ内径とチューブ長さであるが，内径が細くなればなるほど，吸気流量の増減に大きな影響を受ける．ヒトの最大吸気流量は 0.5 L/kg/分であり，各年齢で選択される気管チューブ内径と吸気流量から予測される気道抵抗は，大きく変わらない（図 12-2）．先天性心疾患術後，内径 3.5～4.5 mm 気管チューブを用いて管理された乳児の呼吸仕事量の検討では，PS 4 cmH$_2$O と抜管後の呼吸仕事量がほぼ同等であった．内径 3.5～6.5 mm 気管チューブを挿管された乳幼児小児の検討では，PS 5 cmH$_2$O の呼吸仕事量は，CPAP[*2] 4 cmH$_2$O とほぼ同等であり，抜管後呼吸仕事量よりも小さかったと報告されている．

Takeuchi M, Imanaka H, Miyano H, et al. Effect of patient-triggered ventilation on respiratory workload in infants after cardiac surgery. Anesthesiology 2000；93：1238-44. PMID：11046212
Willis BC, Graham AS, Yoon E, et al. Pressure-rate products and phase angles in children on minimal support ventilation and after extubation. Intensive Care Med 2005；31：1700-5. PMID：16228176

★1─PS　プレッシャーサポート（pressure support）
★2─CPAP　持続性気道内陽圧法（continuous positive airway pressure）

B 小児における最適な人工呼吸器離脱法を述べよ．

小児患者に最適な人工呼吸離脱法を検証した十分な臨床知見はない．

　徐々に人工呼吸器設定を下げて，患者呼吸仕事量を増加させていく人工呼吸器離脱法（ウィーニング）は，小児領域でも伝統的に行われてきた．PSV★プロトコル群と医師主導のプロトコルなし群を比較した RCT では，PSV プロトコル群でウィー

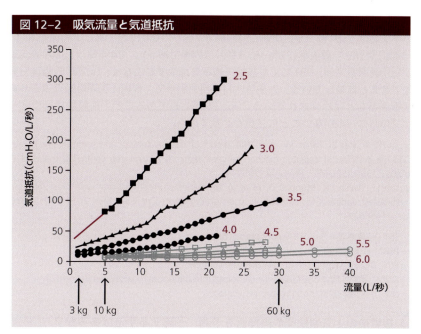

図 12-2 吸気流量と気道抵抗

(Newth CJ, Venkataraman S, Willson DF, et al ; Eunice Shriver Kennedy National Institute of Child Health and Human Development Collaborative Pediatric Critical Care Research Network. Weaning and extubation readiness in pediatric patients. Pediatr Crit Care Med, 10(1), 1-11, 2009 Jan. Wolters Kluwer Health. PMID：19057432 より)

ニング期間の有意な短縮を認めた。24時間以上人工呼吸管理を行われ，PSVによる自発呼吸トライアルをクリアしなかった小児を対象に，3種類のウィーニング手法〔PSVプロトコール，ボリュームサポート換気(volume support ventilation)プロトコール，医師主導でプロトコールなし〕を比較した多施設RCTでは，ウィーニング期間や抜管失敗率に群間有意差を認めなかった。

Schultz TR, Lin RJ, Watzman HM, et al. Weaning children from mechanical ventilation : a prospective randomized trial of protocol-directed versus physician-directed weaning. Respir Care 2001 ; 46 : 772-82. PMID：11463367
Randolph AG, Wypij D, Venkataraman ST, et al. Effect of mechanical ventilator weaning protocols on respiratory outcomes in infants and children : a randomized controlled trial. JAMA 2002 ; 288 : 2561-8. PMID：12444863

★— PSV　プレッシャーサポート換気(pressure support ventiation)

B　小児でもSBT[★1]は可能か？

小児でもSBTは可能で，人工呼吸管理日数を短縮できる可能性がある。
　小児患者を対象にSBTと伝統的なウィーニング手法を比較したRCTがある。2施設のPICUに入室し，24時間以上，気管挿管・人工呼吸管理を受けた生後28日〜15歳の小児294人が対象とされた。SBT群は，連日SBT可能かどうか評価され，前提条件を満たせばSBT(PSV：PS＝10 cmH₂O，PEEP[★2]＝5 cmH₂O，2時間)を実施し，中止基準を満たさなければ抜管された。対照群は通常のウィーニング(プロトコールなし，

PSVやPC[★3]-SIMV[★4]が多く使用された）が行われた．気管挿管下での人工呼吸管理日数の中央値は，SBT群3.5日に対し対照群4.7日（$P=0.0127$）であり，再挿管率（11％ vs. 14％）やNIV[★5]導入率（22％ vs. 31％）は同等であった．24時間以上の呼吸管理を受けた小児患者では，SBTにより抜管失敗率を増やすことなく，人工呼吸管理日数を短縮できると結論している．対象は内科系疾患患者で，長期人工呼吸管理患者や神経筋疾患患者などは除外されていること，PSが高めであること，対照群にはウィーニングプロトコールがないことに注意が必要である．

Foronda FK, Troster EJ, Farias JA, et al. The impact of daily evaluation and spontaneous breathing test on the duration of pediatric mechanical ventilation : A randomized controlled trial. Crit Care Med 2011 ; 39 : 2526-33. PMID : 21705894
Ferguson LP, Walsh BK, Munhall D, et al. A spontaneous breathing trial with pressure support overestimates readiness for extubation in children. Pediatr Crit Care Med 2011 ; 12 ; e330-5. PMID : 21666529

★1— SBT　自発呼吸トライアル（spontaneous breathing trial）
★2— PEEP　呼気終末陽圧（positive end-expiratory pressure）
★3— PC　プレッシャーコントロール（pressure control）
★4— SIMV　同期式間欠的強制換気（synchronized intermittent mandatory ventilation）
★5— NIV　非侵襲的換気（non-invasive ventilation）

B　抜管後の上気道狭窄や再挿管を予測，予防する手法はあるか？

確立した手法はない．長期間の気管チューブ留置による物理的損傷により気道の炎症や浮腫をきたし，抜管後に気道狭窄や閉塞をきたすリスクがある．

　気道内圧を20〜25 cmH$_2$O程度とした際にリークが生じることは，チューブサイズが過大でないことを示し，喉頭浮腫や抜管困難の発生を防ぐと考えられ，リークテストが行われてきた．しかし，リークテストによる抜管後の喘鳴予測は7歳以上の小児で有効との報告がある一方で，小児心臓手術術後やPICUにおける検討では，テストの意義はないとするものもあり，リークテストによる抜管後の合併症発生予測は確立されていない．抜管前のステロイド投与に関しては，2009年のコクランレビューで，小児において抜管後の喘鳴発生率を低下させる可能性があるが，再挿管率には影響を与えないと報告されている．

　一方で，後天性声門下狭窄の原因の90％は気管挿管，特に長期の気管挿管であり，リスクを増大させるのは，太すぎる気管チューブ，喉頭損傷（挿管時の気道損傷含む），長期挿管（特に25日間以上），気管挿管手技の反復，感染症，慢性の炎症性疾患とされる．抜管後の気道合併症を予防するには，適切なチューブ選択と，愛護的な気管挿管手技が必要である．

Mhanna MJ, Zamel YB, Tichy CM, et al. The "air leak" test around the endotracheal tube, as a predictor of postextubation stridor, is age dependent in children. Crit Care Med 2002 ; 30 : 2639-43. PMID : 12483052
Suominen PK, Tuominen NA, Salminen JT, et al. The air-leak test is not a good predictor of postextubation adverse events in children undergoing cardiac surgery. J Cardiothorac Vasc Anesth 2007 ; 21 : 197-202. PMID : 17418731
Wratney AT, Benjamin DK Jr, Slonim AD, et al. The endotracheal tube air leak test does not predict extubation outcome in critically ill pediatric patients. Pediatr Crit Care Med 2008 ; 9 : 490-6. PMID : 18679147
Khemani RG, Randolph A, Markovitz B. Corticosteroids for the prevention and treatment of post-

extubation stridor in neonates, children and adults. Cochrane Database Syst Rev 2009；(3)：CD001000. PMID：19588321
Cote CJ, Lerman J, Anderson BJ. Practice of Anesthesia for Infants and Children. 5th ed. ELSEVIER SAUNDERS, 2013：253.

Ⓑ 小児ARDS[★1]に腹臥位換気は有効か？

患者予後を改善させるというエビデンスはない。

　小児全般において，成人と比較し体位変換は容易であり，小児ALI[★2]／ARDS患者の約18％に腹臥位換気が適用されたとの報告もある。成人ARDSにおいては，腹臥位換気が仰臥位(半臥位)換気に比較し有意に死亡率を低下させた(PROSEVA[★3] study)。この研究の特徴は，腹臥位換気に習熟した施設が，診断早期の重度のARDSを対象に，肺保護換気を遵守しつつ，1日16時間以上腹臥位換気を行ったことである。一方，小児で腹臥位換気の有効性を検討した多施設RCTでは，1日18時間4日間(中央値)の腹臥位換気が行われたが，死亡率や人工呼吸離脱日数など患者予後には影響しなかった。

　腹臥位換気は，一時的に酸素化を改善させるレスキュー効果に加えて，重症ARDSに対して予後を改善しうる可能性を秘めている。しかし，適応，至適な施行法(導入時期，実施時間と期間)はまだ明確ではない。また，腹臥位換気によって褥瘡，気管チューブ閉塞が有意に増加し，気管チューブ位置異常と計画外抜去，カテーテルやドレーンの計画外抜去も報告されている。腹臥位換気を施行されたARDS小児(生後2か月〜18歳)14例の気管チューブ先端位置を胸部X線写真で評価した後向き検討では，仰臥位から腹臥位への体位変換により，気管チューブ先端位置は0.5〜3.5cm(平均2cm)浅くなった。気管長が短い小児では，気道関連有害事象に対してよりいっそうの注意が必要となる。腹臥位換気は，標準的な人工呼吸管理を行ったうえで，適切なスタッフトレーニングを行った施設が考慮すべき治療といえる。

Santschi M, Jouvet P, Leclerc F, et al；Pediatric Acute Lung Injury and Sepsis Investigators Network (PALISI)；European Society of Pediatric and Neonatal Intensive Care (ESPNIC). Acute lung injury in children：therapeutic practice and feasibility of international clinical trials. Pediatr Crit Care Med 2010；11：681-9. PMID：20228688
Guérin C, Reignier J, Richard JC, et al；PROSEVA Study Group. Prone positioning in severe acute respiratory distress syndrome. N Engl J Med 2013；368：2159-68. PMID：23688302
Curley MA, Hibberd PL, Fineman LD, et al. Effect of prone positioning on clinical outcomes in children with acute lung injury：a randomized controlled trial. JAMA 2005；294：229-37. PMID：16014597
Lee JM, Bae W, Lee YJ, et al. The efficacy and safety of prone positional ventilation in acute respiratory distress syndrome：updated study-level meta-analysis of 11 randomized controlled trials. Crit Care Med 2014；42：1252-62. PMID：24368348
Marcano BV, Silver P, Sagy M. Cephalad movement of endotracheal tubes caused by prone positioning pediatric patients with acute respiratory distress syndrome. Pediatr Crit Care Med 2003；4：186-9. PMID：12749650

★1— ARDS　急性呼吸促迫症候群(acute respiratory distress syndrome)
★2— ALI　急性肺傷害(acute lung injury)
★3— PROSEVA　Prone Positioning in Severe ARDS

C 急性細気管支炎に有効な治療は何か？

有効な治療は確立されていない．最近では，ヘリウムガス，経鼻 CPAP，HFNC[*1]などにより，治療期間の短縮や気管挿管回避効果が期待されている．

気管支拡張薬やステロイド薬は有効性を示されておらず，ルーチン使用は行わない．アドレナリン吸入は，プラセボ吸入と比較し，外来患者に対して短期予後の改善効果が示されているが，入院患者に対する在院日数の短縮などの効果は示されていない．高張食塩液（3％以上の食塩液）吸入は，生理食塩液（0.9％）吸入と比較し，呼吸状態の臨床スコアの改善と一般病棟での在院日数の短縮効果が示唆され，有意な有害事象は報告されていない．

ヘリオックス（ヘリウムと酸素の混合ガス）は，細気管支炎で狭小化した気道の気流抵抗を軽減させる効果がある．入院が必要な細気管支炎に対し，非再呼吸式フェイスマスクや経鼻 CPAP による Heliox 吸入は，呼吸窮迫症状を改善し，低酸素血症や呼吸窮迫に対する治療期間を短縮した．ヘリウム混合の気流抵抗軽減効果を得ようとする場合，高濃度酸素吸入が困難となることに注意が必要である．

経鼻 CPAP や HFNC は，PEEP 付加による吸気努力の軽減効果や機能的残気量の増加から，換気改善と呼吸窮迫症状の軽減が示唆されている．しかし，NPPV[*2]失敗（気管挿管への移行）患者は人工呼吸管理日数が長期化したとの報告もあり，失敗リスクを評価し，機を逸することなく気管挿管を決断することも重要である．

Hartling L, Fernandes RM, Bialy L, et al. Steroids and bronchodilators for acute bronchiolitis in the first two years of life : systematic review and meta-analysis. BMJ 2011 ; 342 : d1714. PMID : 21471175

Zorc JJ, Hall CB. Bronchiolitis : recent evidence on diagnosis and management. Pediatrics 2010 ; 125 : 342-9. PMID : 20100768

Hartling L, Bialy LM, Vandermeer B, et al. Epinephrine for bronchiolitis. Cochrane Database Syst Rev 2011 ; (6) : CD003123. PMID : 21678340

Zhang L, Mendoza-Sassi RA, Wainwright C, et al. Nebulised hypertonic saline solution for acute bronchiolitis in infants. Cochrane Database Syst Rev 2013 ; (7) : CD006458. PMID : 23900970

Chowdhury MM, McKenzie SA, Pearson CC, et al. Heliox therapy in bronchiolitis : phase Ⅲ multicenter double-blind randomized controlled trial. Pediatrics 2013 ; 131 : 661-9. PMID : 23509160

Donlan M, Fontela PS, Puligandla PS. Use of continuous positive airway pressure (CPAP) in acute viral bronchiolitis : a systematic review. Pediatr Pulmonol 2011 ; 46 : 736-46. PMID : 21618716

Hough JL, Pham TM, Schibler A. Physiologic effect of high-flow nasal cannula in infants with bronchiolitis. Pediatr Crit Care Med 2014 ; 15 : e214-9. PMID : 24705569

Ganu SS, Gautam A, Wilkins B, et al. Increase in use of non-invasive ventilation for infants with severe bronchiolitis is associated with decline in intubation rates over a decade. Intensive Care Med 2012 ; 38 : 1177-83. PMID : 22527081

★1— HFNC   high flow nasal cannulae
★2— NPPV   非侵襲的陽圧換気（non-invasive positive pressure ventilation）

B 小児 NPPV の tips を述べよ．

小児急性期管理における NPPV の使用は増加傾向にあるが，臨床知見の集積は十分とはいえない．インターフェイスの選択や小さく速い自発呼吸に追従する人工呼吸器機能の限界など十分に解決されていない問題もある．

1. 実施場所
小児急性呼吸障害に対するNPPVは，気管挿管下の人工呼吸よりも手がかかる．ICUあるいはこれに準じた呼吸管理施設で，小児の呼吸管理に習熟した十分なスタッフ数と，綿密な呼吸循環モニターのもとに，気管挿管が随時実施できる環境で施行する．日本の小児呼吸不全急性期に対するNPPVのアンケート調査では，NPPV成功率（気管挿管が回避でき，かつ生存した割合）が，年間症例数5症例未満の施設で74％（107/145症例）に対して，5症例以上の施設では85％（239/281）と有意に高かった（$P=0.004$）．小児NPPVには医療者側の経験，慣れが必要と考えられる．

2. 適応
急性下気道閉塞病態（急性細気管支炎，気管支喘息），肺実質性障害（肺炎），上気道狭窄（喉頭軟化症），気管気管支軟化症，免疫不全児の呼吸不全，抜管後呼吸不全（予防的，治療的）などが挙げられる．嚥下障害や上気道狭窄，排痰障害を伴う重症心身障害児の呼吸窮迫は，気道リスクと，挿管管理に伴う抜管困難の可能性や筋萎縮の進行，非侵襲的介入にとどめるべきか否か，などを比較検討のうえ，相対的適応となりうる．

3. 人工呼吸器の選択
十分なリーク補正機能があり，小児の小さくて速い呼吸への同調性に優れた機種の選定が望ましい．急性期仕様NPPV専用機には，インターフェイス選択肢が多様であるという利点もある．

4. インターフェイスの選択と装着，維持
乳幼児に適したインターフェイスは少ない．成人用口鼻マスクの転用や，成人用鼻マスクを乳児の口鼻マスクに代用する場合もある．トータルフェイスマスクは，装着が比較的容易で，患児にも快適な印象を受けている．現在では死腔も小さい乳幼児用（パフォーマックス®小児用 SPU XS，XXS ヘッドギア付き，PHILIPS RESPIRONICS）も販売されており，自発呼吸との同調も可能なことが多い．小児用ヘルメット型マスク（StarMed® CaStar）も使用可能である．

5. 中止・撤退
NPPV失敗の予測因子として，(1) 1～2時間以内に脈拍数，呼吸回数，血液ガスの改善がない，(2) NPPV装着1時間後の FiO_2 0.8以上，(3) ARDS，などが挙げられる．NPPV装着後1～2時間以内に呼吸状態の改善が得られない場合は，気管挿管への移行を考慮すべきである．

志馬伸朗, 鈴川正之, 丸川征四郎；急性期NPPV研究会. 我が国の小児呼吸不全急性期に対する非侵襲的陽圧換気（NPPV）の現状―全国施設調査の結果―. 人工呼吸 2010；27：283-6.
鈴川正之 監修, 志馬伸朗 編集. 小児NPPVの手引き～私はこうしている～ 急性期NPPV研究会 2012.
Najaf-Zadeh A, Leclerc F. Noninvasive positive pressure ventilation for acute respiratory failure in children : a concise review. Ann Intensive Care 2011；1：15.　PMID：21906346
Falsaperla R, Elli M, Pavone P, et al. Noninvasive ventilation for acute respiratory distress in children with central nervous system disorders. Respir Med 2013；107：1370-5.　PMID：23906815
Essouri S, Chevret L, Durand P, et al. Noninvasive positive pressure ventilation : five years of experience in a pediatric intensive care unit. Pediatr Crit Care Med 2006；7：329-34.　PMID：16738493
Mayordomo-Colunga J, Medina A, Rey C, et al. Predictive factors of non invasive ventilation failure in critically ill children : a prospective epidemiological study. Intensive Care Med 2009；35：527-36.　PMID：18982307
Bernet V, Hug MI, Frey B. Predictive factors for the success of noninvasive mask ventilation in infants and children with acute respiratory failure. Pediatr Crit Care Med 2005；6：660-4.　PMID：16276332

B 小児HFNCの適応を述べよ。

HFNCの適応は，成人同様小児でも，いまだ確立されていない。HFNCは加温加湿した酸素と空気の混合気を鼻咽頭腔に高流量投与することが可能で，PEEP，吸気時の上気道抵抗の軽減，鼻咽頭死腔の減少などの作用により呼吸を補助できるうえに，患者快適性も良好である。

小児領域では二つの病態での有効性が期待されている。

(1) 早期産児に対する呼吸促迫症候群，未熟性に伴う無呼吸，抜管後の呼吸補助：抜管後もしくは急性呼吸障害のある新生児乳児を対象に，nasal CPAPとHFNCを比較した二つのRCTでは，治療成功率に有意差はなく，HFNC群で鼻の皮膚損傷が有意に少なかった。

(2) 急性細気管支炎の乳児：HFNCの効果を検証した質の高い研究はまだない。2件の後向き検討では，HFNCは安全に実施でき，気管挿管を回避できる可能性が示唆された。McKiernanらは，PICUに入室した生後24か月以下の細気管支炎症例において，HFNC導入後に挿管率が著しく減少し，ICU滞在日数も短縮したと報告した。Schiblerらは，呼吸障害にてPICUに入室した生後24か月以下の症例において，HFNC導入後に挿管率が低下し，細気管支炎や肺炎では特に有効であったとした。これらの研究はHFNC導入前後の後向き検討であること，挿管を遅らせるべきでない症例は除外されていることに注意を要する。

Haq I, Gopalakaje S, Fenton AC, et al. The evidence for high flow nasal cannula devices in infants. Paediatr Respir Rev 2014 ; 15 : 124-34.　PMID : 24472697
Yoder BA, Stoddard RA, Li M, et al. Heated, humidified high-flow nasal cannula versus nasal CPAP for respiratory support in neonates. Pediatrics 2013 ; 131 : e1482-90.　PMID : 23610207
Manley BJ, Owen LS, Doyle LW, et al. High-flow nasal cannulae in very preterm infants after extubation. N Engl J Med 2013 ; 369 : 1425-33.　PMID : 24106935
McKiernan C, Chua LC, Visintainer PF, et al. High flow nasal cannulae therapy in infants with bronchiolitis. J Pediatr 2010 ; 156 : 634-8.　PMID : 20036376
Schibler A, Pham TM, Dunster KR, et al. Reduced intubation rates for infants after introduction of high-flow nasal prong oxygen delivery. Intensive Care Med 2011 ; 37 : 847-52.　PMID : 21369809

C 小児の呼吸管理で，NAVA*に期待されるものは何か？

NAVAは，横隔膜電気的活動（横隔膜筋電位の振幅）を利用し，呼吸補助のタイミングや吸気圧および換気量を制御する人工呼吸器モードで，現在SERVO-U®にて使用できる。NAVAは優れた同調性を有し，廃用性の横隔膜機能低下の予防，人工呼吸関連肺損傷の軽減，人工呼吸管理日数の短縮が期待される。

気管チューブリークにも影響されず，横隔膜電気的活動を捉えることによって，同調性に優れるため，新生児・乳児の浅くて速い呼吸での適応が期待できる。単施設のPICU入室患者170例を対象とし，NAVAと従来の呼吸管理を比較したRCTでは，NAVA群で気道内圧とFiO_2が有意に低く，人工呼吸管理中の鎮静薬必要量が少なかった（術後患者を除く）。また横隔膜電気的活動は，横隔神経の活動性と関連し，呼吸努力によって増減するため，自発呼吸の新たなモニタリング指標となる可能性がある。

髙橋大二郎, Christer S, 中村友彦ほか. Neurally adjusted ventilatory assist (NAVA). 人工呼吸 2012 ; 29 : 220-31.

de la Oliva P, Schüffelmann C, Gómez-Zamora A, et al. Asynchrony, neural drive, ventilatory variability and COMFORT : NAVA versus pressure support in pediatric patients. A non-randomized cross-over trial. Intensive Care Med 2012 ; 38 : 838-46. PMID : 22481227

Alander M, Peltoniemi O, Pokka T, et al : Comparison of pressure-, flow-, and NAVA-Triggering in pediatric and neonatal ventilatory care. Pediatr Pulmonol 2012 ; 47 : 76-83. PMID : 21830318

Kallio M, Peltoniemi O, Anttila E, et al. Neurally adjusted ventilatory assist (NAVA) in pediatric intensive care-A randomized controlled trial. Pediatr Pulmonol 2014. [Epub ahead of print]. PMID : 24482284

Ducharme-Crevier L, Du Pont-Thibodeau G, Emeriaud G. Interest of monitoring diaphragmatic electrical activity in the pediatric intensive care unit. Crit Care Res Pract 2013 ; 2013 : 384210. PMID : 23509617

★── NAVA　neurally adjusted ventilatory assist

腎臓・電解質

笠井正志

 AKI★1 の pRIFLE★2 基準について述べよ。

pRIFLE 基準とは，小児 AKI の早期診断，早期介入のための指標である。

　成人では RIFLE 基準が使用されるが，これを修正した pRIFLE 基準が 2007 年に提唱された（表 12-9）。小児では血清クレアチニン値の基準値が年齢により変動するため，本基準においては Schwartz の式を用いた eCCI★3 が使用されている。この基準を用いると，PRISM★4 Ⅱ score にはかかわりなく，独立に長期の入院や死亡率の上昇を予測しえた。本基準発表以降，いくつかの文献（PMID：23430323，23439463，23695031）で事後検証もなされ，同基準は小児 AKI の早期診断，予後予測に有用と考えられている。簡便に使用でき，メリットは多いが，本基準は，AKI 早期発見のための基準であり，透析の導入基準ではないことは留意すべきである。また，eCCI を用いることには限界があり，AKI のような腎機能が変動している状況下ではあくまで目安にしかならない点，血清クレアチニン値は GFR 低下後から上昇するまでタイ

表 12-9　pRIFLE 基準

	eCCI★	尿量
risk	eCCI 25％減少	＜0.5 mL/kg/時を 8 時間
injury	eCCI 50％減少	＜0.5 mL/kg/時を 16 時間
failure	eCCI 75％減少または eCCI ＜35 mL/分/1.73 m²	＜0.3 mL/kg/時を 24 時間または無尿，12 時間
loss	不全状態が 4 週間を超えて持続	
end stage	末期腎不全（不全状態が 3 週間を超えて持続）	

（Akcan-Arikan A, Zappitelli M, Loftis LL, et al. Modified RIFLE criteria in critically ill children with acute kidney injury. Kidney Int, 71(10), 1028-35, 2007 May. Nature Publishing Group.　PMID：17396113 より）

★── eCCI　推定クレアチニンクリアランス（estimated creatinine clearance）

ラグがあり，eCCIへの反映が遅れる点，神経筋疾患を基礎疾患にもつ児などは筋肉量が少なく，血清クレアチニン値が低値のため，eCCIが過大評価となりうる点，などは注意が必要である。

Akcan-Arikan A, Zappitelli M, Loftis LL, et al. Modified RIFLE criteria in critically ill children with acute kidney injury. Kidney Int 2007；71：1028-35． PMID：17396113
東京都立小児総合医療センター腎臓内科編. 小児のCKD／AKI実践マニュアル―透析から移植まで―. 東京：診断と治療社，2013：94-6.

- ★1― AKI　急性腎傷害(acute kidney injury)
- ★2― pRIFLE　pediatric risk, injury, failure, loss and end-stage renal disease
- ★3― eCCI　推定クレアチニンクリアランス(estimated creatinine clearance)
- ★4― PRISM　Pediatric Risk of Mortality

Ⓑ 小児において，年齢がクレアチニン基準値に与える影響を述べよ．

クレアチニン基準値は，年齢によって変動する．日本人小児の血清クレアチニン基準値については，多施設合同研究による報告が出ており，下表に基準値を記す．血清クレアチニン値は腎機能に反比例し，筋肉量に比例する．一般的な知識として，小児血清クレアチニン値の生理的な推移は，生直後は母親と同値であり，数日後には本人の値である 0.4 mg/dL 前後となる．そして，腎機能の発達とともに 0.2 mg/dL 程度まで減少し，その後，成長とともに再度上昇する．筋肉量が急激に増える思春期にはクレアチニン値も上昇が著しく，男女差も生じ，成人する頃までに男性 0.8 mg/dL，女性 0.6 mg/dL 程度まで上昇する．

　小児において，クレアチニン値を使用し腎機能を推定する場合には，年齢ごとの変化や，個々の筋肉量の違いなども考慮に入れる．表 12-10 を参照．

表 12-10　小児血清クレアチニン基準値

12歳未満(男女合計)小児血清クレアチニン基準値

年齢	n	2.5%	50.0%	97.5%
生後 3～5 か月	17	0.12	0.20	0.27
生後 6～8 か月	27	0.13	0.21	0.33
生後 9～11 か月	23	0.14	0.23	0.35
1歳	70	0.14	0.23	0.35
2歳	75	0.17	0.24	0.45
3歳	89	0.20	0.27	0.39
4歳	80	0.20	0.30	0.41
5歳	96	0.25	0.34	0.45

6歳	103	0.25	0.34	0.48
7歳	84	0.28	0.37	0.50
8歳	56	0.27	0.40	0.53
9歳	36	0.30	0.41	0.55
10歳	43	0.30	0.40	0.61
11歳	58	0.34	0.45	0.61

12歳以上17歳未満（男女別）小児血清クレアチニン基準値

性別	男				女			
年齢	n	2.5%	50.0%	97.5%	n	2.5%	50.0%	97.5%
12歳	15	0.39	0.53	0.62	54	0.39	0.52	0.69
13歳	30	0.40	0.59	0.81	38	0.40	0.53	0.70
14歳	17	0.54	0.65	1.05	40	0.46	0.58	0.72
15歳	15	0.47	0.68	0.93	22	0.47	0.56	0.72
16歳	30	0.59	0.73	1.22	28	0.40	0.59	0.75

（上村 治, 本田雅敬, 松山 健ほか. 日本人小児の血清クレアチニン基準値. 日小児腎臓病会誌 2010 ; 23 : 241-4.より許可を得て転載）

上村 治, 本田雅敬, 松山 健ほか. 日本人小児の血清クレアチニン基準値. 日小児腎臓病会誌 2010 ; 23 : 241-4.

A 小児で血液浄化療法を導入する際の注意点を述べよ。

小児での体外循環による血液浄化療法導入時の注意点は，主に体の大きさが小さいことに起因し，新生児に近くなるほどその傾向は顕著である．以下のような点に留意する：

(1) バスキュラーアクセスが困難
(2) 体外循環血液流速が遅く，回路内凝固が起こりやすい
(3) 体重に対する体外循環量の割合が大きい
(4) 開始時の低血圧，低体温が起こりやすい
(5) 出血，特に頭蓋内出血に注意する必要がある
(6) わずかな除水量の誤差にも注意が必要である

日本未熟児新生児学会医療の標準化検討委員会新生児血液浄化療法ガイドライン作成小委員会, 日本未熟児新生児学会医療の標準化検討委員会；茨 聡, 和田尚弘, 大曽根義輝ほか. 体外循環による新生児急

性血液浄化療法ガイドライン. 日未熟児新生児会誌 2013；25：89-97.

A 小児血液浄化療法の適応を述べよ。

基本的には成人と同様で，腎傷害に対して適用になる。腎傷害がなくとも病因制御や組織灌流維持目的での導入が行われている現状があり，検討は可能だが，明確な臨床効果は確立されていない。表12-11を参照。

表12-11　腎傷害に対する適応（renal indication）

1. 溢水，無尿の持続，尿毒症症状の出現，輸液スペースが確保できないとき
2. 薬物療法でコントロールできない代謝性アシドーシス
3. 薬物療法でコントロールできない高カリウム血症，低ナトリウム血症

腎傷害以外への適応（non-renal indication）
急性肝不全，先天性代謝異常症，敗血症／多臓器不全，急性膵炎，急性脳症など

（伊藤秀一，和田尚弘．小児急性血液浄化療法ハンドブック．東京：東京医学社，2013．より引用・改変）

伊藤秀一，和田尚弘．小児急性血液浄化療法ハンドブック．東京：東京医学社，2013．

A 小児血液浄化療法における血管アクセスについて述べよ。

小児においては年齢により体格差が顕著であり，体格・使用血管・治療期間を考慮した最適なカテーテルを選択する（表12-12）。細いカテーテルほどトラブルは起こりやすい。

表12-12　体重ごとの最適なカテーテルサイズ

体重（kg）	カテーテルサイズ（Fr）
2～10	6～8
10～20	8
20～40	10
40～	12

　カテーテルには，主にシングルルーメンとダブルルーメンの二つがあり，小児においては一般に挿入する血管に余裕がないことが多く，基本的には，太い静脈へダブルルーメンカテーテルが留置されるケースが多い。ダブルルーメンカテーテルの留置が困難な場合，動脈－静脈でシングルルーメンを2本使用することも可能である。カフについては，一般的に短期間留置が予想される場合にはカフなしを用いる。
　留置血管については，内頸静脈，外頸静脈，鎖骨下静脈，腋窩静脈，大腿静脈が留置血管の候補となる。このなかでは，右内頸静脈が心房との距離が近く，直線的であるため最適とされる。また，カテーテル先端位置について，小児においては血管が細く，側孔が血管壁に張り付き，脱血不良となることがしばしば経験されるため，心房内留置が推奨される点は成人と異なる。

伊藤秀一, 和田尚弘. 小児急性血液浄化療法ハンドブック. 東京：東京医学社, 2013.

A 血液浄化療法での血液浄化装置，モジュールについて述べよ。

小児の血液浄化療法は，低流速で調節可能な持続緩徐式血液浄化装置（表12-13），低充填量の回路・モジュールを組み合わせることにより実施が可能である。この表に挙げた持続緩徐式血液浄化装置においては，1 mL/分の低流速で調節が可能となっており，回路のプライミングボリュームは40〜60 mL，モジュール（表12-14）に関しても，種類にもよるが，概ね10〜30 mLからの充填量のものが販売されている。

表 12-13 低流速で調節可能な血液浄化装置

製品名	製造業者
TR 55X	東レ・メディカル
JUN 55X	JUNKEN MEDICAL
Plasauto iQ21	旭化成メディカル
ACH-Σ	旭化成メディカル
KM-9000	川澄化学工業

表 12-14 少充填量のモジュール

種類	製品名	充填量
持続緩徐式血液濾過器	HF Jr（メディカルタウン）	9 mL（膜面積 0.09 m^2）
	AEF-03（旭化成メディカル）	26 mL（膜面積 0.3 m^2）
	CH-0.3N（東レ・メディカル）	22 mL（膜面積 0.3 m^2）
	UT-300S（ニプロ）	20 mL（膜面積 0.3 m^2）
	FB-30U GA（ニプロ）	25 mL（膜面積 0.3 m^2）
ダイアライザー 膜型血漿分離器 白血球除去用浄化器	OP-02W（旭化成メディカル）	血液側 25 mL 血漿側 35 mL
	セルソーバ EI（旭化成メディカル）	90 mL
エンドトキシン吸着器	PMX-01R（東レ・メディカル）	8.0±2.5 mL
	PMX-05R（東レ・メディカル）	40±3 mL

日本未熟児新生児学会医療の標準化検討委員会新生児血液浄化療法ガイドライン作成小委員会, 日本未熟児新生児学会医療の標準化検討委員会；茨 聡, 和田尚弘, 大曽根義輝ほか. 体外循環による新生児急性血液浄化療法ガイドライン. 日本熟児新生児会誌 2013；25：89-97.
伊藤秀一, 和田尚弘. 小児急性血液浄化療法ハンドブック. 東京：東京医学社, 2013.

A 血液浄化療法におけるプライミングについて述べよ。

プライミングボリュームは，回路容量＋血液浄化装置容量に相当するが，一般に循環血液量の10％未満になるように回路と血液浄化装置の準備をする。その量を超えると低血圧となりやすいとされるが，8 kg未満の児は最小の構成をしても10％を超えるため，血液で回路を充填する必要がある。血液製剤はpHが低く，カリウムが高く，

カルシウムが低く，クエン酸を含むなど，正常の血液組成とは大きく異なるため，患者接続前に5〜15分間透析をし，回路内にグルコン酸カルシウムを投与することが多い。また，血液でプライミングを行った小児患者においては，透析終了後の返血は，溢水や多血症の原因となるため，原則としては行わない。

伊藤秀一, 和田尚弘. 小児急性血液浄化療法ハンドブック. 東京：東京医学社, 2013.

B 血液浄化療法における血液流量の目安を述べよ。

血液流量は，およそ1〜5 mL/kg/分で，可能な限り多い流量がとれると安定して治療を行うことができる。開始時は，低血圧が起こりやすく，血圧・脈拍数を観察しながらゆっくりと血液流量を漸増させていく。カテコールアミン投与中の患者においては，脱血により血中のカテコールアミン濃度が低下して急速な血圧低下をきたすことがある。

伊藤秀一, 和田尚弘. 小児急性血液浄化療法ハンドブック. 東京：東京医学社, 2013.

A 小児の輸液は1号液と3号液を使用すべきなのか？

使用すべきでない。小児の輸液療法については，1950年代にHollidayらが小児に必要な糖・電解質の量を報告し，これが基礎となって発展してきた。日本では，これらをもとに独自に開始液(1号液)，維持液(3号液)が開発され，使用されてきた。しかし，これらは低張液であり，低ナトリウム血症のリスクを伴うことが，近年報告されている。特に重症の小児においては，SIADH[1]，CSWS[2]など，もともと低ナトリウム血症のリスクを負っていることが多く，低ナトリウム血症は脳浮腫の誘因となりうるため，低張液による維持輸液は避けられる傾向にある。近年発表された，10のRCTを分析したメタ解析において，維持輸液に低張液を使用した群と等張液を使用した群を比較すると，低ナトリウム血症のリスクは低張液群で高くなることが報告され($Na<136$ mEq/Lの場合，RR[3] 2.24，95％CI[4] 1.52〜3.31 vs. $Na<130$ mEq/Lの場合，RR 5.29, 95％CI 1.74〜16.06)，一方で，高ナトリウム血症のリスクに有意な差はみられなかった(RR 0.73；95％CI 0.22〜2.48)。これらに鑑みると，基本的に重症患者を扱うことの多い小児救急・集中治療の現場においては，輸液は低張液を用いるべきではなく，開始液はもちろん，急性期の維持輸液においても等張液またはそれに近い組成の輸液を選択すべきである。

Holliday MA, Segar WE. The maintenance need for water in parenteral fluid therapy. Pediatrics 1957；19：823-32. PMID：13431307
Wang J, Xu E, Xiao Y. Isotonic versus hypotonic maintenance Ⅳ fluids in hospitalized children：a meta-analysis. Pediatrics 2014；133：105-13. PMID：24379232

[1]— SIADH 抗利尿ホルモン不適切分泌症候群(syndrome of inappropriate antidiuretic hormone secretion)
[2]— CSWS 中枢性塩類喪失症候群(cerebral salt wasting syndrome)
[3]— RR 相対リスク(relative risk)
[4]— CI 信頼区間(confidence interval)

eGFR[*1]の推測に際して，血清クレアチニン値は小数点以下どこまで用いるべきか？

小数点第2位が推奨されている．CKD[*2]診療ガイド2012によると，eGFRの計算に用いるクレアチニン値は小数点以下第2位まで必要とされる．これは，クレアチニン値を0.1 mg/dLきざみで計算すると，eGFRが不連続な値をとるため，計算されないeGFR値が出てくるからである．

　以上の理由から，より正確な腎機能の評価のためには，小数点以下第2位までの表記は必要とされている．

日本腎臓病学会編. CKD診療ガイド 2012. 日腎会誌 2012；54：1031-189.

★1― eGFR　推定糸球体濾過量（estimated glomerular filtration rate）
★2― CKD　慢性腎臓病（chronic kidney disease）

感染症

笠井正志

A 血液培養を2セット以上採取することの意義について述べよ．

検査の感度を上昇させる点，持続的菌血症を診断できる点，汚染菌の判断に有用である点で意義がある．

　小児においてセット数と検査感度の関係について論じた文献はほとんどないものの，セット数を増やすことで検査感度が上がるという成人の結果を外挿することはできると考えられる．また，複数セットで陽性であれば，持続的な菌血症を診断することができ，感染性心内膜炎など発見しにくいフォーカスの検索への一歩となりうる．さらに別の意義として，培養結果における汚染菌の判断に有用であることが挙げられる．コアグラーゼ陰性ブドウ球菌など皮膚の常在菌が原因菌となりうる背景をもつ対象には，特に2セットの採取は有用と考えられ，新生児を対象とした研究では，2セット採取をすることでバンコマイシンの使用量が8.2％減少したとする研究もある．

　小児において血液培養を2セット以上採取することは，採取手技の煩雑さや患児に与える苦痛の観点から，特に健常小児においては，一概に推奨するエビデンスに乏しいところではあるものの，中心静脈カテーテルや動脈ラインが入っており，採血が比較的容易にできる集中治療という状況下においては，少なくとも一定の意義があると考えられる．

Lee A, Mirrett S, Reller LB, et al. Detection of bloodstream infections in adults : how many blood cultures are needed? J Clin Microbiol 2007；45：3546-8.　PMID：17881544
Struthers S, Underhill H, Albersheim S, et al. A comparison of two versus one blood culture in the diagnosis and treatment of coagulase-negative staphylococcus in the neonatal intensive care unit. J Perinatol 2002；22：547-9.　PMID：12368970

B 血液培養が陽性とならない場合の治療薬の選択，治療期間について述べよ．

臨床的に菌血症を疑っていて抗菌薬を開始したが，血液培養陰性であった場合，治療のオプションは大きく分けて二つ考えられ，「抗菌薬の中止」か，「想定していた原因菌とフォーカスに治療期間を合わせて治療を完遂」，のどちらかである．どちらを選

択するかはそのときの患児の背景に大きく依存するため，明確な答えはなく，症例ごとに考えていく必要がある．患児の状態が落ち着いていれば，前者を選択して感染のフォーカスの検索に集中する．後者の場合，治療薬の選択としては，多くはエンピリック（経験的）に開始した抗菌薬を続けざるをえない．また，治療期間に関しては菌，感染のフォーカスごとに異なるため，どこまで治療対象を広げて考えるべきかも個々の症例ごとに検討する．患者が重症であるほど治療対象は広げざるをえず，治療期間も長くなりがちである．

青木 眞．レジデントのための感染症診療マニュアル，第2版．東京：医学書院，2008：349-64, 1293-313．

重症小児では，バンコマイシンの血中濃度が安定しないことがあるが，他の薬剤は大丈夫なのか？

安定しないことは十分ありうると考えられる．TDM[★1]の適応は，安全性と有効性の面から考慮され，抗菌薬においてはVCM[★2]，TEIC[★3]，VLCZ[★4]，アミノグリコシド系薬剤が適応とされる．日常診療において，VCMの血中濃度を測定していて安定しないことはよく経験されるが，ほかの薬剤の血中濃度は大丈夫なのか，という点については，TDM対象薬剤を除いてデータは限られており，実際のところはわからない点が多い．しかしながら，半減期や薬物の組織移行性などの薬物側の因子により薬物ごとの差はみられると考えられるものの，患者側の多くの因子によって薬物血中濃度は変動しうるため，他の薬剤においても安定して投与されているとはいいがたい．

一般に，薬剤血中濃度は同様の量を投与したとしても，肥満やるいそう，腎機能障害，肝機能障害，血管透過性が亢進するような病態（敗血症，臓器不全，低アルブミン血症，熱傷など），体外循環などで血中濃度が大きく変化しうる．小児という観点からは年齢，体重などにより個々で薬物動態は異なることが推察される．

竹末芳生, 大曲貴夫, 笠原 敬ほか. 日本化学療法学会抗菌薬TDMガイドライン作成委員会, 日本TDM学会TDMガイドライン策定委員会. 抗菌薬TDMガイドライン. 日化療会誌 2012；60：393-445.

- ★1─TDM　薬剤血中濃度測定（therapeutic drug monitoring）
- ★2─VCM　バンコマイシン（vancomycin）
- ★3─TEIC　テイコプラニン（teicoplanin）
- ★4─VLCZ　ボリコナゾール（voriconazole）

A 中枢神経感染でアシクロビルのカバーはどのような場合に必要か？

中枢神経感染症が疑われた際，ACV[★1]のカバーは，HSV[★2]脳炎を少しでも疑えば，エンピリックな治療として投与されるべきである．

HSV脳炎に関しては，ACVによる治療の遅れが神経学的後遺症の発生や死亡率に直結することが示されている．したがって，脳炎が否定できず，かつHSVの関与が否定できない場合は全例，ACVの投与が推奨される．一般に，HSV脳炎は発熱，意識障害，人格変化，幻臭，けいれん，嚥下障害などの側頭葉症状を中心とした症状の場合に疑うとされ，脳波，MRI[★3]，髄液PCR[★4]，髄液所見が診断の一助となるが，これらの所見は万全ではなく，HSVの関与を否定することは難しい．髄液PCRは結果が信頼されがちであるが，病初期は感度が低いといわれ，総合的に除外ができたという判断まではACVによる治療は行っておくことが望ましい．一般的には，臨床的にHSV脳炎を強く疑っていて初回のHSV-PCRが陰性であった場合，第3〜7病日の

PCR再検が推奨される。

Whitley RJ, Alford CA, Hirsch MS, et al. Vidarabine versus acyclovir therapy in herpes simplex encephalitis. N Engl J Med 1986；314：144-9. PMID：3001520
Tunkel AR, Glaser CA, Bloch KC, et al. The management of encephalitis：clinical practice guidelines by the Infectious Diseases Society of America. Clin Infect Dis 2008；47：303–27. PMID：18582201
Troendle-Atkins J, Demmler GJ, Buffone GJ. Rapid diagnosis of herpes simplex virus encephalitis by using the polymerase chain reaction. J Pediatr 1993；123：376-80. PMID：8394900

- ★1 — ACV　アシクロビル（acyclovir）
- ★2 — HSV　単純ヘルペスウイルス（herpes simplex virus）
- ★3 — MRI　磁気共鳴画像（magnetic resonance imaging）
- ★4 — PCR　ポリメラーゼ連鎖反応（polymerase chain reaction）

Ⓑ 溺水時の抗菌薬は，緑膿菌やレジオネラをカバーすべきか？

溺水後に抗菌薬が使用される主な要因は肺炎であり，肺炎を疑うのであれば緑膿菌（*Pseudomonas aeruginosa*）のカバーは必要であろう。一方でレジオネラ（*Legionella*）は，ルーチンでのカバーは不要と思われる。

　溺水後肺炎の原因菌の疫学については，小児に限ったものはなく，限られた観察研究と成人のデータを外挿して診療に当たることが多い。一般的には，アエロモナス（*Aeromonas*）やシュードモナス（*Pseudomonas*）といった水性の微生物が多いとされる。溺水後の肺炎合併頻度について，小児〜成人を対象にした研究で，溺水で救出された患者の14.7％にしか肺炎は合併しなかったとの報告があるが，本研究における溺水後肺炎の原因菌の1/3は緑膿菌であった。一方で，小児のみを対象とした別の研究においては，溺水後の肺炎は40％にみられたとするものもある。レジオネラに関しては溺水後の原因菌となることは比較的まれで，報告は風呂，温泉での溺水後と，いわゆる「津波肺」にみられる。小児での報告は検索しえなかった。

Ender PT, Dolan MJ. Pneumonia associated with near-drowning. Clin Infect Dis 1997；25：896-907. PMID：9356805
van Berkel M, Bierens JJ, Lie RL, et al. Pulmonary oedema, pneumonia and mortality in submersion victims；a retrospective study in 125 patients. Intensive Care Med 1996；22：101-7. PMID：8857116
Peterson B. Morbidity of childhood near-drowning. Pediatrics 1977；59：364-70. PMID：840554

Ⓐ 小児のVAP★予防で確立されているものは何か？

小児において，VAPは人工呼吸器管理患者の5.5％に発生するといわれているが，その予防について確立されているものは「バンドルアプローチ」のみである（表12-15）。

　Smuldersらは，小児VAPバンドルに関する3編の論文を網羅的にレビューしており，3編すべてにおいて，VAPバンドル導入後のVAP発生率低下を認めている。Bighamらの報告で使用されているバンドルを下に示す。おのおのの項目については，単独では十分にVAPを予防する効果が示されていないが，バンドルアプローチは小児VAP予防においても有効である。

Richards MJ, Edwards JR, Culver DH, et al. Nosocomial infections in pediatric intensive care units in the United States. National Nosocomial Infections Surveillance system. Pediatrics 1999；103：e39.

表12-15 VAP予防効果が期待されるバンドルアプローチ

人工呼吸器に触れる前後での手指衛生
人工呼吸器回路・閉鎖式吸引カテーテルは，目に見えて汚染されている場合のみ交換
2〜4時間ごとの回路内の水の除去
口腔内吸引カテーテルは，使用しないときはビニール袋に入れて管理，使用後はリンスする
飛沫への接触が予想される処置前にはガウンを着用
2〜4時間ごとの口腔ケア
30〜45度の頭部挙上
患者の体位交換前には人工呼吸器回路内の水の除去
12歳以上の患児で可能であれば，カフ上吸引機能付きのチューブの使用を考慮

(Bigham MT, Amato R, Bondurrant P, et al. Ventilator-associated pneumonia in the pediatric intensive care unit : characterizing the problem and implementing a sustainable solution. J Pediatr 2009 ; 154 : 582-7.e2. PMID : 19054530より一部改変)

PMID : 10103331
Smulders CA, van Gestel JP, Bos AP. Are central line bundles and ventilator bundles effective in critically ill neonates and children? Intensive Care Med 2013 ; 39 : 1352-8. PMID : 23615702
Bigham MT, Amato R, Bondurrant P, et al. Ventilator-associated pneumonia in the pediatric intensive care unit : characterizing the problem and implementing a sustainable solution. J Pediatr 2009 ; 154 : 582-7.e2. PMID : 19054530

★— VAP　人工呼吸器関連肺炎(ventilator-associated pneumonia)

Ⓑ IgG★低値に対する免疫グロブリン製剤の補充投与は有益か？

低/無ガンマグロブリン血症であれば有益と考えられるが，乳児一過性低ガンマグロブリン血症の場合，有益とはいえない。

　小児においては，IgG値の基準値は，年齢により大きく異なる(表12-16)。一般に，IgG＜250 mg/dL，IgA＜5 mg/dL，IgM＜20 mg/dLを満たすものは低/無ガンマグロブリン血症とされ，免疫グロブリン定期補充により500 mg/dLを維持することが望ましいとされている。一方で，成人領域においてグロブリン補充が検討されるIgG＜500 mg/dLという値は小さい乳幼児においては，健常児でもよく経験される。これらのほとんどは，経過をみていくうちに自然軽快し，「乳児一過性低ガンマグロブリン血症」という概念でまとめられる。これらの児においては，低IgG値であっても重症感染症に罹患することはほとんどないとされるため，基本方針としては経過観察でよい。明確な根拠はないが，ごく一部に重症感染症を繰り返す症例がおり，その場合，グロブリン製剤の定期補充は考慮しうる。

Dalal I. Transient hypogammaglobulinemia of infancy. UpToDate　閲覧日 : 2014/7

★— IgG　免疫グロブリンG(immunoglobulin G)

Ⓐ 小児重症感染症に対する免疫グロブリン製剤の投与は有益か？

有効性が示す根拠は乏しいが，状況に応じて使用可能と考えられる。

　小児領域の重症感染症に対する免疫グロブリン製剤の投与効果における検討は，多くは新生児のものである。死亡率をエンドポイントとしたコクランレビューのサブグループ解析において，新生児敗血症に対する免疫グロブリン投与の死亡率への影響は

表 12-16　16 歳までの年齢ごとの IgG 値

年齢	IgG 値（平均 ±SD[*]）
生後 1〜3 か月	512±152
生後 4〜6 か月	520±180
生後 7〜12 か月	740±226
生後 13〜24 か月	945±270
生後 25〜36 か月	1,030±152
3〜5 歳	1,150±244
6〜8 歳	1,187±289
9〜11 歳	1,217±261
12〜16 歳	1,248±221

（松尾宣武監. New Bedside Memo 小児科, 改訂 2 版. 東京：南山堂, 2006. より作成）

[*]─ SD　標準偏差（standard deviation）

RR 0.70（95％ CI 0.42〜1.18）で有意でなかった。別のメタ解析においては，感染症が疑われた新生児に対する免疫グロブリン投与の効果を，同様に死亡率をエンドポイントとして解析しているが，感染症が疑われた六つの研究においては，RR 0.63（95％ CI 0.40〜1.00），感染症と診断した七つの研究の解析においては，RR 0.55（95％ CI 0.31〜0.98）であった。良質な RCT に目を向けると，2011 年の「New England Journal of Medicine」に掲載された新生児を対象にした大規模 RCT においては，免疫グロブリン投与群とプラセボ群間で死亡率，後遺症に有意差を認めなかった。

　エンテロウイルス（enterovirus）のウイルス血症では，製剤内に中和抗体が高濃度で含まれていればウイルス血症が早期に終結する可能性が示唆されており，原因不明の脳炎，脳症，心筋炎などでは投与が考慮されている現状がある。また，A 群溶連菌（group A streptococcus, *Streptococcus pyogenes*）による壊死性筋膜炎，トキシックショック症候群においては，免疫グロブリン投与が予後を改善する可能性が成人を対象にした RCT で示唆されており，小児においても投与を検討してよいかもしれない。

　また，重症感染症を発症している小児の IgG 値が低値の場合（多くは＜500 mg/dL の場合），治療と並行して IgG の補充を行うことは，私見であるが一定の意義があると考えられる。

Alejandria MM, Lansang MA, Dans LF, et al. Intravenous immunoglobulin for treating sepsis, severe sepsis and septic shock. Cochrane Database Syst Rev 2013；9：CD001090.　PMID：24043371
Ohlsson A, Lacy J. Intravenous immunoglobulin for suspected or subsequently proven infection in

neonates.Cochrane Database Syst Rev 2010；(3)：CD001239． PMID：20238315
INIS Collaborative Group, Brocklehurst P, Farrell B, et al. Treatment of Neonatal Sepsis with Intravenous Immune Globulin. N Engl J Med 2011；365：1201-11． PMID：21962214
Abzug MJ, Keyserling HL, Lee ML, et al. Neonatal Enterovirus Infection：Virology, Serology, and Effects of Intravenous Immune Globulin. Clinical Infectious Diseases 1995；20：1201-6． PMID：7620000
Darenberg J, Ihendyane N, Sjölin J, et al；StreptIg Study Group. Intravenous immunoglobulin G therapy in streptococcal toxic shock syndrome：a European randomized, double-blind, placebo-controlled trial. Clin Infect Dis 2003；37：333-40． PMID：12884156

 麻疹，水痘曝露後の免疫グロブリン製剤の予防投与は有益か？

対象を限定して投与することは有益である。

　麻疹，水痘は感染力がきわめて強く，致死的となる病態を呈しうることから，ICUでは，特に管理に留意すべき病原体である。免疫グロブリンの投与は，これらのウイルスへの曝露後予防に有用であることが示されており，麻疹に関しては，接触後6日以内に投与をすると，感染感受性者の麻疹を予防あるいは軽症化できる。感染感受性者とは，ワクチン未接種者(特に1歳未満)，HIV★感染をはじめとする免疫抑制者と解釈できる。水痘に関しても，曝露後96時間以内の免疫グロブリン投与は発症予防効果が示されている。投与対象と投与が適応となる状況について表12-17にまとめた。

表12-17　感受性者への免疫グロブリン補充が適応となる接触状況

家族	同じ家庭に住む者
遊び仲間	室内で対面して遊ぶ
病院	水痘：2～4人部屋で同室，あるいは大部屋で隣のベッドにいる者，感染職員や患者との顔を合わせた接触のある者あるいは感染性があると思われる人の訪問を受けた者 帯状疱疹：感染性があると思われる人との密な接触(たとえば触る，抱き合う) 新生児：母親が出生前5日以内か出産後48時間以内に水痘を発症した場合

上記の接触状況下での免疫グロブリン投与対象

水痘罹患歴または水痘ワクチン接種歴のない免疫不全状態の小児
感染の可能性がある妊婦
母親が出生前5日以内か出産後48時間以内に水痘を発症した場合
入院中の早産児(在胎28週以降)で，その母親が水痘の罹患歴が不明確または血清検査での水痘抗体価がはっきりしない場合
入院中の早産児(在胎28週未満もしくは出生時体重1,000g以下)は母親の水痘の既往歴あるいは血清抗体価の状況にかかわらない

岡部信彦監. 米国小児科学会 最新感染症ガイド R-Book 2012. 東京：日本小児医事出版社, 2013.

★─HIV　ヒト免疫不全ウイルス(human immunodeficiency virus)

Ⓑ CLDM[★1]を併用すべき感染症は何か？　また，その意義を述べよ。

CLDMは，嫌気性菌を中心として抗菌作用を期待して用いられるほか，細菌のリボソームに結合し，蛋白合成阻害作用を発揮することで，細菌の毒素産生が引き起こす疾患に対し有効であるといわれている。代表的な疾患として，TSS[★2]，壊死性筋膜炎が挙げられる。

　A群溶連菌による感染症に罹患した56人の小児を検討した後向き研究において，βラクタム薬に蛋白合成阻害作用をもつCLDMなどの抗菌薬を併用することの有効性が検討された。TSS，壊死性筋膜炎を含む重症のA群溶連菌感染症では，併用群のほうが病変の進展の阻止ないしは改善効果が高かった（83％ vs. 14％，$P=0.006$）。

Vinh DC, Embil JM. Rapidly progressive soft tissue infections. Lancet Infect Dis 2005；5：501-13. PMID：16048719
Zimbelman J, Palmer A, Todd J. Improved outcome of clindamycin compared with beta-lactam antibiotic treatment for invasive Streptococcus pyogenes infection. Pediatr Infect Dis J 1999；18：1096-100. PMID：10608632

★1― CLDM　クリンダマイシン（clindamycin）
★2― TSS　トキシックショック症候群（toxic shock syndrome）

Ⓑ 髄膜炎を疑った際に，頭部CT撮影は必要か？

状況により検討する。

　髄膜炎においては，腰椎穿刺により脳ヘルニアを起こすことがある。302人の小児細菌性髄膜炎を後向きに解析した研究では，腰椎穿刺後8時間以内に脳ヘルニアが18人（6.0％）に発生したとされる。しかしながら，脳浮腫の評価のためのCTでは，その発生はなかなか予測できない。別の小児445例の細菌性髄膜炎の後向き研究において，19例（4.3％）が脳ヘルニアを合併，そのうち17例が脳ヘルニア発症前に腰椎穿刺を実施されていた。脳ヘルニアを合併した患児のうち，CTを実施された14例において，5例（36％）でCT所見は正常であったという。成人においては，腰椎穿刺前にCT評価すべき患者の推奨として，免疫不全状態の患者・中枢神経疾患の既往・新規のけいれん・うっ血乳頭の存在・意識障害・巣症状が記載されているが，たとえば，小児はけいれんの合併率が高率であり，小児に外挿できるかは難しい。

Horwitz SJ, Boxerbaum B, O'Bell J. Cerebral herniation in bacterial meningitis in childhood. Ann Neurol 1980；7：524-8. PMID：6776873
Rennick G, Shann F, de Campo J. Cerebral herniation during bacterial meningitis in children. BMJ 1993；306：953-5. PMID：8490469
Tunkel AR, Hartman BJ, Kaplan SL, et al. Practice guidelines for the management of bacterial meningitis. Clin Infect Dis 2004；39：1267-84. PMID：15494903

Ⓐ 先行抗菌薬投与がある場合の，細菌性髄膜炎でのステロイドの意義について述べよ。

Hib★髄膜炎，肺炎球菌（*Streptococcus pneumoniae*）髄膜炎において，抗菌薬投与前ないしは同時のステロイド投与により，神経学的予後が改善する可能性がある。

　新生児を除く小児細菌性髄膜炎において，ステロイドの併用はHib髄膜炎における感音性難聴を有意に減少させたとするメタ解析がある。肺炎球菌性髄膜炎について

は，成人で抗菌薬にデキサメタゾンを併用することで意識障害を改善するものの，小児では神経学的後遺症を減らす可能性が示唆されているにすぎず，投与においては，症例に応じて判断すべきとされる。その他の細菌性髄膜炎に関しては，小児領域ではステロイド使用のエビデンスはない。また，いずれにおいても先行抗菌薬投与がある場合のステロイド併用効果は証明されていない。まとめると，小児細菌性髄膜炎に対するステロイド投与は，Hib感染を疑う場合かつ先行抗菌薬投与がない場合に考慮され，肺炎球菌髄膜炎を疑う症例については状況により考慮されうる。

McIntyre PB, Berkey CS, King SM, et al. Dexamethasone as adjunctive therapy in bacterial meningitis. A meta-analysis of randomized clinical trials since 1988. JAMA 1997；278：925-31. PMID：9302246
de Gans J, van de Beek D；European Dexamethasone in Adulthood Bacterial Meningitis Study Investigators. Dexamethasone in adults with bacterial meningitis. N Engl J Med 2002；347：1549-56. PMID：12432041
岡部信彦監．米国小児科学会 最新感染症ガイド R-Book 2012．東京：日本小児医事出版社，2013．
Tunkel AR, Hartman BJ, Kaplan SL, et al. Practice guidelines for the management of bacterial meningitis. Clin Infect Dis 2004；39：1267-84． PMID：15494903

★― Hib　インフルエンザ菌b型（*Haemophilus influenzae* type b）

神経

井手健太郎

Ⓑ 乳児の意識障害は，GCS★で評価できるか？

乳児用に改訂されたGCSで評価可能である（表12-18）。ただし，客観的な評価が難しく，評価者による差異が生じにくい項目もある（特に，言語反応の5 vs. 4など）。気管挿管中の患者も評価可能であるFOUR scoreなど言語によるコミュニケーションを必要としない神経学的評価法の開発が求められる。

Hahn YS, Chyung C, Barthel MJ, et al. Head injuries in children under 36 months of age. Demography and outcome. Childs Nerv Syst 1988；4：34-40． PMID：3401866
Wijdicks EF, Bamlet WR, Maramattom BV, et al. Validation of a new coma scale：The FOUR score. Ann Neurol 2005；58：585-93． PMID：16178024

★― GCS　グラスゴー昏睡尺度（Glasgow Coma Scale）

Ⓐ 小児の急性意識障害に対する鑑別疾患は何か？

成人でも用いられるCarpenterの分類（AIUEOTIPS）を用いて鑑別できるが（表12-19），小児ではAにabuse（虐待），Iにintussusception（腸重積）を追加している。7章の311ページも参照。

Michelson D, Thompson L, Williams E. Evaluation of stupor and coma in children. UpToDate　閲覧日：2014/7/8
真部 淳，上村克徳編．小児科研修の素朴な疑問に答えます．東京：メディカル・サイエンス・インターナショナル，2008：41．

Ⓒ 法的脳死判定基準において，小児と成人との違いは何か？

小児における脳死判定では，以下の項目が成人と異なる。

表 12-18　乳児用 GCS

	E[★1]：開眼	V[★2]：言語反応	M[★3]：運動反応
6			自発的に目的をもって動く
5		機嫌がよい，周囲に反応	触れると逃避
4	自発的に開眼	機嫌悪く易刺激的，啼泣	痛みに応じて逃避
3	呼びかけに応じて開眼	痛みに応じて啼泣	痛みに応じて四肢異常屈曲
2	痛みに応じて開眼	痛みに応じてうめき声	痛みに応じて四肢異常伸展
1	なし	なし	なし

(Akcan-Arikan A, Zappitelli M, Loftis LL, et al. Modified RIFLE criteria in critically ill children with acute kidney injury. Kidney Int, 71(10), 1028-35, 2007 May. Nature Publishing Group.　PMID：17396113 より)

[★1]—E　best eye response
[★2]—V　best verbal response
[★3]—M　best motor response

表 12-19　小児の意識障害の鑑別診断：AIUEOTIPS

A	Abuse（虐待），Alcohol（アルコール）
I	Insulin（血糖異常）
U	Uremia（尿毒症）
E	Electrolyte（電解質異常），Encephalopathy（けいれん / 脳症），Endocrinopathy（内分泌疾患）
O	Opiate / Overdose（薬物使用 / 薬物中毒），Oxygen（低酸素血症）
T	Temperature（体温異常），Trauma（外傷）
I	Infection（感染症），Intussusception（腸重積）
P	Porphyria（ポルフィリア），Psychiatric（精神疾患）
S	Seizure（けいれん），Syncope（失神），SAH[★1] / SDH[★2] / Stroke（頭蓋内出血）

(Michelson D, Thompson L, Williams E. Evaluation of stupor and coma in children. UpToDate　閲覧日：2014/7/8, および真部 淳, 上村克徳編. 小児科研修の素朴な疑問に答えます. 東京：メディカル・サイエンス・インターナショナル, 2008：41. より作成)

[★1]—SAH　くも膜下出血(subarachnoid hemorrhage)
[★2]—SDH　硬膜下出血(subdural hemorrhage)

除外例
- 生後12週未満
- 被虐待児，または虐待が疑われる（18歳未満）
- 年齢不相応の収縮期血圧（1歳未満：＜65 mmHg，1歳以上13歳未満：＜（年齢×2）＋65 mmHg，13歳以上：＜90 mmHg）
- 低体温（6歳未満：＜35℃，6歳以上：＜32℃）

判定間隔
第1回目の脳死判定が終了した時点から24時間以上を経過した時点で，第2回目の脳死判定を開始する（6歳未満）。

厚生労働科学研究費補助金厚生労働科学特別研究事業「臓器提供施設における院内体制整備に関する研究」「脳死判定基準のマニュアル化に関する研究班」．法的脳死判定マニュアル（平成22年度）．

C 小児患者からの臓器移植は日本国内でどの程度行われているのか？

1995年から2012年の17年間で，33件の小児臓器提供（心停止下および脳死下）があった。15歳未満の脳死下臓器提供は，2009年の改正臓器移植法により可能となった。2011年に国内初の15歳未満の小児よりの脳死下臓器提供があり，その後は2012年に1件，2013年に2件あり，現在までに計4件の小児の脳死下臓器提供があった。

15歳未満の臓器移植希望登録者（2014年6月時点）は，心臓15人，肺7人，肝臓14人，腎臓66人であり，臓器提供件数とのバランスがとれていないのが現状である。

日本臓器移植ネットワークホームページ（www.jotnw.or.jp）　閲覧日：2014/12/3

A 乳児の頭蓋内圧亢進時の症状と，切迫脳ヘルニアに対する緊急対応を説明せよ。

乳児は頭痛や視野異常などを訴えることができず，非特異的な症状（易刺激性，感情鈍麻，哺乳不良，活気不良など）や，大泉門の膨隆などより頭蓋内圧亢進を疑わなければならない。

切迫脳ヘルニアにおける症状は，成人と同様（瞳孔所見の変化，Cushing徴候など）と考えてよいが，不規則な呼吸，高血圧と頻拍（徐脈ではなく）を呈することもある。緊急対応としての過換気療法（$PaCO_2$＝30〜35 mmHg目標）は短時間に限るべきで，換気回数は小児で25回/分，乳児で30回/分を目安とする。

Brasher WK, Tasker RC. Elevated intracranial pressure (ICP) in children. UpToDate　閲覧日：2014/7/8
呼吸急迫および呼吸不全の管理. In：American Heart Association. PALSプロバイダーマニュアル. 東京：シナジー, 2008：49-60.
Badjatia N, Carney N, Crocco TJ, et al. Guidelines for prehospital management of traumatic brain injury 2nd ed. Prehosp Emerg Care 2008；12 Suppl：S1-52　PMID：18203044

C ケタミンは頭蓋内亢進症例に禁忌なのか？

添付文書上は禁忌になっているが，その頭蓋内圧亢進作用は疑問視されており，有用

性を示唆する報告が散見される。

　1970年初頭より，ケタミン投与による頭蓋内圧亢進の報告が多くある。日本におけるケタミンの添付文書も，1970年の雨宮らの報告を引用し，頭蓋内圧亢進症に対する使用を禁忌としている。しかし近年，ケタミンの頭蓋内圧亢進作用を否定する報告が散見され，Bar-Josephらも，頭部外傷小児に対するケタミン投与は頭蓋内圧を低下させ(26→18 mmHg)，脳灌流圧も維持したと報告している。また，Zeillerらは，システマティックレビュー（成人＋小児で7編の文献）を行い，ケタミンは頭蓋内圧を上昇させず，むしろ低下させる可能性があると結論づけている。

雨宮 孝ら. ケタラール文献集 No.2(外科編). 1970 ; 39-45.
Bar-Joseph G, Guilburd Y, Tamir A, et al. Effectiveness of ketamine in decreasing intracranial pressure in children with intracranial hypertension. J Neurosurg Pediatr 2009 ; 4 : 40-6.　PMID : 19569909
Zeiler FA, Teitelbaum J, West M, et al. The Ketamine Effect on ICP in Traumatic Brain Injury. Neurocrit Care 2014 ; 21 : 163-73.　PMID : 24515638

急性脳症に対する特異的治療は何か？

現在，日本国内にある脳症治療に関する資料は，インフルエンザ脳症ガイドラインであり，インフルエンザ以外の脳症に対してもこのガイドラインが参照されている。

インフルエンザ脳症の特異治療
(1) 抗ウィルス薬(オセルタミビル，ザナミビル)
(2) メチルプレドニゾロン・パルス療法：高サイトカイン血症の抑制，脳浮腫の軽減を期待
(3) ガンマグロブリン大量療法：高サイトカイン血症の抑制を期待

ただし，これらに治療に関するエビデンスは乏しく，(2)に関しての国内小児医療施設の全国調査における74例の後向き検討(2002～2004年)があるのみで，(1)，(3)に関するエビデンスは存在しない。

厚生労働省 インフルエンザ脳症研究班. インフルエンザ脳症ガイドライン【改訂版】. 平成21年9月 (www.mhlw.go.jp/kinkyu/kenkou/influenza/hourei/2009/09/dl/info0925-01.pdf)　閲覧日：2014/8/20
水口 雅. 急性脳症の治療. 日本小児科学会雑誌 2010 ; 114 : 1381-88.
小林慈典, 富樫武弘, 水口 雅ほか. インフルエンザ脳症特殊治療の全国調査. 日小児会誌 2007 ; 111 : 659-65.

Ⓑ 頭部外傷小児の維持すべき脳灌流圧の目標は何か？

年齢ごとの脳灌流圧の目標を表12-20に示すが，脳灌流圧だけでなく脳血流量を念頭においた管理を要するのは成人と同様である。また，頭蓋内圧の治療目標は成人とほぼ同様で，20～25 mmHg未満である。

Tasker RC. Head and spinal cord trauma. In : Helfaer MA, Nichols DG. Roger's Handbook of Pediatric Intensive Care, 4th ed. Philadelphia : Lippincott Williams & Wilkins, 2008 : 282-95.
Allen BB, Chiu YL, Gerber LM, et al. Age-specific cerebral perfusion pressure thresholds and survival in children and adolescents with severe traumatic brain injury. Pediatr Crit Care 2014 ; 15 : 62-70. PMID : 24196011

表 12-20　頭部外傷小児における目標脳灌流圧

	Pediatric guidline	Allen BB ら
5歳未満（乳幼児）	40～50 mmHg	>40 mmHg
6～11歳（学童）	50～60 mmHg	>50 または 60 mmHg
12歳以上（青年）	>60 mmHg	

A　小児のけいれん重積に対する薬物療法は，どのように行うか？

一般的には，ベンゾジアゼピンが第1選択となる。効果が認められなければ，第2選択：フェニトイン，第3選択：バルビツール酸と治療をステップアップさせる（表12-21）。ただし，確立されたエビデンスは存在せず，施設ごとのけいれん重積治療プロトコールが存在するのが現状である。表12-22に，小児専門施設での1例を示す。けいれん重積を可能な限り早く頓挫させるため，効果発現に時間を要するフェニトインへの反応を待たず，次の治療ステップに進むプロトコールとなっている。

表 12-21　けいれん重積状態の治療フローチャート

	抗けいれん薬	投与量と方法
第1選択	ジアゼパム	0.3～0.5 mg/kg 経静脈投与（最大量 20 mg）
第2選択	ホスフェニトイン	22.5 mg/kg 10分以上かけて点滴静注
第3選択	チオペンタール	3～5 mg/kg 経静脈投与
	プロポフォール	1～2 mg/kg 経静脈投与

〔てんかん重積状態. In：日本神経学会. てんかん治療ガイドライン 2010（www.neurology-jp.org/guidelinem/epgl/sinkei_epgl_2010_09.pdf）より一部改変〕

表 12-22　けいれん重積/複雑型の管理方針（成育医療研究センター救急診療科）

	抗けいれん薬	投与量と方法
第1選択	ミダゾラム	0.1～0.2 mg/kgをゆっくり静注（最大量 0.6 mg/kg）
第2選択	フェノバルビタール	10 mg/kgを10分かけて点滴静注（最大量 20 mg/kg）
第3選択	チオペンタール	2 mg/kgをゆっくり静注（最大量 5 mg/kg）
再発予防（随時）	ホスフェニトイン	22.5 mg/kgを20分かけて点滴静注

Statler KD, Van Orman CB. Status epilepticus. In : Helfaer MA, Nichols DG. Rogers' Handbook of Pediatric Intensive Care, 4th ed. Philadelphia : Lippincott Williams & Wilkins, 2008 : 295-304.
てんかん重積状態. In : 日本神経学会. てんかん治療ガイドライン 2010(www.neurology-jp.org/guidelinem/epgl/sinkei_epgl_2010_09.pdf) 閲覧日：2014/12/3

Ⓑ 心肺停止蘇生後の小児に対して，脳低温療法を導入すべきか？

心拍再開後の昏睡小児に対して脳低温療法(中心部体温：32～34℃を12～24時間)の導入を検討してもよい。適応(病因，心電図所見，心停止時間)，低体温期間，復温期間など施設により異なるのが現状である。成育医療研究センター PICU では，脳低温療法の禁忌がない蘇生後脳症の小児に対して，深部体温 34℃にて 48 時間の低体温を維持し，48 時間かけて復温を行うプロトコールをとっている。

しかし，小児の蘇生後脳症に対する脳低温療法のエビデンスは存在しない(新生児仮死に関しては存在)。また，成人領域では，低体温と通常体温で効果は同等とする報告もある。現在，北米で進行中の無作為化試験(THAPCA★ trial)の結果が待たれる。

小児の二次救命処置. In : 日本救急医療財団心肺蘇生委員会. 改訂 4 版 救急蘇生法の指針 2010. 東京；へるす出版, 2012 : 123-46.
Azzopardi D, Strohm B, Marlow N, et al. Effects of hypothermia for perinatal asphyxia on childhood outcomes. N Engl J Med 2014 ; 371 : 140-9. PMID : 25006720
Nielsen N, Wetterslev J, Cronberg T, et al. Targeted temperature management at 33℃ versus 36℃ after cardiac arrest. N Engl J Med 2013 ; 369 : 2197-206. PMID : 24237006
Moler FW, Silverstein FS, Meert KL, et al. Rationale, timeline, study design, and protocol overview of the therapeutic hypothermia after pediatric cardiac arrest trials. Pediatr Crit Care Med 2013 ; 14 : e304-15. PMID : 23842585

★── THAPCA　Therapeutic Hypothermia after Pediatric Cardiac Arrest

免疫，血液，腫瘍　　　　　　　　　　　　　　　　　　　　　　　　　　　　　　小泉 沢

Ⓑ 年齢ごとの白血球数の基準値を述べよ。

表 12-23　年齢ごとの白血球数の基準値

年齢	白血球数平均値(±2 SD) (/μL)
満期出生時	18,100(9,000～30,000)
生後 1 か月	10,800(4,000～19,500)
生後 6 か月～2 歳	10,600(6,000～17,000)
生後 2～6 歳	8,500(5,000～15,500)
生後 6～12 歳	8,100(4,500～13,500)

Tschudy MM, Arcara KM. The Harriet Lane Handbook, 19th ed. Maryland Heights：Mosby/Elsevier, 2012：323-4.

 乳児頭蓋内出血の鑑別疾患を挙げよ。

外因性：偶発性外傷，虐待，分娩外傷（凝固障害の検索も必要）。
内因性：ビタミンK欠乏性出血症，先天性凝固障害（血友病など），脳動静脈奇形・血管腫など先天性脳血管病変，種々の要因による脳梗塞後や静脈洞血栓後出血，グルタル酸尿症1型などが挙げられる。

　乳児期発症のビタミンK欠乏性出血症は，誘因のある基礎疾患（吸収障害を呈する胆道系疾患など）を認める二次性と，母乳栄養以外には誘因を認めない特発性に分類される。合併症をもたない新生児・幼若乳児がビタミンK欠乏に陥りやすい理由は十分に解明されていないが，ビタミンKの胎盤移行性が悪く，出生時の備蓄が少ない，腸内細菌叢の未形成，母乳中ビタミンK含量は少なく個人差が大きい，哺乳量の個人差，吸収能の低さなど複数の要因が考えられる。新生児乳児には出血予防のためにビタミンK製剤投与が行われる。

Kliegman RM, Stanton BF, St Geme J, et al. Nelson text book of Pediatrics, 19th ed. Philadelphia：Elsevier/Saunders, 2011：139-40, 303-4.
日本小児科学会新生児委員会ビタミンK投与法の見直し小委員会. 新生児・乳児ビタミンK欠乏性出血症に対するビタミンK製剤投与の改訂ガイドライン（修正版）. 日本小児科学会（www.jpeds.or.jp/uploads/files/saisin_110131.pdf）　閲覧日：2014/12/3

 小児重症患者に対する赤血球輸血の基準はあるか？

血行動態が安定した小児重症患者は，Hb$^{\star 1}$＜7 g/dLで赤血球輸血を考慮する。初期蘇生中にScvO$_2$$^{\star 2}$＜70％の敗血症性ショック患者は，Hb 10 g/dLを目標とした赤血球輸血が推奨される。

　血行動態が安定している小児において，輸血制限群（輸血閾値：Hb＜7 g/dL）と対照群（輸血閾値：Hb＜9.5 g/dL）を比較した多施設RCTでは，輸血制限群にて無輸血患者数および輸血量が有意に少なかったが，新たな臓器不全の発症や28日死亡率などの主要転帰に有意差は認められなかった。先天性心疾患術後患者の輸血閾値については議論があるが，心臓手術後患者のサブグループ解析でも同様の結果であった。また，非チアノーゼ性心疾患術後患者における単施設RCT（輸血制限群の輸血閾値：Hb＜8 g/dL），両方向性GlennおよびFontan手術後患者における単施設RCT（輸血制限群の輸血閾値：Hb＜9 g/dL）においても同様の結果であり，心臓手術後にチアノーゼのない症例に関しても安全に輸血を制限できる可能性が示唆された。

　低酸素血症のある患者，敗血症以外で血行動態が不安定な患者，新生児期先天性心疾患患者，チアノーゼ性心疾患患者の輸血閾値に関して，今後も研究が必要である。

Dellinger RP, Levy MM, Rhodes A, et al；Surviving Sepsis Campaign Guidelines Committee including the Pediatric Subgroup. Surviving sepsis campaign：international guidelines for management of severe sepsis and septic shock：2012. Crit Care Med 2013；41：580-637.　PMID：23353941
Lacroix J, Hébert PC, Hutchison JS, et al；TRIPICU Investigators；Canadian Critical Care Trials Group；Pediatric Acute Lung Injury and Sepsis Investigators Network. Transfusion strategies for patients in pediatric intensive care units. N Engl J Med 2007；356：1609-19.　PMID：17442904
Willems A, Harrington K, Lacroix J, et al；TRIPICU investigators；Canadian Critical Care Trials Group；

Pediatric Acute Lung Injury and Sepsis Investigators (PALISI) Network. Comparison of two red-cell transfusion strategies after pediatric cardiac surgery : a subgroup analysis. Crit Care Med 2010 ; 38 : 649-56.　PMID : 19789443.
de Gast-Bakker DH, de Wilde RB, Hazekamp MG, et al. Safety and effects of two red blood cell transfusion strategies in pediatric cardiac surgery patients : a randomized controlled trial. Intensive Care Med 2013 ; 39 : 2011-9.　PMID : 23995984
Cholette JM, Rubenstein JS, Alfieris GM, et al. Children with single-ventricle physiology do not benefit from higher hemoglobin levels post cavopulmonary connection : results of a prospective, randomized, controlled trial of a restrictive versus liberal red-cell transfusion strategy. Pediatr Crit Care Med 2011 ; 12 : 39-45.　PMID : 20495502

★1 — Hb　ヘモグロビン (hemoglobin)
★2 — $ScvO_2$　中心静脈血酸素飽和度 (central venous oxygen saturation)

B　TLS[★1] のリスク因子を述べよ。

TLS とは，悪性腫瘍に対する化学療法に伴い急激な腫瘍細胞崩壊を生じ，代謝異常 (高尿酸血症，高カリウム血症，高リン血症，低カルシウム血症) を呈する病態である。腫瘍細胞が多く，かつ抗腫瘍薬への治療反応性がよい場合に，治療開始 12 〜 72 時間以降に発症することが多い。T 細胞性急性リンパ性白血病，急性骨髄性白血病，非 Hodgkin リンパ腫 (成熟 B 細胞性腫瘍 / Burkitt リンパ腫)，増殖速度の速い腫瘍，大きな腫瘍，LDH[★2] 高値 (＞500 IU/L)，脱水，尿酸高値の際に TLS 発症リスクが高い。

Kliegman RM, Stanton BF, St Geme J, et al. Nelson text book of Pediatrics, 19th ed. Philadelphia : Elsevier/Saunders, 2011 : 1819.
Nichols DG. Rogers' Textbook of Pediatric Intensive Care, 4th ed. Philadelphia : Lippincott Williams & Wilkins, 2008 : 1716-7.

★1 — TLS　腫瘍崩壊症候群 (tumor lysis syndrome)
★2 — LDH　乳酸脱水素酵素 (lactate dehydrogenase)

C　小児重症患者に DVT[★] 予防は必要か？

小児重症患者においても，DVT リスクが高い場合には DVT 予防が必要である。
　DVT 関連イベント発生率は，PICU 入室患者の 0.9％，小児外傷患者の 0.02 〜 0.6％ と報告されている。小児重症患者の DVT 発症リスク因子は，中心静脈カテーテル留置，チアノーゼ性心疾患，大静脈肺動脈吻合，ECMO，不動，DVT 既往，思春期，乳児期とされる。小児外傷患者では，中心静脈カテーテル留置，14 歳以上，外傷重症度スコア高値，損傷部位 (脊椎・脊髄，大血管，下肢，骨盤，頭部外傷) が DVT 関連イベントのリスク因子と報告されている。小児外傷患者を対象とした 1 件の前向き観察研究では，DVT リスク分類とそれに基づく予防策の実施によって，症候性の静脈血栓塞栓症が減少することが示されている。

Higgerson RA, Lawson KA, Christie LM, et al. Incidence and risk factors associated with venous thrombotic events in pediatric intensive care unit patients. Pediatr Crit Care Med 2011 ; 12 : 628-34.　PMID : 22067813
Thompson AJ, McSwain SD, Webb SA, et al. Venous thromboembolism prophylaxis in the pediatric trauma population. J Pediatr Surg 2013 ; 48 : 1413–21.　PMID : 23845640
O'Brien SH, Candrilli SD. In the absence of a central venous catheter, risk of venous thromboembolism is low in critically injured children, adolescents, and young adults : evidence from

the National Trauma Data Bank. Pediatr Crit Care Med 2011 ; 12 : 251-6. PMID : 20921921
Faustino EV, Hanson S, Spinella PC, et al. A multinational study of thromboprophylaxis practice in critically ill children. Crit Care Med 2014 ; 42 : 1232-40. PMID : 24351371
Hanson SJ, Punzalan RC, Arca MJ, et al. Effectiveness of clinical guidelines for deep vein thrombosis prophylaxis in reducing the incidence of venous thromboembolism in critically ill children after trauma. J Trauma Acute Care Surg 2012 ; 72 : 1292-7. PMID : 2267325

★─ DVT　深部静脈血栓症（deep vein thrombosis）

内分泌，代謝，栄養

小泉 沢，井手健太郎，志馬伸朗

先天性副腎不全でクリーゼを疑うのはどのようなときか？

新生児・乳児における原因不明の活気低下やショックの原因診断では，感染症（敗血症，髄膜炎），先天性心疾患，先天代謝異常症とともに，先天性副腎不全を鑑別する必要がある。先天性副腎不全（先天性副腎皮質過形成）によるクリーゼは，生後2～3週ごろに発症することが多く，塩類喪失症状（ショック，低ナトリウム血症，高カリウム血症，低血糖），活気低下，嘔吐，筋力低下などを呈する。外性器異常や色素沈着で気づかれることもある。新生児スクリーニング検査の対象疾患である。

Nichols DG. Rogers' Textbook of Pediatric Intensive Care, 4th ed. Philadelphia : Lippincott Williams & Wilkins, 2008 : 1588-90.

小児のDKA★に対するインスリン療法は，ボーラス投与から開始すべきか？

小児のDKAに対しては，インスリンのボーラス投与は行わず，0.1単位/kg/時（年少児は0.05単位/kg/時）の持続静注より開始する。3,000例の小児DKAを対象にした症例対照研究において，早期インスリン投与（初期輸液療法開始1時間以内）の脳浮腫に対するオッズ比は12.7（95％ CI 1.41～114.5）であり，生理食塩液または細胞外液10 mL/kgを1時間かけて投与したあとにインスリンの持続投与を開始することが望ましい。

Jeha GS, Haymond MW. Treatment and complications of diabetic ketoacidosis in children. UpToDate 閲覧日 : 2014/7/22
Cooke DW, Plotnick L. Management of diabetic ketoacidosis in children and adolescents. Pediatr Rev 2008 ; 29 : 431-5 ; quiz 436. PMID : 19047433
Edge JA, Jakes RW, Roy Y, et al. The UK case-control study of cerebral oedema complicating diabetic ketoacidosis in children. Diabetologia 2006 ; 49 : 2002-9. PMID : 16847700

★─ DKA　糖尿病性ケトアシドーシス（diabetic ketoacidosis）

B 小児重症患者管理におけるIIT★1 / TGC★2 の立ち位置を説明せよ。

IIT / TGCの有効性は明らかではなく，介入により低血糖発症率が有意に増加する。小児重症患者管理にIIT / TGCを導入する根拠はない。小児の目標血糖値は≦215 mg/dL程度とし，介入を要する低血糖の定義は，生後間もなくの新生児<40 mg/dL，乳児小児<60 mg/dLが安全である。

　小児重症患者に対してIIT / TGCの有用性を検討した4件のRCTを表12-24に示す。

対象患者，目標血糖値，主要転帰（一次アウトカム）がそれぞれ異なることに注意が必要である．Mesotten らは，Vlasselaers らの研究対象患者の 4 年後の認知機能をフォローアップし，予後不良（死亡もしくは重度神経学的後遺症あり）でなかった患者のIQ に両群間の有意差はなかったと報告した．しかし，介入中の低血糖発症と予後との関連は検討されておらず，IIT / TGC の安全性を示すものとはいえない．

表 12-24　小児重症患者に対する IIT/TGC の RCT の比較

Author Journal	デザイン	対象患者	介入群 目標血糖値 （mg/dL）	対照群 目標血糖値 （mg/dL）	一次 アウトカム
		結果（介入群 vs. 対照群）			
Vlasselaers Lancet.2009	単施設 RCT	0〜16歳 （心臓術後 75％）	乳児 50〜80 小児 70〜100	≦215	ICU 滞在日数・炎症
		ICU 滞在日数 5.5 vs. 6.2 日*，死亡率 3％ vs. 6％*，院内感染 29％ vs. 37％* 重篤な低血糖# 25％ vs. 1％*			
Jeschke AJRCCM.2010	単施設 RCT	重症熱傷 0〜18歳	80〜110	140 〜180	予後，感染など
		死亡率有意差なし，敗血症 8％ vs. 23％* 重篤な低血糖# 26％ vs. 9％*			
Agus NEJM.2012 （SPECS）	多施設 RCT	開心術後 0〜3歳	80〜110	なし 担当医 判断	院内感染
		院内感染率有意差なし，30 日死亡率，ICU 滞在日数，臓器不全数も有意差なし 重篤な低血糖# 3％ vs. 1％*			
Macrae NEJM.2014 （CHiP）	多施設 RCT	人工呼吸・循環作動薬を 12 時間以上要する 16 歳以下 （心臓術後60％）	72〜116	＜216	人工呼吸離脱日数
		人工呼吸離脱日数有意差なし，死亡率，ICU 滞在日数，院内感染率も有意差なし 重篤な低血糖# 7.3％ vs. 1.5％*			

\# 重篤な低血糖：血糖値＜40 mg/dL．
* 有意差あり．

Faustino EV, Hirshberg EL, Bogue CW. Hypoglycemia in critically ill children. J Diabetes Sci Technol 2012;6:48-57. PMID:22401322
Vlasselaers D, Milants I, Desmet L, et al. Intensive insulin therapy for patients in paediatric intensive care : a prospective, randomised controlled study. Lancet 2009;373:547-56. PMID:19176240
Jeschke MG, Kulp GA, Kraft R, et al. Intensive insulin therapy in severely burned pediatric patients : a prospective randomized trial. Am J Respir Crit Care Med 2010;182:351-9. PMID:20395554
Agus MS, Steil GM, Wypij D, et al ; SPECS Study Investigators. Tight glycemic control versus standard care after pediatric cardiac surgery. N Engl J Med 2012;367:1208-19. PMID:22957521
Macrae D, Grieve R, Allen E, et al ; CHiP Investigators. A randomized trial of hyperglycemic control in pediatric intensive care. N Engl J Med 2014;370:107-18. PMID:24401049
Mesotten D, Gielen M, Sterken C, et al. Neurocognitive development of children 4 years after critical illness and treatment with tight glucose control : a randomized controlled trial. JAMA 2012;308:1641-50. PMID:23101118

★1─IIT　強化インスリン療法（intensive insulin therapy）
★2─TGC　厳密血糖コントロール（tight glycemic control）

  先天代謝異常症を疑う際に，まず採取すべき検体は何か？

新生児・乳児における原因不明の活気低下やショックの原因診断では，感染症（敗血症，髄膜炎），先天性心疾患，先天代謝異常症を鑑別する必要がある。先天性代謝異常症はさまざまな症状を呈し，新生児では not doing well（何だか調子が悪そう），傾眠，哺乳不良，嘔吐，呼吸障害，筋緊張低下，けいれんなどを，乳児期以降では，嘔吐・発熱・絶食に伴い，急激な全身状態悪化および意識障害を呈することもある。

　検査は，血液ガス，血糖，乳酸，アンモニア，尿定性（ケトン体），血算，生化学検査（クレアチンキナーゼ）に加え，先天代謝異常症の診断確定のために，急性期（発作時）の検体を可能な限り採取し，専門医に相談する。代謝性アシドーシス，アニオンギャップ開大，高乳酸血症，低血糖，高アンモニア血症などを認めることが多い。

表 12-25　診断のために保存すべき検体

分析項目	検体	保存法
アミノ酸	血漿：EDTA★採血管 随時尿	すぐに遠心して凍結 凍結
有機酸	随時尿	凍結
アシルカルニチン	Guthrieろ紙血1スポット 血清	よく乾燥後に凍結 凍結

★─EDTA　エチレンジアミン四酢酸（ethylene diamine tetraacetic acid）

Kliegman RM, Stanton BF, St Geme J, et al. Nelson text book of Pediatrics, 19th ed. Philadelphia : Elsevier/Saunders, 2011 : 416-8.
五十嵐隆総編. 高柳正樹専編. 小児科臨床ピクシス 23. 見逃せない先天代謝異常. 東京：中山書店, 2010 : 2-4.
Nichols DG. Rogers' Textbook of Pediatric Intensive Care, 4th ed. Philadelphia : Lippincott Williams & Wilkins, 2008 : 1685-8.

C 先天代謝異常症急性増悪時(特に高アンモニア血症)の緊急的介入について述べよ。

気道，呼吸，循環の維持に努める。著明な代謝性アシドーシスを過換気で代償している場合には，人工呼吸管理導入後に急激に酸血症(アシデミア)が進行しないよう注意する。

　特異的な治療は疾患により異なる。アミノ酸・脂肪酸の異化抑制のために，絶食と十分量のブドウ糖補充(10 mg/kg/分)を開始する。ただし，ブドウ糖投与により乳酸アシドーシスの悪化が起こるピルビン酸代謝異常もある。種々の補酵素として働く，ビタミン製剤，L-カルニチンの経験的補充も行われる。数時間で上記治療に反応しない高アンモニア血症(低下しない，あるいは≧500 μmol/Lの持続)や重篤な代謝性アシドーシスに対しては，血液浄化療法を行う。神経学的予後は昏睡時間とアンモニア最高値と関連しており，迅速に高アンモニア血症を是正することで神経学的予後の改善が期待される。

特殊ミルク共同安全開発委員会編. タンデムマス導入にともなう新しいスクリーニング対象疾患の治療指針. 特殊ミルク情報 2006；42；別刷.
Nichols DG. Rogers' Textbook of Pediatric Intensive Care, 4th ed. Philadelphia：Lippincott Williams & Wilkins, 2008：1688-9.
Picca S, Bartuli A, Dionisi-Vici C. Medical management and dialysis therapy for the infant with an inborn error of metabolism. Semin Nephrol 2008；28：477-80.

B 至適な栄養投与法はあるか？

1. 経腸と経静脈
小児領域で経腸栄養と経静脈栄養の効果を直接比較したRCTは行われていない。経腸栄養は生理的で，静脈栄養に関連した感染リスクがなく，費用対効果もよい。大規模前向きコホート研究では，経腸栄養での投与エネルギー量が目標値に近いほど死亡率が低かった。よって，腸管を使用できるならば経腸栄養を施行してよい。経静脈栄養は経腸栄養のみでは目標エネルギー量に到達できない場合に施行されるが，至適開始時期や投与量は不明である。

2. 経腸栄養の手法
経腸栄養において，間欠投与と持続投与で消化管合併症の発生率に差はない。経腸栄養経路のうち，経胃投与は簡便であり，広く用いられる。経空腸(幽門後)投与は持続投与が原則であり，間欠投与はダンピング症候群のリスクもあり，通常は行わない。PICU患者において，経胃持続投与群と経空腸持続投与群とを比較したRCTでは，経空腸投与群で目標エネルギー量の到達は有意に早かったが，ICU滞在日数や人工呼吸管理日数には差がなかった。目標エネルギー量を早期に達成したい場合，あるいは胃食道逆流や，胃排泄遅延が存在する場合には，経空腸投与を試みてよいだろう。

de Lucas C, Moreno M, López-Herce J, et al. Transpyloric enteral nutrition reduces the complication rate and cost in the critically ill child. J Pediatr Gastroenterol Nutr 2000；30：175-80.　PMID：10697137
Mehta NM, Bechard LJ, Cahill N, et al. Nutritional practices and their relationship to clinical outcomes in critically ill children— an international multicenter cohort study. Crit Care Med 2012；

40：2204-11． PMID：22564954
Horn D, Chaboyer W. Gastric feeding in critically ill children：a randomized controlled trial. Am J Crit Care 2003；12：461-8． PMID：14503430
Meert KL, Daphtary KM, Metheny NA. Gastric vs small-bowel feeding in critically ill children receiving mechanical ventilation：a randomized controlled trial. Chest 2004；126：872-8． PMID：15364769

外傷など

井手健太郎

A 小児の熱傷の特徴および熱傷範囲の評価法を述べよ．

小児の皮膚は薄く細胞外液が多いため，深い熱傷になりやすく，また浮腫や水疱を形成しやすい．熱傷による細胞外液喪失の影響を受けやすく，熱傷面積 10％以上（成人は 15％以上）であれば輸液療法が必要である．

小児の熱傷範囲の評価には，Lund-Browder の法則（図 12-3），または 5 の法則が使用される．これらは，乳児→小児→成人と頭部の割合が小さくなることを勘案した熱傷評価の方法である．

Joffe MD. Emergency care of moderate and severe thermal burns in children. UpToDate　閲覧日：2014/7/8
創傷・熱傷ガイドライン委員会. 熱傷診療ガイドライン. 日皮会誌 2011；121：3279-306．

A 小児の外傷の特徴を述べよ．

小児では，成人との解剖学的あるいは生理学的な相違点を理解した外傷検索および管理が必要である（表 12-26）．

B 小児の急性肝不全の診断基準を述べよ．

急性肝不全の定義は PT-INR★≧1.5 を呈する高度の肝機能障害である．肝性脳症 II 度以上を伴うと昏睡型と診断する．肝性脳症の分類の定義は成人と異なる（表 12-27）．小児における肝性脳症 II 度は，非特異的かつ軽度であるため，見逃されやすい．

専門施設に搬送すべき時期に明確な指標は存在しないが，原因不明の肝機能障害に凝固異常（程度を問わず）を伴えば，小児肝臓専門医にコンサルトする．小児の肝不全では，急性型（初発症状から肝性脳症 II 度まで 10 日以内）が多く，PT-INR≧1.5 〜 2.0 の凝固異常から肝性脳症 II 度に陥るまでの期間も短い．

持田 智, 滝川康裕, 中山伸朗ほか. 我が国における「急性肝不全」の概念, 診断基準の確立. 肝臓 2011；52：393-8．
Dhawan A. Acute liver failure in children and adolescents. Clin Res Hepatol Gastroenterol 2012；36：278-83． PMID：22521555

★── PT-INR　プロトロンビン時間国際標準化比（prothrombin time-international normalized ratio）

C 虐待を疑う身体症状は何か？　虐待を疑ったらどうするか？

虐待を疑う身体所見を表 12-28 に示した．救急集中治療に携わる医師は，児童虐待の第一発見者になる可能性が高い．まずは疑うこと，そして迅速な判断と行動，関係機関への連携が期待されている．

虐待（ネグレクト，心理的，身体的，性的）が明らか，もしくは疑われる場合は，児

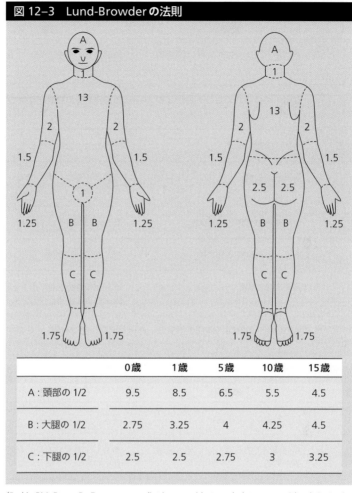

図12-3　Lund-Browderの法則

(Barkin RM, Rosen P : Emergency pediatrics : a guide to ambulatory care, 6th ed. St. Louis : Mosby, 2003. より作成)

童相談所および子ども家庭支援センターに通告する。事件性（傷害・殺人）がある場合は，警察にも通報する。

東京都福祉保健局．チームで行う児童虐待対応〜バイオウンのためのスタートアップマニュアル〜．(www.metro.tokyo.jp/INET/OSHIRASE/2009/03/DATA/20j3vd01.pdf)
厚生労働科学研究費補助金子ども家庭総合研究事業．「子どもの心の診療に関する診療体制確保，専門的人材育成に関する研究」分担研究．虐待対応連携における医療機関の役割（予防，医学的アセスメントなど）に関する研究．日本子ども虐待医学研究会．一般医療機関における子ども虐待初期対応ガイド．(jamscan.childfirst.or.jp/dl/download.cgi?name=ippan_manual.pdf　閲覧日：2014/7/8)

表 12-26 小児の外傷の特徴とその影響

	特徴	影響
頭部	頭部が不釣り合いに大きい（8歳未満）	頭部外傷の頻度が高く，死因の多くを占める
脳	縫合未癒合で，くも膜下腔が大きい（乳児）	頭蓋内血腫の影響が遅れて生じる
脊椎/脊髄	脊椎の柔軟性が高い	骨折のない脊髄損傷を生じやすい
胸部	胸郭が軟らかい	骨折が少ない，骨折のない肺損傷が生じやすい
	縦隔構造の可動性が高い	緊張性気胸を生じやすい
腹部	肝臓/脾臓が胸郭内にない	直接的な肝脾損傷が生じやすい
筋骨格	骨が未熟で柔軟	成長板に骨折を生じやすい 骨折のみによる出血は生じにくい

(Lee LK, Fleisher GR. Trauma management : Unique pediatric considerations. UpToDate. より一部改変　閲覧日：2014/7/8)

表 12-27 小児肝性昏睡の分類（第5回小児肝臓ワークショップ：1988年）

昏睡度	年長児	乳児
Ⅰ	いつもより元気がない	声を出して笑わない
Ⅱ	傾眠傾向でおとなしい，見当識障害がある	あやしても笑わない，母親と視線が合わない
Ⅲ	大きな声で呼ぶとかろうじて開眼する	
Ⅳ	痛み刺激で覚醒しないが，顔をしかめたり，払いのけようとしたりする	
Ⅴ	痛み刺激にまったく反応しない	

(持田 智, 滝川康裕, 中山伸朗ほか. 我が国における「急性肝不全」の概念, 診断基準の確立. 肝臓 2011；52：393-8. より一部改変)

表12-28 虐待を疑う身体所見

皮膚	挫傷	多発性，新旧混在，不自然な分布(体幹前面，体背面，耳介，陰部など)	手形，物の形
	熱傷		辺縁明瞭で深い
頭部	頭蓋内出血	硬膜下出血，新旧血腫の併存	
	頭蓋骨骨折	多発性，両側性，骨折線離開，頭頂部陥没	
骨折	部位	骨幹端，肋骨，棘突起，胸骨，肩甲骨	
	形態	らせん状骨折，鉛管骨折	
	年齢	2歳未満	
その他		CPAOA★，治療が奏効しない慢性頭痛・腹痛など	

〔厚生労働科学研究費補助金子ども家庭総合研究事業.「子どもの心の診療に関する診療体制確保，専門的人材育成に関する研究」分担研究. 虐待対応連携における医療機関の役割(予防，医学的アセスメントなど)に関する研究. 日本子ども虐待医学研究会. 一般医療機関における子ども虐待初期対応ガイド. (jamscan.childfirst.or.jp/dl/download.cgi?name=ippan_manual.pdf)より一部改変　閲覧日：2014/7/8〕
★― CPAOA　来院時心肺停止(cardiopulmonary arrest on arrival)

鎮静，鎮痛

志馬伸朗

A 小児患者でも鎮静の中断は可能か？

人工呼吸中に使用される鎮静薬の過剰投与が呼吸期間延長と関連合併症発生に関連する。1日1回持続鎮静薬を中断すること(DIS★)により，過剰鎮静が防止できる。

　Guptaらは，単施設PICUで48時間を超えて人工呼吸を受ける102人(平均年齢4歳)を対象に，ミダゾラム(0.1〜0.3 mg/kg/時)およびモルヒネ(0.01〜0.03 mg/kg/時)の1日1回の中断効果を，RCTにより評価した。人工呼吸期間は持続鎮静群の平均10.3日から，DIS群で7.1日に有意に短縮し，PICU滞在期間も短かった。鎮静の中断は，急激な意識レベルの変化から，患者の興奮やこれに伴う有害事象(血圧変動，事故抜管など)につながるリスクが懸念されるが，本研究では重篤な副作用は増加せず，ミダゾラムの総投与量と薬剤コストが減少した。本研究は，小児患者においてもDISが安全かつ有効に適用可能なことを示唆している。しかし，鎮静の中断よりもプロトコールに基づいた細やかな調節を行うほうが，安全に人工呼吸からの離脱を早める可能性もあり，今後の検討課題である。

Randolph AG, Wypij D, Venkataraman ST, et al ; Pediatric Acute Lung Injury and Sepsis Investigators (PALISI) Network. Effect of mechanical ventilator weaning protocols on respiratory outcomes in infants and children : a randomized controlled trial. JAMA 2002 ; 288 : 2561-8. PMID : 12444863
Kress JP, Pohlman AS, O'Connor MF, et al. Daily interruption of sedative infusions in critically ill patients undergoing mechanical ventilation. N Engl J Med 2000 ; 342 : 1471-7. PMID : 10816184

Gupta K, Gupta VK, Jayashree M, et al. Randomized controlled trial of interrupted versus continuous sedative infusions in ventilated children. Pediatr Crit Care Med 2012 ; 13 : 131-5. PMID : 21283046

★― DIS　daily interruption of sedatives

A　プロポフォールの PICU での使用は可能か？

日本の薬剤添付文書上，小児の集中治療における人工呼吸中の鎮静において，プロポフォールを使用することは禁忌とされる。この理由は，高用量かつ長期間の持続投与により，プロポフォールに関連した合併症である PRIS[★1] が発生する可能性があるためと考えられる。PRIS の機序は明確ではないが，ミトコンドリアへの長鎖脂肪酸取り込み抑制，β 酸化障害，酸化的リン酸化阻害などの呼吸鎖障害が示唆されている。

　PRIS のリスク因子として，投与量や投与期間との関連性が示唆され，FDA[★2] では，(1) 4 mg/kg/時を投与量上限，(2) 48 時間を投与時間上限，(3) pH，乳酸値，CK[★3] を測定する，(4) 他の鎮静薬との組み合わせを図り，増量を回避すること，等を使用指針に挙げている。

　2012 年のドイツの全国調査では，主に鎮静困難例，術後人工呼吸例，抜管困難例の適応で小児の持続鎮静薬として使用されている現状がある。使用している ICU の多くは，投与量や投与期間の制限を設定し，3 〜 4 mg/kg/時を投与量上限とし，24 〜 48 時間を使用期間限度としている。

Bray RJ. Propofol infusion syndrome in children. Paediatr Anaesth 1998 ; 8 : 491-9. PMID : 9836214
Parke TJ, Stevens JE, Rice AS, et al. Metabolic acidosis and fatal myocardial failure after propofol infusion in children : five case reports. BMJ 1992 ; 305 : 613-6. PMID : 1393073
岡崎 薫. Propofol infusion syndrome. 臨麻 2009 ; 33 増刊 : 329-48.
WHO Pharmaceuticals Newsletter Nos.2&3, 2001.
Kruessell MA, Udink ten Cate FE, Kraus AJ, et al. Use of propofol in pediatric intensive care units : A national survey in Germany. Pediatr Crit Care Med 2012 ; 13 : e150-4. PMID : 22079951

★1― PRIS　propofol infusion syndrome
★2― FDA　米国食品医薬品局(Food and Drug Administration)
★3― CK　クレアチンキナーゼ(creatine kinase)

B　広く用いられている小児の鎮痛/鎮静スコアは何か？

小児の鎮静スコアとして比較的広く用いられているのは，SBS[★1] である(表 12-29)。
　小児の鎮痛スコアとしては，修正 FLACC[★2] スケール(表 12-30)や，COMFORT[★3]-B scale(表 12-31)などが用いられる。

Curley MA, Harris SK, Fraser KA, et al. State Behavioral Scale : a sedation assessment instrument for infants and young children supported on mechanical ventilation. Pediatr Crit Care Med 2006 ; 7 : 107-14. PMID : 16446601
Johansson M, Kokinsky E. The COMFORT behavioural scale and the modified FLACC scale in paediatric intensive care. Nurs Crit Care 2009 ; 14 : 122-30. PMID : 19366409

★1― SBS　State Behavioral Scale
★2― FLACC　Face, Legs, Activity, Cry and Consolability
★3― COMFORT　Caring Observant Mindful Friendly Obliging Responsible Tactful

表12-29 SBS

声かけ→優しい触知→侵害刺激の順に患者の反応を評価する

スコア	表記	定義
−3	無反応	自発呼吸なし 自発咳，吸引による咳反射なし 侵害刺激に反応なし ケア施行者への反応なし あらゆる刺激に苦痛の様子なし 動かない
−2	侵害刺激に反応	自発呼吸はあるが補助換気されている 吸引や体位変換により咳あり 侵害刺激に反応 ケア施行者への反応なし 動かない，または四肢のまれな動き，位置変化あり
−1	優しい触知や声に反応	自発呼吸はあるが不十分 吸引や体位変換により咳あり 触知あるいは声刺激に反応 ケア施行者に興味を示すが刺激をやめると消失 手技に対して苦痛 触知や声によるあやしで安静になる 四肢のまれな動き，位置変化あり
0	覚醒しており，安静を保てる	有効な自発呼吸あり 体位変換により，あるいは自発的な咳あり 声に反応する，あるいは無刺激で反応を引き出せる ケア施行者へ自発的な興味を払う 手技に対して苦痛 触知や声によるあやしで安静になる 四肢のまれな動き，位置変化あり，あるいは落ち着かないもぞもぞした動きあり
+1	落ち着きなく，安静を保てない	有効な自発呼吸あり，人工呼吸器との非同調 自発的な咳あり 声に反応する，あるいは無刺激で反応を引き出せる ケア施行者へ自発的な興味を払う 間欠的に危険な行動 5分間の介入にもかかわらず安静を保てず，あやせない 落ち着かないもぞもぞした動きの増加
+2	興奮	人工呼吸器での換気困難 自発的な咳あり 無刺激で反応を引き出せる ケア施行者へ自発的な興味を払う 気管チューブをかむ，ラインを引っ張るなど危険な状態 あやせない 落ち着かないもぞもぞした動き，ばたばたする，脚を蹴るなどの動きの増加

(Curley MA, Harris SK, Fraser KA, et al. State Behavioral Scale : a sedation assessment instrument for infants and young children supported on mechanical ventilation. Pediatr Crit Care Med, 7(2), 107-14, 2006 Mar. Wolters Kluwer Health. PMID：16446601より)

表12-30 修正FLACCスケール

合計10点満点で評価

カテゴリー	点数		
	0	1	2
表情	特別な表情なし，笑顔	時折しかめっ面，あるいは無関心	頻回または持続的に苦悶表情，歯を食いしばる
下肢	安静肢位でリラックス	じっとしていない，緊張あり	蹴ったり，脚を持ち上げたり
活動性	おとなしく正常の体位で横たわっている 容易に動ける	もがいて前後に動く，緊張あり	弓なりになる，強い緊張，急に突っ張る動き
啼泣	覚醒あるいは入眠しており泣かない	うめき声，小さな声，時折苦痛を訴える	涙を流して泣く，苦痛を訴える
落ち着き	満足しておりリラックス	落ち着きなく，タッチング，抱っこ，声かけで落ち着く	落ち着かせることができない

(Johansson M, Kokinsky E. The COMFORT behavioural scale and the modified FLACC scale in paediatric intensive care. Nurs Crit Care 2009；14：122-30. PMID：19366409より)

C 鎮痛薬や鎮静薬の投与は長期神経発達予後に影響を及ぼすか？

鎮痛薬や鎮静薬の投与と，長期神経発達予後の関連性については，基礎実験を含め議論が続いている．臨床検討に際して留意すべきは，鎮痛薬や鎮静薬の投与そのものの選択背景には，患者の重症病態があり，この原病態そのものの予後への交絡影響が無視できないことである．

2008年に報告された大規模コホート研究は，フランスの9地域で1997年に出生した在胎週数22〜32週の早産児のコホート（EPIPAGE★）を対象とした．本研究では，1,572人の人工呼吸患者を対象に，7日を超える麻薬あるいは鎮静薬投与と，神経筋発達不全の関連性が評価された．神経筋発達不全は，神経筋力，認知力，聴力，視力により評価され，重度および中等度に分類された．単変量解析では，7日を超える麻薬あるいは鎮静薬投与と，神経筋発達不全間に有意の関連性を認めたが，傾向スコアおよび在胎週数により調節したところ，有意性は消失した（調整後のRR 1.0；95% CI 0.8〜1.2）．すなわち，長期間の鎮痛薬や鎮静薬の投与が神経発達予後に影響を与えているとはいえない．

この知見は，ミダゾラム使用が中枢神経系合併症や生命予後の関連性は明確でないという体系的レビュー／メタ解析や，出生数日以内のモルヒネの短期使用が神経発達予後と関連しないとする過去の報告とも矛盾しない．

なお，過去の知見の大部分は，早産新生児を対象としており，小児患者に対する影

表 12-31 COMFORT-B scale

意識	1	深い眠り
	2	浅い眠り
	3	傾眠
	4	完全覚醒し，明瞭
	5	過度に覚醒
安静/興奮	1	穏やか
	2	やや不安
	3	不安
	4	とても不安
	5	パニック
呼吸反応（人工呼吸患者）	1	咳や自発呼吸なし
	2	自発呼吸あり，機械換気への反応がないか少量
	3	時折咳があり，人工呼吸に抵抗
	4	自発的に呼吸があり，定期的な咳がある
	5	呼吸器とファイティング，咳換気不全
啼泣（人工呼吸器非装着患者）	1	静かに呼吸，泣いていない
	2	すすり泣き，あえぎ
	3	うなり声
	4	泣いている
	5	悲鳴を上げる
体動	1	動きなし
	2	時々，多少の動き
	3	頻回の，多少の動き
	4	四肢に限局した活発な動き
	5	体幹や頭部を含む活発な動き
筋緊張	1	完全に弛緩，筋緊張なし
	2	筋緊張減弱
	3	正常筋緊張
	4	筋緊張の増加と手指および足趾の屈曲
	5	過剰な筋硬直と手指および足趾の屈曲
顔面の緊張	1	顔面筋の完全な弛緩
	2	顔面筋の正常な動き：筋緊張は明らかではない
	3	いくつかの顔面筋に緊張が明らか
	4	顔面筋全体に緊張
	5	顔面筋の歪み，しかめ面

(Johansson M, Kokinsky E. The COMFORT behavioural scale and the modified FLACC scale in paediatric intensive care. Nurs Crit Care 2009 ; 14 : 122-30. PMID：19366409 より)

響を検討した報告はほぼ皆無であることにも留意すべきである。

Rozé JC, Denizot S, Carbajal R, et al. Prolonged Sedation and/or Analgesia and 5-Year Neurodevelopment Outcome in Very Preterm Infants Results From the EPIPAGE Cohort. Arch Pediatr Adolesc Med 2008 ; 162 : 728-33. PMID：18678804

Ng E, Taddio A, Ohlsson A. Intravenous midazolam infusion for sedation of infants in the neonatal intensive care unit. Cochrane Database Syst Rev 2012；6：CD002052.　PMID：22696328
MacGregor R, Evans D, Sugden D, et al. Outcome at 5-6 years of prematurely born children who received morphine as neonates. Arch Dis Child Fetal Neonatal Ed 1998；79：F40-3.　PMID：9797623

★― EPIPAGE　Etude EPIdémiologique sur les Petits Ages GEstationnels

手技

志馬伸朗

Ⓑ 緊急輪状甲状膜穿刺の適応とデバイスを述べよ。

外科的気道確保手技は，CVCIの緊急気道確保手段である。しかし，小児，とりわけ乳児における選択や適応はきわめて難しい。英国DAS★では，CVCI時の救命的処置として，小児全年齢層で外科的輪状甲状膜切開を，9歳以上であればカニューレによる輪状甲状膜穿刺を，熟練した術者と設備が整っていれば気管切開を，選択肢に挙げている。成人領域では，外科的輪状甲状膜切開が第1選択とされるが，小児の場合，輪状甲状膜の同定が困難であったり，気管径そのものが細いなど，手技困難性が高い。ブタモデルでの検討では，気管切開のほうが優れていたとの報告もある。

輪状甲状膜穿刺のデバイスに関しては，静脈留置針（14あるいは18G），またはQuickTrach®（内径2mm）などの穿刺キットが利用できる。しかし，細く虚脱しやすい気管のために，食道誤穿刺のリスクが高いことには留意すべきであり，QuickTrach®の成功率が低いことはウサギを用いた実験モデルで示されている。

Henderson JJ, Popat MT, Latto IP, et al. Difficult Airway Society guidelines for management of the unanticipated difficult intubation. Anaesthesia 2004；59：675-94.　PMID：15200543
Johansen K, Holm-Knudsen RJ, Charabi B, et al. Cannot ventilate-cannot intubate an infant：surgical tracheotomy or transtracheal cannula. Pediatr Anesth 2010；20：987-93.　PMID：20880155
Stacey J, Heard AM, Chapman G, et al. The 'Can't Intubate Can't Oxygenate' scenario in Pediatric Anesthesia：a comparison of different devices for needle cricothyroidotomy. Paediatr Anaesth 2012；22：1155-8.　PMID：23066666

★― DAS　Difficult Airway Society

Ⓐ エコーガイド下中心静脈穿刺のエビデンスとtipsを述べよ。

1．内頸静脈

内頸静脈穿刺では，超音波（エコー）の使用が確立している。エコーガイド下皮膚作図法と，リアルタイムエコーガイド法がある。いずれの手技でも，穿刺成功率は古典的な解剖学的ランドマーク法に比べ向上する。2009年のメタ解析では，超音波装置使用により穿刺時間は短縮するものの，穿刺成功率は増加しないとされているが，これは穿刺および超音波手技の習熟度が結果に関係している不均一性の高い研究を含んでいるためと推察される。メタ解析以降のRCTでは，超音波装置の使用により穿刺成功率が改善している。

患者を15度Trendelenburg位とし，頸部から肩甲部に枕を挿入し，頭部を後屈し穿刺側と反体側に40度回転させると，動静脈の重なりが少なく，静脈径が大きくな

る。乳様突起，胸骨上縁を結ぶ線上で，輪状軟骨部に相当する高さに円を描き，これが頭尾側に約1.5倍延びるように血管走行に垂直方向に皮膚をテープで進展させると，血管前後系が拡張し，穿刺時に虚脱しにくくなる。人工呼吸中はPEEPを高くする。

2. 大腿静脈
大腿静脈穿刺(あるいはアプローチ)は，動脈誤穿刺をきたしやすい。また小児では，カテーテル挿入部位での血液うっ滞から，深部静脈血栓症が発生しやすい(発生率7.4％)。エコーガイドによる成功率は67％と解剖学的ランドマーク法の59％と同等だが，動脈穿刺率が低下する。なお，逆Trendelenburg位とし，穿刺時に下腹部あるいは肝表面を軽度圧迫することで，静脈拡張が得られる。穿刺側の股関節を60度外転，外旋すると，動静脈の重なりが少なくなる。

3. 鎖骨下静脈
超音波アプローチには，(1) 鎖骨上窩にプローブを置き，鎖骨下静脈の長軸と内頸静脈を描出し，鎖骨下より穿刺する方法，(2) 鎖骨上窩にプローブを置き，鎖骨下静脈の一部と腕頭静脈への合流部を描出し，鎖骨上窩より長軸で穿刺する方法が報告され，いずれも高い成功率を示している。ただし，現時点でRCT等による有効性の検討は行われていない。

Chuan WX, Wei W, Yu L. A randomized-controlled study of ultrasound prelocation vs anatomical landmark-guided cannulation of the internal jugular vein in infants and children. Paediatr Anaesth 2005 ; 15 : 733-8.　PMID : 16101703

Verghese ST, McGill WA, Patel RI, et al. Comparison of three techniques for internal jugular vein cannulation in infants. Paediatr Anaesth 2000 ; 10 : 505-11.　PMID : 11012954

Grebenik CR, Boyce A, Sinclair ME, et al. NICE guidelines for central venous catheterization in children. Is the evidence base sufficient? Br J Anaesth 2004 ; 92 : 827-30.　PMID : 15121722

Sigaut S, Skhiri A, Stany I, et al. Ultrasound guided internal jugular vein access in children and infant : a meta-analysis of published studies. Paediatr Anaesth 2009 ; 19 : 1199-206.　PMID : 19863734

Bruzoni M, Slater BJ, Wall J, et al. A prospective randomized trial of ultrasound- vs landmark-guided central venous access in the pediatric population. J Am Coll Surg 2013 ; 216 : 939-43.　PMID : 23478546

Gwak MJ, Park JY, Suk EH, et al. Effects of head rotation on the right internal jugular vein in infants and young children. Anaesthesia 2010 ; 65 : 272-6.　PMID : 20105152

Morita M, Sasano H, Azami T, et al. A novel skin-traction method is effective for real-time ultrasound-guided internal jugular vein catheterization in infants and neonates weighing less than 5 kilograms. Anesth Analg 2009 ; 109 : 754-9.　PMID : 19690242

Casado-Flores J, Barja J, Martino R, et al. Complications of central venous catheterization in critically ill children. Pediatr Crit Care Med 2001 ; 2 : 57-62.　PMID : 12797890

Iwashima S, Ishikawa T, Ohzeki T. Ultrasound-Guided versus landmark-guided femoral vein access in pediatric cardiac catheterization. Pediatr Cardiol 2008 ; 29 : 339-42.　PMID : 17851631

Suk EH, Kim DH, Kil HK, et al. Effects of reverse Trendelenburg position and inguinal compression on femoral vein cross-sectional area in infants and young children. Anaesthesia 2009 ; 64 : 399-402.　PMID : 19317705

Suk EH, Lee KY, Kweon TD, et al. Ultrasonographic evaluation of the femoral vein in anaesthetised infants and young children. Anaesthesia 2010 ; 65 : 895-8.　PMID : 20645949

Rhondali O, Attof R, Combet S, et al. Ultrasound-guided subclavian vein cannulation in infants : supraclavicular approach. Paediatr Anaesth 2011 ; 21 : 1136-41.　PMID : 21627714

Breschan C, Platzer M, Jost R, et al. Consecutive, prospective case series of a new method for ultrasound-guided supraclavicular approach to the brachiocephalic vein in children. Br J Anaesth 2011 ; 106 : 732-7.　PMID : 21414981

Ⓑ エコーガイド下動脈穿刺のエビデンスと tips を説明せよ。

成人を含めたメタ解析では，エコーガイド法は有意に動脈ライン留置成功率を向上させる。小児領域の報告では，成功率が有意に向上するものと，不変とするものがある。乳児の動脈は径 1 mm 程度ときわめて細く，固定が困難であることや，穿刺やカニュレーションの技術，超音波装置への習熟度などの因子が成功に影響している可能性もあるので，これらの点に留意したうえで使用する価値がある。

Shiloh AL, Savel RH, Paulin LM, et al. Ultrasound-guided catheterization of the radial artery : a systematic review and meta-analysis of randomized controlled trials. Chest 2011 ; 139 : 524-9. PMID : 20724734
Schwemmer U, Arzet HA, Trautner H, et al. Ultrasound-guided arterial cannulation in infants improves success rate. Eur J Anaesthesiol 2006 ; 23 : 476-80.　PMID : 16512974
Ishii S, Shime N, Shibasaki M, et al. Ultrasound-guided radial artery catheterization in infants and small children. Pediar Crit Care Med 2013 ; 14 : 471-3.　PMID : 23628835
Ganesh A, Kaye R, Cahill AM, et al. Evaluation of ultrasound-guided radial artery cannulation in children. Pediatr Crit Care Med 2009 ; 10 : 45-8.　PMID : 19057451

Ⓐ 末梢静脈ライン確保時の補助手段を説明せよ。

小児における末梢ライン確保時の困難性は，細さと視認困難性に起因する。可視化の補助手段として，光を用いた手段と，超音波（エコー）を用いる方法とがある。

　古典的には，LED などの光源装置により皮膚に通過光を当て，血管を可視化する試み（transillumination）があり，特に新生児を含む小さなこどもでは有益であるとされた。しかし，直接的な光源の皮膚接触による熱傷の発生が懸念された。

　その後，近赤外光を遠隔部位より皮膚に投光し，血管を可視化するデバイスの開発が進んだ。しかし，最新の複数の RCT は，視認性を改善するが，血管穿刺成功率は不変との報告が多い。

　超音波装置は，血管の深さが把握でき，針の血管内侵入を視認できるため，より確実性の高い手段といえる。従来法による穿刺困難例の使用で，成功率が改善するとの指摘があった。その後に行われた手術室および救急外来における RCT では，穿刺回数がそれぞれ 1.5 および 2 回減少し，手技時間が 6.0 および 8.1 分短縮している。

　以上より，穿刺困難例で超音波穿刺を末梢ライン確保時の補助手段として考慮することは可能といえるであろう。

Hosokawa K, Kato H, Kishi C, et al. Transillumination by light-emitting diode facilitates peripheral venous cannulations in infants and small children. Acta Anaesthesiol Scand 2010 ; 54 : 957-61. PMID : 20626357
de Graaff JC, Cuper NJ, Mungra RA, et al. Near-infrared light to aid peripheral intravenous cannulation in children : a cluster randomised clinical trial of three devices. Anaesthesia 2013 ; 68 : 835-45.　PMID : 23763614
Kaddoum RN, Anghelescu DL, Parish ME, et al. A randomized controlled trial comparing the AccuVein AV300 device to standard insertion technique for intravenous cannulation of anesthetized children. Pediatric Anesthesia 2012 ; 22 : 884-9.　PMID : 22694242
Cuper NJ, de Graaff JC, Verdaasdonk RM, et al. Near-infrared imaging in intravenous cannulation in children : a cluster randomized clinical trial. Pediatrics 2013 ; 131 ; e191-7.　PMID : 23230072

Oakley E, Wong AM. Ultrasound-assisted peripheral vascular access in a paediatric ED. Emerg Med Australasia 2010；22：166-70. PMID：20534052
Doniger SJ, Ishimine P, Fox JC, et al. Randomized controlled trial of ultrasound-guided peripheral intravenous catheter placement versus traditional techniques in difficult-access pediatric patients. Pediatr Emerg Care 2009；25：154-9. PMID：19262420
Benkhadra M, Collignon M, Fournel I, et al. Ultrasound guidance allows faster peripheral IV cannulation in children under 3 years of age with difficult venous access：a prospective randomized study. Paediatr Anaesth 2012；5：449-54. PMID：22409596

B 小児肺炎診断における適切な手法は何か？

肺炎診断のゴールドスタンダードは生検や剖検による組織学的診断であるが，これは臨床的には意味をなさない。BAL[★1]は，組織学的診断に最も近い臨床的検体採取法と考えられる。しかし，BALの施行に際しては，機器の配備やサイズの問題がある。BAL施行可能な吸引孔付き気管支ファイバーを安全に使用するには，内径 4.5 mm 以上の気管チューブ使用が望ましい。

BALを標準として，気管内採痰，BBS[★2]，気管支ファイバーを使用しない盲目的BALを比較した研究では，BBSが感度，特異度ともに比較的高く，コスト面で優れていた。一方，気管内採痰は，特異度が低く，偽陽性のリスクが高い。

BBSは，通常の気管吸引チューブよりも1～2サイズ細いものを使用し，気管チューブ先端より5cm遠位において採痰する手技であり，再現性も高いとされる。

Sachdev A, Chugh K, Sethi M, et al. Diagnosis of ventilator-associated pneumonia in children in resource-limited setting：a comparative study of bronchoscopic and nonbronchoscopic methods. Pediatr Crit Care Med 2010；11：258-66. PMID：19770785
Sachdev A, Chugh K, Raghunathan V, et al. Diagnosis of bacterial ventilator–associated pneumonia in children：reproducibility of blind bronchial sampling. Pediatr Crit Care Med 2013；14：e1-7. PMID：23269358

★1― BAL 気管支肺胞洗浄(bronchoalveolar lavage)
★2― BBS 盲目的気管支サンプリング(blind bronchial sampling)

C 皮膚消毒薬に何を用いるか？

PICUで皮膚消毒が必要な状況は，(1)血液培養採取時，(2)外科手術時，(3)中心静脈カテーテル挿入時，に大別される。即効性を期待する状況では((1)＞(2)＞(3))，アルコールの効果が高い。一方，持続性が必要なとき((1)＜(2)＜(3))には，クロルヘキシジンが効力を発揮する。したがって，合剤であるクロルヘキシジンエタノール液を使用することが推奨される。

生後2か月未満の小児に対しては，クロルヘキシジンによる皮膚障害や吸収のリスクも示唆されていたが，反論する知見もあり，結論は一定していない。特に早産新生児などでは，利益とリスクに鑑み，「注意をして使用する」ことが求められる。

Maiwald M, Chan ES. The forgotten role of alcohol：a systematic review and meta-analysis of the clinical efficacy and perceived role of chlorhexidine in skin antisepsis. PLoS One 2012；7：e44277. PMID：22984485
Marschall J, Mermel LA, Fakih M, et al. Strategies to prevent central line-associated bloodstream infections in acute care hospitals：2014 update. Infect Control Hosp Epidemiol 2014；35：753-71. PMID：24915204

謝辞
小児集中治療の章の作成においては，国立成育医療研究センター救急診療科の植松聡子先生と鉄原健一先生，静岡県立こども病院循環器集中治療科の中野諭先生，長野県立こども病院小児集中治療科の佐藤公則先生による御助言，執筆補助をいただいた。ここに深く感謝の意を表する。

13 その他

舩越 拓，嘉村洋志，志賀 隆，岡田唯男，水谷佳敬，岸本暢将，
土師陽一郎，吾妻 壮

高体温

舩越 拓，嘉村洋志，志賀 隆

A 高体温と発熱の違いは何か？

発熱は，体が自らの体温を高く保とうとする結果である．ウイルス，細菌の感染などをきっかけにサイトカインが放出され，視床下部の温度センサーがセットポイントを上げることにより，体全体が熱産生を促進し，熱放散を抑制しようとする．その結果，末梢血管を収縮させ，発汗を抑え，シバリングなどの状態となる．つまり，体ががたがた震える場合には，体自身が体温を上昇しようとしている状態であり，発熱を示唆する．一方，高体温は，体自身が意図しない状態であり，熱産生の異常な増加，熱放射の障害や外部からの加熱などによる体温の上昇である．視床下部のセットポイントは変化していないため，解熱薬の投与で代謝のための熱産生を惹起してしまう可能性があり，禁忌となる．

A 高体温の鑑別について述べよ．

熱産生が異常な状態としては，甲状腺機能亢進症，悪性症候群，てんかん発作，過剰摂取（コカイン，メタンフェタミン，アンフェタミン，MDMA★，サリチル酸や抗コリン薬）やセロトニン症候群などが挙がる．高温多湿の環境で起こる熱中症がある．よって，高体温の鑑別として病歴が非常に重要になる．既往に精神疾患があり，抗精神病薬の内服がないか，家族や救急隊には，現場の環境はどうであったかなどを聴取する必要がある．また，身体所見や血液検査から甲状腺機能をチェックする．病歴がはっきりしない場合には，感染症のワークアップ（胸部X線，尿検査，各種培養の提出や必要に応じて，その他の画像検査など）を必ず行い，抗菌薬の投与も考慮していかなければならない．

★ーMDMA　3,4-メチレンジオキシメタンフェタミン（3,4-methylenedioxymethamphetamine）

A 熱中症の重症度分類について述べよ．

紅色汗疹（prickly heat / miliaria rubra）
汗孔が角質層に汗が貯留することで閉塞し，汗腺に急性の炎症が起きることでできる紅色の丘疹．

熱テタニー（heat tetany）
過換気症候群となり，手足や口唇のしびれなどが起こる．

熱浮腫（heat edema）
熱環境による末梢血管の拡張や，重力による四肢の間質への水分の移動によって起こる手足，足関節の浮腫のこと．熱環境へ曝露して数日で生じる．

熱失神（heat syncope）
脱水，末梢血管拡張や血管運動の低下からくる起立性低血圧のこと。
熱けいれん（heat cramp）
発汗が多いときに，水分補給のみで塩分補給が不足していると発症しやすい。運動中よりも，運動数時間後により起こる。
熱疲労（heat exhaustion）
脱水とナトリウム不足によって起こる。熱けいれんに加えて，悪心・嘔吐，頭痛，筋肉痛，めまいの症状が起こる状態。体温は平熱〜40℃である。暑さに慣れていない高齢者に多い。
熱射病（heat stroke）
熱疲労に加えて，意識障害やけいれんなどの中枢神経障害を伴い，体温は40℃を超える。古典的な非労作性熱射病（nonexertional heat stroke：老人や小児に起こりやすい緩徐発症。皮膚乾燥はあるが，必ずしも脱水はない）と運動性熱射病（若年，急性発症，皮膚は湿潤で脱水を伴う）に分類される。

日本救急医学会の「熱中症に関する委員会」では，これらの症状を，さらに病院前の治療から活用できるように分類している（図13–1）。

日本救急医学会熱中症に関する委員会. 本邦における熱中症の現状―Heatstroke STUDY2010最終報告―. 日救急医会誌 2012；23：211-30.

A 熱中症の体の冷却法について述べよ。

熱中症の治療のゴールは，冷却と臓器機能の支持となる。冷却法として，体表に霧吹きを吹きかけ，気化熱を利用して体温を下げる方法と，氷水につける方法がある。前者は，ぬるま湯を霧吹きにて体表にかけて，扇風機であおぐ。シバリングを起こさないようにすれば，合併症が少なく，最も推奨される方法である。後者は，冷却効果や即効性はあるが，バイタルサインが崩れているような状態では，患者を適切なモニタリングしづらく，急変にも対処しづらいため推奨されない。そのほかに，氷を体表に置いたり，冷却ブランケットをかけたり，冷水による胃洗浄や膀胱洗浄，冷生理食塩液の投与などあるが，効果や合併症の点から積極的には勧められない。ECMO★による冷却は，合併症が重篤になりうるため，ルーチンの使用は勧められないが，心肺停止に近い状態であれば効果は抜群であり，使用も考慮する。

★― ECMO　体外膜型肺（extracorporeal membrane oxygenation）

A 熱中症のリスクについて述べよ。

暑い環境やその環境に慣れていない人，もしくは，熱放射が妨げられる状態がリスクとなる。基礎疾患では，肺疾患，心疾患，広範囲熱傷，発熱，幼児，高齢者，脱水，内分泌疾患，精神疾患，熱中症の既往があることが挙げられる。その他の薬剤も影響を及ぼす。抗コリン作動薬，抗うつ薬，リチウム，コカイン，覚せい剤，サリチル酸，フェノチアジン，アルコール，抗ヒスタミン，利尿薬などが挙がる。

B 横紋筋融解症の治療について述べよ。

熱中症で重篤な障害をきたしうる合併症の一つが，横紋筋融解症である。重症熱中症では，常にこれを念頭に検査を行い，CK★，ミオグロビンの上昇や尿ミオグロビンの

図 13-1　日本救急医学会による熱中症の分類

新分類	症状	重症度	治療	従来の分類（参考）	
Ⅰ度	めまい，大量の発汗，欠神，筋肉痛，筋肉の硬直（こむら返り）（意識障害を認めない）		通常は現場で対応可能 →冷所での安静，体表冷却，経口的に水分とNaの補給	heat syncope heat cramp	Ⅰ度の症状が徐々に改善している場合のみ，現場の応急処置と見守りでOK
Ⅱ度	頭痛，嘔吐，倦怠感，虚脱感，集中力や判断力の低下（JCS1以下）		医療機関での診察が必要 →体温管理，安静，十分な水分とNaの補給（経口摂取が困難なときには点滴にて）	heat exhaution	Ⅱ度の症状が出現したり，Ⅰ度に改善が見られない場合，すぐ病院へ搬送する
Ⅲ度（重症）	下記の三つのうちいずれかを含む (1) 中枢神経症状（意識障害≧JCS2，小脳症状，けいれん発作） (2) 肝・腎機能障害（入院経過観察，入院加療が必要な程度の肝または腎障害） (3) 血液凝固異常（急性期 DIC* 診断基準（日本救急医学会）にて DIC と診断）		入院加療（場合により集中治療）が必要 →体温管理（体表冷却に加え体内冷却，血管内冷却などを追加） 呼吸，循環管理 DIC治療	heat stroke	Ⅲ度か否かは救急隊員や，病院到着後の診察・検査により診断される

（日本救急医学会熱中症に関する委員会．本邦における熱中症の現状―Heatstroke STUDY2010 最終報告―．日救急医会誌 2012；23：211-30より）

★― DIC　播種性血管内凝固（disseminated intravascular coagulation）

存在を疑う場合や，いわゆるコーラ色の尿を認めた場合には，重篤な急性腎障害を防ぐために，すぐに治療を開始しなければならない．まずは，筋肉内に水分が移行することによって起こる血管内脱水を補正するために，生理食塩液による大量の輸液が必要である．

　目安は尿量 4 mL/kg/時で維持できるように輸液を行うとされているが，ここまで尿量が必要かどうかは，強い根拠はない．さらに，ミオグロビンの排出を促すために，尿 pH を定期的に測定し，6.5 以上を保つように炭酸水素ナトリウムの投与することも効果があるかもしれないが，強いエビデンスはない．加えて，急性腎障害の患者の尿をアルカリ化するのは困難であること，血漿 pH のアルカリ化のリスク，低カルシウム血症を増悪する可能性などから，慎重なモニタリング下でなければ，積極的な使用は勧められない．また，マンニトールの投与も治療法としてあるが，エビデンスレベルは低く，逆に，脱水や高ナトリウム血症などの合併症もあるため，ルーチンでの使用は推奨されない．

Bouchama A, Knochel JP. Heat Stroke. N Engl J Med 2002；346：1978-88.　PMID：12075060

★― CK　クレアチンキナーゼ（creatine kinase）

ⒷＢ 悪性症候群の診断基準について述べよ。

悪性症候群の三徴は，高体温，脳症，筋硬直であるが，すべてが揃わないこともあり，また診断できる検査もないため，総合的に診断する必要がある。三つの診断基準を紹介するが，それぞれの比較もされておらず，結局はおのおので判断するしかない。

- **Levensonの基準**
  major：高体温，筋硬直，CKの上昇
  minor：頻脈，異常血圧，頻呼吸，意識障害，発汗，白血球増加
  「major 三つ」もしくは「major 二つ＋minor 四つ」を満たすと悪性症候群として治療を行う

- **Caroff and Mannの基準**
  major：38℃以上の発熱，筋硬直
  minor：意識障害，頻脈，高血圧もしくは低血圧，頻呼吸もしくは低酸素，発汗もしくは唾液分泌過多，振戦，失禁，CK上昇もしくはミオグロビン尿，白血球増加，代謝性アシドーシス
  「major 二つ＋minor 五つ以上」で診断

- **米国精神医学会(American Psychiatric Association)の基準**
  major：発熱，筋硬直
  minor：発汗，嚥下障害，振戦，失禁，意識障害，頻脈，無言，不安定な血圧，白血球増加，CK上昇
  「major 二つ＋minor 二つ以上」で診断

Tintinalli J, Stapczynski J, Ma OJ, et al. Tintinalli's Emergency Medicine : A Comprehensive Study Guide, 7th ed. New York : McGraw-Hill Professional, 2010.

ⒷＢ 悪性症候群を起こす薬剤は何か？

通常，抗精神病薬の治療を開始してからはじめの2週間に症状が出現するが，数年間同じ薬剤を使用していたとしても，起こる可能性がある。急な減量，薬剤の変更や経静脈投与も関与している。原因薬剤については，表13-1を参考にされたい。

表 13-1 悪性症候群の原因薬物

神経遮断薬	制吐薬
アリピプラゾール	ドンペリドン
クロルプロマジン	ドロペリドール
クロザピン	メトクロプラミド
フルフェナジン	プロクロルペラジン
ハロペリドール	プロメタジン
オランザピン	
パリペリドン	
ペルフェナジン	
クエチアピン	
リスペリドン	
チオリダジン	
ziprasidone	

暑さ指数とは何か？

米国の海兵隊が熱中症のリスクを判別するために開発された指標。気温ではなく，人体と外気の熱のやりとりに着目した指標であり，人体の熱収支に与える影響の大きい湿度，日射・輻射などの周辺の熱環境，気温を取り入れたものである。黒球温度（弱風時に日なたにおける体感温度），湿球温度（皮膚の汗が蒸発するときに感じる涼しさ）と乾球温度（気温）をもとに算出される。暑さ指数が28℃を超えると，熱中症患者が増加する（図13-2，表13-2）。

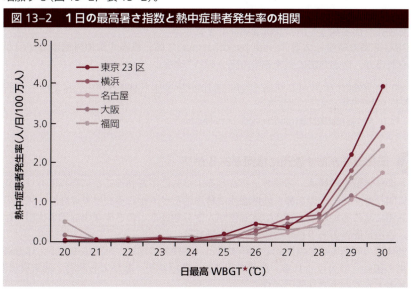

図13-2 1日の最高暑さ指数と熱中症患者発生率の相関

〔環境省熱中症予防情報サイト．(www.wbgt.env.go.jp/wbgt.php) より〕
★— WBGT 湿球黒球温度(wet bulb globe temperature)＝暑さ指数

表13-2 熱中症予防の温度基準

温度基準 (WBGT)	注意すべき 生活活動の目安	注意事項
危険 (31℃以上)	すべての生活活動で 起こるリスク	高齢者においては安静状態でも発生するリスクが大きい 外出はなるべく避け，涼しい室内に移動する
厳重警戒 (28～31℃)[a]		外出時は炎天下を避け，室内では室温の上昇に注意する
警戒 (25～28℃)[a]	中等度以上の生活 活動で起こるリスク	運動や激しい作業をする際は定期的に十分に休息を取り入れる
注意 (25℃未満)	強い生活活動で 起こるリスク	一般にリスクは少ないが激しい運動や重労働時には発生するリスクがある

a (28～31℃)および(25～28℃)については，それぞれ28℃以上31℃未満，25℃以上28℃未満を示す。
（日本生気象学会．日常生活における熱中症予防指針 Ver.3. 2013より）

低体温

舩越 拓, 嘉村洋志, 志賀 隆

A 低体温の復温法には何があるか？

復温法を大別すると外部から熱を与えるか内部からか，それを受動的に行うか能動的に行うか，そして体外循環に分かれる。どの方法を用いるかは，重症度やその施設で使用可能なデバイスによって変わる（表13-3）。

32～35℃の軽度低体温（mild hypothermia）では，毛布や温風機・湯たんぽなどで対応可能と思われるが，28～32℃の中等度低体温（moderate hypothermia）では，電気毛布や加温輸液，胸腔膀胱灌流などを要する。

28℃未満の高度低体温（severe hypothermia）では，積極的な体外循環の使用が勧められるが，復温方法に関する質の高いRCT★はない。

Brown DJ, Brugger H, Boyd J, et al. Accidental Hypothermia. N Engl J Med 2012 ; 367 : 1930-8. PMID : 23150960

★— RCT　無作為化比較試験（randomized controlled trial）

A 低体温をきたす原因には何があるか？

ヒトの体温調節機構は，体温を上昇させるよりも低下させることに優れており，低体温に陥りやすい。そのため，低体温症は寒冷地だけで起こるわけではなく，気温の差が急激に起こる地域や，昼夜の気温差が大きな地域などのさまざまな環境状態で起こり，さらに患者のもつ基礎疾患にも左右される。

低体温の原因を病態生理的に分類すると，熱喪失の増加，熱産生の低下，体温調節機構の破綻，に分けられる。鑑別を表13-4に記すが，なかでも飲酒，低栄養状態，高齢者と乳児は大きな要因となる。

A 低体温患者での死亡確認にはどのような基準があるか？

AHA[★1]ガイドラインでは，体温が30～32℃になるまでは，蘇生を継続すべきとしている。

「救急蘇生法の指針2005」においても，「病院外では，明らかな死体徴候がある場合や凍結のためにCPR[★2]ができない場合を除いて，蘇生を試みる」としている。

ERC[★3]のガイドラインでも，蘇生を中止する基準として，復温後もしくは復温の失敗，病院前においては致死的な外傷，完全な凍結により蘇生が行えない場合が挙げられ，それ以外の場合には，復温してから死亡確認するように勧められている。

以上のように，基本的には死亡確認は復温後が望ましい。また，文献上では過去に生存した低体温の記録は，小児で14.2℃，成人で13.7℃となっている

"A person is not dead until he is warm and dead."

★1— AHA　米国心臓協会（American Heart Association）
★2— CPR　心肺蘇生術（cardiopulmonary resuscitation）
★3— ERC　欧州蘇生協議会（European Resuscitation Council）

表 13-3　復温法と選択時の注意点

カテゴリー	方法	復温ペース（℃/時）	コメント
能動的/外的	毛布	0.5	戦慄など自発的な体温産生能が保たれているときのみ有効
受動的/外的	暖房空調	1〜2.5	
	電気毛布	多様	熱傷や after drop に注意
	放射熱		
	湯たんぽ		
	四肢の温浴		
	入浴	2〜4	モニタリングができない
受動的/内的	加温酸素	0.5〜1.2	やや効果に乏しい
	加温輸液		補液もできる。用量依存性に効果がある
	胸腔・膀胱・胃還流		データに乏しい粘膜損傷の可能性がある。胃管は誤嚥のリスクを考慮
	腹膜透析	1〜3	加温酸素とともに併用する
	開胸	最大 8	侵襲が強い
	血液透析	2〜3	施設による。耐えられる血圧が必要
	PCPS★	3〜4	習熟した施設と耐えられる血圧が必要

★— PCPS　経皮的心肺補助（percutaneous cardiopulmonary support）

表13-4 低体温の原因

体温喪失の増加	寒冷曝露 医原性（寒冷輸液など） 血管拡張 中毒 熱傷
体温産生の減少	高齢者 低血糖 低栄養 下垂体機能低下 副腎不全 甲状腺機能低下 DKA[★1] / AKA[★2] 慢性疲労
体温調節能の低下	皮膚末梢循環不全 脊髄損傷，末梢神経障害 糖尿病 中枢神経障害 頭部外傷

★1― DKA　糖尿病性ケトアシドーシス（diabetic ketoacidosis）
★2― AKA　アルコール性ケトアシドーシス（alcoholic ketoacidosis）

Ⓑ 低体温状態でのVF[★1]，VT[★2]にはどのように対応すべきか？

AHAのガイドラインでは，低体温症での除細動は1回施行のみを推奨していたが，2010年のガイドラインでは，その根拠は乏しく，通常のBLS[★3]と同じサイクルでよいとしている。すなわち，2分ごとの除細動が認められた。しかしながら，実臨床では，VFが難治性となったり，CPRを施行することそのもので容易にVFに移行したりすることが散見され，そのたびに除細動を施行するのかの判断は難しい。さらに，低体温状態では除細動が無効でも，復温により除細動の成功率が上がることが期待できる。

そうした背景もあり，ERCのガイドラインでは，3回除細動を施行したあとは，それ以降の施行を遅らせるようにとされている。

一方で，神経学的予後が非常によいことから，低体温中は復温を優先し，除細動は必要ないとする意見もあり，確立されたエビデンスはない。

★1― VF　心室細動（ventricular fibrillation）
★2― VT　心室頻拍（ventricular tachycardia）
★3― BLS　一次救命処置（basic life support）

Ⓑ 低体温法での循環管理はどのようにすべきか？

低体温症の患者では，腎臓における尿の濃縮能が障害されることにより寒冷利尿が生じ，循環血漿量の低下をきたす。そのため，まずは加温された輸液を大量に投与し，循環血漿量を適切に保つことが重要となる。その際，尿量や尿比重は，循環血漿量を

測る指標としては不適切であることを認識しなければならない．また，血管内脱水に加え，低体温による血液粘稠度の上昇から血栓傾向が生じることがある．これが，低体温状態から復温することで血小板機能が正常に戻ってくると，顕在化してくることがあるので注意する．

B after dropとは何か？

復温の過程で，体温がさらに低下し，循環が虚脱する現象．冷えた酸性の血液が末梢から中枢に戻ること，末梢の血管が拡張することで循環が虚脱することが原因とされる．

それと並んで，復温関連低血圧（rewarming related hypotension）という，復温に伴い末梢血管が拡張し，循環血液量が相対的に減少することで血圧低下をきたす現象も報告されている．復温による合併症を以下に挙げる．

- after drop
- rewarming related hypotension
- 低血糖
- 麻痺性イレウス
- 膀胱弛緩
- 出血傾向
- 横紋筋融解
- アシドーシス
- 心室性不整脈
- 電解質異常
- 高カリウム血症，低リン血症

Lloyd EL. Accidental hypothermia. Resuscitation 1996；32：111-24． PMID：8896051

C 低体温に関連してオズボーン（Osborn）といえば誰か？

1953年に低体温症とVFの出現とOsborn波が関連していることをイヌの実験で報告したJohn J. Osborn．ちなみに，オズボーンといえばBlack Sabbathのボーカルであるオジー・オズボーンが有名だが，こちらは英国人で"Osbourne"と綴りが異なる．

Maruyama M, Kobayashi Y, Kodani E, et al. Osborn waves：history and significance. Indian Pacing Electrophysiol J 2004；4：33–9． PMID：16943886
Osborn JJ. Experimental hypothermia：Respiratory and blood pH changes in relation to cardiac function. Am J Physiol 1953；175：389-98． PMID：13114420

C 八甲田山の悲劇とは何か？

1902年に日本陸軍第8師団の歩兵第5連隊が青森市街から八甲田山の田代新湯に向かう雪中行軍の途中で遭難し，210人中199人が死亡したという山岳遭難事故である．多くが低体温症と凍傷で死亡したと伝えられ，日本における冬季軍事訓練で，最も多くの死傷者を出した事故とされる．

中毒

舩越 拓，嘉村洋志，志賀 隆

A 中毒の問診における MATTERS とは何か？

Medication Amount（摂取量）
どのような毒物を摂取したのか。パラケルススの言葉 "The dose makes the poison" のように，水でも薬でも，毒性は量で決まる。薬剤の過剰摂取の疑われる患者では，どの薬をどれだけ摂取したのかという情報収集は欠かせない。各薬剤の血中濃度を院内で測定できる施設は限られるため，救急隊や家族から，室内の状況や空の薬包の数，日常の服薬管理状況などのさまざまな情報を収集する必要がある。

Time Taken（経過時間）
ベンゾジアゼピンでは，摂取直後は意識が清明でも，徐々に血中濃度が上昇すれば意識レベルが低下し，気道確保が必要になるかもしれない。また，アセトアミノフェンを摂取した場合，摂取後 4 時間は「分布相（distribution phase）」と呼ばれ，正確な濃度を判定できない。治療に関しても，胃洗浄は 1 時間以内，活性炭は 1 〜 4 時間以内という摂取時間からの推奨もあり，摂取してからの経過時間はきわめて重要である。

Emesis（嘔吐）
嘔吐の有無は，摂取総量や今後の経過を予想するうえで重要である。

Reason（摂取理由）
薬物摂取のみならず，過剰摂取に至った背景に配慮したケアが欠かせない。自殺企図によるものであっても，その希死念慮の強さなどの評価は，今後の方向性を決めるうえで欠かせない。また，既往歴や家族歴も含めた問診を必ず行うようにする。

Signs Symptoms
摂取薬剤が明らかでない場合，薬物の推定に最も重要なのは身体所見となる。toxidrome（次問参照）を把握し，それに合致する薬剤を推定することで，治療や今後の経過などが推測できる。

A toxidrome とは何か？

中毒によって起こる症状のこと。症状のグループによって分類がある。意識状態，バイタルサイン，瞳孔，皮膚，におい，神経所見から摂取した薬剤を予測できる場合もある。表 13–5 が代表的なものである。

A 胃洗浄の適応について述べよ。

胃洗浄は，1997 年に AACT[★1] / EAPCCT[★2] によって「胃洗浄はルーチンに行われるべきではない」，「胃洗浄は生命にかかわる可能性がある量を摂取していて，かつ摂取後 1 時間以内でない限り考慮すべきではない」とされ，さらに「このように適応を限定しても臨床研究では臨床上の効果は確認されていない」と述べられた。2014 年 12 月現在，胃洗浄の適応は，摂取後 1 時間以内とされており，適応となる症例を厳密に選ぶと明らかに減少している。一方で，禁忌事項としては，「意識状態が低下したりけいれんを起こしているときは非挿管下に胃洗浄を行ってはならない」とされている。ほかの禁忌事項としては，強酸強アルカリなどの腐食性毒物，血小板減少などの出血のリスクのある患者，胃切除後などが挙げられている。

表 13-5 中毒を引き起こす代表的な薬剤とその症状

内因性交感神経刺激	頻脈,高血圧,多汗,頻呼吸,発汗,散瞳,興奮,反射亢進,せん妄,けいれんなど交感神経が賦活された状態.覚醒剤,コカイン,風邪薬にも含まれるエフェドリンなどが原因となる
コリン作動性	下痢(diarrhea),排尿(urination),縮瞳(miosis),気管支漏(bronchorrhea),線維束性収縮(body fasciculation),嘔吐(emesis),流涙(lacrimation),傾眠(lethargy),唾液分泌過多(salivation)など."DUMBBELLS"という語呂で紹介されることが多い.農薬やサリンなどの有機リン,排尿障害に対して使われるジスチグミンなどでみられる
抗コリン性	症状は交感神経刺激と似ているが,皮膚や口腔が乾燥していること,腸雑音が低下していること,血圧の上昇がさほどではないことが鑑別点となる
サリチル酸によるもの	過換気,アニオンギャップ開大アシドーシス,発熱,低血糖,低カリウム,けいれん,昏睡,悪心・嘔吐,耳鳴りなど
セロトニン症候群	幻覚,シバリング,発汗,悪心,下痢,頭痛.セロトニン症候群は,通常二つ以上のセロトニン作動薬が原因となって生じることが多く,悪性症候群との鑑別が肝要である(双方筋肉の症状と発熱を伴うが,診断によって治療が大きく異なるため).重要な鑑別点は下記のとおり(Boyer EW, et al. N Engl J Med 2005;352:1112-20. PMID: 15784664) ●悪性症候群は,神経遮断薬の通常量によって起き,セロトニン症候群の多くは過剰摂取によって起きる ●悪性症候群の発症は数日から数週間とやや緩徐である ●悪性症候群では,鉛管様の硬直,運動緩慢が認められ,セロトニン症候群ではクローヌスや反射亢進があり,拘縮は少なく運動亢進が生じる
オピオイドによるもの	鎮静,傾眠から昏睡,呼吸抑制,低酸素,縮瞳

★1― AACT　米国臨床中毒学会(American Academy of Clinical Toxicology)
★2― EAPCCT　欧州中毒センター/臨床中毒学会(European Association of Poisons Centres and Clinical Toxicologists)

A　尿による中毒スクリーニングの問題点とは何か?

ほかの中毒が否定できないことや,それぞれの薬物に対する感度・特異度の問題点がある.

　陽性の項目があったとしても,ほかの疾患を除外するものではないので,鑑別は必要となる.ほかの薬物によって擬陽性になることがある.たとえば,風邪薬でエフェドリン,ザンタック®でアンフェタミン,鎮咳薬で麻薬,ジフェンヒドラミンやシメチジンでPCP★など.また,偽陰性になることもある.しかし,大麻(テトラヒドロカンナビノール)やコカインなどは非常に正確である.麻薬は,オキシコンチンなど新しい薬剤やベンゾジアゼピンなどで可能性がある.これらのことに加え,尿のスク

リーニングによって除外できる中毒物質は氷山の一角にすぎないため，ルーチンでの使用は控えるべきである。

★― PCP　ペンタクロロフェノール（pentachlorophenol）

Ⓑ セロトニン症候群の Hunter 基準とは何か？

セロトニン症候群は，セロトニン作動性の薬剤の摂取により発症するもので，意識障害，自律神経障害，神経筋の異常を三徴とする。多くは薬剤接種後 24 時間以内に発症するとされる。

Hunter 基準（図 13-3）とは，Hunter が提唱したセロトニン症候群の診断基準で，感度 84％，特異度 97％とされる。

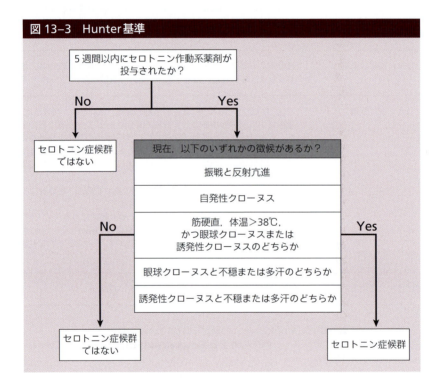

図 13-3　Hunter 基準

Ⓑ Rumack-Matthew ノモグラムとは何か？

アセトアミノフェンの過剰摂取は，重篤な肝障害を引き起こし，肝移植が必要となる症例もある。一般的にアセトアミノフェンの肝障害は，24 時間以降に発症するといわれており，摂取直後の血中濃度や肝機能検査が役に立たない。そこで，血中濃度から中毒発生の予測に使用するのが，アセトアミノフェン血中濃度と時間の半対数プロットの Rumack-Matthew ノモグラム（図 13-4）である。中毒域に達している場合には，拮抗薬である *N*-アセチルシステインを使用する。

しかし，注意すべき点がある。摂取後 4～16 時間での血中濃度を用いる必要があ

るため，摂取時間が不明であったり，摂取後からかなり時間が経過していたり，複数回に分けて摂取していたりするときは使用できない．また，リスクの高い患者（アルコール中毒や肝疾患）は，少ない内服量でも肝障害が発生する可能性があるため，このノモグラムのみではなく，慎重に治療決定する必要がある．

Rumack BH, Matthew H. Acetaminophen poisoning and toxicity. Pediatrics 1975；55：871-6. PMID：1134886

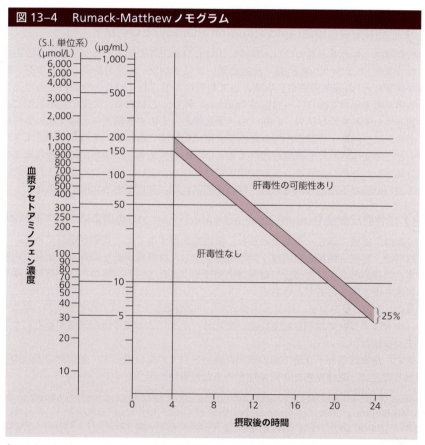

（Reproduced with permission from Pediatrics, 55, 871-6, ©1975, by the AAP）

Ⓑ シアン中毒の際の血液ガスの特徴について述べよ．

シアンイオン（CN^-）は，3価の鉄イオン（Fe^{3+}）に強い親和性があり，細胞内ミトコンドリアにあるシトクロムオキシダーゼの活性中心にあるヘム鉄に結合し，失活させる．このため，好気代謝が阻害されてATP★が枯渇し，細胞機能障害ひいては細胞死に至る．

そのため，血液ガス上は，細胞内酸素利用障害のため動脈血酸素分圧は保たれ，静脈血酸素分圧は逆に正常より高値となる．その一方で，乳酸が上昇してアニオンギャップ開大性代謝性アシドーシスとなる．

シアンは，化合物の内服により胃酸と反応してシアン中毒をきたす機序のほか，化学繊維などの火災によってでもシアン中毒を生じる。火災後の意識障害となると，主に一酸化炭素中毒に意識が向けられがちであるが，血液ガスで一酸化炭素濃度が高くないにもかかわらず意識障害が遷延する場合，上述したような組織酸素代謝失調を示唆する所見が得られた場合は，シアン中毒の可能性を想起しなければならない。

★── ATP　アデノシン三リン酸（adenosine triphosphate）

Ⓑ 脂肪製剤投与療法（lipid emulsion therapy）とは何か？

脂肪製剤は，もともと高カロリー輸液に用いられる栄養製剤であるが，心筋への毒性をもつ薬剤（カルシウム拮抗薬，β遮断薬，ジゴキシン，局所麻酔薬，抗うつ薬，抗精神病薬など）の過剰摂取の拮抗薬として有効性が示されている。今のところ，二つの機序が考えられており，一つ目は lipid sink theory といわれ，大量の脂肪乳剤により脂溶性の薬剤を取り込み，心筋への効果を弱め，そのまま排泄へと導くというものである。二つ目は，経静脈投与した脂肪乳剤は脂肪酸になるが，それが心筋にエネルギーとして使用され，心機能が改善するというものである。いまだに確立されたエビデンスはないため，ルーチンでの使用は避けたほうがよいと思われるが，これらの中毒で血行動態が不安定な患者では，静脈用脂肪乳剤が有用である可能性がある。

Ⓑ 活性炭反復投与（multi dose activated charcoal）の適応について述べよ。

活性炭は，腸管で毒物・薬剤を吸着し，排泄を促進することで効果が期待できる。単回投与は，毒物・薬剤の摂取後1時間程度，もしくは胃腸運動を抑制する薬剤の内服の場合に適応となる。反復投与は腸管循環する，または分布容積の小さい毒物・薬剤の排泄を促す場合に有効とされる。

具体的には，ジアフェニルスルホン，カルバマゼピン，フェノバルビタール，キニーネ，テオフィリンで推奨されている。ただし，それによって予後が改善するというエビデンスはない。

逆に，意識状態が不安定で気道確保が施行されていない場合や，消化管の通過障害がある場合は，嘔吐をきたす可能性があるため避けたほうがよい。

Position statement and practice guidelines on the use of multi-dose activated charcoal in the treatment of acute poisoning. American Academy of Clinical Toxicology ; European Association of Poisons Centres and Clinical Toxicologists. J Toxicol Clin Toxicol 1999 ; 37 : 731-51.　PMID : 10584586

Ⓒ 量が中毒を決めるといったのは誰か？

Paracelsus（1493〜1541年）。スイスの医師，錬金術師。医学だけではなく哲学や魔術等の分野でも大きな影響を及ぼしたとされる人物。

さまざまな場所へと旅をして，民間療法を含む知識を得て，書物での知識しかない医者が病気にかかわることについてのリスクを説き，権威のある大学や医師と対立したり，アルコール中毒であったりなど，さまざまな波乱に満ちた人生を送った。弟子からは，医学者としては一流だが，人としては三流と評された。当時の薬剤師の調剤はかなりいい加減で，それに対して薬剤師の資格の強化や医師と薬剤師間の汚職を糾弾した。

下記のような言葉を残しており，すべての物質が量によって薬にも毒にもなりうることに気づいた初めての人といわれている。

"All substances are poisons. There is none which is not a poison. The right dose differentiates a poison from a remedy."

産科

岡田唯男，水谷佳敬

妊婦のCPA★1において通常成人のACLS★2や心肺蘇生法との相違点は何か？

妊婦が，呼吸苦や腹痛などでER★3を受診することは少なくない。通常のCPAの年齢より若年層であるにもかかわらず，生存率はわずか6.9％という報告もある。妊婦におけるCPAにおいて，原因となりうる特殊な病態としては，肺塞栓，羊水塞栓などがあるが，実は心疾患が最も多い。妊婦における心肺停止への対応は，一般成人における方法におおむね準じるが，以下のようないくつかの相違点がある。除細動，薬剤投与法，投与量（dose）は一般成人と同じである。

(1) 子宮左方転位を行う
(2) 早期に確実な人工呼吸を確立する（気道の確保は通常より困難とされる）
(3) 胸骨圧迫部位を通常よりやや頭側にする（妊娠子宮によって横隔膜は押し上げられ，胸腔や心臓も頭側に偏位しているため，胸骨圧迫の位置は，一般成人よりやや頭側の胸骨中央である。圧迫の深さは，一般成人と同様に5cm以上である）
(4) 急速輸液を考慮する
(5) CPR前からマグネシムが投与されている場合は（子癇発作など），マグネシウム投与の中止と，カルシウム（塩化カルシウムもしくはグルコン酸カルシウム）投与による拮抗を行う（マグネシウム過剰の毒性でCPAに至る場合がある）
(6) 4分以内に自発循環が戻らなければ，死戦期帝王切開術を考慮する（次問参照）
(7) 院内であれば，産科チーム，新生児チームを確保する

AHAのガイドラインによる標準治療〔standard of care（AHA Class I, LOE★4 C）〕として挙げられているのは，以下の5点である。

- 左側臥位によって子宮による下大静脈の圧迫を解除する
- 100％酸素投与
- 横隔膜より上でルートの確保を行う
- 低血圧を評価（SBP★5＜100もしくはベースラインの80％未満で要介入。晶質液でも，膠質液でもよい）
- できるだけ早期に，解除可能な原因の除去を行う（表13–6）

子宮左方転位

妊婦20週以降では，妊娠子宮が下大静脈と大動脈を圧迫し，静脈還流量と心拍出量を抑制することが知られている（子宮底が臍のレベルにある≒20週と考えてよい）。したがって，妊娠20週以降の心肺蘇生では，まず子宮左方転位を行う（Class IIa, LOE C）。これは仰臥位のままで，子宮を用手的に左方へ圧排して，妊娠子宮による下大静脈と大動脈の圧迫解除を試みる方法である（図13–5, 13–6）。子宮による下

大静脈と大動脈への圧迫を避けるために，15度の左側臥位で心肺蘇生を行うことがあるが，仰臥位で心肺蘇生を行う場合に比べて，胸骨圧迫が不十分になる可能性があり，30度を超えると十分な胸骨圧迫は困難（Class Ⅱb, LOE C）となる（図13–7）。

Vanden Hoek TL, Morrison LJ, Shuster M, et al. Part 12：cardiac arrest in special situations：2010 American Heart Association Guidelines for Cardiopulmonary Resuscitation and Emergency Cardiovascular Care. Circulation 2010；122(18 Suppl 3)：S829-61．PMID：20956228
岡田唯男．産科・婦人科救急(1) 緊急病態の診療とコンサルト．別冊ERマガジン 2013；10：437-49．

- ★1— CPA　心肺停止(cardiopulmonary arrest)
- ★2— ACLS　二次救命措置(advanced cardiovascular life support)
- ★3— ER　救急室(emergency room)
- ★4— LOE　エビデンスレベル(level of evidence)
- ★5— SBP　収縮期血圧(systolic blood pressure)

表 13–6　治療可能な原因の考慮(BEAU-CHOPS)

- B　出血(bleeding) / DIC
- E　塞栓症(embolism)：冠動脈 / 肺 / 羊水
- A　麻酔合併症(anesthetic complications)：脊髄ショックなど
- U　子宮弛緩症(uterine atony)
- C　心疾患(cardiac disease)：MI★ / 虚血 / 大動脈解離 / 心筋症
- H　高血圧(hypertension) / 子癇前症 / 子癇
- O　その他(other)：ACLSの標準ガイドラインにあるその他の鑑別
- P　胎盤早期剥離(placenta abruptio) / 前置胎盤(placenta previa)
- S　敗血症(sepsis)

★— MI　心筋梗塞(myocardial infarction)

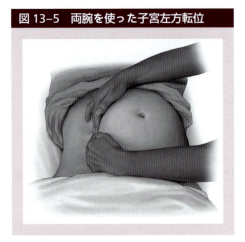

図 13–5　両腕を使った子宮左方転位

(Vanden Hoek TL, Morrison LJ, Shuster M, et al, Part 12：cardiac arrest in special situations：2010 American Heart Association Guidelines for Cardiopulmonary Resuscitation and Emergency Cardiovascular Care, Circulation, 122, 18 Suppl 3, S829-61, 2010 Nov 2, American Heart Association)

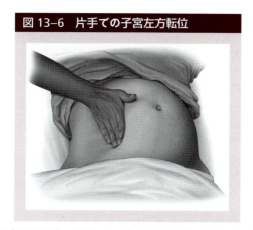

図 13-6　片手での子宮左方転位

(Vanden Hoek TL, Morrison LJ, Shuster M, et al, Part 12 : cardiac arrest in special situations : 2010 American Heart Association Guidelines for Cardiopulmonary Resuscitation and Emergency Cardiovascular Care, Circulation, 122, 18 Suppl 3, S829-61, 2010 Nov 2, American Heart Association)

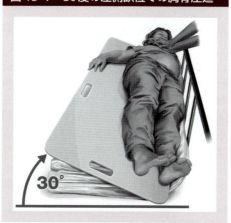

図 13-7　30度の左側臥位での胸骨圧迫

(Vanden Hoek TL, Morrison LJ, Shuster M, et al, Part 12 : cardiac arrest in special situations : 2010 American Heart Association Guidelines for Cardiopulmonary Resuscitation and Emergency Cardiovascular Care, Circulation, 122, 18 Suppl 3, S829-61, 2010 Nov 2, American Heart Association)

Ⓑ 死戦期帝王切開の適応について述べよ。

死戦期帝王切開は心停止となった妊婦の「蘇生処置」として施行される。そのため妊婦の心停止が発生し次第，すみやかに産科医を呼ぶ。児を娩出することにより子宮収縮が起こり，下大静脈と大動脈の圧迫を解除し，また子宮への血流が減少することにより心拍出量を25％増大する効果が見込まれる。胎児の生死は問わない。妊娠20週以降でないと大血管圧迫の原因にはならないため，子宮底が臍高に達しない(妊娠20週未満)妊婦には適応とならない。母体心停止後4分の時点で自己心拍再開に至らな

ければ，死戦期帝王切開術開始の判断をする．児の予後も考慮すると，特に妊娠 24 〜 25 週では，心停止後 5 分以内に娩出が行われることが望ましく，母体心停止後 4 分の時点での手術開始が要求される．一方，妊娠 30 週以降では，母体心停止から 5 分以降の娩出でも児の生存が期待でき，心停止から 30 分以内の娩出でも児を救命しえたケースが報告されている．死戦期帝王切開の日本における施行数はきわめて少ない．実施に際しては，各施設において死戦期帝王切開について事前に話し合いを行い，シミュレーションを行ったうえで，ICU や救急外来でも帝王切開がすみやかに施行できるよう，手術器材，動線を確立しておくことが望ましい．

Vanden Hoek TL, Morrison LJ, Shuster M, et al. Part 12：cardiac arrest in special situations：2010 American Heart Association Guidelines for Cardiopulmonary Resuscitation and Emergency Cardiovascular Care. Circulation 2010；122（18 Suppl 3）：S829-61.　PMID：20956228

A 妊婦のけいれん発作への初期対応はどうするか？

妊婦のけいれん発作では，子癇発作をまず疑うべきである．母体救急処置を優先し，人員確保，バイタルチェック，気道確保，静脈ルート確保，酸素投与を行う．バイトブロックの使用．けいれん頓挫のために使用する薬剤は，硫酸マグネシウム（マグセント®，マグネゾール®）が第 1 選択となる．

➡ マグセント® 40 mL を 20 分以上かけて経静脈投与後，10 〜 20 mL/時で持続静注

硫酸マグネシウムの使用は，WHO[★1]の報告では，母体死亡およびけいれん再発についてジアゼパムやフェニトインなどの抗てんかん薬より優れているとされ，日本産科婦人科学会の推奨もこれに準じている．脳卒中との鑑別が問題にもなるが，子癇発作そのものに続発し，脳出血を合併することがあり，けいれんの頓挫，全身状態の安定化や胎児の安全確認なくして，CT[★2]や MRI[★3]などの頭部画像検査を行う意義は乏しい．腹部超音波検査で胎児心拍を確認し，正常域（110 〜 160 回/分）にあることを確認できることが望ましい．正常域未満の心拍が持続するか繰り返しある場合は，徐脈と判断し，状況により緊急帝王切開の適応となるため，産科医へのすみやかな連絡が必要である．鑑別として脳出血，脳梗塞，中枢神経感染症，てんかん，低血糖，過換気症候群，和痛分娩や脊髄くも膜下麻酔後であれば，局所麻酔薬中毒などが挙げられる．

Duley L, Henderson-Smart DJ, Walker GJ, et al. Magnesium sulphate versus diazepam for eclampsia. Cochrane Database Syst Rev 2010；(12)：CD000127.　PMID：21154341
Duley L, Henderson-Smart DJ, Chou D. Magnesium sulphate versus phenytoin for eclampsia. Cochrane Database Syst Rev 2010；(10)：CD000128.　PMID：20927719
CQ309-2 子癇の予防と対応については？ In：日本産科婦人科学会, 日本産婦人科医会. 産婦人科診療ガイドライン 産科編 2014. 東京；2014：175.
子癇. In：大鷹美子訳. ウィリアムズ臨床産科マニュアル 第 1 版. メジカルビュー社, 2009：151.

★1— WHO　世界保健機関（World Health Organization）
★2— CT　コンピュータ断層撮影法（computed tomography）
★3— MRI　磁気共鳴画像（magnetic resonance imaging）

A 妊婦が交通外傷などで受診した際に注意すべき点は何か？

妊娠後期の腹部鈍的外傷は，交通事故，家庭内暴力，転倒，子どもが乗っかったなど

が主要な原因である。交通事故の場合は、受傷時期、受傷機転、シートベルトの有無とその装着の方法（正しい装着方法：斜めベルトは両乳房の間を通過、腰ベルトは恥骨上で、いずれのベルトも妊娠子宮を横断しない、ことを確認）などの確認を行う。腹部外傷により起こりうる問題としては、前期破水、常位胎盤早期剝離、胎児母体間出血、子宮破裂、羊水塞栓などがある。受傷直後であれば、胎児の包括的な評価（産婦人科医、超音波検査、FHM[★1]監視装置）のできる施設へ転送。大規模な外傷（major trauma）の場合は、最低限 24 時間の観察入院が必要である。4 時間の FHM と K-B[★2]テストで、外傷に伴う妊娠合併症のすべてを検知できたという報告もある。たとえバイタルサインの異常、性器出血、陣痛、腹部の圧痛など明らかな異常所見がなくても、2 〜 6 時間程度の FHM 監視（NST[★3]）が必要であるという意見もある一方で、常位胎盤早期剝離の証拠がない、胎児の well-being に問題がない、頻繁な子宮収縮がないことを満たせば、長時間のモニタリングは必要ない、という意見もある。コンサルトの必要性の判断は事例ごとになるが、迷ったら一度専門医に電話をするというスタンスがよいだろう。皮膚の破綻がある場合は、必要に応じて破傷風トキソイドの接種も忘れないこと。また、DV[★4]の場合は、その適切な対応も忘れないこと。

CQ901 妊娠中のシートベルト着用、及び新生児のチャイルドシート着用について尋ねられたら？　In：日本産科婦人科学会、日本産婦人科医会．産婦人科診療ガイドライン 産科編 2014．東京；2014：382-3．

Ratcliffe SD, Baxley EG, Cline MK, et al. Family Medicine Obstetrics, 3rd ed. Maryland Heights : Mosby, 2008.

岡田唯男．産科・婦人科救急（1）緊急病態の診療とコンサルト．別冊 ER マガジン 2013；10：437-49．

- ★1— FHM 　胎児心拍動（fetal heart movement）
- ★2— K-M 　Kleihauer-Betke
- ★3— NST 　ノン・ストレス・テスト（non-stress test）
- ★4— DV 　家庭内暴力（domestic violence）

A 産後大出血の、治療・管理はどうするか？

PPH[★1]は母体死亡の主要因である。経腟分娩で 500 mL 以上、帝王切開で 1,000 mL 以上の出血は、PPH として注意が必要である。PPH の原因は"4T"と分類されている。すなわち、子宮収縮不良（tone）、頸管裂傷などの外傷（trauma）、胎盤や卵膜などの組織遺残（tissue）、凝固能異常（thrombin）である。このうち tone が 70％を占める。分娩後は、下腹部に固く収縮した子宮を触れるのが正常だが、触れない場合は弛緩しており、「の」の字を描くように子宮のマッサージを行う。可能であれば、腟内に手拳を挿入して子宮底からもマッサージを行い、子宮の双手圧迫を試みる。多くの場合、オキシトシン（アトニン®–O）投与で治療可能である。

- 生理食塩液 500 mL ＋アトニン®–O 10 単位　点滴静注
  オキシトシンで収縮が不十分であれば、高血圧や冠動脈疾患既往がないことを確認のうえ、エルゴメトリン筋注を行う
- メチルエルゴメトリン注 0.2 mg　筋注／静注（添付文章上は筋注のみ）

同時に trauma、tissue の評価のために産科医へコンサルトを行う。また、血餅の形成が認められない場合は、thrombin 異常として、羊水塞栓症や凝固能異常をきたす疾患を疑う必要がある。出血量が多い場合は、産科危機的出血への対応フローチャー

トに従う．すなわち，経腟分娩で1,000 mL以上，帝王切開で2,000 mL以上の出血があれば，十分な輸液と輸血の検討，モニタリングを行い，乏尿や末梢循環不全などの臨床的ショック症状が認められた場合や，SI★2≧1.5，産科DICスコア8点以上では，すみやかに輸血を開始し，原因検索と並行して止血術(バルーンタンポナーデ法や動脈塞栓術など)を検討する必要がある．大量輸血時は，FFP★3 / RCC★4≧1以上となるように輸血を行う．実際の輸血量は出血量や病態によるため明記されたものは少ないが，初期輸血の1例としてFFPを12～15単位投与したあとに，外傷における大量輸血プロトコール(massive transfusion protocol)に準じて，FFP：RCC＝1：1で輸血を行う．クリオプレシピテートが使用可能な施設では，これを使用する．血小板数が2万/μLを下回るような場合は，血小板輸血も行う．AT★5 Ⅲ製剤の使用も考慮する．

World Health Organization. WHO guidelines for the management of postpartum haemorrhage and retained placenta (2009). (whqlibdoc.who.int/publications/2009/9789241598514_eng.pdf) 閲覧日：2014/7/14
CQ311-2 「産科危機的出血」への対応は？ In：日本産科婦人科学会, 日本産婦人科医会. 産婦人科診療ガイドライン 産科編 2014. 東京；2014：188-94.
日本産科婦人科学会, 日本産婦人科医会, 日本周産期・新生児医学会ほか. 産科危機的出血への対応ガイドライン. (www.anesth.or.jp/guide/pdf/100327guideline.pdf) 閲覧日：2014/7/14
竹田 省. 産科疾患と異常出血. 日産婦誌 2010；62：N126-31.

★1― PPH　分娩後出血(postpartum hemorrhage)
★2― SI　ショック指数(shock index)
★3― FFP　新鮮凍結血漿(fresh frozen plasma)
★4― RCC　赤血球濃厚液(red cells concentrates)
★5― AT　アンチトロンビン(antithrombin)

Ⓑ 妊婦が内科疾患などで重症化した際は，何を優先すべきか？　また，帝王切開を考慮するのはいつか？

いかなる状況でも，母体が優先である．母体が不安定な全身状態での，母体救命以外の帝王切開は推奨されない．母体基礎疾患や重症度，妊娠週数と胎児の状況により，児娩出の適応が吟味されるべきである．

Ⓐ 妊婦，授乳婦へ投与可能な薬剤は何か？

妊婦，授乳婦の場合とも，原則，その都度，参考文献に挙げたような最新の情報を確認し，個別事例において，リスクと利益を考慮しながら投与するかどうかを決めること．

　添付文書上のいわゆる禁忌や有益性投与の表記については，悩まされることが多いが，最新の産婦人科診療ガイドラインには，それらのなかでも，必要であれば使うべき薬，偶発的使用で心配のない薬，きちんと注意すべき薬について明記してあり，臨床家にとっては福音である．できれば，そのリストは確認しておきたい〔集中治療のセッティングでは，抗てんかん薬，鎮静薬(抗精神病薬)，降圧薬，抗不整脈薬の一部に注意すべき薬品がある〕．

妊婦の場合
妊婦への薬剤使用にあたって考慮すべきことを列挙する．

(1) その薬剤を使用した際に起こりうる胎児への害は何か？（できる限り正確な妊娠週数を踏まえて考える）
(2) その薬剤を使用しなければ母体，胎児はどうなるか？（自分の施設で入手不可能なら取り寄せてでも使用すべきか？ 原則，母体の治療，健康を優先する）
(3) 同様の作用でより安全な薬剤はあるか？（100％安全性が証明されている薬剤はない）
(4) FDA★分類やカテゴリーに頼らない（その薬剤の具体的な影響を確認する）
(5) 常に最新の情報を確認する（救急で使用するような調べる時間が確保できない薬剤は，頻用されるものの安全性について，前もってリスト化しておく）

妊娠週数とリスクについては以下のとおりである。リスクの種類は，大きくは，流産，奇形，胎児障害に分かれ，妊娠週数（妊娠週数は一般的には最終月経の初日から数える）によって異なってくる。リスクを説明する際に，薬剤の投与がなくとも，通常の妊娠でも発生しうる形態異常が3〜5％，流産は15％との比較で説明することが推奨される。

● 妊娠4週未満（all or noneの原則）
この時期に胎芽に与えられたダメージは，胎児死亡（流産）を起こす可能性はあるが，死亡しなければダメージは修復され，奇形は起こらない（長期に蓄積するものは別）
● 4週以降7週末まで（絶対過敏期）
器官形成期。催奇形性が最も問題となりうる時期
● 8〜12週まで（相対過敏期）
大器官の形成は終わっているが，口蓋や性器などの形成は続いており，小奇形が問題となりうる
● それ以降（潜在過敏期）
この時期以降は原則，奇形は起こりえず，胎児機能障害や胎児毒を考慮する

個別の薬剤の有害性の判断にはさまざまな方法がある。FDA分類（A，B，C，D，X）が有名だが，FDA自身が，このようなカテゴリー分類により，混乱の誘発，過度の単純化，最新の知見を反映していないなどの理由から，2014年12月4日付で，今後の添付文書の記載から，カテゴリー分類の記号（A，B，C，D，X）を削除し，具体的なリスク（どのようなリスクが，どの程度など）を記載することを求めるというルール変更の通知を発表した。

授乳婦の場合
考慮すべき原則は以下のとおりである。

(1) その薬剤を使用した際に起こりうる乳幼児へのリスクは何か？（授乳時に問題となる薬剤は，ほとんど存在しない。原則，投薬を理由に授乳を中止，制限しない。母体の全身状態が授乳を許さない状況の場合は，この限りではない）
(2) その薬剤を使用しなければ，母親，乳幼児はどうなるか？（原則は母親，乳幼児の安全，健康を優先する）
(3) 同様の作用で，より安全な薬剤はあるか？（妊娠中に投与できない薬が，授乳中

も不可とは限らない。その逆もしかり。また，母乳へ移行する薬＝授乳禁忌ではない。小児に直接投与できる薬は，母乳から移行しても大きな問題とはならない（セフェム系抗菌薬など）

(4) カテゴリー分類に頼らず，最新の情報に注意する

原則妊娠中と同様であるが，大半の薬は授乳と両立可能である。母乳育児のメリットは圧倒的に大きく，母体の全身状態が許す限りは，薬剤投与を理由に授乳を中止すべきではない〔まれに，授乳不可な薬剤も存在する（抗がん剤，放射性ヨードなど）ので，その都度確認すること〕〕

CQ104-1 妊娠中投与された薬物の胎児への影響について質問されたら？ In：日本産科婦人科学会，日本産婦人科医会. 産婦人科診療ガイドライン 産科編 2014. 東京；2014：62-5.
CQ 104-2 添付文書上いわゆる禁忌の医薬品のうち，特定の状況下では妊娠中であっても投与が必須か，もしくは推奨される代表的医薬品は？ In：日本産科婦人科学会，日本産婦人科医会. 産婦人科診療ガイドライン 産科編 2014. 東京；2014：66-7.
CQ 104-3 添付文書上いわゆる禁忌の医薬品のうち，妊娠初期に妊娠と知らずに服用・投与された場合（偶発的使用）でも，臨床的に有意な胎児リスク上昇はないと判断してよい医薬品は？ In：日本産科婦人科学会，日本産婦人科医会. 産婦人科診療ガイドライン 産科編 2014. 東京；2014：68-70.
CQ 104-4 添付文書上いわゆる有益性投与の医薬品のうち，妊娠中の投与に際して，胎児・新生児に対して特に注意が必要な医薬品は？ In：日本産科婦人科学会，日本産婦人科医会. 産婦人科診療ガイドライン 産科編 2014. 東京；2014：71-4.
CQ 104-5 授乳中に服用している薬物の児への影響について尋ねられたら？ In：日本産科婦人科学会，日本産婦人科医会. 産婦人科診療ガイドライン 産科編 2014. 東京；2014：75-7.
Food and Drug Administration, HHS. Final rule. Content and format of labeling for human prescription drug and biological products；requirements for pregnancy and lactation labeling.（s3.amazonaws.com/public-inspection.federalregister.gov/2014-28241.pdf） 閲覧日：2015/1/8
Briggs GG, Freeman RK. Drugs in Pregnancy and Lactation：A Reference Guide to Fetal and Neonatal Risk, 10th ed. Baltimore：Lippincott Williams & Wilkins, 2014. ← 2〜3年おきに改訂される。可能ならば ICU に1冊常備しておきたい。
Australian Government Dept of Health. Therapeutic Goods Administration. Prescribing medicines in pregnancy database.（www.tga.gov.au/hp/medicines-pregnancy.htm） 閲覧日：2014/7/1
SafeFetus.com.（www.safefetus.com/） 閲覧日：2014/7/1
LactMed.（toxnet.nlm.nih.gov/newtoxnet/lactmed.htm） 閲覧日：2014/7/1
e-lactancia.（e-lactancia.org/en/） 閲覧日：2014/7/1
愛知県薬剤師会 妊婦・授乳婦医薬品適正使用推進研究班.「妊娠・授乳と薬」対応基本手引き（改訂2版）2012年12月改訂.（www.achmc.pref.aichi.jp/sector/hoken/information/pdf/drugtaioutebikikaitei%20.pdf） 閲覧日：2014/7/1
妊娠中の薬物の使用. In：メルクマニュアル医学百科 家庭版.（merckmanuals.jp/home/女性の健康上の問題/妊娠中の薬物の使用/妊娠中の薬物の使用.html） 閲覧日：2014/7/1
Drugs in Pregnancy. In：SickeKids MOTHERISK.（www.motherisk.org/prof/drugs.jsp または www.motherisk.org/women/drugs.jsp） 閲覧日：2014/7/1 ← リスクの根拠となる論文のリストが手に入る
国立成育医療センター. ママのためのお薬情報.（www.ncchd.go.jp/kusuri/lactation/druglist.html） 閲覧日：2014/7/1
おくすり110番. 妊娠とくすり. 授乳とくすり.（www.okusuri110.com/kinki/ninpukin/ninpukin_00top.html） 閲覧日：2014/7/1 ← 2012年以降更新されていないと思われるため注意

★── FDA 米国食品医薬品局（Food and Drug Administration）

A 妊婦への放射線検査の影響はあるか？

全妊娠期間を通じて 50 mGy 未満の胎児被曝では，奇形，知的障害，発育不全，流産

のリスクは増加しないとされている．一般的な放射線検査による胎児被曝は 50 mGy 以下であり，1 回の検査で胎児へ影響を及ぼすことはない．一般的な放射線検査による胎児被曝線量を表 13-7 に記す．胎児被曝の影響は，(1) 流産，(2) 奇形，(3) 発育不全，(4) 発がん性に大別される．これ以下の低線量でも，白血病などのリスクは増加するとの報告もあるが，小児がんの自然発生頻度が 0.2 ～ 0.3％と少ないため，個人レベルでは無視できるとされている．妊娠 3 ～ 4 週以内の被曝では，いわゆる"all or none"であり，この時期に 50 mGy 以上の胎児被曝で流産となることはありえても，奇形や発育不全，がんなどの原因となることはない．この時期の妊娠の有無は判別困難であるため，最終月経以降に性交があれば妊娠の可能性ありと判断し，検査説明を行うことが妥当である．妊娠 4 週以降では，ほとんどの妊婦で妊娠反応陽性となるため，必要に応じて尿中 hCG★などで確認を行う．妊娠 4 週～ 10 週は器官形成期であり，50 mGy 以上の胎児被曝により，細胞死による奇形や知的障害，発育不全が出現すると報告されている．20 ～ 25 週以降では，催奇形性に対しては耐性を獲得しているとされている．

表 13-7　一般的な放射線検査による胎児被曝線量

検査内容	胎児被曝線量（mGy）
胸部 X 線	＜0.01
腹部 X 線	2 ～ 3
頸椎・胸椎 X 線	＜0.01
腰椎 X 線	4 ～ 6
骨盤 X 線	2 ～ 6
股関節・大腿 X 線	1 ～ 4
注腸造影	7 ～ 16
脳血管アンジオグラフィー	＜0.1
胸部 CT	0.3
腹部 CT	2.5
肺血管造影（大腿ルート）	2.21 ～ 3.74
肺血管造影（上腕ルート）	＜0.5

Yamazaki JN, Schull WJ. Perinatal loss and neurological abnormalities among children of the atomic bomb. Nagasaki and Hiroshima revisited, 1949 to 1989. JAMA 1990 ; 264 : 605-9.　PMID：

2366301
Brent RL. Saving lives and changing family histories : appropriate counseling of pregnant women and men and women of reproductive age, concerning the risk of diagnostic radiation exposures during and before pregnancy. Am J Obstet Gynecol 2009 ; 200 : 4-24.　PMID : 19121655
CQ103 妊娠中の放射線被曝の胎児への影響についての説明は？ In : 日本産科婦人科学会, 日本産婦人科医会. 産婦人科診療ガイドライン 産科編 2014. 東京 ; 2014 : 58-61.
De Santis M, Di Gianantonio E, Straface G, et al. Ionizing radiations in pregnancy and teratogenesis : a review of literature. Reprod Toxicol 2005 ; 20 : 323-9.

★─ hCG　ヒト絨毛性性腺刺激ホルモン(human chorionic gonadotropin)

C 胎児心拍モニターの読み方と RFS[★1] の意義について述べよ。

CTG[★2] により胎児心拍モニタリングを行う。通常は30分ほど観察を行い, 胎児の状態が良好であること〔RFS(図 13-8)〕が確認できれば, 連続してモニタリングを行う必要はない。施行頻度は, リスクや状況に応じて産科医と相談となる。RFSの条件としては, (1)基線が基準範囲内(110〜160回/分), (2)基線細変動が正常±10〜15回/分, (3)一過性頻脈を20分に2回以上認める, (4)一過性徐脈がない, 以上四つが条件となる。RFSであった場合に, 児の状態が実際に良好である陽性的中率は99％以上と良好だが, NRFS[★3] であった場合に, 異常を予測する陰性的中率は50％程度とされている。しかし, 20分以上の CTG 観察で RFS が確認できない場合は, 産科医へ報告が必要である。また, NICHD[★4] は, すみやかに児の娩出を要する CTG 異常を Category Ⅲ(図 13-9)と位置づけている。表 13-8 にその一覧を示す。胎児ストレスの軽減のために, 母体の体位変換(側臥位), 酸素投与(マスク換気 6〜10 L)を行い, すみやかに産科医へ連絡をとる必要がある。可能であれば(特に破水があれば), 臍帯脱出の有無を確認する。

表 13-8　Category Ⅲ の CTG 所見とその対応

CTG 所見	対応
●サイナソイダルパターン(sinusoidal pattern) ●徐脈 ●基線再変動消失を伴う繰り返す 　　変動一過性徐脈 　　遅発一過性徐脈	バイタルチェック, 体位変換, 酸素投与(6〜10 L) 補液, 内診(進行度, 臍帯脱出の有無) 経腟または帝王切開による急速遂娩

Bailey RE. Intrapartum fetal monitoring. Am Fam Physician 2009 ; 80 : 1388-96.　PMID : 20000301
National Institue of Child Health and Human Development Research Planning Workshop. Electronic fetal heart rate monitoring : research guidelines for interpretation. National Institute of Child Health and Human Development Research Planning Workshop. Am J Obstet Gynecol 1997 ; 177 : 1385-90.　PMID : 9423739

★1─ RFS　reassuring fetal status
★2─ CTG　胎児心拍陣痛図(cardiotocogram)
★3─ NRFS　胎児機能不全(non-RFS)
★4─ NICHD　National Institute of Child Health and Human Development

図 13-8　reassuring fetal status

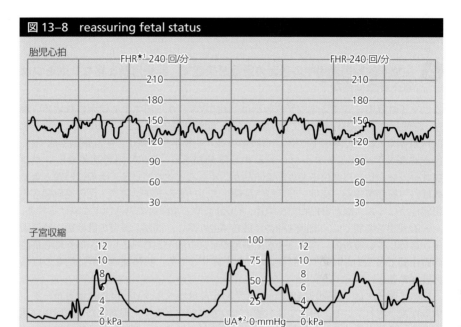

★1 — FHR　胎児心拍数(fetal heart rate)
★2 — UA　子宮活動(uterine activity)

図 13-9　CategoryⅢ：基線細変動消失と繰り返す遅発一過性徐脈

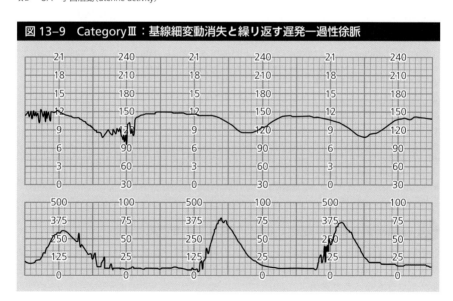

膠原病

土師陽一郎，岸本暢将

A 生物学的製剤使用中の患者の重症感染症で，非使用者と異なり気をつけるべき点は何か？

リウマチ性疾患に対する生物学的製剤は，約10年前から日本でも使用され始め，現在，関節リウマチを代表として，尋常性乾癬，関節症性乾癬，AS[★1]，JIA[★2]，Crohn病，Behçet病など，幅広い疾患で用いられている．生物学的製剤は，主な製剤ではTNF，ほかにもIL[★3]-6などをターゲットとする薬剤があり，TNF[★4]阻害薬では，マクロファージを介した自然免疫系の感染防御が弱くなるとされている．実際に問題となるのは，一般細菌感染，結核・非定型抗酸菌・ニューモシスチス肺炎・深在性真菌症・帯状疱疹ウイルスなどの日和見感染症，B型肝炎やC型肝炎の再活性化が挙げられる．

一般細菌感染症では，細菌性肺炎が最も頻度が高い．高齢，既存の肺疾患，関節破壊が進行しているもの，ステロイドの併用がリスク因子とされている．ほかにも細胞内寄生菌であるLLMNS[★5]の感染リスクも上昇するため，抗菌薬の選択に気をつける必要がある．

結核に関しては，薬剤投与前のIGRA[★6]もしくはツベルクリン反応によるルーチン検査が推奨されている．日本では，欧米よりも有病率が高く，曝露される可能性が高いため，注意を要する．生物学的製剤使用中の結核感染は，粟粒結核や結核性リンパ節炎などの肺外結核が半数以上を占めるといわれており，投与中の熱源不明の発熱は，結核感染を疑って検索することと，抗結核薬の投与を積極的に考慮すべきとされている．急性の呼吸不全と肺陰影を呈する感染症として，ニューモシスチス肺炎も忘れてはならない．

Smolen JS, Landewé R, Breedveld FC, et al. EULAR recommendations for the management of rheumatoid arthritis with synthetic and biological disease-modifying antirheumatic drugs : 2013 update. Ann Rheum Dis 2014 ; 73 : 492-509. PMID : 24161836

★1— AS　強直性脊椎炎（ankylosing spondylitis）
★2— JIA　若年性特発性関節炎（juvenile idiopathic arthritis）
★3— IL　インターロイキン（interleukin）
★4— TNF　腫瘍壊死因子（tumor necrosis factor）
★5— LLMNS　リステリア（*Listeria*），レジオネラ（*Legionella*），マイコバクテリウム（*Mycobacterium*），ノカルジア（*Nocardia*），サルモネラ（*Salmonella*）
★6— IGRA　インターフェロンγ遊離試験（interferon-gamma release assay）

A 臓器不全を呈する症例でCAPS[★1]を疑うべき所見は何か？

CAPSは，短時間のうちに急速に三つ以上の臓器の塞栓症状が発症し，臓器障害を呈する疾患である．非常にまれな疾患ではあるが，診断がつかずに多臓器障害で発症し，ICUへ入ることがある．

世界で600例ほどが症例報告されており，女性と男性の比率は2：1，死亡率はその1/3程度とされている．主な障害臓器は腎臓（70.6％），肺（63.9％），脳（51.4％），心臓（51.4％），皮膚（50.2％）と報告されている．これらの臓器への微小血栓による閉塞がほぼ同時に発症するときは，疑うべきとされている．TMA[★2]の範疇とも考えられており，微小血管症性溶血性貧血や，破壊性血小板減少を伴うこともある．皮膚

の特徴的所見としては，寒冷刺激と関係なく網目状の環が途切れて，閉じていない網状皮斑がある場合は分枝状皮斑（livedo racemosa）といい，器質的，持続的な細動脈のれん縮，閉塞によって起こるものとされ，抗リン脂質抗体症候群の皮膚病変として特徴的である。

Bucciarelli S, Espinosa G, Cervera R, et al. Mortality in the catastrophic antiphospholipid syndrome : causes of death and prognostic factors in a series of 250 patients. Arthitis Rheum 2006 ; 54 : 2568-76.　PMID : 16868979
Erkan D, Espinosa G, Cervera R. Catastrophic antiphospholipid syndrome : updated diagnostic algorithms. Autoimmun Rev 2010 ; 10 : 74-9.　PMID : 20696282

★1 — CAPS　劇症型抗リン脂質抗体症候群（catastrophic antiphospholipid syndrome）
★2 — TMA　微小血管障害（thrombopoietic microangiopathy）

Ⓑ CAPSの治療について述べよ。

CAPSの治療でまず行われるのは，通常の抗リン脂質抗体症候群と同様に抗凝固療法である。抗凝固療法は，静注ヘパリンによる治療を行い，十分なヘパリン化を行うことが推奨されている。さらに，図13-10のように高用量ステロイドを併用し，致死的な状況では，血漿交換や免疫グロブリン大量静注療法の併用を考慮する。効果不十分な場合は，リツキシマブ（保険未収載。週1回375 mg/m^{2}点滴静注を4週もしくは1回1,000 mgを2週間空けて2回投与するという報告がある）やシクロホスファミドが考慮される。

Asherson RA, Cervera R, de Groot PG, et al. Catastrophic antiphospholipid syndrome : international consensus statement on classification criteria and treatment guidelines. Lupus 2003 ; 12 : 530-4.　PMID : 12892393

Ⓑ 強皮症腎クリーゼの特徴とその治療について述べよ。

強皮症に伴う腎クリーゼは，新規発症の高血圧に加え，急激な糸球体濾過量の減少が特徴的で，ほかにも著しい尿量減少，急性肺水腫，血栓性微小血管障害を伴う疾患である。びまん型（diffuse）の全身性強皮症でRNA★1ポリメラーゼⅢ抗体陽性者に多く，15 mg/日程度の中等量以上のステロイド使用者で，発症リスクが高いとする報告がある。
　治療は，ACE★2阻害薬をできるだけ早期に開始することであり，カプトプリル6.25〜12.5 mg/日から開始し，10〜20 mmHg/日を基準に，ゆっくり降圧することが推奨されている。維持透析となっても離脱できる可能性があり，ACE阻害薬の継続内服で，最長で2年後に透析を離脱できたとの報告もあり，あきらめずに治療を継続することが重要である。

Penn H, Howie AJ, Kingdon EJ, et al. Scleroderma renal crisis : patient characteristics and long-term outcomes. QJM 2007 ; 100 : 485-94.　PMID : 17601770

★1 — RNA　リボ核酸（ribonucleic acid）
★2 — ACE　アンジオテンシン変換酵素（angiotensin converting enzyme）

Ⓑ NPSLE★1を疑った際に行う検査とその治療について述べよ。

SLE★2に精神神経症状は14〜75％に伴うとされ，出現頻度は高く，また生命予後に

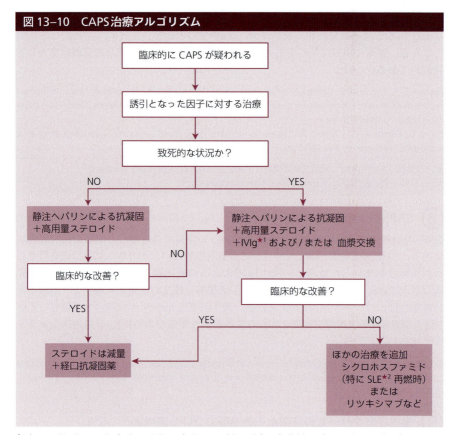

図13-10 CAPS治療アルゴリズム

(Asherson RA, Cervera R, de Groot PG, et al. Catastrophic antiphospholipid syndrome : international consensus statement on classification criteria and treatment guidelines. Lupus, 12(7), 530-4, 2003. Sage Publications, Inc. PMID : 12892393より改変)
★1─IVIg　免疫グロブリン大量静注療法(intravenous immunoglobulin)
★2─SLE　全身性エリテマトーデス(systemic lupus erythematosus)

かかわる重要臓器障害と考えられている。意識障害，けいれん，無菌性髄膜炎，横断性脊髄炎，舞踏病などは，集中治療領域でも診断がついていない状態でかかわる可能性がある。40％ほどのNPSLEは，SLE発症前に発症するという報告や，SLE自体の病勢に関係なく，精神神経症状が悪化することがあり，非常に診断が難しく，臨床現場で見逃されている可能性もある。特異的検査はなく，ゴールドスタンダードとなる検査や所見も現時点ではない。脊髄液検査での蛋白上昇，髄液中IL-6上昇，画像検査では，MRIでのT2強調画像で高信号が，皮質下や脳室周囲の白質，大脳基底核にみられることがある。MRIの変化は，必ずみられるわけではなく，症状のあるNPSLEの53％にしか，異常が認められなかったとの報告もある。

また採血では，リボソームP抗体，抗NR2抗体などが発症にかかわるとされている。抗体に関しては特異度が高く，精神神経症状が出現しているときに，診断の参考になる可能性があるが，検査結果が得られるまで時間がかかることが多く，最も大事な急性期には結果が得られないことがある。

鑑別診断としては，JCウイルスの感染による進行性多巣性白質脳症，TMA，PRES★3が挙げられ，可能な限り除外したうえで治療を行う．治療は，高用量ステロイドに加え，静注シクロホスファミドが併用投与されることが多い．近年では，治療抵抗性の例にリツキシマブが用いられることもある（保険適用外）．

Steup-Beekman GM, Zirkzee EJ, Cohen D, et al. Neuropsychiatric manifestations in patients with systemic lupus erythematosus : epidemiology and radiology pointing to an immune-mediated cause. Ann Rheum Dis 2013 ; 72 Suppl 2 : ii76-9.　PMID : 23253914
Bertsias GK, Ioannidis JP, Aringer M, et al. EULAR recommendations for the management of systemic lupus erythematosus with neuropsychiatric manifestations : report of a task force of the EULAR standing committee for clinical affairs. Ann Rheum Dis 2010 ; 69 : 2074-82.　PMID : 20724309

★1── NPSLE　精神神経ループス（neuropsychiatric systemic lupus erythematosus）
★2── SLE　全身性エリテマトーデス（systemic lupus erythematosus）
★3── PRES　可逆性白質脳症（posterior reversible encephalopathy syndorome）

B 急速進行性の間質性肺炎を伴うとの報告が多いCADM★1の特徴は何か？

多発性筋炎/皮膚筋炎で，間質性肺炎合併の頻度が最も多いのは，Jo-1抗体でも有名な抗ARS★2抗体症候群である．進行性の経過をたどることが多いが，さらに，無治療では予後が悪く，急速に進行する間質性肺炎として知られているのが，筋炎症状に乏しい皮膚筋炎（CADM）である．

特異抗体とされる抗MDA★3-5抗体は，2015年1月現在では，一般的には測定できない．臨床像は，抗ARS抗体症候群と似ていることが多いが，臨床的特徴である筋力低下がわずかで，皮膚潰瘍あり，フェリチン高値，抗核抗体での斑紋型（speckled pattern）などが，CADM診断の参考になる．

Koga T, Fujikawa K, Horai Y, et al. The diagnostic utility of anti-melanoma differentiation-associated gene 5 antibody testing for predicting the prognosis of Japanese patients with DM. Rheumatology (Oxford) 2012 ; 51 : 1278-84.　PMID : 22378718
Sato S, Hoshino K, Satoh T, et al. RNA helicase encoded by melanoma differentiation-associated gene 5 is a major autoantigen in patients with clinically amyopathic dermatomyositis : Association with rapidly progressive interstitial lung disease. Arthritis Rheum 2009 ; 60 : 2193-200.　PMID : 19565506

★1── CADM　clinically amyopathic dermatomyositis
★2── ARS　抗アミノアシルtRNA合成酵素（aminoacyl transfer RNA synthetase）
★3── MDA　メラノーマ分化関連遺伝子（melanoma differentiation-associate gene）

C コロンブスが罹患していた関節炎を呈する疾患は何か？

反応性関節炎（旧Reiter症候群）に罹患していたと推測されている．クリストファー・コロンブス〔Christopher Columbus（1451年頃〜1506年）〕は，ネイティブアメリカン（かつてはインディアンと呼ばれた）が住む土地に着き，米大陸を発見したとして名声を得たイタリアの航海士である．彼は最初の航海が始まって間もなく，進行性の激しい疼痛を伴う下肢優位の関節炎，発熱，眼症状を呈し，4回の航海とその余生の終わりには，関節炎，もしくは関節破壊のために寝たきりになっていたことが記されている．その関節炎に関しては"gout（痛風）"と記録されているが，当時は関節炎

を"gout"と表現しており，眼痛，失明に至るほど視力低下という眼の症状を呈していたことから，病歴からは反応性関節炎を発症していたと推測されている。

Hoenig LJ. The arthritis of Christopher Columbus. Arch Intern Med 1992；152：274-7.　PMID：1472175

C ルノワールが罹患していた関節炎を呈する疾患は何か？

関節リウマチに罹患していたとされている。ピエール＝オーギュスト・ルノワール〔Pierre-Auguste Renoir（1841〜1919年）〕は，フランスの印象派の画家である。彼の余生の最後25年は重度の関節リウマチに罹患し関節変形を伴い，歩行障害，手の機能障害を呈していたとされている。

　関節変形は高度で，杖歩行から車いす，やがては座ることすら困難になったが，弟子に頼んで移動させてもらい，変形した指にペンを合わせ，肩の可動域制限が出た際には全身を動かして創作活動を続けた。彼の創作活動中の多くの写真が病と戦った姿を記録している。

Boonen A, van de Rest J, Dequeker J, et al. How Renoir coped with rheumatoid arthritis. BMJ 1997；315：1704-8.　PMID：9448547

C アレキサンダー大王，カール5世，トーマス・ジェファーソンが罹患していた関節炎を呈する疾患は何か？

痛風であったと推測されている。特にカール5世に関しては，所蔵するスペイン国立遺産局の承認を得て遺骨を分析，染色し，痛風結晶を証明した報告がある。王が座ったまま移動できるように持ち手が付いたいすが今も残されているほか，関節炎発作があまりにも悪化したため，退位したとされている。痛風発作は，初期は間欠的急性発作だが，繰り返すと慢性の関節炎を呈し，痛風結節を形成，関節破壊を起こし，著しくQOL★1を阻害する。最近では，従来のアロプリノールに加え，新しいキサンチンオキシダーゼ阻害薬であるフェブキソスタットや，米国では難治性痛風にPEG★2化ウリカーゼ（uricase）が承認された。これは霊長類だけ進化によって欠く酵素，ウリカーゼを補充する根本的治療となりうる。

Appelboom T. The past：a gallery of arthritics. Clin Rheumatol 1989；8：442-52.　PMID：2692946
Ordi J, Alonso PL, de Zulueta J, et al. The severe gout of Holy Roman Emperor Charles V. N Engl J Med 2006；355：516-20.　PMID：16885558

★1— QOL　生活の質（quality of life）
★2— PEG　ポリエチレングリコール（polyethylene glycol）

精神科

A 精神医学的観点から自殺のリスク因子は何か？

過去の自殺行動は，最も重要なリスク因子の一つである。うつ病，双極性障害，統合失調症，アルコール依存などの精神疾患も，重要なリスク因子である。幻聴がある場合，「死ね」などと患者に命令する幻聴（命令性幻聴）の有無をチェックする必要がある。自殺の家族歴もまた，リスクを高める。性別，社会的環境的要因も忘れてはいけない。男性，独居，社会的経済的困難，無職，病苦，サポートの欠如などもリスク因

子である．自殺リスクのアセスメントでは，これらのリスク因子の有無に加えて，抑止力の存在の有無（「子どもを残しては死ねない」など）をチェックすることも重要である．

Sadock BJ, Sadock VA. Kaplan & Sadock's Synopsis of Psychiatry : Behavioral Sciences/Clinical Psychiatry, 10th ed. Philadelphia : Lippincott Williams & Wilkins, 2007.
American Psychiatric Association. Practice Guideline for the Assessment and Treatment of Patients With Suicidal Behaviors.（psychiatryonline.org/content.aspx?bookid＝28&sectionid＝1673332）閲覧日：2014/9/16

A 過剰摂取の際に，致死的でありうる向精神薬は何か？

最も気をつけるべきは，三環系抗うつ薬およびバルビツール酸系薬物である．過剰摂取によって，三環系抗うつ薬は致死性の不整脈を引き起こし，バルビツール酸系薬物は呼吸停止を引き起こす可能性がある．気分安定薬のバルプロ酸は，過剰摂取によって脳浮腫，肝障害，高アンモニア血症を引き起こし，致死的となる可能性がある．カルバマゼピン，炭酸リチウム，抗精神病薬も致死的でありうる．広く用いられているハロペリドールは，比較的安全であるとされている．新しい世代の抗うつ薬（SSRI[★1]やSNRI[★2]）やベンゾジアゼピン系薬物のみの過剰摂取は，致死的であることはまれである．

Sadock BJ, Sadock VA. Kaplan & Sadock's Synopsis of Psychiatry : Behavioral Sciences/Clinical Psychiatry, 10th ed. Philadelphia : Lippincott Williams & Wilkins, 2007.
Hawton K, Bergen H, Simkin S, et al. Toxicity of antidepressants : rates of suicide relative to prescribing and non-fatal overdose. Br J Psychiatry 2010 ; 196 : 354-8. PMID：20435959

★1—SSRI 選択的セロトニン再取込み阻害薬（selective serotonin reuptake inhibitor）
★2—SNRI セロトニン・ノルアドレナリン再取込み阻害薬（serotonin-noradrenaline reuptake inhibitor）

B 統合失調症とその他の精神病性障害の鑑別のポイントは何か？

統合失調症の代表的な症状は幻覚妄想である．しかし，幻覚妄想をもつ患者全員が統合失調症ではない．統合失調症は，代表的な精神病性障害であるが，精神病性障害にはほかに，統合失調症様障害，短期精神病性障害，統合失調感情障害などがある．これらの鑑別のポイントは，一つは疾患が慢性的であるか，もう一つは気分症状がどれだけ顕著か，である．統合失調症の本体は，幻覚妄想そのものよりも，無為や感情の平板化などの陰性症状，そして，それによる対人関係の障害や社会的機能障害であるとされている．障害が慢性的に続いていて（具体的には6か月以上），初めて統合失調症の診断が下せる．病期がそれよりも短いものは，統合失調症様障害（障害の持続が1か月以上6か月未満），あるいは短期精神病性障害（同じく1日以上1か月未満）である．気分障害が顕著な場合は，病歴から気分障害が主であれば，精神病性の特徴を伴う気分障害（精神病性のうつ病など）であり，そうでなければ，統合失調感情障害であると判断される．

American Psychiatric Association. Diagnostic and Statistical Manual of Mental Disorders, 5th ed : DSM-5. Washington, DC ; American Psychiatric publishing, 2013.

B 境界性パーソナリティ障害とは何か?

パーソナリティとは,思春期以降形成される,内的体験および行動の持続的パターンである。境界性パーソナリティ障害は,パーソナリティ障害のなかで最も頻度の高い障害であり,慢性的空虚感,対人的過敏性,衝動性などを特徴とする。薬剤の過剰摂取やリストカットなどに及ぶことがしばしばであり,救急室搬送されることも少なくない。境界性パーソナリティ患者が自傷行為に及ぶのは,無意識的に自分自身への嫌悪感が高まったり,自分が相手に十分に理解されていないと感じたときである。患者がそのようなときの気持ちを言葉にする作業を助けることが,効果的なことがある。薬物としては,SSRIなどの抗うつ薬,抗精神病薬,気分安定薬がある程度有効である。ベンゾジアゼピン系の抗不安薬は,かえって衝動性を増してしまう場合があるため,注意が必要である。薬物療法のみではなかなか改善せず,専門家による本格的な精神療法が必要となることも少なくない。

精神科へのコンサルトが,どの時点で必要になるかという点に関しては,一般的なことに加え,境界性パーソナリティ障害固有の事情も考慮しなければならない。精神科コンサルトは,一般的には,患者の精神状態が不安定であったり(自傷他害の恐れがある,幻覚妄想がある,うつ気分や躁気分が認められる,など),身体的な治療との関連で精神医学的な見地からの意見が欲しい場合(身体的治療による精神症状の悪化の可能性はないか,身体的治療の拒否が精神科的な問題を背景にしている可能性はないか,など)に行われる。このような場合に加え,医療従事者が,何かしら極端な態度を取ってしまっていたり,極端な気持ち(極端な嫌悪感や親近感など)を抱いてしまっているときもまた,精神科へのコンサルトを考えるべきである。

境界性パーソナリティ障害の患者は,医療者を含む周囲の人々を,無意識に自分の心の中の混沌に引きずり込もうとする傾向がある。極端なかかわり方がみられるとき,それは既に境界性パーソナリティ障害患者の内的世界に巻き込まれていることを意味している。患者に対する過剰な親切心(何度過剰摂取しても,何時間でも話を聞いてあげる,など),あるいは極端な厳しさ(患者に厳しく説教する,など)といった態度は,そのような巻き込まれの例である可能性があり,注意が必要である。

Clarkin JF, Yeomans FE, Kernberg OF. Psychotherapy for Borderline Personality : Focusing on Object Relations. Washington, DC ; American Psychiatric Publishing, 2006.
American Psychiatric Association. Diagnostic and Statistical Manual of Mental Disorders, 5th ed : DSM-5. Washington, DC ; American Psychiatric publishing, 2013.

A 糖脂質代謝系に影響を与えやすい抗精神病薬は何か?

抗精神病薬,特に非定型(第2世代)抗精神病薬は,糖脂質代謝系に悪影響を及ぼすことが多い。リスペリドン,オランザピン,クエチアピン,クロザピンなどがこれに含まれる。オランザピン,クエチアピンは,糖尿病に禁忌であり,ほかの薬も慎重に投与する必要がある。抗精神病薬投与によって,糖尿病性ケトアシドーシス,糖尿病性昏睡の発症も報告されている。これらは高血糖のみならず,体重増加および高脂血症も引き起こす可能性があり,体重および糖脂質代謝系の定期的モニターが必要である。アリピプラゾールは,非定型抗精神病薬でありながら,比較的安全である。糖脂質代謝系のリスクは,程度の差こそあれ,定型(第1世代)抗精神病薬に関しても知られている。しかし,高力価の定型(第1世代)抗精神病薬であるハロペリドールは,糖

脂質代謝系への悪影響は比較的小さい。

Lieberman JA, Stroup TS, McEvoy JP, et al ; Clinical Antipsychotic Trials of Intervention Effectiveness (CATIE) Investigators. Effectiveness of antipsychotic drugs in patients with chronic schizophrenia. N Engl J Med 2005 ; 353 : 1209-23.　PMID：16172203.
Dixon L, Perkins D, Calmes C. Guideline Watch（September 2009）: Practice Guideline for the Treatment of Patients With Schizophrenia.（psychiatryonline.org/pb/assets/raw/sitewide/practice_guidelines/guidelines/schizophrenia-watch.pdf）　閲覧日：2015/1/10

A　離脱の際に，特に気をつけなければならない向精神薬は何か？

ベンゾジアゼピン系薬物の離脱には，気をつけなければならない。急激に中止することによって大発作，まれに振戦せん妄を引き起こし，致死的になることもある。バルビツール酸系薬物も，同様の離脱症状を引き起こしうる。精神科で投与される薬のなかには，抗コリン作用のある薬物が多く，また精神科には，錐体外路症状の予防のために抗コリン薬を投与されている患者も多いため，精神科患者の薬物を急に中止する場合は，下痢，嘔吐，徐脈などを症状とするコリン作動性クリーゼに気をつける必要がある。

　それほど大きな問題にはならないが，知っておきたいこととして，パロキセチンやセルトラリンなどのSSRI系の抗うつ薬の離脱症状がある。これらを急に中止すると，不安やうつ気分の悪化，めまい，悪心などの離脱症状をきたす。患者によっては歩行困難になるほどのめまい感を訴えることがある。

Sadock BJ, Sadock VA. Kaplan & Sadock's Synopsis of Psychiatry : Behavioral Sciences/Clinical Psychiatry, 10th ed. Philadelphia : Lippincott Williams & Wilkins, 2007.

A　妊婦に禁忌の向精神薬で代表的なものは何か？

気分安定薬のリスクが比較的高い。バルプロ酸，カルバマゼピンは，二分脊椎症や口唇口蓋裂などの奇形のリスクがあることが報告されている。炭酸リチウムは，心血管系奇形であるEbstein奇形のリスクがある。ラモトリギンもまた，口唇口蓋裂のリスクがある。抗精神病薬のリスクは，一般にあまり高くないとされているが，代表的な抗精神病薬であるハロペリドールは，催奇形性が疑われており，妊婦に対して禁忌とされている。抗うつ薬のリスクもまた，リスクが低いとされているが，パロキセチンで心血管系異常のリスクの増大が報告されており，ほかのSSRIよりもリスクが高いといわれている。

Viguera AC, Koukopoulos A, Muzina DJ, et al. Teratogenicity and anticonvulsants : lessons from neurology to psychiatry. J Clin Psychiatry 2007 ; 68 Suppl 9 : 29-33.　PMID：17764382
Alwan S, Friedman JM. Safety of selective serotonin reuptake inhibitors in pregnancy. CNS Drugs 2009 ; 23 : 493-509.　PMID：19480468

B　不整脈をきたしやすい向精神薬は何か？

三環系抗うつ薬は，PR間隔延長，QRS間隔延長，QT延長，心室性頻拍など，さまざまな心電図異常をきたす。また，抗精神病薬のなかには，QT延長をきたすものがある。昔からある薬では，ハロペリドールとクロルプロマジンが有名である。ハロペリドールは時に経静脈投与されるが，その際は，QT延長を念頭においておく必要がある。

第2世代抗精神病薬のなかにも，QT延長を生じるものがあるが，その程度はさまざまである。また，炭酸リチウムもPR間隔延長やQT延長をきたしうる。安全性が高いとされている新しい世代の抗うつ薬SSRIの一つであるエスシタロプラムも，QT延長をきたすことが報告されており注意が必要である。

Castro VM, Clements CC, Murphy SN, et al. QT interval and antidepressant use : a cross sectional study of electronic health records. BMJ 2013 ; 346 : f288.　PMID：23360890.

Ⓑ 無顆粒球症をきたすことで有名な向精神薬は何か？

無顆粒球症は，さまざまな薬剤により誘発されるが，精神科領域では，クロザピンにより誘発されることが有名である。治療抵抗性の統合失調症にも効果がみられることがあるため，クロザピンは特異な価値をもつ。しかし，無顆粒球症を1～2％程度発症することが知られているため，その使用には細心の注意を要する。クロザピン投与中は，決められた間隔で定期的に白血球数を測定する必要がある。無顆粒球症はほかにも，抗精神病薬のオランザピンやクロルプロマジン，抗てんかん薬であり気分安定薬でもあるカルバマゼピンやバルプロ酸，抗うつ薬のアミトリプチリンやミルタザピンなどでも，まれに生じることが知られている。

Flanagan RJ, Dunk L. Haematological toxicity of drugs used in psychiatry. Hum Psychopharmacol 2008 ; 23 Suppl 1 : 27-41.　PMID：18098216.

Ⓒ 過剰摂取やリストカットの患者に双極性障害の病名をみることが多いのはなぜか？

過剰摂取やリストカットは，パーソナリティ障害，特に境界性パーソナリティ障害患者にしばしばみられる。境界性パーソナリティ障害の中核的な症状は，感情の不安定性である。感情の不安定性は，気分障害の合併によっても説明されうる。感情の不安定性が一定の限度を超えて，気分障害の診断名を与えてもよい程度になると，パーソナリティ障害に加えて，うつ病や双極性障害の診断名がつけられることになる。感情の不安定性は，うつの極にも躁の極にも向かうことがあるため，しばしば双極性障害の診断がつく。さらに，パーソナリティ障害という診断は，多くの精神科医にとって「難しい患者」であることを意味し，他院に紹介する際に難しくなることがある。そこで時に，本体がパーソナリティ障害であることが薄々わかっていても，表向きの診断名としては，双極性障害が第一にくるということが起こる。

American Psychiatric Association. Diagnostic and Statistical Manual of Mental Disorders, 5th ed 1 : DSM-5. Washington, DC ; American Psychiatric publishing, 2013.

14 手技

武居哲洋，藤澤美智子

気管挿管

A BURPとは何か？

BURP手技とは，直接喉頭鏡による気管挿管時に視野を改善するために，Back手技と呼ばれる，古くから存在した甲状軟骨を背側に圧迫する手技を改良したものである。B＝backward，U＝upward，R＝right-sided，P＝pressureの名前の由来のとおり，甲状軟骨を背側・頭側・右側に圧迫する手技であり，1993年にKnillにより提唱された。Takahataらは，気管挿管時のBURP手技をBack手技と比較して，その有用性を検討している。この研究では，いわゆる一般に用いられている喉頭鏡視野分類であるCormack/Lehane分類のグレードⅡ以下の273人の患者は，Back手技により185人が，BURP手技により231人がグレードⅠ（気管挿管容易）に改善した。グレードⅢ～Ⅳの92人は，Back手技により13人に，BURP手技によりわずか4人に減少した。一方，Sniderらは，後述する輪状軟骨圧迫法であるSellick手技とBURP手技を組み合わせたBURP変法（輪状軟骨に母指・中指，甲状軟骨に示指をかけ圧迫する方法）の有用性を検討した。しかし，輪状軟骨のみを背側に圧迫するSellick手技により12.5％の患者で，BURP変法により30％の患者で喉頭鏡視野が悪化した。BURP手技は，あくまで甲状軟骨のみを圧迫するのがよさそうである。

Knill RL. Difficult laryngoscopy made easy with a "BURP". Can J Anaesth 1993；40：279-82. PMID：8467551
Takahata O, Kubota M, Mamiya K, et al. The efficacy of the "BURP" maneuver during a difficult laryngoscopy. Anesth Analg 1997；84：419-21. PMID：9024040
Snider DD, Clarke D, Finucane BT. The "BURP" maneuver worsens the glottic view when applied in combination with cricoid pressure. Can J Anaesth 2005；52：100-4. PMID：15625265

A 輪状軟骨圧迫法（Sellick手技）とその有用性について述べよ。

Sellick手技とも呼ばれる輪状軟骨圧迫法は，全身麻酔導入時に胃からの内容物逆流を予防する目的で1961年にSellickにより提唱され，急速に世界中の麻酔科医に広まった。しかし近年は，この手技の有用性に疑問も呈されている。本来この手技は，唯一の周回軟骨である輪状軟骨を圧迫することで，椎体との間に食道を挟み込み閉塞させることを目的としている。しかし，Smithらのボランティアを対象としたMRI★を用いた研究では，52.6％で食道は輪状軟骨の側方に位置しており，さらに輪状軟骨を圧迫すると90.5％で食道は輪状軟骨の側方に位置していた。これに対しRiceらは，MRIを用いた研究において，輪状軟骨背側に位置するのは食道ではなく全例で下咽頭であること，Sellick手技により平均35％下咽頭の前後径が短縮すること，この効果

は,椎体と輪状軟骨の位置関係にかかわらないことをみいだし,Smithらに反論している。Smithらの研究で,輪状軟骨圧迫の強さは2〜3kg,Riceらの研究では2〜4kgとされているが,そもそも圧迫する力加減が個人の感覚頼みである点や,気道確保を困難にする可能性が,この手技の問題点である。Sellick手技の逆流予防効果および患者転帰改善効果に関しては,今後のさらなる臨床的評価が必要である。

Sellick BA. Cricoid pressure to control regurgitation of stomach contents during induction of anaesthesia. Lancet 1961 ; 2 : 404-6.　PMID：13749923
Smith KJ, Dobranowski J, Yip G, et al. Cricoid pressure displaces the esophagus : an observational study using magnetic resonance imaging. Anesthesiology 2003 ; 99 : 60-4.　PMID：12826843
Rice MJ, Mancuso AA, Gibbs C, et al. Cricoid pressure results in compression of the postcricoid hypopharynx : the esophageal position is irrelevant. Anesth Analg 2009 ; 109 : 1546-52.　PMID：19843793

★— MRI　磁気共鳴画像(magnetic resonance imaging)

A sniffing positionとその意義ついて述べよ。

sniffing positionとは,仰臥位において枕などで頭部を前方に挙上し,さらに後屈させる,においを嗅ぐような姿勢のことである。Hortonらの研究により,最適の姿勢は,水平面に対して頸部軸が35度,顔面が15度の角度をとる姿勢とされていた(図14-1)。50年以上もの間,麻酔科医の間で,このsniffing positionにより直接喉頭鏡の視野は改善するものとして疑われなかったが,Adnetらによるボランティアを対象としたMRI研究において,sniffing position時に口,咽頭,喉頭の三つの軸のアライメントは改善しないという衝撃的なデータが示された。この研究結果は,10年間にわたり大きな議論を巻き起こしたが,El-Orbanyらによる最近の総説では,すべての患者の喉頭展開において最適ではないにしても,少なくとも喉頭展開の最初の基本姿勢としてデメリットはないだろうと結論づけられている。

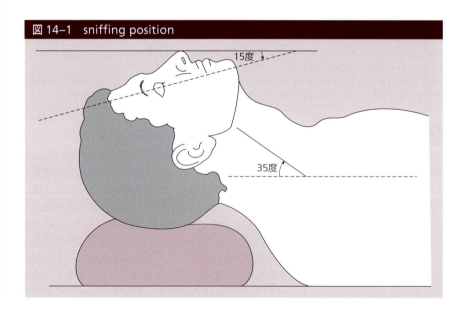

図14-1　sniffing position

Horton WA, Fahy L, Charters P. Defining a standard intubating position using "angle finder". Br J Anaesth 1989 ; 62 : 6-12. PMID : 2917111
Adnet F, Borron SW, Dumas JL, et al. Study of the "sniffing position" by magnetic resonance imaging. Anesthesiology 2001 ; 94 : 83-6. PMID : 11135726
El-Orbany M, Woehlck H, Salem MR. Head and neck position for direct laryngoscopy head and neck position for direct laryngoscopy. Anesth Analg 2011 ; 113 : 103-9. PMID : 21596871

A 気管チューブと喉頭鏡ブレードのサイズ選択法の原則について述べよ。

かつては，気管にフィットするできるだけ大きめのサイズのチューブを選択せよといわれていたが，近年の手術麻酔領域では，喉頭損傷の合併症や挿管困難のリスク軽減などの理由により，比較的細めのチューブが好まれる傾向にある。一方，ICUにおける気管挿管は，挿管期間が長く，チューブ内部が狭窄するリスクがあること，自発呼吸を温存する場面が多く呼吸仕事量が問題となること，患者の呼吸条件が悪いこと，分泌物クリアランスを目的としていること，気管支鏡を施行する機会が少なくないことなどの理由により，太めのチューブを選択するほうが利点は多いと考えられる。英国の麻酔科医であるFarrowらは，挿管困難や極端に体格の小さい患者でなければ，ICU患者の気管チューブサイズ内径は，女性8mm，男性9mmを選択することを，総説のなかで推奨している。

一方，喉頭鏡のブレードであるが，先端に可動性のある特殊なものも含め50種類以上のブレードが存在するにもかかわらず，多くの施設で成人の気管挿管に最も用いられているブレードは，マッキントッシュ型ブレードである。成人で一般的に選択されるのは3番のサイズなので，これを基軸にサイズ選択を考えればよいと思われる。気管チューブサイズが比較的身長に依存して選択されるのに対し，喉頭鏡ブレードは顎の大きさ，すなわち，thyromental distance（口を閉じて首を最大限後屈させたときのおとがいと甲状軟骨の距離）に応じて選択すべきである。大きすぎるブレードは，喉頭鏡視野不良時に喉頭を外から圧迫するexternal laryngeal manipulationの効果を減弱させ，挿管困難を助長するのでお勧めしない。喉頭鏡ブレードに関しては，必ずしも大は小を兼ねない，ということである。

Farrow S, Farrow C, Soni N. Size matters : choosing the right tracheal tube. Anaesthesia 2012 ; 67 : 815-9. PMID : 22775368
Karmakar A, Pate MB, Solowski NL, et al. Tracheal Size Variability Is Associated With Sex : Implications for Endotracheal Tube Selection. Ann Otol Rhinol Laryngol 2014. [Epub ahead of print] PMID : 25305266
Tripathi M, Pandey M. Short thyromental distance : a predictor of difficult intubation or an indicator for small blade selection? Anesthesiology 2006 ; 104 : 1131-6. PMID : 16732082

A 挿管困難の事前予測法について述べよ。

最も普及している挿管困難の予測法は，座位で最大限開口したときの軟口蓋と口蓋垂の見え方を分類するMallampatiテストである。しかし，この方法は主に予定手術前に評価されるものであり，緊急気管挿管時には評価困難であるうえ，その感度は必ずしも高くないとされる。そのほかに，thyromental distance（口を閉じて首を最大限後屈させたときのおとがいと甲状軟骨の距離；6cm以下で挿管困難の可能性），sternomental distance（口を閉じて首を最大限後屈させたときの胸骨とおとがい部の距離；13.5cm以下で挿管困難の可能性），頸部後屈困難，肥満，挿管困難の既往など，

多数の予測因子が提唱されてきた。Shigaらのメタ解析によれば，Mallampatiテストを含め，どれ一つとして単独で精度の高い予測テストは存在せず，Mallampati分類とthyromental distanceの組み合わせが最も精度の高い挿管困難の予測法であった。一方，De Jongらは，多施設のICUにおける前向き観察研究において，緊急気管挿管時の挿管困難予測因子を検討している。多変量解析において，Mallampati分類ⅢまたはⅣ（オッズ比17.7），閉塞性睡眠時無呼吸症候群（オッズ比6.0），頸椎可動性低下（オッズ比3.9），開口制限（オッズ比3.2），重症低酸素血症（オッズ比2.5），昏睡（オッズ比2.3），非麻酔科医による挿管（オッズ比2.0）の7因子が有意な予測因子であった。Mallampatiテストは約3/4の患者で施行され，仰臥位で行われている。彼らは，これらの結果を加味して得点化したMACOCHA scoreの有用性を示している。

Shiga T, Wajima Z, Inoue T, et al. Predicting difficult intubation in apparently normal patients : a meta-analysis of bedside screening test performance. Anesthesiology 2005 ; 103 : 429-37. PMID : 16052126

De Jong A, Molinari N, Terzi N, et al ; AzuRéa Network for the Frida-Réa Study Group. Early identification of patients at risk for difficult intubation in the intensive care unit : development and validation of the MACOCHA score in a multicenter cohort study. Am J Respir Crit Care Med 2013 ; 187 : 832-9. PMID : 23348979

Ⓑ 気管挿管後のチューブ先端位置の確認法について述べよ。

気管挿管後の換気時の胸腹部の動き，聴診，呼気時のチューブの曇りなどの臨床所見は，気管挿管後チューブ先端が気管内にあることの確認法として提唱されてきたが，いずれの所見をもってしても，確実なチューブ先端位置の確認は不可能であることがよく知られている。気管挿管が行われる患者の状況は均一ではなく，手術室における筋弛緩薬を用いた気管挿管，自発呼吸を温存した緊急気管挿管，筋弛緩薬を用いた緊急気管挿管，心停止患者に対する気管挿管などのさまざまな状況が考えられる。自発呼吸を温存した気管挿管の場合，呼気時のチューブからの呼気流出やバッグの膨らみなどによりチューブ位置の確認は容易となるが，筋弛緩薬を用いた場合は確認の精度が低下する。心停止以外の状況において，最も確実なデバイスを用いた確認法は呼気二酸化炭素の検出であり，変色式の簡易二酸化炭素検出器より波形を表示するカプノグラフィーのほうが，より精度は高いとされる。心停止患者では，肺血流量低下のために，呼気二酸化炭素検出によるチューブ先端位置確認の精度は低下する。近年は，インピーダンス法や超音波検査を用いた確認法の精度が検討されている。

Puntervoll SA, Søreide E, Jacewicz W, et al. Rapid detection of oesophageal intubation : take care when using colorimetric capnometry. Acta Anaesthesiol Scand 2002 ; 46 : 455-7. PMID : 11952450

Grmec S. Comparison of three different methods to confirm tracheal tube placement inemergency intubation. Intensive Care Med 2002 ; 28 : 701-4. PMID : 12107674

Rudraraju P, Eisen LA. Confirmation of endotracheal tube position : a narrative review. J Intensive Care Med 2009 ; 24 : 283-92. PMID : 19654121

Ⓑ bimanual laryngoscopyとは何か？

直接喉頭鏡による喉頭展開時に，術者の右手で喉頭を背側に圧迫すると喉頭の視野が改善することは経験的に知られていた。左手の喉頭鏡で喉頭蓋谷を挙上し，右手で喉

頭を反対方向に圧迫するこの手技は，bimanual laryngoscopyと呼ばれている（図14-2）。Back手技やBURP手技と合わせてexternal laryngeal manipulationとも称されている。BURP手技は，介助者には喉頭が視認できないため最適な視野が得られる位置がわからない欠点を有するのに対し，術者が自らの右手で最も見やすい喉頭視野が得られる位置に喉頭を圧迫できることがbimanual laryngoscopyの最大の利点である。

　麻酔導入時にsniffing positionで行った喉頭展開におけるOchrochらの検討では，bimanual laryngoscopyは，McCoy喉頭鏡などの先端が操作できる喉頭鏡を使用した喉頭展開よりも有意に喉頭視野を改善した。またLevitanらは，死亡直後の死体の喉頭展開において，bimanual laryngoscopyはBURP手技やSellick手技と比較して喉頭視野を改善することを示した。この手技の欠点は，術者が喉頭圧迫した右手を気管チューブをもつためにいったん離し，喉頭圧迫を介助者の手に置き換えなくてはならないことであった。Hwangらはこの問題を解決するために，介助者の手を甲状軟骨の上に置き，この手を術者が操作して最大の視野が得られる位置を探るmodified bimanual laryngoscopyを考案し，その有用性を従来のbimanual laryngoscopyとのRCT★で検討した。modified bimanual laryngoscopyは従来のbimanual laryngoscopyよりも喉頭展開時の視野を有意に改善し，最適の喉頭視野が得られるまでの時間も有意に短縮した。

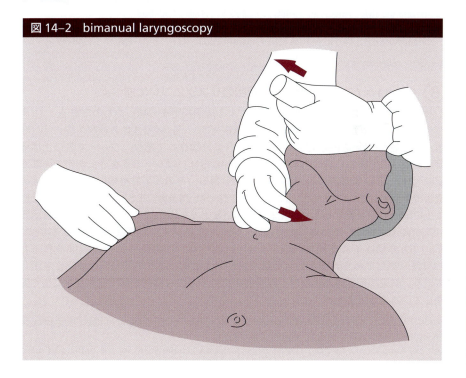

図14-2　bimanual laryngoscopy

Ochroch EA, Levitan RM. A videographic analysis of laryngeal exposure comparing the articulating laryngoscope and external laryngeal manipulation. Anesth Analg 2001；92：267-70.　PMID：11133642

Levitan RM, Kinkle WC, Levin WJ, et al. Laryngeal view during laryngoscopy : a randomized trial comparing cricoid pressure, backward-upward-rightward pressure, and bimanual laryngoscopy. Ann Emerg Med 2006 ; 47 : 548-55. PMID : 16713784
Hwang J, Park S, Huh J, et al. Optimal external laryngeal manipulation : modified bimanual laryngoscopy. Am J Emerg Med 2013 ; 31 : 32-6. PMID : 22867838

★― RCT　無作為化比較試験(randomized controlled trial)

Ⓑ GEB★の役割について述べよ。

GEBとは，先端に曲がりの入った柔軟な気管チューブイントロデューサであり，英国では挿管困難時に伝統的に用いられる第1選択器具である．喉頭展開困難時に，先端の曲がりを利用して盲目的に気管に挿入可能であり，ゆっくり進めると先端が気管軟骨に当たりクリック感が得られるのと，口角から30 cm程度で抵抗を感じることで気管内に挿入したことを確認できる．GataureらのRCTによれば，Cormack分類グレードⅢの喉頭展開視野において，GEBを用いた群では96％が2回以内の試行で気管挿管に成功したが，スタイレット群では66％しか成功しなかった．NoguchiらのRCTでも，Sellick手技時の気管挿管において，成功率，挿管までの時間ともに，GEBの使用はスタイレットの使用に比して有用であった．

Gataure PS, Vaughan RS, Latto IP. Simulated difficult intubation. Comparison of the gum elastic bougie and the stylet. Anaesthesia 1996 ; 51 : 935-8. PMID : 8984868
Noguchi T, Koga K, Shiga Y, et al. The gum elastic bougie eases tracheal intubation while applying cricoid pressure compared to a stylet. Can J Anaesth 2003 ; 50 : 712-7. PMID : 12944447

★― GEB　gum elastic bougie

Ⓑ Cormack / Lehane分類と挿管困難リスクについて述べよ。

Cormack / Lehane分類は，直接喉頭鏡による喉頭視野を分類したものである．Ⅰ(声門をすべて観察可能)，Ⅱ(声門の一部を観察可能)，Ⅲ(喉頭蓋のみ観察可能)，Ⅳ(喉頭，喉頭蓋とも観察不能)の四つのグレードに分類されており，グレードⅢ以上は挿管困難リスクが高いと考えられていた．Yentisらは，グレードⅡをⅡa(声帯の一部が観察可能)，Ⅱb(披裂部のみ観察可能)に亜分類し，その妥当性を検討した．663人の気管挿管患者において，Ⅱa，Ⅱb分類はそれぞれ24.4％，6.5％にみられたが，2回以上の喉頭展開を要する率は，それぞれ4.3％と67.4％であり，Ⅱb分類の挿管困難リスクに注意を促している．Kohらは，605人のアジア人の気管挿管患者において，Ⅱa，Ⅱb分類はそれぞれ21.0％，3.3％にみられ，このうち挿管困難はそれぞれ13.4％，65％にみられるとし，やはりアジア人におけるこの亜分類の妥当性を示している．気管挿管困難か否かは，喉頭展開時に声帯の一部が観察可能か否かに強く関連しているようである．

Yentis SM, Lee DJ. Evaluation of an improved scoring system for the grading of direct laryngoscopy. Anaesthesia 1998 ; 53 : 1041-4. PMID : 10023271
Koh LK, Kong CE, Ip-Yam PC. The modified Cormack-Lehane score for the grading of direct laryngoscopy : evaluation in the Asian population. Anaesth Intensive Care 2002 ; 30 : 48-51. PMID : 11939440

Ⓑ 緊急気管挿管時の筋弛緩薬の役割について述べよ。

緊急気管挿管時には，気道確保困難の予測が難しいため筋弛緩薬の使用を好まない医師が比較的多い。これまでに，緊急気管挿管においても手術室同様にいわゆる筋弛緩薬を用いた迅速導入（rapid-sequence intubation）の有用性が検討されている。Wilcoxらの前向き観察研究において，筋弛緩薬を用いた気管挿管は，用いない場合と比較して低酸素血症と気管挿管に伴う合併症の頻度を減らした。この研究では，非脱分極性筋弛緩薬のロクロニウムが約70％の患者に，脱分極性筋弛緩薬のスキサメトニウムが約30％の患者に用いられた。システマティックレビューによれば，rapid-sequence intubation時の筋弛緩薬として，脱分極性筋弛緩薬は非脱分極性筋弛緩薬より喉頭視野を改善し，作用時間が短いために好ましいとされている。

Reynolds SF, Heffner J. Airway management of the critically ill patient : rapid-sequence intubation. Chest 2005 ; 127 : 1397-412.　PMID : 15821222
Wilcox SR, Bittner EA, Elmer J, et al. Neuromuscular blocking agent administration for emergent tracheal intubation is associated with decreased prevalence of procedure-related complications. Crit Care Med 2012 ; 40 : 1808-13.　PMID : 22610185
Perry JJ, Lee JS, Sillberg VA, et al. Rocuronium versus succinylcholine for rapid sequence induction intubation. Cochrane Database Syst Rev 2008 ; (2) : CD002788.　PMID : 18425883

Ⓑ 長期気管挿管の合併症に何があるか？

嗄声，反回神経麻痺，披裂軟骨脱臼・壊死，声の変化をはじめとした喉頭合併症が長期気管挿管時には最も懸念される。このため，一般的には2週間以上の長期経口ないし経鼻気管挿管が必要な場合は，気管切開孔を介した喉頭バイパスの手段がとられることが多い。そのほかにも，舌の壊死，気管狭窄，喉頭肉芽形成，気管動脈瘻，気管食道瘻などが，長期気管挿管後の合併症として報告されている。

Bishop MJ, Weymuller EA Jr, Fink BR. Laryngeal effects of prolonged intubation. Anesth Analg 1984 ; 63 : 335-42.　PMID : 6367543
Astrachan DI, Kirchner JC, Goodwin WJ Jr. Prolonged intubation vs. tracheotomy : complications, practical and psychological considerations. Laryngoscope 1988 ; 98 : 1165-9.　PMID : 3185069
Via-Reque E, Rattenborg CC. Prolonged oro- or nasotracheal intubation. Crit Care Med 1981 ; 9 : 637-9.　PMID : 7273809

Ⓒ 初めて経口気管挿管が行われたのはいつ頃か？

気管切開による気道確保の歴史は非常に古く，紀元前よりその記載があることが知られる。経口気管挿管が行われたのは19世紀に入ってからである。1858年にパリの小児科医 Eugène Bouchut（1818～1891年）は，ジフテリアの気道閉塞に対する処置として，屈曲した特殊なチューブによる直接喉頭鏡を用いない経口気管挿管を行った7症例を報告した。しかし彼の方法は学会，特に当時フランスで気管切開術の権威であった Armand Trousseau（1801～1867年）から強く批判され，その後，日の目をみなかった。一方，1878年にグラスゴーの外科医 William Macewen（1848～1924年）は，クロロホルムを使用した最初の経口気管挿管下の手術を報告した。この方法が，その後の麻酔科学や集中治療医学の発展に大きな貢献をしたことはいうまでもない。

Sperati G, Felisati D. Bouchut, O'Dwyer and laryngeal intubation in patients with croup. Acta Otorhinolaryngol Ital 2007 ; 27 : 320-3. PMID : 18320839
James CD. Sir William Macewen and anaesthesia. Anaesthesia 1974 ; 29 : 743-53. PMID : 4611269

予定外抜管のアウトカムについて述べよ。

Epsteinらは，75人の予定外抜管（unplanned extubation）患者のアウトカムを年齢，重症度などをマッチさせた対照群と比較したところ，ICU滞在日数や在院日数を増加させたが死亡率は増加させなかった。同様にKrinsleyらの症例対照研究においても，予定外抜管群では対照群と比してICU滞在日数や在院日数が増加したが，死亡率はむしろ低下した。de Grootらの症例対照研究でも死亡率は上昇しておらず，死亡率というアウトカムに関して予定外抜管の悪影響はないと思われる。ただし，後二者の研究では，予定外抜管後に再挿管を要した症例では要さない症例と比較して，ICU滞在日数，在院日数のみならず死亡率も上昇することが明らかになっている。

Epstein SK, Nevins ML, Chung J. Effect of unplanned extubation on outcome of mechanical ventilation. Am J Respir Crit Care Med 2000 ; 161 : 1912-6. PMID : 10852766
Krinsley JS, Barone JE. The drive to survive : unplanned extubation in the ICU. Chest 2005 ; 128 : 560-6. PMID : 16100138
de Groot RI, Dekkers OM, Herold IH, et al. Risk factors and outcomes after unplanned extubations on the ICU : a case-control study. Crit Care 2011 ; 15 : R19. PMID : 21232123

気管切開・輪状甲状膜切開

輪状甲状膜と声帯の位置関係について述べよ。

声帯の前方は甲状軟骨に，後方は披裂軟骨に付着している。甲状切痕とそこから正中線を尾側にたどった甲状軟骨下縁との中点が声帯の上縁のレベルであり，声帯の上下幅は5mm程度とされている。米国からの報告では，声帯下縁から輪状甲状膜上縁までの距離は9.8mmであった。ちなみに，輪状甲状膜の同定は決して容易ではなく，特に女性肥満患者では誤認されることが少なくない。この場合，しばしば声帯より高位に存在する甲状舌骨間膜と誤認され，穿刺，チューブ留置，換気により声帯損傷，広範な縦隔気腫・皮下気腫などをきたすことが報告されている。

大森孝一. 喉頭の臨床解剖. 日耳鼻会報 2009 ; 112 : 86-9.
Bennett JD, Guha SC, Sankar AB. Cricothyrotomy : the anatomical basis. J R Coll Surg Edinb 1996 ; 41 : 57-60. PMID : 8930047
Aslani A, Ng SC, Hurley M, et al. Accuracy of identification of the cricothyroid membrane in female subjects using palpation : an observational study. Anesth Analg 2012 ; 114 : 987-92. PMID : 22366848

気管切開術の周術期死亡率はどれくらいか？

Goldenbergらによる1,130例の外科的気管切開の後向き観察研究によれば，手技に関連した周術期死亡率は0.4%であった。一方，Kearneyらによる827症例の経皮的気管切開（Ciaglia法）の前向き観察研究では，手技に関連した周術期死亡率は0.6%で

あった．最近の報告では，経皮的気管切開の手技に伴う周術期死亡率はきわめて低く，Kornblithらによる1,000例の観察研究では0％，Dennisらによる3,162例の観察研究では0.09％であった．気管切開術は，過去と比べて次第に安全な手技となりつつあるのかもしれない．

Goldenberg D, Golz A, Netzer A, et al. Tracheotomy : changing indications and a review of 1,130 cases. J Otolaryngol 2002 ; 31 : 211-5.　PMID : 12240755
Kearney PA, Griffen MM, Ochoa JB, et al. A single-center 8-year experience with percutaneous dilational tracheostomy. Ann Surg 2000 ; 231 : 701-9.　PMID : 10767791
Kornblith LZ, Burlew CC, Moore EE, et al. One thousand bedside percutaneous tracheostomies in the surgical intensive care unit : time to change the gold standard. J Am Coll Surg 2011 ; 212 : 163-70.　PMID : 21193331
Dennis BM, Eckert MJ, Gunter OL, et al. Safety of bedside percutaneous tracheostomy in the critically ill : evaluation of more than 3,000 procedures. J Am Coll Surg 2013 ; 216 : 858-65.　PMID : 23403139

Ⓑ 甲状腺峡部の位置とサイズについて述べよ．

甲状腺峡部は，甲状腺両葉をつなぐ細い構造物であるが，気管前面正中に位置するため気管切開孔作成時に障害となる．特に経皮的気管切開時には，甲状腺峡部を盲目的に穿刺拡張することで大出血につながることがあり，その位置とサイズを把握することが望ましい．Joshiらによる死体を用いた研究では，そもそも甲状腺峡部が存在しない破格が7％に認められた．韓国のWonらによる死体を用いた研究でも，同破格が男性の9.6％，女性の5.6％に認められている．韓国人を対象とした彼らの研究では，甲状腺峡部が第2～4気管軟骨前面に位置するものが22％，第1～3気管軟骨，および第1～4気管軟骨前面に位置するものがいずれも18％ずつであった．輪状軟骨下縁から甲状腺峡部上縁までの距離は4.9 mm，下縁までの距離は20.8 mm，すなわち，甲状腺峡部の上下幅は15.9 mmであり，また，その厚みは3.4 mmであった．経皮的気管切開施行時には，過去に撮影されたCTを参考にしたり，超音波検査で甲状腺峡部の厚みや出入りする血管を確認して，穿刺部位を決定することが有用かもしれない．

Joshi SD, Joshi SS, Daimi SR, et al. The thyroid gland and its variations : a cadaveric study. Folia Morphol (Warsz) 2010 ; 69 : 47-50.　PMID : 20235050
Won HS, Han SH, Oh CS, et al. Location and morphometry of the thyroid isthmus in adult Korean cadavers. Anat Sci Int 2013 ; 88 : 212-6.　PMID : 23818140

Ⓑ 最も支持されている経皮的気管切開の方法は何か？

Ciaglia法（multiple dilation technique）を改良して，1本の拡張器で一度に創を拡張するmodified Ciaglia法（single-step dilation technique）が，現在世界中で最も用いられている経皮的気管切開法である．2012年にCabriniらにより報告された，少なくとも2種類以上の経皮的気管切開法を比較したRCTを対象としたメタ解析では，Ciaglia法，modified Ciaglia法，Griggs法，rotating dilation technique，balloon dilation technique，translaryngeal techniqueの六つの方法のうち，modified Ciaglia法が安全面や成功率で最も信頼度が高いと結論づけている．

Kluge S, Baumann HJ, Maier C, et al. Tracheostomy in the intensive care unit : a nationwide survey. Anesth Analg 2008 ; 107 : 1639-43.　PMID : 18931225

Cabrini L, Monti G, Landoni G, et al. Percutaneous tracheostomy, a systematic review. Acta Anaesthesiol Scand 2012 ; 56 : 270-81.　PMID：22188176

Ⓑ 合併症の観点から，経皮的気管切開が外科的気管切開に比して最も有利な点は何か？

黎明期には，経皮的気管切開は，外科的気管切開術と比して周術期の致死的な合併症が多い手技と考えられていたが，さまざまな工夫により次第に重篤な合併症の報告は減少しつつある。最近の報告では，重篤な周術期合併症や死亡に関して両者に差はないと考えられている。Delaneyらによるメタ解析では，経皮的気管切開術は外科的気管切開術に比して創感染が有意に少ないことが示されている（オッズ比 0.28）。さらに，手術室で行われた外科的気管切開と経皮的気管切開を比較した解析では，経皮的気管切開術で有意に出血が少なかった（オッズ比 0.29）。Higginsらのメタ解析でも，やはり経皮的気管切開術では創感染が少なかった。チューブ周囲に死腔の少ない経皮的気管切開術は，創感染や出血の点において，外科的気管切開術より利点があるものと考えられる。

Delaney A, Bagshaw SM, Nalos M. Percutaneous dilatational tracheostomy versus surgical tracheostomy in critically ill patients : a systematic review and meta-analysis. Crit Care 2006 ; 10 : R55.　PMID：16606435
Higgins KM, Punthakee X. Meta-analysis comparison of open versus percutaneous tracheostomy. Laryngoscope 2007 ; 117 : 447-54.　PMID：17334304

Ⓑ 気管切開後の気管狭窄について述べよ。

気管切開後の合併症として気管狭窄が知られるが，Koitschevらは，105例の経皮的気管切開と41例の外科的気管切開を対象としたコホート研究において，切開部位より頭側の気管内腔の50%以上の気管狭窄が経皮的気管切開群に有意に多い（23.8% vs. 7.3%，$P=0.033$）ことを報告した。Raghuramanらは，経皮的気管切開後の気管狭窄は，外科的気管切開後より起こる時期が有意に早く（5週 vs. 28.5週，$P=0.009$），やはり切開孔より頭側に発生することを報告した。一方，Lukasらの後向き観察研究によれば，患者背景や気管切開の方法（外科的 vs. 経皮的）は，その後の喉頭気管狭窄の関連因子ではなく，長期間の気管切開チューブ留置と複数回の気管切開が喉頭気管狭窄と有意に関連していた。

Koitschev A, Simon C, Blumenstock G, et al. Suprastomal tracheal stenosis after dilational and surgical tracheostomy in critically ill patients. Anaesthesia 2006 ; 61 : 832-7.　PMID：16922748
Raghuraman G, Rajan S, Marzouk JK, et al. Is tracheal stenosis caused by percutaneous tracheostomy different from that by surgical tracheostomy? Chest 2005 ; 127 : 879-85.　PMID：15764771
Lukáš J, Votruba J, Paska J, et al. Laryngotracheal stenosis in critically ill patients. Acta Otolaryngol 2011 ; 131 : 91-5.　PMID：20809886

Ⓑ 気管動脈瘻について述べよ。

最も報告が多い気管動脈瘻は気管無名動脈瘻であり，過去の報告では，気管切開患者のおおむね0.1〜1%に気管切開後3日から数週の間（7〜14日が最多）に発生している。無名動脈は，第9気管軟骨の右前方を斜走する（図14-3）とされるが，Oshinsky

らの研究では，気管と接する部位は第6～13気管軟骨までバリエーションが大きい。この位置に気管切開チューブのカフもしくは先端が接して，気管粘膜の循環を障害するのが，この主な原因である。リスク因子として極端な低位気管切開，血管走行異常，胸郭変形などが指摘されている。急性の気管からの出血で発症し，手術室にたどり着かなければほとんどが致死的である。しばしば大出血に先行するマイナーな出血がみられるので，この時点で気管支鏡や血管造影を施行し早期診断することが重要とされる。その他の気管動脈瘻として，右内頸動脈，甲状腺動脈，右鎖骨下動脈，大動脈などでの報告がある。

Oshinsky AE, Rubin JS, Gwozdz CS. The anatomical basis for post-tracheotomy innominate artery rupture. Laryngoscope 1988 ; 98 : 1061-4.　PMID : 3050341
Grant CA, Dempsey G, Harrison J, Jones T. Tracheo-innominate artery fistula after percutaneous tracheostomy : three case reports and a clinical review. Br J Anaesth 2006 ; 96 : 127-31.　PMID : 16299043

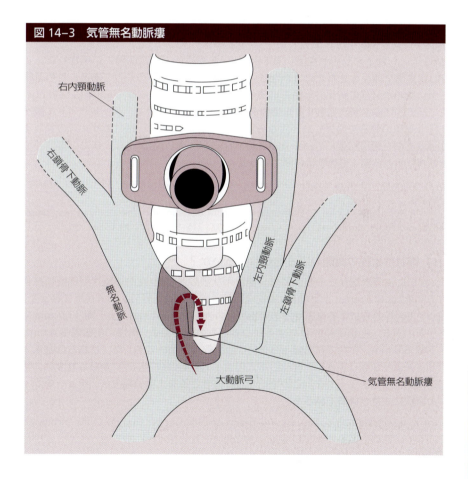

図 14-3　気管無名動脈瘻

Ⓒ 外科的気管切開はいつ頃から行われているか？

気管切開の原型は，紀元前3000年頃の古代エジプト時代にまでさかのぼる。その後，世界各地の文明において気管切開に相当する記載があり，上気道閉塞に対して気管切開が有効であることはかなり古くから知られていたようである。既に2世紀には，ローマの医師Antyllusにより，第3〜4気管軟骨間を横切開する方法が推奨されていたというから驚きである。現代の外科的気管切開術の基礎を築いたのは，米国の耳鼻科医シェヴァリエ・ジャクソン〔Chevalier Jackson（1865〜1958年）〕とされており，1909年に気管切開の手技，器具，適応の詳細を報告している。気管切開の部位として推奨されるいわゆる「Jacksonの安全三角」は，彼の名に由来する。

Frost EA. Tracing the tracheostomy. Ann Otol Rhinol Laryngol 1976；85：618-24.　PMID：791052
Szmuk P, Ezri T, Evron S, et al. A brief history of tracheostomy and tracheal intubation, from the Bronze Age to the Space Age. Intensive Care Med 2008；34：222-8.　PMID：17999050
Jackson C. Tracheotomy. Laryngoscope 1909；19：285-90.

Ⓒ 経皮的気管切開のヒントとなった手技は何か？

1969年に，ガイドワイヤを用いるSeldinger法が初めて気管切開に応用された。しかし，実際に商品化されたのはかなり年月が経った1990年のことである。この基礎を築いたのが米国の胸部外科医であるCiagliaらであり，彼らは1985年にSeldinger法で経皮的に創を順次拡張する腎瘻カテーテルにヒントを得て，ベッドサイドで簡便に行う気管切開法を発表した。ちなみにこのCiaglia原法は，複数のサイズの異なる拡張器で創を順次拡張していくmultiple dilation techniqueであり，また，穿刺部位は輪状軟骨から第1気管軟骨の間であった。

Toy FJ, Weinstein JD. A percutaneous tracheostomy device. Surgery 1969；65：384-9.　PMID：5765359
Ciaglia P, Firsching R, Syniec C. Elective percutaneous dilatational tracheostomy. A new simple bedside procedure；preliminary report. Chest 1985；87：715–9.　PMID：3996056

Ⓑ 輪状甲状膜の間隙の広さはどれくらいか？

Doverらによる米国からの報告では，輪状甲状膜の左右幅（左右の輪状甲状筋に挟まれる間隙）は8.2 mm，上下幅（甲状軟骨下縁〜輪状軟骨上縁）は10.4 mmであった。同じくBennettらによる米国からの報告では，左右幅12.4 mm，上下幅13.7 mmであった。一方，Prithishkumarによるインドからの報告では，男性で左右幅8.4 mm，上下幅6.6 mm，女性で左右幅6.3 mm，上下幅5.8 mmであった。これらは欧米人のサイズよりかなり小さく，我々日本人のサイズはこの数字に近いかもしれない。緊急時に気管切開チューブを，この場所から挿入せざるをえない場合は，チューブサイズの選択に注意が必要であろう。

Dover K, Howdieshell TR, Colborn GL. The dimensions and vascular anatomy of the cricothyroid membrane：relevance to emergent surgical airway access. Clin Anat 1996；9：291-5.　PMID：8842535
Bennett JD, Guha SC, Sankar AB. Cricothyrotomy：the anatomical basis. J R Coll Surg Edinb 1996；41：57-60.　PMID：8930047
Prithishkumar IJ, David SS. Morphometric analysis and clinical application of the working dimensions

of cricothyroid membrane in south Indian adults : with special relevance to surgical cricothyroidotomy. Emerg Med Australas 2010 ; 22 : 13-20. PMID : 19958379

中心静脈カテーテル

A 超音波ガイド下 CVC*挿入の安全性について述べよ。

Wuらによる過去のRCTのメタ解析によれば，成人の超音波ガイド下CVC挿入は，従来のランドマーク法に比して成功率が高く，合併症を減らすとされている。相対リスク比は，カテーテル挿入失敗が0.18，動脈誤穿刺が0.25，気胸が0.21，血胸が0.10であった。数々の報告を受けて現在，CVC挿入時のリアルタイム超音波ガイド下穿刺が強く推奨されており，今後は超音波ガイド下中心静脈穿刺が標準的な方法として広く普及するだろう。

Smith RN, Nolan JP. Central venous catheters. BMJ 2013 ; 347 : 6570. PMID : 24217269.
Wu SY, Ling Q, Cao LH, et al. Real-time two-dimensional ultrasound guidance for central venous cannulation : a meta-analysis. Anesthesiology 2013 ; 118 : 361-75. PMID : 23249991
Lamperti M, Bodenham AR, Pittiruti M, et al. International evidence-based recommendations on ultrasound-guided vascular access. Intensive Care Med 2012 ; 38 : 1105-17. PMID : 22614241

★― CVC　中心静脈カテーテル(central venous catheter)

A PICC*に適した静脈はどこか？

PICCの挿入には，径が太く蛇行しない静脈が選択されるため，上腕の尺側皮静脈，上腕静脈を超音波ガイド下に選択する方法が広く行われている。橈骨皮静脈は上肢の可動制限がある場合に穿刺しやすいが，解剖学的にガイドワイヤがスムーズに挿入できない症例があるとされている。上腕の静脈は動脈や神経損傷のリスクが高いため必ず超音波ガイド下で穿刺する。可視的で浅い部位を走る前腕や肘のレベルでの正中皮静脈，尺側皮静脈が選択されることがあるが，より細い静脈径，肘をまたいだ長い経路のため，静脈血栓症や静脈炎のリスクが高いとされている。

Tager IB, Ginsberg MB, Ellis SE, et al. An epidemiologic study of the risks associated with peripheral intravenous catheters. Am J Epidemiol 1983 ; 118 : 839-51. PMID : 6650485
Sofocleous CT, Schur I, Cooper SG, et al. Sonographically guided placement of peripherally inserted central venous catheters : review of 355 procedures. AJR Am J Roentgenol 1998 ; 170 : 1613-6. PMID : 9609183

★― PICC　末梢から挿入する中心静脈カテーテル(peripherally-inserted central catheter)

A 鎖骨下静脈穿刺時の気胸発生率はどれくらいか？

2002年に報告された内頸静脈穿刺と鎖骨下静脈穿刺を比較したシステマティックレビューでは，鎖骨下静脈穿刺の血気胸発生率は1.5％(0～4.2％)で内頸静脈穿刺と有意差を認めなかった。Fragouらは鎖骨下静脈からCVC挿入予定の患者を超音波ガイド群(200人)とランドマーク法群(201人)に無作為に振り分けて，穿刺の成功率，要する時間，合併症発生率を検討した。結果は，超音波ガイド群で気胸の発生はゼロだったが，ランドマーク法群では10人(4.9％)で気胸を合併した。鎖骨下静脈穿刺はほかの穿刺部位に比較して感染が少なく，日常動作を妨げにくいなどの利点から長

期CVC留置患者にはよい適応である．超音波検査に習熟することでより安全に使用できるようになるだろう．

Ruesch S, Walder B, Tramèr MR. Complications of central venous catheters : internal jugular versus subclavian access—a systematic review. Crit Care Med 2002 ; 30 : 454-60.　PMID : 11889329
Fragou M, Gravvanis A, Dimitriou V, et al. Real-time ultrasound-guided subclavian vein cannulation versus the landmark method in critical care patients : a prospective randomized study. Crit Care Med 2011 ; 39 : 1607-12.　PMID : 21494105

Ⓑ 腋窩静脈とは何か？

上腕静脈と尺側皮静脈は大円筋下縁で合流して腋窩静脈となり，鎖骨外側縁下方で橈側皮静脈と合流して，第1肋骨外側縁で鎖骨下静脈へと名前を変える．つまり，鎖骨下静脈穿刺において，第1肋骨外側縁以遠で刺入した場合は腋窩静脈穿刺である．腋窩静脈は末梢側になるほど表層に近くなるが，胸膜もまた近づくので気胸のリスクが高く，ランドマークにも乏しいため一般的に行われなかった．近年は，超音波ガイド下法によってより安全に穿刺ができるようになったため，中心静脈穿刺の選択肢の一つになりつつある．ただし，カテーテルの位置異常が多く，超音波補助のみでは難しいという意見もある．

Mochida T, Seino Y, Matsuda K, et al. [Safety of axillary and subclavian vein cannulation using real-time ultrasound guidance]. Masui 2014 ; 63 : 57-61.　PMID : 24558932
Galloway S, Bodenham A. Ultrasound imaging of the axillary vein—anatomical basis for central venous access. Br J Anaesth 2003 ; 90 : 589-95.　PMID : 12697585.

Ⓑ PICCと静脈血栓症について述べよ．

PICCは機械的合併症が少なく，出血傾向のある患者にも安全に挿入できることからICUでもその使用が増えている．しかしながら，末梢から挿入するPICCは，体幹から挿入するCVCに比較して，静脈血栓塞栓症が多いことが指摘されている．PICCにおける静脈血栓塞栓症のリスクを体幹から挿入するCVCと比較したメタ解析が，2013年に報告された．64研究，29,503人を対象としたその報告において，PICCにおける静脈血栓塞栓症の発症率は，重症患者で13.9％と最も高く，次いで担がん患者で6.7％であった．体幹から挿入するCVCとの比較において，PICCは有意に静脈血栓塞栓症のリスクが高かった（オッズ比2.55，95％信頼区間1.54～4.23，$P<0.0001$）が，肺血栓塞栓症の発症はなかった．PICCに静脈血栓症が多い理由として，静脈が細いためカテーテルによる血管内腔の占拠率が高いことが挙げられており，上腕のより太い静脈への挿入や静脈径を計測してからの挿入は，そのリスクを低下させることが報告されている．体幹から挿入するCVCに比較して，長い留置期間が静脈血栓発生のリスクを高めているのかもしれない．右利きの人は，腕の運動で血管内膜が障害されやすく，静脈血栓症が多いという報告もあり興味深い．

Chopra V, Anand S, Hickner A, et al. Risk of venous thromboembolism associated with peripherally inserted central catheters : a systematic review and meta-analysis. Lancet 2013 ; 382 : 311-25.　PMID : 23697825

Ⓑ 内頸静脈，総頸動脈の重なりと体位の関係について述べよ．

内頸静脈と総頸動脈の重なりはneutral positionで最も小さく，頭部を側方にロー

テーションするにつれて大きくなる．加えて，頭部のローテーションが45度を超えると，内頸静脈径が小さくなることも報告されている．neutral positionでは頸部の露出が得られにくいため，動脈を穿刺することなく静脈を穿刺するには，頭部を適度にローテーションさせることがポイントである．

Wang R, Snoey ER, Clements RC, et al. Effect of head rotation on vascular anatomy of the neck : an ultrasound study. J Emerg Med 2006 ; 31 : 283-6. PMID : 16982362
Sulek CA, Gravenstein N, Blackshear RH, et al. Head rotation during internal jugular vein cannulation and the risk of carotid artery puncture. Anesth Analg 1996 ; 82 : 125-8. PMID : 8712386

Ⓑ 鎖骨下静脈穿刺時の最適な体位について述べよ．

基本的に仰臥位またはTrendelenburg位とする．内頸静脈と異なり，鎖骨下静脈においてTrendelenburg位は静脈径を有意に拡大させないが，空気塞栓症の予防には有効である．上肢を体幹に沿って内転させ，肩を5 cm尾側に下げることで，ランドマークとなる鎖骨の下面と静脈の接触を増やし穿刺を容易にする．人的余裕があれば，上肢を尾側に牽引してもらうとよい．成人における穿刺時の頭部の向きに関するエビデンスは特にない．

Fortune JB, Feustel P. Effect of patient position on size and location of the subclavian vein for percutaneous puncture. Arch Surg 2003 ; 138 : 996-1000. PMID : 12963658
Kitagawa N, Oda M, Totoki T, et al. Proper shoulder position for subclavian venipuncture : a prospective randomized clinical trial and anatomical perspectives using multislice computed tomography. Anesthesiology 2004 ; 101 : 1306-12. PMID : 15564937

Ⓑ 心膜翻転部と上大静脈の位置関係について述べよ．

心膜翻転部は，上大静脈に位置している．この部位より尾側にカテーテル先端を留置した場合，上大静脈または右房が損傷され心タンポナーデとなった報告が散見される．Albrechtらは，39人の死体解剖から，気管分岐部が心膜より0.8 cm頭側に位置しており，心膜より尾側に位置した症例がなかったことを報告した．CVC留置後のX線検査確認では，カテーテルが上大静脈と平行に留置され，先端が気管分岐部を超えないことを必ず確認すべきである．

Albrecht K, Nave H, Breitmeier D, et al. Applied anatomy of the superior vena cava-the carina as a landmark to guide central venous catheter placement. Br J Anaesth 2004 ; 92 : 75-7. PMID : 14665557
山際健太郎，伊佐地秀司，兼児敏浩ほか．中心静脈カテーテルによる医原性タンポナーデの1例．静脈経腸栄養 2009 ; 24 : 811-6.

Ⓑ 抜去時の空気塞栓について述べよ．

CVC抜去時の空気塞栓については，死亡例を含む多数の報告があり，しばしば注意が喚起されている．CVC抜去時における空気塞栓のリスク因子を以下に示す．

- カテーテル抜去後も刺入経路に孔が残存していること．長期留置例では孔が開いたままになりやすい．静脈までの皮下組織が少ない内頸静脈穿刺，静脈が虚脱しにくくなる静脈血栓症合併例では空気流入のリスクが高い．

- 頭高位での抜去は，穿刺部が心臓より高い位置となるため空気が流入しやすい。抜去時の体位は仰臥位とし，抜去後の座位や立位でも空気流入のリスクがあるため，ドレッシング剤は空気を遮断する密封性のものを選択し，抜去後24時間は貼付する。
- 脱水状態，抜去時の深呼吸や会話は，空気流入のリスクを高める。

致死的の報告では，200〜300 mL程度の空気が一度に流入したと推測されている。少量の空気流入は認識すらされないことが多いが，奇異性脳塞栓症を発症した報告も散見されるため，CVCは挿入時だけでなく抜去時にも細心の注意を払うべきである。

Deceuninck O, De Roy L, Moruzi S, et al. Images in cardiovascular medicine. Massive air embolism after central venous catheter removal. Circulation 2007；116：e516-8. PMID：17984383
Ely EW, Hite RD, Baker AM, et al. Venous air embolism from central venous catheterization：a need for increased physician awareness. Crit Care Med 1999；27：2113-7. PMID：10548191

下大静脈の解剖学的変則性について述べよ。

下大静脈の解剖学的変則性は，近年，CTが盛んに撮影されるようになったために偶発的に発見される機会が増加している。下大静脈の破格として10種類以上が存在するというが，偶発的に発見される破格の多くは左側下大静脈，または重複下大静脈である。左側下大静脈は0.2〜0.5％にみられるとされ，典型的には左腎静脈レベルまでは左側を走行し，大動脈前面を右側に横断して右腎静脈と合流したあとは，右側を右房に向かい正常に走行する。重複下大静脈は0.2〜3％にみられるとされ，典型的には左右の下大静脈が腎静脈レベルで合流したあとは，右房に向かい正常に走行する。左右の下大静脈の大きさは均一ではなく，下大静脈フィルター挿入後に繰り返す急性肺塞栓症で気づかれることもある。大腿静脈からCVCを挿入する際には，下大静脈の変則性を頭に入れておく必要がある。

Bass JE, Redwine MD, Kramer LA, et al. Spectrum of congenital anomalies of the inferior vena cava：cross-sectional imaging findings. Radiographics 2000；20：639-52. PMID：10835118
Ang WC, Doyle T, Stringer MD. Left-sided and duplicate inferior vena cava：a case series and review. Clin Anat 2013；26：990-1001. PMID：22576868

左右の内頸静脈はどちらが太い？

右の内頸静脈は左より太いことが知られている。Bothaらの報告では，右の内頸静脈は$17.29±1.07$ mm，左は$15.30±0.25$ mmであった。日本の報告では，Ishizukaらが大腸がん手術前の患者（男性50人，女性50人）を対象に，CT検査で左右内頸静脈縦径，横径，深さを計測した。結果は，右の内頸静脈は左に比較して有意に太く〔縦径$15.1±4.1$ mm vs. $11.3±3.4$ mm（$P<0.0001$），横径 $15.4±3.6$ mm vs. $10.8±3.3$ mm（$P<0.0001$）〕，有意に浅かった〔$17.4±6.0$ mm vs. $18.7±5.6$ mm（$P<0.0001$）〕。加えて右内頸静脈は，左に比較してよりまっすぐに上大静脈に合流し，胸管損傷の可能性がなく，右利きの術者にとって穿刺が容易であるといった利点がある。

Botha R, van Schoor AN, Boon JM, et al. Anatomical considerations of the anterior approach for central venous catheter placement. Clin Anat 2006；19：101-5. PMID：16302239
Ishizuka M, Nagata H, Takagi K, et al. Right internal jugular vein is recommended for central venous catheterization. J Invest Surg 2010；23：110-4. PMID：20497014

カテーテル先端の部位により CVP★ は変化するか？

内頸静脈または鎖骨下静脈から挿入した CVC による胸腔内 CVP 測定と，大腿静脈から挿入したカテーテルによる腹腔内 CVP 測定を比較した研究では，両者に差はなかった。同様に，人工呼吸患者において総腸骨静脈で測定した CVP は，上大静脈で測定した CVP と差がなかった。さらには，大腿骨手術中の外頸静脈圧は，人工呼吸の有無にかかわらず，CVP の代用となることも報告されている。

Joynt GM, Gomersall CD, Buckley TA, et al. Comparison of intrathoracic and intra-abdominal measurements of central venous pressure. Lancet 1996；347：1155-7.　PMID：8609751
Ho KM, Joynt GM, Tan P. A comparison of central venous pressure and common iliac venous pressure in critically ill mechanically ventilated patients. Crit Care Med 1998；26：461-4.　PMID：9504572
Leonard AD, Allsager CM, Parker JL, et al. Comparison of central venous and external jugular venous pressures during repair of proximal femoral fracture. Br J Anaesth 2008；101：166-70.　PMID：18515269

★— CVP　中心静脈圧（central venous pressure）

動脈カテーテル

 橈骨動脈の内径はどの程度か？

待機的冠動脈バイパス術を予定された患者 145 人（男性 130 人，女性 15 人）の超音波検査において，橈骨動脈内径は肘部で 3.06 mm，手関節部で 2.6 mm と報告されている。古典的に橈骨動脈は尺骨動脈よりも細いとされてきたが，肘窩から遠位にいくに従って，橈骨動脈は尺骨動脈より相対的に太くなることが多く，手関節部では 87％ で橈骨動脈内径が尺骨動脈内径より太かった。年齢，BMI をそろえた米国人の男女各 20 人で男女差を検討した報告では，手関節の皺から 2 cm 中枢側の橈骨動脈内径を超音波で測定したところ，男性は右 2.92 mm，左 2.93 mm，女性は右 1.91 mm，左 1.91 mm と，女性でより細かった。

Kohonen M, Teerenhovi O, Terho T, et al. Is the Allen test reliable enough? Eur J Cardiothorac Surg 2007；32：902-5.　PMID：17889550
Brzezinski M, Luisetti T, London MJ. Radial artery cannulation：a comprehensive review of recent anatomic and physiologic investigations. Anesth Analg 2009；109：1763-81.　PMID：19923502
Minami T, Eisen LA, Berger JS, et al. Gender disparity in radial and femoral arterial size：an ultrasound study. Intensive Care Med 2007；33：552-3.　PMID：17219195

Allen テストについて述べよ。

Allen テストは，1929 年に Allen により閉塞性血栓性血管炎患者の両手の側副血行を評価する方法として報告された。橈骨動脈の採取やカニュレーション後の末梢虚血を予測する目的で行われる現在の方法は，1950 年代に Wrist が改変した modified Allen テストである。具体的には手関節部で橈骨・尺骨動脈を同時に強く圧迫したのち，患者に手掌が白くなるまで 10 回程度手を握ったり開いたり繰り返させ，尺骨動脈の圧迫を解除して手掌の色調改善に要する時間を観察する。尺骨動脈からの側副血

行が良好であれば3〜15秒で色調改善が得られる。modified Allenテストは広く行われてきたが，近年，その信頼性は疑問視されている。modified Allenテストにおいて手指の灌流は手掌の血流改善に依存しないこと，結果が正常でもまれに末梢虚血をきたす患者がいること，結果が異常だった患者の80％で超音波検査が正常であることが報告されており，その結果は参考程度とするのがよさそうである。

Kohonen M, Teerenhovi O, Terho T, et al. Is the Allen test reliable enough? Eur J Cardiothorac Surg 2007；32：902-5. PMID：17889550

Brzezinski M, Luisetti T, London MJ. Radial artery cannulation：a comprehensive review of recent anatomic and physiologic investigations. Anesth Analg 2009；109：1763-81. PMID：19923502

Ⓑ 橈骨，腋窩，大腿動脈カテーテルの合併症発生率の違いについて述べよ。

Sheerらは，1978〜2001年に報告された論文をもとに，橈骨，腋窩，大腿動脈カテーテル留置の合併症に関するシステマティックレビューを2002年に報告した。検討された項目は，不可逆的な動脈閉塞，一時的な動脈閉塞，敗血症，局所感染，仮性動脈瘤，血腫，出血の発症率で，重篤な合併症である不可逆的な動脈閉塞（橈骨0.09％，腋窩0.20％，大腿0.18％），敗血症（0.13％，0.51％，0.44％），仮性動脈瘤（0.09％，0.10％，0.30％）の発症率は各動脈で有意差がなかった。2014年のO'Horoらによる動脈カテーテルと血流感染に関するメタ解析では，橈骨動脈に比較して大腿動脈で有意に血流感染のリスクが高かった（相対リスク1.93，95％信頼区間1.32〜2.84，$P=0.001$）。

Sheer B, Perel A, Pfeiffer UJ. Clinical review：complications and risk factors of peripheral arterial catheters used for haemodynamic monitoring in anaesthesia and intensive care medicine. Crit Care 2002；6：199-204. PMID：12133178

O'Horo JC, Maki DG, Krupp AE, et al. Arterial catheters as a source of bloodstream infection：a systematic review and meta-analysis. Crit Care Med 2014；42：1334-9. PMID：24413576.

Ⓑ 動脈ライン挿入に関連した末梢虚血のリスク因子について述べよ。

細い動脈内径，太いカテーテルの使用，低心拍出量，血腫の存在，48〜72時間以上の留置が血栓性合併症のリスク因子として挙げられている。低血圧のエピソード，年齢との関係は証明されていない。また，低用量ヘパリン，アスピリンの投与患者では血栓性合併症が少ないとされる。

Sheer B, Perel A, Pfeiffer UJ. Clinical review：complications and risk factors of peripheral arterial catheters used for haemodynamic monitoring in anaesthesia and intensive care medicine. Crit Care 2002；6：199-204. PMID：12133178

Ⓒ ヘパリン化生理食塩液（生食）は動脈ライン閉塞予防に有効か？

ヘパリン化生食が生食に比較して動脈ライン閉塞予防に有効かどうかを調査した成人のRCTにおいて，その結果は一致していない。研究に用いられたヘパリン化生食の濃度も1〜5 IU/mLとばらつきがある。小児においては，Buttらが1 IU/mLと5 IU/mLのヘパリン化生食を比較したRCTで，5 IU/mLのヘパリン化生食は1 IU/mLに比較して有意にカテーテルの開存性を保ったことを報告した。2014年のシステマティックレビューでは，1 IU/mLのヘパリン化生食はカテーテル期間や機能に利益をもたらさない一方で，有意に活性化プロトロンビン時間を延長するとしている。レビューで

は，優れたデザインの研究が不足していることも指摘されている。ヘパリン起因性血小板減少症のリスクや凝固検査への影響等を考慮し，ヘパリン化生食の適応や使用濃度には注意が払われるべきである。

Brzezinski M, Luisetti T, London MJ. Radial artery cannulation : a comprehensive review of recent anatomic and physiologic investigations. Anesth Analg 2009 ; 109 : 1763-81.　PMID : 19923502
Del Cotillo M, Grané N, Llavoré M, et al. Heparinized solution vs. saline solution in the maintenance of arterial catheters : a double blind randomized clinical trial. Intensive Care Med 2008 ; 34 : 339-43.　PMID : 17938887
Robertson-Malt S, Malt GN, Farquhar V, et al. Heparin versus normal saline for patency of arterial lines. Cochrane Database Syst Rev 2014 ; 5 : CD007364.　PMID : 24825673

肺動脈カテーテル

A　重症患者におけるPAC*の適応病態について述べよ。

PACは，1970年代から急速に普及して重症患者に頻用されたが，現在までに，ICU患者，急性および慢性心不全患者，高リスク手術患者，急性呼吸促迫症候群患者，敗血症患者の管理に「ルーチン」でPACを使用しても，患者の予後を改善しないことが明らかになっている。一方で，PACが必要な場面があるという専門家の意見は根強い。Chatterjeeらは，「PACが多くの患者で適応とならないことは驚くに値しない。PACは診断のためのツールで，治療のためのツールではないからだ」と述べている。ベッドサイドで挿入でき，右房圧，肺動脈圧，肺動脈楔入圧，心拍出量，血管抵抗，混合静脈血酸素飽和度を持続的に観察できるPACは，通常の管理で血行動態が改善しない重症患者の病態把握に有用であることは異論がないところである。ChatterjeeらがあげるPACの現代の適応について下記に示す。

- 心疾患または非心疾患の高リスク患者に対してルーチンにPACは使用しない
- 心原性ショックで支持療法中の患者
- 右心不全と左心不全の程度が調和していない患者
- 心血管作動薬が必要な重症慢性心不全患者
- 慢性収縮性心不全患者への過度な血管拡張剤投与でみられるpseudosepsis（高心拍出量，低い体血管抵抗，右房圧と肺動脈楔入圧の上昇）が疑われる患者
- 劇症型心筋症や周産期心筋症のような可逆的な収縮不全の患者
- 肺高血圧症の血行動態的な鑑別
- 前毛細血管性または混合性肺高血圧症の治療効果判定
- 移植の精密検査

加えてPACの有効活用には，手技に熟練し，PACがもたらす情報を正しく解釈する医療者の技量が必須である。

Chatterjee K. The Swan-Ganz catheters : past, present, and future. A viewpoint. Circulation 2009 ; 119 : 147-52.　PMID : 19124674

★— PAC　肺動脈カテーテル（pulmonary artery catheter）

A PACの心拍出量測定原理について述べよ。

PACの心拍出量測定は指示薬希釈法の原理を用いている。指示薬希釈法とは、右房にボーラス投与された指示薬が心拍出によってどのように希釈されるかを、肺動脈あるいは動脈で濃度の経時的変化を測定することによって計測する方法である。PACでは指示薬の代わりに水を右房に急速注入し、カテーテル先端から4cm部分にある熱センサーで注入後の温度変化を測定する。心拍出量をQ、注入する水の量をVw、水の温度をTw、血液の温度をTb、肺動脈での温度変化をT(t)、補正係数をCとすると心拍出量は以下の式で計算される。

$$Q = \frac{V_w(T_b - T_w)C}{\int T(t)dt}$$

澤村匡史. 肺動脈カテーテル(PAC): その仕組みと原理, 歴史的変遷と問題点. INTENSIVIST 2011; 2: 203-16.
今井孝祐. 肺動脈カテーテルと集中治療. 日集中医誌 2000; 7: 11-9.

B PACに特有の合併症について述べよ。

CVCと共通の合併症である動脈穿刺、気胸、異所迷入、血栓症、感染に加え、PAC特有の合併症として心損傷、心タンポナーデ、不整脈、肺出血、肺動脈破裂、肺梗塞などが挙げられる。バルーンを脱気していてもカテーテルが自然に進んで肺動脈に楔入したままとなることもあるため、カテーテル先端の圧波形を持続的にモニタリングして注意を払う。頻度は高くないもののこれらの合併症は致死的であり、PACの適応は慎重に考えるべきである。

澤村匡史. 肺動脈カテーテル(PAC): その仕組みと原理, 歴史的変遷と問題点. INTENSIVIST 2011; 2: 203-16.

C 三尖弁逆流が強すぎてカテーテル挿入が困難な場合どうするか？

エキスパートが挙げるコツを以下に記す。

1. PACの先端部は三尖弁を通過しやすい湾曲につくられている。長時間体内の操作をすると湾曲が解除されるため、一度抜去して氷水で冷却し、湾曲を再現すると成功することがある
2. 弁逆流によってバルーンが押し戻されることがあるため、バルーンのサイズを小さくするか、または完全に脱気してカテーテルを進める

内田整. 肺動脈カテーテル―透視を使用しなくても三尖弁を素早く超えさせる方法―. In: 貝沼関志編著. 麻酔・救急・集中治療専門医のわざ. 東京: 東興交易医学出版部, 2000: 90-3.

C 右心カテーテル開発の歴史におけるフォルスマンという人物の果たした役割は何か？

1929年、25歳の若き医師ヴェルナー・フォルスマン〔Werner Forssmann(1904〜1979年)〕は、自分の腕の静脈に尿道カテーテルを挿入したあとに歩いて放射線室まで行き、X線検査でチューブが右房に到達していることを確認した。このエピソードがヒトにおける最初の右心カテーテル法の実現であり、のちにアンドレ・フレデリッ

ク・クルナン〔André Frédéric Cournand（1895〜1988年）〕とディキソン・W・リチャーズ〔Dickinson Woodruff Richards, Jr.（1895〜1973年）〕によって臨床応用された。3人はこの功績により1956年にノーベル医学生理学賞を受賞している。

Chatterjee K. The Swan-Ganz catheters : past, present, and future. A viewpoint. Circulation 2009 ; 119 : 147-52. PMID : 19124674

 日本人における右内頸静脈アプローチ時のPACの最適の深さはどの程度か？

1990年，鈴木らは肝切除，膵頭十二指腸切除，食道亜全摘術などの周術期管理目的でPACが挿入された98人（男性71人，女性27人，平均身長 約160 cm）を対象に，挿入部位から右室圧波形および肺動脈楔入圧波形が得られるまでの深さ，12時間後のX線検査による先端位置の移動距離を計測して報告した。結果は，右内頸静脈群（N=26）において，右室までおよび肺動脈楔入までの距離はそれぞれ25.4 cmおよび43.6 cmであった。右尺側皮静脈において，これらの距離は身長と相関関係にあったが，内頸静脈群では相関関係を認めなかった。12時間後にPAC先端が末梢側へ移動した距離は，内頸静脈群で不変71％，3 cm以内7％，3 cm以上21％，楔入14％であった。時間経過とともにPAC先端は思いのほか進んでおり，PAC楔入への注意を新たにするところである。

鈴木利保，杵淵嘉夫，三浦正明ほか. Swan-Ganzカテーテルの挿入の長さおよび留置したカテーテル先端の移動―挿入部位による相違の比較検討. 循環制御 1990 ; 11 : 485-7.

胸腔チューブ・胸腔穿刺

 trocar catheterとは何か？

トロッカー（トロカール）とは套管針のことであり，套管針とは外套管の内側に密着する鋭く尖った内套針のことである。つまり，内套針つきのカテーテルがtrocar catheterであり，たとえば静脈留置用のカテーテルもtrocar catheterといえる。「トロッカーカテーテル」として商標登録された商品が存在するため，胸腔ドレナージ用のカテーテルと誤解されやすい。

穿刺部位の選択について述べよ。

胸腔穿刺では，肺実質や肋間動脈，横隔膜，肝臓などをいかに避けるかが重要である。超音波検査は貯留する液体と肺実質や周囲臓器の関係を把握し，適切な穿刺部位を選択するうえで有用であり，実際に気胸の発症頻度を有意に低下させる（568ページ参照）。超音波検査を用いない診断的胸腔穿刺のランドマークは，聴診上呼吸音が減弱または消失し，打診で濁音となり，振盪音が消失する場所の第1, 2肋間尾側で，横隔膜を避けるために第9肋骨より頭側とし，脊柱と後腋窩線を結ぶ中線上（肋骨を触知しやすいため）とあるが，身体所見による選択はかなり不正確であると報告されている。実際は胸腔チューブと同様に第4〜6肋間中腋窩線の穿刺が多い。限局した複雑な液体貯留にはCTガイド下穿刺を考慮する。緊張性気胸における緊急胸腔穿刺は，鎖骨中線上第3肋間上縁を穿刺する。

　肋間動脈は一般的に肋骨下縁に沿った肋骨溝にあるとされるが，近年，CTによる

研究で後方の肋間動脈の走行には多様性があり蛇行が多いことがわかってきた。加えて，傍脊椎では肋間動脈は肋間の中央を走行することが報告されており，注意を要する。

McDermott S, Levis DA, Arellano RS. Chest drainage. Semin Intervent Radiol 2012；29：247-55. PMID：24293797
Helm EJ, Rahman NM, Talakoub O, et al. Course and variation of the intercostal artery by CT scan. Chest 2013；143：634-9. PMID：23079732.

A 胸腔チューブ抜去基準について述べよ。

感染性合併症を予防するために，胸腔チューブはできるだけ早く抜去したい。しかし，早すぎれば胸腔チューブを再挿入しなければならない。適切な抜去時期の判断が難しい症例も多く，あくまで個々の判断が必要だが一般的な目安を以下に記す。

- **気胸**：肺の再膨張が得られており，陰圧吸引中にエアリークと気胸の増悪がなければ水封のみとし，水封でエアリークと気胸の増強がなければ胸腔チューブを抜去する。判断に悩むときは胸腔チューブをクランプして数時間後（たとえば，2，6，12時間後）に気胸が増悪するかどうかを観察する方法もある（クランプテスト）。人工呼吸器装着患者ではより慎重な判断が必要である。
- **胸水**：左右の胸腔はそれぞれ500 mL以上の液体をリンパ系にドレナージしている。肺の再膨張が得られ，液体の排出が1日あたり100〜300 mL以下であることが抜去基準として提唱されている。胸水が滲出性か漏出性か，原疾患が何か，患者の状態によって判断は異なるだろう。

McDermott S, Levis DA, Arellano RS. Chest drainage. Semin Intervent Radiol 2012；29：247-55. PMID：24293797
Utter GH. The rate of pleural fluid drainage as a criterion for the timing of chest tube removal：theoretical and practical considerations. Ann Thorac Surg 2013；96：2262-7. PMID：24209425

A 再膨張性肺水腫とは何か？

再膨張性肺水腫とは，胸水や気胸，占拠性病変による虚脱肺が，ドレナージや腫瘤摘出によって急速に再膨張することで発生する肺水腫のことである。典型的には，3日以上虚脱している肺を再膨張させた1〜2時間以内に発生する血管透過性亢進型の肺水腫である。酸素投与や人工呼吸管理による支持療法のみで24〜48時間程度で改善するが，短期間の肺虚脱後の発症や死亡例も報告されている。気胸や胸水のドレナージにおける再膨張性肺水腫の発生を検討した報告では，発症率は0〜1％である。発症のリスク因子として，一度に大量のドレナージ，長期間（3〜7日以上）の肺虚脱，若年者，強い胸腔内陰圧が挙げられており，発症予防のためには一度にドレナージする量は1〜1.5 L以下とし，強い陰圧吸引をかけないことが推奨されている。

McDermott S, Levis DA, Arellano RS. Chest drainage. Semin Intervent Radiol 2012；29：247-55. PMID：24293797
Echevarria C, Twomey D, Dunning J, et al. Does re-expansion pulmonary oedema exist? Interact Cardiovasc Thorac Surg 2008；7：485-9. PMID：18334522

Ⓑ 滲出性胸水と漏出性胸水の鑑別について述べよ。

2014年のシステマティックレビューによれば，胸水が滲出性であることを正確に示す指標は，胸水中のコレステロール濃度＞55 mg/dL（尤度比幅 7.1〜250），LDH★＞200単位/L（尤度比 18），胸水/血清コレステロール比＞0.3（尤度比 14）であった。いわゆる Light の診断基準の 3 項目（胸水/血清蛋白比＞0.5，胸水/血清 LDH 比＞0.6，胸水 LDH＞血清 LDH 正常上限の 2/3）すべてが陰性の場合，尤度比は 0.04 まで低下する。

Wilcox ME, Chong CA, Stanbrook MB, et al. Does this patient have an exudative pleural effusion? The Rational Clinical Examination systematic review. JAMA 2014；311：2422-31． PMID：24938565

★— LDH　乳酸脱水素酵素（lactate dehydrogenase）

Ⓑ 3 ボトルドレナージシステムを正確に図示せよ。

3 ボトルドレナージシステムとは，(1) 空気を吸い込まないための水封，(2) 排液貯留，(3) 吸引圧制御の三つの目的を達するためのシステムである（図 14–4）。1 ボトルシステム，2 ボトルシステムと比較すると理解しやすい。

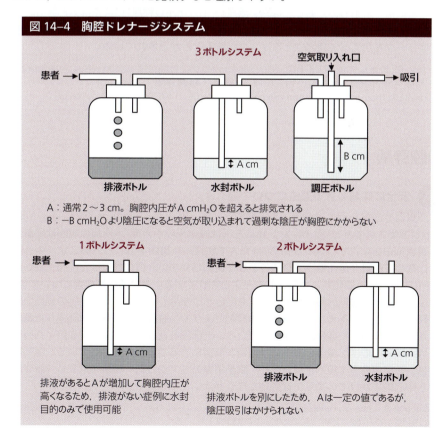

図 14–4　胸腔ドレナージシステム

Ⓑ 胸腔穿刺における気胸の発生率はどれくらいか？

気胸は胸腔穿刺における頻度の高い合併症である。2010年にCraigらによって報告された24の論文(6,650回の胸腔穿刺)のメタ解析によると，その頻度は6％で，このうち34％に胸腔チューブが挿入されていた。超音波ガイドによる胸腔穿刺は，超音波を使用しない穿刺に比較して気胸の頻度を有意に減少させ(4.0％ vs. 9.3％，$P=0.001$)，経験回数の多い術者による穿刺は気胸の頻度を減少させる傾向にあった。治療目的の穿刺，人工呼吸器を使用している患者では，気胸の頻度が高い傾向にあった。

McDermott S, Levis DA, Arellano RS. Chest drainage. Semin Intervent Radiol 2012 ; 29 : 247-55. PMID：24293797
Gordon CE, Feller-Kopman D, Balk EM, et al. Pneumothorax following thoracentesis : a systematic review and meta-analysis. Arch Intern Med 2010 ; 170 : 332-9.　PMID：20177035

Ⓒ 胸腔ドレナージ中は常に陰圧をかけるか？

排液が目的の場合は原則として持続陰圧をかけるが，著しく肺が虚脱している患者では，再膨張性肺水腫のリスクがあるため持続的陰圧吸引を避けることがある。排気が目的の場合は，状況に合わせて陰圧をかける。リーク量が少ない，または止まっている場合には，水封のみ，もしくは弱い陰圧($-10\ cmH_2O$程度)による排気と自然吸収によって肺の再膨張を得ることができる。自然気胸や肺切除後において，強い持続陰圧はリークをかえって増強させるリスクがあることが示されている。

Cerfolio RJ, Bass C, Katholi CR. Prospective randomized trial compares suction versus water seal for air leaks. Ann Thorac Surg 2001 ; 71 : 1613-7.　PMID：11383809
Munnell ER. Thoracic drainage. Ann Thorac Surg 1997 ; 63 : 1497-502.　PMID：9146363

腹腔穿刺

Ⓐ 安全に穿刺できる部位について述べよ。

主要臓器や血管を避けて穿刺できる部位として，従来からperitoneal four-quadrant tapが推奨されてきた(図14–5)。特に左下は虫垂炎の手術痕(手術痕の周囲は癒着から腸管損傷を起こすリスクがある)やガスで膨張した盲腸を避けられること，中心線に比較して腹壁が薄くなっていることから選択しやすい。具体的には左前腸骨棘から3 cm内側，3 cm頭側がよいランドマークとされている。避けるべき血管については，腹直筋内に上下腹壁動静脈があり，臍を中心とした中心線上には腹壁静脈の側副血管が存在することがある。中心線上での穿刺によって，腹腔内静脈瘤や再開通した臍静脈から大量出血した症例が報告されている。門脈圧亢進症患者に腹腔鏡を用いた研究では，臍周囲の中心線上の腹壁には血管が豊富にあることが報告されている。穿刺部位は，超音波検査で腹水が最も多く，臓器損傷のリスクが低い場所を選択し，腹直筋から中心線にかけてのエリアは避けたほうがよいだろう。

McGibbon A, Chen GI, Peltekian KM, et al. An evidence-based manual for abdominal paracentesis. Dig Dis Sci 2007 ; 52 : 3307-15.　PMID：17393312

Oelsner DH, Caldwell SH, Coles M, et al. Subumbilical midline vascularity of the abdominal wall in portal hypertension observed at laparoscopy. Gastrointest Endosc 1998 ; 47 : 388-90.　PMID：9609432

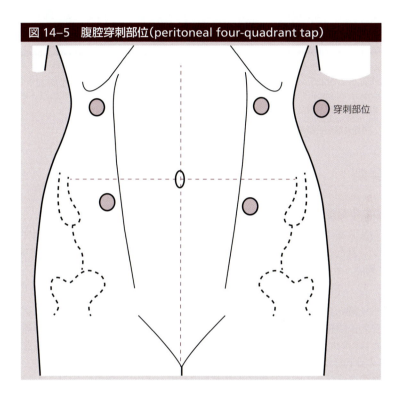

図 14-5　腹腔穿刺部位(peritoneal four-quadrant tap)

穿刺部位

Ⓑ 門脈圧亢進を示唆する腹水所見について述べよ．

SAAG★は，血清アルブミン値から腹水アルブミン値を引いた値で，SAAG≧1.1 g/dLで門脈圧亢進，SAAG＜1.1 g/dLで門脈圧亢進以外による腹水と診断する（陽性尤度比 4.6，95％信頼区間 1.6 ～ 12.9，陰性尤度比 0.06，95％信頼区間 0.02 ～ 0.20）。つまり，SAAGが大きければ漏出性腹水，すなわち，門脈圧亢進に伴う腹水として肝硬変や右心不全などの鑑別を進め，SAAGが小さければ腹膜炎などによる滲出性腹水や低アルブミン血症などを考える。

Wong CL, Holroyd-Leduc J, Thorpe KE, et al. Does this patient have bacterial peritonitis or portal hypertension? How do I perform a paracentesis and analyze the results? JAMA 2008 ; 299 : 1166-78.　PMID：18334692

★— SAAG　serum-ascites albumin gradient

Ⓒ 腹水の細菌培養は何に入れるか？

SBP★における腹水の微生物数はきわめて少なく，初期患者における腹水のグラム染色では 7 ～ 10％しか陽性とならない。腹水中の多核白血球が 250 個/mm³ 以上（SBP

診断に関して感度 80 〜 100%，特異度 86 〜 100%）の患者において，腹水検体を検査室まで運び遠心したあとに培養する方法では 46％しか培養陽性とならないが，ベッドサイドで直接血液培養ボトルに注入すると 79％で培養陽性となり，細菌が検出されるまでの時間が短縮できたと報告されている．腹水の細菌培養検査には，血液培養ボトルに入れる方法をルーチンに選択すべきである．

McGibbon A, Chen GI, Peltekian KM, et al. An evidence-based manual for abdominal paracentesis. Dig Dis Sci 2007 ; 52 : 3307-15.　PMID：17393312
Siersema PD, de Marie S, van Zeijl JH, et al. Blood culture bottles are superior to lysis-centrifugation tubes for bacteriological diagnosis of spontaneous bacterial peritonitis. J Clin Microbiol 1992 ; 30 : 667-9.　PMID：1551984

★— SBP　特発性細菌性腹膜炎（spontaneous bacterial peritonitis）

腰椎穿刺

A 腰椎穿刺後頭痛を軽減する方法について述べよ．

腰椎穿刺後頭痛は，穿刺後 24 〜 48 時間以内に発症し，7 〜 14 日で自然消失することが多い．発症までに時間を要するため医療者に把握されにくいが，頻度は 10 〜 30％と高い．予防法と治療法を下記に示す．

予防法
- なるべく細い穿刺針を用いる．穿刺針が 16 〜 19 G，20 〜 22 G，24 〜 27 G で，腰椎穿刺後頭痛の発症率は，それぞれ 70％，40％，12％と報告されている．細すぎると技術的に難易度が高く，髄液も採取しにくいため，検査目的の腰椎穿刺には 22 G の穿刺針が推奨される
- 穿刺針のベーベルの向きを縦に走る硬膜の線維と平行に（体の側方に向けて）穿刺すると，硬膜の破損が少なく髄液が漏れにくい
- atraumatic needle を使用する．atraumatic needle は，先端が盲端で側孔があるデザインのため，硬膜を損傷しにくい．通常のカッティング針に比較して，腰椎穿刺後頭痛の頻度を下げるが，技術的に難易度が高く，検査の不成功率を上げると報告されている
- 内筒を再挿入して穿刺針を抜去する方法は，再挿入しない方法に比較して腰椎穿刺後頭痛の頻度を下げる（5％ vs. 16％）．外套針内に巻き込まれたくも膜が，引き抜かれるときに硬膜損傷部位にはまり込んで髄液の漏れが遷延するためと考えられている
- 穿刺後の安静や体位が腰椎穿刺後頭痛を予防するというエビデンスはない．

治療法
- 硬膜外ブラッドパッチは，三つの RCT をもとに報告されたシステマティックレビューにおいて，その有効性が証明されている．しかしながら侵襲的な治療であるため，保存的治療で改善がなく症状が重い患者に検討する
- カフェイン静脈投与は 41 人を対象とした RCT でその有効性が報告されている．その機序は脳血管の収縮によると考えられており，経口のカフェイン製剤も有効な可能性が示唆されている

Ahmed SV, Jayawarna C, Jude E. Post lumbar puncture headache : diagnosis and management. Postgrad Med J 2006 ; 82 : 713-6. PMID : 17099089

Straus SE, Thorpe KE, Holroyd-Leduc J. How do I perform a lumbar puncture and analyze the results to diagnose bacterial meningitis? JAMA 2006 ; 296 : 2012-22. PMID : 17062865

Ⓑ 血性髄液と traumatic tap の鑑別法について述べよ。

血性髄液と traumatic tap の鑑別は SAH★で問題になることが多く，以下に鑑別法について記す。

● 髄液検体中の赤血球数の推移

髄液採取ボトルの1本目と最終ボトルの比較で赤血球数が減少していれば traumatic tap の可能性がある。しかし，SAH でも同様の現象が起こりうるため，ほかの検査も合わせて判断すべきであろう

● キサントクロミー

赤血球は髄液中ですみやかに崩壊し，ヘモグロビンからオキシヘモグロビンへの変化は髄液をピンク色に，ビリルビンは髄液を黄色に変色させる。キサントクロミー（ピンク色または黄色の髄液）は赤血球がくも膜下腔に入って2〜4時間後に検出でき，12時間後には SAH 患者の 90％で観察され，2〜4週間で消失する。したがって，キサントクロミーの存在は少なくとも2時間以上前に赤血球が髄液中に入ったことを意味するため，traumatic tap と鑑別ができる。SAH 発症2時間以内の髄液ではキサントクロミーが出現していないため鑑別が難しい

● 分光光度法(spectrophotometry)

分光光度法は赤血球の分解産物であるオキシヘモグロビン，メトヘモグロビン，ビリルビンを検出することができる。ビリルビンの検出はキサントクロミーの目視よりも感度が高いが，特異度は高くなく，利用できる施設が限られる

Heasley DC, Mohamed MA, Yousem DM. Clearing of red blood cells in lumbar puncture does not rule out ruptured aneurysm in patients with suspected subarachnoid hemorrhage but negative head CT findings. AJNR Am J Neuroradiol 2005 ; 26 : 820-4. PMID : 15814927

Wijdicks EF, Kallmes DF, Manno EM, et al. Subarachnoid hemorrhage : neurointensive care and aneurysm repair. Mayo Clin Proc 2005 ; 80 : 550-9. PMID : 15819296

Petzold A, Keir G, Sharpe TL. Why human color vision cannot reliably detect cerebrospinal fluid xanthochromia. Stroke 2005 ; 36 : 1295-7. PMID : 15879320

★── SAH　くも膜下出血(subarachnoid hemorrhage)

Ⓑ 細菌性髄膜炎の診断における髄液乳酸値の意義について述べよ。

髄液乳酸値は，二つのメタ解析で髄液中の白血球数，ブドウ糖濃度，蛋白濃度に比較して，細菌性髄膜炎と無菌性髄膜炎の鑑別に優れていると結論づけられている。腰椎穿刺前に抗菌薬が投与された患者，ほかの中枢神経疾患を合併している患者では感度が下がるため注意が必要である。具体的には髄液乳酸値が 31.53 mg/dL(3.5 mmol/L) 以上で細菌性髄膜炎の可能性が高く (尤度比 21，95％信頼区間 14〜32)，31.53 mg/dL 未満で可能性が低い (尤度比 0.12，95％信頼区間 0.07〜0.23)。

Straus SE, Thorpe KE, Holroyd-Leduc J. How do I perform a lumbar puncture and analyze the results to diagnose bacterial meningitis? JAMA 2006 ; 296 : 2012-22. PMID : 17062865
Huy NT, Thao NT, Diep DT, et al. Cerebrospinal fluid lactate concentration to distinguish bacterial from aseptic meningitis : a systemic review and meta-analysis. Crit Care 2010 ; 14 : R240. PMID : 21194480
Sakushima K, Hayashino Y, Kawaguchi T, et al. Diagnostic accuracy of cerebrospinal fluid lactate for differentiating bacterial meningitis from aseptic meningitis : a meta-analysis. J Infect 2011 ; 62 : 255-62. PMID : 21382412

腰椎穿刺における超音波検査の意義はあるか？

腰椎穿刺と硬膜外カテーテル挿入において，超音波検査を使用した群としない群を比較した14のRCTのメタ解析によると，超音波検査の使用は有意に不成功や外傷のリスク，穿刺回数，穿刺角度の修正回数を低下させた．対象を腰椎穿刺に限っても，不成功のリスクを有意に低下させた〔リスク比 0.19(95%信頼区間 0.07～0.56, $P=0.002$)〕．安全面での有効性も確認されており，今後，超音波を使用した腰椎穿刺は広く使用される可能性がある．

Shaikh F, Brzezinski J, Alexander S, et al. Ultrasound imaging for lumbar punctures and epidural catheterisations : systematic review and meta-analysis. BMJ 2013 ; 346 : f1720. PMID : 23532866

気管支鏡

A BAL[*1] の手技について述べよ．

下記の順序で施行する．

1. 禁忌項目，患者の状態や出血傾向の有無などをチェックする：気管支鏡検査と同様で，治療抵抗性低酸素血症，最近起こった心筋梗塞または不安定狭心症が禁忌となる
2. HRCT[*2]：もしICU入室前にHRCTが撮影されていれば，それを確認する．洗浄部位は，病変が局所であれば最も病変が著しい部位とし，びまん性であれば洗浄液の回収に最も適している右中葉か左舌区とする
3. モニターを装着し，鎮静をかける
4. 気管支鏡を目的の亜区域気管支まで挿入し楔入させる．軽い吸引による気管支の虚脱が適切な楔入の目安である．過度の楔入は気管支損傷をきたすため注意する
5. 静脈投与で使用されている0.9%生理食塩液を洗浄液とし，1回量20～60 mL，総量100～300 mLの洗浄液を気管支鏡のポートからシリンジを用いて注入する
6. 最初の注入後，同じシリンジで気管支が虚脱しないよう緩徐に洗浄液を回収する．この過程を少なくも3回繰り返す．重症呼吸不全患者であれば，気管支楔入から回収までの時間は当然短いに越したことはない
7. 回収率は初回は低い傾向があるが，最終的には40～70%となる．回収率は少なくとも30%以上であるべきとされる
8. 回収した洗浄液は一つの容器に入れ，総量を計測してすみやかに検査室に運ぶ．1時間以内に検査できるときは常温管理でよいが，すぐに検査できないときには4℃に冷却して保管する

King TE Jr, Mathur PN, Hollingsworth H. Basic principles and technique of bronchoalveolar lavage. Up To Date. (uptodate.com/contents/basic-principles-and-technique-of-bronchoalveolar-lavage) 閲覧日：2014/11/21
西田功史. 気管支肺胞洗浄, 肺生検. INTENSIVIST 2013；5：843-55.

★1 ― BAL　気管支肺胞洗浄（bronchoalveolar lavage）
★2 ― HRCT　高分解能 CT（high resolution computed tomography）

Ⓑ 肺炎の細菌学的診断における気管支鏡の役割は何か？

肺炎の診断には下気道の検体採取が望ましく，ICUにおいては，気管支鏡を用いた侵襲的検査（BALやPSB★1）が，通常の気管内吸引に比較してVAP★2診断に有用かどうか検討されてきた．2012年，侵襲的検査による定量培養とVAPの死亡率改善について検討したメタ解析が報告された．五つのRCTをもとにしたこの研究において，侵襲的検査は非侵襲的検査と比較して死亡率の低下，人工呼吸器時間，ICU滞在日数，在院日数，抗菌薬の変更に関して有意差がなかった．しかしながら，痰が少ない患者，免疫抑制状態の患者，通常の治療で肺炎が改善しない患者など，診断が難しい患者においては侵襲的検査が診断により有用な可能性がある．

Berton DC, Kalil AC, Teixeira PJ. Quantitative versus qualitative cultures of respiratory secretions for clinical outcomes in patients with ventilator-associated pneumonia. Cochrane Database Syst Rev 2012；1：CD006482.　PMID：22258968
大沼 哲. 人工呼吸器関連肺炎診断のコントラバーシー. In：讃井將満編. 臨床に直結する集中治療のエビデンス. 東京：文光堂, 2013：373-7.

★1 ― PSB　protected specimen brush
★2 ― VAP　人工呼吸器関連肺炎（ventilator-associated pneumonia）

Ⓒ 気管支鏡は無気肺に対して有効な手段か？

ICU患者の無気肺に対する気管支鏡の有効性を検討したケースシリーズのシステマティックレビューでは，大葉性あるいは区域性無気肺に対しては有効な手段であり，亜区域以下あるいは気管支透亮像（air bronchogram）を伴う無気肺では効果が減弱するとしている．しかし，気管支鏡は低酸素血症，頭蓋内圧亢進，心筋虚血などのリスクも伴い，重症患者にとって必ずしも安全な手技ではないため，今後は喀痰溶解薬投与，体位呼吸理学療法などの代替手段との比較研究が必要である．

Kreider ME, Lipson DA. Bronchoscopy for atelectasis in the ICU：a case report and review of the literature. Chest 2003；124：344-50.　PMID：12853543

15 終末期・倫理

金城紀与史

倫理

A 倫理とは何か？

倫理とは井上哲次郎（哲学者：1856～1944年）がethicsにあてた訳語である。倫理は，「いかによい人生を送るか，人の権利と義務，善悪の区別」といった問題を扱う。

たとえば，「嘘をついてはいけない」というルールについて考えてみよう。なぜ嘘をついてはいけないのだろうか？　損得勘定（功利主義）的に考えれば，嘘をつけば相手が傷つく（不幸になる）し，巡り巡って自分の信用が低下して自分も不幸になるからと考えるだろう。一方，義務論的に考えれば，嘘をつくことは相手を1人の人間として尊重していないことになる。前者の功利主義的考えでは，傷つかない「ささいな嘘」であれば相手は損をしない，二度と会わない相手なら（たとえば旅先であった見知らぬ人），自分の信用は傷つかないから嘘をついても実害がない，などと議論できる。後者の義務論であれば，どんな相手であっても嘘はいけないことになる。

別の角度からみてみよう。「嘘をついていけない」というルールに例外はあるのだろうか？　病名告知の問題が該当する。患者を失望させないためには，嘘をついても許されるのではないか？　不治の病に侵された患者に病名を告げるメリットはないし，望みを失うデメリットしかない，という功利主義的議論から，医師が患者を思いやって病名を告げない時代が長く続いた。ところが，強力な治療法の登場とともに選択肢が生まれ，医師が一方的に（たとえ思いやりであったとしても）病名を伏せることは，患者を「弱者」として扱っている，つまり1人の人間として扱っていない，だから病名を告知すべきであるという論調が強まった。

倫理は道徳のルール（たとえば「赤信号で横断歩道を渡らない」）を単に覚えるつまらないお勉強ではなく，どのようなルールをつくるべきか，そして，なぜそのようなルールになるのかを徹底的に考える学問なのである。

Lo B. Resolving Ethical Dilemmas A Guide for Clinicians, 2nd ed. Philadelphia : Lippincott Williams & Wilkins, 2000.

B 生命倫理とは何か？

生命科学と医療の倫理問題をめぐる学際的研究，バイオエシックス（bioethics）のこと。1960～70年代にかけて，米国で，公民権運動，女性解放運動，人種差別撤廃，消費者運動，自然環境保護などの動きに連動して，臓器移植と死の定義，人工妊娠中絶，尊厳死・安楽死，医学実験，遺伝子操作などの新たな問題に対して，医師や科学者主導ではなく，哲学者，生物学者，社会科学者などが入って，学際的なアプローチで問題解決が図られた。ヘイスティングスセンター（Hastings Center）やジョージタ

ウン大学ケネディ倫理研究所（Kennedy Institute of Ethics at Georgetown University）が設立され，生命倫理という学問分野が確立した。日本では，1980年代から徐々に紹介され，脳死移植の立法化を目指す「生命倫理研究議員連盟」や旧厚生省による「生命と倫理に関する懇談会」を通じて，生命倫理という用語が浸透していった。

丸山マサ美編著. 医療倫理学 第2版. 東京：中央法規, 2009.

Ⓑ 法律と倫理は違うのか？

法律も倫理も，人が社会で過ごしていくための行動規範を提示している点では共通している。ただ，法律には社会をスムーズに動かすためのルールも含まれている。たとえば，日本では左側通行だが，米国では右側通行。左側通行も右側通行も優劣はないが，どちらかに固定しないと社会は混乱してしまう。一方，倫理は「人としてこうあるべき」というルールを扱う。法律では禁じていないことでも，倫理的には問題のこともある。たとえば，ある科学者が競争のプレッシャーに負けて，実験結果を捏造してしまったとしよう。研究倫理にも反する行為であるが，実験結果を捏造してはいけないという法律はない（結果として社会に多大な損失を与えた場合には，民事責任，場合によっては刑事責任を問われることはあるが）。また，法律では認められていても倫理的に問題がある事例もある。代表的なのが死刑の是非である。ほとんどの社会の倫理や宗教は人を殺すことを禁じているし，法律でも殺人を禁じている。にもかかわらず，凶悪犯罪者への死刑を行っている社会は少なくないし，死刑は合法的な殺人である。

ついでに，マナーやエチケットと倫理の違いにも触れておこう。イタリアで，スパゲティを音をたててすすりながら食べるのはマナー違反かもしれないが，日本でそばをおいしそうにすするのは，マナー違反ではない。マナーやエチケットは，その社会の仲間内としての行動規範，こうしたほうが見栄えがよい，上品であるというレベルである。倫理は，他人の目に左右されず，それを破ったら自分自身が恥ずかしい，人として価値がない気分にさせられる，などの内発的な束縛力がある。社会や文化によって，それぞれ異なる倫理規範があるのか，あるいは世界共通のルールがあるのかについては，議論が分かれる。

最後に，倫理は人に関係したテーマが多いが，実験動物や家畜，野生動物の扱い方といったヒトと動物の関係も考える。最近では，ヒトに特有と思われたモラル意識が，動物にもみられることが解明されてきた。

鄭 雄一. 東大理系教授が考える 道徳のメカニズム. 東京：ベストセラーズ, 2013.
Frans De Waal. 西田利貞, 藤井留美訳. 利己的なサル, 他人を思いやるサル—モラルはなぜ生まれたか. 東京：草思社, 1998.

Ⓐ 倫理的問題へのアプローチ法について述べよ。

患者のケアに関連した倫理的問題へのアプローチ法を示す（表15-1）。

まず情報収集では，患者の臨床状況（病名や予後，治療の選択肢，それぞれの効果と負担や副作用）について，正確に把握することが大切である。次に，意思決定者を考える。ほとんどの場合には，患者本人が意思決定を行うべきだが，ICUではしばしば本人の意識がない。そのような場合には，代理人を同定する。しばしば家族が代行するが，家族内で意見が割れたり，家族が最善の代理人でない場合もあったりする。

倫理的問題は，多角的な視点でアプローチしたほうがよいことが多い。ケアにかかわる医療者，医師のみではなく，看護師やリハビリスタッフ，ソーシャルワーカーなどの意見も求めるとよい。

次に，症例で問題となる倫理的問題を抽出する。がん患者の病名告知の問題であれば，患者に不利益を与えない原則（病名告知をして落ち込ませる）と患者の自己決定の原則（本当の病名を知らなければ正しい選択ができない）の衝突と分析できる。どのように解決するのが最善かを考える。

感情や人間関係のもつれ，時間制限，誤解などが問題解決を阻む。これらがあることを認識しないと解決がうまくいかない。チームで会合をもつ。立場によって異なる考え，視点があることが共有できるし，誤解が解ける機会となる。このあと，患者家族と会合をもち，疑問点・心配事を聞き出す。心理社会的な問題が存在する場合には，直接はっきりと話し合ったほうが倫理的な問題点が議論しやすくなる。

解決が難しい場合などは，院内の倫理委員会などの助けを求め，自分だけで解決しないことも重要である。

表15-1　倫理的問題へのアプローチ法

1. **情報収集**
   臨床状況を調べる
   誰が最も意思決定者としてふさわしいか？
   医療者やその他の利害関係者の考えはどうなのか？
2. **倫理的問題を明らかにする**
   この事案に関する倫理的な問題とジレンマは何か？
   問題に対する最善の考え方を理解する
3. **問題解決**
   解決を困難にする実際上の問題は何か？
   チームで会合をもつ
   患者や家族と会合をもつ
   心理社会的な問題を忌避せずに取り上げる
   必要に応じて助けを求める

(Lo B. Resolving Ethical Dilemmas A Guide for Clinicians, 2nd ed. Philadelphia : Lippincott Williams & Wilkins, 2000より翻訳引用)

Lo B. Resolving Ethical Dilemmas A Guide for Clinicians, 2nd ed. Philadelphia : Lippincott Williams & Wilkins, 2000.

A 四分割法について説明せよ。

倫理的問題がある症例検討をする際に有用なワークシートとして，Albert Jonsen（米国の倫理学者：1931年～）が提唱した方法。

倫理的な問題に遭遇したら表15-2を参照しながら埋めていくとよい。こうすることで見落としが少なくなるし，多職種間の会合で多角的な視点が提示されやすくなる。拙速なひとりよがりの判断を避けることができる。

Jonsen AR, Siegler M, Winslade WJ. Clinical Ethics, 4th ed. New York : McGraw Hill, 1997.

表 15-2　臨床倫理四分割表

医学的適応(medical indication)	患者の意向(patient preference)
1. 患者の医学的問題は？　経過・診断・予後は？ 2. 問題は急性？　慢性？　重篤？　緊急？　可逆的？ 3. 治療の目標は？　治療が失敗した場合の方針は？ 4. まとめると，この患者は医学的・看護的ケアによりどのような利益があって，どのようなリスクが避けられるのか？	1. 患者の治療に対する意向は？ 2. 患者は治療の利益・リスクについて説明を受けて理解し，同意したか？（インフォームド・コンセント） 3. 患者は意思決定可能な状態か？　もしそうでないなら，意思決定能力が欠如している証拠は？ 4. リビングウイルなどで患者は事前に治療の意向を示していたか？ 5. もし意思決定能力が患者にないなら，誰が最もふさわしい代理人か？　代理人は適切な基準に沿って決断しているか？ 6. 患者は治療に非協力的でないか？　その場合，なぜか？ 7. まとめると，患者の自己決定権が尊重されているか？
QOL★	周囲の状況(contextual feature)
1. 治療をした場合としなかった場合，それぞれについて，患者がもとどおりの生活に戻れる見通しは？ 2. 患者のQOLを医療者が評価する場合に問題となるような偏見がないか？ 3. 治療が奏効したとして，患者はどのような後遺症（身体的・心理的・社会的）を被るか？ 4. 患者の現状もしくは将来の状態は，患者自身にとって生きている価値がないと思われるような状態ではないか？ 5. 治療の撤退の計画や理由はあるか？ 6. 緩和ケアの計画はどうなっているか？	1. 治療に関する意思決定に影響しうる家族問題はないか？ 2. 治療に関する意思決定に影響しうる医療者側の問題はないか？ 3. 金銭・経済的な要因はないか？ 4. 宗教的・文化的な要素はないか？ 5. プライバシーの侵害をしてもよい正当な理由はないか？ 6. 資源の分配の問題はないか？ 7. 治療の選択に関して法的な問題はないか？ 8. 臨床研究や教育研修が関係しているか？ 9. 医療者や施設に利益相反はないか？

(Jonsen AR, Siegler M, Winslade WJ. Clinical Ethics, 4th ed. New York：McGraw Hill, 1997：13より翻訳引用)
★─ QOL　生活の質(quality of life)

A 倫理的問題を考える際の原則は何か？

beneficence(善行)，maleficence(無危害)，autonomy(自己決定)，justice(正義・公平)という4原則がある．患者に最善の医療を提供することを目指す(beneficence)，患者に害になることは行わない，副作用やリスクは最小限に押さえる(maleficence)，患者の自己決定権を尊重する(autonomy)，医学的に同じような状況の患者は平等に扱う〔性別，出身地，人種などで差別しない(justice)〕，という原則である．ジョージタウン大学ケネディ倫理研究所のBeauchampとChildressが『Principles of Biomedical Ethics』(1979年初版)のなかで提示して以来，生命倫理を考える基本原則となった．

倫理的問題症例を検討する際には，四分割表(表15-2)を作成したら，生命倫理の四原則を意識しながら解決法を考察する．

Beauchamp TL, Childress JF. Principles of Biomedical Ethics. New York：Oxford University Press, 1979.

B 四原則以外の倫理的アプローチはあるか？

実際の症例の倫理的問題に，抽象的な原則をあてはめることが困難である，原則同士が衝突している場合には，どちらを優先させるべきか明確でない，抽象的な概念だけでは，患者や医療者の心理社会的な葛藤をくみ取ることができない，といった批判から違うアプローチがいくつか提唱された。

(1) 決疑論(casuistry)

個々の症例の具体的特徴に留意して，同じようなケースは同じように解決すべきであると説く。以前の症例と相違点があれば，異なる対応をとってもよいほど大きな相違なのかどうかを検討する。この方法は，原則を絶対視しない点で有用だが，個々の症例で一貫性のない判断を下すリスクがあること，社会的コンセンサスを得られないような問題については，解決が難しいという難点がある。

(2) ケア倫理(ethics of care)

フェミニズムの観点，四原則は人間関係の和を大切にする心(ケア)に乏しいという批判から提唱された。具体的に，個々の症例でケアの心は何を意味するのかが不明瞭なのが欠点である。

(3) 徳倫理学(virtue ethics)

「〜すべきである」というルールよりも医療者の人間性が重要である，と主張する。たとえば，よい医師の特性は忠実，慈悲，堅忍，節度，高潔，控えめであること，などと説く。医療者の人間性が重要であることは確かだが，清廉な医療者でも，人間性だけでは解決できない倫理的問題があるという批判がある。

(4) 物語倫理(narrative ethics)

NBM[★1]の興隆に影響されて登場した。根拠(エビデンス)に基づいた医療＝EBM[★2]に対して，NBMは，1人ひとりの患者には，それぞれの病気に対する物語(narrative)があり，その物語を患者と医療者が共有することによって，科学的な医学と人を相手にする医療のギャップを埋めようというものである。原則に基づいた抽象的な症例分析だけでは割り切れないニュアンス，患者・家族・医療者の心の葛藤など，豊かなnarrativeを拾い上げることによって，個々の症例に特有の「この物語には，このエンディングがふさわしい」という解決法が見いだされるという主張である。生命倫理教育に文学・映像作品を利用したり，実際の症例のnarrativeを紹介することが多い。

Lo B. Resolving Ethical Dilemmas A Guide for Clinicians, 2nd ed. Philadelphia：Lippincott Williams & Wilkins, 2000.
Pellegrino ED. The metamorphosis of medical ethics. A 30-year retrospective. JAMA 1993；269：1158-62. PMID：8433472
Jones AH. Literature and medicine：narrative ethics. Lancet 1997：349：1243-46. PMID：9130959

★1 — NBM　narrative based medicine
★2 — EBM　evidence based medicine

インフォームド・コンセント

 インフォームド・コンセントとは何か？

「医学的処置や治療に先立って，それを承諾し，選択するのに必要な情報を医師から受ける権利」（広辞苑第六版）．説明と同意，納得診療などともいう．

患者の自己決定権という概念がなかった時代には，専門知識と技能をもつエリート医師が，患者に最善の治療を選択した．「何が最善か」という価値判断は医師のみができ，患者は子どもや女性のようにか弱い存在であり，医師は患者をおもんぱかって慈父のような態度で接し，診断から治療までプロとして責任を担うと理解された．これを父権的（paternalistic）という．

ところが，最善の判断をすべきエリート医師たちによる，これに反する実態が第二次世界大戦後に次々と明るみに出た．その代表が，ナチス・ドイツによるユダヤ人への人体実験である．戦後に行われたニュルンベルク裁判では，医学研究の意義（医学の進歩）と被験者の保護の両立を図るため，被験者のインフォームド・コンセントが必須であると結論された．その後，米国の名門大学でいいかげんな医学研究が行われていた実態が明るみに出たこともあり，インフォームド・コンセントが絶対に必要だとの認識が広まり，法制化も進んだ．

自分の体にどのような検査や治療を受けるか（もしくは受けないか），最終的に患者自身が選ぶべきであるという考えが有力となり，日常診療でも，患者の自己決定権を実現するために医師は十分に説明し，最終的に患者が決める（同意する，もしくはしない）というプロセスが必須となった．

日本の医療法にも，「医師…その他の医療の担い手は，医療を提供するに当たり，適切な説明を行い，医療を受ける者の理解を得るよう努めなければならない」とある．

Beecher HK. Ethics and clinical research. N Engl J Med 1966 ; 274 : 1354-60. PMID : 5327352

 インフォームド・コンセントの必要条件とは何か？

一般的に次の五つの要素を含むこととされる．

A. 検査や治療の内容
B. 代替の検査・治療法
C. それぞれの選択肢についての利益，リスク，不確実性
D. 患者が理解できたかどうかの確認
E. 患者による選択（同意）

上記のステップのほかに，患者が意思決定能力を有することを確認すること，患者が医療者その他からの圧力を受けずに，自発的に意思決定できることが必要条件である．

意思決定能力については後述する（582ページ参照）．自発的というのは，たとえば医師が「同意しないとひどい目にあうぞ」などと脅迫的な雰囲気でインフォームド・コンセントを行っても，それは患者の自由な選択を阻むことになるのでやってはいけない，ということである．

Veatch RM. The Basics of Bioethics, 2nd ed. Upper Saddle River : Prentice Hall, 2002.
Jonsen AR, Siegler M, Winslade WJ. Clinical Ethics, 4th ed. New York : McGraw Hill, 1997.

A 何をどこまで説明すればよいのか？
医師は，患者に何を説明すれば十分なのだろうか？　以下の三つの基準がある。

A. 平均的医師の説明
平均的な医師が説明するであろう範囲を説明すべきである，という考え。専門知識・技術をもつ医師の視点で，何が重要で説明を要するか，何が重要でないから説明しなくてもよいかが決まるので，患者の視点に立っていないという批判がある。

B. 平均的患者への説明
平均的な患者が説明してほしいであろう範囲を説明すべきであるという考え。Aに比較して患者の立場に立った視点であり，患者の自己決定権に配慮したものといえる。

C. テイラーメイド方式
1人ひとりの患者は異なる価値観をもっているので，B方式では説明が十分でない可能性がある。医師は，患者それぞれの価値観に配慮して，テイラーメイドに説明の範囲を決めるべきであるという考え。理想的ではあるが，医師が患者の価値観をどこまで把握できるかは難しく，特に医師患者関係が長くない場合には，現実的でない。

Veatch RM. The Basics of Bioethics, 2nd ed. Upper Saddle River : Prentice Hall, 2002.

B インフォームド・コンセントのスライディングスケールとは何か？
インフォームド・コンセントを完璧に行うことは，しばしば医療者の説明の仕方の上手い下手や，患者の心理状態や理解度に左右されて困難な場合も多い。このような状況では，患者の自己決定権（autonomy）を尊重することと，患者に最善の医療を提供すること（beneficence）をできるだけ両立しなければならない。つまり，患者が十分に理解せずに選択した結果，重大な不利益が出る場合もあれば，まったく不利益がないこともある。また，患者が選ばないといけないような重大な選択もあれば，それほど重要でないものもある。選択によって，結果の重大性によって，インフォームド・コンセントの要件がどれほど満たされているか，変動させるべきであるという考え方である。

　たとえば，髄膜炎疑いの患者に，腰椎穿刺のインフォームド・コンセントを行う場合は，患者の理解度がたとえ低いと思われる場合でも，腰椎穿刺のメリットが非常に大きい。したがって，患者の理解度が最低限でも，同意してもらえれば，腰椎穿刺を行うべきである。それが患者に最善の医療を提供する原則に適っている。

　一方，患者が虫垂炎の手術を拒否する場合には，手術を受けないデメリットが大きく，手術は一般的に危険な手術ではない（リスクは小さく，メリットが大きい）。このような患者では，手術を拒否する理由をはっきりと表明してもらい，手術を受けないデメリットをしっかり理解してもらわないとならない。つまり，インフォームド・コンセントの要件は厳しくなる。

　また，乳がんの患者が乳房全摘か腫瘍摘出術かを選ぶ際には，どちらの選択肢もメ

リット，デメリットのバランスが同等であり，どちらを選択するかは，患者の選択に任せることが患者の自己選択権を尊重することになる。

表15-3 患者の選択による利益・リスクと求められる理解度

患者の選択	医療者からみた利益とリスク評価	患者に求められる意思決定能力の度合い(理解度)
髄膜炎疑いの患者が腰椎穿刺に同意する	腰椎穿刺を受けることがリスクに比べて利益が大きい	最低限
乳がん患者が腫瘍摘出術を選択する	乳房全摘などのほかの選択肢に比べて同等の効果とリスク	中等度
虫垂炎の手術を拒否する	手術を受けない選択は，受ける選択に比べてリスクが高い	最高度

Buchanan AE, Brock DW. Standards of Competence. In : Mapps TA, Degrazia D. Biomedical Ethics, 5th ed New York : McGraw Hill, 2001 : 109-14.

A インフォームド・コンセントの例外はあるか？

インフォームド・コンセントは，患者の自己決定権を尊重するためのものであるので，自己決定権を適切に行使できない，もしくは行使したくない患者には適応すべきでない。

　意思決定能力がない患者，たとえば重度認知症や昏睡状態では，患者自身ではなく代理人(多くは家族)がインフォームド・コンセントを行う。もし，すぐに家族にコンタクトできない場合には，救命措置をインフォームド・コンセントなしでも行うべきである。また，自分に不利益な選択をあえてしようとする患者(重度のうつ病で希死念慮が強く，腸管穿孔があるのに手術を拒否する場合)や，他者に危険を及ぼす場合(伝染力の強い感染症など)には，患者の意向を聞かずに隔離治療を行う。

　また，患者が自己決定を行いたくない場合も，無理やり病名告知して選択を迫るべきではない。このような場合には，患者に代わって意思決定をする代理人を選んでもらう。

　未成年の場合には，自己決定能力はないと判断されるので，親が代理人となる。ただし，採血をする場合には，いきなり行うのではなく，説明してなるべく同意を得て行うべきである。思春期以降の未成年者であれば，相当の意思決定能力を有すると判断される場合もある。このような場合には，患者自身のインフォームド・コンセントを得るべきであろう。

Jonsen AR, Siegler M, Winslade WJ. Clinical Ethics, 4th ed. New York : McGraw Hill, 1997.

A 患者の意思決定能とは何か？

患者が自発的に，自由に受ける医療を選択するためには，意思決定能力が必要である。これがないと，患者は自分に不利益な選択をしてしまったり，選択自体ができなかっ

たりするため，必要な医療を受けられない。したがって，意思決定能力がない患者の場合には，医療者は，代理人（多くの場合は家族）を探して，患者に代わって方針を決めてもらう。代理人がいない場合には，医療者が最善と思う治療を遅滞なく提供しなければならない。

　意思決定能力のありなしは，その時点，その選択に特異的であり，簡単でリスクの少ない選択については，軽い認知症があっても意思決定できる場合も多いが，複雑でリスクも高い選択肢については，決定能力がないと判断しなければならないこともある。注意しなければならないのは，統合失調症や認知症があるというだけで，すべての意思決定ができないと早合点してはいけないことである。せん妄のように，意識変容の日内変動が激しい場合には，あるときには意思決定能力があっても，その数時間後にはないということもある。ただし，せん妄患者でも，一貫して拒否する事項（たとえば，敗血症を併発した糖尿病壊疽の患者が，せん妄状態にあり，肢切断を勧められても一貫して足を切らないでほしいと訴えているとき）については，それを無視して検査・治療を強行するのは，慎重になったほうがよい。

　意思決定能力があるかないかは，次の四つをチェックする。

A. **選択肢を患者がいえる**
　聞き方の例：検査（もしくは治療）を受けるかどうか，決めましたか？
B. **関連する情報を理解できる**
　聞き方の例：あなた自身の言葉で医師が話したことをもう一度いってください。（何が問題で，どんな治療を勧められたか，その治療のメリットとデメリット，それ以外の治療法，もし治療しなかった場合のメリット・デメリット）
C. **自分のおかれた状況と今後の見通しについて理解できる**
　聞き方の例：あなたのどこが悪いと思っていますか？　何か治療しないといけないと思いますか？　もし治療したら（しなかったら）どうなると思いますか？　どうして医師は，この治療を勧めたと思いますか？
D. **選択した理由をいえる**
　聞き方の例：どうしてそれを選んだのですか？

Appelbaum PS. Clinical practice. Assessment of patients' competence to consent to treatment. N Engl J Med 2007；357：1834-40.　PMID：17978292

1992年に日本で起きたエホバの証人輸血拒否事件について述べよ。

東京大学医科学研究所附属病院で起きた事件。63歳のエホバの証人の信者の女性が，肝がんの手術の際，術前に輸血を拒否する旨を伝えていたにもかかわらず，術中出血量が多くなったために輸血された。患者は，自己決定権と宗教上の良心を侵害されたとして民事訴訟を起こし，2000年に最高裁が患者側勝訴の判決を下した。患者の自己決定権を認めた判決と報じられることも多い。判決文には，「手術に際して救命のために輸血をする可能性のあるときには，医師は，そのことを患者に説明し，手術を受けるか否かは患者の意思決定に委ねるべきである」とある。つまり，予定手術の際の輸血に関する手続きが問題であったわけで，患者の意向に沿って無輸血で手術をしなければいけないと命じているわけではない。実際に輸血しなかったために患者が出血死した場合に，医師が法的責任を免れるかどうかははっきりしない。

吉田雅幸, 藍 真澄, 梶原道子. エホバの証人と輸血. In：日本医師会ホームページ. 医の倫理の基礎知識. (www.med.or.jp/doctor/member/kiso/d3.html) 閲覧日：2014/9/8
赤林 朗, 大林雅之編著. ケースブック医療倫理. 東京：医学書院, 2002.
大泉実成. 説得―エホバの証人と輸血拒否事件. 東京：現代書館, 1988.

A 事前指示書とは何か？

病気や事故により，どのような医療を受ける（受けない）か，意思表示ができなくなった事態に備えて，あらかじめ自分の意思を紙に記しておくもの．事前指示書は，リビングウイルの部分と代理人指定の両方を含む．リビングウイルは，末期状態，不可逆的昏睡，認知症が進行した状態それぞれで，どのような医療を受けたいかを指示するものである．具体的には，心肺蘇生術，人工呼吸，経管栄養，透析，抗菌薬，緩和ケアといった医療についての希望に加えて，死後臓器提供や献体についても記入してよい．

代理人には，自分に代わって，医療に関する意思決定を誰にしてもらいたいかを指示する．子どもがたくさんいて，あえて長男長女ではなく末っ子にしてもらいたい，という指示でもよいし，内縁関係の夫婦やゲイカップルの場合にも指定することが可能である．

注意すべきは，患者の意思決定能力が喪失した場合にのみ，事前指示書が有効になる点である．すなわち，事前指示書で人工呼吸器を希望しないと指示していても，意識清明な患者が挿管してほしいと意思表示をはっきり示す場合には，患者の最新の希望が優先される．

米国では，全州で事前指示書が法制化されており，患者に意思決定能力がない状況では，事前指示書にしたがって治療方針を決めてよい．

日本では，日本尊厳死協会がリビングウイル普及に努めている．会員に尊厳死の宣言書（リビングウイル）を配布しているが，法的根拠はないため，CPR★を希望しないとリビングウイルに記載していても，救急隊員が呼ばれたらCPRしてしまう事例もある．

Detering K, Silveira MJ. Advance care planning and advance directives. UpToDate 閲覧日：2014/9/8
日本尊厳死協会ホームページ. (http://www.songenshi-kyokai.com/) 閲覧日：2014/9/8

★― CPR 心肺蘇生術（cardiopulmonary resuscitation）

B 事前指示書の問題点について述べよ．

当初は事前指示書を普及させる取り組みがなされ，入院時に全患者に事前指示書のことを啓蒙するなどしたが，必ずしも普及率は高くならなかった．理由としては，特に若い人にとって，自分の死に際についての考察は実感がないために難しいことがある．がんや心不全，COPD★などの死亡率が高い疾患の場合には，事前指示書の記入率は高くなる．

たとえ記入してあっても，文面があいまいで解釈が難しいことが多い．たとえば「死期が迫っている場合には延命措置を希望しない」とは，どれくらいの期間のことなのか？ 延命措置には点滴・栄養や抗菌薬も含まれるのか？ リビングウイルでは起こりうるすべての状況を想定して書き記すことはできない．

リビングウイルが記入されているのに，受診時にきちんと医療者に届かないことも

問題として指摘されている．さらに，リビングウイルの有無で治療方針に何ら影響がないという研究もある（影響があるとする研究もある）．

代理人指定についても，代理人になる人は患者の希望を正確に予測できないという研究結果がある．

Fagerlin A, Schneider CE. Enough. The failure of the living will. Hastings Cent Rep 2004 ; 34 : 30-42. PMID : 15156835
Tonelli MR. Pulling the plug on living wills : a critical analysis of advance directives. Chest 1996 ; 110 : 816-22. PMID : 8797430

★─ COPD　慢性閉塞性肺疾患（chronic obstructive pulmonary disease）

A 代理人による意思決定の方法について述べよ．

患者自身が意思決定できない場合に，代理人は次の順序で方針を医療者とともに決める．

1. リビングウイルに則って決める
2. リビングウイルがない，もしくは参考にならない場合には，「患者がもし意識清明になって方針を決めることができたとしたら，何を選ぶだろうか」ということを，それまでの言動や生き方に照らして決める．これを substituted judgment（代理判断）という
3. リビングウイルもない，本人がどう選んだろうという想像もつかない場合には，医学的に最善であろう選択をする．これを best interest（最善の利益）という

この順序は，なるべく患者が選ぶであろう選択肢を優先する，患者の自己決定権を（患者の意識がなくなっても）尊重しようという考えに基づいている．

前問でも触れたように，代理人は患者自身の意向を必ずしも正確に予測できないという研究結果がある．もし，患者本人の方針と家族が選んだものと異なる場合には，多くの患者は家族に委ねたいと答えており，患者自身があらかじめ決めた方針に固執しない（つまり自己決定権を強く行使したいと思っていない）現実がある．これに対し，代理人にすべて決めさせる重責を負わせるのではなく，医療者側と一緒に決める shared decision making，narrative を用いた患者の尊厳を尊重した決定法，医療者と代理人でコンセンサスを目指す方法，などが提唱されている．

Torke AM, Alexander GC, Lantos J. Substituted judgment : the limitations of autonomy in surrogate decision making. J Gen Intern Med 2008 ; 23 : 1514-7. PMID : 18618201
Karlawish JH, Quill T, Meier DE. A consensus-based approach to providing palliative care to patients who lack decision-making capacity. ACP-ASIM End-of-Life Care Consensus Panel. American College of Physicians-American Society of Internal Medicine. Ann Intern Med 1999 ; 130 : 835-40. PMID : 10366374
Curtis JR, White DB. Practical guidance for evidence-based ICU family conferences. Chest 2008 ; 134 : 835-43. PMID : 18842916

終末期医療と生命倫理

A 生命維持治療の差し控えと中止は違うか？

差し控える（withhold）は，治療を開始しないこと．中止（withdraw）は，一度開始し

た治療を中止すること。始めないことは消極的な選択である一方、一度始めた治療を止めることは、場合によっては患者が即座に死ぬ(たとえば重症 ARDS★患者で人工呼吸器を外す選択をする)こともあるため、医療者が患者を死に至らしめることに積極的に関与したという心理的障害を感じることが多い。

1976年、米国ニュージャージー州最高裁が Quinlan 事件(588ページ参照)について下した判決のなかで、差し控えと中止の倫理的区別はないと判断した。一度始めたら止められないとすると、治療の効果があるかもしれないのに止められない怖さで治療を選択できない窮屈さがある。また、治療の中止によって患者が死亡したとしても、それは医療者の中止という行為ではなく、原疾患が患者の命を奪っているのだと論じた。米国では現在、ほとんどの治療について差し控えと中止は同等と考えられている。

日本では、差し控えは容認されるが、中止は認められないという風潮が強い。人工呼吸器の中止によって、医師が書類送検される事例が複数ある。

金城紀与史.「始めない」vs.「止める」. ドクターズマガジン 2012 ; 152 : 17.
Menikoff J. Law and Bioethics : an introduction. Washington, D.C. : Georgetown University Press, 2002.
池田 守, 前田正一. 終末期医療の中止と刑事裁判例の歴史. Intensivist 2012 ; 4 : 17-24.

★— ARDS　急性呼吸促迫症候群(acute respiratory distress syndrome)

A 積極的安楽死と消極的安楽死の区別(表 15–4)について述べよ。

安楽死とは「助かる見込みのない病人を、本人の希望に従って、苦痛の少ない方法で人為的に死なせること」(広辞苑)。積極的安楽死は、患者に直接的・意図的に死をもたらすことを指す。たとえば痛みで苦しむ患者に塩化カリウムや筋弛緩薬を静注して死に至らしめる行為である。塩化カリウムは患者の死を意図しており、症状緩和を意図して投与されていないことに注意。

消極的安楽死は、患者に死をもたらすために治療を差し控えたり中止することをいう。これと近い概念の間接的安楽死では、苦痛緩和のための医療処置が、意図していたわけではないが副次的な結果として患者の死期を早めてしまうことを指す。医療者の意図は、本人に聞かないとわからないので区別は難しいが、たとえば、呼吸困難に苦しむ患者に、緩和目的で少量からモルヒネ静注を開始するのは、患者の死を意図していないといえるが、最初からモルヒネ致死量を一気に静注するのは、積極的安楽死といえる。

生命維持治療の差し控えや中止(＝間接的安楽死)を倫理的に容認する原則として、患者が受けたくない治療を断る権利(自己決定権)の尊重がある。自殺の権利を認めているわけではない。したがって、患者の意思が確認される場合(本人が治療を拒否するか、リビングウイルによる)に容認される。患者の意向が明確でない場合に治療の差し控え・中止が許されるのは、代理人が患者本人の意向を代行できているという原則による。米国では、間接的安楽死(治療の差し控え・中止)は日常茶飯事である。

一方、積極的安楽死については、患者自身が死を望んで致死的な薬剤を投与される、もしくは自ら服用する自発的(voluntary)安楽死と、患者の意向はないものの、家族や医療者が患者の悲痛な状況に同情して致死的医療行為を行う非自発的(involuntary)安楽死がある。前者はオランダ、ベルギー、ルクセンブルクなどで合法化されている。

日本尊厳死協会は,「患者の意思により延命措置を行わないことを尊厳死」と定義して法制化を目指している。消極的安楽死と同等の概念である。協会は積極的安楽死を支持していない。日本では積極的・間接的安楽死が容認される法的要件は明確でない。

表 15-4　積極的安楽死と消極的安楽死の区別

	積極的安楽死	消極的安楽死
医療者の意図	患者の死を目的にする	症状緩和や患者の意思尊重が目的である
患者の同意あり	自発的安楽死	患者の意思もしくはリビングウイルにより,治療の中止や差し控えをする
患者の同意なし/不明	非自発的安楽死	代理人の判断により,治療の中止や差し控えをする

このほかの概念として,強制安楽死がある。患者の意思に反して(死にたくないといっているのに)医療者が患者に死をもたらす。ナチス・ドイツが,身体や精神障害を抱える人をガス室で殺したのが,これに該当する。

飯塚悠祐,橋本圭司.用語の解説.Intensivist 2012；4：7-16.
BBC. Ethics guid. Euthanasia and physician assisted suicide.（www.bbc.co.uk/ethics/euthanasia/）閲覧日：2014/9/8

Ⓐ　点滴や栄養を終末期に差し控えたり中止したりしてもよいか？

　点滴や栄養は生命維持に必要な基本的治療であり,これらを止めることは脱水や飢餓で患者を死なせることになるので,差し控えや中止はできないという考えがある。ローマ・カトリック教会は,生命維持のために並外れた(extraordinary)治療はしなくても許されるが,点滴や栄養といった通常の(ordinary)治療は常に受けるべきであるという立場である。
　一方,終末期(がんや重度認知症)は食欲が生理的に低下しており,点滴や経管栄養を行っても体が受けつけないばかりか,浮腫や気道分泌物が増加して苦しみを増す。点滴や経管栄養は医療行為であり,患者の自己意思で受けたい,受けたくないが決定できる。点滴や経管栄養は味や風味を感じることもなく,食事とはほど遠い人工的なものである(artificial nutrition and hydrationと呼ぶ)。このような理由で差し控え・中止は容認されるという考えがある。
　実際には,医療者にも患者家族にも,点滴や栄養を止めるには心理的抵抗感があるようで,緩和ケア病棟の患者でも,死の直前まで続けられることも多い。米国では,点滴・栄養の中止の条件を,その他の治療に比べて厳格にしている州もある。

Veatch RM. The Basics of Bioethics, 2nd ed. Upper Saddle River：Prentice Hall, 2002.

Ⓑ　ダブルエフェクトの原理とは何か？

ある行為によって道徳的によい作用と,道徳的に望ましくない副作用の両方が起こる

場合，副作用を意図しないのであれば，その行為は許されるという原理。間接的安楽死を正当化する原理として用いられる（前々問参照）。疼痛緩和を意図してモルヒネを投与したことで呼吸抑制が起こり患者の死期が早まったとしても，患者の死を意図していなければ容認される，という考えである。

ダブルエフェクトの原理に対しては，人は予期される結果すべてに責任がある，死期が早まった結果の責任を免れることはできない，医療者の意図は関係なく結果によって善悪の判断をすべきである，という批判がある。しかし，一般的には意図して人を殺した場合（殺人罪）と，結果的に人を死なせてしまった場合（過失致死罪）では，前者のほうが罪は重いと考えることが多い。

Daniel Sulmasyは，ダブルエフェクトの原理で自分の行為が正当化されるかどうか判断するためには，「もし患者が自分の行為の結果死ななかったとしたら，当初の目的が達成できなかったと感じるだろうか？」と自問自答することを提唱している。

また，終末期の患者の死は避けるべき副作用ではない，むしろ受け入れるべきものであるという意見もある。

BBC. Ethics guid. Euthanasia and physician assisted suicide.（www.bbc.co.uk/ethics/euthanasia/）閲覧日：2014/9/8
Veatch RM. The Basics of Bioethics, 2nd ed. Upper Saddle River : Prentice Hall, 2002.

カレン・クィンラン（Karen Quinlan）とナンシー・クルーザン（Nancy Cruzan）とは誰か？

生命倫理に大きな影響を与えた事件の主人公である。

Karen Quinlanは，1975年，当時21歳の若さで，薬物による呼吸停止から持続的植物状態となり，人工呼吸器につながれていた。回復の見込みがなく，治療がKarenにとって苦痛でしかないと感じた両親は人工呼吸器を外すことを頼んだが，医師側が拒否したため裁判で争われた。1976年にニュージャージー州最高裁は，回復の可能性が低く治療の侵襲が高い状況で，Karenには治療を拒否する権利があり，治療を受けるか否かは自分の体に関するプライバシーの権利がある，そして，そのKarenの意思を父親が代行できると判決を下した。治療を拒否した結果がたとえ死亡であったとしても，最終的に選ぶのは患者自身であるとした点で，患者の自己選択権を優先した画期的判決であった。

Nancy Cruzanは，1983年（当時24歳）に自動車事故により持続的植物状態に陥り，経管栄養で7年間生き続けていた。両親は経管栄養を中止するように求めて裁判となった。連邦最高裁は，意思決定能力のある患者は，生命維持治療を含むすべての治療を拒否することができる，経管栄養もほかの治療と同様に差し控え・中止を行うことができると判決を下した。ただし，患者が点滴や栄養を拒否する旨を記したリビングウイルや，それに相当する明確な証拠がないと中止できない州もある。Nancyの意向は，当初，家族や友人のあいまいな証言しかなかったため，ミズーリ州の基準では経管栄養は中止できなかった。連邦最高裁の判決から5か月後，新証言が出たため経管栄養が中止されて，1990年12月にNancyは亡くなった。

Pence GE. Classic Cases in Medical Ethics, 3rd ed. New York : McGraw Hill, 2000.

平穏死とは何か？

高齢者に過剰な点滴や経管栄養を投与する現代医療を批判して，自然死の時期が迫った高齢者に胃瘻や点滴をせずに平穏に寿命を迎えることを勧めた『平穏死のすすめ』が出版されてから使われるようになった用語。自分で食事をとることができなくなった高齢者に点滴や栄養をすることに何ら問題意識をもたない医療者の，不作為の殺人や保護責任者遺棄致死罪に問われるという保身意識を厳しく批判し，ベストセラーとなった。自然死，尊厳死と近い概念である。

石飛幸三. 平穏死のすすめ. 東京：講談社, 2010.
石飛幸三.「平穏死」という選択. 東京：幻冬舎, 2012.

 医師による自殺幇助とは何か？

医師による自殺幇助〔physician assisted suicide（最近は physician aid in dying と呼ぶことが多い）〕とは，終末期の患者が，自分の命を絶つ目的で内服する致死薬を医師が処方すること。患者の死を意図している点では積極的安楽死と同じだが，患者自身が致死的な量の薬剤（通常は麻薬やバルビツール酸）を服用するのであって，医療者が患者に投与するわけではない点が大きく違う。オランダでは1970年代から行われ，米国では1997年にオレゴン州で合法化されてから，2014年11月現在，5州で認められている（医療者が直接患者の命を絶つ積極的安楽死はすべての州で違法）。

　医師による自殺幇助の支持派は，終末期患者が自分で死期を選ぶ自己選択権の尊重である，耐えられない苦痛から開放することは，医師としての慈悲であるなどと論じる。反対派は，人には自殺する権利はないと論じ，うつ病や障害者など社会的弱者の自殺を促進するリスクを挙げる。第二次世界大戦中にナチス・ドイツの医師が，知的障害者，ユダヤ人，ポーランド人，ジプシー，同性愛者を「安楽死」させた忌まわしい歴史もあるため，オレゴン州の法律は厳しい要件，(1)患者は明確に意思決定能力を有する成人で，(2)主治医と2人目の医師により患者の生命予後が6か月以内の致死的疾患があると診断され，(3)患者が医師に処方を頼んでから15日間の待機期間をもつこと，を必要とした。また，医師は処方するだけで直接投与してはならない。医師は患者の要求を拒否することもできる。オレゴン州では，合法化されてから実際に医師が自殺幇助を行った患者はごく少数にとどまり，患者の教育水準が高く，がんなどの終末期疾患に限定されていることが報告されている。また，州全体で緩和ケアが普及した。

Pence GE. Classic Cases in Medical Ethics, 3rd ed. New York：McGraw Hill, 2000.
Sullivan AD, Hedberg K, Fleming DW. Legalized physician-assisted suicide in Oregon—the second year. N Engl J Med 2000；342：598-604.　PMID：10684921
Ganzini L, Nelson HD, Schmidt TA, et al. Physicians' experiences with the Oregon Death with Dignity Act. N Engl J Med 2000；342：557-63.　PMID：10684915

 ジャック・キボキアン〔Jack Kevorkian（1928～2011年）〕とは誰か？

米国の病理医で引退後，安楽死を実践して全米の注目を集めた。1990年にAlzheimer病と診断された54歳の女性に，自ら開発した自殺装置（チオペンタールに続いて塩化カリウムを静注する）によって自殺を助けた。当時，ミシガン州は自殺幇助を違法としていなかったため有罪とならなかったが，医師免許は剥奪されてしまっ

た。そこで，今度は一酸化炭素を吸入する装置をつくって，その後も100人以上の患者の自殺を助けた。Kevorkian医師は，自らの正当性をメディアで主張し，1998年"60 Minutes"という番組でALS★患者に致死的な薬剤を静注する様子を放映した。1999年に殺人罪で有罪となり，2007年まで刑務所に入った。

耐えがたい苦痛に悩む患者の救世主とみる意見もあったが，医学界はおおむね否定的な見方であった。主治医でもない患者と短時間しか面会せず，ほかの医師とも相談せずに独善的に行動していたことが，その理由である。(剖検の結果)終末期疾患のない例やうつ病の患者も自殺させていたとされる。

Pence GE. Classic Cases in Medical Ethics, 3rd ed. New York : McGraw Hill, 2000.
Roscoe LA, Malphurs JE, Dragovic LJ, et al. Dr. Jack Kevorkian and cases of euthanasia in Oakland County, Michigan, 1990-1998. N Engl J Med 2000 ; 343 : 1735-6.　PMID : 11185439

★— ALS　筋萎縮性側索硬化症(amyotrophic lateral sclerosis)

C 東海大学安楽死事件とは何か？

1991年に多発骨髄腫で治療中だった患者が意識喪失状態となり，「苦しそうでみているのが辛い，楽にしてほしい」と家族からたびたび求められ，担当医師が点滴，尿道カテーテルを外し，鎮静薬，抗精神病薬を投与，最後に塩化カリウムを静注して死亡させた事件。1995年に横浜地裁は担当医師に殺人罪で有罪判決(懲役2年，執行猶予2年)を下したが，判決文のなかで積極的安楽死が容認される4要件を提示した。

1. 患者が耐え難い激しい肉体的苦痛に苦しんでいること
2. 患者は死が避けられず，その死期が迫っていること
3. 患者の肉体的苦痛を除去・緩和するために方法を尽くしほかに代替手段がないこと
4. 生命の短縮を承諾する患者の明示の意思表示があること

この事件では，患者は昏睡状態で意思表示ができず，痛みも感じていなかったため，要件1と4が満たされていないとして有罪となった。

患者の自己決定権を重視し，積極的安楽死や治療の差し控え・中止を容認した判決として大きな意義をもつが，第1審で結審したため4要件の妥当性は上級裁判所で検討されていない。同様の事件(川崎協同病院事件)は最高裁まで行ったが，治療行為の中止の要件については明示されなかった。現時点では，4要件を満たせば積極的安楽死が許されるという法律はない。

池田 守, 前田正一. 終末期医療の中止と刑事裁判例の歴史. Intensivist 2012 ; 4 : 17-24.
佐伯仁志. 末期医療と患者の意思・家族の意思. In : 樋口範雄編著. ジュリスト増刊. ケース・スタディ生命倫理と法. 東京 : 有斐閣, 2004 : 86-97.

B 無益な治療を患者や家族が要求したらどうしたらよいか？

Karen QuinlanやNancy Cruzanの事件は，患者や家族が望まない治療を断る権利を争ったものだが，1980年代後半からは，医療者が無益・不適切と考える治療を患者・家族側が要求する事例が出現するようになってきた。これに対して1990年にShneidermanらは，(1) 100回施行して100回とも奏功しない治療(量的無益)，(2) 永久に意識が戻らない，集中治療から離脱できないような患者には治療(質的無益)は行わなくてよいと主張した。ところが100％無効な治療はそれほど多くなく，多くの場合，「ほとん

ど効く見込みがない」治療を巡って医療者と患者側が対立していた．たとえば99％効かない場合，残りの1％は小さすぎると考える医療者と1％のチャンスに望みをつなぎたい患者側の主張の争点は，1％の大小の価値判断であり科学的判断ではない．したがって，医療者が1％しかないから治療を中止してよいと一方的に決める根拠は弱い．また質的無益についても，意識がなくても人工呼吸器に永続的につながれていても生きたい，生きていてほしいと患者，家族が考える場合，QOLの価値判断を医療者が一方的に行って治療を中止してよい根拠にはならない．

1999年にAMA★は，医療者と患者で紛争が起こった場合の解決法を提案した．概要は，院内倫理委員会が問題となっている治療が無益かどうかを判断し，（1）引き続き患者と医療者間で協議するように勧告する，（2）患者の希望する治療を提供できる医師や医療機関に転医，転院する，（3）患者が法廷に仲裁を申し立てる選択肢があることを伝える，というものである．これらを行ったにもかかわらず，一定の猶予期間後にも打開できなければ，病院側は患者の希望に反して治療を停止できるとした．この方法は，倫理委員会という第三者が，医療者と患者のコミュニケーションが断絶した場合でも，両者を仲裁することで両者の対話を再開する契機をつくることができる点，中立的な立場で問題の治療が無益かどうか判断される点，時間のかかる法廷闘争を回避できる点などメリットが多い．しかし，倫理委員会の外部メンバーはしばしば病院に好意的なメンバーであり，患者がマイノリティグループの場合には，不利であることが問題点として指摘されている．

無益の議論と近いが区別しなければいけないのは，医療資源の節約である（表15-5）．

表15-5　無益の議論と医療資源の節約の比較

無益	医療資源の節約
医療資源の有限・無限に関係なく，治療自体の意味がないから無益である	医療資源が無尽蔵であれば提供できるしかし有限なので，すべての有効な治療を提供できない
だから患者に利益にならない治療の要求に応える必要がない	治療効果の薄い高価な治療はできない

（金城紀与史. 高齢者医療と medical futility. Intensivist 2012；4：80-6. より改変）

金城紀与史. 高齢者医療と medical futility. Intensivist 2012；4：80-6.
Burns JP, Troug RD. Futility : a concept in evolution. Chest 2007；132：1987-93. PMID：18079232
Schneiderman LJ, Jecker NS, Jonsen AR. Medical futility : its meaning and ethical implications. Ann Intern Med 1990；112：949-54. PMID：2187394
Truog RD. Tackling medical futility in Texas. N Engl J Med 2007；357：1-3. PMID：17611201

★── AMA　米国医師会（American Medical Association）

 DNR★オーダーとは何か？

1960年，「JAMA」に心肺停止患者の胸骨圧迫を繰り返し押すことで患者が救命でき

ることが報告され，CPRが普及し，心肺停止状態にCPRを行うことがデフォルトとなった。しかし，末期患者にCPRを行っても予後が悪いことがすぐに明らかになった。そのため，はじめのうちは，医療者は患者と相談せずに，末期患者の蘇生行為をしないオーダーを書いていたが，患者の自己決定権を尊重するためにも，CPRを希望するか否か話し合って決めることが求められるようになった。米国では，医師が説明してからDNR用紙に患者・代理人がサインする形式がとられている。患者がDNRと書いたブレスレットを身に着けることにより，病院外で心肺停止になっても救急隊員がそれをみてCPRを行わない州もある。

患者がDNRを希望するときには，用紙にサインをもらうだけでなく，経過表に患者の病状や予後，患者や家族との話し合いの内容を記載し，病棟スタッフにもDNRオーダーが出たことを伝える。DNRは，患者が心肺停止になったらCPRを行わないという意味しかなく，その他の治療については何かを指示するものではない。したがって，挿管，人工呼吸器，昇圧薬，透析，抗菌薬など，医学的に適切で患者も希望するのであれば，DNR患者であっても行うことはあるし，ICU入室を阻むものでもない。また，DNRは治療拒否(do not treat)オーダーではないので，患者や家族を見捨てることなく，緩和ケアなどの適切な治療とケアは継続する。DNRオーダーは，患者の病状の変化に合わせて定期的に見直す。

Kouwenhoven WB, Jude JR, Knickerbocker GG. Closed-chest cardiac massage. JAMA 1960；173：1064-7. PMID：14411374
Lee MA, Cassel CK. The ethical and legal framework for the decision not to resuscitate. West J Med 1984；140：117-22. PMID：6702189
Fritz Z, Fuld J. Ethical issues surrounding do not attempt resuscitation orders：decisions, discussions and deleterious effects. J Med Ethics 2010；36：593-7. PMID：20675736

★― DNR　蘇生措置拒否(do not resuscitation)

脳死と臓器移植

A 人の死の定義は？

何世紀にもわたって，心臓と自発呼吸の停止が死亡とされた。ところが，人工呼吸器や人工心肺といった装置によってこの基準が揺らいだ。心臓など生命に必須の臓器を移植するためには，ドナーが死亡したことにしないと，生きている人から臓器を取り出すことになってしまう。臓器移植を可能にするためにも，新たに脳死基準が必要となった。

1967年に最初の心臓移植が南アフリカで行われた翌年，ハーバード大学医学部の特別委員会が脳死基準を発表した。(1)外的刺激に無反応，(2)自発的体動と呼吸の消失，(3)反射の消失に加えて平坦脳波，である。これをもとに全米で「脳死は人の死」とする法律が制定された。脳死となった患者は死亡宣告されて，すべての治療が中止される(死体に治療する必要はないので)。

上記の定義は全脳死基準であるが，議論の過程で高次機能(論理力，記憶，自我といったもの)の喪失や，無意識状態が不可逆的になった時点を脳死にしようという議論もなされた。

死のタイミングをどこに設定するかにより，さまざまな影響がある。脳死基準が緩

ければ提供臓器が多くなり，重症患者が最後まで侵襲的で高価な治療を受ける期間が短くなる。家族も生への希望から死の受容へと移行する。

Pence GE. Classic Cases in Medical Ethics, 3rd ed. New York : McGraw Hill, 2000.

Ⓑ 日本の脳死法の歴史について述べよ。

1990年に「臨時脳死及び臓器移植調査会（脳死臨調）」が設置され，脳死を人の死とすることは社会的，法的に妥当であるとした。1997年には，臓器提供の意思がある場合に限定して脳死を人の死と認める臓器移植法が成立した。2009年の改正で，15歳未満の子どもでも臓器提供が可能となった。

　多くの国で，脳死は臓器提供の意思にかかわらず人の死としているのに対して，日本では限定的な適応となっている。つまり，臓器提供の意思がない場合には，従来の心臓・呼吸の停止を待たなければ死亡宣告してはいけない。この相違の背景には，さまざまな要因があるだろう。その一つとして，1968年に札幌医科大学で起きた「和田心臓移植事件」の影響が挙げられることがある。日本初，世界30例目となった心臓移植が札幌医科大学で行われたが，功名を急ぐ手術チームが，完全な脳死状態になっていないドナーから心臓摘出を行った疑惑が明るみになった。この事件は，刑事告発されたものの嫌疑不十分で不起訴となった。しかし，この事件の影響で「臓器移植をするために患者を早死にさせるのではないか」という医療者への不信が高まり，脳死の法制化・臓器移植の受け入れが日本で遅れたと論じられる。渡辺淳一（『白い宴』）と吉村昭（『神々の沈黙』，『消えた鼓動』）がこの事件を題材に本を出した。

厚生労働科学研究費補助金厚生労働科学特別研究事業「臓器提供施設における院内体制整備に関する研究」脳死判定基準のマニュアル化に関する研究班. 法的脳死判定マニュアル（平成22年度）.
Asai A, Kadooka Y, Aizawa K. Arguments against promoting organ transplants from brain-dead donors, and views of contemporary Japanese on life and death. Bioethics 2012 ; 26 : 215-23. PMID : 20731646

Ⓑ 臓器移植の分配法の考え方について述べよ。

移植を必要とする患者数に比べて臓器の数が足りないため，どの患者に移植するか決めなければならない。臓器に限らず有限の資源をどのように分け合うか，限られたICUベッドにどの患者を入室させるか，混雑する救急外来で誰を優先的にみるか，限られた新型インフルエンザワクチンをどのような人に優先的に接種するか。多数の受傷者がいる事故現場から誰を優先して搬送するか。すべて医療資源の分配法（ration）の問題である。

　経済原理では「お金を払える人」，効率主義なら「移植を最も必要とし，移植後の予後が最もよい人」，平等を重んじるなら「待ち時間順」「くじで決める」，などの考え方がある。医療は人の生命を左右するため，経済原理にすべて委ねることは問題がある（例：金持ちだけが移植を受ける）。

　米国では，UNOS★が臓器ごとに効率と平等を両立するように分配法を決定している。メンバーは医療関係者だけでなく，倫理専門家やドナーの家族などの一般人も含まれている。平等と効率の両立は容易ではない。UNOSは，肺移植の移植順を待ち時間で決めていたが，提供臓器が少ないために待っている間に死亡する患者が続出した。そこで，2005年から移植前の重症度と移植後の予後を反映したlung allocation scoreシステムを導入した。

UNOSホームページ. (www.unos.org/) 閲覧日：2014/9/8
Eberlein M, Garrity Er, Orens JB. Lung allocation in the United States. Clin Chest Med 2011；32：213-22. PMID：21511084

★── UNOS　移植臓器供給米国ネットワーク(United Network for Organ Sharing)

シアトルの神の委員会とは何か？

1943年に，ウィルム・コルフ〔Willem Kolff(1911～2009年)〕が初めて急性腎不全に対して透析を行った。1960年には Belding Scribner(1921～2003年)がシャントを開発し，それまで不治の病だった慢性腎不全患者が救えるようになった。当時，透析器の数は限られており，シアトルの King County 医師会は，透析を誰が受けるか決定する委員会を1961年につくった。弁護士，聖職者，銀行家，主婦，州政府職員，労組リーダー，外科医の7人で構成されており，年齢，性別，結婚歴，扶養家族の数，収入，感情の安定，学歴，職業，過去の業績と将来の可能性，教会に通っているか，などの要素を用いた。

1962年，「LIFE」において Shana Alexander(1925～2005年)が，"They decide who lives, who dies〔委員会は（人の社会的価値に基づいて）誰が生きて誰が死ぬのかを決めている！〕"と報じたためにスキャンダルとなった。委員会はすぐに解散したが，透析器が不足している事態は同じだった。1971年に Shep Glazer(「透析患者の会」副会長)が透析を受けながら議会で証言した。この姿に議会は動かされ，末期腎不全の治療がメディケア（米国の公的医療保険）でカバーされることになった。本来は引退後の高齢者や障害者を対象にしたメディケアに，透析だけが特例として年齢などによらずカバーされたのだった。ほかの疾患では，このような特例は認められていない。

Rothman DJ. Beginnings Count：The Technological Imperative in American Health Care. New York：Oxford Univ Press, 1997.

Ⓑ 倫理委員会の役割は何か？

Karen Quinlan の判決（588ページ参照）は，日々進歩する医学によりさまざまな倫理的問題が出現することを予測し，病院内の倫理委員会を設置して解決するように提言した。1970年代は生命倫理学が興隆していた時代であり，臨床上のジレンマを学際的なアプローチで考察する倫理委員会，倫理コンサルトが次々に立ち上げられた。1999年には，全米の病院の93％以上に倫理委員会があり，病院機能評価機構(Joint Commission on the Accreditation of Healthcare Organizations)の認定を受けるには，「院内に倫理的課題を扱う組織があること」が義務づけられている。多職種がメンバーを構成していることが特色であり，医師のほかに看護師，ソーシャルワーカー，弁護士，パストラルケア（しばしば神父や牧師が務める），事務職，院外のメンバーが入る。現代医療技術の進歩により，医療者が一方的に最善の治療を選択して患者がそれに従う図式が崩れ，医療者と患者の価値観が激突する事態が出現した。これを解決するためには，医療者の価値観だけでなく，幅広い視点から問題を分析する必要性が生まれた。倫理委員会の主な役割は；

1. 臨床倫理コンサルテーション
2. 臨床倫理や病院ポリシーの発案,改訂
3. 臨床倫理に関する教育

最近は,個々の症例に対応するだけでなく,院内で働く職員が倫理的な行動ができるような組織風土づくりに貢献するようになった。組織倫理学(organizational ethics)と呼ぶ。

　米国では,臨床研究を審査するIRB★とは別組織のことも多い。

Aulisio MP, Arnold RM. Role of the ethics committee : helping to address value conflicts or uncertainties. Chest 2008 ; 134 : 417-24.　PMID：18682460

Post LF, Blustein J, Dubler NN. Handbook for Health Care Ethics Committees. Baltimore : Johns Hopkins Univ Press 2006

★— IRB　施設内倫理委員会(institutional review board)

索引

和文索引

●あ

アイソトープ　79
青柳卓雄　110
アカントアメーバ　246
アクシデントレポート　17
悪性腫瘍　356
悪性症候群　514
アクチノマイセス　250
亜広汎型肺塞栓症　71
浅い鎮静　433, 434
　── レベル　433, 434
アシクロビル　480
アシドーシス　180, 371
　──, 代謝性　115, 165
　──, 乳酸　115, 165, 404
アシネトバクター（属）　245
アスピリン　76, 339, 340
アスペルギルス（属）　261
　── ・テレウス　258
アセチルコリン　100, 103
アセトアミノフェン　438, 522
暑さ指数　515
アデノシン 5'-二リン酸（ADP）　339
アトバコン　256
アトランタ分類　302
アドレナリン　53, 61, 100
　── 受容体　106
アトロピン　100
アナフィラキシー　59, 249
　── の診断基準　59
アナフィラキシー
　── 反応　115
　── 様反応　59
アニオンギャップ　370
アーネスト・ヘミングウェイ　306
アフリカ睡眠病　246
アブレーション　93
アミオダロン　100, 367
アミド化　298
アミノグリコシド（系）　326
　── 高度耐性　223

アミノ酸　294
アラキドン酸カスケード　60
アラーム　24
アルガトロバン　341
アルカリ　165
アルカローシス, 代謝性　165
アルギニン　376
アルコール　308
　── 依存　540
　── 手指消毒薬　209
アルコール, インスリン, 尿毒症, 脳症, 電解質異常/内分泌, 低酸素血症, 麻薬, 過剰摂取, 外傷/体温異常, 感染症, 精神疾患/ポルフィリア, ショック/脳卒中/くも膜下出血/けいれん（AIUEOTIPS）　311, 487
アルコールデヒドロゲナーゼ（アルコール脱水素酵素：ADH）　297
アルデヒドデヒドロゲナーゼ（アルデヒド脱水素酵素：ALDH）　297
アルブミン　32, 286, 323
　── 静注　293
アレキサンダー大王　540
アレクサンダー・モンロー 2 世　385
アロプリノール　355
アンジオテンシン変換酵素（ACE）阻害薬　537
アンチトロンビン（AT）　344
安定型虚血性心疾患　79
アンドレ・フレデリック・クルナン　564
安楽死
　──, 消極的　586
　──, 積極的　586

●い

胃潰瘍, 出血性　308
医学的適応　578
胃管チューブ　418
イグナーツ・ゼンメルワイス　209
医師
　── とコメディカルの間の上下関係　8
　── による自殺幇助　589

意識障害　309～312, 486
胃静脈瘤破裂　275
移植　419, 420
移植片対宿主病（GVHD）　363
異所性脾組織　284
胃洗浄　267, 520
　──, 冷水　268
痛い潰瘍　285
痛くない潰瘍　285
痛み刺激　316
位置覚　316
Ⅰ型アレルギー　59
Ⅰ型呼吸不全　130
一次救命処置（BLS）　518
一次速度式　322
1回換気量（VT）　113
1回拍出量変動（SVV）　373
一酸化炭素
　──　中毒　162
　──　ヘモグロビン　109
一酸化窒素（NO）　152
逸脱酵素　301
遺伝子組み換え
　──　エリスロポエチン（EPO）製剤　349
　──　活性型第Ⅶ因子製剤（rFⅦa）　343, 381
　──　組織プラスミノゲン活性化因子（rt-PA）　327, 328
　──　トロンボモジュリン製剤　346
胃内残量　377
胃梅毒　305
医療資源の分配法　593
胃瘻留置術　416
インシデントレポート　17
インスリン　171, 372, 374
　──　欠乏　370
　──　抵抗性　296
インターフェロン（IFN）　204
　──　γ遊離試験（IGRA）　536
インターロイキン（IL）　204, 353, 536
咽頭反射　316, 395
院内肺炎　229
インフォームド・コンセント　15, 580～585
　──　のスライディングスケール　581
インフルエンザ菌b型（Hib）　262

●う
ウイルス, サロゲート（代替）　210
植え込み型除細動器（ICD）　92
ヴェルナー・フォルスマン　564
ウォルター・ローリー卿　304
ヴォルデマール・ケルニッヒ　247
右室　101, 104, 105
右室機能障害（RVD）　68
右心機能不全　72
右心不全, 急性　128
うつ病　540
運動
　──　機能　316
　──　神経の神経経路　316
　──　方程式　133

●え
エアリーク　118
英国胸部学会（BTS）　125
エイコサペンタエン酸（EPA）　380
栄養　587
　──　投与法　497
　──　評価　378
栄養療法　375～380
腋窩　562
　──　静脈　558
液性免疫不全　261
エキノキャンディン系　255
　──　抗真菌薬　249
エコー
　──　ガイド　557, 568
　　　──　下中心静脈穿刺　506
　──　フリースペース　104
壊死　301
　──, 融解　302
壊死性筋膜炎　162, 236, 238～240
壊死性膵炎　399, 401
壊死性腸炎　252
エストロゲン　78
エスモロール　55
壊疽, Fournier　242
エチケット　576
エドワード・カルビン・ケンダル　367
エネルギー代謝　296
エピペン®　61～64
エプスタイン・バー（EB）　261
エプレレノン　90

エベロリムス　83
エホバの証人輸血拒否事件　583
エミール・テオドール・コッヘル　421
エリスロポエチン（EPO）　349
エリスロマイシン　267
エルゴステロール　258
エルゴノビン　100, 103
塩化カリウム　170
炎症性
　── の記述　18
　── メディエータ　192
遠心路　313, 316
エンテロコッカス（属）　248
エンテロバクター（属）　245
エントアメーバ・ヒストリティカ　246
エンドトキシン　213, 260
　── 吸着療法　195, 212
エンピリック（経験的，エンピリカル）治療　197, 205
塩利尿　172

● お
欧州集中治療医学会　211
欧州蘇生協議会（ERC）　516
　── ガイドライン　516
欧州中毒センター/臨床中毒医学会（EAPCCT）　520
欧州臨床栄養代謝学会議（ESPEN）　56
黄色ブドウ球菌　200
黄色プラーク　84
黄疸　287
嘔吐　312, 361
　── 中枢　312
横紋筋融解症　512
オクトレオチド　295
悪心　361
オズワルド・T・エイブリー　205
オピオイド　438
オプソニン化　292
オームの法則　132
オンコロジーエマージェンシー（腫瘍緊急），消化管の　357
オンディーヌの呪い　130

● か
外因性 PEEP　112
外頸静脈　561

外傷　381 ～ 396
　──，小児の　500
　── における死の三徴　75
外傷検索のための超音波検査（FAST）　73
外的心臓マッサージ　395
外転神経　313
ガイドライン　21 ～ 23
解剖学的変則　560
開放性の胸部創　395
潰瘍
　──，痛い　285
　──，痛くない　285
　──，薬剤性　285
回路圧　193
化学療法　360 ～ 363
　──，肥満患者に対する　362
可逆性白質脳症（PRES）　420
過凝固状態　344
拡散強調画像（DWI）　327
拡散能低下　131
拡張型心筋症　97
核封入体　288
角膜反射　316
下肢挙上　122
過剰摂取　544
過伸展損傷　325
ガス壊疽　162, 241
カスポファンギン　255, 258
仮性嚢胞　303
下大静脈（IVC）　342, 560
　── フィルター　388
喀血　116
　──，大量　116, 117
活性化部分トロンボプラスチン時間（APTT）　344, 347
活性化プロテイン C　57
活性炭反復投与　524
活動性出血　276
合併症　554, 557, 564
カテコールアミン　275, 378
カテーテル感染　214 ～ 219
カテーテル関連血流感染（CRBSI）　200, 206, 207, 214 ～ 219
過粘稠度症候群　360
過敏反応　59
下部消化管出血　276
カフ

―― 付き気管チューブ　460
―― リークテスト　159
カプノグラフィー / カプノグラム　117 〜 122, 411, 465, 548
カリウム　371
―― 代謝異常　169 〜 171
顆粒球　350
―― 減少　260
―― 輸血　351
顆粒球コロニー刺激因子（G–CSF）　351, 358, 360
カール 5 世　540
カルシウム拮抗薬　86
カルバペネム　200, 201, 249
―― 耐性菌　201
ガレノス　213
カレン・クィンラン　588
肝移植　287, 300, 419, 420
肝炎　299 〜 300
――, 劇症　299, 300
感覚
―― 機能　316
―― 神経　316
肝がん　287, 288, 419
換気血流比（V/Q）　116
換気 / 挿管不能（CVCI）　464
眼球運動　313
間欠的血液透析（IHD）　181, 191
間欠的腎代替療法（IRRT）　186, 190
肝硬変　78, 286 〜 299
――, B 型肝炎　288
――, 非 B 型　291
――, 非 C 型　291
――, 非代償期　286, 300
―― 患者　275
肝細胞
―― 内脂肪滴　292
―― バルーニング　292
肝サポート療法　195
ガンシクロビル　262, 263
カンジダ（属）　215, 219, 259, 261
――・アルビカンス　255
――・ギリエルモンジィ　258
――・グラブラータ　255
――・クルセイ　255
―― スコア　216
――・トロピカリス　255

――・パラプシローシス　255
――・ルシタニアエ　258
間質性腎炎　264
間質性肺炎　539
患者
―― の意向　578
―― の意思決定能　582
―― を治す　25
―― データベース　20
―― 予後　2
感受性試験　198
肝静脈圧較差（HVPG）　296
肝腎症候群（HRS）　196, 294
―― Ⅰ 型　294
―― Ⅱ 型　294
肝性脳症　294, 298, 299
がん性腹膜炎　292
関節炎　539, 540
関節リウマチ　540
肝線維化　296
感染症, 小児の　479, 480
感染性仮性嚢胞　302
感染性心内膜炎（IE）　220, 221, 223
完全静脈栄養（TPN）　402
肝臓型脂肪酸結合蛋白（L–FABP）　180
肝胆道シンチグラフィー　402
冠動脈解離　84
冠動脈疾患（CAD）　81
冠動脈バイパス術（CABG）　76, 78
冠動脈れん縮　100
眼内炎　255
肝膿瘍　246, 248
肝肺症候群　161
カンピロバクター（属）
――・ウプサリエンシス　253
――・コリ　253
――・ジェジュニ　253
――・フィタス　253
――・ラリ　253
肝不全　287, 301, 419
――, 急性　195, 299
―― 症状　300
顔面神経　316
灌流画像（PWI）　327

●き
奇異性脳塞栓症　560

飢餓状態　370
気管狭窄　554
気管支拡張作用　115
気管支鏡　116, 156, 573
気管支動脈塞栓術(BAE)　117
気管支肺胞洗浄(BAL)　509, 573
気管支肺胞洗浄液(BALF)　256
気管切開(術)　395, 416, 552, 556
気管チューブ　462, 463, 468
　── 抵抗　466
気管動脈瘻　554
気管無名動脈瘻　554
気胸　125, 557, 568
奇形　543
キサントクロミー　571
基質拡張型βラクタマーゼ(ESBL)　199
　── 産生菌　245, 249
岸道男　110
偽正常化　300, 301
基線　117
偽低酸素血症　109
気道確保−呼吸−循環(ABC)　100
気道内圧　133
気道熱傷　397
機能的残気量(FRC)　132, 138
キノロン　199
偽膜性腸炎　251, 406
義務論, 倫理の　575
虐待　498
逆流性食道炎　283
吸気気道陽圧(IPAP)　155
吸気
　── による下り行程　118
　── ポーズ　133
救急室(ER)開胸　382
球後部潰瘍　282
嗅神経　316
求心路　313, 315, 317
急性
　── 壊死性膵炎　303
　── 肝不全　498
　── 期血糖
　　── 管理　374
　　── 変動　374
　── 呼吸促迫症候群(ARDS)　368, 424, 469
　　── Network　368
　── 呼吸不全　114
　── 細気管支炎　470
　── 細菌性髄膜炎　242
　── ジストニア　317
　── 心外膜炎　102
　── 心筋梗塞　106
　── 腎傷(障)害(AKI)　175, 184, 188, 194, 474
　── 膵炎　301
　── 喘息　114
　　── 時のマグネシウム　115
　── 臓器不全　2
　── 大動脈解離　101, 103
　── 大動脈症候群　104
　── 胆嚢炎　401
　── 尿細管壊死(ATN)　176, 294
　── 脳症　489
　── 肺傷害(ALI)　146, 380
　── 腹症　399～409
　── 溶血性輸血副作用(AHTR)　352
急速進行性糸球体腎炎(RPGN)　178
牛乳　298
吸入酸素濃度(FiO_2)　460
吸入酸素分圧低下　131
9の法則　397
休薬　78
境界性パーソナリティ障害　542, 544
強化インスリン療法(IIT)　372, 373, 495
胸腔穿刺　565, 568
胸腔チューブ　123, 388, 566
胸腔ドレナージ　568
凝固異常　339
胸骨圧迫　527
　── −気道確保−呼吸(CAB)　100
胸水　122～124
　──, 滲出性　122, 567
　── の被包化　123
　──, 肺炎随伴性　232
　──, 両側性　122
　──, 漏出性　122, 123, 567
強直間代発作　321
強直性脊椎炎(AS)　536
共同偏視　10
強皮症腎クリーゼ　537
莢膜抗原　261
　── 型K1　248
虚血性腸炎　410

許容される高血圧　328
木を見て森を見ず　25
近位脛骨　394
近位上腕骨　394
近位側腸管の虚血　405
筋炎　236
　　── 症状に乏しい皮膚筋炎(ARS)　539
緊急内視鏡治療　269
緊急輪状甲状膜穿刺　506
筋硬直　514
筋弛緩薬　551
　　──, 脱分極性　551
　　──, 非脱分極性　551
金属ステント(BMS)　83
筋膜炎, 壊死性　236, 238～240
筋無力症クリーゼ　326

● く

空気塞栓　162, 559
空気のとらえこみ　111, 113
クエン酸　191
屈曲位　318
くも膜下出血(SAH)　331～335
グラスゴー昏睡尺度(GCS)　309, 388, 447, 486
グラム染色　227
グラム陽性球菌　214
グリコーゲン　370
クリストファー・コロンブス　539
クリーゼ　325
　　──, 筋無力症　326
　　──, コリン作動性　326
クリプトコッカス(属)　257
　　── ・ネオフォルマンス　259
クリンダマイシン　485
グルコース-6-リン酸脱水素酵素(G6PD)欠損　350
グルコース・インスリン(GI)　170
グルコーストランスポーター4(GLUT4)　372
クルーズトリパノソーマ　246
グルタミン　377
クレアチニン基準値　474
クレアチンキナーゼ(CK)　77
クレブシエラ(属)　248, 249
　　── ・オキシトカ腸炎　251
　　── ・ニューモニアエ　245

クロザピン　544
クロストリジウム(属)　250
　　── ・ディフィシル(CDI)感染症　251
　　── ・ディフィシル関連疾患(CDAD)　286
クロピドグレル　76, 78, 82
グロブリン　292
クロール(Cl)　166
　　── 制限輸液療法　34
クロルヘキシジン　208, 209, 217, 509
　　── 清拭, 2%　208, 209

● け

ケアバンドル　13, 206
ケア倫理　579
経カテーテル大動脈弁植え込み術(TAVI)　97
経カテーテル大動脈弁置換術(TAVR)　97
経頸静脈性肝内門脈体循環シャント(TIPS)　301, 403
経三尖弁右室流入波形　102
憩室出血　276
経静脈栄養(PN)　377, 378, 379, 417
経腸栄養　378, 379, 418, 497
頸椎の固定　395
軽度低体温　516
経鼻胃管(NGT)　267
経鼻酸素投与　460
経皮的冠動脈インターベンション(PCI)　76
経皮的気管切開　552, 554
経皮的酸素飽和度(SpO_2)　109, 464
経皮的胆嚢ドレナージ　401
経皮的中隔心筋焼灼術(PTSMA)　99
経皮的内視鏡下胃瘻造設術(PEG)　416, 417
けいれん　11, 490
　　── 重積状態　490
外科的気管切開　552, 554
劇症型抗リン脂質抗体症候群(CAPS)　536～538
劇症肝炎　299, 300
下血　276
ケタミン　436, 488
血液ガス　523
　　── 分析　109, 166
血液型不適合輸血　352

血液
　　── 希釈　333
　　── 製剤　350
　　── 培養　202, 230, 479
　　── 流量　478
血液浄化
　　── 装置　477
　　── 膜　192
血液浄化療法　184～196, 478
　　── のモジュール　477
血液中遊離脂肪酸　296
血液透析(HD)　187
血液透析濾過(HDF)　191
血液尿素窒素(BUN)の低下　301
血液分泌性膵症　279
血液量減少性ショック　37
血液濾過(HF)　187, 191
　　──, 持続緩徐式　185
結核菌　210, 261, 265
　　── 感染症　265
　　── 血液培養　265
血管アクセス　476
血管拡張性ショック　39
血管拡張薬　86
血管作動薬　51
血管内視鏡　84
血気胸　557
決疑論　579
血漿交換　178, 344
血小板
　　── 製剤　350
　　── 異常　339
　　── 機能異常　342
　　── 減少　341, 344
　　── 輸血　344
血清βDグルカン　257
血清ガラクトマンナン抗原　257
血清クレアチニン(値)　419
　　── 基準値, 小児　474
血性髄液　571
血清総ビリルビン値　419
血性胆汁　279
血清乳酸値　44, 45
血栓　105
　　── 傾向　342
　　── 溶解療法　71
血栓性静脈炎　255

血中
　　── エンドトキシン測定　213
　　── コルチゾール　368
　　── 濃度　322
血糖(値)　372, 374
　　── 管理　372～374
　　── 変動　374
血友病　347
　　── A　347
　　── B　347
血流感染(BSI)　255
血流量(QB)　191
ケトアシドーシス, 糖尿病性　370, 371
ケトーシス　370
ケトン体　370
ケミカルメディエータ　59
減圧開頭術　336
原因微生物　202
減塩食　90
幻覚　542
　　── 妄想　541
原発性硬化性胆管炎(PSC)　287
原発性胆汁性肝硬変(PBC)　287
原発性副甲状腺機能亢進症　355
腱反射の亢進　324

● こ

抗Parkinson病薬　317, 318
高圧酸素療法　162
抗アミノアシルtRNA合成酵素(ARS)抗体
　症候群　539
広域抗菌薬適正使用　245
高カリウム血症　170
高カルシウム血症　355
抗がん剤　358, 361
　　── に伴う心毒性　359
　　── 漏出　359
抗凝固薬　191, 267
　　── の休薬　340
抗菌薬感受性試験欧州委員会(EUCAST)
　197
抗菌薬関連下痢症　251
抗菌薬関連腸炎　251
抗菌薬ロック療法　218
口腔ケア　143
抗けいれん薬　387
高血圧クリーゼ　102

高血圧性脳出血　331
抗血小板薬　267
　── の休薬　340
　── 2剤併用療法（DAPT）　82
高血糖　174
膠原病　536 〜 540
抗甲状腺薬　366
抗酸化物質　56
好酸球性食道炎　283
膠質
　── 液　32
　── 浸透圧　32, 294
甲状腺機能亢進（症）　365
甲状腺機能低下症　367
　──, 薬剤性　367
甲状腺峡部　553
甲状腺クリーゼ　365 〜 367
甲状腺刺激ホルモン（TSH）　367
甲状腺疾患　365 〜 368
紅色汗疹　511
高浸透圧高血糖症候群（HHS）　370, 371
抗精神病薬　514, 541
厚生労働省院内感染対策サーベイランス事業（JANIS）　199, 203
構造的心疾患（SHD）　96
拘束型心筋症　97
酵素免疫測定法（ELISA）　126
高体温　511 〜 515
好中球エラスターゼ阻害薬　234
好中球減少症　258
好中球減少性発熱　260
好中球浸潤　292
高張食塩液　168
抗てんかん薬　322, 334
後天性免疫不全症候群（AIDS）　264, 360
　── defining malignancy　360
喉頭気管狭窄　554
喉頭鏡　547
喉頭浮腫　159
抗ドパミン作用　317
高ナトリウム血症　168
高二酸化炭素許容　114
高乳酸血症　28
高輝度の限局性腸管内貯留物　276
抗ヒスタミン薬　65
高頻度振動換気（HFOV）　151
鉤ヘルニア　319

後方窩症候群　204
酵母様真菌　255
硬膜外
　── 鎮痛　440
　── ブラッドパッチ　570
硬膜外膿瘍　243
功利主義　575
抗利尿ホルモン　167
抗利尿ホルモン不適切分泌症候群（SIADH）　335
高流量血液濾過（HVHF）　187
抗リン脂質抗体症候群（APS）　343, 537
高齢者　285
呼気気道陽圧（EPAP）　155
呼気終末二酸化炭素（ETCO$_2$）　118 〜 121, 413
　── モニター　411
　── 分圧（P$_E$TCO$_2$）　465
呼気終末陽圧（PEEP）　111 〜 113, 467
呼気二酸化炭素　548
　── 分圧（P$_E$CO$_2$）　109, 113, 465
呼気による立ち上がり　117
呼気プラトー　117
呼吸商　296
呼吸性アシドーシス　111
　──, 急性　111
　──, 慢性　111
コクシジオイデス（属）　259
　── ・イミチス　259
　── ・ポサダシ　259
誤作動, 植え込み型除細動器の　96
骨髄炎　236
骨髄輸液ルート　394, 395
コメディカル　7
コリン作動性クリーゼ　326, 543
コリン作動薬　326
コルチゾール　368
コールドカロリック検査　313
混合静脈血酸素飽和度（S$\bar{v}$O$_2$）　30, 111, 563
コンサルト　23
コンタミネーション　223, 225
コンプライアンス　133

●さ

細気管支炎, 急性　470
細菌性髄膜炎　485, 571

最近の傾向分析　212
最高酸分泌量(MAO)　282
最後野　312
再出血　279, 332
最小殺菌濃度(MFC)　258
最小発育阻止濃度(MIC)　213
　── ブレイクポイント　243
最善の利益　585
再挿管　468, 552
最大限の無菌的な遮断予防策(MBP)　207
最大呼気終末二酸化炭素濃度　117
サイトカイン　192, 204
サイトメガロウイルス(CMV)　261, 262, 273, 284, 363
　── 感染(症)　263, 273
　── 抗原血症検査　284, 285
催不整脈作用　35
細胞性免疫不全　261
再膨張性肺水腫　566
サイロキシン(T4)　365, 367
サインアウトシート　15
鎖骨下静脈　507, 558, 561
　── 穿刺　557, 559
左室
　── 補助装置(LVAD)　38
　── 流入波形　102
左室機能異常　333
左心低形成症候群　456, 457
左側下大静脈　560
サルブタモール　115
サルモネラ(属)　253
サロゲート(代替)ウイルス　210
酸塩基・電解質異常症　165〜169
産科　525〜535
三環系抗うつ薬　541, 543
産後大出血　529
三叉神経　316
三尖弁逆流　564
酸素化ヘモグロビン　109
酸素需給バランス　29
酸素消費量(VO₂)　112
酸素摂取率　46
3ボトルドレナージシステム　567

● し

ジアゼパム　320
シアン　523
　── 中毒　523
シェヴァリエ・ジャクソン　556
シェパード　286
ジェームズ・バートラム・コリップ　374
ジェームズ・リチャード・マクラウド　372
磁気共鳴血管画像(MRA)　327
子宮左方転位　525〜527
死腔　136
　── 換気　113
　── 換気量(V_D)　113
シクロオキシゲナーゼ(COX)　339
自己決定　578
自己血輸血　353
自己免疫性肝炎(AIH)　287
自己免疫性溶血性貧血(AIHA)　349
四肢コンパートメント症候群　383, 384, 397
脂質二分子膜　257
指示薬希釈法　564
視神経　313
シスプラチン　361
死戦期帝王切開　527, 528
事前指示書　584
持続緩徐式血液濾過　185
持続静脈血液濾過法(CVVH)　187
持続性気道内陽圧(CPAP)　142, 155, 466, 470
持続性心室頻拍　92
持続抵抗率血液透析(SLED)　181
持続的腎代替療法(CRRT)　179, 185, 186, 193
　──, 小児への　189
　── にかかる費用　194
　── と体温　194
持続動静脈血液濾過法(CAVH)　187
持続脳波モニター　334
質量分析　205
時定数　138
自動チューブ補正(ATC)　142
シドニー改訂札幌基準　343
シトロバクター(属)　245
自発呼吸トライアル(SBT)　141, 467
シプロフロキサシン　244, 253
シベレスタット　153
脂肪製剤　524
　── 投与　524

脂肪塞栓　163
死亡予測スコア，小児ICU患者に用いうる　451
若年性特発性関節炎（JIA）　536
シャークフィン　119
視野検査　315
ジャック・キボキアン　589
しゃっくり，治療抵抗性の　130
尺骨動脈　561
シャーロック・ホームズ　317
ジャンギリ　94
シャント　130
従圧式換気（PCV）　134
周囲の状況　578
収縮期血圧変動（SPV）　371
収縮性心膜炎（CP）　102
周術期　410～418
重症筋無力症　325, 326
重症膵炎　301
重症度スコア　19
重症軟部組織感染症　399
重症敗血症　210, 213
修正Dukeの基準　202, 220, 222
自由生活性アメーバ類　246
集中治療　1
　── 医　3, 4, 25
　── 後進国　20
　── 専門医　6
　── 医学会　211
十二指腸チューブ　376
重拍波　386
終末期医療　1, 585～593
従量式換気（VCV）　134
手技記録　16
手指消毒薬，アルコール　209
出血　416
　──，活動性　276
　──，下部消化管　276
　── 傾向　342
　──，憩室　276
　──，消化管　279, 287
　──，上部消化管　279
　── シンチグラフィー　277
出血性
　── 胃潰瘍　307
　── 胃十二指腸潰瘍　275
　── 膀胱炎　263, 264

術後
　── 膵瘻　414
　── ドレーン　413
　── の発熱　204
シュードアレシェリア・ボイジイ　258
受動的下肢挙上（PLR）　31
腫瘍壊死因子（TNF）　204
腫瘍緊急（オンコロジーエマージェンシー）　354～360
腫瘍崩壊症候群（TLS）　355, 360, 493
循環血液量
　── 減少　370, 371
　── 減少性ショック　27, 37, 275
　── 増加　333
循環
　── 赤血球量　350
　── 不全　286
瞬目　316
　── 反射　315
消化管
　── 出血　279, 287
　──，上部　268, 273
　── のオンコロジーエマージェンシー　357
焼痂切開　398
浄化量　190, 191
上気道狭窄　468
小球性貧血　348
消極的安楽死　586
硝酸薬　86
上室性頻拍（SVT）　91
上肢の深部静脈血栓症　72
上大静脈　559
　── 症候群（SVCS）　356
小児
　── 肝性昏睡　500
　── 血液浄化療法　475, 476
　── 重症患者に用いうる臓器障害スコア　451
　── 重症感染症　482
　── の外傷　498
　── の感染症　479, 480
　── の虐待　501
　── の急性意識障害　487
　── のショック　453, 454
　── の鎮静，鎮痛　501～506
　── の鎮痛/鎮静スコア　502

―― の定義 452
―― の熱傷 498
―― のバイタルサイン 453
―― の輸液 478
―― 肺炎診断 509
―― への持続的腎代替療法（CRRT） 189
小児集中治療室（PICU） 451, 502, 509
　　―― 患者に用いうる死亡予測スコア 451
小脳機能 316
上部消化管出血 268, 273, 279
小分子 186
静脈血ガス分析 166
静脈血栓症 128
静脈血栓塞栓症 126 〜 128, 558
初期蘇生目標 44
食道
　　―― 潰瘍 283
　　―― 静脈瘤 295, 402
　　　　―― 破裂 275
　　―― 裂孔ヘルニア 282
食物依存性運動誘発性アナフィラキシー 67
ジョージ・ケリー 385
ジョージ・ブッシュ 365
ショック 10, 275
　　――, 心原性 563
　　―― バイタル 267
除脳硬直 318
除皮質硬直 318
徐脈 170
シロリムス 83
腎移植 420
　　―― 後患者 272
　　―― 後拒絶反応 264
　　―― 後尿管狭窄 264
人為的高血圧 333
心因性非てんかん性発作（PNES） 323
腎うっ血 177
腎炎, 間質性 264
心外膜の剥離術 102
心筋症 97
　　――, たこつぼ 333
心筋トロポニン 69
シングルルーメン 476
神経原性肺水腫 333

神経遮断薬 514
　　―― 悪性症候群（NMS） 318
心原性
　　―― オシレーション 121
　　―― ショック 27, 38, 86, 454, 455, 563
　　―― 腹水 292
人工肛門 405
　　―― 虚血 406
　　―― 造設術 405
人工呼吸
　　―― 回路 465
　　―― 管理 116, 405
　　――, 新生児・乳児の 466
人工呼吸器
　　―― 関連肺炎（VAP） 204, 254, 481, 573
　　―― 関連肺損傷（VILI） 135
　　―― 離脱法 466
人工腎臓 185
進行性多巣性白質脳症（PML） 264
人工鼻（HME） 141, 466
深在性真菌症 257
心室細動（VF） 330, 518
心室頻拍（VT） 91, 330, 518
侵襲性アスペルギルス感染症 257, 258
滲出性 122
　　―― 胸水 122, 567, 569
腎症, 造影剤 182
心腎
　　―― 症候群（CRS） 85
　　―― 連関 85
新生児・乳児の人工呼吸管理 466
真性赤血球増加症（PV） 350
新鮮凍結血漿（FFP） 342, 351, 381
心臓腫瘍 105
迅速気管挿管（RSI） 464
迅速導入 551
迅速発育菌（RGM） 263
身体所見 10
腎代替療法（RRT） 184, 185, 188, 189, 191, 193, 194
　　―― からの離脱 194
　　―― と薬物 193
　　―― の開始タイミング 184
　　―― の診断基準 184
　　―― の適応 184

診断的腹腔洗浄（DPL）　390, 392
心タンポナーデ　102, 559
シンチグラフィー　79
心的外傷後ストレス障害（PTSD）　449
伸展位　318
心電図異常　333
浸透圧性脱髄症候群（ODS）　88, 169
浸透圧利尿　171, 172
振動覚　316
心毒性, 抗がん剤に伴う　359
心内膜炎　104, 255
心嚢液貯留　39
心肺蘇生（術）（CPR）　119, 525, 592
　── 後の神経障害　329, 330
心肺停止（CPA）　525
心拍出量　563
深部静脈血栓症（DVT）　341, 494
　──, 上肢の　72
心不全　94
腎不全　17, 88, 342
心房細動　92, 94, 95
　── アブレーション　93
心膜炎　102
心膜翻転部　559
新薬　21

● す
髄液
　──, 血性　571
　── 乳酸値　571
膵炎
　──, 壊死性　400, 401
　──, 急性　301
　──, 急性壊死性　303
　──, 重症　302
　──, 重症急性　302
吸い込み血流　99
膵切除術　414
錐体外路障害　317, 318
推定糸球体濾過量（eGFR）　479
水痘　484
水頭症　332
水痘帯状疱疹ウイルス（VZV）　261
膵膿瘍　302
髄膜炎　485
　──, 急性細菌性　242
　──, 細菌性　485

髄膜炎菌　244, 261
頭蓋内圧（ICP）
　── 亢進（症）　335, 336, 386, 488
　── モニター　385
頭蓋内コンプライアンス正常　386
スキサメトニウム　423
スケドスポリウム（属）　258
　──・アピオスペルム　258
スターリングの平衡　147
スタンリー・ダドリック　379
頭痛, 腰椎穿刺後　570
ステロイド　54, 55, 65, 112, 211, 349, 357
　── パルス療法　368, 369
　── 補充療法　367
　── 療法　368, 369
ストレプトコッカス・アンギノーサス　248
スパズム　100, 103
スピロノラクトン　90
頭部
　── CT撮影　485
　── 外傷　385, 387, 405
　── 単純CT　327
スポロトリックス・シェンキイ　259

● せ
声音振盪　122
生活の質（QOL）　578
正義・公平　578
正球性貧血　348
精神神経ループス（NPSLE）　537
精神病性障害　541
声帯　552
生着後
　── 後期　362
　── 早期　362
生着前期　362
静的指標　30
制吐薬　514
性犯罪　437
生命維持治療
　── の差し控え　585
　── の中止　585
生命倫理　575, 584 〜 593
声門下狭窄, 後天性　468
生理食塩液による補液　356

世界敗血症宣言　58
世界敗血症デー　58
赤外光　110
赤色光　110
脊髄
　── 圧迫　356
　── 障害　324 〜 325
　── 中心症候群　325
せつ　236
舌咽神経　316
切開チューブ　416
舌下神経　316
積極的安楽死　586
赤血球　350
　── 輸血　410, 492
赤血球濃厚液　351
　──, 白血球除去（LR）　351
接合部頻拍　458
接線法　96
セフェピム　354
セフォタキシム　243
セフタジジム静注　244
セフトリアキソン　243, 244
セラチア菌　245
セロトニン症候群　200, 318, 522
線維化　279
遷延性アナフィラキシー　65
全血球計算（CBC）　348
善行　578
穿孔性腹膜炎　248
潜在性気胸　144
全身性エリテマトーデス（SLE）　264, 537
全身性炎症反応症候群（SIRS）　382
全身低体温　268
先制攻撃治療　262
喘息　113, 115, 116
　──, 急性　114
選択的口腔咽頭除菌（SOD）　208
選択的消化管除菌（SDD）　208, 254, 379
選択的セロトニン再取り込み阻害薬（SSRI）　200, 318, 541, 542, 544
前庭神経　313
先天性 QT 延長症候群　92
先天性心疾患　101
先天代謝異常症　496, 497
セントラルモニター　24
喘鳴　114

せん妄　443 〜 450
　──, 過活動型　443
　──, 混合型　443
　──, 低活動型　443, 449
　── の定義　444
　── のリスク因子　445
専門医制度　5
前立腺炎, 急性　205
前立腺がん　286
前立腺特異抗原（PSA）　286

● そ
造影 CT　276
造影剤
　── アレルギー　65
　── 腎症　182
挿管
　── 下での痛み　439
　── 用ラリンジアルエアウェイ（ILA）　464
臓器
　── 移植　488, 592 〜 595
　── 灌流　46
早期気管切開　405
臓器障害スコア, 小児重症患者に用いうる　451
双極性障害　540, 544
総頸動脈　558
総腸骨静脈　561
総鉄結合能（TIBC）　348
僧帽弁
　── 逆流症（MR）　98
　── クリップ　97
即時型
　── 過敏性反応　66
　── 反応　59, 65
粟粒結核　265
組織酸素代謝失調　29
組織低酸素　28, 44
組織プラスミノゲン活性化因子（t-PA）　124, 346
訴訟　18
蘇生
　── 措置拒否（DNR）　592
　── 目標　46

●た

第2世代ステント　82
体液電解質異常　174
体液量・尿量異常　171〜173
体外限外濾過法（ECUM）　183
体外膜型肺（ECMO）　151, 459
第Ⅴ因子 Leiden　344
　　── 変異　127
対光反射　312
第Ⅲ層の呼気プラトーの凹み　121
胎児心拍
　　── 陣痛図（CTG）　534
　　── モニター　534
代謝性アシドーシス　115, 165
代謝性アルカローシス　165
体性感覚誘発電位　330
大腿静脈　561
　　── 穿刺　507
大腿動脈　562
大腸菌　245, 247〜249
耐糖能異常　296
大動脈
　　── 解離　104
　　── グラフト　282
　　── 十二指腸瘻　282
　　── 破裂　104
大動脈内バルーンパンピング（IABP）　38
大動脈壁潰瘍（PAU）　104
大動脈壁内血腫（IMH）　104
大動脈弁逆流症（AR）　98
大動脈弁二尖弁　104
対面視野検査　315
第四脳室　312
代理人　584
代理判断　584
大量喀血　117
　　── 患者　116
大量輸血　382
　　── プロトコール　381, 382
ダカルバジン　361
タクロリムス　83
多血症　350
たこつぼ心筋症　106, 333
多枝病変　78
多職種回診　12
打診濁音　122
多臓器不全　382

タゾバクタム　354
脱分極性筋弛緩薬　551
タデウス・ライヒスタイン　367
多尿　172
多発性骨髄腫　188
多発肋骨骨折　387
ダビガトラン　341, 342
ダブルエフェクト　587
ダブルルーメン　476
　　── チューブ　116
ターミネーションクライテリア　139
ダメージコントロール手術　382
タール便　280
胆管内ガス　406
炭酸水素ナトリウム　371
短時間作用型
　　── β_2 刺激薬　115
　　── ベンゾジアゼピン系鎮静薬　427
胆汁　267
単純ヘルペスウイルス（HSV）　261
丹毒　236
ダントロレン　318
胆嚢
　　── 壊死　247
　　── 穿孔　247
胆嚢炎
　　──, 急性　401
　　──, 無石　402
蛋白結合率　193

●ち

チアマゾール　366
地域流行型真菌　259
チェックリスト　14
遅延反応　65
置換
　　── 液　192
　　── 率　33
チゲサイクリン　201, 249
窒素バランス　296
チトクローム P450（CYP）　256
　　── 11A1　368
遅発育菌（SGM）　263
遅発性ジスキネジア　317
チフス菌　253
チーム医療　7
チャネル病　97

チャールズ・ベスト　372
中心静脈圧(CVP)　31, 88, 177, 561
中心静脈カテーテル(CVC)　208, 557, 559
　　── 抜去　559
中心静脈血酸素飽和度(ScvO₂)　29, 111
中心静脈ライン関連血流感染(CLABSI)　255
中枢神経感染　480
中枢性塩類喪失(CSW)　335
中等度低体温　516
中毒　520〜525
　　── の問診におけるMATTERS　520
　　── スクリーニング, 尿による　521
中毒性巨大結腸症　252
中分子　186
チューブ　416
超音波検査　572
聴覚
　　── 検査　315
　　── 神経　315
腸管
　　── 型Behçet病　307
　　── 虚血　404, 407
　　── 壁内ガス　407
長期気管挿管　551
長期神経発達予後　504
聴性脳幹誘発反応(ABR)　337
腸チフス　253
重複下大静脈　560
直接・間接ビリルビン比　301
直接クームス試験　349
直接喉頭鏡　550
直腸診　205
チラーヂンS®　368
治療抵抗性のしゃっくり　130
血をさらさらにする薬　339
鎮静　432
　　── のスコアリング　428
　　── のプロトコール　429
　　── 下のリハビリテーション　426
鎮静薬　423, 427, 432, 504
　　──, 短時間作用型ベンゾジアゼピン系　427
　　──, 非ベンゾジアゼピン系　427
鎮痛　502〜506
　　── に対する薬剤　428
鎮痛薬　438, 504

● つ
痛風　540
津波肺　258

● て
手洗いの有用性　209
低T3症候群　365
低カリウム血症　169, 170, 192, 193, 257
低カルシウム　382
ディキソン・W・リチャーズ　565
定型(第1世代)抗精神病薬　542
低血糖　174, 373
テイコプラニン　480
低体温　48, 516〜519
　　── の復温法　516
　　── 療法　330
低ナトリウム血症　87, 167, 335
低分子ヘパリン　72, 341
低マグネシウム血症　257
低リン血症　192, 193, 235
デキサメタゾン　357, 370
溺水　481
デキストラン　286
摘脾後重症感染症(OPSI)　262
デクスメデトミジン　156, 428, 435, 436
テトラスターチ　33
デブリードマン　399
転移性脊椎腫瘍　356
てんかん
　　── 重積発作　319, 323
　　── 発作　319〜324
電気熱傷　398
テンシロン　325
　　── テスト　325, 326
点滴　587
テント部　319

● と
頭位変換眼球反射　313
動眼神経　313
同期式間欠的強制換気(SIMV)　158, 468
統合失調症　540
瞳孔
　　── 反射　312

―― 不同　10
橈骨　562
　―― 動脈　561
同種造血幹細胞移植　362
動静脈瘻　129
糖新生　174
洞性頻脈　11
透析　186
　―― 時間　191
　―― 液　192
　―― 患者　272
　　―― の肺高血圧症　129
　―― 不均衡症候群　186
疼痛コントロール　387, 388
動的指標　30, 32
動的肺過膨張　113
道徳倫理学　579
糖尿病　78, 84, 291
　―― 性ケトアシドーシス(DKA)　370, 371, 494
動物
　―― 咬傷　236, 237
　―― 実験　268
動脈血ガス分析　166
動脈血酸素
　―― 分圧(PaO$_2$)　109
　―― 飽和度(SaO$_2$)　109
動脈ライン閉塞　562
動脈瘤スクリーニング　334
トキシックショック症候群(TSS)　485
トキソプラズマ
　―― 原虫　246
　―― 脳膿瘍　261
特発性
　―― 細菌性腹膜炎(SBP)　292
　―― 腹膜炎　247
ドコサヘキサエン酸(DHA)　380
突然死　99
ドパミン　35, 86, 275
　―― 作動薬　318
ドーピング　353
ドブタミン　86
トーマス・ジェファーソン　540
ドミノ倒し　304
ドライマティーニ　306
ドラッグデリバリーシステム(DDS)　257
トラネキサム酸(TXA)　381

トリアゾール系　256
トリコスポロン
　―― ・アサヒ　258
　―― ・ムコイデス　258
トリコモナス感染症　250
トリパノソーマ　264
　――, クルーズ　246
　―― ・ブルセイ　246
トリヨードサイロニン(T3)　365
トルサードドポアンツ(TdP)　256
　―― 症候群　256
ドルナーゼアルファ(DNase alfa)　124
トルバプタン　87, 89
ドレッシング剤　560
ドレーン　412
ドロシー・ホジキン　372
トロポニン　77
トロンビン
　―― –アンチトロンビン複合体　346
　―― 阻害薬　341
トロンボキサン　339
鈍的実質臓器損傷　384

● な
内因性 PEEP　111 ～ 113
内頸静脈　558, 560, 561
　―― 穿刺　506, 557
内視鏡的逆行性胆道膵管造影(ERCP)　302
内シャント　190
永井荷風　307
中島進　110
ナタリズマブ　264
ナファモスタット　191, 194
ナポレオン・ボナパルト　306
ナリジクス酸耐性　253
ナロキソン　36
軟口蓋　316
ナンシー・クルーザン　588
軟部組織感染症, 重症　398

● に
Ⅱ型呼吸不全　130
ニカルジピン　331
二酸化炭素
　―― 分圧(PCO$_2$)　114
　―― レベル　117

二次救命処置（ACLS）　99, 100, 525
二次性腹膜炎　247
23価肺炎球菌莢膜抗原ワクチン　261
二相性真菌　259
二相性反応　65, 66
二相性陽圧呼吸（bi-level PAP）　155
ニトロイミダゾール系　250
ニトロプルシド　87
日本循環器学会　340
日本消化器内視鏡学会　340
入院時評価　9
乳酸
　── アシドーシス　115, 165, 404
　── デヒドロゲナーゼ（LDH）　123
乳児
　── 一過性低ガンマグロブリン血症　482
　── 頭蓋内出血　492
ニューキノロン系抗菌薬　293
ニューモシスチス
　── ・イロベジイ　256
　── 肺炎（PCP）　256, 257, 261, 359, 363
ニュルンベルク裁判　580
尿 Na排泄分画（FENa）　173, 184
尿素　171
　── 回路　301
　── サイクル　298
　── 窒素排泄分画（FEUN）　173
尿沈渣　176
尿道カテーテル　409
尿による中毒スクリーニング　521
尿路感染症　199
人形の目現象　313
妊娠後期の腹部鈍的外傷　528
妊婦
　── ，授乳婦へ投与可能な薬剤　530
　── における肺塞栓症治療　72
　── のけいれん発作　528
　── の蘇生処置　527
　── への放射線検査　532

● ね
ネグレリア・フォーレリ　246
ネコカリシウイルス（FCV）　210
熱けいれん　512
熱失神　512

熱射病　512
熱傷　396～399
　── ，小児の　498
熱中症　511, 512
　── 予防　515
　── の分類　513
　── の冷却法　512
熱
　── テタニー　511
　── 疲労　512
　── 浮腫　511
粘液水腫昏睡　367

● の
脳灌流圧（CPP）　335, 489
脳血管れん縮　332～334
濃厚赤血球製剤　350
脳梗塞　327, 328
　── の急性期　103
脳死　336～338, 592～595
　── 基準　592
　── 判定　313, 337, 486, 488
脳室ドレナージ　336
濃縮プロトロンビン複合体製剤（PCC）　342, 381
脳出血　312, 318～320, 331
　── ，高血圧性　331
脳腫瘍術後, 小児の　204
脳症　514
　── ，肝性　294, 298, 299
脳神経　312
　── ・脳幹機能の評価　312～317
脳性ナトリウム利尿ペプチド（BNP）　88
脳塞栓症, 奇異性　560
脳低温療法　491
脳膿瘍　243, 246
脳ヘルニア　313, 319, 385, 485
嚢胞　302
　── ，仮性　303
　── ，感染性仮性　302
ノカルジア　261
ノボセブン®　343
ノルアドレナリン　35, 86, 275
ノルフロキサシン　293
ノロウイルス　209

●は

肺炎球菌　205, 242, 247
肺炎随伴性胸水　232
バイオアベイラビリティー　173
バイオリムス　83
敗血症　210〜214, 369, 382
　──の診断基準　40, 48
　──性ショック　210
肺高血圧　128, 129
　──, 透析患者の　129
　──性危機(PH crisis)　459
肺静脈閉塞症(PVOD)　129
肺水腫, 再膨張性　566
肺塞栓(症)(PE)　69, 126, 341
　──の重症度分類　68
肺動脈楔入圧　563
肺動脈圧　563
肺動脈カテーテル(PAC)　29, 90, 110, 132, 153, 563, 564
梅毒　305
　──, 胃　305
肺内外圧差(TPP)　135
肺胞低換気　131
肺胞動脈血酸素分圧較差(A–aDO$_2$)　130, 256
肺胞二酸化炭素分圧(P$_A$CO$_2$)　113
肺保護戦略　151
培養陰性　226
ハーヴェイ・ウィリアムス・クッシング　312
パウル・ランゲルハンス　372
白質脳症　264
白色プラーク　84
バクテロイデス(属)　244, 248, 249
播種性カンジダ感染症　257
播種性クリプトコッカス　261
　──感染症　257
播種性血管内凝固(DIC)　341, 345, 346
播種性非結核抗酸菌(NTM)感染症　262
バスキュラー
　──アクセス　189
　──カテーテル　189
パーソナリティ障害　542, 544
バソプレシン　52, 55, 100, 295
抜管　468
　──後呼吸不全　160
パッキング　416

白血球　350
　──除去(LR)　351
　──療法　359
　──数　491
　──窃盗　109
　──停滞症候群　359
白血病　356
発熱　511
　──, 術後の　204
　──の原因　203
　──精査　201〜206
発熱性好中球減少症(FN)　354, 360
発熱性非溶血性輸血副作用(FNHTR)　353
ハートチーム　97
パラコクシジオイデス・ブラジリエンシス　259
バラムチア・マンドリラリス　246
パルスオキシメータ　110, 109
バルビツール酸　541
ハロペリドール　443
バンコマイシン　249, 480
　──静注　245
　──内服　252
　──耐性腸球菌(VRE)　200, 252
半定量的ラテックス凝集反応　126
バンドル　13, 206

●ひ

非B肝硬変　291
非C型肝硬変　291
非アルコール性脂肪性肝炎(NASH)肝がん　291
ピエール＝オーギュスト・ルノワール　540
ビーグル　286
非けいれん性てんかん
　──重積発作　319
　──発作　319
非結核性抗酸菌(NTM)　261, 263
非侵襲的換気(NIV)　468
非侵襲的陽圧換気(NPPV)　112, 154, 470, 471
非ステロイド性抗炎症薬(NSAIDs)　285, 438, 441
ヒストプラズマ・カプスラーツム　259
脾臓　261

肥大型心筋症　92, 97
肥大型閉塞性心筋症(HOCM)　98, 99
非代償期肝硬変　267, 286, 300
非脱分極性筋弛緩薬　551
ビタミンK　492
非定型(第2世代)抗精神病薬　542
ヒト単純ヘルペス　261
ヒト白血球抗原(HLA)　353
ヒトヘルペスウイルス(HHV)　363
ヒト免疫不全ウイルス(HIV)　360
ヒドロキシエチル化　33
ヒドロキシエチルデンプン(HES)(製剤)
　　33, 181, 212
ヒドロキシカルバミド　359
ヒドロコルチゾン　54, 370
ビフィドバクテリウム　250
皮膚消毒薬　510
皮膚粘膜バリア破綻　261
非閉塞性腸間膜虚血(NOMI)　405
非ベンゾジアゼピン系鎮静薬　427
ヒポクラテス　26, 213, 246, 339
飛沫感染予防策　244
肥満　292
　　── 患者に対する化学療法　362
標準予防策　206
病歴　9
ピロリ菌　307
貧血　348～350
　　──, 小球性　348
　　──, 正球性　348
頻脈性不整脈　35 53

●ふ
フィブリノゲン　344, 345
フィブリン血栓　339
フィブリン/フィブリノゲン分解産物
　　(FDP)　344
フィリップ・ショウォルター・ヘンチ
　　367
フェニトイン　320, 322, 323, 387
フェニレフリン　53
フェノバルビタール　320
フェンタニル　116
不穏　112
フォンダパリヌクス　72, 341
不感蒸泄量　412
不均衡性ショック　27, 37, 39

復温関連低血圧　519
復温法　517
　　──, 低体温の　516
腹臥位換気　149, 469
腹腔内感染症　247～251
副交感神経　313
副甲状腺機能亢進症, 原発性　355
副甲状腺ホルモン(PTH)　355
副腎クリーゼ　494
副腎疾患　368～370
副腎皮質刺激ホルモン(ACTH)　370
腹水
　　──, 滲出性　569
　　── の細菌培養　570
　　──, 漏出性　569
腹水中総蛋白(TP)　292
腹部CT　406
腹部コンパートメント症候群(ACS)　135,
　　397, 407
腹部大動脈瘤(AAA)　410
腹部鈍的外傷, 妊娠後期の　528
腹膜炎
　　──, 穿孔性　248
　　──, 特発性　247
　　──, 二次性　247
腹膜刺激
　　── 症状　247
　　── 徴候　250
父権的　580
フザリウム(属)　258
　　──・オキシスポラム　258
　　── 感染症　261
　　──・ソラニ　258
浮遊の血栓　71
ブスルファン　358
不整脈原性右室心筋症　92
不全臓器数　44
フゾバクテリウム　250
不耐症　298
ブドウ糖　171
プライミング　192, 477
　　── ボリューム　477
プラーク破綻　81
プラスグレル　79, 82
ブラストミセス・デルマチチジス　259
プラスミノゲン　346
プラスミン　346

―― ―α₂ プラスミンインヒビター（PI）複合体　346
―― インヒビター（PI）　346
プラットフォーム　83
フルコナゾール　255
ブルンベルグ徴候　250
ブレオマイシン　358
プレショックバイタル　267
プレッシャー
　―― コントロール（PC）　468
　―― サポート（PS）　141, 466
　―― 換気（PSV）　140, 466
フレデリック・サンガー　372
フレデリック・バンティング　372
ブレード　547
プレドニゾロン　349
プロカルシトニン（PCT）　202, 234
プログレスノート　14
フロセミド　173, 182
プロトロンビン時間（PT）　344
　―― 国際標準化比（PT–INR）　342, 419
プロトンポンプ阻害薬（PPI）　271, 273, 292
プロピオニバクテリウム　250
プロピルチオウラシル　366
プロポフォール　115, 427, 435, 502
　―― 中毒　437
　―― 注入症候群（PRIS）　435
ブロモクリプチン　318
分化症候群　358
分光光度法　571
分枝鎖アミノ酸（BCAA）製剤　296
分娩後出血（PPH）　529

● へ

平穏死　589
平均赤血球容積（MCV）　348
平均動脈圧（MAP）　36, 46, 103
米国
　―― 医療薬剤師会（ASHP）　424
　―― 感染症学会（IDSA）　199, 354
　―― 胸部疾患学会議（ACCP）　340, 424
　―― 胸部疾患学会議と欧州集中治療医学会の合同会議（AECC）　145
　―― 疾病対策センター（CDC）　207
　―― 心臓協会（AHA）　330, 516, 518
　―― ガイドライン　329, 516, 518, 525
　―― 精神医学会の基準　514
　―― 退役軍人病院（VA）　107
　―― 麻酔科学会（ASA）　210
　―― 臨床腫瘍学会　361
　―― 臨床中毒学会（AACT）　520
閉塞性ショック　27
閉塞性無呼吸症候群（OSA）　319
平坦脳波　337
ヘキサスターチ　33
ベクロニウム　423
ベーシックプリコーション　206
ヘタスターチ　33
ベッドサイド
　―― 回診　13
　―― モニター　24
ベッド数　3
ペニシリニウム・マルネフェイ　259
ペニシリン
　―― G　242
　―― 耐性肺炎球菌（PRSP）　245
ペパーミント水　130
ヘパリン　341, 346, 537
　―― 化生食　562
　―― 起因性血小板減少症（HIT）　341
ヘモグロビン　348, 350, 493
ベラドンナ　317
ヘリウムガス　470
ヘリオックス　114, 470
ヘリコバクター（属）
　―― ・シネディ　253
　―― ・ピロリ　307
　―― ・フェネリエ　253
ヘルニア, 傍食道型裂孔　303
ベルリン定義　145
弁周囲膿瘍　104
偏性嫌気性グラム陰性桿菌　250
　―― 群　250
ベンゾジアゼピン　448, 541, 542
ペンタスターチ　33
ペンタミジン　256
便培養　252

● ほ

ポアズイユの法則　415
蜂窩織炎　236

膀胱炎, 出血性　263, 264
膀胱内圧　408
抱合能　301
房室結節アブレーション　94
房室接合部調律　170
放射線療法　362
傍食道型裂孔ヘルニア　303
乏尿　172
法律　576
ホスカルネット　263
ホスフェニトイン　320
補体　292
ポピドンヨード　217
ポリオーマウイルス　263
ポリコナゾール　256, 258, 480
ポリマー　83
ポリミキシン B　195
　　── 固定化カラム (PMX)　195
　　── による直接血液灌流 (PMX–DHP)　56
ポリミキシン E, トブラマイシン, アムホテリシン B (PTA)　255
ボルテゾミブ　358

● ま

マイケル・ジャクソン　437
マイコバクテリウム (属)
　　──・アブセサス　262
　　──・カンサシイ　262
　　──・ケロナエ　263
膜間圧力差 (TMP)　194
マグセント®　528
麻疹　484
マススペクトラムのパターン　205
マッキントッシュ型ブレード　547
末梢
　　── から挿入する中心静脈カテーテル (PICC)　208, 557, 558
　　── 虚血　562
　　── 静脈ライン確保　508
末梢神経障害　361
マナー　576
マニキュア　110
慢性腎臓病 (CKD)　479
慢性閉塞性肺疾患 (COPD)　111 〜 113
　　── 急性増悪　113, 114
マンニトール　386

● み

ミオグロビン　188, 512
ミカファンギン　255
ミダゾラム　427, 434
ミネラルコルチコイド
　　── 受容体拮抗薬　90
　　── 製剤　168
未分画ヘパリン　72, 341
脈圧変動 (PPV)　371
脈波変動指標 (PVI)　371

● む

無益な治療　590
無顆粒球症　544
無危害　578
無気肺　128, 573
ムコイド過剰産生株　248
無作為化比較試験 (RCT)　37, 211, 369
無石胆嚢炎　247, 402

● め

迷走神経　316
メタボリックシンドローム　291
メチシリン感受性黄色ブドウ球菌 (MSSA)　245
メシチリン耐性黄色ブドウ球菌 (MRSA)　199, 200, 203, 207
　　──, 侵襲性　207
　　── 髄膜炎　245
　　── 陽性　254
メチルドパ　87
メチルプレドニゾロン　159, 369
メチレンブルー　37
メトクロプラミド　317
メトヘモグロビン血症　109
メトロニダゾール　249
　　── 静注　244, 249, 252
　　── 内服　252
メラノーマ分化関連遺伝子 (MDA)　539
免疫グロブリン　212, 240
　　── 製剤　482, 484
　　── 大量療法 (IVIG)　358
　　── G (IgG)　349, 482

● も

妄想　542
毛包炎　236

盲目的気管支サンプリング(BBS)　509
モノアミン酸化酵素(MAO)　200, 318
物語倫理　579
モルヒネ　116
門脈圧亢進　569
門脈ガス　406

●や
夜間のイベント　11
薬剤
　── 感受性ブレイクポイント　197
　── 血中濃度測定(TDM)　480
　── 溶出バルーン(DEB)　83
薬剤性潰瘍　285
薬剤性甲状腺機能低下症　367
薬剤熱　205
夜食　296

●ゆ
融解壊死　302
遊離軽鎖(FLC)　188
遊離
　── コルチゾール　368
　── トリヨードサイロニン(遊離T3)　365
輸液
　── 反応性　32
　　　── の指標　30, 31
　── 負荷効率　32
　── ライン　415
輸血　350～353
　── 関連感染症　382
　── 関連急性肺傷害(TRALI)　130, 353
　── 製剤　351
ユニバーサルプリコーション　206

●よ
癰　236
溶血所見　349
溶質クリアランス　186
羊水塞栓　163
ヨウ素剤　367
腰椎穿刺(LP)　331～334, 486, 572
　── 後頭痛　570
予定外抜管　552
四分割法　577

●ら
ライノウイルス　114
ラクツロース　298
ラクトバチルス　250
ラスブリカーゼ　355
ラミブジン　296
卵円孔開存(PFO)　105, 129
ランゲルハンス島　372
ランス・アームストロング　354

●り
リアルタイム超音波ガイド　557
リクルートメント手技　150
リコモジュリン®　346
リステリア　261
リストカット　544
リズムコントロール　92
離脱　543
リツキシマブ　264, 349
リード　95
リネゾリド　200, 245
リハビリテーション　426
リビングウイル　584
リファンピシン　244, 245
リポゾーム　257
リムルス反応　260
硫酸マグネシウム　528
両側性胸水　122
両方向性 Glenn 手術　457
緑膿菌　354, 481
リンゲル液　371
臨床・検査標準協会(CLSI)　197
輪状甲状膜　552, 556
　── 切開　162, 391, 392
　── 穿刺　507
輪状軟骨圧迫法　545
リンパ腫　356
倫理　575～579
　── 委員会　594
　── 的問題へのアプローチ法　576

●る
類白血病反応　251
ルーチンプリコーション　206
ループ利尿薬　172

●れ

冷水胃洗浄　268
レギュラーインスリン　372, 374
レジオネラ　481
　── 肺炎　279
レートコントロール　92, 94
レニン活性　169
レボチロキシンナトリウム　367, 368
レボフロキサシン　253
レミフェンタニル　156

●ろ

漏出性　122
　── 胸水　122, 123, 567
　── 腹水　569
濾過　186
　── 流量(Q_F)　191
ロクロニウム　423
ロサリン・ヤロー　372
肋間動脈　565
ロバート・ウィット卿　246
ロラゼパム　320, 428

●わ

ワルファリン　72, 273, 341

欧文索引

●A

A群溶連菌　485
abdominal
　── acompartment syndrome(ACS)　407
　── aortic aneurysm(AAA)　410
ABO抗原　352
Acanthoamoeba　246
Acinetobacter(属)　245
acquired immune deficiency syndrome(AIDS)　264, 360
　── defining malignancy　360
Actinomyces　250
activated partial thromboplastin time(APTT)　345, 347
acute
　── aortic syndrome　104
　── hemolytic transfusion reaction(AHTR)　352
　── kidney injury(AKI)　174～184, 188, 194, 473
　──, septic　176
　── lung injury(ALI)　145, 380
　── tubular necrosis(ATN)　294
Acute Kidney Injury Network(AKIN)　175
Acute Physiology and Chronic Health Evaluation(APACHE)　19
　── Ⅱ score　411
acute respiratory distress syndrome(ARDS)　368, 424, 469
　── Network　368
adaptive servoventilation(ASV)　319
adenosine 5'-diphosphate(ADP)　339
　── 受容体阻害薬　339
adrenergic receptor　106
adrenocorticotropic hormone(ACTH)　370
advanced cardiovascular life support(ACLS)　99, 100, 525
American-European Consensus Conference(AECC)　145
　── 定義　145
after drop　519
air trapping　111
airway-breathing-circulation(ABC)　100

airway pressure release ventilation(APRV) 142
alcohol, insulin, uremia, encephalopathy / electrolytes / endocrineoxygen / overdose, trauma / temperature, infection, psychiatry / porphyria, shock / stroke / SAH(subarachnoid hrmorrhage) / seizure(AIUEOTIPS) 311
　──, 小児の 487
alcohol dehydrogenase(ADH) 297
aldehyde dehydrogenase(ALDH) 297
Alexander Monro Ⅱ 385
Allenテスト 561
alveolar–arterial oxygen difference (A–aDO$_2$) 130, 256
American
　── Academy of Clinical Toxicology (AACT) 520
　── College of Chest Physicians (ACCP) 340, 424
　── Heart Association(AHA) 330, 516, 518
　　── ガイドライン 329, 516, 518, 525
　── Psychiatric Associationの基準 514
　── Society of Anesthesiologists(ASA) 210
　── Society of Clinical Oncology 361
　── Society of Health–System Pharmacists(ASHP) 424
amidation 298
aminoacyl transfer RNA synthetase(ARS) 抗体症候群 539
analgesia 428
anaphylactoid reaction 59
anaphylaxis 59
André Frédéric Cournand 153, 565
angina equivalent 81
angiotensin converting enzyme(ACE)阻害薬 537
ankylosing spondylitis(AS) 536
antiphospholipid antibody syndrome (APS) 343
antithrombin(AT) 344
　── –Ⅲ欠乏 344
Antyllus 556

aortic regurgitation(AR) 98
aorto–duodenal fistula 282
apparent diffusion coeffi cient(ADC) 330
area postrema 312
arousal 311
arterial oxygen saturation(SaO$_2$) 109
Asian flush 297
Aspergillus terreus 258
asthma 116
atelectrauma 135
Attention Screening Examination(ASE) 446
auditory brainstem response(ABR) 337
Australian and New Zealand Intensive Care Society Centre for Outcome and Resource Evaluation(ANZICS–CORE) 20
AutoFlow 139
autoimmune
　── hemolytic anemia(AIHA) 349
　── hepatitis(AIH) 287
automatic tube compensation(ATC) 141
automatism spinal reflex 337
autonomy 578
auto–PEEP 138
aVR誘導 95

● B
B型肝炎
　── ウイルス(HBV) 288
　── 肝硬変 288
B細胞 350
β_2刺激薬 152
β遮断薬 55, 367, 399
βラクタム薬 485
β–agonist Lung Injury Trial(BALTI) 152
β–Dグルカン 260
β–lactamase negative ampicillin resistant strain(βラクタマーゼ非産生アンピシリン耐性株：BLNAR) 245
Babinski反射 324
Back手技 545
backward, upward, right-sided, pressure (BURP) 545
　── 手技 545

―― 変法　545
bacterial translocation　302
Bacteroides　244
Balamuthia mandrillaris　246
balloon dilation technique　553
bare metal stent(BMS)　83
barotrauma　135
Barrett食道　283
basic life support(BLS)　518
Batista手術　89
Beckの三徴　39
Behavioral Pain Scale(BPS)　439, 440
Behçet病　307
　　―― , 腸管型　307
beneficence　578
best interest　585
Bifidobacterium　250
bi-level positive airway pressure(bi-level PAP)　155
bimanual laryngoscopy　548
bioavailability　173
biphasic reaction　66
BKウイルス　263, 264
Blastomyces dermatitidis　259
Blatchford score　269
blind bronchial sampling(BBS)　509
blood flow rate(Q_B)　191
blood stream infection(BSI)　255
blood urea nitrogen(BUN)の低下　301
Blumberg's sign　250
Boerhaave症候群　283
brain natriuretic peptide(BNP)　88
branched-chain amino acid(BCAA)製剤　296
bright red blood per rectum(BRBPR)　280
British Thoracic Society(BTS)　125
Brockenbrough手技　96
bronchial artery embolization(BAE)　117
bronchoalveolar lavage(BAL)　509, 573
　　―― fluid(BALF)　256
Brown-Séquard症候群　324
Brudzinski徴候　247
Brugada基準　91
Brugada症候群　92, 93
bundle　206
Bypass Angioplasty Revascularization Investigation(BARI)　76
　　―― 2D試験　79

● C
C反応性蛋白(CRP)　202, 205, 234
Cameron潰瘍　282
Campylobacter
　　―― *coli*　253
　　―― *fetus*　253
　　―― *jejuni*　253
　　―― *lari*　253
　　―― *upsaliensis*　253
Candida
　　―― *albicans*　255
　　―― *glabrata*　255
　　―― *guilliermondii*　258
　　―― *krusei*　255
　　―― *lusitaniae*　258
　　―― *parapsilosis*　255
　　―― *tropicalis*　255
cannot ventilate, cannot intubate(CVCI)　464
capillary leak syndrome(CLS)　357
cardiogenic oscillation　121
cardiopulmonary
　　―― arrest(CPA)　525
　　―― resuscitation(CPR)　592
cardiorenal syndrome(CRS)　85
cardiotocogram(CTG)　534
care bundle　206
Caring Observant Mindful Friendly Obliging Responsible Tactful (COMFORT)　502
Caroff and Mannの基準　514
casuistry　579
catastrophic antiphospholipid syndrome (CAPS)　536〜538
catheter related blood stream infection (CRBSI)　200, 206, 207, 214〜219
CD4陽性細胞数　261, 262
Centers for Disease Control and Prevention(CDC)　207
central
　　―― cord syndrome　325
　　―― line associated blood stream infection(CLABSI)　255
　　―― venous catheter(CVC)　208,

　　　　557, 559
　　　　―― 抜去　559
　　　　―― venous oxygen saturation(ScvO$_2$)
　　　　　29, 111
　　　　―― venous pressure(CVP)　31, 88,
　　　　　177, 561
cerebral
　　　　―― perfusion pressure(CPP)　336
　　　　―― salt-wasting(CSW)　335
channelopathy　97
Charles Herbert Best　372
chest
　　　　―― compressions-airway-breathing
　　　　　(CAB)　100
　　　　―― pain observation unit　106
Chevalier Jackson　556
Cheyne-Stokes respiration(CSR)　318
cholinergic crisis　326
Christopher Columbus　539
chronic
　　　　―― kidney disease(CKD)　479
　　　　―― obstructive pulmonary disease
　　　　　(COPD)　111 〜 113
　　　　　　　―― 急性増悪　113, 114
Ciaglia　556
　　　　―― 法　553
cisatracurium　149
Clinical
　　　　―― and Laboratory Standards
　　　　　Institute(CLSI)　197
　　　　―― Outcome Utilizing
　　　　　Revascularization and Aggressive
　　　　　Drug Evaluation(COURAGE)試験
　　　　　79, 107
　　　　―― Pulmonary Infection Score(CPIS)
　　　　　230
　　　　―― Randomisation of an
　　　　　Antifibrinolytic in Significant
　　　　　Haemorrhage(CRASH)　73
clinically amyopathic dermatomyositis
　　(CADM)　539
closed ICU　3
close-loopシステム　140
Clostridium(属)　250
　　　　―― difficile(CDI)感染症　251
　　　　　　　―― 毒素抗原検査　252
　　　　―― prostate specific antigen
　　　　　(CDAD)　286
CO$_2$ ナルコーシス　167
Coccidioides
　　　　―― immitis　259
　　　　―― posadasii　259
Competency-Based Training in Intensive
　Care Medicine in Europe(CoBaTrICE)
　6
complete blood count(CBC)　348
computed tomography(CT)　330
　　　　―― 血管造影　71
　　　　―― , 造影　276
Confution Assessment Method for the
　ICU(CAM-ICU)　445, 446
congestive heart failure, hypertension,
　age≧75 years, diabetes mellitus, prior
　stroke or TIA or thromboembolism
　(CHADS2)　92
constrictive pericarditis(CP)　102
content　311
continuous
　　　　―― arteriovenous hemofiltration
　　　　　(CAVH)　187
　　　　―― positive airway pressure(CPAP)
　　　　　142, 155, 466, 470
　　　　―― renal replacement therapy(CRRT)
　　　　　179, 185, 186, 190, 193
　　　　　　　―― と体温　194
　　　　―― venovenous hemofiltration
　　　　　(CVVH)　187
controlled hypotension　74
Conventional Ventilation or ECMO for
　Severe Adult Respiratory failure
　(CESAR)　151
Cormack / Lehane分類　545, 550
coronary
　　　　―― artery bypass graft(CABG)　76,
　　　　　78
　　　　―― artery disease(CAD)　81
Coronary Artery Revascularisation in
　Diabetes(CARDia)　78
Corticosteroid Therapy of Septic Shock
　(CORTICUS)　54, 369
critical-care pain observation too study
　(CPOT)　440, 442
C-reactive protein(CRP)　202, 205, 234
creatine kinase(CK)　77

cricothyrotomy　391
crisis　326
critical
　── care nephrology　175
　── illness myopathy　159
　── illness polyneuropathy　159
cryptic shock　28
Cryptococcus
　── *gattii*　259
　── *neoformans*　259
Cushing
　── 徴候　312
　── 反射　312
cyclooxygenase(COX)　339
　── −1阻害作用　339
cytochrome P450(CYP)　256, 368
　── 3A4　256
　── 11A1　368
cytomegalovirus(CMV)　261, 262, 273, 284
　── 感染(症)　263, 272
　── 抗原血症検査　284, 285
　── 特異抗原(pp65)　262
　── antigenemia法　262, 285

● D
D−ダイマー　71, 126, 344, 345
damage control surgery　382
dead space ventilation(V_D)　113
debridement　400
decompression craniectomy　336
deep
　── sulcus sign　125
　── vein thrombosis(DVT)　493
deescalation　198, 199, 205
defer　82
delayed fluid resuscitation　74
diabetic ketoacidosis(DKA)　370, 371, 494
diagnostic peritoneal lavage(DPL)　390, 392
dialysis　186
Dickinson Woodruff Richards, Jr.　565
dicrotic wave　386
Dieurafoy潰瘍　279
differential time to positivity(DTP)　214
differentiation syndrome　358

difficult airway management(DAM)　464
Difficult Airway Society(DAS)　506
Diff−Quick染色　256
diffusion weighted imaging(DWI)　327
dimorphic fungi　259
disseminated intravascular coagulation (DIC)　341, 345, 346
docosahexaenoic acid(DHA)　380
do not resuscitation(DNR)　591
　── オーダー　591
Dor手術　89
dornase alfa(DNase)　124
Dorothy Crowfoot Hodgkin　372
Dr.
　── John Cheyne　318
　── William Stokes　318
Drug Delivery System(DDS)　257
drug eluting balloon(DEB)　83
dual antiplatelet therapy(DAPT))　82
dynamic
　── hyperinflation　113
　── parameter　30
dysoxia　29

● E
early
　── goal−directed therapy(EGDT)　28, 46, 51, 211
　── lactate guided therapy(ELGT)　28, 46, 51
Early
　── Dengue infection and outcome (EDEN) study　376
　── Parenteral Nutrition completing enteral nutrition In Adult Critically ill patients(EPaNIC) trial　378
　── Parenteral Nutrition(PN)trial　377
　── Use of Polymyxin B Hemoperfusion in Abdominal Sepsis(EUPHAS)　56
　── トライアル　212
ectopic malignancy　288
Edward Calvin Kenda　367
efalizumab　264
Efficacy of Vasopressin Antagonism in Heart Failure Outcome Study with Tolvaptan(EVEREST)試験　87

eicosapentaenoic acid(EPA) 380
elective critical care consultation 3
emergency room(ER)開胸 382
Emil Theodor Kocher 421
endemic fungi 259
endoscopic retrograde cholangiopancreatography(ERCP) 301
　── 後膵炎 301
end-tidal carbon dioxide(ETCO$_2$) 118〜121, 412
　── モニター 411
　──, partial pressure of(PETCO$_2$) 465
Entamoeba histolytica 246
Enterococcus(属) 248
enzyme-linked immunosorbent assay (ELISA) 126
epilepsy 322, 323
Eplerenone
　── in Mild Patients Hospitalization and Survival Study in Heart Failure (EMPHASIS-HF) 90
　── Post-Acute Myocardial Infarction Heart Failure Efficacy and Survival Study(EPHESUS) 90
Epstein・Barr(EB) 261
Ernest Miller Hemingway 306
erythropoietin(EPO) 349
estimated glomerular filtration rate (eGFR) 479
ethics of care 579
etomidate 58
Etude EPIdémiologique sur les Petits Ages GEstationnels(EPIPAGE) 504
Eugène Bouchut 551
European
　── Association of Poisons Centres and Clinical Toxicologists(EAPCCT) 520
　── Committee for Antimicrobial Susceptibility Testing(EUCAST) 197
　── Resuscitation Council(ERC) 516
　── のガイドライン 516
　── Society for Clinical Nutrition and Metabolism(ESPEN) 56
　── Society of Intensive Care Medicine 211
euthyroid sick syndrome 368

Evaluating the Use of Polymyxin B Hemoperfusion in a Randomized controlled trial of Adults Treated for Endotoxemia and Septic shock (EUPHRATES) 195
evidence based medicine(EBM) 21
expiratory
　── plateau 117
　── positive airway pressure(EPAP) 155
　── upstroke 117
extended
　── focused assessment with sonography for trauma(E-FAST) 389, 390
　── spectrum beta-lactamase(ESBL) 199
　── 産生菌 245, 249
external laryngeal manipulation 547, 549
extracorporeal
　── membrane oxygenation(ECMO) 151, 459
　── ultrafiltration method(ECUM) 183
extravasation 276
exudate 122
eyeball 8

● F
Face, Legs, Activity, Cry and Consolability (FLACC) 502
Factor V Leiden 127, 344
Fallot四徴症 455
febrile neutropenia(FN) 354, 360
febrile non-hemolytic transfusion reaction(FNHTR) 353
feline calicivirus(FCV) 210
fever, postoperative 204
fibrin / fibrinogen degradation products (FDP) 344
filtration 186
　── flow rate(Q_F) 191
first order kinetics 322
Fluid and Catheter Treatment Trial (FACTT) 148
focused assessment sonography for

trauma（FAST）　73
Fontan型手術　458
food–dependent exercise–induced anaphylaxis　67
Fournier壊疽　242
fractional
　── excretion of sodium（FENa）　173, 184
　── excretion of urea nitrogen（FEUN）　173
　── of inspired oxygen（F_IO₂）　460
Fragmin and Fast Revascularization during Instability in Coronary Artery Disease（FRISC Ⅱ）　107
Frederick
　── Grant Banting　372
　── Sanger　372
free light chain（FLC）　188
free–living amoeba　246
French–American–British Classification（FAB）分類　358
fresh frozen plasma（FFP）　342, 381
functional residual capacity（FRC）　131, 138
Fusarium（属）　258
　── *oxysporum*　258
　── *solani*　258
Fusobacterium（属）　250
Future REvascularization Evaluation in patients with Diabetes mellitus：optimal management of Multivessel disease（FREEDOM）　78

● G
gag reflex　316, 395
generalized hypothermia　268
generalized tonic clonic seizure　321
George
　── Herbert Walker Bush　365
　── Kellie　385
　── Simon Ohm　132
Glasgow Coma Scale（GCS）　309, 388, 446, 486
Global
　── Registry of Acute Coronary Events（GRACE）スコア　79
　── Sepsis Alliance　58

glucose
　── –insulin（GI）　170
　── transporter 4（GLUT4）　372
　── –6–phosphate dehydrogenase（G6PD）　350
　── 欠損　350
graft versus host disease（GVHD）　363
granulocyte–colony stimulating factor（G–CSF）　351, 358, 360
Griggs法　553
Guillain-Barré症候群　317
gum elastic bougie（GEB）　550
gyrA遺伝子変異　253

● H
H_1ブロッカー　65
HACEK　220
　── グループ　226
Haemophilus influenzae type b（Hib）　262
hand drop test　323
Harold James Swan　153
Harvey Williams Cushing　312
HBs抗体　300
heart failure with
　── preserved ejection fraction（HfpEF）　86
　── reduced ejection fraction（HfrEF）　86
heat
　── and moisture exchange filter（HME）　140
　── cramp　512
　── edema　511
　── exhaustion　512
　── stroke　512
　── syncope　512
　── tetany　511
Helicobacter
　── *cinaedi*　253
　── *fennelliae*　253
　── *pylori*　307
heliox　114
hemobilia　279
hemodiafiltration（HDF）　191
hemodialysis（HD）　187
hemodilution　333

hemofiltration(HF)　187, 191
hemosuccus pancreaticus　279
heparin-induced thrombocytopenia(HIT)　341
hepatitis B virus(HBV)　288
　── キャリアの肝がん進展リスク　288
hepatobiliary iminodiacetic acid(HIDA) scan　402
hepatopulmonary syndrome　161
hepatorenal syndrome(HRS)　294
hepatic venous pressure gradient(HVPG)　295
herpes simplex virus(HSV)　261
high
　── cut-off(HCO)膜　188
　── efficiency particulate air(HEPA)　210
　　── フィルター　210
　── flow nasal cannulae(HFNC)　472
　── frequency oscillation ventilation(HFOV)　150
　── intensity　3, 7
　── -volume hemofiltration(HVHF)　187
Histoplasma capsulatum　259
human
　── herpesvirus(HHV)　363
　── immunodeficiency virus(HIV)　360
　── leukocyte antigen(HLA)　353
Hunt & Hess grade　332
Hunter基準　522
hydrocephalus　332
hydroxyethyl starch(HES)　181, 212
　── 製剤　33
hyperactive derilium　443
hyperattenuation　276
hyperextention injury　325
hyperosmolar hyperglycemic syndrome(HHS)　371
hypertension　333
hypertrophic obstructive cardiomyopathy(HOCM)　98, 99
hypervolemia　333
hypoactive derilium　443

hypotensive resuscitation　74
hypovolemic shock　275

● I
ICU　1, 2, 3
　── からの退室　2
　── での感染症治療の原則　197 〜 201
　── での急変　25
　── 内での発熱　202
　── における assessment　11
　── における plan　11
　── 入室　2
　── の感染予防　206 〜 210
　── の適正利用　4
　── の入室適応　4
　── の入退室基準　2
　──, closed　3
idarucizumab　342
Ignaz Philipp Semmelweis　209
immediate
　── hypersensitivity reactions(IHRs)　65
　── postengraftment　362
immunoglobulin G(IgG)　349, 482
implantable cardioverter-defibrillator(ICD)　92
Infectious Diseases Society of America(IDSA)　199, 354
infective endocarditis(IE)　220, 221, 223
inferior vena cava(IVC)　342, 388
　── フィルター　342, 388
inspiratory
　── downstroke　118
　── positive airway pressure(IPAP)　155
Intensive Care
　── Delirium Screening Checklist(ICDSC)　447, 448
　── National Audit & Research Centre(ICNARC)　20
intensive insulin therapy(IIT)　495
interferon(IFN)　204
　── -gamma release assay(IGRA)　536
interleukin(IL)　204, 353, 536
intermittent hemodialysis(IHD)　181,

191
intermittent renal replacement therapy（IRRT） 186, 190
intra-aortic balloon pumping（IABP） 38
intra cardiac echocardiography（ICE） 95
intracranial pressure（ICP）モニター 385
intramural
　── colonic splenosis 284
　── hematoma（IMH） 104
intravenous immune globulin（IVIG） 358
intubation laryngeal airway（ILA） 464
Invasive Versus Conservative Treatment in Unstable Coronary Syndromes（ICTUS） 107

● J
Jack Kevorkian 589
James Bertram Collip 374
Japan
　── Coma Scale（JCS） 310
　── Nosocomial Infection Surveillance（JANIS） 199, 203
JCウイルス 263, 264
Jo-1抗体 539
John
　── James Richard Macleod 372
　── J. Osborn 519
justice 578
juvenile idiopathic arthritis（JIA） 536

● K
Karen Quinlan 588
Kernig徴候 247
Kernohan圧痕 319
Kidney Disease Improving Global Outcomes（KDIGO） 175
kidney injury molecule（KIM） 180
Klebsiella
　── oxytoca腸炎 251
　── pneumoniae 245, 247
　　── carbapenemase（KPC） 201
Kt/V 191

● L
Laboratory Risk Indicator for Necrotizing Fasciitis（LRINEC） 240, 398, 400
lactate dehydrogenase（LDH） 123

Lactobacillus 250
Lance Armstrong 354
late
　── evening snack（LES） 296
　── postengraftment 362
left ventricular assist device（LVAD） 38
Legionella（属） 481
lethal triad 75
leukocyte larceny 109
leukocytes reduced（LR） 351
leukostasis 359
Leuven study 373
level Aエビデンス 424
Levensonの基準 514
Light基準 123, 567
Listeria（属） 261
liver-type fatty acid binding protein（L-FABP） 180
loculation 123
low intensity 3
low-pressure cardiac tamponade 39
Ludwig angina 161
lumbar puncture（LP） 331〜334

● M
magnetic resonance imaging（MRI） 104, 105, 324, 327, 330
maleficence 578
Mallampatiテスト 547, 548
Mallory-Weiss症候群 283
mandatory critical care consultation 3
MARS® 195
mass spectrometry 205
MATTERS, 中毒の問診における 520
maximal acid output（MAO） 282
maximum barrier precaution（MBP） 207
McConnell徴候 72
McCoy喉頭鏡 549
mean
　── arterial pressure（MAP） 36, 46, 103
　── corpuscular volume（MCV） 348
melanoma differentiation-associate gene（MDA） 539
methicillin-resistant Staphylococcus aureus（MRSA） 199, 200, 203, 207, 245

―, 侵襲性 207
― 髄膜炎 245
― 陽性 254
methicillin-susceptible *Staphylococcus aureus*(MSSA) 245
Michael Joseph Jackson 437
Milan criteria 419
mild hypothermia 516
miliaria rubra 511
minimal
― fungicidal concentration(MFC) 258
― inhibitory concentration(MIC) 213
― ― ブレイクポイント 243
minor leak 332
mitral
― clip 97
― regurgitation(MR) 98
mixed derilium(混合型) 443
mixed venous oxygen saturation($S\bar{v}O_2$) 30, 111
model for end-stage liver disease(MELD) 301, 419
― 変法 300
― スコア 301, 418
moderate hypothermia 516
modified
― Allenテスト 561
― bimanual laryngoscopy 549
― Ciaglia法 553
monoamine oxidase(MAO) 200, 318
Monro-Kellieの原理 385
Morrison窩 389
mortality probability model(MPM) 19
Multicenter
― Automatic Defibrillator Implantation Trial(MADIT) 92
― Unsustained Tachycardia Trial (MUSTT) 92
multidisciplinary team 7
Multinational Association for Supportive Care in Cancer(MASCC) scoring system 354
multiple
― dilation technique 553, 556
― sub-specialty 5

myasthenic crisis 326
Mycobacterium(属)
― *abscessus* 263
― *avium* complex(MAC) 263
― *chelonae* 263
― *kansasii* 262
― ― *abscessus* 262
― *tuberculosis* 210

● N
N-アセチルシステイン 59
n-3系脂肪酸経腸投与 379
Naegleria fowleri 246
Nancy Cruzan 588
Napoléon Bonaparte 306
narrative ethics 579
nasogastric tube(NGT) 267
National
― Cardiovascular Data Registry (NCDR) 95
― Institute of Health Stroke Scale (NIHSS) 327
necrosectomy 399
Neisseria meningitidis 244
neurally adjusted ventilatory assist (NAVA) 141, 472
neurogenic pulmonary edema 333
neuroloeptic malignant syndrome(NMS) 318
neuropsychiatric systemic lupus erythematosus(NPSLE) 537
neutrophil gelatinase-associated lipocalin (NGAL) 180
Nocardia(属) 261
non alcoholic steatohepatitis(NASH)肝がん 291
non-invasive positive pressure ventilation (NPPV) 112, 154, 470, 471
non-invasive ventilation(NIV) 468
non-occlusive mesenteric ischemia (NOMI) 405
non-renal indication 185
non-steroidal anti-inflammatory drugs (NSAIDs) 285, 301, 438, 441
non-tuberculous mycobacterium(NTM) 263
non-ST-segment elevation myocardial

infarction(NSTEMI) / unstable angina (UA)　79
Normoglycemia in Intensive Care Evaluation–Survival Using Glucose Algorithm Regulation(NICE–SUGAR) study　373
normotensive shock　28
norovirus　209
nutrition risk screening(NRS)　378

● O

obscure GI bleeding　277
obstructive sleep apnea(OSA)　319
occult pneumothorax　144, 388, 389
Ohmの法則　132
open abdomen　382, 383
opsonization　292
Oscillation
　—— for Acute Respiratory Distress Syndrome Treated Early(OSCILLATE) trial　150
　—— in ARDS(OSCAR) study　150
osmotic demyelinating syndrome(ODS)　169
Oswald Theodore Avery　205
overnight event　11
overwhelming post splenectomy infection (OPSI)　262
oxandrolone　399
oxygen consumption(VO_2)　112

● P

paediatric index of mortality–3(PIM–3)　451, 452
Paget–Schroetter症候群　73
pain, agitation, delirium(PAD)ガイドライン　423〜425, 427, 438, 443, 448
pancuronium　424
Paracelsus　524
Paracoccidioides brasiliensis　259
paradoxical intracellular acidosis　165
parathyroid hormon(PTH)　355
　—— related protein(PTHrP)　355
parenteral nutrition(PN)　378
Parkinson病　317
Parkland法　396
partial pressure of
　—— carbon dioxide(PCO_2)　114
　—— in expired gas(P_ECO_2)　113, 465
　—— dioxide in alveolar gas(P_ACO_2)　113
　—— oxygen in arterial blood(PaO_2)　109
passive leg raising(PLR)　31
patent foramen ovale(PFO)　105, 128
paternalistic　580
Paul Langerhans　372
peak end tidal CO_2 level　117
Pediatric
　—— Advanced Life Support(PALS)　460
　—— Risk of Mortality(PRISM)　471
　—— Ⅱ score　471
pediatric
　—— intensive care unit(PICU)　451, 502, 509
　—— logistic organ dysfunction (PELOD)　452
　—— risk, injury, failure, loss and end-stage renal disease(pRIFLE)　471
　—— 基準　471
penetrating atheromatous ulcer(PAU)　104
Penicillinium marneffei　259
penicillin–resistant Streptococcus pneumoniae(PRSP)　245
percussion wave　386
percutaneous
　—— coronary intervention(PCI)　76, 78
　—— endoscopic gastrostomy(PEG)　416
　—— oxygen saturation(SpO_2)　109, 464
　—— transluminal septal myocardial ablation(PTSMA)　99
perfusion–weighted imaging(PWI)　327
peripherally inserted central catheter (PICC)　208, 557, 558
peritoneal four–quadrant tap　568
permissive hypercapnia　114, 328
pet scan　286

Philip Showalter Hench 367
Pierre-Auguste Renoir 540
plasmin inhibitor (PI) 346
Platelia™キット 257
pleth variability index (PVI) 371
pleural space connective tissue (PSCT) 145
Pneumocystis (属) 264
 ── carinii 264
 ── jiroveci 256
 ── pneumonia (PCP) 256
Poiseuille の法則 415
polycythemia vera (PV) 350
polymyxin B immobilized fiber column (PMX) 195
 ── -direct hemoperfusion (PMX-DHP) 56
polymixin E, tobramycin, amphotericin B (PTA) 255
polyomavirus 263
portopulmonary hypertension 161
positive end-expiratory pressure (PEEP) 111～113, 467
 ──, 外因性 112
 ──, 内因性 111～113
post
 ── -bulbar duodenal ulcer 282
 ── traumatic stress disorder (PTSD) 449
posterior
 ── syndrome 204
 ── reversible encephalopathy syndrome (PRES) 420
postoperative fever 204
postpartum hemorrhage (PPH) 529
Prasugrel Compared with Clopidogrel for Japanese Patients with ACS Undergoing PCI (PRASFIT-ACS) 80
preengraftment 362
pressure
 ── control (PC) 468
 ── controlled ventilation (PCV) 134
 ── regulated volume control (PRVC) 139
 ── support (PS) 140, 466
 ── ventilation (PSV) 139, 466
prickly heat 511

primary
 ── biliary cirrhosis (PBC) 287
 ── sclerosing cholangitis (PSC) 287
 ── specialty 6
problem-based プレゼンテーション 12
procalcitonin (PCT) 202
progressive multifocal leukoencephalopathy (PML) 264
Prone Positioning in Severe ARDS (PROSEVA) 150, 469
 ── study 469
propensity score analysis 212
Propionibacterium 250
propofol infusion syndrome (PRIS) 435, 436
Prospective Recombinant Human Activated Protein C Worldwide Evaluation in Severe Sepsis (PROWESS) 57
 ── and Septic Shock (PROWESS-SHOCK) 57
prostate specific antigen (PSA) 286
protected specimen brush (PSB) 573
prothrombin
 ── complex concentrate (PCC) 342, 381
 ── time (PT) 344
 ── time-international normalized ratio (PT-INR) 342, 419
proton pump inhibitor (PPI) 271, 273, 292
proximal isovelocity surfacea area (PISA) 99
Pseudallescheria boydii 258
pseudohypoxemia 109
Pseudomonas aeruginosa 354, 481
psychogenic non-epileptic seizure (PNES) 323
pulmonary
 ── artery catheter (PAC) 29, 563, 564
 ── embolism (PE) 126
 ── hypertensive crisis (PH crisis) 459
 ── veno-occlusive disease (PVOD) 129
pulse pressure variation (PPV) 371

Q

QT
　── 延長　256, 543
　── 延長症候群　97
　── 間隔　96
quality of life(QOL)　578

R

Ramsay Scale　428, 429, 438
Randomized Aldactone Evaluation Study (RALES)　90
randomized controlled trial(RCT)　37, 211, 369
rapid
　── glower mycobacterium(RGM)　263
　── –sequence intubation(RSI)　464, 551
　── shallow breathing index(RSBI)　157
rapidly progressive glomerulonephritis (RPGN)　178
ration　593
reassuring fetal status(RFS)　534, 535
rebleeding　332
recombinant
　── activated factor VIIa(rFVIIa)　381
　── tissue plasminogen activator (rt–PA)　327, 328
Reduce Inappropriate theraphy(RIT)　96
refeeding症候群　171
renal replacement therapy(RRT)　184, 185, 188, 189, 191, 193, 194
　── からの離脱　194
　── と薬物　193
　── にかかる費用　194
　── の開始タイミング　184
　── の診断基準　184
　── の適応　184
　── の副作用　193
respiratory baseline　117
restrictive transfusion protocol　278
reticulocyte production index(RPI)　348
retinoic acid syndrome　358
rewarming related hypotension　519
rhinovirus　114
Richmond Agitation–Sedation Scale (RASS)　429, 430, 434
right ventricular dysfunction(RVD)　68
risk, injury, failure, loss, end–stage kidney disease(RIFLE)　175
Robert Whytt　247
Ronco　85
Rosalyn Sussman Yalow　372
rotating dilation technique　553
Rumack–Matthewノモグラム　522, 523
Runyon分類　262

S

Safety and Efficacy of Dexmedetomidine Compared With Midazolam(SEDCOM) study　447
Saline versus Albumin Fluid Evaluation (SAFE) trial　148
Salmonella typhi　253
Santorini管　303
Scedosporium apiospermum　258
Scedosporium(属)　258
seashore sign　390, 391
sedation　432
Sedation–Agitation Scale(SAS)　429, 431, 434, 438
seizure　322
selective
　── digestive decontamination(SDD)　208, 254
　── oropharyngeal decontamination (SOD)　208
　── serotonin reuptake inhibitor(SSRI)　200, 318, 541, 542, 544
selenium　56
Sellick手技　545
Sengstaken–Blakemoreチューブ　402
sensory level　324
sentinel
　── bleeding　332
　── headache　332
sepsis　210
septic
　── acute kidney injury(AKI)　176
　── shock　210
Serratia marcescens　245

severe sepsis 210
simplified acute physiology score (SAPS) 19
single sub-specialty 5
single-step dilation technique 553
Sir Walter Raleigh 304
sliding 389
slow glower mycobacterium (SGM) 263
SmartCare® 140
SMART-COP 227, 228
sniffing position 546
Society of Critical Care Medicine 211
spectrophotometry 571
spinal reflex 337
split pleura sign 124
spontaneous
　── bacterial peritonitis (SBP) 292
　── breathing trial (SBT) 141, 467
Sporothrix schenckii 259
ST合剤（スルファメトキサゾール・トリメトプリム） 256
stable ischemic heart disease 79
standard precaution 206
Stanford 101
Stanley J. Dudrick 379
Staphylococcus aureus 200
Starlingの平衡 147
State Behavioral Scale (SBS) 502
static parameter 30
sternomental distance 547
Streptococcus
　── *anginosus* 248
　── *pneumoniae* 205
stress index 148
stroke
　── care unit 327
　── volume variation (SVV) 371
structural heart disease (SHD) 96
ST-segment elevation myocardial infarction (ST上昇心筋梗塞：STEMI) 35, 38
subarachnoid hemorrhage (SAH) 331～335
substituted judgment 585
substrate based ablation strategies 93
Substrate Mapping and Ablation in Sinus Rhythm to Halt Ventricular Tachycardia (SMASH-VT) 93
Sudden Cardiac Death in Heart Falure Traial (SCD-HeFT) 92
superior vena cava syndrome (SVCS) 356
supra-specialty 5
supraventricular tachycardia (SVT) 91
Surgical Treatment for Ischemic Heart Failure (STICH) 試験 89
Surviving Sepsis Campaign (SSC)
　── バンドル 49, 50
　── Guideline (SSCG) 211, 212, 380
　　── 2012 35, 40, 410
sustained
　── low-efficiency dialysis (SLED) 181
　── viral response (SVR) 288
Swan-Ganzカテーテル 110
synchronized intermittent mandatory ventilation (SIMV) 158, 468
syndrome of inappropriate antidiuretic hormone secretion (SIADH) 335
Synergy Between Percutaneous Coronary Intervention With TAXUS and Cardiac Surgery (SYNTAX) 試験 76
system-based プレゼンテーション 12
systemic
　── inflammatory response syndrome (SIRS) 382
　── lupus erythematosus (SLE) 264, 537
systolic pressure variation (SPV) 371

● T
T細胞 350
Tadeus Reichstein 367
targeted therapy 199
The Beatles 304
therapeutic
　── barium enema 277
　── drug monitoring (TDM) 480
Thrombolysis in Myocardial Infarction (TIMI) スコア 79
thrombus-in-transit 71
thyroid stimulating hormone (TSH) 367
thyromental distance 547
tidal

── volume（V_T）　113
　　　── wave　386
time
　　　── above MIC（TAMIC）　213
　　　── constant　138
tissue plasminogen activator（t-PA）　124, 346
Todd麻痺　327
Torsade de Pointes（TdP）　256
　　　── 症候群　256
total
　　　── iron binding capacity（TIBC）　348
　　　── parenteral nutrition（TPN）　402
toxic shock syndrome（TSS）　485
toxidrome　520
Toxoplasma gondii　246
tranexamic acid（TXA）　381
transcatheter aortic valve
　　　── implantation（TAVI）　97
　　　── replacement（TAVR）　97
transfusion-related acute lung injury（TRALI）　129, 353, 382
Transfusion Requirements in Critical Care（TRICC）trial　410
transjugular intrahepatic portosystemic shunt（TIPS）　301, 402
translaryngeal technique　553
trans-membrane pressure（TMP）　194
transpulmonary pressure（TPP）　135
transudate　122
traumatic tap　571
Treitz靱帯近傍　280
Trendelenburg位　37, 559
　　　──, 15度　506
　　　──, 逆　507
Trial to Assess Improvement in Therapeutic Outcomes by Optimizing Platelet Inhibition with Prasugrel（TRITON）-Thrombolysis in Myocardial Infarction（TIMI）　38
*Trichomonas*感染症　250
Trichosporon
　　　── *asahii*　258
　　　── *mucoides*　258
triple H療法　333
tripod position　132
trocar catheter　565

Trypanosoma
　　　── *brucei*　246
　　　── *cruzi*　246, 264
tumor
　　　── lysis syndrome（TLS）　355, 493
　　　── necrosis factor（TNF）　204

● U
UL54 mutation　263
　　　── 遺伝子　263
UL97 mutation　263
　　　── 遺伝子　263
unplanned extubation　552
upper extremity deep vein thrombosis（UEDVT）　72
Utley's maneuver　417

● V
vancomycin-resistant enterococci（VRE）　200, 252
van den Berghe　374
varicella-zoster virus（VZV）　261
vasoplegic shock　39
Vasopressin and Septic Shock Trial（VASST）　52, 55
vasospasm　332
Vater乳頭　302
ventilate, infuse, pump（VIP）ルール　28
ventilation
　　　── /perfusion（V̇/Q̇）　116
　　　── ミスマッチ　131
　　　── -induced diaphragmatic dysfunction（VIDD）　140
ventilator
　　　── -associated pneumonia（VAP）　204, 254, 481, 573
　　　── 予防のバンドルアプローチ　481
　　　── -induced lung injury（VILI）　135
ventricular
　　　── fibrillation（VF）　330, 518
　　　── tachycardia（VT）　91, 330, 518
ventriculostomy　336
veterans administration hospital（VA）　107
Veterans Affairs Non-Q-Wave Infarction Strategies in Hospital（VANQWISH）

107
virtue ethics　579
visual threat　315
volume controlled ventilation(VCV)　134
volutrauma　135
von Willebrand
　── 因子(factor)(VWF)　343
　── 病　347

● W
walled-off pancreatic necrosis(WOPN)　303
Wellsクライテリア　126
Werner Forssmann　153,564
Wiiバイタリティセンサー　110
William
　── Ganz　153
　── Macewen　551
Winnipegクライテリア　113
Wirsung管　304
World Sepsis
　── Day　58
　── Declaration　58
Wright-Giemsa染色　256

● Y・Z
yeast　255

zero order kinetics　322

● 数字
Ⅰ型アレルギー　59
Ⅰ型呼吸不全　130
Ⅱ型呼吸不全　130
1回換気量(V_T)　113
1回拍出量変動(SVV)　371
3ボトルドレナージシステム　567
9の法則　397
23価肺炎球菌莢膜抗原ワクチン　261

- 装丁・本文デザイン：岩崎邦好デザイン事務所
- 表紙イラスト：絵屋ジョナ
- 表紙イラストコーディネーション：有限会社キュービック

集中治療999の謎　　　　定価：本体5,500円＋税

2015年2月6日発行　第1版第1刷©
2015年4月15日発行　第1版第2刷

編　者　田中　竜馬
　　　　たなか　りょうま

発行者　株式会社 メディカル・サイエンス・インターナショナル
　　　　代表取締役　若松　博
　　　　東京都文京区本郷1-28-36
　　　　郵便番号 113-0033　電話(03)5804-6050
　　　　　　　　　　　　　　　　　　印刷：日本制作センター

ISBN 978-4-89592-801-4　C 3047

本書の複製権・翻訳権・上映権・譲渡権・公衆送信権(送信可能化権を含む)は(株)メディカル・サイエンス・インターナショナルが保有します。
本書を無断で複製する行為(複写，スキャン，デジタルデータ化など)は，「私的使用のための複製」など著作権法上の限られた例外を除き禁じられています。大学，病院，診療所，企業などにおいて，業務上使用する目的(診療，研究活動を含む)で上記の行為を行うことは，その使用範囲が内部的であっても，私的使用には該当せず，違法です。また私的使用に該当する場合であっても，代行業者等の第三者に依頼して上記の行為を行うことは違法となります。

JCOPY〈(社)出版者著作権管理機構 委託出版物〉
本書の無断複写は著作権法上での例外を除き禁じられています。複写される場合は，そのつど事前に，(社)出版者著作権管理機構(電話 03-3513-6969, FAX 03-3513-6979, info@jcopy.or.jp)の許諾を得てください。